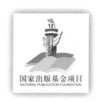

"十二五"国家重点图书出版规划项目

国家出版基金项目
NATIONAL PUBLICATION FOUNDATION

头颈肿瘤学及手术修复

Head and Neck Oncology and Reconstruction

杨宝琦

〔瑞典〕马丁·艾尼柯　　主　编

黄永望　程俊萍　王　平　　副主编

天津出版传媒集团

天津科技翻译出版有限公司

图书在版编目(CIP)数据

头颈肿瘤学及手术修复/杨宝琦,(瑞典)艾尼柯(Anniko,M.)主编.—天津:天津科技翻译出版有限公司,2013.12
ISBN 978-7-5433-3318-5

Ⅰ.①头⋯ Ⅱ.①杨⋯ ②艾⋯ Ⅲ.①头颈部肿瘤-外科手术 Ⅳ.①R739.91

中国版本图书馆 CIP 数据核字(2013)第 252700 号

出　　　版:天津科技翻译出版有限公司
出　版　人:刘　庆
地　　　址:天津市南开区白堤路 244 号
邮政编码:300192
电　　　话:(022)87894896
传　　　真:(022)87895650
网　　　址:www.tsttpc.com
印　　　刷:山东临沂新华印刷物流集团有限责任公司
发　　　行:全国新华书店
版本记录:889×1194　16 开本　50.5 印张　1600 千字　配图 1200 幅
　　　　　2013 年 12 月第 1 版　2013 年 12 月第 1 次印刷
　　　　　定价:200.00 元

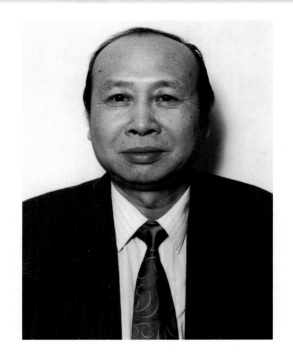

杨 宝 琦

　　我国嗓音医学的奠基人、头颈外科的学术带头人之一,教授、主任医师、博士生导师。现任中华耳鼻咽喉科学会常委、天津市耳鼻咽喉科学会主任委员, 国际嗓音与言语学会委员、世界Barany 协会委员(每个国家只有1～2 名成员)。任国际专业核心期刊 *Acta Otolarngologica* 等多种专业杂志编委。享受国务院特殊津贴及天津市科委授衔专家称号。

　　1951 年在天津第一医院做实习医生。1952 年被分配到市人民医院(现肿瘤医院)耳鼻喉科。1982 年天津成立第二医学院附属医院,被任命为院长。1987 年调回天津市第一中心医院任科室主任并开始筹建耳鼻喉科研究所。1989 年任天津市耳鼻喉科研究所所长。在其带领下,天津市第一中心医院耳鼻喉科于 1996 年被评为市重点学科。1999 年成立天津市第一中心耳鼻喉科医院,任院长。

　　主要致力于头颈外科、嗓音医学研究,在头颈部肿瘤、嗓音疾患诊治方面造诣颇深。喉癌手术及全喉切除术后发音重建技术精湛,早期喉癌治愈率达到 94%以上,喉癌手术 5 年治愈率达到 80%以上,几乎所有全喉切除手术后的患者术后都能发音。他采用手术加冷冻、放疗方法治疗上颌窦癌,5 年治愈率达到 58%,比过去提高一倍以上。在嗓音医学方面,他发明创立了二级中枢管理发音的理论学说,在该理论指导下成功矫治了各种语言障碍。

　　从医 50 余年,获得大量科研成果,先后获得天津市科技成果二等奖 1 项、三等奖 13 项,局级一等奖 2 项、二等奖 4 项、三等奖 15 项。以第一作者身份发表学术论文 20 余篇,参与编写论文 100 余篇。主编学术著作 2 部,参与编写著作 6 部。获得专利技术 2 项,研制治疗药品 1 项,荣获"七五"、"八五"、"九五"立功勋章,在天津市主持召开国际专业技术交流会议 20 余次。

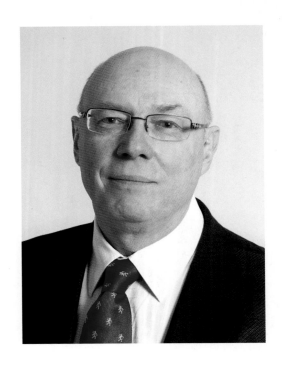

马丁·艾尼柯

马丁·艾尼柯(Matti Anniko)是瑞典著名耳鼻喉头颈外科学家,瑞典皇家医学科学院院士,医学、哲学博士,博士生导师。1984～1990年任瑞典Umea大学医学教授、耳鼻喉头颈外科主任。1990年起至今任瑞典Uppsala大学医学院教授,耳鼻喉头颈外科主任。1996年起被选举为瑞典皇家医学科学院院士。

从事耳鼻喉头颈外科治疗40余年,侧重头颈肿瘤外科治疗,包括前颅底肿瘤。发表SCI收录论文300余篇,并多次担任瑞典耳鼻喉头颈外科教科书的主编。在瑞典Uppsala大学医学院任博士生导师,多次组织并任教于继续医学教育课程。

1990年起历任Barany协会主席、ORLAS(Oto-Rhino-Laryngologicum Amicitiae Sacrum)常务委员、欧洲耳鼻咽喉头颈外科联盟委员会(EUFOS)常务委员,为欧洲耳及耳神经研究院(EAONO)创始人。自1999年起任国际著名耳鼻咽喉杂志*Acta Otolaryngologica*主编,同时担任多种国际耳鼻喉头颈外科杂志主编或副主编,如*ORL*(瑞士)、*Oto-Rhino-Laryngologia Nova*(瑞士)、*ENT Journal*(美国)、*Medical Molecular Morphology*(日本,杂志常务委员)。

2000年由中华人民共和国卫生部北京医院耳鼻喉头颈外科授予荣誉教授头衔;2002年由天津医科大学附属天津市第一中心教学医院授予客座教授,兼任天津市第一中心医院耳鼻喉头颈外科荣誉主席;2006～2008年由西安交通大学授予客座教授;2003年获美国佛罗里达州迈阿密大学迈阿密医学院的Ortho-McNeil职业奖项。2006年获SPIO(国际耳鼻喉科学促进会)颁发的奖项和特别奖金。2006年获日本耳鼻喉头颈外科协会颁发的奖项和特别奖金。

主 编

杨宝琦　天津市第一中心医院耳鼻喉科研究所

马丁·艾尼柯(Matti Anniko)　瑞典 Uppsala 大学医学院

副主编

黄永望　天津医科大学第二医院

程俊萍　天津医科大学肿瘤医院

王　平　天津医科大学肿瘤医院

编 者(按姓氏汉语拼音顺序排序)

蔡清洪　香港玛丽医院香港大学临床肿瘤学系

程俊萍　天津医科大学肿瘤医院

葛正津　天津医科大学肿瘤医院

黄永望　天津医科大学第二医院

金国威　天津市第四中心医院

拉菲尔·艾柯斯塔(Rafael Acosta)　澳大利亚迪肯大学 Geelong 医院

李瑞英　天津医科大学肿瘤医院

林　鹏　天津市第一中心医院

刘　钢　天津市环湖医院

刘吉祥　天津市人民医院

路　虹　河北医科大学第二医院

马丁·艾尼柯(Matti Anniko)　瑞典 Uppsala 大学医学院

祁　吉　天津市第一中心医院

阮宏莹　天津市第一中心医院

宋国祥　天津医科大学第二医院

唐平章　中国医学科学院附属北京肿瘤医院

陶树东　天津市第三中心医院

陶英杰　天津医科大学肿瘤医院

王　平　天津医科大学肿瘤医院

王华庆　天津医科大学肿瘤医院

王旭东　天津医科大学肿瘤医院

威克斯特姆(S.O. Wikström)　瑞典 Malmö 大学医院斯堪的纳维亚耳科修复中心

韦　霖　香港玛丽医院香港大学外科学系

夏　爽　天津市第一中心医院

徐文贵　天津医科大学肿瘤医院

杨宝琦　天津市第一中心医院耳鼻喉科研究所

姚汉青　中国医学科学院附属北京肿瘤医院

张　虹　天津医科大学第二医院
张　劲　天津市天和医院
张秋航　首都医科大学宣武医院
赵文川　天津医科大学肿瘤医院
周　梁　复旦大学附属眼耳鼻喉医院

参编人员(按姓氏汉语拼音顺序排序)
曹海光　天津市第一中心医院
戴　东　天津医科大学肿瘤医院
杜建群　天津市第一中心医院
高子璐　天津医科大学肿瘤医院
格莱达·昂(G. Gleda Ang)　澳大利亚迪肯大学 Geelong 医院
李　崴　天津医科大学肿瘤医院
刘洪源　天津市人民医院
刘建井　天津医科大学肿瘤医院
刘玉忠　天津医科大学肿瘤医院
马文超　天津医科大学肿瘤医院
任　凯　天津医科大学肿瘤医院
石继红　天津市第四中心医院
宋维杰　天津市第一中心医院
孙　健　天津医科大学肿瘤医院
孙胜兰　天津市天和医院
陶　磊　复旦大学附属眼耳鼻喉科医院
王凤明　天津医科大学肿瘤医院
王贵齐　中国医学科学院附属北京肿瘤医院
王晓雷　中国医学科学院附属北京肿瘤医院
卫旭东　天津市第四中心医院
沃伦·罗森(Warren M Rozen)　澳大利亚迪肯大学 Geelong 医院
谢　刚　天津市天和医院
徐增瑞　天津市第四中心医院
闫朝晖　天津市第三中心医院
伊恩·霍尔滕(Ian Holten)　澳大利亚迪肯大学 Geelong 医院
于雅静　天津医科大学肿瘤医院
张　海　天津市环湖医院
张　颖　天津医科大学肿瘤医院
张柏林　天津医科大学肿瘤医院
张建新　天津市第四中心医院
张淑香　中国人民武装警察部队医学院附属医院
章文成　天津医科大学肿瘤医院
朱　莉　天津医科大学肿瘤医院

　　头颈部肿瘤涉及头、颈、面部及颅内多处重要解剖部位,是解剖最为复杂的一类肿瘤。近些年来,头颈肿瘤外科发展迅速,国内外学者的学术交流日益增多,本书即是中外专家合编的一部精品著作,从专业角度将当今头颈肿瘤领域最先进的研究成果汇集一册,为读者提供了非常有价值的参考。该书具有以下方面鲜明特点:

　　其一,全面而详细地论述了眼眶、咽部、喉部、鼻腔及鼻窦、口腔、涎腺、甲状腺、颈动脉体、颅底等部位肿瘤的100余种外科手术术式和治疗方法,并配有操作示意图,直观易懂,有利于临床医生对手术方法的理解与掌握。本书面向耳鼻咽喉头颈外科医师、颌面外科医师、显微外科医师、头颈肿瘤医师和医学院校师生,对其开展临床工作和研究具有很好的指导和参考作用。

　　其二,该书由中外从事头颈肿瘤及外科修复多年的知名专家共同编写。本书主编杨宝琦教授作为老一代的耳鼻喉头颈外科专家,亲历了新中国成立以来的耳鼻咽喉头颈外科医学领域的发展,作为曾经的中华耳鼻咽喉头颈外科协会头颈组的组长,将多年临床一线工作的亲身经验,尤其将亲自主刀的一千多例的喉癌手术资料,在书中做了翔实的总结介绍。

　　马丁·艾尼柯教授,瑞典皇家医学科学院院士,国际著名耳鼻咽喉杂志*Acta Otolaryngologica*主编,国际Barany协会主席,瑞典耳鼻咽喉头颈外科教科书的主编(1991年,2001年,2006年,2012年),欧洲耳鼻咽喉头颈外科教科书的主编(2010年),也在书中将他多年的临床经验,尤其是鼻腔肿瘤累及前颅底的肿瘤做了图文并茂的阐述。

　　香港玛丽医院韦霖教授,曾因在鼻咽癌的临床治疗研究中的杰出贡献,改写世界鼻咽癌的诊疗标准。还有中国医学科学院北京肿瘤医院唐平章教授、上海复旦大学附属眼耳鼻喉医院院长周梁教授、天津医科大学附属肿瘤医院王平教授等,均融合自身专业特长及最新研究进展,结合自己的临床经验,通力撰写,展示了目前头颈肿瘤外科最新的治疗技术及发展趋势。

　　相信本书的出版发行,一定能为我国从事头颈肿瘤基础及临床工作的各级医师提供重要的参考和指导,从而提高我国头颈肿瘤的诊治水平,造福于患者。

中国抗癌协会名誉副理事长

中国抗癌协会头颈肿瘤外科专业委员会名誉主任委员

我国头颈肿瘤学及乳腺肿瘤学的学科奠基人和学术带头人

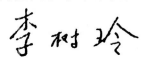

　　头颈肿瘤因发生在人体颜容表露、结构复杂、有重要感官所在的部位，居呼吸、消化道之门户，握颅脑神经、血管出入之要冲，有其独特而多样的生物学特性，被视为人体肿瘤学的重要部分。从20世纪50年代后期开始为国人所重视，在肿瘤医院中建立头颈肿瘤科，在综合医院的耳鼻咽喉科、颌面外科医师也从事大量头颈肿瘤手术，造就了大批技术骨干，积累了丰富临床经验，先后编著、翻译出版了数十种相关书籍，均各有所长，然能汇集中外头颈肿瘤外科临床工作大成者不多。此次，由国内耳鼻咽喉头颈外科前辈杨宝琦教授和欧洲著名头颈外科专家马丁·艾尼柯教授联袂主编的巨著，经各位知名专家学者多年努力，实现了集古今中外大成之作，奉献给全国同仁。

　　本书突出临床应用，涵盖耳鼻咽喉头颈外科各种良、恶性肿瘤的临床表现，诊断方法，治疗原则，手术方式、方法、技巧及适应证选择，并有对各种术式的评价，不仅囊括了相关的基础知识和最新研究进展，还突出了肿瘤切除术后的修复重建，融入了国内外肿瘤学家的宝贵经验与真知灼见，体现出现代医学模式转变，强调优质微创及围术期治疗，关注患者生活质量。全书共分十五章，插图千余幅，形象直观、图文并茂、可读性强，堪称肿瘤外科学著作之翘楚。

　　本人有幸先读文稿，深感其不失为书中精品，可为初学者入门向导，亦可供从业多年之专科医师案头常备之用。当今医学知识与技术以每年增加近10%的速度变迁，如内镜外科的广泛应用、介入治疗及微创机器人手术的兴起，正在使"外科"的传统概念发生深刻变化。此书出版将作为外科技术与理念发展阶段的标志和创新的坚实台阶，助力耳鼻咽喉头颈肿瘤外科的发展臻至完善。特此向同仁隆重推荐，并以第一读者身份向杨宝琦教授、艾尼柯教授及其他参编专家致意、祝贺。

解放军总医院耳鼻咽喉头颈外科

解放军耳鼻咽喉研究所所长

头颈部肿瘤是一类发生在全身最复杂的解剖区域的肿瘤，涉及解剖部位包括头颅、耳鼻、咽喉、气管、食管、颈、眼、口腔、颌面等。除此之外，硬脑膜外、侧颅底、颞骨、前颅窝、脑垂体、颈部血管肿瘤等，也都包含在头颈肿瘤的范围之内。因此，头颈肿瘤也是最为复杂的一类肿瘤。

在我国，肿瘤学科最初是由天津市人民医院创立的，创始人是我国著名的肿瘤专家金显宅教授。解放初期，我国尚没有一家医院设有独立的肿瘤专科，各部位的肿瘤疾病都附属在不同的科室内进行诊疗。在当时，肿瘤学是最为复杂的一门学科，各医院也没有病理科和放射治疗科，肿瘤手术也没有进行细分。这三大专科如果全由一人完全掌握，是非常困难的，而金老就是这样一位肿瘤学的全才。他在英国师从Coutard医生学习放疗，同Evan医生学习病理，还到法国向居里夫人学习放疗，同时他还能进行全身各部位的肿瘤手术，堪称一位全能的肿瘤学专家。

1952年，金老回国后，同李树玲教授一起率先创建了肿瘤科，并着手进行专科化，创建头颈肿瘤外科。同时，他开始培养肿瘤学科的人才，每年举办一期学习班，几十年来从未间断过，参加人员都是主任级别的医生。在新中国成立后，全国大多数的肿瘤科大夫几乎都是经金老培训过的。金老的肿瘤科成立之后，开始时条件非常艰苦，全科只有两台250kV的深部放射治疗仪和50mg镭。这段历史是笔者亲眼目睹的，当时本人正在该院的耳鼻喉科做住院医师，并旁听了第一期学习班。现在，天津市肿瘤医院已成为我国最大的肿瘤医院之一，具有世界先进水平。

我国头颈肿瘤学的发展也经历了一个从无到有的过程。20世纪60年代初，北京成立了肿瘤医院，在屠规益教授的领导下创建了头颈肿瘤科。1952年，林必锦教授在天津市人民医院最早进行了喉全切及上颌骨切除，并于1969年进行了第一例颞骨切除术，于1970年进行了第一例经鼻进入脑垂体瘤切除术。

与此同时，肿瘤学各相关学科的发展也日益完善。在20世纪80年代出现的免疫组化，是病理学的一大进步。而在放射治疗方面，60年代出现了^{60}Co照射、超高压治疗，后来，直线加速器、回旋加速器、伽玛刀及X刀等治疗方式也逐步在临床应用。肿瘤诊断也有很大的发展，近年逐步广泛应用的CT、MR、PET检查对头颈肿瘤的诊断和治疗有很大帮助。例如，如发现有广泛转移时，就不适宜进行手术，但早期发现转移癌很困难，必须依靠PET检查的帮助。在外科领域，耳鼻喉-头颈外科专家不断改进，特别是发展了很多保留功能的手术、微创手术以及激光手术。这样，既切除了肿瘤又保留了器官功能，治愈率也得到明显的提高。如鼻咽癌患者，如果其肿瘤不适合手术切除，单靠放疗，治愈率也有明显提高。这些成绩都是国内外专家共同努力的结果。

改革开放后，我国在经济和科研领域都有了飞速的发展，许多科研项目已达到甚至超过世界水平，在肿瘤学方面的进展也很迅速。随着国内外学者学术交流日益增多，从专业角度记载中外学者的学术成就，联合编著专业书籍的构想应运而生。

本书特邀瑞典皇家医学科学院院士、国际著名耳鼻咽喉杂志 *Acta Otolaryngologica* 的主编马丁·艾尼柯教授与笔者共同主编，是联合瑞典、澳大利亚、中国香港及全国其他地区头颈肿瘤专家共同书写的一部著作。

该书涉及头颈多解剖部位的肿瘤特征，内容深入广泛，全面而详细地论述了眼眶、咽部、喉部、鼻腔及鼻窦、口腔、涎腺、甲状腺、颈动脉体、颅底等部位肿瘤的100余种外科手术术式和治疗方法，共分15章。每种术式都清晰描述了适应证、体位、麻醉方式、步骤、手术要点、技巧运用及术式评价，并配有操作示意图，直观易懂，有利于临床医生对手术方法的理解与掌握。书中不仅介绍各种头颈外科术式的操作方法和步骤，更重视阐述不同情况下术式的选择和高、精、尖手术的要点与技巧运用。除经典术式外，书中还介绍了近年来国内外专家的创新术式、新技术，各种组织瓣在临床修复中的应用，利用微创外科技术经鼻腔治疗垂体肿瘤，头面部缺损的制作和应用等。本书面向耳鼻咽喉科、头颈外科、颌面外科、显微外科及头颈肿瘤医师，以及医学院校相关专业的师生。

鉴于编者能力有限，错误之处在所难免，恳请广大同仁予以指正。

天津市第一中心医院耳鼻喉科研究所

杨宝琦

　　《头颈肿瘤学及手术修复》一书所具有的独特性，不仅体现在其涉及头颈肿瘤内容的广泛性，更在于本书编者作为临床经验丰富的专家，在书中阐述外科技巧，配以外科图片，以示意手术修复的内容。其内容主要面向耳鼻咽喉科、头颈外科、颌面外科、显微外科及头颈肿瘤医师，以及医学院校师生。

　　这本书的突出特征在于其汇集了国际相关专业领域内最杰出、最顶尖级专家，组成了独一无二的作者队伍。两位主编分别来自中国和瑞典。本人非常荣幸地被邀请作为本书的主编之一参与到这一国际化的作者队伍中来。与来自北京、上海、天津、中国香港、澳大利亚和瑞典的享有盛誉的专家一起合作，备感荣幸。参与其中的专家包括耳鼻咽喉-头颈外科协会的荣誉主任、副组委，上海眼耳鼻喉医院的专家、北京肿瘤医院的专家，以及香港玛丽医院的专家等。可以说，本书搭建了一个专业的学术平台，将耳鼻咽喉、头颈外科、颌面外科、显微外科领域国际知名的外科专家和头颈肿瘤专家汇聚在一起，进行学术知识的交流。

医学博士、哲学博士、教授、科主任

Acta Otolaryngologica 主编

Barany 协会主席

瑞典皇家医学科学院院士

保加利亚共和国科学院荣誉院士

目　录

第一章
鼻腔、鼻窦肿瘤

第一节 鼻腔、鼻窦良性肿瘤

一、概述

鼻腔、鼻窦的良性肿瘤种类繁多，分类方法不一，按组织病理学来源分类比较全面和常用。据统计约有 30 余种，但临床常见的主要为血管瘤、乳头状瘤和骨瘤。鼻腔、鼻窦的良性肿瘤有其共同特点。

1. 发病原因

鼻腔、鼻窦肿瘤的病因难以确定，但某些肿瘤与某特定因素相关性较大，如鼻中隔毛细血管瘤与创伤的关系密切，鼻腔、鼻窦乳头状瘤（尤其内翻型乳头状瘤）与病毒感染有关。

2. 原发部位

在解剖上，不仅鼻腔与鼻窦紧密邻近，且与眼眶、颅底、鼻咽、齿腭等相连，故原发于鼻腔、鼻窦的良性肿瘤在其发展过程中常累及多个解剖区域，在临床上有时难以判断原发部位，需结合病史特点、肿瘤活检病理等相关资料加以分析，如某些良性肿瘤具有其特定的好发部位：血管瘤好发于鼻中隔，乳头状瘤好发于鼻腔侧壁，软骨瘤好发于筛窦或鼻中隔，骨瘤好发于额窦等。

3. 交界性肿瘤

部分肿瘤虽属良性，但易复发，甚至恶变，或在其生长过程中对邻近重要器官造成恶性肿瘤样的局部破坏。此类肿瘤归属于良恶性之间的"交界性或边缘性肿瘤"，如内翻性乳头状瘤、多形性腺瘤等。

4. 临床表现

鼻腔、鼻窦良性肿瘤多数生长缓慢，早期可无任何症状。肿瘤渐进性生长时，常引起相似的临床症状：肿瘤发生于鼻腔或侵入鼻腔时，引起鼻塞、流涕、鼻出血、嗅觉障碍；侵入眼眶，可致眼球移位、复视和视力障碍；侵入颅内或压迫三叉神经分支，可致头痛、恶心、呕吐；肿瘤在窦腔内增大，压迫或破坏骨壁，可出现鼻部、面部或腭部隆起、畸形等；肿瘤侵犯咽鼓管导致耳闷、听力减退等分泌性中耳炎症状。

5. 诊断和鉴别诊断

鼻腔、鼻窦良性肿瘤的诊断和鉴别诊断有赖于病史、临床表现、体征、影像学和病理学检查。特征性的信息可提示甚至明确诊断，如血管瘤、部分乳头状瘤具有典型的临床表现，骨瘤、骨化纤维瘤等具有典型的影像学特点，而神经胶质瘤具有先天性的发病史等。其中影像学检查作为鼻腔、鼻窦肿瘤诊断和治疗前的常规检查，不仅可以明确肿瘤的大小、部位和侵犯范围，更有利于正确选择手术入路和方法。而病理学检查是鼻腔、鼻窦肿瘤最终诊断的"金标准"。

鼻腔、鼻窦良性肿瘤的组织病理学来源如表 1-1 所示。

6. 治疗原则

根据鼻腔、鼻窦良性肿瘤的性质和范围，选择以手术为主的治疗手段，并辅以其他一些理化疗法（详见本章鼻腔、鼻窦良性肿瘤的治疗）。

表 1-1　鼻腔、鼻窦良性肿瘤的组织病理学来源

上皮性肿瘤	乳头状瘤:外生性乳头状瘤、内翻性乳头状瘤
	腺瘤:单形性腺瘤、多形性腺瘤(混合瘤)
软组织肿瘤	血管瘤:毛细血管瘤、海绵状血管瘤、血管纤维瘤、良性血管内皮瘤、良性血管外皮瘤
	淋巴管瘤
	脂肪瘤
	纤维瘤
	纤维组织细胞瘤(纤维黄色瘤)
	黏液瘤
	平滑肌瘤
	横纹肌瘤
	神经鞘瘤
	神经纤维瘤
	副神经节瘤(化学感受器瘤)
骨和软骨肿瘤	软骨瘤
	骨瘤
	骨化纤维瘤
	良性骨母细胞瘤(巨大骨样骨瘤)
其他肿瘤	畸胎瘤
	鼻神经胶质瘤
	神经节瘤
	脑膜瘤
	脊索瘤
	牙源性肿瘤

二、鼻腔、鼻窦良性肿瘤的治疗

鼻腔、鼻窦良性肿瘤原则上以手术治疗为主,非手术治疗为辅。

(一)手术治疗

1.鼻内肿瘤摘除术

(1)适应证:肿瘤局限在鼻中隔、鼻底、下鼻甲或中鼻甲表面,基底清晰。

(2)应用解剖:鼻腔为顶窄底宽、前后开放的不规则狭长腔隙,由鼻中隔分成左右两侧。鼻腔的内侧壁为鼻中隔(由鼻中隔软骨、筛骨正中板、犁骨、外覆的软骨膜、骨膜和黏膜构成)。鼻腔外侧壁的构成较复杂,但主要部分是筛窦和上颌窦的内侧壁。

鼻腔外侧壁自下向上可见下、中、上鼻甲,其上缘均附着于鼻腔外侧壁,游离缘皆向内下悬垂于鼻腔内。每一个鼻甲的下面与鼻腔外侧壁之间形成了一个间隙,分别称为下、中、上鼻道。下鼻甲为一独立的骨片,附着于上颌窦的内侧壁;中鼻甲附着于筛窦,是筛骨的一部分。上鼻甲是最小的鼻甲,位于鼻腔外侧壁的上后部,也是筛骨的一部分。上鼻甲后端的后上方有蝶筛隐窝,是蝶窦开口的部位(图 1-1)。

(3)术前准备

1)术前应行常规体检和实验室检查;术前行鼻内镜检查有助于了解肿瘤病变情况以及范围;影像学CT扫描有助于评价病变范围。

2)术前抗生素应用已成为抗生素合理使用的必然,常规术前 1 小时静脉滴注抗生素。

(4)手术方法

1)体位和麻醉:患者仰卧位,常规消毒铺巾。术者可以佩戴头灯方便操作。可行全麻或局部浸润麻醉。鼻腔内填入含外用肾上腺素的地卡因棉片(地卡因:

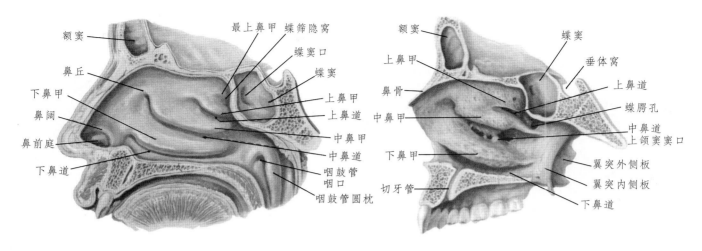

图 1-1 鼻腔外侧壁解剖。

肾上腺素=4:1),黏膜表面麻醉并收敛鼻腔黏膜。局部黏膜切口可使用含肾上腺素的 1% 利多卡因(常规 1% 利多卡因 20ml+3~4 滴肾上腺素)1~2ml 进行局部浸润麻醉。

2)手术入路选择:前鼻镜暴露下鼻内操作。肿瘤生长在鼻中隔面时,于软骨膜下剥离,留周边 0.5cm 安全边缘,在剥离中隔面肿瘤时,注意保护中隔软骨和对侧黏软骨膜,避免穿孔(图 1-2);肿瘤位于鼻甲表面时,可先行圈套器或息肉钳摘除肿瘤(图 1-3)。肿瘤处理之后可以使用电刀、等离子或射频等器械对残余基底部进行止血等处理。

(5)术后处理

1)鼻腔可常规使用凡士林纱布填塞 2~3 天。目前作者所在医院常使用膨胀海绵或使用一种高分子生物材料藻巴钙(sorbalgon)填塞术腔,如无活动性出血 1 天后就可抽出。定期清理术腔,防止鼻腔粘连。

2)抗生素、镇痛药物治疗。

2. 鼻内筛窦开放切除术

(1)适应证:原发在筛窦、范围较局限的良性肿瘤。

(2)应用解剖:筛窦是筛骨体内的含气空腔,位于鼻腔外侧壁上部,是由 4~17 个气房组成的蜂窝状结构(图 1-4)。①筛窦外侧壁是眼眶的内侧壁,由泪骨和纸板构成。②内侧壁为鼻腔外侧壁的上部,附有上、中鼻甲。③筛窦顶壁是前颅窝的一部分,内侧与筛骨水平板(筛板)相接,外侧与额骨眶板(眶上壁)的外侧部分相接。筛板的两侧仅隔一薄层骨板与筛房的上部相连,是筛凹的部位。筛凹的内侧壁极薄,在筛窦手术时极易伤及此处,是发生脑脊液鼻漏常见的部位。筛骨水平板中有许多小孔,伴有嗅神经通过。嗅神经在通过筛孔时由于硬脑膜包裹,而且此处的硬脑膜附着紧密,故在将其掀起暴露筛顶时,常常不能将硬脑膜完整地分离。术中须准备修复材料以便修复此处破裂的硬脑膜。④筛窦下壁为中鼻道的外侧壁,由筛泡、钩突、筛漏斗等结构组成。⑤筛窦前壁与上颌骨的额突和额骨的筛切迹、鼻骨嵴相连。⑥筛窦后壁与蝶窦相邻。

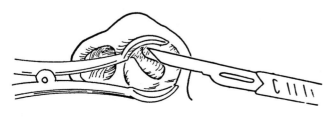

图 1-2 鼻内中隔面肿瘤摘除术。

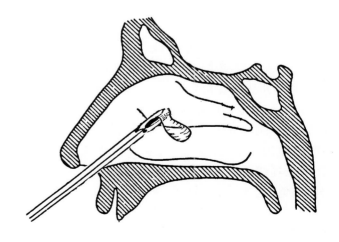

图 1-3 鼻内鼻甲肿瘤摘除术。

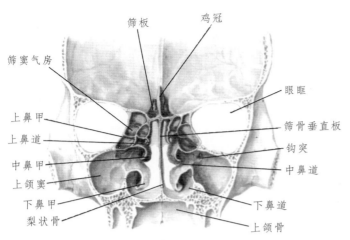

图1-4 筛窦结构解剖。

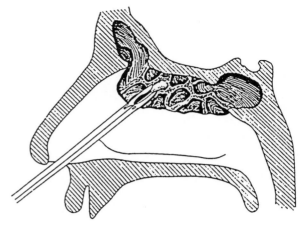

图1-5 经鼻筛窦手术。

筛前动脉和筛后动脉穿行于筛窦中,筛前动脉是眼动脉分支经筛前孔入颅腔有分支达前筛窦和鼻腔。其后2cm处则为筛后动脉入筛窦处。筛后动脉后1cm(有时仅有数毫米)处为视神经管,其骨质坚硬。但在10%的患者中,该处骨质缺失,视神经直接暴露于筛窦中。

(3)术前准备

1)术前常规体检和实验室检查;术前行鼻内镜检查有助于了解肿瘤病变情况以及范围;影像学CT扫描有助于评价病变范围、有无眶纸板和前颅窝骨质破坏存在。

2)术前抗生素应用已成为抗生素合理使用的必然,常规术前1小时静脉滴注抗生素。

(4)手术方法

1)体位和麻醉:患者仰卧位,常规消毒铺巾。术者可以佩戴头灯方便操作。可行全麻或局部浸润麻醉(详见鼻内肿瘤摘除术)。

2)手术入路选择:前鼻镜暴露下鼻内操作。切开筛泡,进入前组筛窦,渐次开放前、后组筛窦,切除肿瘤。中鼻甲先予保留为筛窦内壁的标志,待筛房清理后,可部分或全部切除(图1-5)。

术中注意事项:此术式临床多被鼻内镜手术替代,如使用该术式,因注意手术操作范围应局限在双眼内眦连线以下,内眦垂直线之内,中鼻甲附着部之外,避免损伤筛骨水平板和纸样板,防止颅眼并发症。

(5)术后处理:鼻腔填塞处理同鼻内肿瘤摘除术。

3. 鼻外额窦根治术

(1)适应证:位于额窦内的囊肿、骨瘤等。

(2)应用解剖:额窦两侧发育不一致,东方人额窦较西方人小,额鼻管发育较直,额窦开口位于窦底的最低点,经过呈沙漏状的通道(额鼻管或额隐窝)通于中鼻道或直接开口于中鼻道。额窦前壁为额骨外板,最坚厚;后壁为额骨内板,之后是前颅窝,较薄;底壁外侧3/4为眼眶顶,余1/4为前组筛窦的顶壁,此壁最薄;内壁为额窦中隔,多有缺如。

(3)术前准备

1)术前常规体检和实验室检查;术前行鼻内镜检查有助于了解肿瘤病变情况以及范围;影像学CT扫描有助于评价病变范围,有无骨质破坏,有无侵及前颅窝。

2)术前抗生素应用已成为抗生素合理使用的必然,术前1小时常规静脉滴注抗生素。

(4)手术方法

1)体位和麻醉:患者仰卧位,常规消毒铺巾。术者可以佩戴头灯方便操作。可行全麻或额窦手术皮肤切口部位、鼻骨、额窦前壁、底壁做皮下和骨膜下浸润麻醉。鼻腔内填入含外用肾上腺素的地卡因棉片(地卡因:肾上腺素=4:1),黏膜表面麻醉并收敛鼻腔黏膜。

2)手术入路选择:常选用Killian或Lynch切口,自眉弓下缘中点,沿眶内上缘弯曲向下,距内眦0.5cm,止于内眦下1cm处。将泪囊、上斜肌滑车自骨膜下分离,暴露额窦底壁、前壁、上颌骨额突、鼻骨以及部分眶纸板,此处注意筛前、筛后动脉的出血。暴露额窦前壁、部分底壁和眶内侧壁,于前壁内下方开窗,进入窦腔,切除肿瘤。用刮匙和骨锉扩大额鼻管,置硅胶引流扩张管自鼻腔引出(图1-6)。

3)关闭缝合术腔:鼻腔填塞同鼻内肿瘤摘除术,

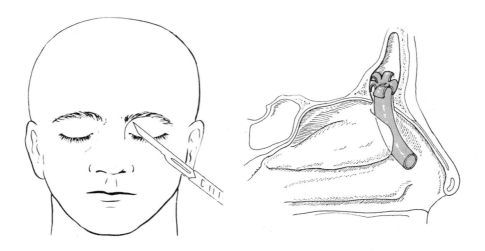

图 1-6　鼻外额窦根治术。

骨膜和皮肤处切口间断缝合，局部创口稍加压包扎，避免眶内出血。

（5）术后处理

1）术后注意出血情况。术后 2 天可抽除鼻腔填塞，硅胶引流扩张管可依据临床需要留置 1~3 个月，期间密切随访，以防鼻额管闭塞。可将抗生素经管注入窦腔，也可用吸引器经管吸出窦腔内的分泌物。

2）抗生素、镇痛药物治疗。

（6）并发症及其处理

1）颅内眶内感染：术中避免损伤前颅窝骨板和眶壁骨膜，防止术中感染扩散。

2）眶内血肿、出血：处理好筛前、筛后动脉，术中出血妥善结扎，术后出血需及时打开伤口探查进行止血。

3）溢泪和复视：术中应勿损伤泪囊和上斜肌滑车，细致操作多可避免。

4. 上颌窦根治术（Galdwell-Luc 术式）

（1）适应证：由于近年来对鼻腔、鼻窦功能的认识深入以及功能性鼻内镜手术的广泛应用，该手术越来越多地被鼻内镜手术所取代。该术式适用于对累及上颌窦内和（或）鼻腔的肿瘤的切除或对可疑病变的活检。

（2）应用解剖（图 1-7）

1）上颌窦前壁：上颌窦前壁中央最薄，呈凹陷处为尖牙窝，上颌窦根治术经此入路进入窦腔。尖牙窝上方有眶下孔，有眶下血管、神经经此孔穿出。

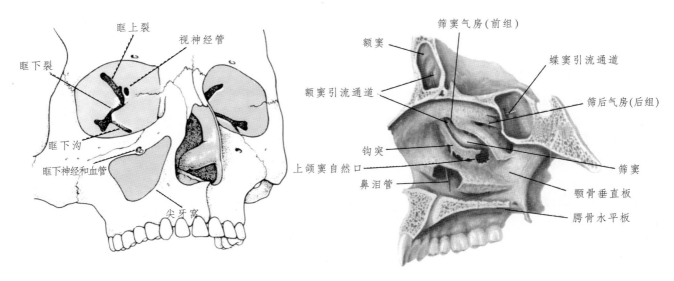

图 1-7　上颌窦结构解剖。

2)上颌窦自然开口:上颌窦自然开口位于中鼻道,是上颌窦的膜部开口,呈卵圆形或圆形。直径为3~5mm,位于筛漏斗的中、后部。上颌窦常伴有1~3个不等的副口,多位于筛漏斗后方的后囟处。

3)鼻泪管开口:鼻泪管开口于下鼻道的中1/3,其确切位置约在下鼻甲前端的后方16mm,鼻腔底部的上方17mm处。

(3)术前准备

1)术前常规体检和实验室检查:术前行鼻内镜检查有助于了解肿瘤病变情况以及肿瘤在鼻腔内的范围;影像学CT扫描有助于评价鼻窦内黏膜的病变范围、鼻腔外侧壁有无骨质破坏存在,避免手术中损伤眼眶、牙齿以及周围邻近结构。

2)因上颌窦根治术已属感染性手术,术前抗生素应用已成为抗生素合理使用的必然。常规术前1小时静脉滴注抗生素。

(4)手术方法

1)体位和麻醉:患者仰卧位,常规消毒铺巾。术者可以佩戴头灯方便操作。可行全麻或局部浸润麻醉。鼻腔内填入含外用肾上腺素的地卡因棉片(地卡因:肾上腺素=4:1),黏膜表面麻醉并收敛鼻腔黏膜。黏膜切口使用含肾上腺素的1%利多卡因(常规1%利多卡因20ml+3~4滴肾上腺素)3~5ml进行局部浸润麻醉,也可同时行眶下神经和蝶腭神经的阻滞麻醉。蝶腭神经的阻滞麻醉可选用翼腭窝浸润麻醉,在术侧颧弓下缘与咬肌前缘交角处进针,碰到上颌窦后外骨壁即向后内推进至翼腭窝注入上述麻醉药;或选用经口途径寻找术侧腭大孔(第3磨牙内侧),进针后并注入麻醉药;或有条件在鼻内镜辅助下,在术侧中鼻甲后端蝶腭孔周围黏膜处行局部浸润麻醉。第一种为传统使用方法,后两种方法定位比较准确,目前较常应用。

2)切口(图1-8):切口位于术侧第3~5上列牙间唇龈沟上0.5cm的位置,并稍向上弯成弧形,这样术后关闭切口,不会因过于靠近齿龈张力大而不易缝合。使用小圆刀,切口与骨面垂直,并直达骨膜下;止血钳钳夹止血或用电凝止血。切口应在不使暴露受限的情况下尽量缩小。

3)暴露尖牙窝,凿开上颌窦前壁:切开骨膜后,用剥离子于骨膜下从下往上分离。充分暴露尖牙窝,但应避免损伤眶下神经(眶下神经约位于瞳孔中线眶下缘1cm处),术中避免牵拉、压迫。

在尖牙窝骨壁最薄处使用圆凿凿开一个容枪形

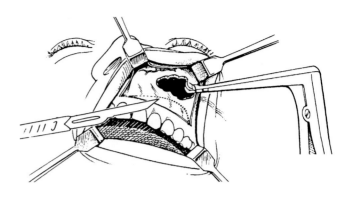

图1-8 上颌窦根治术。

咬骨钳伸入的骨孔,此外骨孔也可使用电钻切开。在处理肿瘤病变时,应用咬骨钳向内向下尽量扩大此骨孔,向内达鼻腔外侧壁,如肿瘤已破坏鼻腔外侧壁时可以用咬骨钳去除干净病变骨质,向下可去除上颌窦的前壁骨质达硬腭。

4)肿瘤的切除:可以直视下或在鼻内镜的辅助下(上颌窦底部、内下角、外下角及顶部病变不易暴露)使用卵圆钳、息肉钳或切割吸引器对窦腔内肿瘤及不可逆病变黏膜予以切除,尽量避免损坏骨壁、正常黏膜或有可能恢复正常的具有可逆性病变的黏膜。如肿瘤有骨质破坏或破坏鼻腔外侧壁进入鼻腔,应彻底切除窦腔和鼻腔内的肿瘤,充分切除病变黏膜,去除残留骨片。

5)上颌窦开窗(图1-9):肿瘤病变去除后,需行上颌窦开窗引流。传统上颌窦开窗于下鼻道,但需掌握上颌窦开窗要足够大,便于引流和抽除填塞物的原则。

下鼻道开窗:在下鼻道的外侧壁即上颌窦内壁下

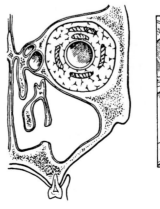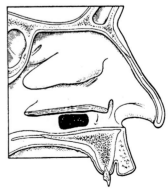

图1-9 上颌窦开窗。

方前部最隆起的位置用圆凿凿开骨壁,注意凿平骨窗下缘,并使之与鼻腔底壁齐平,形成约 1cm×2cm 大小边缘光滑整齐的骨窗,注意不要损伤此处的鼻腔外侧壁的黏膜,然后沿骨窗边缘切开黏膜形成一个"∩"形基底向下的黏膜瓣,拉入上颌窦内覆盖窗口的下缘。

因鼻泪管下端开口位于下鼻道外侧壁的前部,距鼻腔底约 1.5cm,距前鼻孔外侧缘约 3cm,经下鼻道开窗的位置需注意不宜太靠前,须防止损伤避免引起术后溢泪。

中鼻道开窗:一般在鼻内镜或手术显微镜辅助下,切除钩突,并切开去除后囟周围黏膜,扩大上颌窦自然开口,以完成造口。

6)关闭缝合术腔:检查术腔充分止血(电凝、射频),上颌窦腔内有序地重叠填入碘仿长纱条,最后一段经鼻道开窗处进入鼻腔,并经此处抽除。由于窦腔填塞纱条带来的痛苦较大,可采用橡皮指套自制水囊或使用 Foley 导尿管注水后(10~15ml)压迫开窗处及窦腔,以减少患者痛苦。切口间断缝合,可采用可吸收或不可吸收缝线。术侧面颊部用四头带加压固定。

(5)术后处理

1)术后半卧位、局部冷敷、注意出血情况。术后第 2 天可取下四头带。常规口腔护理,保持唇龈沟切口的清洁。

2)抗生素、镇痛药物治疗。

3)如无活动性出血,填塞物于术后 2~3 天取出。术后 7 天左右,如唇龈沟切口愈合良好,可拆去切口缝线。患者定期复诊,清理术腔,直至术腔上皮化正常。

(6)并发症及其处理

1)术后出血及血肿:在缝合伤口之前,应彻底止血,可选用电凝、射频等器械。对严重或持续出血的患者,头面部冷敷观察;若仍不能控制,需重新打开伤口探查止血。

2)眶下神经损伤:其分支损伤最常见,常引起上唇、面部、牙麻木或疼痛,有些患者出现与神经痛相关的慢性疼痛体征,一般在数周内逐渐恢复,但也有迁延反复的情况。术中应避免过度牵拉或误切眶下神经。

3)流泪以及眼部损伤:因下鼻道外侧壁前部的鼻泪管开口受损所致,出现持续流泪或慢性泪囊炎症状,可在鼻内镜辅助下行泪囊鼻腔造口术。眼部的血肿或视力受损,发生率极低,是直接损伤或者血肿压

迫导致的间接损伤造成,应及时清除血肿,足量激素治疗以及行眶减压手术,必要时请眼科医师会诊协助处理。

4)上颌窦唇龈瘘管:唇龈沟处切口经久不愈,形成溢脓瘘管,多因窦腔内病变未彻底清除,或有异物残留,可在去除病因后,二期缝合或行瘘管修补术。

5. 鼻侧切开术

鼻侧切开术是指一种手术的进路,临床实践中是指上颌骨内侧壁切除术,或鼻腔外侧壁切除术。

(1)适应证:鼻腔、鼻窦内较大的良性肿瘤,经鼻内途径不能彻底切除者;部分鼻腔、鼻窦病变部位局限、范围较小的恶性肿瘤;主要向鼻腔扩展的鼻咽部肿瘤,经硬腭摘除有困难者。

(2)应用解剖

1)鼻腔结构详见鼻内肿瘤摘除术。

2)筛窦及毗邻结构详见鼻内筛窦开放切除术。

(3)术前准备

1)鼻腔、鼻窦影像学检查:CT 检查术前可判明鼻腔、各鼻窦肿瘤的范围,窦壁及鼻腔外侧壁的骨质有无破坏。毗邻的眼眶有无肿瘤侵犯,骨质有无破坏;翼腭窝、颞下窝有无肿瘤侵犯等。

2)备血:常规需备血(红细胞和血浆按 2:1 准备),是否需要输血需根据手术中的情况决定。

(4)手术方法

1)体位和麻醉:患者仰卧位,手术应采用全身麻醉。若因张口受限经口插管困难者,可经健侧鼻腔或行气管切开术后插管。用长纱条填塞下咽腔,以防止术中血液经下咽流入胃内或拔管时流入气道。应注意在手术结束时取出,以免异物存留。常规消毒铺巾后,术侧眼内要敷以眼药膏,然后用 5-0 丝线缝合术侧上下眼睑或用医用透明塑料敷贴粘合眼睑保护眼球。

2)切口(图 1-10):切口常采用 Moure 或其改良切口。切口起自内眦与鼻根部之间的中点,沿鼻颊沟向下于鼻翼旁,必要时切口也可继续向下方转向内侧直到鼻小柱。在某些联合术式时,如颅面联合进路等手术,可将切口适当延长到眉弓以上或切开鼻唇沟和上唇。

皮肤切开之前,可在切口沿线注入含 0.1% 肾上腺素的生理盐水,此法可减少切口处的渗血。切口时刀尖应与皮肤保持垂直向下,深达骨膜。使用电凝彻底创面止血。在内眦处常遇渗血不止,但不宜长时间电凝,以免组织炭化过度,给术后缝合此处皮下组织和皮肤造成困难或引起内眦内移。如电凝后止血效果不佳,可在此处压一块含肾上腺素的纱条继续手术进

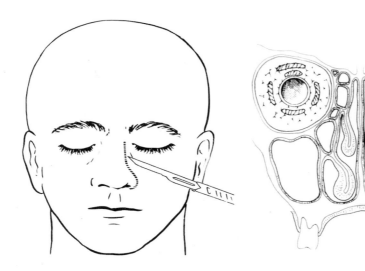

图 1-10 鼻侧切开术。

程;另外在鼻翼旁常遇一小动脉(鼻外侧动脉)出血,可用电凝止血。

　　然后用大号的剥离子将上颌窦前壁和同侧鼻骨软组织自骨膜下向两侧分开,使用自动拉钩将切口两侧组织向外固定。分离骨膜时如果需要将泪囊外移,可将内眦韧带稍做分离,并注意处理此处的筛前血管(图 1-11)。

　　3)扩大梨状孔暴露鼻腔探查病变:咬骨钳咬除患侧的部分鼻骨、上颌窦前壁(保留眶下神经、血管),扩大梨状孔。自暴露的梨状孔缘使用电凝(可减少出血)逐步切开鼻腔外侧壁的黏骨膜,或沿皮肤切口的方向

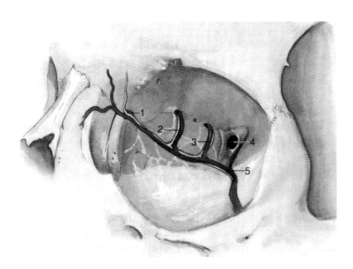

图 1-11 眶内血管分部。

1.鼻背动脉和滑车下神经;2.筛前动脉和神经;3.筛后动脉和神经;4.视神经孔;5.眼动脉和鼻睫神经。

切开鼻腔的黏骨膜,用纱条穿过患侧前鼻孔至该切口处穿出,用于牵拉使鼻背皮瓣一起向对侧掀起,暴露鼻腔。之后探查肿瘤来源部位、侵犯范围、肿瘤质地,了解各鼻窦有无病变侵犯。

　　4)切除肿瘤:明确肿瘤情况后,用小剥离子分离并用组织剪刀切断梨状孔外缘鼻底处黏膜,使用骨凿离断鼻底水平的梨状孔外缘骨质至上颌窦后壁以及上颌骨额突。

　　使用卵圆钳抓住肿瘤主体,并使用剥离子或组织剪刀分离周围组织,迅速切除肿瘤以及鼻腔外侧壁组织(中、下鼻甲,上颌骨内侧壁组织,部分筛窦),并尽量整块取出,以减少出血。如出血明显,可使用热盐水纱布填塞压迫止血后,再继续手术。如出血量不多,可在吸引器的帮助下,使用卵圆钳、息肉钳探查是否筛窦气房(前、后组筛窦)及肿瘤残余。探查蝶窦、额窦有无肿瘤累及或有无阻塞性病变,如有应予以彻底清除,如需要还可切除部分纸样板、鼻中隔等组织。在彻底清理术腔病变后,如有出血和渗血可使用电凝充分止血。

　　5)术腔填塞:使用凡士林纱布(面积 10cm×5cm)铺于创面,然后使用碘仿纱条填塞术腔。注意应首先将碘仿纱条折叠成一小球形压住后鼻孔,之后让碘仿纱条呈折叠状填塞术腔,从后向前、从鼻顶到鼻底、从上颌窦到鼻腔、逐层填塞,最后纱条的一端从前鼻孔引出。这样,纱条不会脱落至后鼻孔,又能充分起到压迫止血的作用。

　　6)缝合:缝合皮下组织、皮肤。要尽可能完全对位

缝合,并注意缝合皮下组织时不要缝及填塞的凡士林纱布和碘仿纱条。术后伤口处要适当加压包扎。

(5)术后处理

1)术后仰卧位,可经口给予半流质饮食。注意患者的呼吸,注意前后鼻孔有无渗血、出血。如有少量的渗血,可以应用止血药物对症处理;如出血较多,应适当加压填塞术腔。如出血较多或出血不止应回到手术室,寻找到出血点后重新止血。

2)术后应用广谱抗生素和抗厌氧菌药物(如甲硝唑、奥硝唑等)。术后5~7天可逐步抽取术腔填塞的碘仿纱条和凡士林纱布。在术腔填塞物抽尽后再拆除鼻侧缝线,这样可以避免抽出鼻腔填塞物时引起鼻侧愈合不良的切口裂开。

3)术后术腔易有干痂形成,可在定期复诊时清理术腔,同时观察有无肿瘤复发迹象。也可嘱患者自行用生理盐水冲洗鼻腔,每日1~2次,并加用石蜡或薄荷油滴鼻剂。

(6)并发症及其处理

1)脑脊液鼻漏:术前应仔细研究CT,注意肿瘤有无破坏颅底。脑脊液鼻漏多发生在术中清理鼻腔顶部病变时,术后继而引发颅内感染,因此在此区域操作动作要轻柔。

术中如发现脑脊液鼻漏时,应立即经鼻给予修补,有条件可在鼻内镜的辅助下进行。方法如下:位于筛顶的漏孔,可取颞肌和颞肌筋膜,将颞肌剪碎后敷于漏孔处,然后将颞肌筋膜平铺在肌肉表面,压实后可以使用生物胶加固,之后再使用含广谱抗生素的明胶海绵铺于其上,最后依次填塞凡士林纱布和碘仿纱条压紧固定。位于蝶窦处的漏孔,在上述处理之后,可再加一层取自自体的筛骨片、鼻甲骨片或用硅胶片支撑、加固。术后使用广谱抗生素2周,头部抬高20°~30°,卧床1周,低盐饮食,限制饮水,高蛋白高纤维素饮食,防止便秘和避免用力擤鼻、打喷嚏和咳嗽。如出现颅内压偏高,可使用25%甘露醇静脉滴注。术后10天逐步抽出填塞物。此外还有使用鼻中隔带蒂黏膜瓣、中下鼻甲黏骨膜瓣等材料修补脑脊液鼻漏的报道。

如术后发现鼻腔有清水样分泌物流出,应考虑脑脊液鼻漏的可能。在经分泌物生化检查确定为脑脊液后,应立即抽出鼻腔填塞的纱条,取头部抬高卧床位,同时应用抗生素等对症治疗。一般小的破裂可自行愈合,如仍不能自愈,可行上述脑脊液鼻漏修复手术。

2)溢泪:溢泪为鼻泪管损伤后常见的并发症,应在术中避免因不辨鼻泪管而随意钳夹,或在术中同时行鼻腔泪囊造口多可解决此问题。

3)复视:肿瘤浸润术前已有复视表现,或手术中破坏眶壁骨质,损伤眼内肌,或因筛前、后动脉出血引起眶压增高从而引发复视。因此术中眶周区域的操作用力应向中线集中,避免或减少对眶纸板、眶内容的损伤,避免损伤筛前、后动脉。

6. 面部正中翻揭术

面部正中翻揭术(midfacial degloving)于1974年首先由美国学者Casson报道。该手术不仅能对常规的鼻腔、鼻窦疾病进行处理,而且对该手术进行改良同时结合内镜技术,可对鼻咽、前颅底、中颅底的肿瘤进行处理,已取得了良好的疗效。此术式的优点:①手术面部不遗留瘢痕;②手术适应证广泛,可用于处理单侧或双侧鼻腔、鼻窦部位病变,也可以暴露鼻中隔、鼻咽、前中颅底、翼腭窝等部位;③该手术可连同面部切口处理侵犯眶内的鼻腔、鼻窦肿瘤;联合额部冠状切口,可以处理与颅底沟通的肿瘤。

(1)适应证:鼻腔、鼻窦良恶性肿瘤,单侧或累及双侧者;部分累及鼻咽、翼腭窝、颞下窝和蝶鞍区的肿瘤。

(2)应用解剖:详见鼻侧切开术。

(3)术前准备:详见鼻侧切开术。

(4)手术方法

1)体位和麻醉:患者仰卧位,常规消毒铺巾,行全身麻醉。若瘤体巨大、切除范围较广,行口内或鼻腔气管插管势必会影响局部操作,尤其是口角小的患者,气管切开插管后全麻可避免上述的不便。气管切开可行颈部横切口,术后堵管48小时无呼吸困难者可拔除气管套管,一般无明显并发症。鼻腔内填入含外用肾上腺素的地卡因棉片(地卡因:肾上腺素=4:1),黏膜表面麻醉并收敛鼻腔黏膜。两侧唇龈沟及鼻前庭处,用含肾上腺素的1%利多卡因(常规1%利多卡因20ml+3~4滴肾上腺素)6~10ml进行局部浸润麻醉。缝合双侧眼睑、下咽腔填塞纱条。

2)切口

a. 唇龈沟切口:首先行患侧的唇龈沟切口,再越过唇系带达对侧,根据需要决定唇龈沟切口的长短,最长可达两侧的上颌结节。切口深度达骨膜下,向上行骨膜下剥离达梨状孔,在骨膜下剥离鼻腔底壁和外侧壁,于鼻前庭底壁进入鼻腔,也可同时从对侧鼻前庭底进入鼻腔(图1-12)。

b. 鼻小柱贯通切口:从鼻中隔前端自上向下做鼻小柱贯通切开(图1-13)。

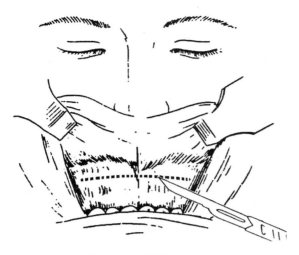

图 1-12 唇龈沟切口。

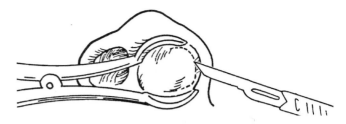

图 1-14 两侧鼻翼软骨间切口。

c. 两侧鼻翼软骨间切口：分别做两侧鼻大翼软骨与上侧鼻软骨之间切口，在鼻前庭部分别向外侧做环行切开，在鼻底与鼻小柱贯通切口相连，继续切向鼻底的深部与唇龈沟切口相连（图 1-14）。

d. 随后利用甲状腺拉钩将面部软组织及外鼻向前上翻揭，充分暴露扩大的梨状孔、鼻骨、上颌骨额突及上颌窦前壁。术中分离面部皮瓣时应避免过度剥离或牵拉，对眶下孔部位的过度牵拉会损伤眶下神经和血管。分离皮瓣时应在皮下组织层进行，紧贴骨壁，并及时彻底止血。术后应用一定的糖皮质激素，可以避免术后面部的过度肿胀（图 1-15）。

3）切除肿瘤：如果肿瘤侵犯筛窦，可凿除上颌骨额突，扩大手术操作视野；如果鼻腔、筛窦肿瘤侵犯上颌窦，可切除鼻腔外侧壁、凿除上颌窦内侧骨壁及部分前壁，具体手术步骤和技巧见鼻侧切开术；若为上颌窦恶性肿瘤，也可行上颌骨部分或全切除术，具体手术步骤和技巧见下一章上颌骨切除术。为了彻底切除肿瘤，减少术中创伤，降低术后并发症的发生概率，可借助鼻内镜，应用内镜技术，达到彻底切除肿瘤的目

的。如有条件也可使用手术显微镜，在直视下双手操作完成肿瘤的切除。双手操作的手术显微镜技术在止血、肿瘤手术切除等方面优于单手操作的鼻内镜技术。

4）术腔填塞及缝合：复位鼻部及面部软组织，鼻中隔用可吸收缝线全层缝合固定，术腔使用碘仿纱条填塞同鼻侧切开术，鼻腔可使用膨胀海绵填塞。唇龈沟用丝线或可吸收缝线间断缝合，面颊部用四头带加压固定。

（5）术后处理

1）注意患者呼吸，局部可以冷敷，观察前、后鼻孔有无渗血，避免窒息发生。

2）术后联合应用广谱抗生素和抗厌氧菌药物（如甲硝唑、奥硝唑等），适当给予糖皮质激素减轻局部反应性水肿。术后 2 日可抽出鼻腔中填塞的膨胀海绵，术后 5~7 日逐步抽出术腔中填塞的碘仿纱条，术后 7 天拆线。

3）术后术腔易有干痂形成，可在定期复诊时清理，同时可在鼻内镜辅助下观察有无肿瘤复发迹象。

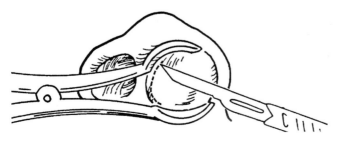

图 1-13 鼻小柱贯通切口。

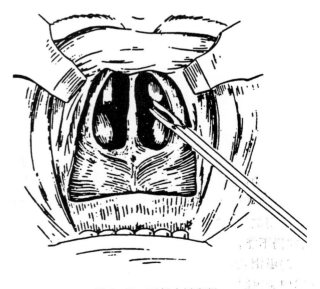

图 1-15 面部皮瓣翻揭。

可嘱患者自行用生理盐水冲洗鼻腔，每日 1~2 次，并加用石蜡或薄荷油滴鼻剂。

(6)并发症及其处理

1)鼻前庭狭窄：手术中应避免损伤鼻软骨和鼻阈，分离时应在骨与软骨间隙之间和骨膜下进行。术毕缝合时采用鼻腔外侧壁双蒂黏膜瓣将其与鼻前庭皮肤缝合，有降低鼻前庭狭窄的作用。

2)上颌窦齿龈瘘管：唇龈沟切口因病灶切除不彻底或有异物残留引起愈合不良，处理同上颌窦根治术。

3)上唇、面颊和齿龈麻木感多可迁延恢复；鼻腔结痂处理同鼻侧切开。

7. 鼻内镜和鼻显微手术

鼻内镜和鼻显微手术可应用于局限在鼻腔、鼻窦内且范围不太广泛的良性肿瘤。术中需注意保持光源充足，术野清晰、明辨结构，在直视下进行操作，从而减少对正常组织损伤、增加彻底切除肿瘤病灶的机会，同时避免发生严重的眶眼并发症、颅底和颅内并发症以及出血性并发症等。此外，连接示教镜和摄像装置，方便教学、科研资料的保存。

(二)非手术治疗

(1)激光、微波、冷冻等物理疗法：主要应用于肿瘤局限在鼻中隔、鼻底、下鼻甲或中鼻甲表面，边界清晰明确，以及鼻腔、鼻窦肿瘤术后的局灶性复发。亦可在鼻腔、鼻窦肿瘤各手术方式中联合应用。

(2)硝酸银、铬酸、三氯醋酸等化学烧灼：主要应用于局限在鼻腔内极小的良性肿瘤，如毛细血管瘤、外生性乳头状瘤等。

(3)血管栓塞：主要应用于鼻腔、鼻窦出血性肿瘤如血管瘤等术前辅助治疗，或其姑息治疗。

第二节 鼻腔、鼻窦恶性肿瘤

一、概 述

鼻腔、鼻窦恶性肿瘤的发病率位居耳鼻咽喉科恶性肿瘤的第三位，仅次于鼻咽癌和喉癌。据国内统计，占全身恶性肿瘤的 2.05%~3.66%；国外报道为 0.2%~2.5%。在上海，发病率约为 1.61/10 万。鼻腔、鼻窦恶性肿瘤以原发为主，男女发病比为 2~3:1，发病年龄中 40~60 岁的患者占 2/3。其中，癌肿较肉瘤多见，而肉瘤多见于青年人，鼻窦的恶性肿瘤较原发于鼻腔的恶性肿瘤多见。

(一)病因

1. 长期慢性炎症刺激

各组鼻窦恶性肿瘤发病率差异与其慢性化脓性炎症的发病情况基本相符，且病理上慢性炎症可诱发黏膜上皮的鳞状化生。对 40 岁以上、长期患化脓性鼻窦炎患者行手术治疗时，应对可疑处病检，以免漏诊。

2. 交界性或良性肿瘤的恶变

内翻性乳头状瘤、多形性腺瘤、神经纤维瘤、脑膜瘤等手术不彻底或术后复发，均有一定的恶变率。

3. 接触致癌物质或放射性辐射

有报道长期接触或吸入刺激性化学物质，如镍、铬、砷、芥子气等，可诱发鼻腔、鼻窦恶性肿瘤的发生。放射性辐射致癌的机制可能与自由基生成有关。

4. 病毒感染

分子生物学实验发现人乳头状病毒(HPV)感染与头颈部鳞癌的发生可能有关。

5. 免疫功能低下

尤其是细胞免疫和监视功能低下，是肿瘤发生的内因。

(二)病理

从肿瘤病理类型分，鼻腔、鼻窦恶性肿瘤中 80%~85% 为上皮组织来源的癌肿。癌肿起源于黏膜的黏膜上皮或腺上皮，其中鳞状细胞癌好发于上颌窦，腺癌好发于筛窦。癌肿中又以鳞癌居多，占 70%~80%，其他癌肿包括疣形癌、腺癌(占鼻腔、鼻窦恶性肿瘤的 4%~8%，包括腺样囊性癌、黏液表皮样癌、肠型腺癌)、基底细胞癌、恶性黑素瘤(又称恶性黑瘤，占鼻腔、鼻窦恶性肿瘤的 1%)、淋巴上皮癌、未分化癌、移行上皮癌、嗅母细胞瘤、乳头状瘤癌变等。

肉瘤源自黏膜、骨膜、软骨膜、淋巴组织、脉管、骨、软骨或肌组织等，占鼻腔、鼻窦恶性肿瘤的 10%~20%。常见的肉瘤为恶性淋巴瘤、网织细胞肉瘤和纤维肉瘤，三者合占肉瘤总数的 2/3 左右，其余还有成骨肉瘤、软骨肉瘤、黏液肉瘤、平滑肌肉瘤、横纹肌肉瘤、血管外皮细胞瘤、恶性血管内皮瘤、血管肉瘤、浆细胞瘤等。

从肿瘤的原发部位分，鼻窦的恶性肿瘤多位于鼻腔，而上颌窦恶性肿瘤又最多见，甚至可占其中的60%~80%。筛窦恶性肿瘤次之，原发于额窦者又次之，蝶窦者罕见。由于鼻腔、鼻窦部位紧邻，部分患者就诊时肿瘤已涉及多个解剖区域，不易确定其原发部位，需要结合病史特点、肿瘤性质等相关资料加以分析，这样有利于选择合适的治疗方案和预后判断。

鼻腔、鼻窦恶性肿瘤的扩散包括三个途径：

1）局部侵犯至邻近器官，包括眼、颅、鼻咽、硬腭、颌面等。

2）淋巴转移，主要途径有二：鼻腔前部恶性肿瘤多经颌下、耳前或腮腺淋巴结转移至颈深上淋巴结；鼻腔后部和鼻窦恶性肿瘤多经第一站咽后和咽旁间隙淋巴结（Rouviene 淋巴结），转移至颈深上淋巴结，需指出癌肿多数经淋巴途径转移。

3）血行转移，累及肺、肝、骨等远处器官，需指出肉瘤易于血行转移。

几乎所有的鼻腔、鼻窦的恶性肿瘤均属原发性，转移性者极为罕见，偶见全身器官恶性肿瘤（如肾、肾上腺、肝、子宫颈、乳腺、卵巢、胃肠道、肺和支气管等）转移至鼻腔、鼻窦的散发报道。

(三)临床表现

原发于鼻腔的恶性肿瘤早期易出现鼻部症状，而原发于鼻窦者早期多无症状或症状不典型。当肿瘤压迫或破坏骨壁，超越窦腔之外，则出现邻近解剖器官受累的症状。不同部位的恶性肿瘤由于其毗邻结构不同而呈现不同的临床表现。

1. 鼻部表现

单侧渐进性鼻塞、鼻出血、脓涕或臭涕、嗅觉障碍等。反复少量的涕血可为鼻腔、鼻窦恶性肿瘤的早期唯一症状，宜引起重视。肿瘤原发或侵入鼻腔时，检查可见表面粗糙、糜烂、质脆、触之易出血的新生物。鼻腔、鼻窦恶性肿瘤往往合并化脓性鼻窦炎而被掩盖症状，需加以分辨。

2. 口腔表现

多见于上颌窦肿瘤，主要表现为上列牙麻木、疼痛、松动甚至脱落；硬腭下塌、癌瘘形成等。肿瘤破坏上颌窦后外壁，累及翼内肌时，则导致张口受限。

3. 颜面表现

主要为面部麻木、膨隆甚至皮肤溃破形成。不同肿瘤可呈现不同部位的畸形，如鼻腔肿瘤于外鼻，上颌窦肿瘤于面颊，筛窦肿瘤于鼻根和内眦，额窦肿瘤则于前额。

4. 眼部表现

鼻泪管、眼眶、眼肌、视神经或眼运动神经受累，导致流泪、眼球移位、运动障碍、复视、视力减退甚至失明。眼球移位的方向因肿瘤的不同部位而异，如上颌窦肿瘤眼球移位向上，筛窦肿瘤向前外，额窦肿瘤向外下。蝶窦病变累及视神经孔和眶上裂处的神经血管时，出现眼眶深部疼痛、眶周皮肤麻木、上睑下垂、眼裂缩小、眼肌麻痹、眼球固定、复视及失明等症状，称为眶尖综合征。

5. 耳部表现

肿瘤侵犯咽鼓管导致耳闷、听力减退等分泌性或化脓性中耳炎症状。

6. 脑神经、颅底及颅内受侵表现

肿瘤侵入翼腭窝，压迫蝶腭神经、三叉神经上颌支，可导致头痛及相应分布区域的不适。侵入颅内或眶尖后，可发生第 Ⅱ、Ⅲ、Ⅳ、Ⅴ、Ⅵ 对脑神经功能障碍。颅底及颅内受侵则呈现顽固性剧烈头痛甚至恶心、呕吐等颅内高压症状。鼻腔、筛窦、额窦和蝶窦恶性肿瘤易于侵犯颅底。

7. 颈淋巴结转移和全身远处转移

为晚期表现，转移途径和特点见前病理部分。

8. 晚期表现

随着肿瘤负荷的加重和全身脏器的衰竭，最终出现恶病质。

附 1-1 鼻腔、鼻窦恶性肿瘤国际抗癌联盟（UICC，1997）的 TNM 分期方案

（1）TNM 临床分期

T——原发肿瘤。

Tx：原发肿瘤不能确定。

T0：无原发肿瘤证据。

Tis：原位癌。

1）上颌窦

T1：肿瘤局限于黏膜，无骨质侵蚀或破坏。

T2：肿瘤侵蚀或破坏下部结构，包括硬腭和（或）中鼻道。

T3：肿瘤侵犯下列任一部位：面颊皮肤，上颌窦后壁，眶底或前组筛窦。

T4：肿瘤侵犯眶内容物或以下任一结构：筛板，颅底，鼻咽，蝶窦，额窦。

2）筛窦

T1：肿瘤局限于筛窦，伴或不伴有侵蚀。

T2：肿瘤侵犯鼻腔。

T3:肿瘤侵犯眶前部和(或)侵犯上颌窦。

T4:肿瘤侵犯颅内,侵犯眼眶外包括眶尖,侵犯蝶窦和(或)额窦,和(或)鼻皮肤。

参照上述 T 分期,临床上也将鼻腔、额窦和蝶窦的原发性恶性肿瘤分为四期。

3)鼻腔

T1:肿瘤局限于鼻腔内。

T2:肿瘤破坏鼻腔骨壁,侵入邻近某一鼻窦内或扩展至对侧鼻腔。

T3:肿瘤已明显侵入鼻窦或眼眶内。

T4:肿瘤侵犯颅底或颅内。

4)额窦

T1:肿瘤局限于额窦腔内,无骨质破坏。

T2:肿瘤已侵犯窦壁,有骨质破坏,常见于下壁,但未超出窦壁之外。

T3:肿瘤已超出额窦之外,侵入鼻腔、眼眶或其他鼻窦。

T4:肿瘤远超出额窦之外,广泛侵及皮肤、眼眶、翼腭窝或颅内。

5)蝶窦

T1:肿瘤局限于蝶窦腔内。

T2:肿瘤已扩展使邻近的脑神经受压,依次为第Ⅵ、Ⅱ、Ⅲ、Ⅳ、Ⅴ对脑神经。

T3:肿瘤超出蝶窦之外,侵入眼眶、筛窦或鼻咽部。

T4:肿瘤广泛侵入颅内。

N——颈部淋巴结转移。

Nx:颈部淋巴结不能确定。

N0:无颈部淋巴结转移。

N1:同侧单个淋巴结转移,最大直径≤3cm。

N2:同侧单个淋巴结转移,最大直径>3cm,不超过 6cm;或同侧多个淋巴结转移,最大直径不超过6cm;或双侧或对侧淋巴结转移,最大直径不超过 6cm。

N2a:同侧单个淋巴结转移,最大直径>3cm,不超过 6cm。

N2b:同侧多个淋巴结转移,最大直径不超过 6cm。

N2c:双侧或对侧淋巴结转移,最大直径不超过 6cm。

N3:淋巴结转移,最大直径>6cm。

注:中线淋巴结视为同侧淋巴结。

M——远处转移。

Mx:远处转移不能确定。

M0:无远处转移。

M1:有远处转移。

(2)组织病理学分级

Gx:组织分级不能确定。

G1:高分化。

G2:中分化。

G3:低分化。

(3)分期

0 期:TisN0M0。

Ⅰ 期:T1N0M0。

Ⅱ 期:T2N0M0。

Ⅲ 期:T3N0-1M0,T1-3N1M0。

Ⅳ 期:T4N0-1M0,T1-4N2-3M0,T1-4N0-3M1。

ⅣA 期:T4N0-1M0。

ⅣB 期:T1-4N2-3M0。

ⅣC 期:T1-4N0-3M1。

附 1-2 美国癌症分期联合委员会 (AJCC,2002)鼻腔、鼻窦肿瘤分期方案

(1)TNM 临床分期

1)上颌窦癌 T 分级

T1:肿瘤局限于上颌窦黏膜,无骨质侵蚀或破坏。

T2:肿瘤导致骨侵蚀或破坏,包括侵入硬腭或中鼻道,除外侵犯上颌窦后壁和翼板。

T3:肿瘤侵犯下列任何一个部位,上颌窦后壁骨质、皮下组织、眶下壁或眶内侧壁、翼窝、筛窦。

T4a:肿瘤侵犯前部眼眶内容物、颊部皮肤、翼板、颞下窝、筛板、蝶窦或额窦(肿瘤可切除)。

T4b:肿瘤侵犯下列任何一个部位:眶尖、硬脑膜、脑、颅中窝、除三叉神经上颌支(V2)以外的脑神经、鼻咽部或斜坡(肿瘤不可切除)。

2)鼻腔和筛窦癌 T 分级:鼻腔区域分为 4 个亚区:鼻中隔、底壁、侧壁和鼻腔庭;筛窦区域分为 2 个亚区:左侧和右侧。

T1:肿瘤限定于一个亚区,伴有或不伴有骨质侵犯。

T2:肿瘤侵犯单一区域内的两个亚区或扩展至累及鼻筛窦复合体内的一个邻近区域,伴有或不伴有骨质侵犯。

T3:肿瘤扩展侵犯眼眶的内侧壁或底壁、上颌窦或筛板。

T4a:肿瘤侵犯下列任何一个部位:前部眼眶内容物、鼻区或颊部皮肤、最小限度地延伸至前颅窝、翼板、蝶窦或额窦。

T4b：肿瘤侵犯下列任何一个部位：眶尖、硬脑膜、脑、颅中窝、除上颌神经（V2）以外的脑神经、鼻咽部或斜坡。

N——区域淋巴结。

Nx：区域淋巴结无法评估。

N0：无区域淋巴结转移。

N1：转移于同侧单个淋巴结，最大直径≤3cm。

N2：转移于同侧单个淋巴结，最大直径＞3cm，≤6cm；或同侧多个淋巴结转移，最大直径≤6cm；或双侧或对侧淋巴结转移，最大直径≤6cm。

N2a：转移于同侧单个淋巴结，最大直径＞3cm，≤6cm。

N2b：同侧多个淋巴结转移，最大直径≤6cm。

N2c：双侧或对侧淋巴结转移，最大直径≤6cm。

N3：淋巴结转移，最大直径＞6cm。

注：中线淋巴结视为同侧淋巴结。

M——远处转移。

Mx：远处转移无法评估。

M0：无远处转移。

M1：有远处转移。

（2）组织病理学分级

Gx：分级无法评估。

G1：高分化型。

G2：中分化型。

G3：低分化型。

（3）分期

0 期：TisN0M0。

Ⅰ期：T1N0M0。

Ⅱ期：T2N0M0。

Ⅲ期：T3N0-1M0，T1-3N1M0。

ⅣA 期：T4aN0-2M0，T1-3N2M0。

ⅣB 期：T4b 任何 NM0，任何 TN3M0。

ⅣC 期：任何 T 任何 NM1。

（四）诊断

因患者的症状出现较晚，易被误、漏诊，故早期诊断十分重要。除了详细的病史、临床症状和体格检查外，对临床有可疑表现或有相关癌前病变史的患者，特别是 40 岁以上男性患者，应进一步详细检查，尤其是组织活检加病理检查，易于明确诊断。此外恰当的辅助检查有助于明确诊断、了解病变的范围、确定肿瘤分期以及指导手术。

1. 硬管或纤维鼻内镜

用于鼻腔深部、鼻窦窦口甚至进入上颌窦内检查，同时可对疑似病灶进行活检。

2. 影像学检查

包括 X 线摄片、CT 或 MRI 扫描，尤其后两者横断面、冠状面甚至三维重建增强扫描，对明确肿瘤的性质和范围十分重要。

3. 病理学检查

取材途径有脱落细胞学检查、穿刺涂片、活组织切片、手术探查活检等。除常规 HE 染色外，有时加行免疫组化染色，必要时需结合电镜检查。

4. 其他

如血清 β_2-微球蛋白、鳞癌相关抗原、细胞 DNA 指数及倍体分析、雌孕激素受体水平等指标的测定，具有一定的参考价值，但临床中运用不多。

（五）鉴别诊断

发生于鼻腔、鼻窦的各种囊肿、息肉、良性和交界性肿瘤，以及部分溃疡性病变，均需首先除外恶性肿瘤。尤其对一些交界性肿瘤术后，需定期随访，便于早期发现恶变。

（六）治疗原则

可分为手术、放疗、化疗、生物疗法、中药和其他治疗等。应根据肿瘤的病理类型、部位、范围、临床分期以及患者的全身状况、医疗条件、经济状况，选择单一或联合治疗。目前多主张早期采用以手术为主的综合治疗（综合治疗优于单一治疗），包括术前放疗、手术彻底切除肿瘤，必要时可行单侧或双侧颈淋巴结清扫以及术后放疗。对晚期不能手术的患者，可单用放疗或联合放化疗作为姑息治疗，同时可辅以生物疗法、中医、支持及对症疗法。需指出首次治疗是鼻腔、鼻窦恶性肿瘤治疗成败的关键（详见鼻腔、鼻窦恶性肿瘤的治疗）。

（七）预后

鼻腔、鼻窦恶性肿瘤如未接受任何治疗，患者自然生存期为 12~22 个月。影响鼻腔、鼻窦恶性肿瘤预后的因素包括：就诊和治疗是否及时、肿瘤的部位、病理类型、分期、治疗方案以及患者年龄、全身状况等。总体上，原发于鼻腔下部和上颌窦的肿瘤预后好于鼻腔上部、筛窦、额窦和蝶窦肿瘤。癌较肉瘤预后好，其中上颌窦鳞癌 5 年生存率为 30%~40%、腺癌中以腺样囊性癌预后最好（5 年生存率为 67.5%），恶性黑色素瘤最差（5 年生存率为 6%~17%）。肿瘤的分化程度高、TNM 分期早，则预后好；患者年轻、伴发全身疾病者，预后较差。国内有报道，经综合治疗 5 年生存率早期可达 50%~60%，晚期为 20%~25%。

二、鼻腔、鼻窦恶性肿瘤的治疗

（一）手术治疗

除少数体积小、表浅而局限的恶性肿瘤外，大多数需经面部做外切口或经口腔切口进行手术。

1. 鼻外额窦根治术

适用于切除位于额窦的恶性肿瘤。相关手术的应用解剖、术前准备、手术方法、术后处理和并发症及其处理，详见鼻腔、鼻窦良性肿瘤治疗。

2. 鼻侧切开术

适用于切除位于鼻腔、部分上颌窦、筛窦和蝶窦的恶性肿瘤，也是颅面联合手术面部手术径路之一。相关手术的应用解剖、术前准备、手术方法、术后处理和并发症及其处理，详见鼻腔、鼻窦良性肿瘤治疗。

3. 面部正中翻揭术

适用于位于双侧鼻腔、鼻窦恶性肿瘤的完整切除，也是颅面联合手术面部手术径路之一。相关手术的应用解剖、术前准备、手术方法、术后处理和并发症及其处理，详见鼻腔、鼻窦良性肿瘤治疗。

4. 上颌骨切除术

上颌骨切除术是治疗上颌窦癌的有效方法之一，但单纯手术治疗效果并不太令人满意，目前多采用综合治疗的方法，主要的方法是手术治疗+术前或术后联合应用放疗和化疗。上颌骨切除术主要包括上颌骨全切除术、上颌骨全切除术+眶内容摘除术，以及由此改良的上颌骨部分切除术、上颌骨次全切除术、上颌骨扩大切除术等。

（1）适应证

1）上颌骨全切除术的适应证：①原发于上颌骨的恶性肿瘤，和上颌窦癌已经术前放疗的患者，侵犯一处或多处上颌窦壁，或有窦壁破坏者；②原发于鼻腔、筛窦的恶性肿瘤，累及并侵犯上颌窦。

手术禁忌证：①年老体弱，心肺功能差，全身状况不能耐受手术者；②眼眶、颅底等重要结构有肿瘤侵犯者。美国癌症联合会（AJCC，2002）上颌窦癌、鼻腔和筛窦癌分期方案中，认为 T 分级中 T4b 病变（肿瘤侵犯下列任何结构：眶尖、硬脑膜、脑组织、中颅窝、上颌神经以外的其他脑神经、鼻咽部、斜坡）不能手术切除。

2）上颌骨全切除术+眶内容物摘除术的适应证：术前有明显眼球移位，影像学显示眶内有软组织影，术中发现上颌窦癌已侵犯并破坏眶壁骨质、眶骨膜进入眼内，此时应在上颌骨全切除的同时加行眶内容物摘除术。目前学者大都认为眶壁骨质受侵、纸样板破坏，不是眶内容物摘除的绝对适应证。笔者所在医院曾对 89 例有眶侵犯的晚期上颌窦恶性肿瘤手术病例进行随访统计分析。其中眶骨壁侵犯组 2、3、5 年生存率和 2 年复发率分别为 56.5%、51.2%、42.4% 和 43.9%；眶骨膜侵犯组 2、3、5 年生存率和 2 年复发率分别为 48.4%、41.4%、33.3% 和 50.0%；眶内侵犯组 2、3、5 年生存率和 2 年复发率分别为 41.7%、30.0%、14.3% 和 55.6%。三组生存率依次降低，复发率依次升高，但组间无统计学意义。因此我们认为，只要眶骨膜不受侵犯、无眼球移位、无球结膜水肿、无眼球活动受限，绝大多数情况都可保留眼球。

3）上颌骨部分切除术（包括上颌骨上半部切除术和上颌骨下半部切除术）主要适用于早期或肿瘤病变局限的患者。其适应证：①上颌窦上部恶性肿瘤，牙槽突、硬腭和底壁未受侵犯，或鼻腔、筛窦恶性肿瘤侵犯上颌窦上部，上颌窦底壁未受侵犯，或上颌窦恶性肿瘤经术前放疗后，肿瘤明显退缩，上颌窦底壁已无明显肿瘤者可保留硬腭和牙槽突（上颌骨上半部切除术）。②肿瘤局限在上颌窦底壁，或硬腭肿瘤侵犯上颌窦底壁（上颌骨下半部切除术）。

4）上颌骨次全切除术的适应证：肿瘤位于上颌窦前壁、底壁和内侧壁下部，未侵犯筛窦、蝶窦或眶底。

5）上颌骨扩大切除术的适应证：肿瘤侵及筛窦、筛板、蝶窦、翼腭窝、眼眶、后磨牙顶等（手术范围除上颌骨全切除+眶内容物摘除外，还需清扫翼腭窝等结构）。

（2）应用解剖

1）上颌骨：上颌骨位于鼻腔的两侧，分为一体和 4 个突。一体内含上颌窦，4 个突为额突、颧突、牙槽突、腭突。上颌骨上面为眶下壁，内有眶下裂，并向下引入眶下管；内侧面为鼻面，构成鼻腔的外侧壁，内有鼻泪管；后外侧面为颞下面，参与翼腭窝和颞下窝的组成，此面后下角的突起，称为上颌结节；前面有眶下孔，为眶下管的开口，此面下部有明显的凹陷为尖牙窝。

2）上颌窦与血管的关系：上颌窦后壁有上颌动脉，来自颈外动脉，经下颌骨颈深面入颞下窝，向前内方行走，经过上颌窦后方进入翼腭窝，手术中应注意勿损伤。如其损伤出血，应尽快取出上颌骨残体后钳夹断端、结扎止血，对其小分支出血一般可以电凝止血。

3）翼腭窝和颞下窝：蝶骨翼板与上颌骨体后部相连，两者之间的骨性小腔隙为翼腭窝（图1-16）。其顶为蝶骨体下方，前为上颌骨后壁，后为翼突和蝶骨大翼的前面，内为腭骨的垂直部。内有重要的上颌动脉、上颌神经以及蝶腭神经节。翼腭窝向上经眶下裂与眼眶相通，向后经圆孔与颅内相通，向内经蝶腭孔与鼻咽相通，向下经翼腭管、腭大孔、腭小孔与鼻腔、口腔

相通，向下外后经翼颌裂逐渐移行于颞下窝。

颞下窝指颅中窝和颞骨岩部平面以下，上颌骨体与颧骨后方的区域（图1-17）。内界为翼外板；外界为颧弓、下颌骨升支和喙突；内上为眶下裂；下后方与咽旁隙相连。颞下窝内有三叉神经的下颌支、咀嚼肌、上颌动脉及翼静脉丛。颞下窝经翼突上颌裂与翼腭窝交通，经眶下裂入眼眶，经圆孔和眶上裂达中颅窝。该处的肿瘤可以为原发性、转移性或从邻近部位浸润扩散而来。

4）鼻腔、筛窦和上颌窦的分区和亚区（图1-18）：上颌窦内黏膜病变的部位和范围具有预后意义。采用通过内眦到下颌角的连线（öhngren线）将上颌窦分为前下部分和后上部分；再于瞳孔处做一想象的垂直平面，从而将上颌窦分为前内、前外、后内和后外4个象

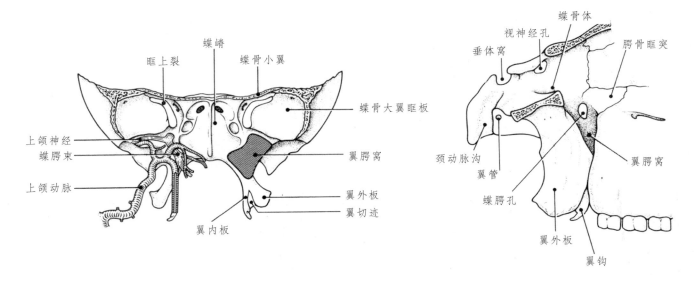

图 1-16 翼腭窝。

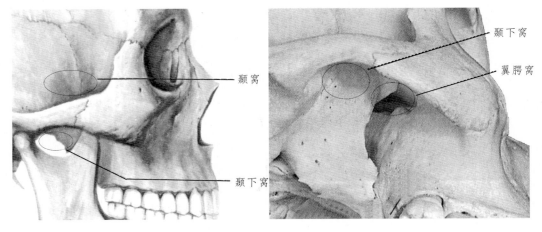

图 1-17 颞下窝。

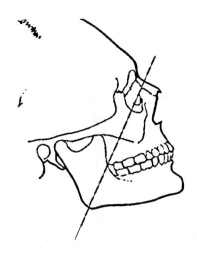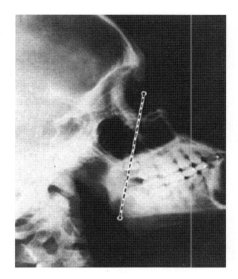

图 1-18　鼻窦分区之 öhngren 线。

限。发生于前下部的癌肿预后较好,前内象限所生长的肿瘤易侵入筛窦;发生于后上部或后外象限的癌肿早期易侵及包括眼、颅底、翼板、翼腭窝和颞下窝等重要结构,因此治疗和预后效果差。

5)眼眶及泪囊:在处理上颌窦和筛窦的肿瘤时,需注意保护眼球正常位置的肌肉和韧带。上颌骨手术常涉及眼上斜肌、下直肌、内外眦韧带等,操作时应尽量在眶骨膜下进行。泪囊位于泪骨和上颌窦、额窦之间,内眦韧带的后方。在任何术式的上颌骨切除术中,手术缺损自然形成了鼻腔泪囊造瘘,患者术后无明显的溢泪症状。在行眶内容物摘除时泪囊一并切除。

(3)术前准备

1)鼻腔、鼻窦临床检查和影像学资料:需进行详尽的临床全身和本科体检。鼻腔、鼻窦局部可使用鼻内镜了解病变范围,此外还必须了解肿瘤有无引起眼部症状、有无累及鼻咽部、有无因侵犯脑神经产生的相应体征等。影像学检查(增强 CT 和 MRI 扫描)对鼻腔、鼻窦恶性肿瘤的术前评估和手术范围的指导是十分重要的。我们从中可明确肿瘤的范围,上颌窦窦腔有无骨质破坏,筛骨及筛窦、额窦、蝶窦、眼眶、翼腭窝、颞下窝、颅底有无肿瘤侵犯,颅内有无肿瘤累及。

2)备血和备皮:术前常规需备血 600ml 以上(红细胞和血浆按 2:1 准备),是否需要输血需根据手术中的情况决定。术前常规进行面部备皮,包括剪鼻毛、剃胡须,但一般不必剃眉毛。如术中选择皮片修复上

颌骨切除后的创面,需备取皮区的皮肤。

3)制作牙托:术前常规请口腔科医师会诊制备牙托,以修复患侧手术后的硬腭缺损,维持正常的咀嚼功能、语言功能、呼吸功能和面部的外形,同时也便于术中术腔的填塞。因术后随着术腔瘢痕的形成,所制牙托会出现松动的现象,可在口腔科医师的指导下调整牙托的金属钩或重新取模再制牙托。

(4)手术方法

1)上颌骨全切除术(图 1-19 至图 1-27)

a.体位和麻醉:患者仰卧位,两侧用无菌巾球固定使头稍后仰。手术应采用全身麻醉。若因肿瘤已侵犯翼腭窝引起张口受限经口插管困难者,可选择行气管切开术后插管。用长纱条填塞下咽腔,以防止术中血液经下咽流入胃内或拔管时流入气道。此举应注意在手术结束时取出,以免异物残留。常规消毒铺巾后,术侧眼内要敷以眼药膏,然后用 5-0 丝线缝合术侧上下眼睑或用医用透明塑料敷贴粘合眼睑保护眼球。

b.切口:常选用改良 Weber-Fergusson 切口。在内眦、鼻侧切口中点、鼻翼处等重要缝合处做标记,便于缝合时对位完全。皮肤切开之前,可在切口沿线注入含 0.1% 肾上腺素的生理盐水,此法可减少切口处的渗血。切口时刀尖应与皮肤保持垂直向下,深达骨膜。注意切口应避免转弯处形成锐角,避免术后引起皮肤愈合不良、坏死。

第一切口:同鼻侧切开术,常规在患侧内眦内侧约 0.5cm 处起始,沿鼻侧向下行并弧形绕过鼻翼向内达鼻小柱。为更好地暴露术野,传统术式常在此切口

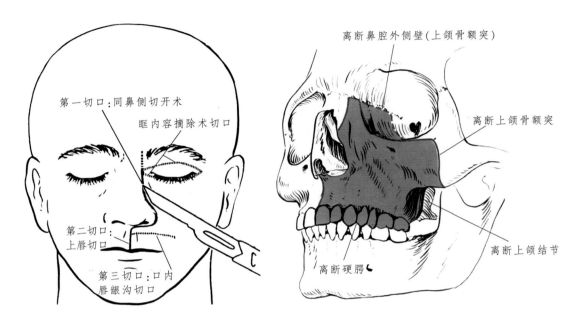

第一切口:同鼻侧切开术

眶内容摘除术切口

第二切口:
上唇切口

第三切口:口内
唇龈沟切口

离断鼻腔外侧壁(上颌骨额突)

离断上颌骨额突

离断上颌结节

离断硬腭

图 1-19　上颌骨全切除术范围。

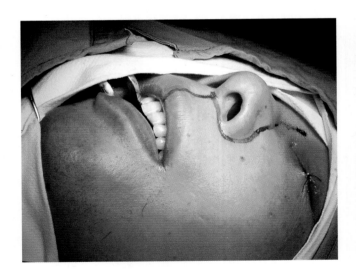

图 1-20　上颌骨全切除术切口。

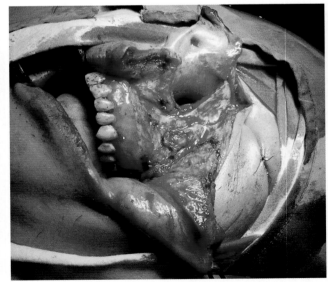

图 1-21　翻揭面颊部软组织瓣。

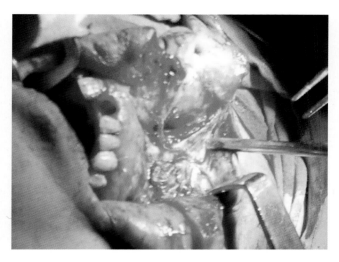

图 1-22　离断鼻腔外侧壁。

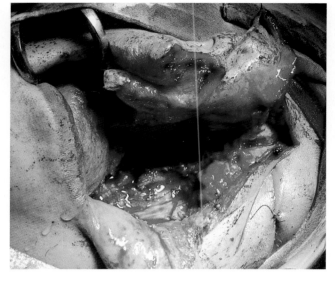

图 1-25　切除上颌骨。

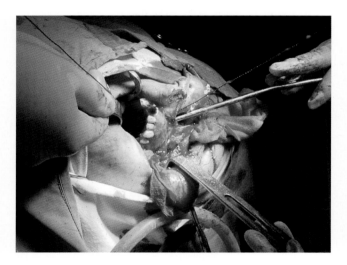

图 1-23　离断硬腭。

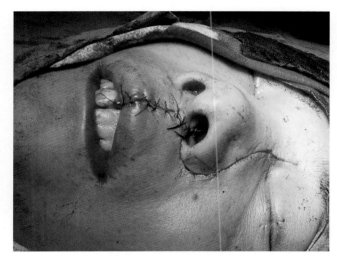

图 1-26　缝合皮肤。

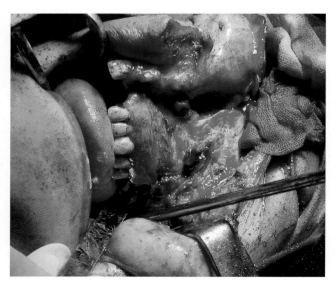

图 1-24　离断上颌结节。

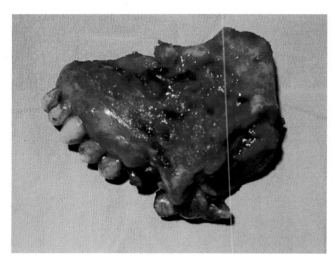

图 1-27　切除的肿瘤。

起始处沿下眼睑缘下 0.5cm 切开皮肤达外眦处，也可适当向外下延长 1~2cm。此切口应注意不要与睑缘太靠近，否则术后易引起下睑外翻，反之则可能引起局部水肿影响外观。笔者所在院改良切口为起点从内眦向上延伸至患侧眉弓或以上，这样减少了翻揭面颊皮瓣的张力，同时避免了常规的下睑切口，减少了术后睑外翻引发结膜干燥、角膜溃疡、白斑等影响视力的并发症，也便于在某些联合术式时（如颅面联合进路）的操作。使用电凝彻底创面止血。在内眦处常遇渗血不止，但不宜长时间电凝，以免组织炭化过度，给术毕缝合此处皮下组织和皮肤造成困难或引起内眦内移，如电凝后止血效果不佳，可在此处压一块含肾上腺素的纱条；另外在鼻翼旁常遇一小的动脉（鼻外侧动脉）出血，可用电凝止血。

第二切口：为上唇切口，沿第一切口末端人中正中线垂直向下切开上唇，注意唇系带留在健侧。在切开上唇时术者和助手分别要用拇指、食指和中指捏住上唇以帮助止血（不建议长时间电凝止血），同时用止血钳夹住上唇的创面（内有上唇动脉）多可止血，这样可以减少术中患者的出血量，又可节省手术时间。

第三切口：为口内唇龈沟切口，自唇龈沟正中线沿唇龈沟向患侧后方延伸，尽量至上颌结节。拔除患者术侧第一上切牙，用电凝沿硬腭中线切至软硬腭交界处的中线位置（切至骨膜），然后沿患侧软硬腭交界线切透软腭至第 3 磨牙后缘并绕至上颌结节处。如软腭处组织缺损明显，在术毕术腔填塞前，用可吸收缝线间断缝合数针以弥合预制牙托和软腭之间的间隙。

c.分离暴露上颌骨：沿切口用电刀、剥离子钝性分离面颊皮瓣，包括面颊部皮肤、皮下组织及面颊部肌肉，并向外掀起，充分暴露上颌骨前、外壁、牙槽突、眶下缘、颧弓等结构。如果肿瘤已侵犯上颌骨前壁和外侧壁等处，应将面颊部的软组织或皮肤在肿瘤的外侧切除，保留一定的安全界限。用剥离子分离和咬骨钳咬除，暴露患侧鼻骨、上颌骨额突、梨状孔边缘骨质，切开鼻腔外侧壁的黏骨膜进入鼻腔。

d.离断上颌骨颧突、鼻腔外侧壁、硬腭、上颌结节。

离断上颌骨颧突：在眶骨膜下分离眶下壁，寻找眶下裂，并游离上颌骨与颧骨之间的软组织，将一把长弯血管钳自上颌骨颧弓的内后面进入眶下裂，引入钢丝线锯，锯断颧骨。也有术者使用扁平骨凿或电锯离断该骨。如肿瘤范围广，必要时还可切除一部分颞骨颧突。

离断鼻腔外侧壁：将眶内壁眶骨膜自眶骨壁分离，用骨剪或骨凿离断鼻腔外侧壁、上颌骨额突。

离断硬腭：使用弯血管钳将钢丝线锯的一端从患侧鼻腔至软硬腭切开处引出，在患侧鼻底和中隔稍外侧纵锯开。也有术者使用扁平骨凿或电锯离断该处。然后用电刀切开硬腭后缘至上颌结节处组织，使其与唇龈沟切口相连从而分离软腭。操作中应注意保护鼻中隔和软腭。

离断上颌结节：在第 3 磨牙后方摸清上颌结节，用骨剪或骨凿向上、向内将其与蝶骨翼突内、外板之间的联系切断。骨剪或骨凿用力方向尽量靠近上颌骨后壁，勿损伤上颌动脉，以减少出血。

e.取出上颌骨并清理术腔：用上颌骨持骨钳夹住上颌骨并撼动，如感觉有阻力，应仔细检查其与周围的骨连接是否还有未离断之处，如有应予以断离，以免强拉引起意外出血。如果松动明显可迅速游离上颌骨体，用弯组织剪刀离断上颌骨与之连接的软组织，迅速取出上颌骨，以减少出血。如出血明显（主要来自上颌动脉），可使用热盐水纱布填塞压迫止血后，在吸引器的协助下钳夹、结扎止血。

清理术腔，检查有无残留的肿瘤组织。上颌骨全切除术要求尽可能将标本整块切除，以保证癌肿全部彻底清除，不然将有肿瘤破碎后种植造成术后局部复发的可能。如肿瘤侵犯筛窦、蝶窦，应在吸引器的帮助下，使用卵圆钳、息肉钳彻底开放窦腔，切除肿瘤组织。在彻底清理术腔的病变后，如有出血和渗血可使用电凝充分止血。

f.术腔填塞和皮肤缝合：为减轻术后瘢痕挛缩，有术者采用全厚皮片（如股内侧皮片）移植到面颊部皮瓣的内侧面、眶下壁和翼腭窝表面，一定程度上避免了患侧面颊部的塌陷变形和张口受限。

先安放好术前准备的牙托，将凡士林纱布（10cm×5cm 大小）铺于创面，然后使用碘仿纱条填塞术腔。注意应将碘仿纱条着重填压在易出血区域（上颌动脉结扎处），之后让碘仿纱条呈折叠状填塞术腔，从后向前、从上到下、逐层填塞，最后纱条的一端从前鼻孔引出。

术后传统下睑缘切口可用无损伤可吸收缝线缝合，术后局部瘢痕不易察觉。缝合皮下组织、皮肤，要尽可能完全对位缝合，特别注意唇红、鼻小柱、鼻翼、内眦等处的皮肤，并注意缝合皮下组织时不要缝到填塞的凡士林纱布和碘仿纱条。术后伤口处要适当加压包扎。

2）上颌骨全切除术+眶内容物摘除术

a. 体位和麻醉以及手术切口：同上颌骨全切除术。传统术式常在第一切口起始处由内眦沿眶缘皮肤各做一切口，在外眦部汇合，术中与眶内容物一并切除。笔者所在医院常改良为自第一切口起点从内眦向上延伸至患侧眉弓，而不采用上、下睑切口。

b. 眶内容物摘除（图1-28和图1-29）：用组织剪刀自眼睑伸入沿眶周剪开穹隆部结膜，一般不需剪开内外眦扩大术野。之后伸入剥离子将眶内容物连同眶骨膜从眼眶四壁分离，离断附着之眼内肌和筋膜，并在眶骨膜下向眶深部剥离至视神经处。用弯血管钳在眼球后钳夹并用视神经剪刀剪断视神经及眼动脉，结扎、止血。此过程应避免对视神经的过度牵拉，以防引起眼心反射。取出眶内容物与上颌骨后，应检查有无肿瘤残存，清理过程同上颌骨全切除术。

c. 缝合切口：上颌骨切除伤口缝合与上颌骨全切除术基本相同。眼睑缝合可以上下眼睑缝合，也可以不缝合，以便于术后观察眼眶内有无肿瘤复发。

3）上颌骨上半部切除术

a. 体位和麻醉以及手术切口：体位和麻醉同上颌骨全切除术，切口同鼻侧切开术。

b. 手术方法（图1-30）：翻开鼻翼，暴露上颌窦前壁至眶下缘，剥离泪囊，切断上颌骨额突、眶下缘和上颌骨颧突，自梨状孔与牙槽骨平行横断上颌骨前壁下缘，切开鼻腔外侧壁，保留患侧牙齿和硬腭，将上半部上颌骨及肿瘤一并摘除。术后患者有较好的咀嚼、吞咽功能。

c. 术腔填塞及缝合、术后处理和并发症及其处理：同鼻侧切开术。

4）上颌骨下半部切除术

a. 体位和麻醉以及手术切口：同上颌骨全切除术。

b. 手术方法（图1-31）：暴露上颌窦前壁和部分梨状孔的下边缘，并沿梨状孔剥离鼻底和鼻腔外侧壁下

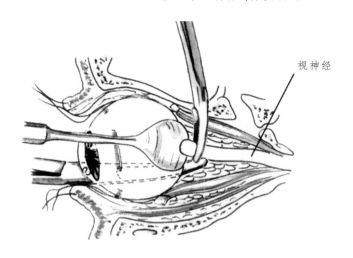

图1-29　眶内容物摘除。

部的黏膜，切开并分离肿瘤周围硬腭黏骨膜，将包含肿瘤在内的牙槽突、硬腭、部分上颌窦前壁、外侧壁下部及鼻底部骨质一并切除。术中应暴露腭大孔后缘，游离切断结扎腭大动脉，以减少术中出血。

c. 术腔填塞及缝合、术后处理和并发症及其处理：同上颌骨全切除术。

5）上颌骨次全切除术

a. 体位和麻醉以及手术切口：同上颌骨全切除术。

b. 手术方法：暴露上颌窦前壁，并扩大，沿上颌骨额突凿开眶下缘，但保留眶底，切断上颌骨与颧骨的

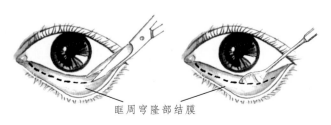

眶周穹隆部结膜

图1-28　眶内容物摘除。

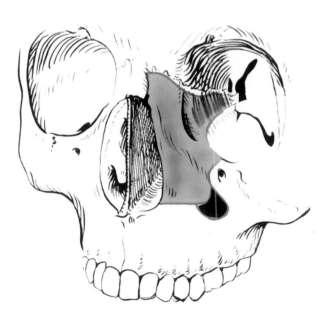

图1-30　上颌骨上半部切除术。

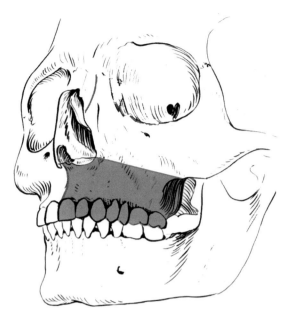

图 1-31 上颌骨下半部切除术。

连接,正中线凿开硬腭,咬断上颌结节,连同肿瘤做上颌骨次全切除。

c. 术腔填塞及缝合、术后处理和并发症及其处理:同上颌骨全切除术。

6)上颌骨扩大切除术

a.体位和麻醉以及手术切口:体位和麻醉同上颌骨全切除术。因术中常规需切除一部分下颌骨升支,手术切口应增加一下睑切口,并且此切口需沿颧弓向后外方延长,达同侧耳屏前下颌关节处。

b.手术方法:将面颊皮瓣向外下方翻转,暴露上颌骨前壁、颊肌、咬肌、下颌关节、部分下颌骨升支和颧弓。自颧弓下缘切断咬肌附着处,将咬肌向下翻;自颧弓上切断颞肌,将颞肌向上翻。切断颞下颌韧带和下颌关节囊,使下颌关节脱位,游离下颌关节突。切除颧弓中间的一段,牵开下颌骨升支,在下颌关节突颈部水平寻找上颌动脉,并结扎后切断。用钢丝线锯将下颌骨升支从其关节颈部锯断取下,这样便可清除颞下窝、口腔外侧面、眶下裂、蝶骨翼突和翼腭窝处的肿瘤。余手术步骤同上颌骨全切除术。

c. 术腔填塞及缝合、术后处理和并发症及其处理:同上颌骨全切除术。

7)上颌骨缺损的修复

a. 修复上颌骨切除术后形成的较大缺损可以佩戴牙托赝复体,最常见的是腭护板式赝复体和中空式赝复体。腭护板式赝复体是临床最常用、最简单的修复手段,它能把鼻腔和口腔重新分隔,部分恢复发音、吞咽等功能。其缺点是不能填充术腔,不能支撑上颌骨前壁,不能防止术后因瘢痕收缩而造成的前壁凹陷畸形。中空式赝复体重量轻,常在术后 1~3 个月使用,能够填充上颌骨切除后形成的术腔,支撑和防止前壁凹陷,在一定程度上可以恢复患者的外形、咀嚼和发音功能,是目前比较理想的一种修复方法。但其制作技术要求高,难度大,目前未被广泛推广使用。

b.除此之外,还可使用游离皮瓣、游离肌皮瓣、游离带骨皮瓣、游离软骨皮瓣以及带蒂转移肌皮瓣等修复。但上颌骨切除术后缺损是否一期修复的问题,目前存在争议。鼻腔、鼻窦肿瘤的复发率高,预后差,一期修复影响术后的随访观察,加之修复本身也是一种创伤,因此有的学者认为修复应等到术后二期,肿瘤无复发,全身情况稳定后再行二期修复整形手术。我们认为,对全身情况不良、肿瘤范围广泛的患者不宜一期修复,但对肿瘤局限、病理提示预后良好的肿瘤患者,以及有修复条件者,可以考虑一期修复,这样有助于减轻患者的生理和心理负担,提高患者的生活质量。

c.对因肿瘤累及面颊部软组织、皮肤切除后所遗留缺损的修复:小缺损可使用耳前、颈部、颞部或额部带蒂旋转皮瓣及时修复;对较大的缺损可用带蒂胸大肌皮瓣、背阔肌皮瓣、前臂皮瓣、肩胛骨肌皮瓣、髂骨肌皮瓣或颈阔肌肌皮瓣等,转移至缺损处进行一期修复(图 1-32 至图 1-39)。

d.对眶下壁缺损的修复:可使用颞肌肌瓣修复,或将颞肌肌腱分离缝合于鼻侧切口皮下,或利用鼻中隔翻折替代眶底,或取用一段肋软骨,移植于眶下壁的缺损部位用于支撑眶内容物。

e.对患侧硬腭缺损的修复:可应用局部转移黏骨膜瓣修复,或利用鼻中隔黏骨膜瓣、同侧硬腭黏骨膜瓣、健侧硬腭黏骨膜瓣等方法修复患侧硬腭缺损。

f.对上颌骨术腔缺损的修复:可采用骨肌皮瓣,即复合骨瓣,包括游离髂骨瓣、游离桡骨瓣、游离肩胛骨瓣、肋骨和游离腓骨瓣等。其中游离腓骨瓣重建上颌骨安全可靠,成功率高,术后的功能和外形修复效果也比较肯定。特别是通过在移植骨内植入牙种植体,并行义齿修复,最终可恢复患者的咀嚼功能,能实现真正意义上的功能性重建,因此它是上颌骨缺损重建的最佳选择(图 1-40)。

g.游离腓骨瓣特点:①腓骨瓣可提供 20~26cm 的长度;②血管蒂长(可达 12cm 以上),很容易通过口

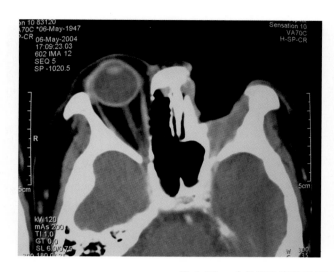
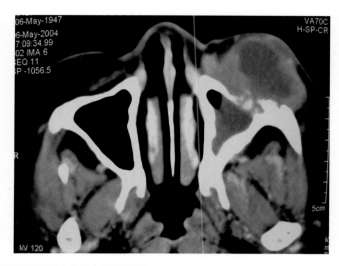

图 1-32　女性眶肿瘤患者(已行眶内容摘除)合并上颌窦肿瘤。

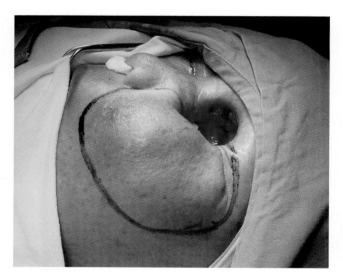

图 1-33　肿瘤切除范围。

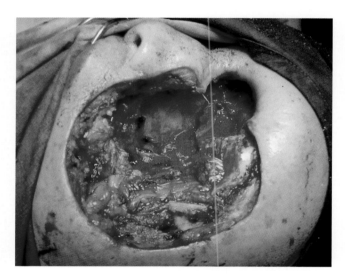

图 1-34　彻底切除肿瘤引起面部缺损。

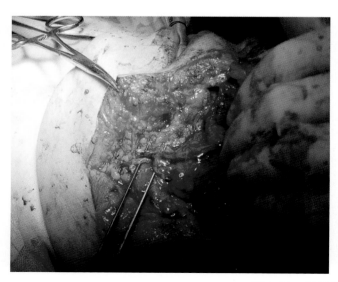
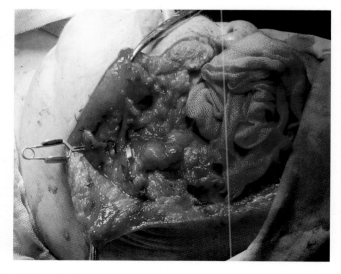

图 1-35　寻找并分离移植床血管。

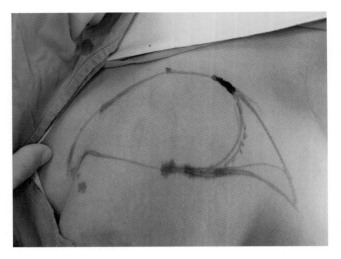

图 1-36 游离带蒂背阔肌皮瓣范围。

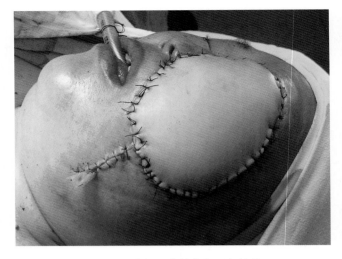

图 1-38 背阔肌皮瓣修复面部缺损。

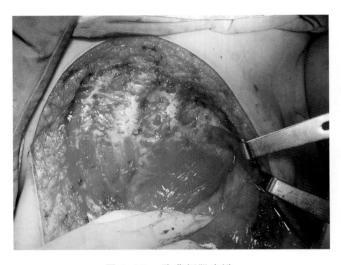

图 1-37 取背阔肌皮瓣。

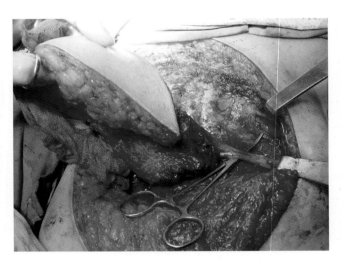

图 1-39 分离背阔肌皮瓣胸背血管蒂。

内隧道到达上颈部；③腓动静脉十分恒定和粗大，与颈部血管的口径匹配良好，容易吻合成功；④腓骨具有足够的高度和宽度，十分适合牙种植体的植入；⑤可以根据需要制备成各种形式的复合瓣，腓骨可用来修复骨缺损，皮岛用来修复黏膜缺损，肌肉可以用来填塞死腔；⑥腓骨具有骨膜和骨内双重供血的特点，因此可以对其做各种形状的三维立体塑形，恢复牙槽突的形态；⑦腓骨瓣制备简便，供区并发症少。

h.腓骨瓣重建上颌骨缺损适应证：①同期修复估计能彻底切除肿瘤，不会复发；②二期修复必须为肿瘤切除术后 2 年以上无复发；③健侧无牙可供固定，无法使用膺复体；④双侧上颌骨缺损者，如不做骨性修复会遗留十分严重的面部畸形和功能障碍；⑤年

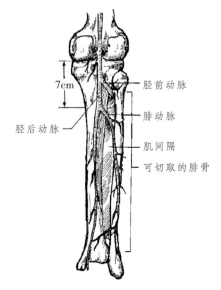

图 1-40 游离腓骨解剖。

轻、身体状况佳,并且经济条件允许完成牙种植体修复者。

对行眶内容物摘除术的患者,术后可在眶内放置义眼赝复体。

(5)术后处理

1)术后可经口给予半流质饮食。注意患者呼吸,注意前鼻孔、口腔中有无渗、出血。如有少量的渗血,可以应用止血药物对症处理。如出血较多,应适当加压填塞术腔。放置牙托者,应防止牙托脱落,同时注意口腔卫生,每日行口腔护理。嘱患者术后坚持张口练习,避免翼腭窝瘢痕增生、挛缩,导致张口困难。

2)术后应用广谱抗生素和抗厌氧菌药物(如甲硝唑、奥硝唑等)。术后5~7天可逐步抽取术腔填塞的碘仿纱条和凡士林纱布。在术腔填塞物抽尽后再拆除缝线。

3)上颌骨切除术后,术腔易有干痂形成,可在定期复诊时清理术腔,同时观察有无肿瘤复发迹象。也可嘱患者自行用生理盐水冲洗术腔,每日1~2次,并加用石蜡或薄荷油滴鼻剂。

(6)并发症及其处理

1)面部畸形:上颌骨全切除或部分切除后导致患侧颌面部组织萎缩、内陷畸形。可采用牙托、上颌骨中空赝复体等方法加以矫治,但效果不佳。目前采用游离的腓骨肌皮瓣植入修复取得了较好的效果。

2)骨髓炎:多由术后放疗导致暴露在术腔中且无血供和上皮覆盖的骨结构感染所致,如颧骨断端坏死,处理方法为手术清除坏死骨质。

5.颅面联合径路鼻前颅底肿瘤切除术

该术式手术区域暴露清晰,能较好判断肿瘤的边界、侵犯部位、颅底受累范围以及手术造成的缺损情况,能够较完整地切除肿瘤,扩大了手术能及的范围,并且通过开颅,直视下操作,避免和减少了对硬脑膜、脑组织、脑神经和大血管的损伤,从而提高了这一部位晚期鼻腔、鼻窦恶性肿瘤的治愈率。但因手术范围较广,对患者创伤大,术后并发症多,手术需要有良好的围术期监护和经验丰富的手术团队的配合,不宜在基层医院推广。

(1)适应证:鼻腔、鼻窦恶性肿瘤侵犯前颅底或颅内。

(2)禁忌证:肿瘤侵犯前床突、视交叉、双侧视神经,或穿透硬脑膜累及较多脑实质,或存在蝶窦顶、后壁及蝶骨小翼骨质破坏,或鼻咽部有黏膜及黏膜下肿瘤浸润(特别侵及咽鼓管口周围黏膜),或侵犯椎前间隙均属手术禁忌。

(3)术前准备

1)充分估计患者能否耐受手术,是否可以完整切除肿瘤,术后患者能否有3年以上的生存。详细告知患者和家属手术效果以及可能存在的术后并发症,取得他们的配合。

2)术前常规全身和本科体检,尤其注重神经系统的体征。审核影像学资料,估计肿瘤侵犯颅底的范围。术前1周开始给予抗生素、适量肾上腺皮质激素,以预防感染和提高应激能力。

3)术前常规需备血600ml以上(红细胞和血浆按2:1准备),是否需要输血需根据手术中的情况决定。术前常规备皮,包括剪鼻毛、剃胡须、剃发。如术中选择皮片修复,需备取皮区的皮肤。

4)如有条件可联系神经外科医生协作、配合,共同完成手术。

(4)手术方法

1)额上部径路颅面联合切除术(图1-41至图1-50)

全身麻醉后患者平卧位,头及躯干抬高30°。开颅术切口常采用额上部发际后双冠状切口。皮肤切开前先沿切口向皮下或帽状腱膜下注射含0.1%肾上腺素的生理盐水,以减少切口出血并使帽状腱膜易被游离。前额中央部颅骨钻孔(注意收集骨粉),线锯锯开,翻额骨瓣,脑压板牵引并保护额叶,暴露前颅窝。通过推注20%甘露醇250~500ml或通过插入蛛网膜下腔的导管释放部分脑脊液降低颅压,将硬脑膜从筛骨鸡冠上锐性分离,咬骨钳咬除鸡冠,切断嗅神经。向后外侧牵引硬脑膜并分离至视神经处,确定颅内病变的范围。

鼻腔、鼻窦手术可采用鼻侧切开术或面部正中翻揭术,暴露筛顶,用骨凿凿开颅骨底板,彻底咬除被肿瘤侵及的颅底骨质,将肿瘤完整切除并从鼻部取出。如肿瘤侵及眶内,则一并行眶内容摘除术(适应证同前)。

颅底肿瘤切除术后所致硬脑膜、颅底骨质缺损的修补和重建,是颅面联合径路鼻前颅底肿瘤切除术的成败关键。硬脑膜的修复:在颅底手术过程中,如有硬脑膜撕裂伤,或硬脑膜因受肿瘤侵犯,切除后所遗缺损小于3cm时,可立即用5-0丝线直接缝合,或用颞肌筋膜修补;如缺损大于3cm,则以阔筋膜移植或额肌骨膜瓣修补较好。此外在游离移植材料表面外覆带蒂额肌瓣或帽状腱膜缝合加固,同时使用纤维蛋白生物胶粘合加固,以便提供更好的支持和保护。

颅底骨质缺损的修复:对小于2cm的缺损可不必

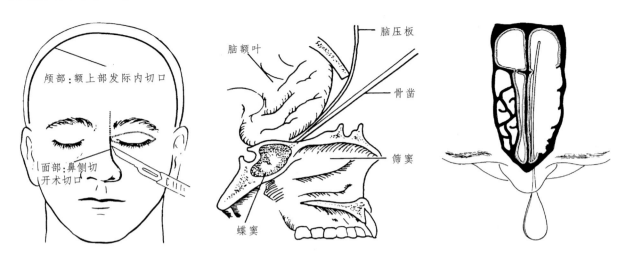

图 1-41 颅面联合切除术。

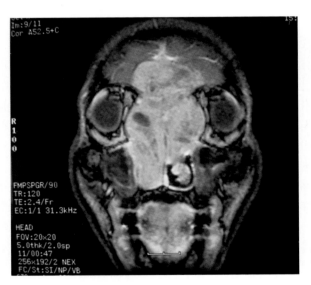

图 1-42 嗅母细胞瘤侵及双侧筛窦和前颅底。

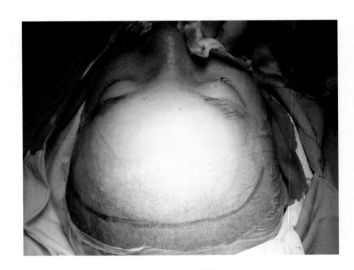

图 1-44 双冠状切口。

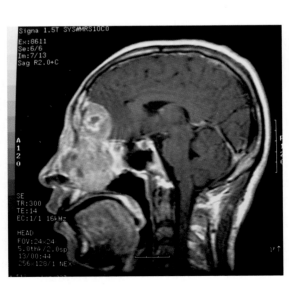

图 1-43 嗅母细胞瘤侵及双侧筛窦和前颅底。

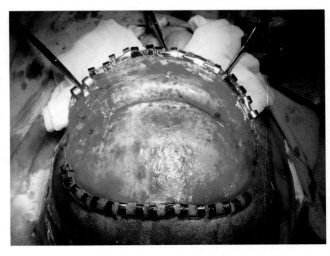

图 1-45 分离头部皮瓣。

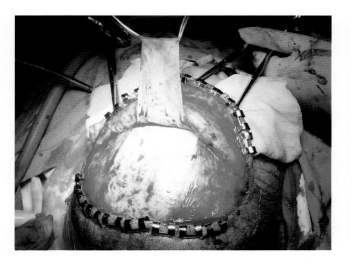

图 1-46 制备帽状腱膜瓣。

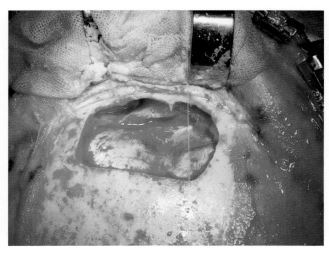

图 1-48 去额骨瓣进入前颅底。

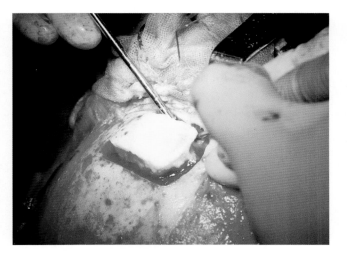

图 1-47 电钻磨制额骨瓣。

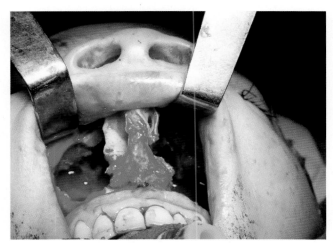

图 1-49 面部正中翻揭术暴露肿瘤。

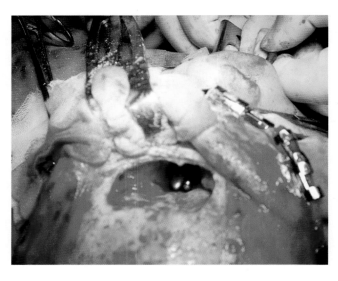

图 1-50 骨凿凿开颅骨底板,颅面联合进路切除肿瘤。

特殊修复,只要保护好硬脑膜,在其对向鼻腔顶面植以中厚游离皮片,鼻腔内用碘仿凡士林纱条填塞5~7天,以达到支撑目的。对大于2cm的颅底骨质的缺损修复材料很多,主要有:自体组织(如额骨骨膜、颅骨骨膜、带蒂额肌瓣、胸大肌、背阔肌或斜方肌复合组织瓣、额骨板外层岛状骨瓣等)、显微血管吻合的自体游离组织移植(如大网膜、腹直肌瓣、阔筋膜、髂骨、肋骨等)、异体组织(如同种异体硬脑膜等)、金属材料(如钛网、硅酮片等)、生物医学材料(如有机玻璃板、聚四氟乙烯板、骨水泥、人工骨、珊瑚人工骨等)。对颅底骨质缺损的修复主要起到隔断颅鼻腔,支撑脑组织,减少术后脑脊液漏、脑疝、气脑、脑膜炎等并发症的作用。

额骨骨窗的修复:将带颞肌蒂的骨瓣或游离额骨瓣放回原骨窗处,使用钛板、钛钉固定或在骨缝间填以手术开始时所收集到的骨粉,并滴加生物胶固定,然后将皮瓣放回原处覆盖骨创,逐层缝合切口。

2)额窦内板径路颅面联合切除术:将鼻侧切开的切口上延,经额部入发际制作额组织瓣,打开额窦内板,暴露前颅底,切除肿瘤。余手术步骤同额上部径路颅面联合切除术。

(5)术后处理:术后使用广谱抗生素2周,头部抬高20°~30°,卧床1周,低盐饮食,限制饮水,高蛋白高纤维素饮食,防止便秘和避免用力擤鼻、打喷嚏和咳嗽。如出现颅压偏高,可使用25%甘露醇静脉滴注。如术后发现鼻腔有清水样分泌物流出,在经分泌物生化检查确定为脑脊液后,应立即抽出鼻腔填塞物,取头部抬高卧床位,同时应用抗生素等对症治疗。

(6)并发症及其处理

1)脑脊液鼻漏:主要因硬脑膜创口关闭不好所致,故术中直接缝合感觉张力较大时,应行颞肌筋膜或阔筋膜加移植皮片修补。一旦术后出现脑脊液漏,应将床头抬高20°~30°静卧休息,必要时每日给甘露醇快速静脉滴注或行腰穿降低颅内压。一般小的破裂可自行愈合,如仍不能自愈,可行鼻内脑脊液鼻漏修补手术,详见鼻侧切开术并发症及其处理部分。

2)颅内感染、脑水肿:为避免术后发生硬脑膜外(下)脓肿、脑膜炎、脑脓肿等颅内感染,术前、术后需应用大量广谱抗生素、术中加强无菌操作。为避免脑水肿的发生,术中对脑组织应避免过度和长时间牵拉。

3)额骨瓣骨髓炎:如抗生素无法控制,可考虑局部切除,使用钛网修复。

(二)放射治疗

20世纪80年代以来,三维CT模拟定位机逐渐应用于临床,通过三维治疗计划系统进行靶区及周围重要器官的三维空间定位、确定靶区,射野通过数字重建的射线影像对治疗方案进行模拟和验证。之后随着先进的计算机优化治疗计划和计算机控制进行治疗的实现,调强适形放疗(intensity modulated radiation therapy,IMRT)模式近年在国内逐步开展。这些新技术的应用都为鼻腔、鼻窦恶性肿瘤的放射治疗带来了契机。

鼻腔、鼻窦恶性肿瘤的病理类型以高分化鳞癌居多,同时还有腺癌、嗅神经母细胞瘤、淋巴肉瘤、黑色素瘤及软组织肉瘤等。由于鼻腔、鼻窦恶性肿瘤尤其是鼻窦癌的解剖位置较特殊,肿瘤不易早期发现,就诊时多属晚期病变,应进行放疗和手术的综合治疗。对于早期病变和低分化鳞癌或未分化癌,单纯放疗即可获得较好的疗效,如放疗失败再行手术挽救仍可取得较好的效果。复旦大学附属眼耳鼻喉科医院,鼻腔、鼻窦恶性肿瘤经单纯放疗5年生存率为38.3%,经综合治疗(放疗+手术)5年生存率可达76%。

因鼻腔、筛窦、上颌窦解剖关系密切,肿瘤易侵犯邻近结构。故在具体放射治疗中放射野不宜过小;对于晚期上颌窦癌或低分化、未分化癌,应同时行同侧上颈部的预防照射;对病变累及鼻咽或病灶超越中线者,应行双侧上颈部的预防照射;对上颈部已有淋巴结转移者,应行上颈部的治疗性照射和下颈部的预防性照射。

鼻腔、鼻窦恶性肿瘤放疗的几种具体方法包括:

1. 配合手术

目前公认,以手术为主、配合放疗的综合疗法是治疗鼻腔、鼻窦恶性肿瘤最合理而有效的方法。鉴于术后患者一般情况不如术前,局部组织有瘢痕形成,血循环差,组织细胞含氧量低,放射线对肿瘤的作用远不如术前。故目前多主张术前根治性放射治疗,使肿瘤周围血管和淋巴管闭塞,癌肿缩小,减少播散机会。术前一般采用^{60}Co或直线加速器,在4~6周内共接受50~60Gy为宜。放疗后4~6周内进行手术切除,此时肿瘤退变程度最大,而放射反应在正常组织内已消退。

2. 单独根治性放疗

只适用于对放射线敏感的恶性肿瘤,如恶性淋巴瘤、某些肉瘤、未分化癌等,但疗效并不完全满意。

3. 姑息治疗

对晚期肿瘤无法彻底切除、术后复发或全身状况不能耐受手术和足量放疗者,可行姑息性照射,以缩小肿瘤负荷,减轻疼痛和改善吞咽、呼吸,达到维持一般生命活动的需要。

(三)化学治疗

在综合治疗中具有重要作用,尤其对淋巴系统恶性肿瘤疗效尤佳。目前化疗药物分为六大类:烷化剂类[环磷酰胺(CFX)、塞替派(TSPA)等]、抗代谢类[氟尿嘧啶(5-Fu)、甲氨蝶呤(MTX)等]、抗生素类[博来霉素(BLM)、多柔比星(ADM)等]、内分泌类[泼尼松(PDN)、三苯氧胺 (TAM)]、植物碱类 [(长春新碱(VCR)、长春碱(VLB)等]和其他类[顺铂(DDP)、卡铂(CBP)等]。

鼻腔、鼻窦恶性肿瘤的化疗方案包括:

1. 诱导化疗

即术前或放疗前化疗,诱导化疗后可使癌肿范围缩小,减少术中扩散机会,且因未治疗前肿瘤的血管床未遭破坏,故诱导化疗的疗效较好。常用联合用药的方案有:DDP+5-Fu,DDP+VLB,DDP+VCR+BLM,DDP+VLB+5-Fu 等。

2. 辅助化疗

即术后或放疗后化疗,为抑制和杀灭由非增殖期转入增殖期的癌细胞,控制和消灭微小的转移癌灶,常用方案有 MTX+5-Fu 等。

3. 诱导化疗加辅助化疗

4. 姑息性化疗

用于晚期、复发或已有远处转移的患者,常用方案有 DDP+VLB+BLM 等。

(四)生物疗法

生物疗法是提高机体在免疫反应过程中免疫应答力的一切生物活性物质的总称。包括细胞因子疗法,如干扰素(INF)、白细胞介素-2(IL-2),特异性主动免疫疗法,单克隆抗体及其交联物的抗癌疗法,过继免疫疗法 (如 IL-2/LAK 细胞和 IL-2/TEL 细胞)四方面。生物疗法是基于生物反应调节理论,试图通过增强患者机体对肿瘤的免疫反应,人为地调节至新的免疫平衡,从而达到控制癌肿的生长,甚至使其消退的目的。这是肿瘤防治的重要发展,从远景来看,生物疗法是肿瘤防治中理想和终极目标,但目前尚处于实验和探索阶段,只作为综合疗法中一种辅助手段。

(五)中医疗法

中医疗法包括针灸、中草药中提取的有效生物碱(如喜树碱、长春新碱、三尖杉等)等,对恶性肿瘤的治疗有一定的辅助作用。

(陶磊　周梁)

参考文献

卜国铉. 鼻科学[M]. 第 2 版. 上海:上海科学技术出版社,2000.

黄选兆,汪吉宝. 实用耳鼻咽喉科学[M]. 北京:人民卫生出版社,2000.

孙彦,李娜,杨松凯. 耳鼻咽喉头颈外科手术技巧[M]. 北京:科学技术文献出版社,2006.

郑中立. 耳鼻咽喉科治疗学[M]. 北京:人民卫生出版社,2000.

Ballenger JJ,Snow JB. Otorhinolaryngology:Head and Neck Surgery[M]. Philadelphia:Lippincott Williams & Wilkins,1996.

Dudley H,Carter D. Smith's Operative Surgery:Nose and throat[M]. London:Butterworth & Co Publishers Ltd,1986.

Janfaza P,Nadol JB,Galla RJ,et al. Surgical Anatomy of the Head and Neck [M]. Philadelphia: Lippincott Williams & Wilkins,2001.

McMinn RMH,Hutchings RT,Logan BM. Color Atlas of Head and Neck Anatomy[M]. London:Mosby-Wolfe,1995.

Naumann HH,Helms J. Face,Nose and Facial Skull [J]. Stuttgart:Thieme Medical Publishers,Incorporated,1995.

Shah JP. Head and Neck Surgery and Oncology [M]. London:Mosby,2003.

第二章
鼻咽癌

一、鼻咽解剖

解剖学上,咽部被两条假想水平线人为地划分为三部分。上水平线位于软腭水平,下水平线在会厌水平。鼻咽位于咽的上部,在上水平线以上,鼻咽向下与口咽相通。鼻咽间隙位于鼻腔后,因而有时候也被称为鼻后间隙。鼻咽黏膜起自鼻后孔后面,向下与口咽黏膜相延续。解剖上鼻咽位于头颅的中心,从各个方向测量,其与头颅表面皮肤的距离均大于 10cm。

鼻咽顶即是蝶骨体的下表面,向下与鼻咽后壁延续,而鼻咽后壁解剖位置相当于寰椎椎弓和枢椎椎体上半部分。鼻咽底是由分隔鼻咽和口咽的软腭水平的假想平面所构成的。鼻咽侧壁由上咽缩肌构成,其上半部分有咽鼓管(eustachian tube)开口。咽鼓管处有一不完全的软骨环,软骨环的内侧隆起使其表面附着的黏膜形成咽鼓管圆枕(medial crura)。这一中线到咽鼓管口圆枕的裂缝状间隙是鼻咽的侧隐窝,通常被称为咽隐窝(fossa of rosenmüller)。

咽颅底筋膜(pharyngobasilar fascia)覆盖在上咽缩肌肌肉表面。这一筋膜来自两侧颈部,在中线处汇合成中缝。它从颅底向下延,覆盖整个咽后壁。引流鼻咽部的淋巴结位于咽后间隙,咽后间隙是位于咽颅底筋膜外、椎前筋膜前的外后侧的间隙。最后四对脑神经、颈动脉鞘和交感神经干,位于咽颅底筋膜外、上咽缩肌外侧的咽旁间隙内。

鼻咽上壁的黏膜是假复层纤毛柱状上皮,向下逐渐移行变为复层鳞状细胞达咽后壁。该上皮具有分化良好的基底膜,黏膜下层内含丰富的淋巴组织。以前经常看到鼻咽癌细胞存在于大量淋巴组织之间,因此被称为淋巴上皮瘤。

鼻咽部动脉血供来自颌内动脉分支,静脉回流至翼静脉丛,并通过面静脉回流至颈内静脉。鼻咽部淋巴引流至咽后淋巴结,由此引流出的淋巴液连同由鼻咽部直接引流出的淋巴液一同汇至颈深淋巴结。

二、流行病学和病理学

在全世界许多国家,鼻咽癌不是常见的恶性肿瘤,其发病率依年龄段不同而有所差别,男女性别无差异,发病率不高于 1/10 万。鼻咽癌常见的好发地区是中国南方、北非和阿拉斯加,中国南方广东省居民尤其好发鼻咽癌。最近的统计显示,邻近广东省的香港,男性和女性鼻咽癌的发病率分别是(20~30)/10 万和(15~20)/10 万。生活在该地区的中国人即使移民到亚洲或美洲的其他地区其鼻咽癌发病率依然很高。但出生在北美的该地区中国人后裔比其中国南方后裔发病率低。这一现象提示基因、种族及环境共同构成了鼻咽癌的致病因素。

鼻咽癌是起源于鼻咽上皮的鳞状细胞癌。其好发部位是咽隐窝,位于鼻咽咽鼓管开口的咽鼓管口圆枕内侧。鼻咽癌细胞核呈圆形或椭圆形,染色质稀疏且核仁明显。细胞无角化不全或角化表现,并且看起来呈多边、多核特征。基本上讲,这些都是分化程度不同的鳞癌表现。

根据世界卫生组织(WHO)1978 年分类,鼻咽恶性细胞癌根据组织学分为3型。Ⅰ型是角化型鳞状细胞癌，与上呼吸消化道鳞癌类似，Ⅱ型是非角化鳞癌，Ⅲ型是未分化癌(图2-1)。北美地区鼻咽癌组织学类型分布是Ⅰ型25%，Ⅱ型12%，Ⅲ型63%。相应的中国南方人分布是2%、3%和95%。活检获得的鼻咽癌组织类型有时是混合的，最近WHO的分类也考虑到了这个因素，将鼻咽癌组织分型分为角化型癌和非角化型癌，而后者又进一步分为分化型癌和未分化型癌。未分化型癌常常与Epstein-Barr病毒(EB病毒)感染相关，而分化型则不是这样。未分化型癌经治疗后，局部控制率更高一些，但是其远处转移率也较高。

三、临床特点

鼻咽癌患者常见临床症状可分为4组。鼻部症状包括间断鼻出血、渐进性鼻塞、清晨鼻回吸后痰中带血等鼻咽原发灶症状。耳部症状包括听力下降、耳流脓和耳鸣，这是由于鼻咽肿物压迫咽鼓管，并从侧后方向鼻咽旁间隙扩散造成的。肿瘤相关性耳聋，为传导聋，多为中耳积液所致，这是由于肿瘤压迫阻塞咽鼓管开口，削弱了管壁平滑肌的功能，导致中耳引流障碍。对于肿瘤侵犯颅底的患者，常有持续性头痛并伴有其他脑神经功能障碍等神经症状。肿瘤向上侵犯海绵窦侧壁会出现第Ⅲ至第Ⅵ对脑神经症状，向侧方侵犯鼻咽旁间隙引起Ⅸ到Ⅻ脑神经障碍症状。脑神经障碍发生率是20%，第Ⅴ、Ⅵ、Ⅲ和Ⅻ对脑神经常受累。第4组症状是颈部无痛性渐进增大的肿块。大约50%的患者是因为颈部增大的淋巴结而就诊。颈部淋巴结增大常见于上颈而双侧并不少见(图2-2)。有些患者诉骨痛则提示可能存在远处转移。鼻咽癌患者发病年龄常低于其他头颈恶性肿瘤，年轻患者的症状与成年患者相似。

四、诊断

当一个患者有鼻咽癌表现症状时，应该进行临床体征的全面评估。血清学检查EB病毒阳性或EB

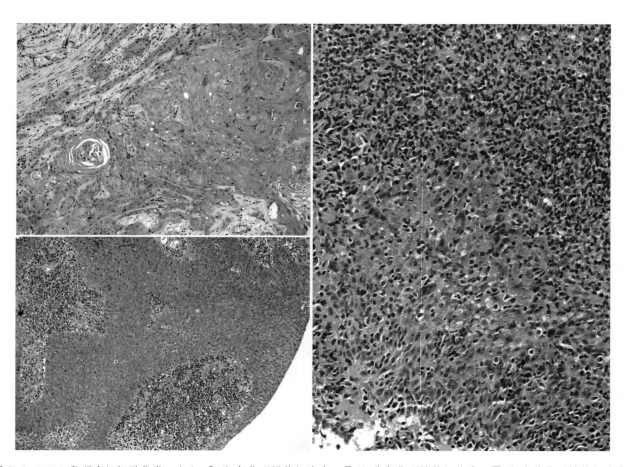

图2-1 WHO鼻咽癌组织学分类。左上：Ⅰ型，角化型鳞状细胞癌。Ⅱ型，非角化型鳞状细胞癌。Ⅲ型，未分化型鳞状细胞癌。

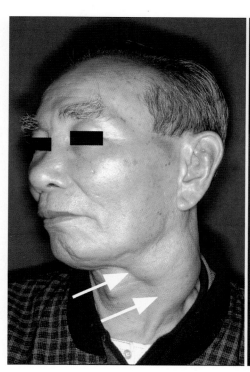
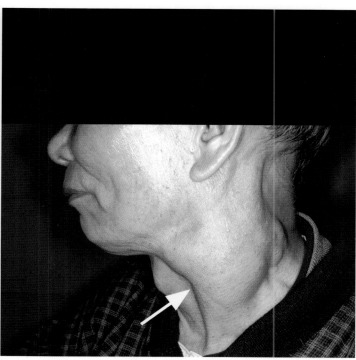

图 2-2 患者左中上颈肿大淋巴结(箭头)。

病毒 DNA 血样检测阳性,则需行进一步检查,如影像学检查、内镜检查、鼻咽部活检。

(一)EB 病毒血清学和 DNA 样本

EB 病毒是双股 DNA 病毒,属于疱疹病毒一族。世界范围内,大多数人群都是在成人期感染该病毒。一直有报道称,鼻咽癌细胞有多簇 EB 病毒基因组,和许多 EB 病毒特异性抗原。身体对 EB 病毒不同抗原的免疫反应,是 EB 病毒相关疾病类型的特征。鼻咽癌患者,对细胞内抗原和病毒壳体抗原早期反应的 IgA 这类抗体水平,远高于正常人群。类似血清学检测常用于未分化鼻咽癌的诊断。抗细胞内抗原 IgA 对鼻咽癌诊断特异性更高,而抗病毒壳体抗原 IgA 敏感性更高。现已建立良好的早期诊断的 EB 病毒血清值测定和人群筛查的方法。在 15 年期间,收集了 9699 个 EB 病毒血清学样本,并与癌症登记和死亡登记的病例实行交叉核对。据报道,随访时间越长,鼻咽癌血清阳性和阴性病例,累计发病率的差异越大。

因为 EB 病毒和鼻咽癌细胞关系密切,鼻咽癌细胞裂解后 EB 病毒会被释放入血,因此鼻咽癌患者血清中可检测到游离的 EB 病毒 DNA。放疗初期大量癌细胞坏死,病毒 DNA 被释放入血使血液中 EB 病毒 DNA 拷贝数增加。实时定量 PCR 检测出的血浆游离 EB 病毒 DNA 的量与肿瘤分期相关。但该方法对于鼻咽癌局部复发的早期诊断价值有限。局部复发但瘤体还很小可进行挽救型手术的患者中仅有 67%EB 病毒 DNA 水平升高。

(二)影像学检查

用传统的 X 线检查很难辨清鼻咽位置。横断扫描如 CT 和 MRI 对鼻咽癌诊断和治疗产生了革命性的影响。从 CT 和 MRI 可以清楚地显示原发灶范围及邻近结构侵犯情况(图 2-3 至图 2-5),同时可以判断颈部淋巴结转移的状况(图 2-6)。这些检查提高了鼻咽癌分期诊断的准确性,能更有效更准确地进行放疗定位和治疗,提高疗效。应用调强放疗,能使放射剂量更好地分配在肿瘤上,同时避免了对正常组织的可能损失。这种治疗方式,需用 CT-MRI 复杂的影像来处理。

MR 在显示鼻咽软组织和区分瘤组织和正常组织上优于 CT。由于可显示多个层面图像,因此可以构建肿瘤的三维影像(图 2-7 至图 2-9)。MR 可显示肿瘤向侧方浸润周围肌肉(图 2-8),向上侵犯海绵窦的

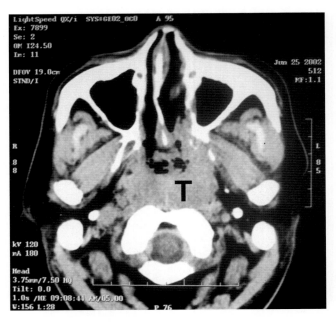

图 2-3 CT(轴位)示左侧鼻咽癌(T)侵犯右侧。

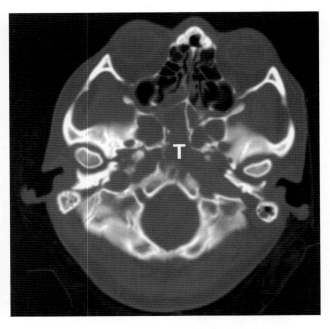

图 2-5 CT(轴位)范围广泛的鼻咽癌(T)侵蚀颅底。

情况(图 2-9 和图 2-10)。对判断鼻咽旁和颈深淋巴结转移,确定位置和范围很有帮助(图 2-10 至图 2-13)。MR 的局限表现在对骨质侵犯的判断。CT 可以更准确地判断骨质侵蚀(图 2-4),尤其是颅底(图 2-5)。CT 可以显示鼻咽旁侵及范围,这通常是鼻咽癌最常累及的区域。鼻咽癌沿卵圆孔的神经侵犯前颅窝是最

常见的颅内侵犯途径。瘤细胞沿卵圆孔的神经侵入前颅窝也是 CT 上发现肿瘤侵犯海绵窦而颅底未受累的证据。

影像学不能很好地显示肿瘤远处转移。骨扫描,肝脏闪烁照相,腹部 B 超和骨髓活检对于排除远处转移价值有限。正电子发射型断层扫描(PET)常被用于显示远处转移。肿瘤体积和代谢活性需达到临界值才可确定为转移(图 2-14 至图 2-17)。鼻咽癌放疗或放化疗后,CT 和 MR 对肿瘤残余或复发的诊断敏感性和特异性相对较低。PET 对鼻咽癌残余和复发的诊断敏感性优于 CT 和 MR。

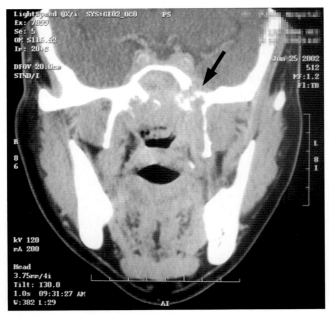

图 2-4 CT(冠状位)示鼻咽癌侵蚀颅底(箭头)。

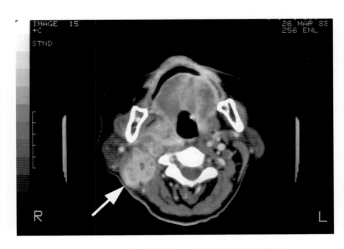

图 2-6 CT 颈部转移淋巴结中心坏死(箭头)。

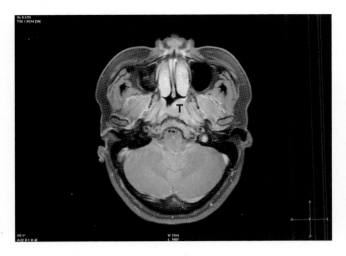

图 2-7 磁共振(患者 A)(轴位)示鼻咽癌(T)。

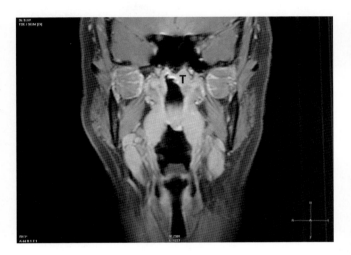

图 2-8 磁共振(患者 A)(冠状位)示鼻咽癌(T)。

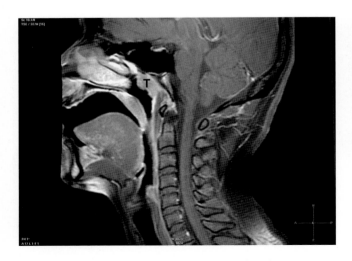

图 2-9 磁共振(患者 A)(矢状位)示鼻咽癌(T)。

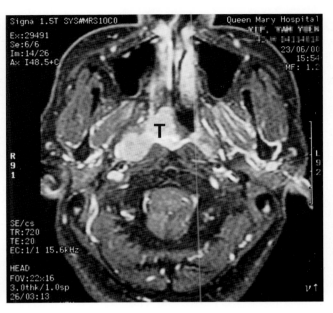

图 2-10 磁共振(患者 B)(轴位)示鼻咽癌(T)侵犯鼻咽旁间隙。

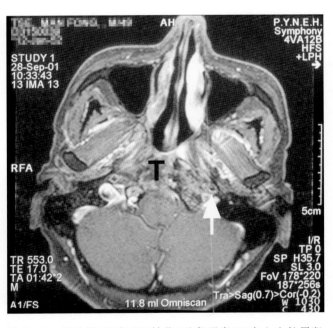

图 2-11 磁共振(患者 C)(轴位)示鼻咽癌(T)向上生长累犯包绕颈内动脉的海绵窦(箭头)。

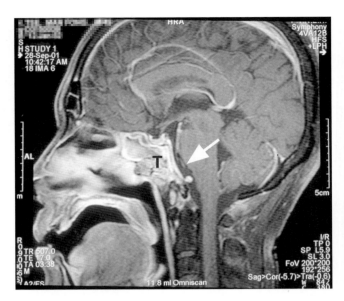

图 2-12 磁共振(患者 C)(矢状位)示鼻咽癌(T)向后生长累犯斜坡及脑干(箭头)。

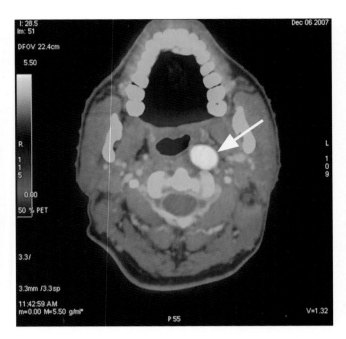

图 2-14 PET/CT 示鼻咽旁转移淋巴结(箭头)。

(三)内镜检查和活检

用传统的方法检查鼻咽部比较困难,如用间接鼻咽镜。内镜检查鼻咽的步骤常在局麻下实施,或用纤维或直管内镜检查,对于肿瘤的范围和黏膜累及的情况提供有价值的信息。然而,对于肿瘤深部累及情况则无法做出评估。

柔韧的纤维内镜内有一个孔道可以吸血或黏液,也可容纳一个活检钳通过。因为纤维内镜视野灵活,活检钳可以直接在怀疑恶性处取活检。活检孔道空间有限,因此活检钳一般很小,所获得的组织量有限。有时鼻咽癌恶性细胞在黏膜下,因此活检钳必须穿过鼻咽黏膜深入到黏膜下层来获取足够多的组织。纤维内镜所获得的图像质量比硬质内镜差,但纤维内镜的柔韧度和附带的活检孔道是它的优势(图 2-18)。硬质内镜获得的图像质量高(图 2-19),配合不同角度的镜头可以观察到鼻咽的不

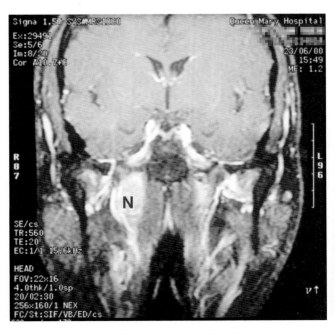

图 2-13 磁共振(患者 B)(冠状位)示鼻咽癌鼻咽旁转移淋巴结(箭头)。

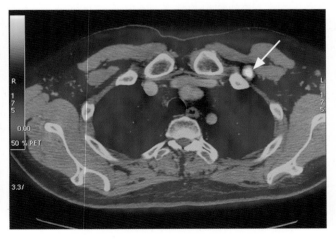

图 2-15 PET/CT 示鼻咽癌腋淋巴结转移(箭头)。

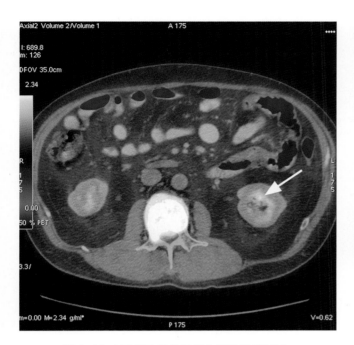

图 2-16　PET/CT 示鼻咽癌左肾转移（箭头）。

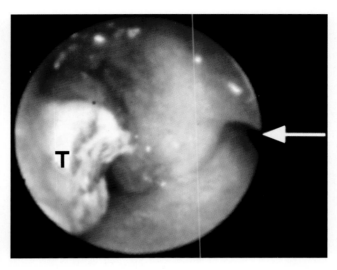

图 2-18　纤维内镜下鼻咽部。内镜由左侧鼻孔进入，可见左侧咽鼓管开口（箭头），肿瘤（T）来自右侧。

同区域。硬质内镜最常用直径 4mm 的 0°和 30°镜头（图 2-20 和图 2-21）。直径更小的 2.7mm 内镜也应配备，检查时活检钳可以贴着内镜壁深入，因此可以直视下进行活检。

　　对于那些表现为淋巴结肿大的患者，可以使用

细针吸活检。吸出物细胞学检查常常能确定这些淋巴结内存在恶性细胞。

五、分期

　　鼻咽癌有很多分期系统，欧洲和美国分别使用 AJCC 和 UICC 系统，而亚洲常使用 Ho 系统。Ho 系统

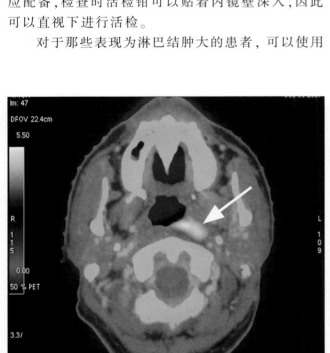

图 2-17　PET/CT 示鼻咽癌放化疗后鼻咽残余肿瘤向下累犯口咽（箭头）。

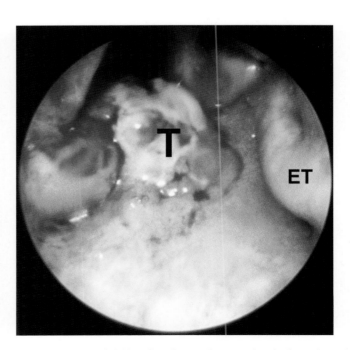

图 2-19　70°硬质内镜下鼻咽位于悬雍垂后。由左侧鼻咽顶可见肿瘤（T）。可见右侧咽鼓管开口（ET）及鼻中隔后缘（箭头）。

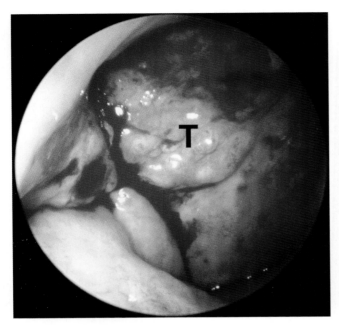

图 2-20　0°硬质内镜下鼻咽部。内镜由右侧鼻腔进入,由咽隐窝及鼻咽顶可见分叶状肿瘤(T)。

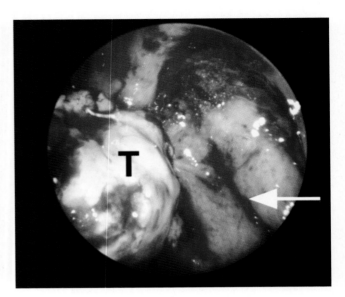

图 2-21　30°硬质内镜下鼻咽部由右侧鼻孔进入观察鼻咽部,肿瘤(T)位于鼻咽顶,可见咽隐窝。

优势是淋巴结分期包含对预后的预测,而它把 T 分为5 期则与其他分期系统不同。

　　一个好的分期系统应该包括各种预后影响因素。AJCC/UICC 分期系统修订版于 1997 年颁布。新版的 T1 期包括了旧版的 T1 和 T2 期。新 T2 期包括肿瘤侵犯鼻咽隐窝、口咽或鼻咽旁间隙。T2a 是肿瘤尚未侵犯鼻咽旁间隙,而 T2b 是肿瘤已侵犯该区域。新 T3 包括肿瘤侵犯颅底或其他鼻旁窦。新 T4 是肿瘤侵犯颞下窝、眼眶、下咽和颅内,或引起脑神经症状(表 2-1)。

　　颈淋巴结分期,N1 在新的分期方法中指累及一侧淋巴结;N2 指不管淋巴结的大小、数量和解剖位置,未达到 N3 的标准,但累及双侧淋巴结;N3 指淋巴结直径大于 6cm(N3a),或淋巴结已经超出锁骨上窝(N3b)。新的分期方法,使患者得到精确分期,能更好地预测生存。

六、治疗

(一)放射治疗

　　鼻咽癌局部最主要的治疗手段就是放疗。以放疗作为最基本的治疗手段的原因包括:原发灶高侵袭和浸润特点,邻近重要解剖结构外科手术难度大,肿瘤

早期侵犯鼻咽旁和颈淋巴结,因而预防性淋巴结治疗是必需的,鼻咽癌对放疗敏感,因此临床疗效好。过去40 年接受放疗的鼻咽癌患者疗效显著提高,20 世纪50 年代 5 年生存期仅有 25%,70~80 年代为 50%,到90 年代提高到 75%。在放化疗时代来临前,疗效的增加要归功于疾病的早期发现、引入新的更先进的影像设备、应用高能直线加速器等。

　　治疗鼻咽癌时,靶体积必须足够大以囊括原发灶和潜在转移部位。靶体积不仅包括鼻咽,也包括鼻咽旁间隙、口咽、颅底、蝶窦、后组筛窦和上颌窦的后半部分。对于晚期病灶,扩大治疗区须覆盖海绵窦和颅脑窝。即使颈部淋巴结阴性的患者也应行颈部淋巴结放疗,因为如果缺少预防性淋巴结放疗,颈部复发的风险很高。应用高能直线加速器放疗,正常情况下,给予原发肿瘤 65~70Gy 的剂量照射,给予淋巴结阳性的颈部 60~70Gy 的照射,给予颈淋巴结阴性的颈部 50~60Gy 的照射。传统的二维治疗应用 2~3 个射野照射原发灶+/-上颈,用 1~2 个放射野照射下颈(图 2-22)。正常结构用特制的铅挡或多叶光栅加以保护。放疗通常每天 1 次,一周 5 次。为了保证放疗的疗效,治疗期间避免或尽量减少放疗中断次数。

　　为了提高放疗效果,已开展了多种放疗技术和放疗方式。基于剂量-体积效应关系,一种方式是应用不同的放疗技术,如传统小野放疗或三维适形放疗,近

表 2-1 AJCC 鼻咽癌分期

鼻咽部肿瘤(T)

T1 肿瘤局限于鼻咽部

T2 肿瘤侵及口咽和(或)鼻咽隐窝的软组织

T2a 不累及咽侧

T2b 累及咽侧

T3 肿瘤侵犯骨组织和(或)鼻旁窦

T4 肿瘤累及颅内和(或)脑神经、颞下窝、下咽或眼眶

区域淋巴结(N)

与其他的头颈黏膜癌比较,来自鼻咽癌,尤其是未分化型鼻咽癌,其区域淋巴结转移的分布和预后影响是不一样的,调整后

使用不同的淋巴结分类

NX 无法评估是否远处转移

N0 区域淋巴结无转移

N1 淋巴结单侧转移,淋巴结最大直径≤3cm,淋巴结位于锁骨上窝

N2 双侧淋巴结转移,淋巴结最大直径≤6cm,淋巴结位于锁骨上窝

N3 淋巴结转移

N3a 最大直径≥6cm

N3b 淋巴结超出锁骨上窝

远处转移(M)

MX 无法评估是否远处转移

M0 无远处转移

M1 存在远处转移

分期

0 期	T1s	N0	M0
Ⅰ 期	T1	N0	M0
ⅡA 期	T2a	N0	M0
ⅡB 期	T1	N1	M0
	T2	N1	M0
	T2a	N1	M0
	T2b	N0	M0
	T2b	N1	M0
Ⅲ 期	T1	N2	M0
	T2a	N2	M0
	T2b	N2	M0
	T3	N0	M0
	T3	N1	M0
	T3	N2	M0
ⅣA 期	T4	N0	M0
	T4	N1	M0
	T4	N2	M0
ⅣB 期	任何 T	N3	M0
ⅣC 期	任何 T	任何 N	M1

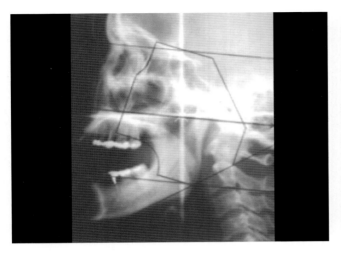

图 2-22 模拟成像下鼻咽癌二维治疗计划。治疗体积足够大，包括许多正常组织结构。

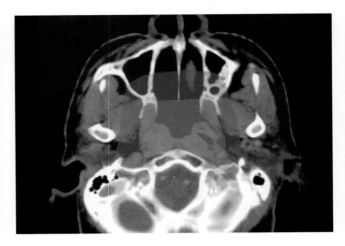

图 2-23 临床医生描绘肿瘤 IMRT 放疗的边界。内部射野(粉色)是肿瘤范围，外部(红色)是追加的生物学边界，用以覆盖肿瘤潜在播散及微小病灶。

距离放疗、立体定位放射治疗,通过瘤床补量逐渐提高靶区剂量。例如对 T1 和 T2 期肿瘤,常规放疗后再应用腔内放疗(后装治疗)进行瘤床补量,可以使局部控制率提高 16%。另一种方式是应用改变分割技术克服肿瘤的放射抗拒。一项研究发现应用一天两次的加速超分割法,即使增加神经毒性发生的机会也不能有效控制肿瘤。另一项研究应用加速分割放疗使患者放疗过程缩短而总的放疗剂量不变,每周接受 6 次放疗,获得了满意的肿瘤控制率而不会明显增加毒性,该方法目前正在做随机临床实验。一项随机研究针对 T3-4N0-1 的患者,比较每周 5 次或 6 次分割放疗,含有或不含有同步化疗结果显示,应用加速分割不会提高毒性风险,但效果也并未显著提高。然而,随机分到加速放疗并同步化疗组的患者有最好的无失败生存率。

过去几十年放疗最重要的进展可能要算是调强放疗了。这是个复杂的技术,需要通过优化多个射线束的强度,使靶区和重要结构均能达到符合要求的剂量。由计算机计算出符合已明确规定的参数的最好结果,这样的治疗设计称为逆向计划。设计 IMRT 时,对感兴趣部位完整的 2.5~5mm 层厚 CT 扫描影像是必需的。获得影像以后,医生勾画出靶体积和重要解剖结构的界限(图 2-23)。融合 MR 和 CT 影像有助于确定靶点和正常结构的界限。然后把靶点要求的剂量参数和重要结构的剂量体积限制输入到计算机中(图 2-24)。治疗计划由计算机生成,可通过数据和剂量体积图表对结果进行检查和总结(图 2-25)。IMRT 的优势在于可以投射高剂量的放疗剂量到不规则的目标上,

比如凹型或 U 型的剂量分布。当靶区(比如鼻咽癌)包裹重要结构(比如脑干和脊髓)时该方法非常有用(图 2-26)。该方法还可在一个体积中同时照射原发灶和区域淋巴结(图 2-27),在同一个治疗计划中同时实现瘤床加量(图 2-28)。作为新的技术,IMRT 是鼻咽癌理想的治疗手段,它可以提高剂量分布和治疗比例。在鼻咽癌的瘤床加量和解救治疗中,和三维适形放疗相比,IMRT 的剂量分布优势和减少正常组织受量的优势已经被证明。对于新诊断的鼻咽癌,IMRT 已取得了非常好的局部控制率,有报道 3~4 年的局部控制率为 92%~97%。除了提高肿瘤控制率,IMRT 可以降低晚期并发症发生率,尤其是早期肿瘤。在 IMRT 治疗计

Target Name		Type		Goal (Gy)	Vol Below Goal (%)	Min (Gy)	Max (Gy)
Boost Volume - target		Basic		68.0	5	66.0	75.0
Target1 - target		Basic		66.0	5	65.0	73.0
Target2 - target		Basic		68.0	5	66.0	75.0
Sensitive Structure Name		Type		Limit (Gy)	Vol Above Limit (%)	Min (Gy)	Max (Gy)
Tissue		Basic Tissue		68.0		0.0	68.0
Brain		Basic Structure		50.0	5	10.0	58.0
Brain Stem		Basic Structure		50.0	5	10.0	56.0
External Ear (L)		Basic Structure		50.0	5	10.0	58.0
External Ear (R)		Basic Structure		50.0	5	10.0	58.0
Inner Ear (L)		Basic Structure		50.0	5	10.0	58.0
Inner Ear (R)		Basic Structure		50.0	5	10.0	58.0
Lens (L)		Expendable		6.0	50	2.0	10.0
Lens (R)		Expendable		6.0	50	2.0	10.0
Middle Ear (L)		Basic Structure		50.0	5	10.0	58.0
Middle Ear (R)		Basic Structure		50.0	5	10.0	58.0
Optic Nerve (L)		Basic Structure		50.0	5	10.0	58.0

图 2-24 剂量参数输入计算机以制订治疗计划。肿瘤的治疗剂量和正常组织的剂量限制都要输入。

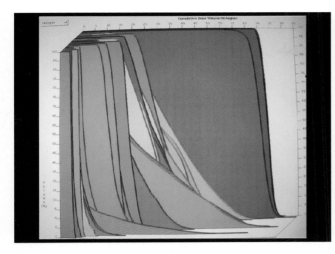

图 2-25 剂量-体积图显示肿瘤和正常组织接受不同剂量范围照射的相对体积。

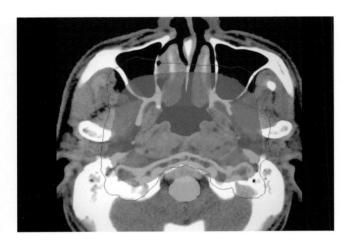

图 2-26 IMRT 可以投射 U 型剂量分布到鼻咽癌原发灶（蓝线：68Gy）。

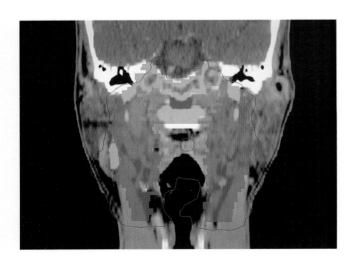

图 2-27 冠状位示 IMRT 在一个射野同时覆盖鼻咽癌原发灶和转移灶。

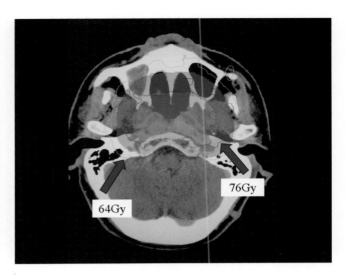

图 2-28 鼻咽癌 IMRT 的同时局部加量可以使特定靶区在治疗过程中获得更高的剂量（黄线：64Gy，蓝线：76Gy）。

划和传递中，逐渐提高剂量和加速放疗有可能整合到一起。由于该方法可以选择性提高靶体积的剂量，从而提高整个肿瘤的剂量而不延长放疗时间。

(二)联合放化疗

有很多理由相信放疗加化疗对治疗鼻咽癌是有益的，因为鼻咽癌远处转移的高风险是治疗失败和死亡的最主要原因。局部失败也是放疗失败的另一个主要原因，尤其是 T 分期晚期的患者，即使是用现代的放疗技术局部控制得到了提高(图 2-29)。一些局部复发和转移的患者对化疗敏感并偶见长期生存的患者。大多数患者有好的生活质量，没有并发症。许多随机的临床试验探讨联合放化疗治疗鼻咽癌的好处。多数研究应用顺铂为基础的化疗方案以及放疗联合应用化疗时机的区别：之前(诱导)、之中(同步)和之后(辅助)放疗。

4 个随机的临床三期试验比较了诱导化疗加放疗以及单纯放疗对鼻咽癌的治疗效果。没有一项试验证实化疗加放疗可以延长患者生存期。其中两项试验更新了结果并将数据加入了总体结果中以供分析，尽管化疗期无瘤生存期显著延长，但总生存期无明显提高。仅有 2 个辅助化疗 3 期临床试验报道结果，且对生存期无影响。辅助化疗试验受到限制，因为有一项试验化疗中无铂类药物，而另一项试验化疗的依从性很差。这些结果表明对鼻咽癌的治疗诱导化疗本身作用有限，而辅助化疗的作用不明。

近年来，同步放化疗作为治疗局部晚期鼻咽癌的

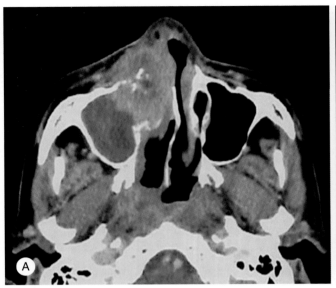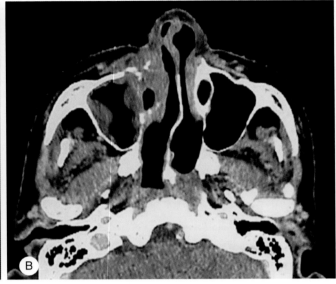

图2-29 复发的鼻咽癌对化疗敏感。左:治疗前CT扫描。右:顺铂和5-氟尿嘧啶化疗2周期后,肿瘤缩小,便于后续制订放疗计划和再放疗。

手段主要是因为0099临床试验,该试验首次发现化疗对鼻咽癌临床生存期延长有作用。该临床试验应用同步和新辅助化疗发现,31%的患者可以延长生存期3年。该试验中WHO组织分型Ⅰ型患者比例较高,单独应用放疗效果较差。因而有些学者将该试验结果推广到亚洲患者,因为该地区鼻咽癌流行而且大多数患者都是未分化癌,属组织学Ⅲ型。之后在流行地区的随机临床试验都证实同步放化疗对局部晚期鼻咽癌有效,虽然这些试验方案和计划也不尽相同。有趣的是只有一项试验用了与组间研究相同的化疗方案,但该研究前期报道对生存期无益。然而就目前的证据判断,同步放化疗对进展期鼻咽癌作用显著,但给药方案和计划仍需进一步明确。大多数应用同步和辅助方案的化疗不允许分开评价辅助治疗的作用,但是一个普遍现象是这些试验中辅助化疗的依从性较低,尤其是应用同步放化疗之后。另一方面,可以很容易地将诱导化疗与同步放化疗结合,在放疗之前有利于使肿物快速缩小,前期报道显示用此方法可以非常有效地控制T分期晚期的肿瘤。

七、治疗并发症

虽然鼻咽癌根治治疗能产生很好的治疗效果,但也会产生很多并发症影响患者生存质量。口腔干燥症是传统放疗后最常见的,常引起口干、口腔卫生差和龋齿。听力损伤是常见的,这是由放疗直接损伤听觉

附属器、永久性损伤咽鼓管功能和化疗导致的耳毒性等综合原因造成的。软组织纤维化可导致颈部活动受限和张口困难,并常伴不适症状。脑神经瘫常由于肿瘤损伤神经后不完全愈合引起,然而脑神经特别是下面四对脑神经损伤也可由放疗引起。吞咽困难由脑神经瘫或咽部狭窄造成。激素分泌缺乏可由下丘脑-垂体轴或终末器官损伤造成。颈总动脉狭窄可由颈部放疗引起并可造成脑缺血。最严重的后遗症是高级神经功能的损伤,比如记忆丧失、认知障碍和神经心理功能障碍,这些功能障碍有些存在颞叶硬化而有些没有(图2-30)。造成这些晚期后遗症的危险因素包括单

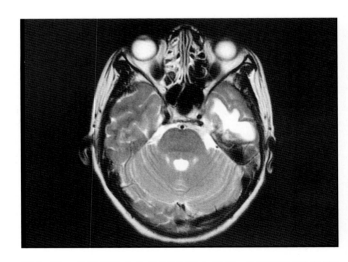

图2-30 鼻咽癌病史患者MRI T2加权像。左侧颞叶"手指样"表现是放疗引起脑组织硬化的典型征象。

次大剂量(低分割),一天之内多次放疗时每次放疗时间间隔短,累计剂量高,再放疗特别是间隔时间短以及应用化疗。适形放疗的出现比如 IMRT 有降低晚期后遗症发生的可能,因为它可以降低重要解剖结构的放疗剂量。例如,三维适型放疗或 IMRT 通过选择性地减少腮腺的照射,可能可以防止口腔干燥症的发生(图 2-31)。接受适形放疗比传统放疗的患者在国际标准的评分中,口腔干燥症、张口程度、语言、感觉、食欲丧失、疼痛和疾病感等方面生活质量更高。

八、治疗后随访和评价

(一)临床

通常在放疗或放化疗后 6~8 周行鼻咽镜检查,10~12 周后行影像学检查。初治后详细记录残余病灶非常重要,因为大多数残余病灶可以行挽救性治疗。随访评估的时间很重要:不推荐早于 6 周就评估反应,因为有些肿瘤会缓慢地复发,而 10 周以后可检查到的残余肿物通常是可以再生长,因此应行挽救性治疗(图 2-32)。确定完全缓解以后,推荐进行规律的临床和影像学复查,因为早期检查到的复发是值得行挽救性治疗的。最初 3~5 年的每 3 到 4 个月,间接鼻咽镜或鼻内镜规律地检查鼻咽部是随访的一部分。鼻咽部 CT 或 MRI 检查间隔 6 个月进行一次。检查血清 EB 病毒 DNA 含量可以提示临床医生检查鼻咽癌的复发,特别是远处转移。鼻咽癌晚期复发并不少见,通

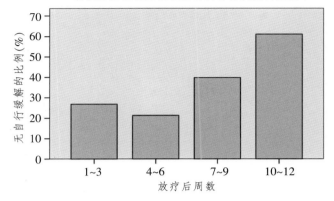

按放疗后活检阳性检出时间存留疾病的发生率

图 2-32 放疗后不同时间间隔,鼻咽部活检阳性肿瘤残余比例。放疗后 6 周内鼻咽活检阳性大多能自行缓解,而 10 周后则不能。

常代表第二原发,因而长期随访是必需的。

(二)血液中的 EB 病毒 DNA

随着分子生物学技术的发展,血清 EB 病毒 DNA 可在大多数鼻咽癌患者体内检测到,通过实时定量 PCR 技术可以测量 EB 病毒拷贝数。EB 病毒拷贝数与疾病分期有关,分期越高所测得的拷贝数越高。治疗前后测得的 EB 病毒 DNA 的量是治疗效果的重要预测指标。一项研究显示,患者治疗后 EB 病毒的量如果超过 500 拷贝/ml,则该患者复发和死亡的机会较高。另一项研究显示 I~II 期患者治疗前 EB 病毒 DNA 水平超过 4000 拷贝/ml,即远处转移的风险高。这些结果提示,治疗前后 EB 病毒 DNA 水平可提供预后的重要信息。这将使临床医生能确定高风险人群并确保给他们更积极的治疗。EB 病毒 DNA 也可作为肿瘤标志物来监测治疗反应和随访。但与远处转移相比,更少地用于检测局部小病灶的复发,因为有 1/3 局部复发的患者没有 EB 病毒拷贝的升高。

九、疾病持续或复发

鼻咽癌传统的治疗方法是放疗,近些年来发现鼻咽癌对化疗敏感,因而近年来放疗结合化疗作为主要的治疗手段。即使治疗效果提高,仍有一些患者因为肿瘤持续或复发造成局部或区域治疗失败(图 2-33)。

对鼻咽或颈部治疗失败的患者,为了获得满意的挽救治疗率,早期发现和治疗是必需的。放化疗后颈部结节残余或复发是很难确定的。各种影像学检查提

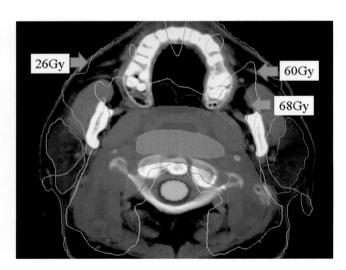

图 2-31 IMRT 治疗鼻咽癌可选择性减少双侧腮腺放疗剂量,如图示邻近腮腺组织的等剂量线缩进。

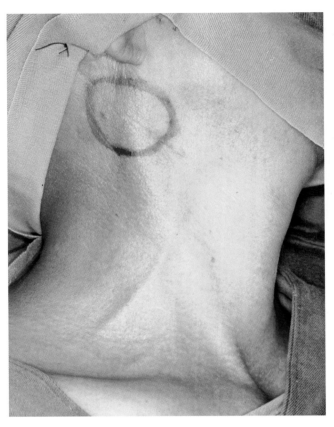

图 2-33 患者放疗后左上颈淋巴结持久存在。

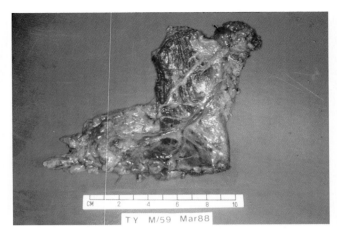

图 2-34 右颈根治性颈淋巴结清扫标本。标本被伸展及甲醛溶液固定。

示可能存在鼻咽癌，结合颈部淋巴结粗针吸活检结果，也只能检查出一半的患者有恶性细胞。这是因为有些淋巴结中只有呈簇的肿瘤细胞，淋巴结中的其余部分被纤维组织填充。对于鼻咽癌残余和复发病灶，FDG-PET 比 CT 诊断更有优势。FDG-PET 和 CT 的结果通常可由鼻咽镜和活检病理证实。如果疾病局限在鼻咽部，只要存在可能就应该行挽救性治疗。病变累及广泛的患者即使接受挽救性治疗后生存率仍很低，但也比那些只接受保守治疗的患者强。对那些肿瘤较局限的患者实施挽救性治疗时，也要选择可以承受该治疗的患者。

(一)颈部病变

有报道称，鼻咽癌放化疗后，仅颈部淋巴结残余的概率少于 5%。颈部复发可能是放化疗后淋巴结未消失或是首次治疗完全缓解后颈部淋巴结再次出现。若淋巴结对首次放化疗敏感，则大约 3 个月后临床转为阴性。

放疗后确定淋巴结中含有恶性细胞是非常困难的，细针吸帮助不大而且有时增大的淋巴结中可能没

有恶性细胞。如果颈部淋巴结中确定有转移癌，或者有其他的证据证实淋巴结中存在恶性肿瘤细胞，比如影像学检查或 PET 扫描，或是临床发现淋巴结增大或增多，都提示应行挽救性治疗。有几种挽救性治疗的手段可供选择。

有报道称，对持续存在或是复发的淋巴结再行外照射，其 5 年生存率是 19.7%。挽救性手术，如根治性颈清，5 年肿瘤颈部局部控制率是 66%，5 年准确生存率是 37%。对于颈部淋巴结不消失或复发的患者，即使颈部只有 1 个有临床证据的淋巴结，也应行根治性颈淋巴结清除术(图 2-34)。根治性颈淋巴结清除术大体标本连续切片研究(图 2-35)发现，病理阳性的淋巴结数是临床发现的 3 倍，70%的淋巴结有节外侵犯到邻近软组织(图 2-36)，30%的淋巴结靠近副神经

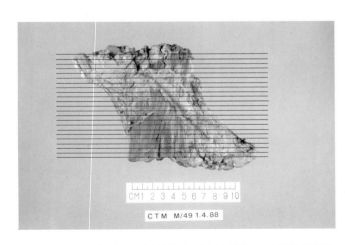

图 2-35 左颈根治性淋巴结清扫标本连续切片（切片以细线标记），一个组织块制作一张切片。

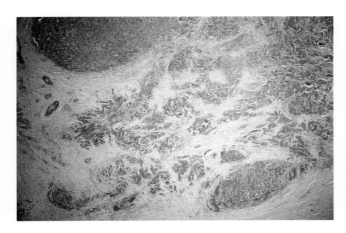

图2-36 淋巴结包膜消失，恶性细胞侵犯周围组织(HE染色×200)。

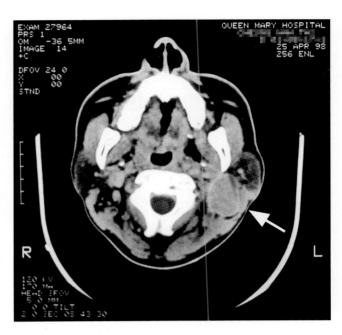

图2-38 CT(轴位)示增大的淋巴结侵犯表面皮肤(箭头)。

(图2-37)。

　　有些就诊的患者淋巴结很大，活动性差，则提示存在结外侵犯(图2-38)。恶性细胞扩散到淋巴结以外侵及颈部其他解剖结构，如颈部皮肤(图2-39)、颈后三角深面的肌肉，甚至是颈动脉鞘。对于这些患者，即使行根治性颈淋巴结清除术切除所有大块肿瘤，切缘可能依然很近，并且挽救性手术后微小病灶依然残留，因此颈清术后对瘤床行后装近距离照射很有用。颈清手术时可在瘤床放置近距离放射源所需的尼龙管(图2-40)。首次放疗照射过的皮肤应该切除，因为这些皮肤已不能承受再次近距离放疗。用皮瓣覆盖瘤床可以给照射过的组织带来新鲜的血供，并可提高颈部组织对额外近距离照射的耐受性。皮肤缺损的修复可选择分两期步骤，比如胸三角皮瓣或一期带蒂皮瓣修复，如胸大肌皮瓣(图2-41)或腋窝皮瓣。通过这些辅助方法对颈部累及广泛的肿瘤的治疗，在肿瘤控制

率方面与颈部累及不太广泛、单纯行根治性颈清术的效果相似。

(二)鼻咽病变

1. 再放疗

　　对鼻咽癌进行再次外照射治疗通常很困难，因为靶区周边很多重要的解剖结构在首次放疗时都已经接受过高剂量的照射。任何时候，近距离放疗和立体定向放疗都应该作为鼻咽部再放疗的首选。有报道称，传统方法再次外照射后5年生存率为8%~36%。常见的外照射后晚期并发症是神经损伤、软组织纤维

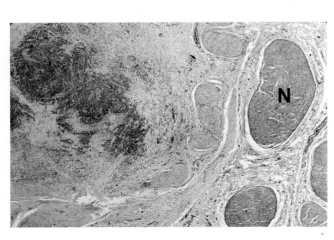

图2-37 恶性细胞邻近副神经(N)(HE染色×200)。

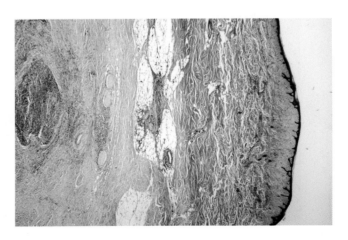

图2-39 恶性细胞邻近皮肤(HE染色×200)。

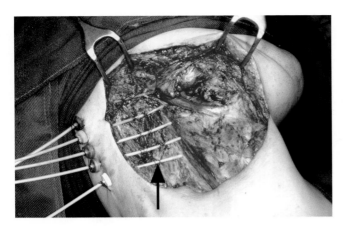

图2-40 根治性颈清后，中空尼龙管置于瘤床。表面皮肤随颈清一起切除。

化。三维适形放疗和调强放疗的应用改善了患者再放疗后的表现。一项应用三维适形放疗再治疗鼻咽癌的研究中，5年局部控制率是71%，但是主要的晚期毒性发生率仍然很高，例如5年3级毒性至少在100%，4级毒性在49%。很多初步研究报道称IMRT对鼻咽癌再放疗的短期控制率很好，并且严重晚期毒性发生率相对较低。对鼻咽癌复发接受再次外照射的患者，有很多重要的预后因素。一系列研究报道称，T分期、复发时间和再照射剂量是肿瘤局部控制和生存期的显著预后因素。一直报道的预后因素是复发的T分期，局部晚期T分期的患者再放疗后局部控制率和生

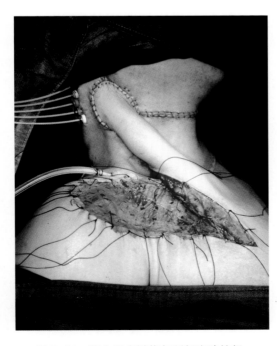

图2-41 胸大肌皮瓣修复颈部皮肤缺损。

存率很低。再放疗剂量和治疗效果之间存在着重要的相关性，而且多数系列报道称放疗剂量在60Gy以下时肿瘤控制率很差。

应用放化疗可以提高局部复发鼻咽癌的治疗效果，效果与新发病例相似。一项研究报道，应用诱导化疗使肿瘤体积缩小，再用IMRT行外照射，1年期肿瘤局部控制率为75%。另一项研究应用同步放化疗1年期无进展率是42%。对于晚期局部复发的患者制订再放疗计划是很困难的，诱导比同步化疗更好，因为诱导化疗后更有利于接下来放疗计划的制订及整个靶区的覆盖。

2. 立体定位放射治疗

立体定位放射治疗是对小目标先立体定位，再用多个汇聚的射线束单次大剂量进行外照射(图2-42)。该技术首先是为治疗功能性神经功能紊乱而发展起来的，后来发现对血管畸形、颅底良性肿瘤和脑转移瘤有效。立体定位放射治疗用于鼻咽癌治疗时，主要是作为放疗第二疗程后的瘤床加量，或者作为局部复发的挽救性治疗手段而应用(图2-43)。粗略统计对鼻咽癌复发行单纯立体定位放射治疗局部控制率为53%~86%。对于局部复发局限在鼻咽或邻近软组织的病例，2年局部控制率是72%。再次放疗后应用立体定位放射外科治疗3年，控制率在52%~58%。相同的技术也用在多分次放疗中，被称为立体定位放疗。对于持续的病变其控制率与放射治疗相当。一项大型系列研究显示，对于复发的病变立体定位放疗更有优势，立体定位放疗3年局部控制率为75%，这可能是因为其局部高剂量的结果。基于这些结果，立体定位放疗

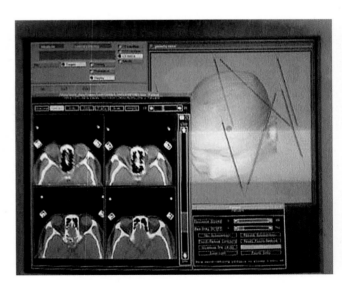

图2-42 复发鼻咽癌立体定位放射外科的治疗计划。

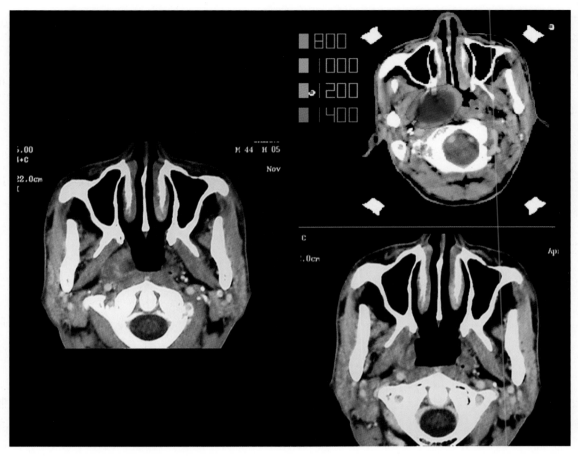

图 2-43 立体定位放射外科作为鼻咽癌挽救性治疗。左:CT 显示复发肿瘤位于鼻咽左侧。右上:单中心放射外科覆盖的靶区等剂量分布,靶区外围剂量 12.5Gy。右下:放射外科治疗后 12 个月,CT 显示肿瘤完全缓解。

无论是单次还是多次都有很强的证据提示,它是针对鼻咽癌局部治疗失败有效的挽救性治疗手段。然而目前还没有针对放疗和其他挽救性治疗在相对疗效和并发症方面比较的报道。实际应用中,选择治疗方法主要依据病变累及范围和治疗费用。对于局限在鼻咽或邻近软组织的复发病变,放疗效果可与近距离照射和手术相比,因此可以作为一种备选的治疗方法。IMRT 的优点是可提高复发鼻咽癌的疗效。对于局部复发广泛累及的患者,推荐接受应用现代技术的再放疗。这样可以保留放疗作为瘤床加量的治疗手段或用于以后的再复发。虽然大多数研究报道的放疗远期并发症相对较低,但大出血仍是其中最严重、最致命的并发症。放疗后的大出血通常是由于单次剂量大或高累积剂量使颈总动脉破裂所致。为使出血风险降到最低,放射外科仅用在没有颈总动脉包裹的肿瘤中,否则患者应接受小分次剂量的分次放疗。

3. 近距离放疗

近距离放疗是指使放射源接近肿瘤,放射源处剂量最高,随着与放射源的距离增加,放射剂量很快衰减,这样可使鼻咽部残余病灶或复发肿瘤接受到很高的放射剂量,同时周围组织接受的剂量要小得多。近距离放射源可以提供持续的低剂量的照射频率,从放射生物学角度看,其优于外照射的分割放射。

习惯上用腔内近距离放疗治疗鼻咽癌。应用该方法时将放射源置于管中或模子里,再将这些装置插入鼻咽部(图 2-44)。腔内近距离照射已有成功的报道。选择适合的患者和丰富的经验是获得满意疗效的关键。考虑到鼻咽部不规则的形状、空间大小的各异、原发或复发肿瘤的位置,因此很难将放射源放在鼻咽部的准确位置,从而使其接近瘤体提供肿瘤致死剂量。为了解决这个问题,腔内放疗被用于治疗微小残余灶或复发肿瘤。

我们常用放射性金粒子(^{198}Au)作为放射源来植入。金粒子可以在鼻内镜引导下穿过鼻腔或用硬腭劈开法植入瘤体中。后一方法可以使术者直接观察到肿瘤的位置和范围,这种方法可使金粒子永久性地植入

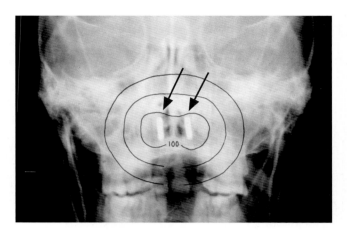

图2-44 头颅X线前后位。放射源置于管中(箭头)并送至鼻咽部。

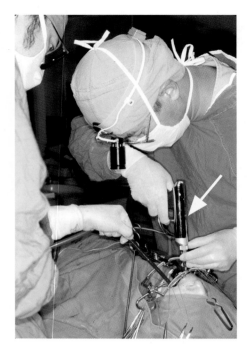

图2-46 暴露肿瘤后,临床医生利用引导器(箭头)将金粒子植入肿瘤内。

肿瘤中。

实施时使患者处于仰卧位。有孔的塑料硬板置于肩后,这样可插入棒的末端以固定开口器,Dingman口腔开口器置入口中,用消毒液冲洗消毒口腔。

由中线劈开软腭,使其各位于悬雍垂的一侧,硬腭表面的黏骨膜也被抬起。硬腭和软腭分离,软组织收缩;暴露出鼻咽部肿瘤(图2-45)。外科医生将内镜置入鼻咽部,肿瘤学家在引导物引导直视下将金粒子植入瘤组织中(图2-46)。分层关闭腭部创面。关闭过程中,外科医生穿上厚的铅衣以减少对身体的放射剂量,戴上铅制的护目镜以保护眼睛(图2-47)。

近距离放疗有效射程较短,因而该技术只用于没有骨质侵犯的鼻咽部浅表肿瘤。硬腭劈开植入金粒子作为放射源是有效的挽救性治疗方法,术后发病率很

低(图2-48)。对鼻咽持续存在和复发肿瘤疗效各异,对前者疗效更好。放疗后,金粒子植入治疗持续存在和复发肿瘤的疗效,5年期局部肿瘤控制率分别是87%和63%,5年无病生存率分别是68%和60%。

4. 鼻咽切除术

若持续存在或复发的鼻咽肿物范围太广,不能近距离照射或者侵及鼻咽旁间隙,外科挽救性手术是下一步治疗可能的选择。一些患者病变局限,鼻咽切除

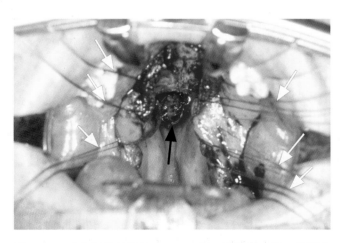

图2-45 术中照片显示用Dingman开口器显露口腔。软腭和硬腭黏膜由缝线牵拉至两侧(空箭头),可见鼻咽部肿瘤(实箭头)。

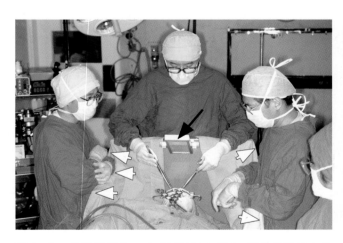

图2-47 关闭腭部伤口时,用铅挡(空箭头)保护外科医生的身体,铅挡上的厚铅玻璃(实箭头)保护眼睛。

鼻咽切除外科手术方式的选择依据肿物位置和累及范围。局限在鼻咽后壁下部的肿瘤,跨腭骨入路方式已足够。该方法在切除侧方侵犯的肿瘤时受到局限。如果瘤组织主要位于鼻咽侧间隙,靠近或在颈内动脉的侧面,则可应用侧方颞下窝入路。该术式的局限是术中很多解剖结构都要被移动以达到满意的暴露。对跨越中线的肿瘤处理也不容易。其他各种前入路和下方入路的方法都能足够暴露肿瘤,但都不足以从各个方向完整切除肿瘤。因为大多数鼻咽癌靠近咽鼓管的开口,因此肿瘤根治性切除应包括这些结构。鼻咽癌切除标本连续切片显示,持续或复发的鼻咽癌存在黏膜下侵犯,因此鼻咽广泛切除才能达到满意的疗效。

实际上大多数残余或复发鼻咽癌会累及咽隐窝和咽鼓管,我们应用前侧入路或旋转上颌(maxillary swing)入路作为外科挽救性手术的入路。该挽救性鼻咽切除方法最先在1991年被报道。面部切口源于行上颌骨切除的 Ferguson Longmire 切口。该切口从两个门齿之间沿中线向硬腭延续,切口在上颌骨粗隆和翼板接触部位的沟以上,通过上颌骨前壁,眼眶下壁以下,包括颧弓的下部分,由中线分开硬腭,用弧形骨凿从翼板分离上颌骨粗隆,骨凿凿开后,上颌骨就会分离但仍与前颊瓣相连(图2-49和图2-50)。上颌骨可以作为骨肌皮瓣被摆到一侧从而暴露鼻咽部和鼻咽旁间隙(图2-51)。鼻咽部被大范围暴露后,该部位持续或复发的肿瘤可以被整块切除(图2-52)。

患者选择是获得满意疗效的基础,鼻咽切除作为外科挽救性手术仅在肿物局限在鼻咽没有侵犯到

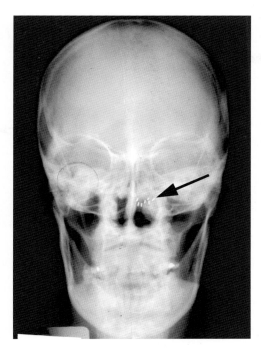

图2-48 X线平片(前后位)显示植入的金粒子(箭头)。

可以达到挽救性治疗的目的。

鼻咽部位于头颅的中心,对该部位有效的暴露达到根治性切除肿瘤的目的在技术上是一项挑战。目前已经有很多方法,包括:从侧方颞下窝入路,从下方跨腭骨、跨上颌骨和跨颈部入路,前侧入路。这些挽救性外科手术方法死亡率很低。因为所有行手术的患者术前都行根治性放疗,因而术中要小心分离软组织,这样术后才能达到满意的愈合效果。

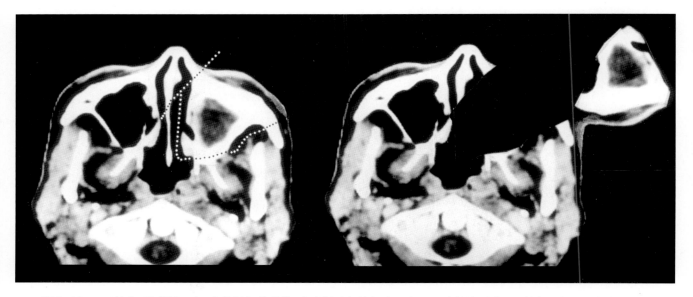

图2-49 CT(轴位)示意图。左:虚线标记截骨线,鼻中隔后部被切除。右:左上颌骨摆向侧面,前部面颊皮瓣保持连接。

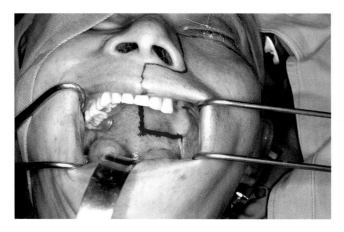

图 2-50 Weber-Ferguson 面部切口由硬腭中切牙向侧方延伸至上颌结节后方。

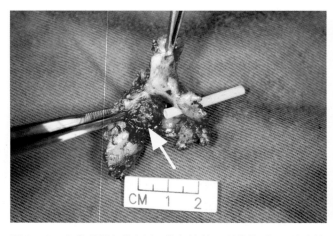

图 2-52 左鼻咽部切除标本:黄色管插入咽鼓管开口。肿瘤被标记(箭头)。

颅底和颈内动脉时实施。只要残余或复发肿瘤可以被完整切除,例如手术切缘阴性,术后长期疗效包括功能方面还是令人满意的(图 2-53)。据报道,5 年鼻咽实际肿瘤控制率是 65%,5 年无瘤生存率在 54% 左右。因为行挽救性手术的患者都有根治性放疗的历史,因此术后并发症可有牙关紧闭,偶有腭瘘。近些年,因为腭骨切口的改良,避免了软组织切口与硬腭上骨切除时在同一平面,因此不再有腭瘘的发生(图 2-54 和图 2-55)。

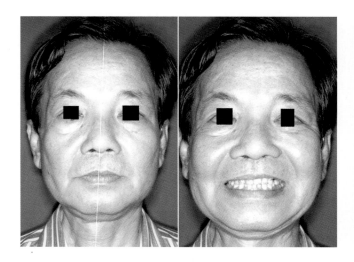

图 2-53 右上颌骨旋开术后 1.5 年的外观像。左:面部伤口已愈合并且几乎看不到。右:右侧所有旋开的牙齿全部存活。

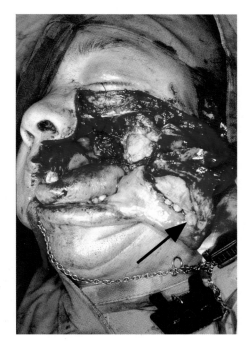

图 2-51 左上颌骨向侧方旋开。图示带有中切牙的硬腭(箭头)。

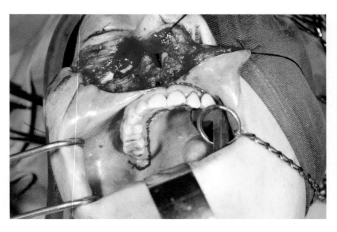

图 2-54 硬腭切开线沿上颌牙齿根部内侧表面。

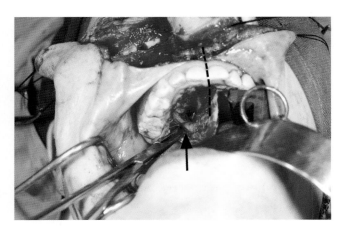

图 2-55 供应腭瓣的较大血管(箭头)应分离。硬腭骨切除(虚线)与切开腭瓣不在一个平面。

(蔡清淼 韦霖 编 李崴 程俊萍 译)

参考文献

Al-Sarraf M,LeBlanc M,Shanker Giri PG,et al. Chemoradiotherapy versus radiotherapy in patients with advanced nasopharyngeal cancer:Phase III randomized intergroup study 0099 [J]. J Clin Oncol,1998,16:1310-1317.

Buell P. The effect of migration on the risk of nasopharyngeal cancer among Chinese[J]. Cancer Res,1974,34:1189-1191.

Cellai E,Olmi P,Chiavacci A,et al. Computed tomography in nasopharyngeal carcinoma:Part II:Impact on survival[J]. Int J Radiat Oncol Biol Phys,1990,19:1177-1182.

Chan AT,Leung SF,Ngan RK,et al. Overall survival after concurrent cisplatin-radiotherapy compared with radiotherapy alone in locoregionally advanced nasopharyngeal carcinoma [J]. J Natl Cancer Inst,2005,97:536-539.

Chan AT,Ma BB,Lo YM,et al. Phase II study of neoadjuvant carboplatin and paclitaxel followed by radiotherapy and concurrent cisplatin in patients with locoregionally advanced nasopharyngeal carcinoma:therapeutic monitoring with plasma Epstein-Barr virus DNA [J]. J Clin Oncol,2004,22:3053-3060.

Chang JT,See LC,Liao CT,et al. Locally recurrent nasopharyngeal carcinoma[J]. Radiother Oncol,2000,54:135-142.

Chang YC,Chen SY,Lui LT,et al. Dysphagia in patients with nasopharyngeal cancer after radiation therapy:a videofluoroscopic swallowing study[J]. Dysphagia,2003,18:135-143.

Chen HJ,Leung SW,Su CY. Linear accelerator based radiosurgery as a salvage treatment for skull base and intracranial invasion of recurrent nasopharyngeal carcinoma [J]. Am J Clin Oncol,2001,24:255-258.

Cheng SW,Ting AC,Lam LK,et al. Carotid stenosis after radiotherapy for nasopharyngeal carcinoma [J]. Arch Otolaryngol Head Neck Surg,2000,126:517-521.

Cheung M,Chan AS,Law SC,et al. Cognitive function of patients with nasopharyngeal carcinoma with and without temporal lobe radionecrosis[J]. Arch Neurol,2000,57:1347-1352.

Chi KH,Chang YC,Guo WY,et al. A phase III study of adjuvant chemotherapy in advanced nasopharyngeal carcinoma patients [J]. Int J Radiat Oncol Biol Phys,2002,52:1238-1244.

Chien YC,Chen JY,Liu MY,et al. Serologic markers of Epstein-Barr virus infection and nasopharyngeal carcinoma in Taiwanese men[J]. N Engl J Med,2001,345:1877-1882.

Chong VF,Fan YF,Khoo JB. Nasopharyngeal carcinoma with intracranial spread:CT and MR characteristics[J]. J Comput Assist Tomogr,1996,20:563-569.

Chong VF,Fan YF. Detection of recurrent nasopharyngeal carcinoma:MR imaging versus CT. Radiology,1997,202:463-470.

Choy D,Sham JS,Wei WI,et al. Transpalatal insertion of radioactive gold grain for the treatment of persistent and recurrent nasopharyngeal carcinoma [J]. Int J Radiat Oncol Biol Phys,1993,25:505-512.

Chua DT,Ma J,Sham JS. Long-term survival after cisplatin-based induction chemotherapy and radiotherapy for nasopharyngeal carcinoma:A pooled data analysis of two phase III trials [J]. J Clin Oncol,2005,23:1118-1124.

Chua DT,Sham JS,Au GK. Induction chemotherapy with cisplatin and gemcitabine followed by reirradiation for locally recurrent nasopharyngeal carcinoma [J]. Am J Clin Oncol,2005,28:464-471.

Chua DT,Sham JS,Hung KN,et al. Stereotactic radiosurgery as a salvage treatment for locally persistent and recurrent nasopharyngeal carcinoma[J]. Head Neck,1999,21:620-626.

Chua DT,Sham JS,Kwong DL,et al. Locally recurrent nasopharyngeal carcinoma:treatment results for patients with computed tomography assessment [J]. Int J Radiat Oncol Biol Phys,1998, 41:379-386.

Chua DT,Sham JS,Kwong PW,et al. Linear accelerator-based stereotactic radiosurgery for limited,locally persistent,and recurrent nasopharyngeal carcinoma:efficacy and complications [J]. Int J Radiat Oncol Biol Phys,2003,56:177-183.

Chua DT,Sham JS,Leung LT,et al. Reirradiation of nasopharyngeal carcinoma withintensity-modulated radiotherapy [J]. Radiother Oncol,2005,77:290-294.

Chua DT,Wei WI,Sham JS,et al. Treatment outcome for synchronous locoregional failures of nasopharyngeal carcinoma[J]. Head Neck,2003,25:585-594.

Chua DTT,Sham JST,Choy D,et al. Preliminary report of the

Asian-Oceanian Clinical Oncology Association randomized trial comparing cisplatin and epirubicin followed by radiotherapy versus radiotherapy alone in the treatment of patients with locoregionally advanced nasopharyngeal carcinoma [J]. Cancer, 1998,83:2270-2283.

Cmelak AJ,Cox RS,Adler JR,et al. Radiosurgery for skull base malignancies and nasopharyngeal carcinoma [J]. Int J Radiat Oncol Biol Phys,1997,37:997-1003.

Cooper JS,Cohen R,Stevens RE. A comparision of staging systems for nasopharyngeal carcinoma[J]. Cancer,1998,83,213-219.

Dillon WP,Mills CM,Kjos B,et al. Magnetic resonance imaging of the nasopharynx. Radiology,1984,152:731-738.

Emami B,Sethi A,Petruzzelli GJ. Influence of MRI on target volume delineation and IMRT planning in nasopharyngeal carcinoma[J]. Int J Radiat Oncol Biol Phys,2003,57:481-488.

Fang FM,Chiu HC,Kuo WR,et al. 2002. Health-related quality of life for nasopharyngeal carcinoma patients with cancer-free survival after treatment [J]. Int J Radiat Oncol Biol Phys,53:959-968.

Fang FM,Tsai WL,Chen HC,et al. Intensity-modulated or conformal radiotherapy improves the quality of life of patients with nasopharyngeal carcinoma:comparisons of four radiotherapy techniques[J]. Cancer,2007,109:313-321.

Fee WE Jr,Roberson JB Jr,Goffinet DR. Long-term survival after surgical resection for recurrent nasopharyngeal cancer after radiotherapy failure [J]. Arch Otolaryngol Head Neck Surg,2007,117:1233-1236.

Fisch U. The infratemporal fossa approach for nasopharyngeal tumors[J]. Laryngoscope,1983,93:36-44.

Fleming ID,Cooper JS,Henson DE,et al. AJCC Cancer Staging Manual [M]. 5th ed. Philadelphia:Lippincott-Raven,1997,33-35.

Hareyama M,Sakata K,Shirato H,et al. A prospective,randomized trial comparing neoadjuvant chemotherapy with radiotherapy alone in patients with advanced nasopharyngeal carcinoma [J]. Cancer,2002,94:2217-2223.

Harrison LB,Weissberg JB. A technique for interstitial nasopharyngeal brachytherapy [J]. Int J Radiat Oncol Biol Phys,1987,13:451-453.

Henle G,Henle W. Observations on childhood infections with the Epstein-Barr virus[J]. J Infect Dis,1970,121:303-310.

Henle G,Henle W. Epstein-Barr virus-specific IgA serum antibodies as an outstanding feature of nasopharyngeal carcinoma [J]. Int J Cancer,1976,17:1-7.

Ho HC,Ng MH,Kwan HC,et al. Epstein-Barr-virus-specific IgA and IgG serum antibodies in nasopharyngeal carcinoma [J]. Br J Cancer,1976,34:655-660.

Ho JH. Stage Classification of nasopharyngeal carcinoma:a review [J]. International Agency for Research on Cancer,1978,20:99-113.

Ho JHC. An epidemiologic and clinical study of nasopharyngeal carcinoma[J]. Int J Radiat Oncol Biol Phys,1978,4:182-198.

Ho WK,Wei WI,Kwong DL,et al. Long-term sensorineural hearing deficit following radiotherapy in patients suffering from nasopharyngeal carcinoma:a prospective study [J]. Head Neck,1999,21:547-553.

Hong RL,Lin CY,Ting LL,et al. Comparison of clinical and molecular surveillance in patients with advanced nasopharyngeal carcinoma after primary therapy:the potential role of quantitative analysis of circulating Epstein-Barr virus DNA[J]. Cancer,2004,100:1429-1437.

Hsiung CY,Yorke ED,Chui CS,et al. Intensity-modulated radiotherapy versus conventional three-dimensional conformal radiotherapy for boost or salvage treatment of nasopharyngeal carcinoma[J]. Int J Radiat Oncol Biol Phys,2002,53:638-647.

Huang SC,Lui LT,Lynn TC. Nasopharyngeal cancer:study III. A review of 1206 patients treated with combined modalities [J]. Int J Radiat Oncol Biol Phys,1985,11:1789-1793.

International Nasopharynx Cancer Study Group. VUMCA I Trial:Preliminary results of a randomized trial comparing neoadjuvant chemotherapy (cisplatin,epirubicin,bleomycin) plus radiotherapy vs. radiotherapy alone in stage IV (N2,M0) undifferentiated nasopharyngeal carcinoma:A positive effect on progression-free survival[J]. Int J Radiat Oncol Biol Phys,1996,35:463-469.

Jen YM,Shih R,Lin YS,et al. Parotid gland-sparing 3-dimensional conformal radiotherapy results in less severe dry mouth in nasopharyngeal cancer patients:a dosimetric and clinical comparison with conventional radiotherapy [J]. Radiother Oncol,2005,75:204-209.

Kam MK,Teo PM,Chau RM,et al. Treatment of nasopharyngeal carcinoma with intensity-modulated radiotherapy:the Hong Kong experience [J]. Int J Radiat Oncol Biol Phys,2004,60:1440-1450.

Kao CH,Tsai SC,Wang JJ,et al. Comparing 18-fluoro-2-deoxyglucose positron emission tomography with a combination of technetium 99m tetrofosmin single photon emission computed tomography and computed tomography to detect recurrent or persistent nasopharyngeal carcinomas after radiotherapy [J]. Cancer,2001,92:434-439.

Klein G,Giovanella BC,Lindahl T,et al. Direct evidence for the presence of Epstein-Barr virus DNA and nuclear antigen in malignant epithelial cells from patients with poorly differentiated carcinoma of the nasopharynx [J]. Proc Natl Acad Sci,1974,71:4737-4741.

Kwong DL,Nicholls J,Wei WI,et al. The time course of histologic remission after treatment of patients with nasopharyngeal carcinoma[J]. Cancer,1999,85:1446-1453.

Kwong DL,Pow EH,Sham JS,et al. Intensity-modulated radiotherapy for early-stage nasopharyngeal carcinoma:a prosepective study on disease control and preservation of salivary function[J]. Cancer,2004,101:1584-1593.

Kwong DL,Sham JS,Au GK,et al. Concurrent and adjuvant chemotherapy for nasopharyngeal carcinoma:a factorial study [J]. J Clin Oncol,2004,22:2643-2653.

Kwong DL,Sham JS,Chua DT,et al. The effect of interruptions and prolonged treatment time in radiotherapy for nasopharyngeal carcinoma [J]. Int J Radiat Oncol Biol Phys,1997,39:703-710.

Kwong DL,Wei WI,Cheng AC,et al. Long term results of radioactive gold grain implantation for the treatment of persistent and recurrent nasopharyngeal carcinoma[J]. Cancer,2001,91:1105-1113.

Lam LC,Leung SF,Chan YL. Progress of memory function after radiation therapy in patients with nasopharyngeal carcinoma [J]. J Neuropsychiatry Clin Neurosci,2003,15:90-97.

Law SC,Lam WK,Ng MF,et al. Reirradiation of nasopharyngeal carcinoma with intracavitary mold brachytherapy:an effective means of local salvage [J]. Int J Radiat Oncol Biol Phys,2002,54:1095-1113.

Le QT,Tate D,Koong A,et al. Improved local control with stereotactic radiosurgical boost in patients with nasopharyngeal carcinoma[J]. Int J Radiat Oncol Biol Phys,2003,56:1046-1054.

Lee AW,Foo W,Law SC,et al. Reirradiation for recurrent nasopharyngeal carcinoma:factors affecting the therapeutic ratio and ways for improvement [J]. Int J Radiat Oncol Biol Phys. 1997, 38:43-52.

Lee AW,Foo W,Law SC,et al. Recurrent nasopharyngeal carcinoma:the puzzles of long latency [J]. Int J Radiat Oncol Biol Phys,2005,44:149-516.

Lee AW,Foo W,Law SC,et al. Staging of nasopharyngeal carcinoma:From Ho's to the new UICC system [J]. Int J Cancer,1999,84:179-187.

Lee AW,Lau WH,Tung SY,et al. Preliminary results of a randomized study on therapeutic gain by concurrent chemotherapy for regionally-advanced nasopharyngeal carcinoma:NPC-9901 trial by the Hong Kong Nasopharyngeal Cancer Study Group [J]. J Clin Oncol,2005,23:6966-6975.

Lee AW,Sze WM,Au JS,et al. Treatment results for nasopharyngeal carcinoma in the modern era:the Hong Kong experience [J]. Int J Radiat Oncol Biol Phys,2005,61:1107-1116.

Lee AW,Sze wm,Yau TK,et al. Retrospective analysis on treating nasopharyngeal carcinoma with accelerated fractionation (6 farctions per week) in comparison with conventional fractionation (5 fractions per week):report on 3-year tumor control and normal tissue toxicity[J]. Radiother Oncol,2001,58:121-130.

Lee AW,Tung SY,Chan AT,et al. Preliminary results of a randomized study (NPC-9902 Trial) on therapeutic gain by concurrent chemotherapy and/or accelerated fractionation for locally advanced nasopharyngeal carcinoma[J]. Int J Radiat Oncol Biol Phys,2006,66:142-151.

Lee AWM,Poon YF,Foo W,et al. Retrospective analysis of 5037 patients with nasopharyngeal carcinoma treated during 1976-1985:overall survival and patterns of failure [J]. Int J Radiat Oncol Biol Phys,1992,23:261-270.

Lee AWM,Sham JS,Poon YF,et al. 1989. Treatment of Stage I nasopharyngeal carcinoma:analysis of the patterns of relapse and the results of withholding elective neck irradiation[J]. Int J Radiat Oncol Biol Phys,17:1183-1190.

Lee N,Xia P,Quivey JM,et al. Intensity-modulated radiotherapy in the treatment of nasopharyngeal carcinoma:an update of the UCSF experience [J]. Int J Radiat Oncol Biol Phys,2002,53:12-22.

Lee PW,Hung BK,Woo EK,et al. Effects of radiation therapy on neuropsychological functioning in patients with nasopharyngeal carcinoma [J]. J Neurol Neurosurg Psychiatry,1989,52:488-492.

Leung SF,Chan AT,Zee B,et al. Pretherapy quantitative measurement of circulating Epstein-Barr virus DNA is predictive of posttherapy distant failure in patients with early-stage nasopharyngeal carcinoma of undifferentiated type. Cancer,2003,98:288-291.

Leung SF,Zheng Y,Choi CY,et al. Quantitative measurements of post-radiation neck fibrosis based on the Young modulus:description of a new method and clinical results [J]. Cancer,2003,95:656-662.

Leung TW,Tung SY,Wong VY,et al. High dose rate intracavitary brachytherapy in the treatment of nasopharyngeal carcinoma [J]. Acta Oncol,1996,35:43-47.

Levendag PC,Lagerwarrd FJ,de Pan C,et al. High-dose,high-precision treatnment options for boosting cancer of the nasopharynx[J]. Radiother Oncol,2002,63:67-74.

Lin JC,Jan JS,Hsu CY,et al. Phase III study of concurrent chemoradiotherapy versus radiotherapy alone for advanced nasopharyngeal carcinoma:Positive effect on overall and progression-free survival[J]. J Clin Oncol,2003,21:631-637.

Lin JC,Wang WY,Chen KY,et al. Quantification of plasma Esptein-barr virus DNA in patients with advanced stage nasopharyngeal carcinoma. N Eng J Med,2004,350:2461-2470.

Lin YS,Jen YM,Lin JC. Radiation-related cranial nerve palsy in patients with nasopharyngeal carcinoma [J]. Cancer,2002,95:404-409.

Liu T,Xu W. Yan WL,et al. FDG-PET,CT,MRI for diagnosis of

local residual or recurrent nasopharyngeal carcinoma,which one is the best? A systematic review [J]. Radiother Oncol, 2007,85:327- 335.

Lo DYM,Leung SF,Chan LYS,et al. 2007. Kinetics of plasma Epstein-Barr virus DNA during radiation therapy for nasopharyngeal carcinoma[J]. Cancer Res 2000,2007,60:2351-2355.

Lu TX,Mai WY,The BS,et al. Initial experience using intensity-modulated radiotherapy for recurrent nasopharyngeal carcinoma[J]. Int J Radiat Oncol Biol Phys,2004,58:682-687.

Ma J,Mai H,Hong M,et al. Results of a prospective randomized trial comparing neoadjuvant chemotherapy plus radiotherapy with radiotherapy alone in patients with locoregionally advanced nasopharyngeal carcinoma [J]. J Clin Oncol,2001,19: 1350-1357.

Marks JE,Philips JL,Menck HR. The National Cancer Data Base report on the relationship of race and national origin to the histology of nasopharyngeal carcinoma [J]. Cancer,1998,83: 582-588.

Morton RP,Liavaag PG,McLean M,et al. Transcervico-mandibulo-palatal approach for surgical salvage of recurrent nasopharyngeal cancer[J]. Head Neck,1996,18:352-358.

Mutiranura A,Pornthanakasem W,Theamboonlers A,et al. Epstein-Barr viral DNA in serum of patients with nasopharyngeal carcinoma[J]. Clin Cancer Res,1998,4:665-669.

Neel HB. A prospective evaluation of patients with nasopharyngeal carcinoma:an overview [J]. J Otolaryngol,1986,2:142 -145.

Ng RW,Wei WI. Elimination of palatal fistula after the maxillary swing procedure[J]. Head Neck,2005,27:608-612.

Nicholls JM. Nasopharyngeal carcinoma:Classification and histological appearances[J]. Adv Anat Path,1997,4:71-84.

Öksüz Dç,Meral G,Uzel Ö,et al. Reirradiation for locally recurrent nasopharyngeal carcinoma:treatment results and prognostic factors[J]. Int J Radiat Oncol Biol Phys,2004,60:388-394.

Ozyar E,Atahan IL,Akyol FH,et al. Cranial nerve involvement in nasopharyngeal carcinoma:its prognostic role and response to radiotherapy[J]. Radiat Med,1994,12:65-68.

Özyar E,Yildiz F,Akyol FH,et al. Comparison of AJCC 1988 and 1997 classifications for nasopharyngeal carcinoma [J]. Int J Radiat Oncol Biol Phys,1999,44:1079-1087.

Pai P,Chuang C,Wei K,et al. Stereotactic radiosurgery for locally recurrent nasopharyngeal carcinoma [J]. Head Neck,2002, 24,748-753.

Parkin DM,Whelan SL,Ferlay J,et al. Cancer Incidence in Five Continents,Vol. VII [J]. International Agency for Research on Cancer,1997,143:814-815.

Poon D,Yap SP,Wong ZW,et al. Concurrent chemoradiotherapy in locoregionally recurrent nasopharyngeal carcinoma [J]. Int J Radiat Oncol Biol Phys,2004,59:1312-1318.

Pow EH,McMillan AS,Leung WK,et al. Salivary gland function and xerostomia in southern Chinese following radiotherapy for nasopharyngeal carcinoma [J]. Clin Oral Investig,2003,7: 230-234.

Prasad U. Cells of origin of nasopharyngeal carcinoma:an electron microscopical study[J]. J Laryngol Otol,1974,88:1087.

Reddy SP,Raslan WF,et al. Prognostic significance of keratinization in nasopharygeal carcinoma [J]. Am J Otolaryngol, 1995,16:103-108.

Rischin D,Corry J,Smith J,et al. Excellent disease control and survival in patients with advanced nasopharyngeal cancer treated with chemoradiation [J]. J Clin Oncol,2002,20: 1845-1852.

Rossi A,Molinari R,Boracchi P,et al. Adjuvant chemotherapy with vincristine,cyclophosphamoide,and doxorubicin after radiotherapy in local-regional nasopharyngeal cancer:Results of a 4-year multicenter randomized study[J]. J Clin Oncol,1988,6: 1401-1410.

Sham JS,Cheung YK,Choy D,et al. Nasopharyngeal carcinoma: CT evaluation of patterns of tumor spread [J]. AJNR Am J Neuroradiol,1991,12:265-270.

Sham JS,Choy D. Nasopharyngeal carcinoma:treatment of neck node recurrence by radiotherapy [J]. Australas Radiol, 1991,35:370-373.

Sham JS,Poon YF,Wei WI,et al. Nasopharyngeal carcinoma in young patients[J]. Cancer,1990,65:2606-2610.

Sham JS,Wei WI,Zong YS,et al. Detection of subclinical nasopharyngeal carcinoma by fibreoptic endoscopy and multiple biopsy[J]. Lancet,1990,335:371-374.

Shanmugaratnam,Sobin LH. International Histological Classification of Tumours:No 19 Geneva:World Health Organization[J]. Berlin:Springer-Verlag,1991,32-33.

Sobin LH,Wittekind. TNM Classification of Malignant Tumours [J]. 5th ed. New York:Wiley-Liss,1997,25-30.

Teo PM,Leung SF,Chan AT,et al. Final report of a randomized trial on altered-fractionated radiotherapy in nasopharyngeal carcinoma prematurely terminated by significant increase in neurologic complications [J]. Int J Radiat Oncol Biol Phys, 2000,48:1311-1322.

Teo PM,Leung SF,Fowler J,et al. Improved local control for early T-stage nasopharyngeal carcinoma:a tale of two hospitals[J]. Radiother Oncol,2000,57:155-166.

W.T. Moss. Therapeutic radiology [M]. 2nd ed. St Louis:Mosby, 1965,142-180.

Wang CC,Busse J,Gitterman M. A simple afterloading applicator for intracavitary irradiation of carcinoma of the nasopharynx[J]. Radiology,1975,115:737-738.

Wang CC. Re-irradiation of recurrent nasopharyngeal carcinoma. Treatment techniques and results [J]. Int J Radiat Oncol Biol Phys,1987,13:953-956.

Wee J,Tan EH,Tai BC,et al. Randomized trial of radiotherapy versus concurrent chemoradiotherapy followed by adjuvant chemotherapy in patients with American Joint Committee on Cancer/International Union Against Cancer Stage III and IV nasopharyngeal cancer of the endemic variety [J]. J Clin Oncol,2005,3:6730-6738.

Wei WI,Ho CM,Wong MP,et al. Pathological basis of surgery in the management of postradiotherapy cervical metastasis in nasopharyngeal carcinoma [J]. Arch Otolaryngol Head Neck Surg,1992,118:923-929.

Wei WI,Ho WK,Cheng AC,et al. Management of extensive cervical nodal metastasis in nasopharyngeal carcinoma after radiotherapy:a clinicopathological study[J]. Arch Otolaryngol Head Neck Surg1,2001,27:1457-1462.

Wei WI,Lam KH,Ho CM,et al. Efficacy of radical neck dissection for the control of cervical metastasis after radiotherapy for nasopharyngeal carcinoma[J]. Am J Surg,1990,160:439-442.

Wei WI,Lam KH,Sham JS. New approach to the nasopharynx: the maxillary swing approach [J]. Head Neck,1991,13: 200-207.

Wei WI,Sham JS,Choy D,et al. Split-palate approach for gold grain implantation in nasopharyngeal carcinoma[J]. Arch Otolaryngol Head Neck Surg1,1990,16:578-582.

Wei WI,Sham JS,Zong YS,et al. The efficacy of fiberoptic endoscopic examination and biopsy in the detection of early nasopharyngeal carcinoma[J]. Cancer,1991,67:3127-3130.

Wei WI,Yuen AP,Ng RW,et al. Quantitative Analysis of Plasma Cell-Free Epstein-Barr Virus DNA in Nasopharyngeal Carcinoma after Salvage Nasopharyngectomy. a prospective study[J]. Head Neck,2004,26:878-883.

Wei WI. Carcinoma of the nasopharynx. Adv Otolaryngol. Head Neck Surg,1998,12:119 -132.

Wei WI. Nasopharyngeal cancer:current status of management [J]. Arch Otolaryngol Head Neck Surg,2001:127.

Wei WI. Cancer of the nasopharynx:functional surgical salvage [J]. World J Surg,2003,27:844-848.

Wu PM,Chua DT,Sham JS,et al. Tumor control probability of nasopharyngeal carcinoma:a comparison of different mathematical models [J]. Int J Radiat Oncol Biol Phys,1997,37: 913-920.

Wu SX,Chua DT,Deng ML,et al. Outcome of fractionated stereotactic radiotherapy for 90 patients with locally persistent and recurrent nasopharyngeal carcinoma[J]. Int J Radiat Oncol Biol Phys,2007,69:761-769.

Xiao JP,Xu GZ,Miao YJ. Fractionated stereotactic radiosurgery for 50 patients with recurrent or residual nasopharyngeal carcinoma[J]. Int J Radiat Oncol Biol Phys,2001,51:164-170.

Zheng XK,Ma J,Chen LH,et al. Dosimetric and clinical results of three-dimensional conformal radiotherapy for locally recurrent nasopharyngeal carcinoma[J]. Radiother Oncol,2005,75: 197-203.

第三章

眼及眼眶

第一节　眼眶病

　　眼眶病在眼科学属少见病,但由于眼眶解剖结构的复杂性、病种多,且与全身各系统关系密切,特别是与鼻旁窦、颌面部和颅脑疾病互相影响,诊断和治疗困难,因此眼眶病医生需具备多方面的知识才能掌握这一学科的技能。

一、概　述

(一)解剖特点

　　眼眶是位于颅顶骨和颅面骨之间的骨性结构,在鼻根两侧,左右各一。眶壁由七块颅骨构成,包括额骨、蝶骨、颧骨、上颌骨、腭骨、泪骨和筛骨。眼眶腔呈梨形,尖端向后,眶腔有多个孔隙与颅脑相通,视神经管如梨蒂,由视神经通过;蝶骨大小翼之间为眶上裂,眶颅腔间的血管、神经由此通过。另外,眶下裂通向翼腭窝,鼻泪管与下鼻道相通,筛前、后孔沟通眼眶和筛窦。眼眶周围被一些重要结构围绕,包括鼻旁窦、鼻、颅腔和其内容,相互之间仅有薄骨板相隔,并有孔裂直接相通。眼眶骨壁被骨膜衬覆,在孔裂的骨缘和骨缝处粘连密切,骨面附着松弛,易于积液。眶腔前端有眶隔和眼球封闭,其中含有重要的软组织,如视神经、眼外肌、泪腺、眼部的运动和感觉神经及血管,这些结构之间,填充有纤维脂肪组织。眶内有丰富的筋膜组织,将这些重要结构分割成四个外科间隙,各间隙的好发病和临床表现不同,在眼眶病的诊断和治疗上有重要意义(图3-1)。

　　1. 中央间隙

　　也称肌肉圆锥,位于眼球之后,周围以4条直肌和肌间膜为界。肌间膜是眼外肌肌鞘向两侧邻近眼外肌的延伸部分,邻近的延伸部分相融合,形成膜状物,前部较厚,后部较薄,但足以将球后脂肪和周围间隙分隔开。眼眶内的重要结构,包括视神经、各种运动神经和感觉神经,以及动脉和静脉,均位于这一间隙。脂肪组织填充于神经、血管之间。视神经肿瘤,如视神经胶质瘤和脑膜瘤以及海绵状血管瘤,多起源于这一间隙,引起轴性眼球突出。中央间隙是眼眶内最重要的

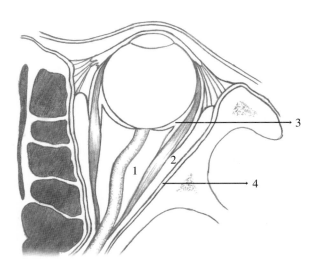

图3-1　眶内四间隙示意图。

1.肌锥内间隙;2.肌锥外间隙;3.巩膜下间隙;4.骨膜外间隙。

解剖部位,涉及这一间隙的手术可引起视力减退或丧失、眼外肌损伤等严重并发症。

2. 周围间隙

位于骨膜和眼外肌-肌间膜之间,肌肉圆锥之外,前界为眶隔,后至眶尖。周围间隙内有泪腺、神经和血管通过,其间有脂肪填充。神经鞘瘤、炎性假瘤等好发于这一间隙,引起眼球突出,并向一侧移位。眶隔由眶内末梢神经、血管穿过。当眶内压力达到 40~50mmHg 时,周围外科间隙的渗液和出血可经神经、血管周围间隙达到疏松的眼睑皮下组织,出现瘀斑。

3. 骨膜下间隙

位于眶骨壁和骨膜之间,是一潜在间隙。眶骨膜除在眶缘、骨缝和眼眶壁的孔裂边缘粘连密切之外,骨面处疏松贴附,因此,骨膜下间隙容易积聚液体和气体,引起骨膜下血肿和气肿。这一间隙还是皮样囊肿好发的部位。眶骨壁的骨瘤首先在这一间隙发展。鼻旁窦疾患,包括炎症、肿瘤和囊肿,经过这一间隙向眶内蔓延。骨膜下间隙肿瘤在引起眼球突出和移位的同时,可破坏骨壁向眶外蔓延。

4. 巩膜表面间隙

位于巩膜和眼球筋膜之间, 也是一个潜在间隙。眼内肿瘤向眶内蔓延,经过这一间隙。眼球和眼眶的炎症, 可在这一间隙积液,B 型超声探查可发现弧形无回声带,与视神经一起形成"T"形征(图 3-2)。这一间隙积液时 CT 显示眼环增厚。

(二)眼球突出度

1. 正常眼球突出度

眼球突出度是指角膜顶点平面与两侧眶外缘连线之间的距离,一般采用 Hertel 眼球突出计测量。国人正常眼球突出度为 7~20mm,平均为 12~14mm。眼球突出度的高低主要取决于眼球后脂肪含量的多少,儿童时期眼球后脂肪发育尚未充分,而老年人又有脂肪吸收,眼球突出度较低;青年和成年人球后脂肪含量丰富,眼球突出度较高,但不论性别年龄,两侧眼的眼球突出度差值不应超过 2mm。一般认为,眼球突出度大于 21mm、两侧眼球突出度差值大于 2mm,或青年、成年和老年人在观察期间眼球突出度有所增长,均视为病理性眼球突出(exophthalmos)(图 3-3)。

2. 病理性眼球突出

任何原因引起的眶内容增加或眶容积变小都会导致眼球突出。眼球突出是眼眶病最常见的临床表现,80%以上的患者均有这一体征。眼眶是一骨腔,不能扩大,一旦眶内容增加,眶内压增高,就会压迫眼球向前突出,以缓解压力。眶内肿瘤、血管畸形、炎症、出血、水肿以及眶腔容积变小等,任何原因引起的眶内压增高,均可驱使眼球向前突出。了解眼球突出的发生及特征有助于鉴别诊断。

(1)眼球突出的发生:眼球突出的发生和发展,对于诊断有很大帮助。突发的眼球突出,一般见于眶内出血、气肿和静脉阻塞。数日之内发生并发展较快者,多见于化脓性炎症、恶性眼球突出和一些恶性肿瘤,如眶内蜂窝织炎及脓肿、儿童时期的横纹肌肉瘤和转移癌;炎性假瘤和血管炎症,也可呈急性发作。良性肿瘤与单眼的甲状腺相关眼病,多为缓慢进展。且后者发展到一定程度即自发稳定,甚至有自发缓解的趋势。

(2)眼球突出的患侧:一侧眼球突出见于眶内肿瘤、炎症和血管畸形。无甲状腺功能亢进的甲状腺相关眼病患者,也多发生在一侧。患有甲状腺功能亢进的患者多为双侧眼球突出,约 1/3 炎性假瘤发生于两侧。另外,恶性淋巴瘤、血管炎、颈动脉海绵窦瘘,以及转移癌也可为双侧眼球突出。但哪一侧突出对诊断意义不大。

(3)眼球突出的程度:眼球突出程度的高低与多种因素有关,如病变性质和就诊时间。发病早期来诊的患

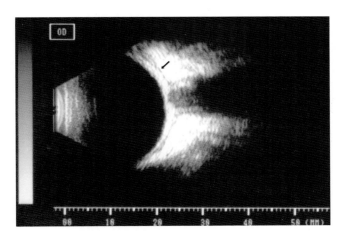

图 3-2　B 型超声显示巩膜和眼球筋膜之间弧形无回声间隙,与视神经形成"T"形征,表示眼球筋膜水肿(箭头)。

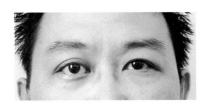

图 3-3　右眼眼球突出。

者眼球突出较低,病程较长者眼球突出明显。眼球突出程度与病种,是否伴有其他症状,如疼痛、视力减退、复视等,以及患者的经济状况,对疾病的重视程度有关。有的患者眶内良性肿瘤增长缓慢,视力良好,眼球运动不受限制,眼球甚至脱出于眼眶之外才来就诊。

(4)眼球突出的状态:眼球突出的状态,如静止性、搏动性和体位性,以及是否伴有血管杂音,对于病因诊断有意义。

1)静止性眼球突出:是指眼球位置稳定不变,很少受其他因素影响,大多数患者属于此类。眼眶肿瘤、炎症、甲状腺相关眼病、眼外伤出血、气肿等,在医生检查时眼球突出较静止稳定,这些病变常伴有明显的眶内压增高。

2)搏动性眼球突出:搏动性眼球突出是指在医生检查时,或患者运动后眼球突出,并伴有节律性搏动。这种搏动与心搏同步,多见于以下疾病:①眶内或海绵窦区动静脉异常交通,如颈动脉海绵窦瘘、眶内动静脉血管瘤和眶内动静脉瘘,此类眼球搏动常伴有血管杂音,压迫同侧颈动脉,搏动和杂音消失;②先天性、外伤性或手术后眶壁缺失,大脑搏动传递至眼球,一般伴有脑膨出,无血管杂音,压迫同侧颈动脉,搏动减弱而不消失;③眶内供血丰富的肿瘤,肿瘤搏动带动眼球搏动,发生于恶性肿瘤,此类疾病多缺乏血管杂音。

3)体位性眼球突出:颈内静脉压升高时眼球突出,颈内静脉压降低后眼球位置恢复正常,或低于正常。低头(体位)、Valsava试验等胸压、腹压增高时,颈内静脉压均增高,也都引起眼球突出。另外,由于鼻旁窦开口畸形,经常患鼻旁窦炎,引起眶内软组织水肿及眼球突出,属于间歇性眼球突出,与体位无关。

3. 假性眼球突出

由于眼球和眼眶结构异常引起的眼球位置不对称,表现为眼球突出的假象,名假性眼球突出。假性眼球突出包括骨性眼眶不对称、眼球前后轴较长、睑裂不对称和对侧眼球内陷等。如高度近视眼、水眼、牛眼等眼球增大,往往表现为眼球突出;自幼眶压较低,或受过 X 线照射,眼眶发育受阻,眶腔较小;骨纤维异常增殖症和扁平性脑膜瘤引起的眶壁增厚,眼眶容积小,表现为眼球突出,均属于假性眼球突出。眼外肌全麻痹及肌张力降低引起的眼球前移,也属于假性眼球突出。以上各种情况利用 Hertel 眼球突出计测量,其读数均符合眼球突出的标准。另外,由于一侧眼上睑下垂、眼睑退缩,或一侧眼睑轮匝肌麻痹等,睑裂扩大,用眼球突出计测量虽然两侧位置相等,也给人眼

球突出的假象。

4. 眼球移位

眼球偏向一侧名眼球移位。眼球移位可表明病变位置。眼球一侧病变可使眼球向对侧移位,眼球赤道部之后的病变,眼球既向前突出,又向对侧移位。泪腺肿瘤往往引起眼球向前突出和向内下方移位,而额筛窦黏液囊肿侵犯眼眶则引起眼球突出并向外下方移位(图 3-4)。

(三)一般情况和临床检查

眼眶病除测量和分析眼球突出之外,还进行一些其他临床检查,包括详尽的询问病史和全面的全身及眼部检查。有的疾病通过询问个人和家族病史以及全身检查即可明确诊断,如神经纤维瘤病等。

1. 性别和年龄

有些眼眶病与性别有明显的关系。甲状腺相关眼病伴有甲状腺功能亢进的,多发生于女性,无甲状腺功能亢进的多见于男性。血管性肿瘤和脑膜瘤也多见于女性。年龄与眼眶病的发生关系更为密切。毛细血管瘤发生于婴儿时期;儿童时期好发眼眶蜂窝织炎、静脉性血管瘤、皮样囊肿、横纹肌肉瘤、视神经胶质瘤、组织细胞增多症 X、绿色瘤以及神经纤维瘤病等;成年时期好发甲状腺相关眼病、一般良性肿瘤、血管畸形以及炎性假瘤。老年人多发生炎性假瘤和上皮性癌。

2. 疼痛

很多原因可引起眶区疼痛,需要鉴别。引起疼痛的眼球疾病包括角膜炎、前葡萄膜炎、眼球脓炎、青光眼以及屈光不正等,详细的眼部检查可以排除。鼻旁窦疾病(如鼻旁窦炎症)引起的疼痛,临床检查和 CT 扫描对诊断有帮助。颅内病引起的疼痛,CT 和 MRI 检查有助于诊断。眼眶的急慢性炎症、恶性肿瘤、侵犯感觉神经的良性肿瘤、眶内出血所引起的疼痛,眶部检查均有特征性发现,CT 检查对于诊断也有很大帮助。痛性眼肌麻痹是发生在海绵窦和眶上裂区的非特异性炎症,临床表现主要为头部和眶区疼痛及眼外肌麻痹,疼痛可发生在眼外肌麻痹之前,需要强化 MRI

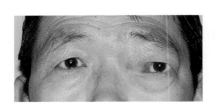

图 3-4 左眼球突出并向外下方移位。

脂肪抑制序列检查,才能发现。

3. 视力

眼眶病在影响视神经和眼球之前视力多属正常。眶内疾病影响视力有以下几种情况:①视神经本身的病变,如炎症、肿瘤等,早期即有视力减退或丧失;②视神经侵犯,如炎症和恶性肿瘤;③视神经压迫,如眶尖肿瘤早期压迫视神经,患者在无眼球突出时首先主诉视力下降;④眼球压迫,接触眼球的肿瘤压迫眼球,引起屈光不正或后极部水肿,也会影响视力。此外,反复的瞬间视力减退,可能由视乳头水肿引起。视神经鞘脑膜瘤在眼球外展时视力减退加重。

4. 眼睑改变

眼睑红肿表示血管扩张和液体渗出,多见于眶内炎症、外伤和恶性肿瘤。上睑充血水肿外侧加重,并扪及肿物,多为泪腺炎症。眼睑退缩发生在甲状腺相关眼病、对侧眼睑下垂、提上睑肌缩短过度等。眼睑的血管是眶内血管的延续,眼睑血管畸形表明眼眶内可能存在类似疾病。成年人眶内和蝶骨嵴脑膜瘤常引起慢性眼睑水肿,儿童时期眼睑和眶前部淋巴管瘤也常表现为眼睑水肿,两者均不伴有充血。

5. 结膜异常

包括结膜充血水肿,严重者突出于睑裂,眼睑不能闭合,角膜暴露,多发生于眶内压增高时。颈动脉海绵窦瘘引起的结膜异常比较特殊,由于静脉压突然升高,静脉血回流受阻,结膜静脉扩张,表现为眼球表面静脉高度迂曲扩张,以角膜为中心,向结膜穹隆部走行,呈螺丝状弯曲,少有分支。结膜淋巴管瘤或血管畸形往往同时伴有眶内同样疾病发生。

6. 眼底检查

眼眶疾病经常引起眼底改变,尤其是视神经疾病和视神经周围病变。视神经肿瘤可发生视乳头水肿或萎缩,视神经鞘脑膜瘤还可发生视网膜中央静脉至脉络膜的侧支循环——视睫状静脉。视力减退、眼球突出、慢性视乳头水肿性萎缩和视睫状静脉,被视为视神经鞘脑膜瘤四联征。眶内肿瘤压迫前部视神经引起视乳头水肿,压迫后部视神经引起视乳头原发萎缩。肿瘤压迫眼球,可见局部眼底变平和视网膜脉络膜皱褶。颈动脉海绵窦瘘引起眼底静脉高度扩张,压迫眼球可见视网膜中央静脉搏动。

7. 复视和眼球运动障碍

眼外肌运动神经炎症、压迫,以及占位病变,均可引起复视和眼球运动障碍,常见于甲状腺相关眼病、眶内炎症、恶性肿瘤和外伤。较大的良性肿瘤阻碍眼球运动,也可引起复视。

8. 眼眶扪诊

位于眶前部肿瘤,于眶缘和眼球之间向眶深部触摸,可触及肿物。此时应注意观察肿物的位置,是否可以推动,边界是否清晰,表面是否光滑,以及肿物的硬度,有无触痛。这些情况对于鉴别诊断至关重要。眼眶外上象限扪及肿物,表面光滑,中等硬度,不能推动,缺乏压痛,泪腺良性肿瘤可能性较大;如表面不光滑,有压痛,则更可能是恶性肿瘤;对于圆形,边界清楚,有囊性感,推之如珍珠移动,很可能是位于第二间隙的皮样囊肿。眼眶内上象限的软性肿物多见于黏液囊肿。炎性假瘤和神经鞘瘤可发生于各个象限,前者更多见于眶下部,形状不规则,边界不清楚,可有压痛;后者多见于眶上部,类圆形,边界清楚,可推动,一般无压痛,如发生在感觉神经干或压迫神经干,可有疼痛感。

眼眶扪诊还包括眶周围和耳前、耳后、颈上及颌下区淋巴结,以判断淋巴结有无肿大、压痛。鼻旁窦疾患常波及眼眶;眼睑和结膜恶性肿瘤多沿淋巴道转移,引起相应部位淋巴结肿大。

9. 眼眶压力

眼眶压力常以眼球回纳受阻程度表示,精确测量需用 Bailliart 眶压计。一般检查用两拇指同时向眶内压迫两侧眼球,比较眼球向后移动的阻力。正常眶内压两侧阻力相等,轻度眶内压增高用“+”表示,多见于眼球赤道部之前的病变、眶内小肿瘤,以及非浸润性甲状腺相关眼病。中度眶压增高用“++”表示,多见于眶内占位病变。纤维增生性眼眶炎性假瘤、全眼眶的实体性肿物,以及严重的甲状腺相关眼病等,眼球完全不能回纳,眼眶压力用“+++”表示。位于球后的海绵状血管瘤和囊性病变,一般眶内压为++,且呈弹性阻力。

(四)影像诊断

影像技术是利用某种可以穿过人体的能量经计算机处理形成图像,以观察病变处结构的改变。20 世纪 60 年代以来,X 线检查、超声探查、CT 检查、磁共振成像(MRI)和数字减影血管造影术(DSA)逐渐应用于眼眶病的诊断,使眼眶病的诊断和治疗有了突破性进展。

1. X 线检查

X 线检查是以 X 线为能量穿过人体,经计算机分析,形成图像,可以观察眼眶和其周围的骨骼改变,进而推测病变性质和位置。通常情况下,X 线检查可发现眶腔容积的改变、骨骼结构变化及有无骨破坏、骨凹陷、骨增生等。眶腔容积扩大(图 3-5)表示眶内良性

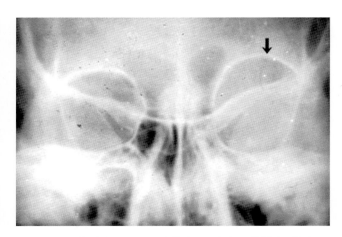

图 3-5　X 线平片显示左眶腔扩大,垂直径显著增大(箭头)。

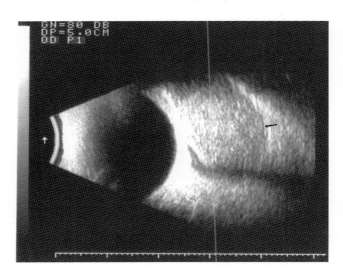

图 3-6　B 型超声显示视神经上方类圆形占位病变,边界清楚,内回声强而分布均匀,声衰减不显著,视神经受压向下移位(箭头)。

肿瘤引起长期眶内压增高;眶容积缩小可能为先天性或婴幼儿时曾施行眼球摘除,并接受放射治疗。眶内钙斑或静脉石表示有眶内肿瘤、静脉性血管畸形、视网膜母细胞瘤或脉络膜骨瘤的可能性。眶壁破坏多发生于恶性肿瘤。眶壁凹陷见于眶骨膜外皮样囊肿,骨壁缺失可因外伤、手术或神经纤维瘤病所致。眶壁增生发生于骨瘤、骨纤维异常增殖症和蝶骨脑膜瘤。视神经孔扩大发生于视神经原发和继发肿瘤。眶周围结构病变蔓延至眶内,X 线图像往往有改变,如眶蜂窝织炎鼻旁窦密度增高,继发肿瘤鼻窦或眶顶骨破坏等。

2. 超声探查

超声探查(ultrasonography)利用声学界面对超声的反射作用,显示人体结构和血流状况。眼科临床常用的超声检查包括 A 型、B 型、超声生物显微镜及彩色多普勒超声。由于不同的组织结构对声束形成不同的反射界面,而显现出眼球、视神经、眼外肌、眶脂肪、肿瘤、囊肿及炎症等正常结构和病变。眼眶肿瘤显示为眶脂肪区内出现强、中、弱回声区,根据肿瘤的地形图和声学性质,如发生部位、形状、边界、内回声、声衰减和可压缩性,可做出正确诊断。如肌肉圆锥内出现类圆形强回声占位病变,边界清楚,中等衰减,轻度可压缩性,无血流信号,则可能是海绵状血管瘤(图 3-6)。彩色多普勒超声检测运动界面,不但可以显示正常眼动脉、睫状后动脉和视网膜中央动脉,而且可发现肿瘤和其他病变内的彩色血流二维图像,检测血流参数对于鉴别诊断和治疗均有重要意义。介入性超声可切取组织块或抽取细胞做活体组织检查和细胞学检查。

3. CT 检查

CT 检查技术利用穿透能力较强的 X 线束为能量,以探测器接收衰减后的 X 线,再由计算机运算、重建,形成图像。因为是体层图像,其分辨力较传统 X 线片大为提高,既能显示骨骼,又可分辨各种软组织及其病变。临床常见的眼眶 CT 征有以下几种类型:①正常结构形态和密度的改变,如眼外肌肿大见于甲状腺相关眼病和肥大性肌炎,前者多为双侧、多条眼外肌梭形肿大,止点正常,而眶尖部密度增高(图 3-7);后者多为单一肌肉肿大,止点膨大(图 3-8)。视神经增粗和密度增高多见于神经胶质瘤和脑膜瘤。前者为梭形或椭圆形肿大(图 3-9),后者多呈管状增粗(图 3-10)。眶骨增生肥厚多见于骨瘤、骨纤维异常增殖症和蝶骨脑膜瘤等(图 3-11)。眼静脉扩

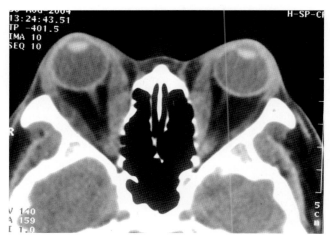

图 3-7　甲状腺相关眼病水平 CT,显示右眶内外直肌及左眶内直肌肿大,主要位于肌腹处,眶尖密度增高。

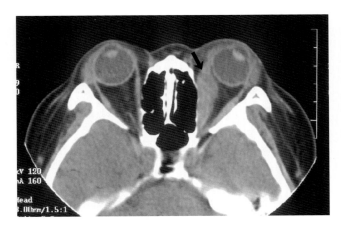

图 3-8 肥大性肌炎水平 CT，显示左眶内直肌肿大，呈一致性，累及肌腱（箭头）。

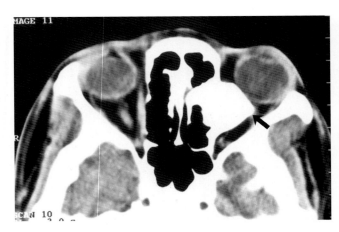

图 3-10 视神经脑膜瘤水平 CT，显示右眶视神经管状增粗（箭头）。

张见于颈动脉-海绵窦瘘（图 3-12）。②占位病变，如肿瘤、囊肿、炎性假瘤、血管畸形、血管炎等。良性肿瘤多为类圆形，边界清楚，均质（图 3-13）。恶性肿瘤和炎性假瘤形状不规则，边界不清楚或不圆滑，不均质。前者常伴有骨破坏（图 3-14），后者可发现眼外肌肥厚和泪腺肿大等征象。③眶周围结构病变眶内蔓延，如鼻旁窦肿瘤常显示该窦密度增高、骨破坏及眶内高密度块影（图 3-15）。

4. 磁共振成像

磁共振成像（magnetic resonance imaging, MRI）是利用射频脉冲（电磁波）激发强磁场内的氢原子核，然后发出 MR 信号，信号接收后由计算机重建形成图像。图像白亮区表示高信号，暗黑区表示低信号或无信号。MRI 图像显示正常结构和病变的地形图同于 CT，信号强度反映弛豫时间，不同病变的

弛豫时间有区别，所形成的图像具有鉴别诊断意义。如实体性肿瘤和炎性假瘤，T1WI 显示为中信号强度，T2WI 为高信号强度（图 3-16）；含有顺磁物质和脂肪的囊性病变，如亚急性血肿、皮样囊肿或脂肪瘤，T1WI、T2WI 均为高信号（图 3-17）；含有黑色素病变 T1WI 加权像为高信号，T2WI 为低信号。由于 MRI 参数较多，提供的诊断信息也较丰富，因此软组织分辨力高于 CT，特别是眶内肿瘤眶外蔓延，MRI 明显优于 CT，但应注意体内有心脏起搏器和磁性异物者禁用。

5. 数字减影血管造影术

数字减影血管造影术（digital subtraction angiography, DSA）利用计算机自动减去血管以外的其他组织结构的图像，显示出充满阳性对比剂的血管，因排除了非血管组织结构图像重叠，使血管显示更为清

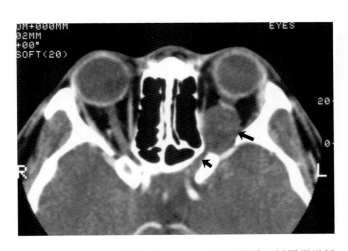

图 3-9 视神经胶质瘤水平 CT，显示左眶视神经椭圆形增粗（大箭头），边界清楚，均质，视神经管较对侧增宽（小箭头）。

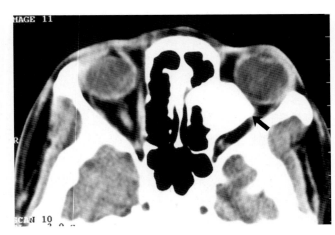

图 3-11 骨瘤水平 CT，显示左筛窦骨增生，突入左眶内（箭头）。

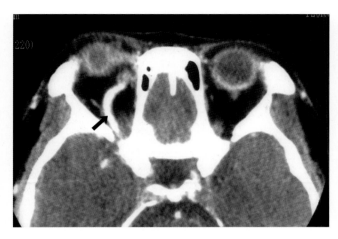

图 3-12 颈动脉-海绵窦瘘水平强化 CT，显示右侧眼上静脉增粗，明显强化(箭头)。

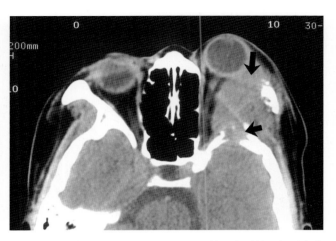

图 3-14 腺样囊性癌水平 CT,显示左眶外上方形状不规则占位病变,边界不清,不均质(大箭头),蝶骨、大翼骨破坏(小箭头)。

楚。对于搏动性眼球突出患者,特别是动、静脉直接交通病变,行 DSA 检查可显示异常血管细节(图 3-18)。

(五)活检

影像诊断对多数眶内病变可做定性诊断,但对恶性肿瘤和炎性假瘤,有时难以鉴别,需做活体组织检查。眶前部可触及的病变通过皮肤切口切取组织标本;对眶深部病变,行影像引导下的针吸或针切活检。所取得的标本除常规光镜检查外,还可做免疫组织化学染色、电镜观察和组织培养等项检测。

二、急性炎症

眼眶炎症分为急性和慢性炎症两大类。急性炎症

是由细菌、真菌或寄生虫侵犯眼眶组织所引起的急性感染性炎症,其中细菌感染较多见。眶蜂窝织炎、眶脓肿、眼球筋膜炎和眶骨炎等,均属于急性炎症。

(一)眶蜂窝织炎及脓肿

眶蜂窝织炎(orbital cellulitis)是由网状纤维和脂肪构成的蜂窝组织内的急性化脓性炎症。以眶隔为界,将眶蜂窝织炎分为眶隔前蜂窝织炎和眶深部蜂窝织炎。如治疗不及时或不充分,则组织坏死溶解,并由纤维组织包裹,形成眶脓肿(orbital abscess)。

1. 病因

多由鼻窦炎症侵犯眼眶所致,筛窦最常见,其次为上颌窦和额窦;也可来自眼睑、牙齿、颌面部感染性炎症蔓延至眼眶;少数由身体远处的脓毒栓子脱落经

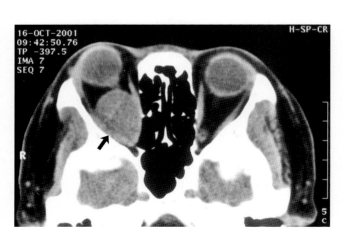

图 3-13 神经鞘瘤水平 CT,显示右眶肌肉圆锥内类圆形占位病变,边界清楚,均质(箭头),眶腔扩大。

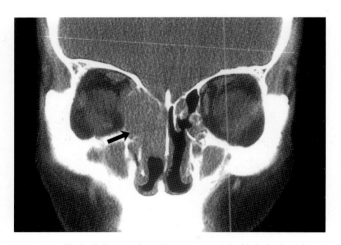

图 3-15 筛窦鳞状细胞癌冠状 CT,显示右侧筛窦密度增高,均质(箭头),眶内壁骨破坏,病变突入右眶内,与内直肌分界不清。

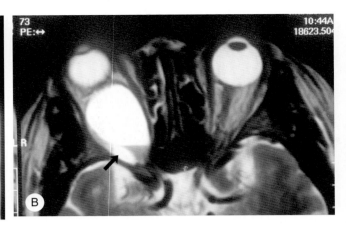

图 3-16　神经鞘瘤水平 MRI,显示右眶肌肉圆锥内椭圆形占位病变,边界清楚。(A)T1WI 呈中信号(箭头);(B)T2WI 呈高信号(箭头)。

血行至眼眶。儿童和成年人致病菌各异,儿童一般为流感嗜血杆菌、链球菌和葡萄球菌,而成年人通常为葡萄球菌、链球菌和厌氧菌。

2. 临床表现

本病多发生于儿童和青年人,眼眶局部常有明显的红、肿、热、痛等炎症反应征象,眼球运动或压迫眼球时痛觉加重。眶深部蜂窝织炎患者可有不同程度的视力减退、球结膜血管扩张和水肿,且多突出于睑裂,致使眼睑闭合不全,引起暴露性角膜炎,加重了刺激症状(图 3-19)。由于眶内软组织水肿和炎细胞浸润,眶内压力增高,眼球向前突出。眼外肌炎症或其支配神经受累,眼球运动受到限制,患者出现复视。炎症波及视神经或视网膜,可引起视力减退,视乳头水肿,视网膜渗出、出血,视神经萎缩。化脓性感染还可向颅内蔓延形成脓毒性海绵窦栓塞和脑脓肿,出现全身症状,如发热、恶寒、耳前淋巴结肿大、

外周血多形核白细胞增多、周身不适、食欲不振、呕吐,甚至昏迷、死亡。

眶内炎症经过急性浸润期,组织坏死,形成脓肿,位于眶隔前者可触及波动性肿物,眶深部者似占位病变,而后破溃或经手术引流,脓液排出,症状和体征缓解。

3. 诊断

眶蜂窝织炎与眶隔前蜂窝织炎有相似之处,应注意鉴别。后者主要表现为眼睑和结膜红、肿、热、疼,偶见眼球运动障碍、视力减退和眼底改变。除典型的临床表现,影像学检查对于诊断有所帮助,并可同时发现眶蜂窝织炎的来源。B 型超声探查可见眶脂肪垫扩大、眼外肌轻度肿大和眼球外透声间隙,脓肿形成后可见形状不规则占位病变,边界不清,内回声不均(图3-20)。CT 显示鼻旁窦黏膜肥厚,筛骨、纸板骨膜下脓肿多呈梭形高密度影(图 3-21),眶内软组织肿大和

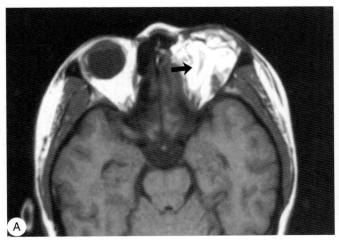

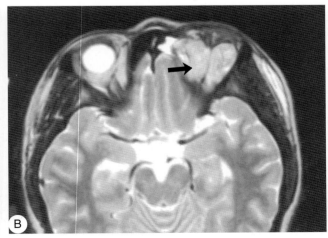

图 3-17　脂肪瘤水平 MRI,显示左眶上方分叶状占位病变,边界清楚。(A) T1WI 呈高信号(箭头);(B)T2WI 呈高信号(箭头)。

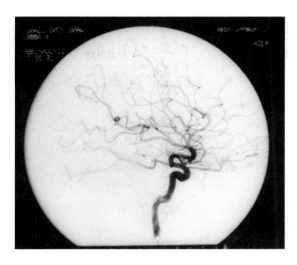

图 3-18 正常眼、脑动脉 DSA。

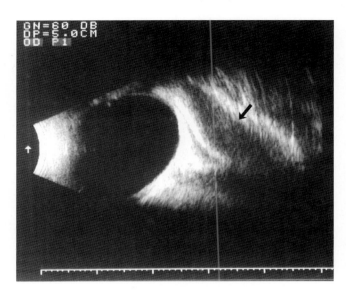

图 3-20 脓肿 B 型超声,显示内直肌内侧长梭形占位病变,边界不甚清楚,内回声较弱(箭头),声衰减中等,内直肌受压移位。

轻度密度增加。脓肿形成后呈局限不规则高密度块影,密度不均质,高密度区为充血、水肿、细胞浸润区,低密度区为脓液形成区。MRI 显示眶内和鼻窦内炎症,T1 加权像为中信号,T2 为高信号。影像显示还可观察病变进展和治疗反应。

4. 治疗

较轻的病例可口服抗生素治疗。对危重病例,特别是儿童患者,首先应用广谱抗生素类静脉滴注;同时做血、鼻腔细菌培养及药物敏感试验。根据药物敏感试验结果改用敏感抗生素,一般需静脉滴注 5~7

天,至眼部红肿完全消退,再口服敏感抗生素一周。眼局部滴抗菌眼液及眼膏,保护角膜及结膜。物理治疗包括眼眶部热敷,每日 3~4 次,可加速炎症消退。全身采用支持疗法,如镇静剂、止痛剂及各种维生素等。影像检查发现脓肿形成,或已触及波动感,应尽早切开引流。手术时应用剪刀分离脓腔间隔,彻底排除脓液。

眼科治疗的同时应及时请鼻科医生会诊,滴血管收缩剂,以利窦腔引流,如鼻旁窦积脓,应及早穿刺冲洗。发生海绵窦栓塞和脑脓肿,应由神经科医生协助处理。

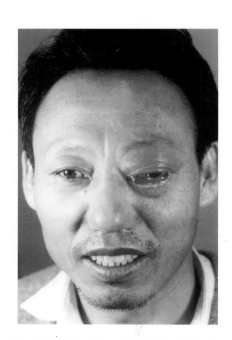

图 3-19 眶蜂窝织炎外观像,显示左眼球突出并向外上方移位,内下方球结膜充血、水肿,突出于睑裂之外,眼睑闭合不全。

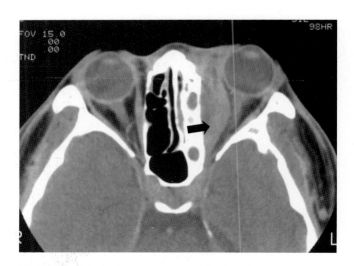

图 3-21 脓肿水平 CT,显示左眶内侧梭形占位病变,边界清楚,不均质(箭头),同侧筛窦骨增生,密度增高。

（二）眼球筋膜炎

眼球周围被筋膜包绕，发生于此筋膜的炎症称为眼球筋膜炎（tenonitis）。临床分为浆液性和化脓性眼球筋膜炎。

浆液性筋膜炎病因尚不明确，常伴有风湿性关节炎、结节性动脉炎、红斑性狼疮和多发性软骨炎等全身免疫性疾患。一般认为，浆液性眼球筋膜炎属免疫性疾病，多发生于双眼，突然发病，进展较快。眼部疼痛，球结膜充血、水肿，如病灶邻近的眼外肌受累，眼球运动受限，且运动时疼痛加重。眼球后部筋膜炎眼睑水肿明显，伴有轻度眼球突出，眼球运动限制明显。一般视力和眼底不受影响。超声探查病灶区眼球壁增厚，其外可见弧形低回声带（图3-22）。CT扫描可见局部眼环增宽。皮质类固醇口服或局部注射，热敷能缓解症状。浆液性筋膜炎易复发。

化脓性眼球筋膜炎多因邻近病灶蔓延或外伤感染所致，如眼球脓炎、邻近皮肤、鼻旁窦、泪囊和牙齿化脓灶，以及肺炎、流感、白喉、产褥热等脓性栓子均可引起。眼部剧痛，眼睑及结膜水肿明显。此化脓性炎症向前可引起眼球脓炎，向后形成眶内脓肿。与广谱抗生素如头孢菌素、红霉素、庆大霉素、磺胺等配合应用。脓肿形成后切开引流。并积极治疗邻近化脓性病灶。

（二）眶壁骨膜炎

眶壁骨膜炎（orbital periostitis）是发生于眶缘或眶内骨膜的炎症。骨膜炎症通常波及骨壁，称眶骨膜骨炎。

1. 病因

成人多继发于筛窦炎，婴儿多见于上颌窦的化脓性感染；另外，猩红热、百日咳以及远处感染脓毒性栓子也可引起化脓性骨膜炎。

2. 临床表现

因发生部位不同，临床表现也有区别。眶缘骨膜炎局部红、肿、热、痛，压迫时疼痛加重，眼球不突出但向病灶对侧移位，眼球向病灶侧运动受限。脓肿形成后，局部肿胀，波动感，溃破后脓液引流，形成瘘道，经久不愈。眶中段骨膜炎疼痛，眼球突出，且向对侧移位，眼球运动受限明显。眶尖部骨膜炎症状较重，球后剧痛，眼睑和球结膜水肿，伴有眶尖综合征，包括视力减退、眼球运动神经麻痹、眼神经支配区知觉减退，视乳头水肿或萎缩。脓性物形成后可沿骨膜向前引流破溃，也可向后蔓延引起脑膜炎和脑脓肿。

3. 诊断

眶缘骨膜炎因有典型临床症状和体征诊断较易。眶中段和眶尖部骨膜炎需借助于影像技术。超声探查可发现骨膜下积液，显示为无回声暗区。CT扫描可见病灶部位形状不规则、边界不清楚的密度增高区，鼻旁窦密度增高和骨破坏。

4. 治疗

骨膜炎的治疗与眶蜂窝织炎类同。脓肿形成后早期切开引流，热敷可缓解症状和加速痊愈。瘘管和腐骨形成后应予以切除。

三、慢性炎症

眼眶慢性炎症为一组原因不明的、以肉芽肿性增生为特征的病变，可能与自身免疫反应有关，病程长，治疗困难，容易复发。

（一）炎性假瘤

炎性假瘤（inflammatory pseudotumor）是一种病因不明的非特异性炎症，比较常见，仅次于甲状腺相关眼病。因其临床症状和体征类似肿瘤，镜下所见为慢性炎性细胞浸润，故称炎性假瘤。以前炎性假瘤的命名比较混乱，包括特发性炎性综合征、眼眶炎性综合征和非血管炎性肿瘤等，近年来对本病进行了广泛的病理组织学和免疫组织化学研究，认为本病属一种非特异性炎症。

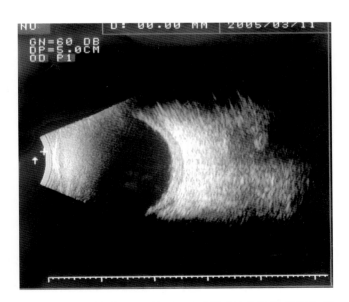

图3-22 眼球筋膜炎B型超声，显示眼球壁呈强回声增厚，其外可见窄的弧形低回声带。

1. 病因

倾向于自身免疫性,有人认为眼眶局部存在自身抗体或免疫活性细胞的自身抗原,但目前尚未分离出这种抗原。有研究者用免疫方法研究特发性眼眶炎症标本,发现产生免疫球蛋白的很多 B 淋巴细胞沿受累眼外肌的一些肌纤维膜排列。还有一些研究者发现特发性泪腺炎有较多的 B 淋巴细胞浸润。

2. 病理

炎性假瘤侵犯一侧或两侧眼眶,可涉及眶内各种软组织,多以某种结构病变为主。最多见的为眶脂肪纤维组织内肿块,其次为一或两侧泪腺肿大,称为泪腺炎,也可见以眼外肌炎症为主的肥大性肌炎。侵犯眶上裂或海绵窦称为痛性眼肌麻痹,或称 Tolosa-Hunt 综合征。本病还可合并眼葡萄膜炎和鼻旁窦炎性病变。

炎性假瘤最基本的病理改变为以成熟的淋巴细胞为主的多形性炎细胞浸润及纤维血管增生。根据细胞成分的不同,分为三个类型:淋巴细胞浸润型较为常见,多发生于眼眶纤维脂肪组织和泪腺内,病变为灰白色肿块,无包膜,易破碎。镜下为成片的淋巴细胞,可形成滤泡,间有浆细胞、嗜酸性粒细胞、中性粒细胞和组织细胞,除淋巴滤泡的生发中心之外均为成熟细胞。病变内少量血管和纤维组织增生。纤维增生型临床常称硬化型炎性假瘤,眶内多种组织被侵犯,如纤维脂肪、眼外肌、视神经鞘、骨膜及眼球筋膜等均变为硬性瘢痕组织。镜下以大量纤维结缔组织增生及胶原化为主,其间散在少许慢性炎性细胞,或成片的胶原纤维包围少许淋巴细胞灶。中间型介于二者之间,以慢性炎性肉芽肿为主,在增生的纤维血管组织中有较多的淋巴细胞浸润,并见类上皮细胞、浆细胞和嗜酸性粒细胞。

3. 临床表现

本病可呈急性、亚急性和慢性发生和发展。主要症状和体征为:疼痛和水肿,眼球突出和移位,眶内肿块,视力减退,视乳头水肿或萎缩,复视和眼球运动障碍。因炎症侵犯部位、组织类型和病程不同,临床表现也有区别。淋巴细胞浸润型肿块型炎性假瘤呈急性或亚急性发病,常有痛感,眼睑和球结膜充血、水肿,眼球突出并向一侧移位,眼球和眶壁之间扪及一个或数个硬性肿物,呈结节状。炎症涉及视神经鞘及视神经纤维时,表现为球后视神经炎症状,如视力减退、视乳头水肿或继发视乳头萎缩。肿物浸润或压迫眼外肌,引起复视及眼球运动受限。病变主要发生于泪腺者,上睑外侧红肿,睑缘呈"S"

形,眶外上象限扪及肿物(图 3-23)。翻转上睑可见上穹隆外侧肿物及充血。肌炎型炎性假瘤多侵犯一条眼外肌,急性发生,眼睑红肿,结膜水肿、充血,在罹患的眼外肌肌腱表面充血水肿更为明显,并隐约可见紫红色眼外肌,有疼痛及压痛,眼球运动时疼痛加重及运动受限。眼球突出多为轻度,有时眶深部可扪及肿大的眼外肌。纤维增生型炎性假瘤,眶内各种软组织均可纤维化,显著的症状是视力减退和眼球运动在各方向出现明显障碍。根据纤维结缔组织增生量,眼球位置可突出、正常或内陷,眶内可扪及无明显边界、表面平坦的硬性肿物,视乳头原发或继发萎缩。

4. 诊断

结合临床表现和影像学检查可做出诊断。超声探查有较大帮助,不同类型的炎性假瘤表现出不同的声像图,急性或亚急性淋巴细胞浸润型炎性假瘤显示为边界清楚、内回声较少、透声较强的占位病变(图 3-24)。因 Tenon 囊水肿,眼球外常有一透声间隙,与视神经无回声区联合成"T"形征。中间型者病变内回声较前者多,但透声性差。纤维增生型因透声性甚差,超声只显示病变前部(图 3-25)。CT 显示为形状不规则占位病变,因病变呈浸润性生长,因此与眼球呈铸造样改变(图 3-26),且常伴有眼外肌及泪腺肿大,眼球壁增厚。肌炎型炎性假瘤显示病变肌肉肿大,肌腱增厚(图 3-27)。泪腺炎型表现为一或两侧泪腺肿大,呈杏仁状(图 3-28)。MRI 对纤维增生型有特异性表现,因纤维组织长 T1、短 T2,两种加权像均显示低或无信号。

5. 治疗

淋巴细胞浸润型炎性假瘤,包括眼肌型、泪腺型及痛性眼肌麻痹,对皮质类固醇及放射治疗均较敏感,但易复发。有时与恶性肿瘤不易鉴别。为了获得组织学诊断往往需要手术中将部分或全部肿物切除。病理和免疫组织化学检查既有诊断意义,也可达到指导治疗目的。纤维增生型炎性假瘤对各种治疗效果均较差,反复发作最终造成视力丧失。

(二)血管炎

血管炎(vasculitis)是以眶内血管周围、血管肌层及其内膜炎性侵犯为特征的一组慢性炎症,包括巨细胞动脉炎、多发性结节性动脉炎、Wegener 肉芽肿、中线致死性肉芽肿、良性淋巴上皮病和肉样瘤等。可单独发生于眼眶,也可能是全身或邻近结构病变的一部分。病因不明,一般认为是免疫性疾病。

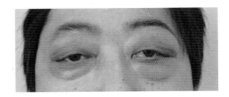

图 3-23　泪腺炎外观像。双侧泪腺区隆起肿胀，上睑缘略呈"S"形，球结膜水肿。

1. 巨细胞动脉炎

巨细胞动脉炎（giant cell arteritis）也称颞动脉炎（temporal arteritis），是最常见的眼眶动脉炎，可侵犯眼动脉、睫状后动脉、视网膜中央动脉和颅内其他动脉。该病常发生于老年人，可伴有风湿性多发性疼痛，颞动脉受累时出现纡曲、疼痛、扣及结节、压痛。病理组织学检查可见血管的肌层和内弹力层肉芽肿性炎症。临床表现为视力丧失、上睑下垂、眼球运动受限和感觉障碍，很少出现眼球突出。血沉增快。颞动脉活检可确定诊断。口服大剂量皮质类固醇有时可提高视力。

2. 多发性结节性动脉炎

多发性结节性动脉炎（polyarteritis nodosa）是一种侵犯中、小动脉全层的全身病，血管肌层被中性粒细胞、淋巴细胞和嗜酸性粒细胞浸润，伴有坏死性病变。眼眶动脉被波及可引起眼球突出。睫状后短动脉受侵可产生脉络膜梗死和视网膜缺血。缺血性炎症也可导致角、巩膜溃疡和坏死。最后诊断需行病变区活检，但很难找到典型结节性多动脉炎的病理改变。治疗以全身应用大剂量皮质类固醇为主。

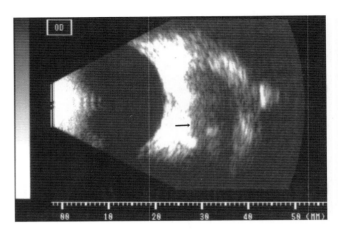

图 3-25　纤维增生型炎性假瘤，B 型超声显示球后不规则形占位病变，边界不清，内回声较弱，声衰减显著（箭头）。

3. Wegener 肉芽肿病

Wegener 肉芽肿病（Wegener granulomatosis）是一种坏死性肉芽肿性血管炎，为多系统疾病，好发于肺、肾、鼻咽腔、鼻旁窦、皮肤、关节等。眼眶 Wegener 肉芽肿病可以是全身病的一部分，也可单独发生。眶部侵犯常有疼痛和视力减退，眼球突出进展迅速。可出现眼睑和球结膜充血和水肿、暴露性角膜炎、巩膜炎、视乳头水肿和视网膜静脉扩张，有时可见葡萄膜炎。眼球运动明显障碍，严重者眼球固定。眶缘或皮下扣及硬性肿物，边界不清。B 型超声发现形状不规则、透声性较差的占位病变。CT 除显示眶内占位病变外，常伴有鼻、鼻旁窦黏膜肥厚和骨破坏。最后诊断需活检证实。局限于眼眶的病变大剂量皮质类固醇和免疫抑制

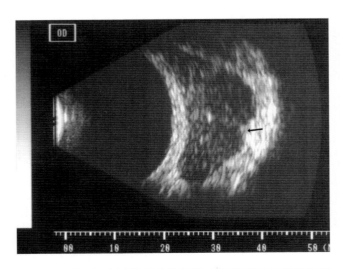

图 3-24　淋巴细胞浸润型炎性假瘤，B 型超声显示球后不规则形占位病变，边界清楚，内回声较弱，声衰减不明显（箭头）。

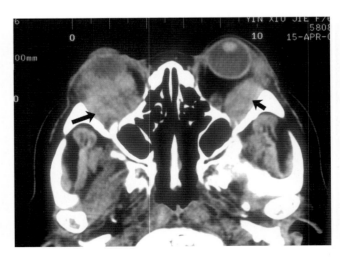

图 3-26　炎性假瘤水平 CT，显示双眶内不规则形占位病变，右眶病变边界不清，与眼球呈铸造样改变（大箭头），左眶病变边界较清，均质（小箭头）。

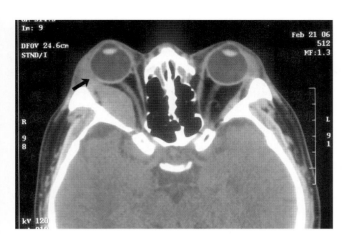

图3-27　肥大性肌炎水平CT,显示右侧外直肌肿大,肌腹显著并累及肌腱(箭头)。

剂有效,全身性病变预后不佳。

4. 中线致死性肉芽肿

中线致死性肉芽肿 (lethal midline granuloma)是鼻、鼻旁窦、硬腭等中线结构进展性坏死性肉芽肿样病变,眼眶病变多继发于鼻旁窦。眼部表现有眼球突出、移位和硬性肿块。活检证实诊断,局部放射治疗有一定效果。

5. 良性淋巴上皮病

良性淋巴上皮病 (benign lymphoepithelial lesion)病因不明,可能是一种局限于泪腺、涎腺的自身免疫性疾病,多发生于中年女性,双侧泪腺肿胀,发生干眼综合征。活检可明确诊断。治疗以口服皮质激素为主,辅以局部放疗和手术切除。有干眼症状者可滴人工泪液。

6. 肉样瘤病

肉样瘤病(sarcoidosis) 可发生于全身,也可局限于眶部,好发于泪腺。临床表现为泪腺肿大、眼球突

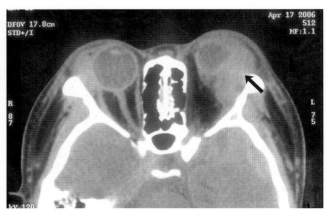

图3-28　泪腺炎水平CT。双侧泪腺肿大,略呈杏核状,边界不甚清楚,均质(箭头),左侧眼球被压变形。

出,伴有葡萄膜炎。泪腺活检发现非干酪样肉芽肿,病变内有 Langhan 巨细胞,便可肯定诊断。服用大剂量皮质类固醇有效。

(三)寄生虫病

眶内寄生虫病(parasitic diseases)较为少见,国内有猪囊虫病、包虫囊病、肺吸虫及裂头蚴的报道。

1. 猪囊尾蚴

猪囊尾蚴 (cysticercus cellulosae) 为猪绦虫的幼虫。多见于东北、华北地区。误食虫卵后,被消化液溶去外壳,尾蚴穿过肠壁进入血行,可运行并栓塞于各种结构内。外被囊壁,形成囊尾蚴。尾蚴多寄生于脑、肌肉和皮下,偶见于眶内,约占人体囊尾蚴的5%。侵犯眼眶者多在眼外肌内。

眶囊尾蚴多发生于儿童,尾蚴至眶内 3~6 个月出现症状和体征。位于眼睑和眶前部可扪及圆形结节样肿物,大小如豆,可推动。位于眼眶中、后段的常引起疼痛、眼球突出和眼球运动障碍。囊液外渗可引起炎性反应、眼睑和球结膜水肿。囊尾蚴可沿眼外肌边缘转移至球结膜下,局部隆起、充血。超声可显示囊性肿物,其中有一强回声光斑为头节(图3-29),探头静止时可见自发运动。彩色多普勒能量图显示在头节运动时产生的能量信号。CT可见高密度影,内有一低密度区,高密区表示囊外增生的纤维组织,低密区为囊液图像(图3-30)。薄层CT扫描有时可见囊液内的高密度头节。囊液在 MRI T1WI 呈低信号,在 T2WI 呈高信号,囊外纤维组织 T1、T2 加权像均为低信号区。可在超声引导下粗针吸出,或手术切除。

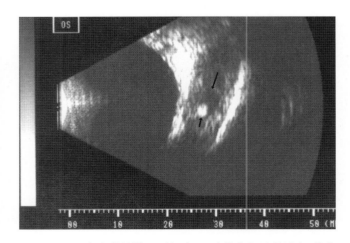

图3-29　肌肉内囊尾蚴B型超声,显示外直肌呈弱回声,其中可见一无回声区(大箭头),内有一强回声光斑(小箭头),无回声区为囊尾蚴生存的液体环境,强回声光斑为头节。

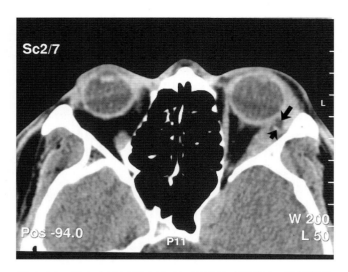

图3-30　肌肉内囊尾蚴水平CT,显示外直肌肿大,近肌腹处有一圆形低密度影(大箭头),其中可见一点状高密度影(小箭头),低密度影为囊尾蚴生存的液体环境,点状高密度为头节。

2. 包虫病

包虫囊(hydatid cyst)是棘球绦虫的幼虫,成虫寄生在犬、牛、羊等动物肠内,人误食虫卵而患病。多发生在牧区,眼部症状和体征类同于猪囊尾蚴,常引起眼球突出和炎性症状,晚期随囊肿增长,引起视力下降、视乳头水肿或萎缩。影像学特征及治疗类同于猪囊尾蚴。

四、眼眶囊肿

眼眶囊肿临床比较常见,种类较多,包括:先天性,如皮样囊肿、先天性小眼球合并囊肿、畸胎瘤等;继发性,如黏液囊肿;外伤性,如移植性囊肿等。其共同特征是囊壁周围有细胞衬附,囊内液体成分不同,但临床表现、影像学特征和治疗方法大致相同。

(一)皮样囊肿

皮样囊肿(dermoid cyst)是由鳞状上皮构成的上皮性囊肿。在组织学上囊壁仅含有鳞状上皮细胞,名表皮样囊肿(epidemoid cyst),含有表皮和皮肤附件,名皮样囊肿。因组织来源、临床表现、影像学特征和治疗相同,统称皮样囊肿。

1. 病因

胚胎初期表皮与脑膜接触,随着胚胎发育,二者间出现骨壁、骨缝闭合,表面上皮的残余物陷入骨缝,埋于深层,逐渐形成皮样囊肿。囊肿多发生于骨缝处,囊壁的纤维组织通过骨缝可与脑膜相连。

2. 病理

皮样囊肿囊壁内衬以复层鳞状上皮,外被一层不等量的结缔组织、毛囊、皮脂腺和汗腺。囊内容为豆渣样皮肤角化物,以及汗液、皮脂和毛发。表皮样囊肿缺乏附件产物。囊壁含有多量皮脂腺的,内容均为液状脂肪,又称为胆脂瘤。囊液渗漏,周围纤维结缔组织增生,并可见异物巨细胞和胆固醇结晶,导致囊壁与周围组织粘连。

3. 临床表现

眼眶皮样囊肿多发生于儿童时期,根据所在位置分为眶缘、眶内及额角囊肿。眶缘皮样囊肿发生于眶外上缘,局部隆起,可触及光滑肿物,可推动。额角部皮样囊肿位于眶外上角的外侧,颞窝以上的额颞部。临床表现为眉弓外侧扁平隆起,可扪及肿物,有波动感,不能推动。其内容多为液状类脂物,自外向内压迫眶壁,眶腔容积变小,眼球向内下突出移位。眶深部皮样囊肿多位于外上方骨膜下,眼球突出、向下移位,眶深部扪及肿物,不能推动。囊肿向额骨发展,可见眶外上方额骨垂直部条状骨性隆起。囊肿位于肌肉圆锥和骨膜间或肌锥内的比较少见,表现为眼球突出。囊液渗出或囊壁破裂,内容物刺激引起炎性反应,可有疼痛、肿胀、眶缘瘘管形成,经常有豆渣样物排出。

4. 诊断

眶缘部及额颞部皮样囊肿根据临床检查即可得出正确诊断,眶深部者需以影像显示。X线可发现眶外上壁骨凹形成,即低密度区围绕以硬化环。但由于CT的广泛应用,且为体层图像,显示病变更加清晰,X线目前已很少应用。皮样囊肿的内容物呈多样性,B型超声显示为多种形式的图像。内容为液体、脱落物及毛发,则表现为暗区内有强回声光团(图3-31)。如囊内容为角化的豆渣样物,B超为强回声肿物。CT扫描对皮样囊肿可做出组织学诊断,其特征性表现包括(图3-32):①圆形、椭圆形或半圆形占位病变,囊壁呈高密度环影;②因囊内容含有脂肪,肿物内有负CT值区;③位于骨膜外的囊肿邻近骨增生,肿物压迫眶壁形成凹陷,或骨吸收,病变呈哑铃状;④注射对比剂后环形增强,即囊壁密度增强而内容物不被强化。MRI因囊内含有水液及脂肪,T1和T2加权像均为高信号(图3-33)。

5. 治疗

本病进展较慢,甚至有静止期,如不影响功能和外观可缓期治疗。治疗方法为手术切除,囊壁上皮要彻底去除,以免复发。

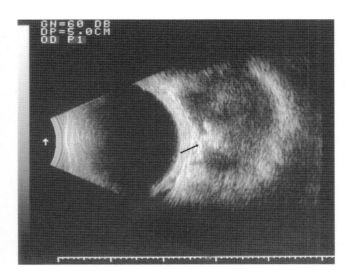

图 3-31 皮样囊肿 B 型超声,显示球后不规则形占位病变,边界欠清,内回声呈强弱分布不均,声衰减中等(箭头)。

(二)畸胎瘤

囊壁由二或三个胚叶组织构成的囊性肿物名畸胎瘤(teratoma),其中 90% 由外、中胚叶组织构成,10% 含中、内胚叶组织。畸胎瘤多发生于人体的中线部位和其两侧,如卵巢、睾丸、纵隔、腹膜和骶骨等部位,位于眶内少见,多为个例报道。畸胎瘤分良性和恶性两种,睾丸畸胎瘤多为恶性,眶内多为良性。

1. 病因

畸胎瘤囊壁是由二或三个胚叶发育而来的组织,可能与胚胎时期生长发育异常有关。肿瘤组织来源于多能细胞,即具有分化多种组织、器官潜能的细胞形成。

2. 病理

呈囊性,灰红色,表面光滑。囊壁由外胚叶分化而来的复层鳞状上皮及其附件,中胚叶分化而来的纤维组织、平滑肌、横纹肌、骨、软骨,以及内胚叶分化而来的呼吸道、消化道黏膜及其腺体组成,曾有报道眶内畸胎瘤呈胎儿样。恶性畸胎瘤多呈实体性,内有小囊腔。

3. 临床表现

因畸胎瘤系在胎儿时期形成,因此出生后即可发现眼球突出并向下方移位,眼球运动受限。发展较快者眼球可脱出于睑裂之外,发生暴露性角膜炎。眶上方扪及囊性肿物,有波动感,光照射呈透明样。因肿物压迫眼底可见视乳头水肿。

4. 诊断

主要依靠发病年龄、临床表现及影像诊断。X 线常发现眶腔扩大,伴有眶壁缺失。B 型超声探查呈囊性肿物,囊壁厚薄不一。CT 可见肿物囊壁有骨密度影,肿物侵入鼻窦、颅腔等邻近结构。

5. 治疗

早期手术切除,如遗留囊壁将引起复发,并可恶变。巨大瘤因侵犯范围广泛,眼球被压挤至眶外,往往需要眶内容剜除。

(三)黏液囊肿

黏液囊肿(mucocele)是常见的眶内继发性占位病变,病变原发于鼻旁窦,蔓延至眶内。额窦最多见,其次是筛窦,偶见于上颌窦和蝶窦,原发于眶内甚为罕见。黏液囊肿感染后,囊内液呈脓性,名脓囊肿(pyocele)。

1. 病因

炎症、外伤或手术阻塞鼻旁窦开口或堵塞窦内黏液腺开口,黏液积聚,形成囊肿。囊肿逐渐扩大,窦间隔及其眶板吸收,向眶内扩展。额窦后壁骨吸收并向颅内蔓延。

2. 病理

正常鼻窦黏膜为假复层纤毛柱状上皮,因囊内压力增大,使囊壁细胞变为扁状,并失去纤毛,外绕以结缔组织,并有慢性炎性细胞浸润。囊内充满黏液,根据病程长短,黏液稠度及颜色有所不同。病程较短黏液稀薄,色灰白,时间较长黏液浓厚,甚至成为蜡样固状体,色棕黄或棕黑色。感染后黏液变为黏脓液。

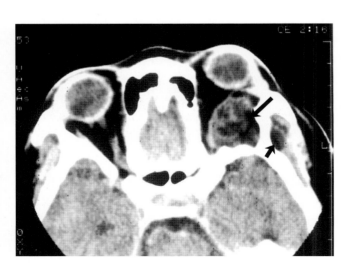

图 3-32 皮样囊肿水平 CT,显示左眶外上方不规则形占位病变,边界清楚,内密度不均质(大箭头),相邻蝶骨大翼骨增生和骨凹陷,颞凹可见同样性质病变(小箭头)。

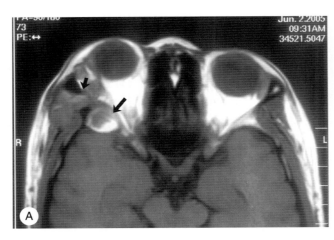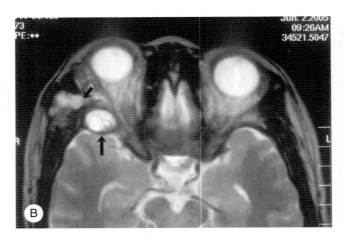

图 3-33　皮样囊肿水平 MRI,显示右眶外上方(大箭头)及颞凹(小箭头)可见类圆形异常信号,边界清楚。(A)T1WI 呈中高混杂信号;(B)T2WI 呈高信号。

3. 临床表现

当囊肿限于鼻旁窦时,因开口堵塞常有负压性头痛,但无眼科症状。囊肿向眶内扩展后出现眼球突出,并向外下侧移位,如囊肿与颅内沟通,眼球可见搏动。这种搏动是脑搏动经液性囊肿传递而来。眶内侧扪及软性肿物。额窦骨壁变薄,压之如乒乓球样感。囊肿向鼻腔扩展破裂,可见多量黏液自鼻孔溢出,眼部体征暂缓解。发生在蝶窦和后组筛窦的黏液囊肿,早期表现为视力减退和视野缺失,至眶内后引起眼球前突。黏液脓肿的症状和体征类似局限性眶蜂窝织炎。

4. 诊断

根据临床表现诊断并不困难。X 线片见鼻旁窦扩大,密度增高,眶内上壁缺失。B 型超声探查显示为无回声性囊肿,如为黏液脓囊肿,可见弱回声(图 3-34)。CT 显示累及鼻旁窦和眼眶内上部的高密度块影(图 3-35),密度与脑组织相似,边缘可见骨增生,眶内上壁缺失,静脉注射阳性对比剂后呈环形增强。MRI T1 加权像为中信号强度,T2 加权像为高信号强度。

5. 治疗

额窦黏液囊肿自眶内上缘进路,去除囊内黏液,用导管经鼻额管自鼻腔引流;或刮除黏膜,窦腔填满沾有稀碘伏的明胶海绵,最后纤维化。筛窦黏液囊肿可自中鼻道开窗,使黏液自行引流。引流必须通畅,否则囊肿复发。

五、眶内肿瘤

眶内肿瘤种类繁多,也是最常见的眼眶病,约占眼眶病 40%,包括良性肿瘤和恶性肿瘤。良性肿瘤手术切除后预后较好,恶性肿瘤往往需要联合应用手术切除、放射治疗和化学治疗,因而早期诊断、早期治疗甚为重要。

(一)血管瘤及血管畸形

眼眶血管性疾病分为新生物和血管畸形两大部分,根据肿瘤的细胞成分可分为单一细胞和多种细胞血管瘤。前者是真正的新生物,包括血管内皮瘤、血管外皮瘤和血管平滑肌瘤;后者有毛细血管瘤、海绵状血管瘤和静脉性血管瘤。另外一些血管病如静脉曲张、动静脉血管畸形、动脉瘤和动静脉异常交通等属于血管畸形。

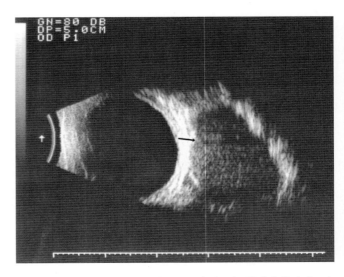

图 3-34　黏液囊肿 B 型超声,显示球后不规则形占位病变,边界清楚,内部呈弱回声,声衰减中等(箭头)。

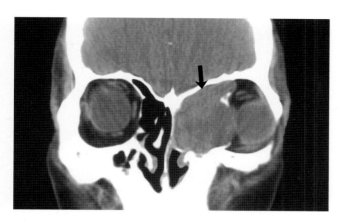

图 3-35　黏液囊肿冠状 CT，显示左侧筛窦内软组织密度影（箭头），向外突入眼眶，眶内壁骨质吸收，眼球向外下方移位，内直肌被软组织影遮蔽。

1. 毛细血管瘤

毛细血管瘤（capillary hemangioma）发生于婴儿期，又名婴儿型血管瘤。在组织学上，很难与良性血管内皮瘤鉴别，Jakobiec 和 Jones 把这两种血管瘤视为同义词。

（1）临床表现：毛细血管瘤多发生于出生后三个月以内，少数出生时即可存在。患儿一岁内肿瘤发展较快，一岁之后开始缩小，至 7 岁时约 75% 肿瘤自发消退。肿瘤多发生于上睑内侧皮下，轻度隆起，略呈青蓝色，侵犯真皮者呈鲜红色，如同草莓，又称草莓痣（图3-36），哭闹时肿瘤增大，表示与体循环有较多联系。局部可扪及皮下软性肿物，边界不清，压之褪色。发展广泛时全上睑肿大，上睑下垂，遮盖瞳孔，影响视觉发育，发生弱视、斜视和散光。眼睑毛细血管瘤可侵入眶内，也可原发于眶内，但后者较为少见。眶内毛细血管瘤引起眼球突出和移位，发展快，自发消退者较为少见。

（2）诊断：病变位于眼睑者，根据发病年龄及体征，诊断并不困难。发生于眶内者生长迅速，易与儿童时期恶性肿瘤相混淆，如横纹肌肉瘤，往往需要影像检查鉴别诊断。毛细血管瘤 B 型超声显示为中等回声性、实体性占位病变。彩色多普勒超声有特异性表现，显示弥漫性红蓝血流信号（图3-37）。CT 表现为形状不规则的高密度块影，边缘不整齐，有时呈分叶状。MRI 检查，病变呈异常信号，T1WI 中信号，T2WI 高信号，边界比较清楚。

（3）治疗：毛细血管瘤的治疗方法较多，包括药物、硬化剂、冷冻、放射治疗和手术切除，首选皮质类固醇口服和肿瘤内注射。全身应用皮质类固醇可使肿瘤缩小，皮肤颜色恢复正常，但在婴幼儿发育生长较快时期，大剂量长期应用激素类药物，可影响电解质代谢和蛋白质合成。局部注射，可增强疗效，避免并发症。瘤内注射曲安奈德（triamcinolone）20~40mg 和地塞米松 2.5~5mg 混合剂一或二次，即可完全治愈。也可注射醋酸可的松和地塞米松混合液，但需要多次注射。

硬化剂注射也有效，常用注射液包括 5% 鱼肝油酸钠、50% 尿素、纯酒精等。硬化剂只适于皮下较小病变，因注射太浅会导致皮肤坏死，遗留瘢痕；注射太深破坏眶内结构，大范围注射形成过多瘢痕，影响眼睑运动及美容。冷冻和激光照射适于表层病变。过量低温，皮肤脱色和瘢痕形成，也影响外观。放射治疗对多数病例有效，小剂量多次照射，2.5~6.0Gy，照射时置铅板保护晶状体，或切线照射，以免引起放射性白内障。手术治疗适于瘤体较大、药物和放射治疗效果不满意的病例。因病变缺乏包膜，术后可复发。由于本病属于自发消退性疾患，治疗应用透明效果好、操作简单、不影响美容的方法，以瘤体内注射皮质类固醇较好。

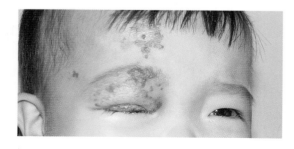

图 3-36　毛细血管瘤外观像，显示右上睑及额部散在分布的紫红色扁平隆起肿物，表面不平，如同草莓，故称"草莓痣"。

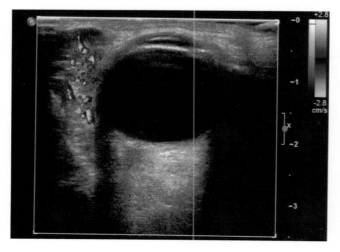

图 3-37　毛细血管瘤 CDU，显示眼球一侧可见长条状强回声病变，其中可见丰富的弥漫分布的斑点状红蓝血流信号。

2. 海绵状血管瘤

海绵状血管瘤(cavernous hemangioma)因瘤体内有许多血窦,呈海绵状而得名,是成人最常见的眶内良性肿瘤,占眼眶肿瘤的 10%~15%。

(1)病理:海绵状血管瘤呈类圆形,紫红色,表面有包膜,瘤体借助细小动、静脉与体循环联系。镜下可见大小不等的血管窦,由扁平内皮细胞衬里,管壁有二三层平滑肌细胞。窦间有多少不等的纤维组织隔。这些纤维组织延伸至瘤体表面,形成包膜。这种包膜结构决定了手术时钳夹肿瘤不易破裂。

(2)临床表现:海绵状血管瘤是良性肿瘤的典型代表,具有占位病变特征。肿瘤多位于肌肉圆锥内,临床首先出现渐进性、轴性眼球突出。因进展甚慢,往往偶然被发现。除位于眶前部者之外,一般不能扪及。眼球回纳有弹性阻力,眼球运动多不受限制。晚期因压迫视神经而视力减退或丧失。视神经前端压迫发生视乳头水肿,后端压迫可见原发性视神经萎缩。肿瘤压迫眼球,眼底可见脉络膜视网膜皱褶,临床表现为屈光不正。肿瘤位于眶前部,可扪及中等硬度肿物,表面光滑,可推动,眼球向一侧移位。肿瘤发生于眶尖部,眼球突出不明显,但早期引起视力减退和视乳头萎缩,常误诊为球后视神经炎。

(3)诊断:影像检查对海绵状血管瘤可做出定性、定位诊断。B 型超声探查可见类圆形占位病变,内回声多而强,分布均匀,中等衰减(图 3-38),以探头压迫眼球,肿瘤可被压缩。肿瘤内缺乏彩色血流信号。CT 显示具有一般良性肿瘤的特征。多位于肌肉圆锥内,类圆形,边界清楚,内部密度均质(图 3-39)。注射

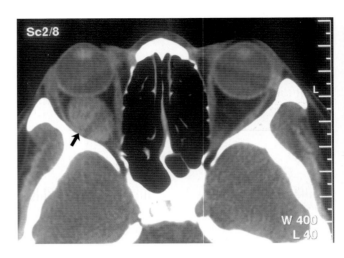

图 3-39 海绵状血管瘤水平 CT,显示右眶肌肉圆锥内类圆形占位病变(箭头),边界清楚,均质。

阳性对比剂后早期增强不一致,称渐进性强化。MRI 显示一般实体性肿瘤特征,T1WI 为低或中信号强度,T2WI 高信号强度(图 3-40)。约有 3% 病例影像诊断可发现一侧眶内多个肿瘤。

(4)治疗:海绵状血管瘤的治疗根据具体情况而定。因肿瘤生长缓慢,对于视功能较好、眼球突出不明显,或年老、体衰患者可单纯观察。一般情况需手术切除。CT 片可见眶尖保留三角形透明区,表示粘连不明显,通过下穹隆结膜进路可以摘出,术后不留瘢痕。眶尖小肿瘤影响视力时,应用立体定向适形调强放射治疗,以免手术引起视力丧失。

3. 血管肉瘤

血管肉瘤(hemangiosarcoma)是发生于血管内皮细胞的恶性肿瘤, 又称恶性血管内皮瘤 (malignant hemangioendothelioma),多发生于皮下和其他软组织,眶内者甚为罕见。此肿瘤缺乏包膜,浸润性增长,有血行转移倾向。临床可见眼球突出,进展较快。早期复视及眼球运动限制。发生于眶尖部的肿瘤,早期出现视力减退、疼痛和眼外肌麻痹。影像诊断可证实肿瘤的存在,活检确定肿瘤性质。治疗多采用眶内容切除,如可疑残留瘤组织,术后放射治疗。复发较多,预后不佳。

4. 静脉曲张

静脉曲张(varix)是原发于眼眶的静脉畸形,因眼球突出和体位有关,又名体位性眼球突出,或扩张性静脉畸形(distensible malformation)。静脉畸形出生时可能已经存在,直到与体循环沟通才出现症状和体征。该病多见于青年,一侧眼眶发病,很少累及颅内。

(1)临床表现:典型的临床表现为体位性眼球突

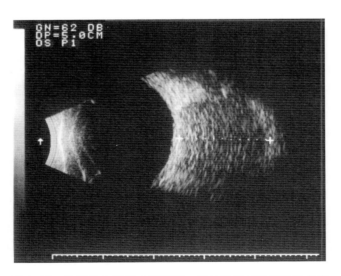

图 3-38 海绵状血管瘤 B 型超声, 显示球后可见类圆形占位病变(标尺所示),边界清楚,内回声强而分布均匀,声衰减中等。

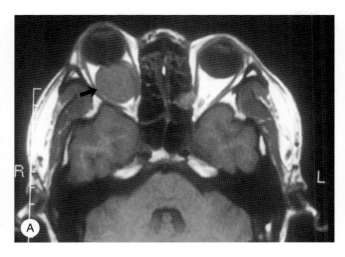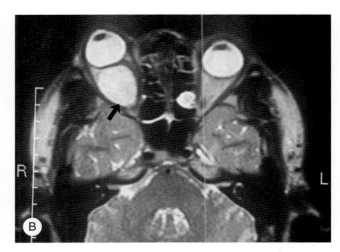

图 3-40 海绵状血管瘤水平 MRI,显示右眶肌肉圆锥内圆形占位病变(箭头),边界清楚。(A)T1WI 呈中等信号;(B) T2WI 呈高信号。

出。坐位或直立位时眼球内陷或正常,低头、弯腰、咳嗽和憋气(Valsalva 手法)等动作,引起颅内静脉压增高,眶内畸形静脉充血扩张,驱使眼球突出 (图 3-41)。同时伴有眶内压增高症状,如眶区胀痛、视力减退、眼球运动障碍、眼睑遮盖角膜、恶心、呕吐。畸形静脉壁甚薄,可发生眶内自发性出血。如血肿位于眶尖部,会导致视力丧失、视神经萎缩。静脉畸形也可同时出现在身体其他部位。

(2)诊断:根据典型的临床表现即可诊断,影像检查有特异性发现。X 线片可发现静脉石。超声探查,在患者眼球突出前为正常声像图,突出时可发现不规则的无回声腔隙,且于导血管处可见红色血流信号。眼球回纳时无回声区可完全消失,此时导血管处呈蓝色血流信号。平卧时 CT 扫描正常或有小片不规则、条带状高密度影;患者俯卧、憋气或压迫颈内静脉,眼球

突出,眶内出现不规则形高密度影。

(3)治疗:眶前部静脉曲张注射硬化剂。眶中、后段病变,特别是围绕视神经,可嘱患者注意保健,如避免低头、憋气,睡时高枕,可防止或减缓病变发展。若因疼痛影响正常工作或休息,以及反复自发出血,可进行放射外科治疗;也可手术切除畸形静脉,堵塞与颅腔的通道,但眶尖部手术易引起视力丧失,且术后易复发。

5. 颈动脉海绵窦瘘

颈内动脉或硬脑膜动脉与海绵窦发生直接沟通,名颈动脉海绵窦瘘(carotid cavernous fistula,CCF)。进入海绵窦的动脉血主要通过眼静脉引流,出现眼球突出、球结膜充血、水肿,眼外肌肿大,眼球运动障碍等,因此多数患者首诊于眼科。

(1)病因:外伤或自发。颅底骨折,颈内动脉破裂,动脉血直接进入其周围的海绵窦内,窦内大部分血流由眼静脉引流。动脉硬化、动脉瘤或先天原因引起动静脉交通,名自发性动静脉瘘,或称硬脑膜动脉海绵窦瘘。

(2)临床表现:因眶内静脉内压力增高,引起眼部症状。患者可自觉吹风样杂音,常可见搏动性眼球突出及血管杂音。球结膜血管迂曲扩张,呈螺丝状,以角膜为中心呈放射状排列。房水静脉回流阻力加大,角巩膜静脉窦充血,眼压增高。眼底静脉迂曲扩张,压迫眼球时可见视网膜中央静脉搏动。海绵窦内压力增高,压迫眼肌运动神经,使眼球运动受限,出现复视。海绵窦扩大也常引起头痛。

(3)诊断:B 型超声发现扩张和搏动的眼上、下静脉。多普勒超声证实眼上静脉动脉化,可见眼上静脉呈红、蓝色血流信号混杂。CT 显示海绵窦扩大,眼静脉扩

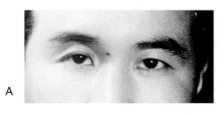
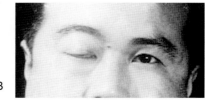

图3-41 静脉曲张外观像。(A)右眼球内陷;(B) 颈部加压后右眼球突出,上睑下垂。

张,眼外肌轻度增厚。MRI及磁共振血管造影(MRA)证实颈动脉与海绵窦直接交通。最后经DSA检查可确诊,在动脉期显示扩大的海绵窦及眼静脉(图3-42)。

(4)治疗:介入性异常血管栓塞。眼部控制高眼压,保护视力。

(二)肌源性肿瘤

1.横纹肌肉瘤

横纹肌肉瘤(rhabdomyosarcoma)是儿童时期最常见的眶内恶性肿瘤,平均发病年龄7~8岁。疾病发展快,预后差,过去治疗多采用眶内容切除,死亡率高。近年以手术、放射和药物综合疗法,治愈率明显提高。

(1)病理:横纹肌肉瘤不是从成熟的横纹肌细胞恶变而来,而是由有分化为横纹肌潜能的未成熟间充质细胞发生。根据病理组织学分类,此肿瘤有三型:胚胎型、腺泡型和多形型。此种分类与临床表现和预后无明显关系。

(2)临床表现:横纹肌肉瘤多发生于儿童时期,男多于女,肿瘤可发生在眶内任何部位,多见于眶上部。早期表现为眶上部隆起,眼球向前下方突出、移位,眶上部扪及硬性肿物(图3-43)。随病情发展,数天内即有明显变化,肿块迅速增大,有时扪之波动感,可能因瘤组织坏死、出血所致。该病往往同时伴有眼睑和结膜充血、水肿,眼球运动明显受限,有时误诊为眶蜂窝织炎,应加以鉴别。眼底检查可见视乳头、视网膜水肿,脉络膜-视网膜皱褶。

(3)诊断:本病诊断应结合患病年龄、临床表现和

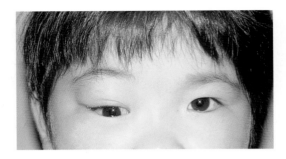

图3-43　横纹肌肉瘤外观像,显示右眼球突出并向下方移位,眶外上方隆起,软组织肿胀、球结膜充血、水肿。

影像检查。超声显示为低回声性占位病变(图3-44),其内可见液性区。CT表现为形状不规则、边界不清楚的高密度占位病变,不均质(图3-45)。MRI T1加权像信号强度中等,T2加权像呈高信号,如有出血坏死腔,T1、T2加权像均显示高信号。

(4)治疗:横纹肌肉瘤采用综合疗法。局部肿瘤切除,以明确病理组织学诊断。采用放射治疗,剂量为40~60Gy。化疗采用短疗程、多疗程长期治疗1~2年。临床常用长春新碱、多柔比星、环磷酰胺。每天注射一种药,连续3日为一疗程停药。4日后开始第二疗程。4周后延长停药时间,两周一疗程,28周改为口服环磷酰胺。

2.平滑肌瘤

人体虽有良性横纹肌瘤,但发生于眶内甚为罕见,而平滑肌瘤(leiomyoma)临床可遇到,多数发生于血管平滑肌层。眶内平滑肌瘤多发生于儿童和青年人,成人和老人少见。肿瘤有完整包膜,瘤细胞为长梭形,边界欠清,呈交错或漩涡状排列,胞核呈长椭圆形

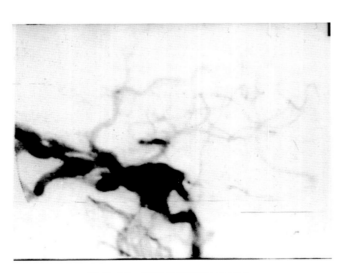

图3-42　颈动脉海绵窦瘘DSA。

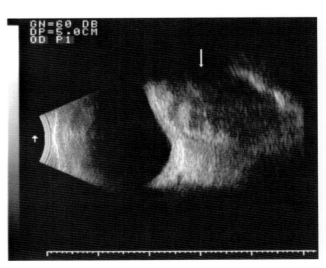

图3-44　横纹肌肉瘤B型超声,显示眶上部不规则形占位病变(箭头),边界不清,内回声少而弱,声衰减中等。

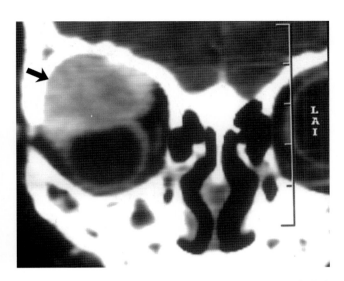

图 3-45　横纹肌肉瘤冠状 CT，显示右眶上部不规则形占位病变（箭头），内密度不均，与眼球分界不清，眼球被压向下移位。

或雪茄样，两端圆钝。Masson 三色染色肌浆呈红色，无横纹。临床表现肿瘤增长缓慢，视力渐进性丧失，原发视神经萎缩，眼球突出。X 线片可见骨压迫吸收，这种骨改变 CT 观察更为清楚。需手术切除。因深居眶尖，粘连较多，有意外丧失视力的可能。

3. 造血系统肿瘤

造血系统肿瘤（hematopoietic tumor）是原发于骨髓和淋巴组织系统的肿瘤。发生于眶内者有非霍奇金淋巴瘤、霍奇金淋巴瘤、大细胞淋巴瘤（网状细胞肉瘤）和绿色瘤等。

（1）非霍奇金淋巴瘤：是眶内比较常见的造血系统肿瘤。

1）临床表现：眼眶非霍奇金淋巴瘤属结外淋巴瘤，多为全身淋巴瘤的一部分，但往往首发于眼眶。本病多发生于中老年人，且多见于眶前部，尤其是泪腺区，单侧或双侧发病。临床表现为一侧或两侧上睑肿胀、下垂，眶外上方扪及硬性肿物，眼球突出并向下移位，球结膜水肿。病变易沿眼球壁浸润性增生，与眼球呈"铸造样"改变（图 3-46）。肿瘤蔓延至穹隆部，结膜下呈橙红色鱼肉状隆起。侵及眼外肌和视神经，可引起复视、眼球运动障碍和视力减退。

2）诊断：根据典型的临床表现和影像学检查可做出诊断。B 型超声显示为形状不规则、低回声性肿物（图 3-47），与淋巴浸润型炎性假瘤不易鉴别。CT 显示肿物形状不规则，边界清楚而不圆滑，不均质。当肿瘤与眼球接触时，多沿眼环增长，呈铸造样（图 3-48）。MRI 信号强度同一般实体肿瘤，T1 加权像信号

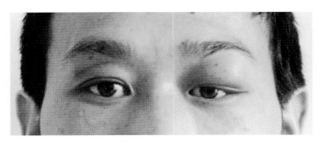

图 3-46　非霍奇金淋巴瘤外观像，显示左眼球突出并向内下方移位，眶外上方隆起、肿胀。

强度中等，T2 加权像高信号。

3）治疗：非霍奇金淋巴瘤往往需要活检、针切活检，或切开皮肤，局部切除肿瘤证实诊断，术后放射治疗。眶内孤立的淋巴瘤放射治疗可望痊愈，放射量 30~40Gy。如为全身性淋巴瘤的一部分，采用化疗，环磷酰胺、长春新碱、多柔比星和泼尼松联合应用。

（2）绿色瘤：绿色瘤是急性髓性白血病不成熟颗粒细胞在眼眶聚集的结果，肿瘤中含有过氧化酶，标本置于空气中变为绿色，故名绿色瘤（chloroma），又名颗粒细胞肉瘤（granulocytic sarcoma）。多发生于 10 岁以下，眼眶往往是全身病的首发部位。肿瘤可侵犯一侧或双侧眼眶，眼球突出为最常见的临床表现。眼睑和结膜充血、水肿，暴露性角膜炎。B 型超声显示低回声肿物和眼球筋膜透声弧。CT 和 MRI 表现如恶性淋巴瘤，但有时肿瘤累及眼外肌，类似肥大性肌炎，但发病年龄可以鉴别。疑为绿色瘤时，应行末梢血液和骨髓穿刺检查，末梢血含有不成熟白细胞，骨髓穿刺显示多量不成熟白细胞可确定诊断。治疗以全身药物治疗为主，眼部放射治疗为辅，可缓解症状。

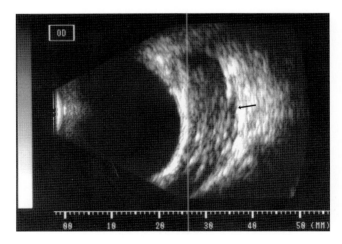

图 3-47　非霍奇金淋巴瘤 B 型超声，显示球后不规则形占位病变（箭头），边界清楚，内回声少而弱，分布不均，声衰减中等。

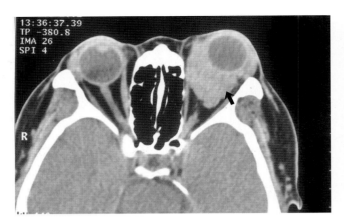

图 3-48　非霍奇金淋巴瘤水平 CT,显示左眶肌肉圆锥内不规则形占位病变(箭头),边界清楚,均质,围绕眼球生长,眼球呈铸造样改变。

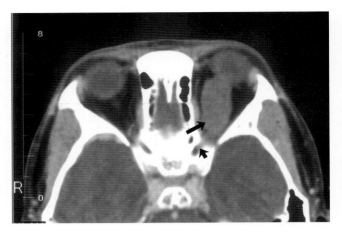

图 3-49　非霍奇金淋巴瘤水平 CT,显示左侧视神经一致性增粗(大箭头),边界清楚,均质,视神经管较对侧增宽(小箭头)。

(三)神经源性肿瘤

眶内神经包括中枢神经和周围神经,视神经属于中枢神经,外被硬脑膜、蛛网膜和软脑膜,与颅内同名脑膜相延续,内为神经纤维束,其中有胶质细胞;眼眶的运动神经、感觉神经以及交感和副交感神经属于周围神经,神经纤维外被神经鞘细胞,眶内还有睫状神经节。胶质细胞、脑膜细胞、鞘细胞和节细胞均可发生肿瘤,统称为神经源性肿瘤。

1. 视神经胶质瘤

视神经胶质瘤(optic glioma)是视神经内胶质细胞形成的肿瘤,均为良性星形细胞瘤。视神经分眼内、眶内、管内及颅内段,胶质瘤可发生于任何一段,但好发于眶内段。本病多发生于儿童,20 岁前者占 90%。

(1)临床表现:视力减退和视野缺失为首发症状。这是由于瘤细胞增长压迫视神经纤维,眼底可见原发性视乳头萎缩或水肿,有时容易误诊为视神经炎。随肿瘤增大,逐渐出现轴性眼球突出,传入性瞳孔对光反应迟钝。儿童时期视力丧失还可引起斜视和眼球震颤。约 1/3 视神经胶质瘤患者合并神经纤维瘤病,如皮肤咖啡色素斑、虹膜结节。如眶内视神经胶质瘤向颅内蔓延累及视交叉,可导致对侧眼视野缺失。

(2)诊断:根据典型的临床表现可做出诊断,影像学检查有特异性发现。X 线平片可发现视神经孔扩大。B 型超声显示眶内段视神经梭形肿大,有时可见水肿的视乳头突入玻璃体腔,肿瘤边界清楚,内回声较少。CT 可清晰显示视神经梭形肿大,视神经管扩大(图 3-49)。对于有视神经管或视交叉受累者,MRI 显

示病变更为清楚(图 3-50)。

(3)治疗:视神经胶质瘤的治疗方案应根据患者的具体情况而制订。对于视力较好、眼球突出不明显、肿瘤限于眶内,可观察;影像发现有颅内蔓延趋势者行放射治疗。如视力丧失、眼球明显突出,可采用外侧开眶手术切除,切除范围自眼球后极至肿瘤之后,保留眼球。如眶尖部视神经断端发现瘤细胞,术后放射治疗 30~40Gy。经长期随访,即使视神经管已扩大,只切除眶内肿瘤,症状和体征进展者也较为少见。

2. 脑膜瘤

脑膜瘤(meningioma)是眶内常见良性肿瘤,分原发于眶内及继发于颅内脑膜瘤两种,本节将讨论前者。肿瘤多起源于视神经周围的脑膜细胞,也可发生

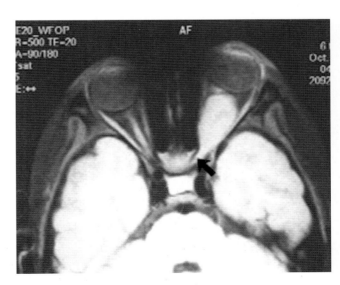

图 3-50　视神经胶质瘤水平 MRI,脂肪抑制和强化 T1WI 显示左侧视神经梭形增粗,管内段增粗可清晰显示(箭头)。

于眶骨膜及异位的脑膜细胞。脑膜的蛛网膜有上皮细胞和成纤维细胞，前者形成的肿瘤名上皮型脑膜瘤，后者形成的肿瘤名成纤维细胞型脑膜瘤，另外还有过渡型脑膜瘤。眶内脑膜瘤穿出于硬脑膜之后往往缺乏包膜。

（1）临床表现：视神经鞘脑膜瘤最常见的临床表现为轴性眼球突出及视力减退。眼底可见视乳头水肿，因水肿长期存在，可发生继发性萎缩，但仍然隆起。视乳头表面可见视神经睫状静脉，它起自视乳头中央，至视乳头边缘，是视网膜中央静脉与脉络膜的侧支循环。眼球突出、视力丧失、继发性视乳头萎缩及视神经睫状静脉被称为视神经鞘脑膜瘤四联征。

（2）诊断：如患者具有典型的视神经鞘脑膜瘤四联征可做出临床诊断。影像检查进一步证实诊断。B型超声显示视神经增宽，透声性甚差。如肿瘤突出视神经鞘，则可见与视神经相连的、不规则形占位病变（图3-51）。CT可发现特征性改变：视神经管状或梭形增粗，高密区内可见萎缩视神经形成的低密度条影，如同车轨样（图3-52），有些病例肿瘤内有钙斑；眶内脑膜瘤有颅内蔓延趋势，视神经鞘脑膜瘤经视神经管向颅内蔓延。强化CT可显示颅内部分病变。MRI显示脑膜瘤位置、形状、边界同于CT，T1加权像呈中信号，T2加权像高信号强度。如仍不能确定诊断及肿瘤范围，可用脂肪抑制序列和Gd-DTPA强化（图3-53）。MRI在揭示肿瘤管内和颅内蔓延方面明显优于CT。

（3）治疗：眶内脑膜瘤视力较好者可观察，或行放射治疗；视力丧失、眼球突出显著、范围较广者可手术

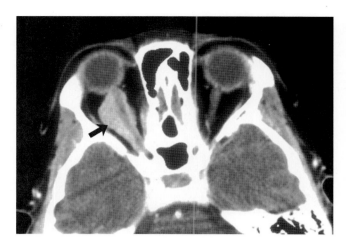

图3-52　视神经脑膜瘤水平CT，显示右侧视神经梭形增粗（箭头），中央条状低密度影为萎缩的视神经，两侧高密度影为肿瘤影像，如同车轨样改变。

切除。肿瘤限于眶内可采用外侧进路，位于眶尖、有神经管内或颅内蔓延者，经颅开眶，残余部分行立体定位放射治疗。

3. 神经鞘瘤

神经鞘瘤（neurolemmoma）是周围神经鞘细胞形成的良性肿瘤。有包膜，瘤细胞长梭形，细胞核栅状排列。瘤体内常有液化腔存在。临床具有典型的良性肿瘤表现，如眼球突出、眶内肿块、视力减退、眼球运动限制等。发生于眼神经分支的肿瘤，因压迫神经干有自发痛和触痛。位于眶尖部肿瘤可经眶上裂向颅内生长。

B型超声显示肿瘤呈类圆形或长椭圆形，边界清楚，内回声低（图3-54），此点可与强回声的海绵状血

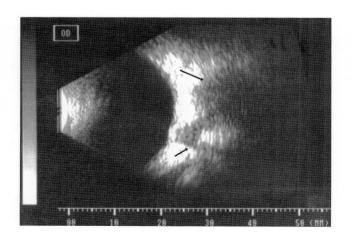

图3-51　视神经脑膜瘤B型超声，显示视神经增粗（小箭头），其上方可见与其相连的弱回声病变（大箭头），边界不清，声衰减显著，病变后界不能显示。

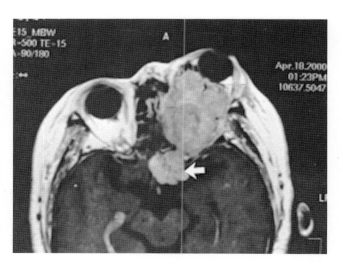

图3-53　视神经脑膜瘤强化MRI T1WI，显示左眶内充满高信号占位病变，并经视神经管向颅内蔓延，颅内部分肿瘤呈团块状高信号（箭头）。

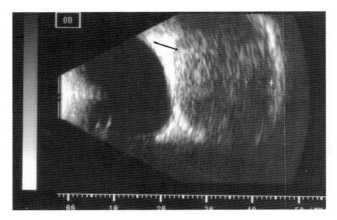

图 3-54 神经鞘瘤 B 型超声,显示球后类圆形占位病变(箭头),边界清楚,内回声少而弱,分布不均,声衰减中等。

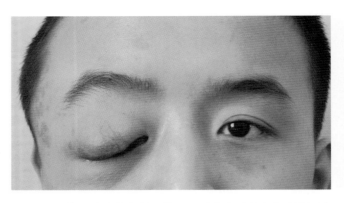

图 3-56 神经纤维瘤病外观像,显示右上睑软组织肥厚、下垂,皮下血管扩张,眼睑、颞部、额部皮肤多个咖啡斑,颞部软组织肥厚膨隆。

管瘤鉴别。CT 检查可发现肿瘤形状多样,如类圆形、梭形、长椭圆形等(图 3-55)。发生于眶后部肿瘤,可通过眶上裂蔓延至颅内,CT 显示肿瘤呈哑铃形。眶上裂扩大,外缘后翘,揭示颅内蔓延。MRI 可同时显示颅内及眶内两部分肿瘤,优于 CT 检查。治疗采用手术切除。

4. 神经纤维瘤

神经纤维瘤(neurofibroma)也是周围神经鞘细胞肿瘤,瘤内还含有疏松胶原纤维束和粗细不等的神经干。多发生于儿童时期的眼睑外侧,缓慢生长,至青年时,眼睑肿大下垂,可遮盖睑裂(图 3-56),甚至下垂至面颊部。扪诊触及软性肿物,无明显边界,有些病例病变内部有条索状或结节样硬性肿块。眶内可见孤立神经纤维瘤,临床及影像表现与神经鞘瘤相似。神经纤维瘤患者 CT 可见眼眶畸形,骨壁缺失(图 3-57)。

5. 泪腺上皮性肿瘤

泪腺上皮性肿瘤是常见的眶内肿瘤,占泪腺疾病的 50% 以上。临床常见的肿瘤包括良性多形性腺瘤、恶性多形性腺瘤和腺样囊性癌,其他如腺癌、未分化癌、黏液表皮癌等较少见。

(1)泪腺良性多形性腺瘤(benign pleomorphic adenoma):也称混合瘤,是泪腺腺泡和腺管细胞形成的良性肿瘤,瘤细胞可化生为黏液、软骨和骨组织。肿瘤类圆形,有完整包膜,表面有许多小的突起。肿瘤包膜很薄,手术时易破裂,肿瘤组织脱落并种植,引起术后复发。

泪腺多形性腺瘤典型的临床表现为眼球前突并向内下方移位,眶外上方扪及硬性肿物,表面光滑,无压痛,不能推动。发生于睑部泪腺和副泪腺的混合瘤表现为上眼睑皮下结节样肿物。B 型超声发现泪腺区类圆形占位病变,内回声较强且分布均匀(图 3-58),

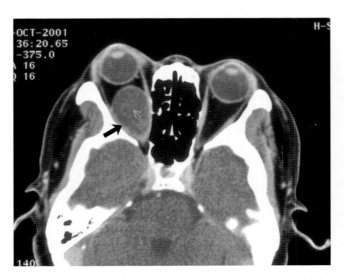

图 3-55 神经鞘瘤水平 CT,显示右眶肌肉圆锥内椭圆形占位病变(箭头),边界清楚,均质,眶腔扩大。

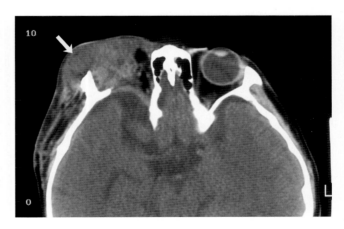

图 3-57 神经纤维瘤病水平 CT,显示右眶上部、眼睑及颞凹不规则形占位病变(箭头),边界不清,不均质,蝶骨大翼骨缺失,同侧中颅凹前部呈低密度改变。

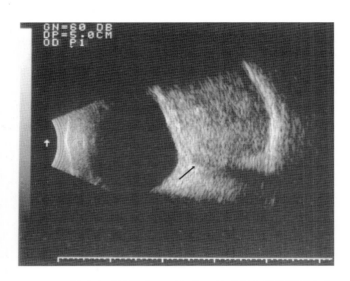

图 3-58　泪腺多形性腺瘤 B 型超声，显示眶上部类圆形占位病变（箭头），边界清楚，内回声强而分布均匀，声衰减中等，眼球被压变形。

少数肿瘤内有小的无回声区，为肿瘤液化腔。CT 显示泪腺区类圆形肿物，边界清楚，均质，肿瘤压迫眼球变形和局部骨壁凹陷（图 3-59）。治疗应完整手术切除，包膜破裂可引起肿物复发。

（2）腺样囊性癌（adenoid cystic carcinoma）：是泪腺最常见的恶性肿瘤。肿瘤呈浸润性生长，包膜不完整，术后常复发。癌细胞在纤维基质内形成索条样或巢状，其内有筛状小孔，可浸润眼眶组织，有嗜神经性。临床表现自发痛和触痛，眼球突出并向内下方移位，眶外上象限扪及硬性肿物，表面不光滑，不可推动，约 70% 患者有触痛。B 型超声可见泪腺区形状不

规则病变，边界不甚清楚，不均质，声衰减显著（图 3-60）。CT 显示泪腺区肿物，沿眶外壁向眶尖蔓延，邻近眶壁骨破坏（图 3-61）。活检证实诊断后，行眶内容切除或扩大范围局部切除，术后辅助放射治疗及化疗。

6. 继发性肿瘤和转移性肿瘤

眶周围结构肿瘤侵入眼眶名继发性肿瘤，经血行远距而至的肿瘤名转移性肿瘤。眼眶继发性肿瘤较多，转移性癌少见。

（1）继发性肿瘤：眼眶继发性肿瘤（secondary tumors）可来源于眼球、眼睑、结膜、鼻窦和颅脑。视网膜母细胞瘤和脉络膜黑色素瘤分别为儿童和成人最多见的眼内恶性肿瘤，晚期可破坏巩膜或经血管、神经周围间隙蔓延至眶内，引起眼球突出。B 型超声和 CT 扫描均可揭示眼内恶性肿瘤眼眶蔓延（图 3-62）。治疗往往需要眶内容剜除术，但预后差，死亡率较限于眼内者明显提高。

眼眶与鼻窦之间仅存菲薄骨板，眼眶继发性肿瘤很多来自鼻窦。筛窦和额窦黏液囊肿压迫骨吸收，囊肿突入眼眶，引起眼球突出并向外下方移位，眶内上方可扪及囊性肿物。上颌窦鳞状细胞癌侵入眶内，引起眼球上移及眼球突出，眼球下转受限，眶下部扪及硬性肿物。筛窦腺癌、未分化癌也常侵入眶内，眼球外侧移位和眼球突出，眶内侧硬性肿物，眼球向内运动受限；后组筛窦、蝶窦及鼻咽癌侵入眼眶引起眶尖综合征，表现为眼球运动障碍、眼部痛觉消失和视力丧失。CT 和 MRI 可发现肿瘤原发位置和侵入途径（图 3-63）。

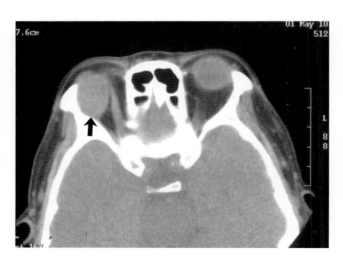

图 3-59　泪腺多形性腺瘤水平 CT，显示右眶外上方类圆形占位病变（箭头），边界清楚，均质，相邻眶壁骨凹陷。

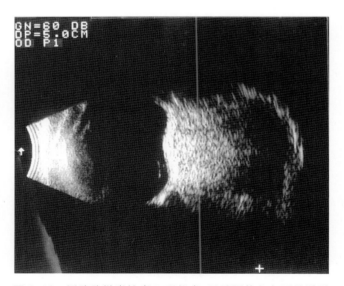

图 3-60　泪腺腺样囊性癌 B 型超声，显示眶外上方不规则形占位病变，边界不甚清楚，内回声前多后少，分布不均，声衰减显著，眼球后壁被压变形。

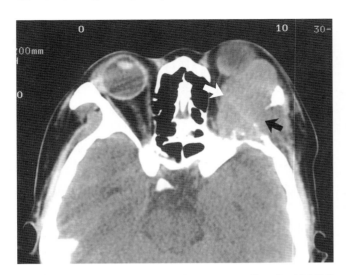

图 3-61 泪腺腺样囊性癌水平 CT,显示左眶外上方不规则形占位病变(白箭头),边界不清,均质,蝶骨大翼骨破坏(黑箭头),病变经骨破坏处向颞凹蔓延。

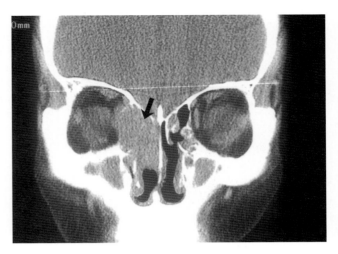

图 3-63 筛窦鳞状细胞癌眼眶蔓延冠状 CT,显示右侧筛窦充满软组织密度占位病变(箭头),眶内壁骨破坏,病变侵入眶内,内直肌被肿物遮蔽。

继发于颅内肿瘤多为蝶骨脑膜瘤,发生于蝶骨嵴内侧可引起 Foster Kennedy 综合征,表现为视力减退,患侧原发性视乳头萎缩,另一侧眼视乳头水肿。MRI 检查可以同时发现眶内和颅内病变(图 3-64)。

(2)转移肿瘤:国外报告眼眶转移癌(orbital metastatic carcinoma)多来自乳腺癌,而国内则多来自肺癌。儿童转移癌以神经母细胞瘤多见。有些转移癌无明确病史,眼部症状往往为首发表现,而后才出现全身症状。转移癌发展快,早期即有疼痛、眼球突出、眼球运动障碍、炎性反应和骨破坏。治疗以化疗为主。

六、甲状腺相关眼病

甲状腺相关眼病(thyroid related ophthalmopathy,TRO;thyroid associated ophthalmopathy,TAO)是成年人最常见的眼眶病。过去命名比较混乱,曾称为甲状腺毒性眼球突出、甲状腺功能异常眼病变、促甲状腺素眼球突出、内分泌性眼球突出等;也有对甲状腺功能异常者称 Graves 眼病,未发现甲状腺功能异常者名眼型 Graves 病。目前多统一称为甲状腺相关眼病这一名称,表示眶内炎性病变与甲状腺有关。

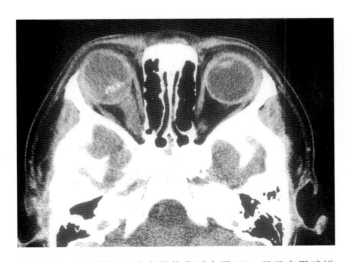

图 3-62 视网膜母细胞瘤眼外蔓延水平 CT,显示右眼球增大,密度增高,其中可见斑块状骨密度影,视神经高度增粗。

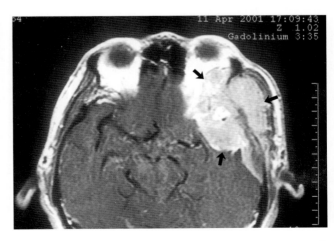

图 3-64 蝶骨脑膜瘤水平 MRI,强化扫描 T1WI 显示左眶外侧及中颅凹高信号占位病变(箭头所示),边界清楚,不均质。

1. 病因

肯定的病因和发病机制尚不明确,但外周血各项免疫指标有明显变化,体液免疫亢进,细胞免疫异常。本病对免疫抑制剂有效,一般认为是一种器官特异性自身免疫性疾病,有以下几种可能性:①甲状腺球蛋白抗体与甲状腺球蛋白作用于眼外肌;②促甲状腺激素(TSH)或其片段与免疫球蛋白在眼外肌中相互作用引起的炎性反应;③眼外肌等眶内软组织(如泪腺和结缔组织)作为抗原,引起的自身免疫反应;④现代研究表明,眼眶结缔组织和眼外肌中含有促甲状腺素受体 (TSHR),可能是 TAO 和甲状腺病的共同抗原。TSHR 基因突变,激活 T 淋巴细胞,产生细胞因子,引起眶内炎症,并刺激成纤维细胞增殖,产生过多的 GAG。GAG 是亲水物质,引起眶内软组织水肿和炎性反应,临床上出现甲状腺相关眼病的症状和体征。

2. 临床表现

TAO 累及眶内各种软组织,但侵犯范围和严重程度不同,临床表现也不一致,轻者只有眼睑退缩和迟落,重者可出现急性高眶压症状和体征,称恶性眼球突出症。本病多发生于中年人,无甲状腺功能异常者多见于男性,而同时伴有甲状腺功能亢进者多见于女性。症状随疾病的不同时期而异,眼部体征包括:

(1)眼睑征:上、下睑退缩(图 3-65)和迟落是 TAO 最常见眼征,早期是由于 Müller 平滑肌痉挛收缩引起,晚期与提上睑肌纤维化有关。眼睑退缩,睑裂扩大,睑闭合不全,瞬目减少,引起角膜浸润,患者自觉异物感。另外,由于眶脂肪组织水肿和炎细胞浸润,体积增加,使眶隔前隆,眼睑肿胀。

(2)结膜改变:球结膜充血、水肿。在水平直肌止点附近充血明显。由于重力关系,结膜水肿于睡眠后更明显,可突出于睑裂外。

(3)眼球突出:由于眶内软组织炎细胞浸润及水肿,引起一侧或两侧眼球突出,前者多见于正常甲状腺功能 TAO,后者多见于甲状腺功能亢进者。眼球突出伴有回纳阻力增加。

(4)复视和眼球运动受限:由于眼外肌本身炎症、水肿和纤维化,失去弹性,向对抗肌方向运动受限,并出现复视。下直肌最多受累,所以眼球向上转动受限较多。其他眼外肌也被侵犯,因而往往多方向复视及眼球运动障碍。

(5)继发征:由于眼球突出,睑闭合不全,闭眼时保护性眼球上转受限,发生暴露性角膜炎。眼外肌肿大,在眶尖部压迫视神经,引起视力减退和视神经萎缩。

3. 诊断

(1)典型临床表现:甲状腺肿大及震颤,典型的眼征即可做出临床诊断。

(2)实验室检查:血清中 T3、T4 水平升高,TSH 减低,甲状腺吸收 ^{131}I 增加。甲状腺功能正常者,丘脑-垂体-甲状腺轴有潜在损害,T3 抑制试验和 TRH 试验约 80% 病例异常。

(3)影像诊断:B 型超声、CT 和 MRI 均显示两侧眼眶多条眼外肌一致性肿大。由于眼外肌肿大多发生于眶后端,CT 可发现眶尖密度增高(图 3-66)。

4. 治疗

(1)药物治疗:多采用皮质类固醇口服、眶内注射和静脉滴注。用药剂量大,时间长,常引起并发症。烷化物、代谢拮抗剂、植物生物碱和抗生素类抗癌药物也有效。免疫抑制剂对急性和亚急性 TAO 效果较显著,对眼外肌已发生纤维化和眼球突出者疗效不明显。

(2)手术治疗:手术治疗包括 Müller 肌切除、提上睑肌延长、睑裂缝合、眼外肌手术、眶脂肪脱出术和眼眶减压术等。

(3)放射治疗:由于眼外肌水肿压迫视神经导致视力减退者放射治疗有效。

第二节　眼科手术

眼球和眼眶解剖结构复杂,尤其眼眶与鼻窦、颅脑、颌面部毗邻,涉及范围广。手术医生需要具备多学科知识,除眼科学之外,还要熟悉解剖学、医学影像学、鼻科、颌面外科和神经外科学知识,才能做到正确诊断,选择适宜的手术适应证,确定最佳术式和操作方法,以提高疗效,减少并发症。

一、眼球摘除术

眼球摘除术(enucleation)是一种损害外观和功能的破坏性手术。术前应向患者和家属充分说明手术的必要性和后果,取得同意和合作。

1. 适应证

(1)眼内恶性肿瘤:眼内较大的视网膜母细胞瘤、恶性黑色素瘤,以及其他恶性肿瘤,已不适于药物、物理和放射治疗,且危及生命。

(2)眼球剧烈疼痛:视力已丧失,且无法挽回,眼球剧烈疼痛,如绝对期青光眼。

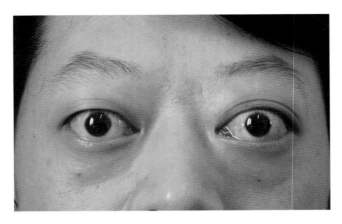

图 3-65 甲状腺相关眼病外观像,可见双眼上、下睑回缩,眼球突出,球结膜充血,左眼泪阜肿大。

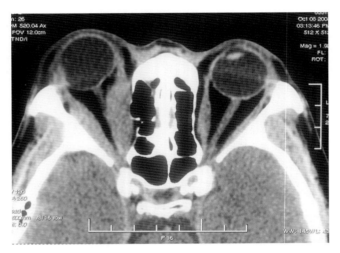

图 3-66 甲状腺相关眼病水平 CT,显示右眶内、外直肌及左眶内直肌肿大,主要位于肌腹及眶尖部,眶尖密度增高。

(3)保护健眼:严重眼外伤、眼内手术,视力已经丧失,且无恢复可能,葡萄膜炎不能控制。为了预防交感性眼炎,保护健眼,应摘除病眼。

(4)眼球严重变形:眼球萎缩、角巩膜葡萄肿、水眼、牛眼和先天性小眼球,视力已完全丧失,且需改善外观,摘除眼球后安装义眼,达到美容效果。

2. 禁忌证

凡有可能保留视力的眼外伤、炎症;药物、放射治疗或其他治疗可能治愈的眼内肿瘤,均为眼球摘除禁忌证。

3. 手术步骤

(1)麻醉:儿童及不能合作的成年人应采用全身麻醉。局部麻醉应用 1%地卡因滴眼三次,2%利多卡因 3ml 结膜下和球后注射,轻轻按摩,使药液分布均匀。

(2)剪开球结膜:沿角膜缘剪开结膜一周(图 3-67),用弯剪将结膜、眼球筋膜与巩膜分离,至赤道部以后。

(3)剪断眼外肌腱:用眼肌钩分别钩出内、上、外、下直肌肌腱,用丝线标记,然后剪断肌腱附着点(图 3-68)。内直肌留一腱蒂,以牵引眼球使用。

(4)剪断视神经:以止血钳夹住内直肌腱蒂,向前牵引,使眼球外转,视神经内移。视神经剪从眼球内上方进入,沿巩膜表面伸至后极部,上下摆动剪刀,确定视神经所在位置。张开剪叶,使视神经移入剪叶之间。再次上下运动剪刀,确知视神经在位,轻轻向后压,剪断视神经(图 3-69)。对于视网膜母细胞瘤,应尽量多

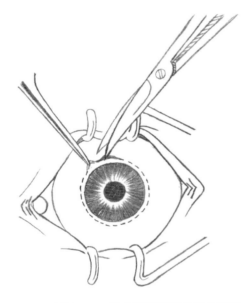

图 3-67 沿角膜缘环形剪开球结膜。

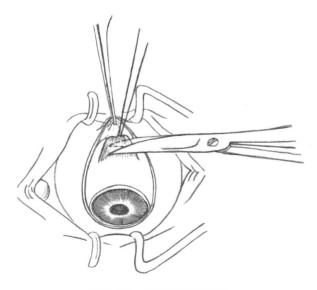

图 3-68 剪断四直肌肌腱。

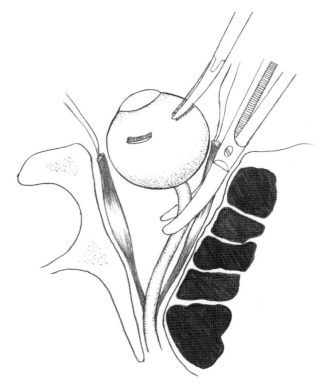

图 3-69　自球后剪断视神经。

切取视神经,以免遗留肿瘤细胞。

(5)娩出眼球:视神经剪断后,将眼球牵引至睑裂之外,剪断上、下斜肌止点及眼球以后的软组织,娩出眼球。视神经残端压迫止血。

对于视网膜母细胞瘤、葡萄膜恶性黑色素瘤等眼内恶性肿瘤,摘除眼球时应避免术中压挤眼球,操作轻巧;切取视神经时尽量向后,以免剪透眼球。

(6)植入眼胎:将眼胎植入眼球筋膜囊内,四直肌腱缝于眼胎前部,筋膜行荷包式缝合,连续缝合结膜。

(7)术后处理:结膜囊内置凡士林纱条或眼模,以免结膜囊收缩变小。术后 5~7 天拆线,结膜囊内保留眼模。2 周后置换义眼。

4. 眼胎的选择

眼球摘除后,眶内软组织减少,结膜收缩。儿童时期摘除眼球,因眶压减低,影响眼眶发育,两侧眶腔不对称。因此,眼球摘除后均需植入眼胎,除疑有肿瘤眼眶蔓延者。

(1)眼胎种类:分生物和非生物体两类。生物体包括自身真皮-脂肪瓣、软骨、同种异体骨骼、巩膜等。非生物体种类较多,有空心中性玻璃球、硅胶类、聚甲基丙烯酸甲酯等。因玻璃球受外伤后易碎,硅胶球排异率高,已较少使用。近年应用的羟基磷灰石、medpor

眼胎呈网眼状结构,缝隙相通,可以血管化,不易脱出,日后可安装活动义眼。生物体已很少使用。

(2)眼胎形状及大小:眼胎形状一般为圆形或前部较平的类圆形,前方四个方位有套环,以固定眼外肌。眼胎直径一般为 16~22mm,可根据健眼眼球直径选择合适大小的眼胎。

(3)植入方法:将眼胎植入眼球筋膜囊内,眼外肌缝于相应的套环,再缝合眼球筋膜。为了防止眼胎脱出,可用自体或同种异体巩膜遮盖眼胎前部。现在多应用羟基磷灰石或 medpor 连体装置,生物相容性好,半年后完全血管化,再安装连体义眼。义眼转动度大,美容效果好。

(4)眼胎暴露或脱出:植入眼胎后,可由于感染或排异反应发生眼胎脱出。在控制感染的同时,取出眼胎,重新放入较小的异体,利用巩膜片或自体筋膜包裹遮盖,缝于眼球筋膜,再缝结膜,有可能防止脱出。由于排异反应引起的,可选择生物体植入。

二、眼内容摘除术

眼内容摘除术(evisceration)与眼球摘除术不同,保留了自身巩膜和视神经,只取出角膜和巩膜内的葡萄膜、视网膜及眼内容。眼内容摘除术对眶内组织骚扰小,反应较轻,很少发生脂肪萎缩;巩膜腔内置眼胎,不切断眼外肌,义眼运动范围大,美容效果好;由于眼内炎行眼内容摘除者,可避免炎症向眶内扩散。但如遗留葡萄膜有发生交感性眼炎的可能;因遗留部分睫状神经,术后可能出现疼痛。

1. 适应证

(1)全眼球炎:眼内容摘除保留巩膜,不必分离赤道部以后的组织,防止感染扩散。

(2)非感染性眼病:无复明可能的外伤眼,驱逐性出血,绝对期青光眼,大眼球等保留良好角巩膜者。

2. 禁忌证

眼内恶性肿瘤为绝对禁忌证,眼球长期炎性刺激也不宜眼内容摘除,以免引起交感性眼炎。

3. 手术步骤

(1)麻醉:同眼球摘除术。

(2)剪开结膜:沿角膜缘切开结膜一周,向后分离至赤道部。

(3)切除角膜:角膜缘外 2mm 切开巩膜至前房角,沿角膜缘切除角膜(图 3-70)。

(4)取出葡萄膜及眼内容:用虹膜恢复器剥离睫

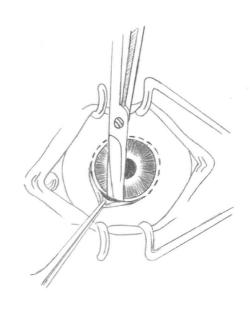

图 3-70　沿角膜缘切除角膜。

状体及脉络膜,取出眼内容(图 3-71)。用纱布擦净巩膜鞘内的遗留物及粘连巩膜的色素,盐水冲洗。色素膜遗留有引起交感性眼炎的可能。

(5)植入眼胎:将巩膜对角切成四瓣,切口深至赤道部,巩膜腔内植入眼胎,将巩膜前缘对端缝合,密闭眼胎。对于感染性眼病,不能放置异物,也不缝合巩膜,内置引流条。

(6)缝合结膜:连续缝合眼球筋膜前缘,再缝合结膜。

(7)术后处理:结膜囊填置凡士林纱条或眼模。感

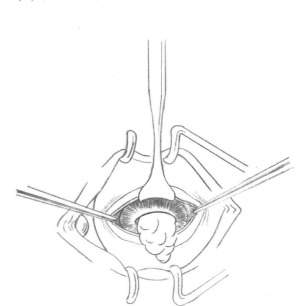

图 3-71　剥离睫状体和脉络膜,取出眼内容。

染性眼炎保留引流条,每日换药,待无脓液流出,拔除引流条。结膜囊放置眼模。2~4 周换义眼。

三、经眶缘前路开眶术

前路开眶术(anterior orbitotomy)可通过眶缘皮肤切口,也可经球结膜进路。经眶缘前路开眶视野大,暴露好,操作容易,但可遗留皮肤瘢痕,影响外观。

1. 适应证

(1)眶前段肿瘤:影像显示肿瘤位于眶前 2/3、周围外科间隙,可扪及或不能扪及肿瘤(图 3-72)。

(2)骨膜外肿物:影像显示肿物位于前 2/3 骨膜外,如皮样囊肿、骨瘤、骨囊肿等,继发于鼻窦肿瘤,也可经眶缘进路。

(3)眶内海绵状血管瘤:超声扫描证实为海绵状血管瘤,CT 显示眶尖部有三角形透明区,表示肿瘤与周围结构缺乏明显粘连。

(4)眼眶减压:甲状腺相关眼病,眼球高度突出,上颌窦-筛窦减压及脂肪切除。

(5)骨折修复:眶下或内壁爆裂性骨折修复(图 3-73)。

(6)视神经管减压:经眶缘内侧切口,通过筛窦蝶窦切除视神经管内下壁。

2. 手术步骤

(1)麻醉:局麻或全麻。

(2)皮肤切开:根据肿瘤位置采用眶内上缘、上缘、外上缘、下缘或内侧缘切口,也可采用上睑皮肤皱褶或

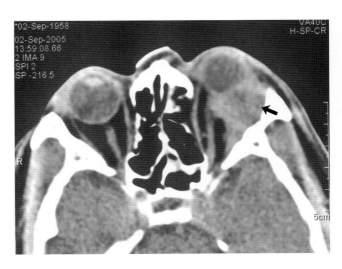

图 3-72　泪腺腺样囊性癌水平 CT,显示左眶外上方不规则形占位病变,边界清楚,均质,肿瘤主要位于眶前 1/2(箭头),相邻眶外壁骨破坏。

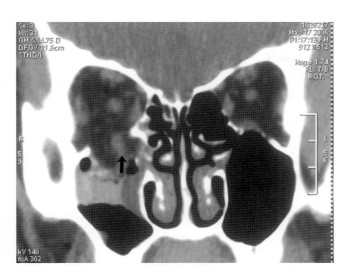

图 3-73 爆裂性骨折冠状 CT，显示右眶下壁爆裂性骨折，眶脂肪脱入上颌窦，下直肌形态改变（箭头），上颌窦密度增高。

睫毛下切口（图 3-74）。于眶缘外 5mm 切开皮肤、皮下组织及轮匝肌层，向深层分离，暴露眶缘骨膜。

（3）切开眶隔：暴露眶隔及眶缘，探查肿瘤，在肿瘤一侧用尖刀片贴近眶缘切开眶隔，由于眶内压力的作用，切口处有少许脂肪脱出。用剪刀扩大切口，将眶隔剪开。

（4）娩出肿瘤：以手指轻轻探查肿瘤，分离脂肪即可见肿瘤，沿肿瘤边缘轻轻分离，注意避免损伤周围的正常结构。如肿瘤位于眶上部，应首先辨认提上睑肌，将该肌向一侧牵引，暴露并分离肿瘤，完整取出。如经超声及 CT 定性诊断为泪腺良性多形性腺瘤，因肿瘤包膜菲薄，为避免肿瘤破裂，应连同邻近骨膜及表面少许正常组织一同去除。如紧密贴近肿瘤表面分离，可遗留瘤组织，引起复发。

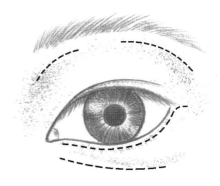

图 3-74 经皮肤前路开眶术各种手术切口示意图。

（5）缝合切口：肿瘤娩出后，生理盐水冲洗术野，仔细检查上睑提肌、眶上神经及其他眼外肌是否完整，如有损伤应予修补吻合。然后将眶隔复位缝合，分层缝合皮下组织和皮肤。皮肤缝合一般采用无创伤缝线间断缝合，如切口张力不大，皮下组织缝合严密，也可做皮内缝线，以减轻瘢痕。

位于骨膜外的肿瘤，如皮样囊肿、骨瘤、动脉瘤样骨囊肿等，在暴露眶缘骨膜后，沿眶缘切开骨膜，于骨膜下剥离，即可见肿瘤，沿肿瘤边缘分离后将肿瘤切除。如皮样囊肿囊壁与骨膜粘连紧密，应连同骨膜一并切除，以免遗留上皮组织引起复发。

（6）术后处理：单眼绷带加压包扎，口服或静脉抗生素及皮质类固醇，隔日换药，5~7 天拆线。

四、经结膜前路开眶术

经结膜前路开眶术（transconjunctival anterior orbitotomy）是临床上比较常用的眶前部肿瘤切除的手术入路。该手术入路不需切开眶隔，直接进入眶内，尤其是肌肉圆锥内肿瘤、较深部肿瘤或眼球表面肿瘤均可适用，且不遗留可见瘢痕。但外上象限进路狭窄，不易操作，因此只适于切除眼眶外下、内下、内上象限的肿瘤。

1. 适应证

（1）眼球表面肿瘤或眶前部肿瘤蔓延至结膜下者。

（2）眶下部、内侧和上部前段肿瘤活检或切除。

（3）海绵状血管瘤：位于眶中、后段，包括肌锥内海绵状血管瘤，CT 显示眶尖有透明区、肿瘤无明显粘连者（图 3-75）。

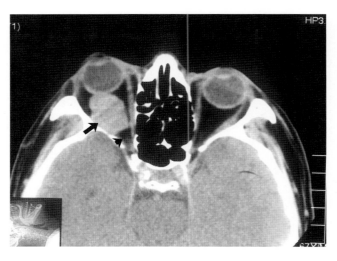

图 3-75 海绵状血管瘤水平 CT，显示右眶肌肉圆锥内类圆形占位病变，边界清楚，均质（大箭头）。眶尖部可见三角形脂肪密度影，即三角形透明区（小箭头），说明肿瘤与周围组织无明显粘连。

(4)眶减压和爆裂性骨折修复。

2. 手术步骤

(1)麻醉：结膜表面麻醉联合局部浸润麻醉。1%地卡因滴入结膜囊三次。2%利多卡因和0.75%布比卡因等量混合液浸润于切口结膜下及肿瘤周围。对疼痛敏感或不合作患者应全身麻醉。

(2)切开结膜及筋膜：根据肿瘤位置选择内上侧、内下侧及外下侧穹隆结膜切口，这些部位结膜宽大，易于手术操作。如患者睑裂狭小，可行外眦切开，并剪开外眦韧带上或下支。以眼睑拉钩拉开眼睑后暴露穹隆部结膜，在扁平隆起部位剪开结膜2cm，等大剪开结膜下筋膜，即见眶内脂肪脱出(图3-76)。为避免损伤眼外肌，可将邻近肿瘤的眼外肌做牵引缝线，分离肿瘤时牵引识别。

(3)暴露肿瘤：以手指探查，确定肿瘤位置。以脑压板分离脂肪，暴露肿瘤，牵引眼外肌，确定肿瘤与肌肉和视神经的关系，并加以保护。

(4)娩出肿瘤：对于CT或MRI证实眶尖部无粘连的海绵状血管瘤，只暴露肿瘤的前部，不必向深层分离，用组织钳钳夹肿瘤并将其拖出。其他肿瘤，或有粘连的海绵状血管瘤，需要剥离子分离后，用组织钳或肿瘤匙将肿瘤娩出。

(5)缝合结膜：肿瘤娩出后仔细检查，确认重要结构完整，无肿瘤组织残留，即可连续缝合结膜，有外眦切开者缝合外眦。

(6)术后处理：单眼包扎，口服或静脉应用皮质类固醇，抗生素预防感染，每日或隔日换药，5~7天拆线。

五、外侧开眶术

外侧开眶术(lateral orbitotomy)是眶中、后段肿瘤切除最常采用的方法。本术式可有不同的切口，但目前最常应用的是Berke改进的切口，即沿外眦眶外侧水平切口。该方法操作简单，但缝合时应仔细处理外眦角，以免引起外眦畸形。

1. 适应证

(1)眼眶中、后段良性肿瘤：包括肌肉圆锥内和眶后2/3周围手术间隙肿瘤(图3-77)，但如肿瘤位于眶尖部且与周围组织粘连明显，如脑膜瘤、炎性假瘤等，通过此进路也很难彻底切除。

(2)有粘连的海绵状血管瘤：位于眶后段的海绵状血管瘤，且CT显示缺乏眶尖三角形透明区者，表示粘连较多，应采用外侧开眶。

(3)泪腺良性多形性腺瘤：肿瘤较大，后缘已达到眶中段者，为了避免术时压挤、肿瘤破裂，减少复发率，可采用此术式。

(4)眶内静脉曲张：因畸形血管易破裂，眶外侧、肌肉圆锥内及眶中后段静脉曲张切除，需采用较为宽大的外侧手术进路。

2. 手术步骤

(1)术前准备：手术当日剃除耳前及额外侧毛发。

(2)全身麻醉：如彩色多普勒超声显示病变血供丰富或血管畸形，应行控制性低血压麻醉。同时体位采用头高位可减少出血。

(3)皮肤切开：做外直肌腱牵引缝线。经典采用外眦切开，并水平沿皮肤纹理向耳屏方向延长皮肤切口。

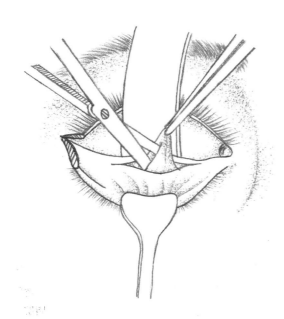

图3-76　经结膜开眶，剪开结膜和筋膜，可见脂肪脱出。

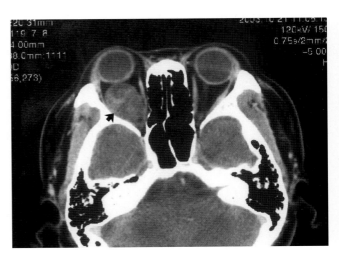

图3-77　神经鞘瘤水平CT，显示右眶肌肉圆锥内椭圆形占位病变，边界清楚，不均质，肿瘤充满眶尖部(箭头)。

约 30mm,深达眶外缘骨膜及颞肌筋膜。沿此筋膜表面向上、下分离,至眶上、下缘水平。

(4)骨膜切开:沿眶外缘之外 5mm 平行于眶缘切开骨膜,上自眶顶水平,下至眶底水平,切口上、下端各做一横行骨膜切口,使切口略呈"I"字形。

(5)分离骨膜:用骨膜起子沿骨膜切口分离,先分离切口下端,此处最易将骨膜起开。渐向上分离,额颧缝处骨膜粘连密切,可用锐分离。然后分离切口内侧骨膜至眶外壁内缘。改用骨膜剥离子分离眶内骨膜,深约 35mm。切开颞肌筋膜与眶外缘粘连,沿眶骨外面深层分离至颞窝骨面。

(6)锯开眶外壁:用 Stryker 往复锯锯开眶外侧骨壁,上锯口线在额颧缝之上,下锯口线自眶外壁下端至颧弓上缘。以咬骨钳折断骨瓣,于骨面剪断与颞肌的联系,取下骨瓣,湿纱布包裹备用。如肿瘤深在,可用咬骨钳将残余眶外壁咬除至颞窝骨面水平。

(7)眶内骨膜切口:牵引外直肌腱缝线,辨认外直肌,根据肿瘤位置,在外直肌上或下缘纵行切开骨膜。首先在切口两侧骨膜缝标记线,以便缝合时辨认。在两标记缝线间向眶深部剪开骨膜,深约 30mm。

(8)肿瘤娩出:沿外直肌上或下缘分离脂肪及肌间隔,以手指探查,确定肿瘤位置,并明确肿瘤与视神经、眼球和眼外肌关系,在直视下分离并将肿瘤娩出。如肿瘤在眶尖部粘连较多,分离时应十分仔细,避免损伤眶内血管、神经及肌肉。眶内操作应注意以下几点:①一般采用钝剥离,如粘连紧密需锐剥离,必须在直视下进行,必要时在手术显微镜下操作,以免损伤眶内正常结构;②眶内操作以脑压板代替拉钩,以减轻对眼外肌、视神经的压力;③眶内出血时尽量找到出血点,电凝或结扎止血,如确实找不到出血点,止血多采用压迫法,出血面应用凝血酶、止血膜、明胶海绵等。

(9)缝合:确定眶内无肿瘤组织残留,正常结构无损伤、断裂,生理盐水冲洗眶腔,可吸收缝线间断缝合眶内骨膜。骨瓣复位,并用耳脑胶粘合或肽钉板固定。缝合眶外壁表面骨膜。按层缝合皮下组织及皮肤,外眦角正确对位。眶压高者行暂时睑裂褥式缝合。压迫眼球,排除眶内积血。必要时眶内放置负压引流。

3. 术后处理

单眼绷带加压包扎,全身应用抗生素、止血剂及皮质类固醇以预防感染和减少组织水肿。术后隔日换药,5~7 天拆线。

根据病变位置,也可将皮肤切口改为沿眶上缘弧形切口至外眦水平转向外侧延长(Wright 方法),或先做外侧皮肤切口(同上标准切口),从切口内端向下睑睫毛下延长,于睫毛下 1~2mm 切开皮肤(Grove 方法),这两种切口都不影响外眦角(图 3-78)。以后的步骤与标准外侧开眶术相同。

六、内侧开眶术

内侧开眶术(medial orbitotomy)是通过筛窦切除眶内壁,进至眶内的一种外科技术,因皮肤切口明显,影响美容,比较少用。

1. 适应证

(1)视神经内侧深部肿瘤:病变在眶尖部视神经内侧,通过内侧前路开眶很难达到;肿瘤在视神经内侧或内直肌内侧,外侧开眶也难以摘出,且易引起并发症。

(2)筛窦-眶沟通肿瘤:可同时切除两间隙内肿瘤。

(3)眼眶减压:通过内侧进路,切除眶内壁和下壁,使眶内容向筛窦和上颌窦转移。

(4)视神经管减压:通过筛、蝶窦切除视神经管内壁,治疗视神经挫伤。

(5)眶内壁爆裂性骨折修复:可清晰观察骨折范围,术野宽大,利于放置填置物(图 3-79)。

2. 手术步骤

(1)麻醉:采用全身麻醉。

(2)皮肤切开:沿眶内缘内侧 5mm 弧形切开皮肤及皮下软组织长约 45mm,深达骨膜(图 3-80)。

(3)切除筛骨:沿切口切开骨膜,向两侧分离,并向眶内分离至后筛孔,深度约 40mm。内眦韧带及泪囊连同骨膜分离,与眶内组织形成一体。

(4)去除筛骨:将眶内容向外牵引,暴露泪骨及眶内壁前端,打开泪囊凹后壁薄骨片,进入筛窦,向上扩大骨开口至额筛缝水平,刮除筛骨气泡,去除筛骨纸板,此时筛窦和眼眶连成一腔。

(5)切开骨膜和娩出肿瘤:手指探查,在肿瘤表面切开眶骨膜,分离肿瘤并予以娩出。

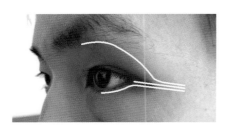

图 3-78 外侧开眶各种手术切口示意图。

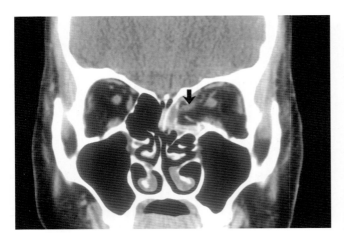

图3-79　爆裂性骨折冠状CT，显示左眶内壁爆裂性骨折，眶内壁缺如，眶脂肪突入筛窦，内直肌移位变形(箭头)，筛窦密度增高。

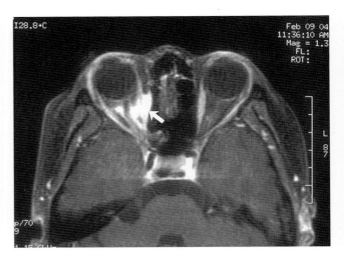

图3-81　静脉曲张脂肪抑制序列强化MRI扫描，T1WI显示病变位于眶内侧后1/2，累及第1、2间隙(箭头)。

（6）缝合：缝合眶内、眶前面骨膜，内眦韧带及泪囊自然复位。缝合皮下组织及皮肤。

（7）术后处理同外侧开眶术。

七、外侧结合内侧开眶术

内侧开眶虽可切除视神经内侧病变，但遗留明显瘢痕及眼球内陷，且手术野仍较狭窄。外侧结合内侧开眶可弥补这些缺点。

1. 适应证

（1）眶内视神经内侧深部肿瘤。

（2）眶内侧静脉曲张(图3-81)。

2. 手术步骤

（1）麻醉：全身麻醉。

（2）外侧开眶：同标准外侧开眶术。

（3）切开结膜：外侧开眶后，自前至后纵行切开眶

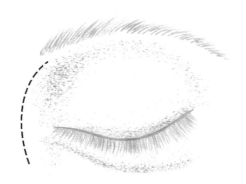

图3-80　经皮肤内侧开眶切口示意图。

外壁内侧骨膜，使眼球向外移位。剪开内侧结膜及其下方的筋膜。预置内直肌缝线，剪断肌腱附着点，内直肌向内上或内下牵引。

（4）娩出肿瘤：以脑压板轻轻向外侧牵拉眼球，使之向外移位，扩大眶内侧空间。暴露眶内侧术野，向深层分离脂肪，并以手指探查肿瘤的位置及其与视神经、内直肌和上斜肌关系，保护这些重要结构，分离肿瘤并予以娩出。

（5）缝合：止血、冲洗、内直肌复位缝合，连续缝合结膜。再按外侧开眶技术骨瓣复位及缝合外侧各层切口，按情况决定是否褥式缝线闭合睑裂。

3. 术后处理

单眼绷带加压包扎，全身应用抗生素、止血剂、糖皮质激素。因剥离面广泛，术野较深，眼眶软组织水肿明显。为了减轻软组织水肿，可用甘露醇脱水2~3天。术后隔日换药，5~7天拆线。

八、经颅开眶术

经颅开眶术(transcranial orbitotomy)是通过颅腔，切除眶顶和眶外壁，进至眶内摘除肿瘤的神经外科和眼科联合手术。根据肿瘤部位和范围可采用经额、经颞额或全眶顶和眶外壁开眶术。

(一)经额开眶及额颞开眶

采用额部皮瓣、肌骨瓣，经前颅窝底入眶或采用额颞皮瓣和骨瓣，经眶顶和眶外侧入眶。

1. 适应证

(1)眶尖部肿瘤:无包膜的眶尖部肿瘤,如脑膜瘤等,很难经外侧开眶完全切除,经额开眶骨切口距肿瘤较近,暴露较好。

(2)视神经肿瘤:视神经胶质瘤和脑膜瘤视神经管内或颅内蔓延。

(3)颅眶沟通肿瘤:眶后段肿瘤,如神经鞘瘤、静脉性血管瘤等可经眶上裂向颅内蔓延形成哑铃形肿物,颅内和眶内部分通过眶上裂联系。蔓延至颅中窝的蝶骨脑膜瘤,颅内、眶骨及眶内均被侵犯,须经额颞开眶。

2. 手术步骤

以经额开眶为例。

(1)切开皮肤:额部皮瓣形成,皮肤切口起自鼻根上方,沿中线上行至发际内,向外、向下止于颞部,略呈马蹄形。切口深度达骨膜表面,向下分离并将皮肤、筋膜瓣向前下翻转。也可做冠状切口,切口均在发内,愈后不影响外观,但创伤较大。

(2)颅骨切开:暴露骨面后在颅骨面钻孔四或五个,锯开孔间骨桥,骨瓣与颞肌相连,向外侧翻转。

(3)去除眶顶:用脑压板轻轻提起额叶,去除眶顶前部,分离眶内骨膜,骨钳咬除眶顶后部,必要时咬除视神经管顶端。

(4)娩出肿瘤:自骨窗内侧切开眶内骨膜,从上直肌、内直肌之间分离,入肌锥内,并从内上方切开 Zinn 腱环,娩出肿瘤。如视神经肿瘤蔓延至颅内,可从颅内切断视神经,银夹闭锁眼动脉,将肿瘤提起,自眼球后极剪断视神经,娩出肿瘤。对于眶-颅沟通肿瘤,颅内部分由神经外科医生操作。

(5)缝合:按神经外科技术彻底止血,medpor 或肽板眶顶成型,缝合。

经颅开眶术后转入神经外科继续观察治疗。

(二)全眶顶和眶外壁开眶术

经额开眶虽可切除眶尖及颅-眶沟通肿瘤,因保存眶上缘及眉弓部颧骨,进路深而窄,操作困难,全眶顶开眶(panoramic orbitotomy)可得到较宽大手术野。手术方法是在额部肌骨瓣形成后,分离颞窝,将眶顶和眶外壁整块取出,暴露上面及外侧眶骨膜,切开骨膜后即可娩出肿瘤。此术式缺乏眶骨缘及眶外侧骨壁阻隔,摘出眶尖、视神经管内及颅内肿瘤较为容易。

九、开眶术并发症

前路开眶分离面浅在,并发症较少,外侧开眶、内侧开眶和经颅开眶深达眶尖,手术操作时易骚扰视神经、眼外肌等重要结构,可引起严重并发症,手术过程和手术之后均需注意防止。

(一)意外视力丧失

意外视力丧失是开眶术最严重的并发症,占 1%~3%,分析原因及注意事项如下。

1. 视神经损伤

如压迫、钳夹、断裂或影响供血,可造成视神经直接或间接损伤。眶尖部手术,将视神经置于牵拉器和眶壁或视神经管前缘之间,视神经被压迫,缺血或直接损伤,视力丧失,而此时眼底检查无明显改变。因此术时拉钩持续牵拉时间不应超过 5 分钟,眶尖操作时最好将视神经置于术野直视下,可减少因视神经损伤而导致意外视力丧失。

2.损伤视网膜中央动脉

如肌肉圆锥内操作导致视网膜中央动脉压迫、断裂、痉挛、栓塞,则引起视力丧失,眼底检查可见典型的视网膜中央动脉阻塞征。因此肌肉圆锥内操作应先探明视神经位置,并注意保护,尽量不要裸露视神经。视网膜中央动脉多位于视神经下方,需要剥离时,应在直视、放大下进行。眶内禁用单极电刀,如有出血,以手指压迫或用药物止血。一般不用止血钳钳夹,眶前、中段可提起出血点,在直视下用双极电凝。如发生视网膜中动脉阻塞,应用血管扩张剂有效。

3.眶内出血或反应性水肿

视力丧失多发生于剥离面广、损伤较大的术式。出血或水肿可压迫视神经及视网膜中央动脉,因此,术后应放置负压引流管,注射止血药、脱水剂及皮质类固醇。如发现视网膜中央动脉压迫,应用血管扩张剂,检查原因,予以去除。眼眶血肿则剪开缝线,清除血块,止血。

4.术后炎性反应

特别是炎性假瘤切除,可引起炎症反跳,侵犯视神经。手术完成后创面注射甲泼尼龙 40mg,口服泼尼松可减轻炎性反应。眼球压迫很少引起视力丧失,据称视网膜中央动脉缺血 120 分钟,尚能恢复视功能。为了及时抢救视力,术中、术后应进行视力监护,一旦发现光感丧失,应及时处理。

(二)眼外肌麻痹及瞳孔扩大

术后眼外肌,特别是提上睑肌麻痹比较多见,多发生于眶内上方肿瘤切除术后。可因牵拉或压迫眼外肌运动神经和肌肉本身所致,于3个月内恢复。如仍不能恢复,则可能是运动神经或眼肌断裂。术后瘢痕牵引,也可引起眼球运动障碍。眶后段操作,显微镜下直视进行;术时尽量不要裸露眼外肌,减少瘢痕形成;发现眼外肌断裂应予修补,可预防永久性眼外肌麻痹。外侧开眶时,分离至眶尖部视神经和外直肌之间,可压迫或损伤睫状神经节,引起瞳孔暂时性或永久性扩大。

(三)眶上神经断裂

眶上神经位于眼眶的内上方,沿眶上壁内1/3前行,至眶上切迹出眶,为1mm直径白色线状结构。眶内上缘进路开眶,容易损伤这一神经。术时应仔细辨认,术后冲洗观察,如已断裂,应对端吻合。

(四)植入性囊肿

结膜和皮肤碎片埋入眶内,或结膜切口边缘卷入,可形成囊肿。应手术切除。

(五)眼球内陷

良性肿瘤压迫脂肪吸收,眶壁凹陷、眼眶与鼻旁窦沟通或眶腔扩大,肿瘤摘除后眼球内陷,睑裂变小,影响美观。可在眶中段骨膜外填置硅胶片或medpor板矫正眼球内陷。

十、眶内容摘除术

眶内容摘除术(orbitalexenteration)是严重影响外观的破坏性手术,随着放射治疗、药物治疗及生物治疗等综合性治疗技术的进展,这一手术的适应范围逐渐缩小。根据肿瘤部位及手术切除范围,行全部或部分眶内容摘除,下面叙述全眶内容摘除术。

1. 适应证

(1)原发于眶内恶性肿瘤:如泪腺、末梢神经、纤维组织等对放射治疗及化学治疗不敏感的恶性肿瘤,采用眶内容摘除。恶性淋巴瘤、横纹肌肉瘤等对放疗敏感的肿瘤,采用以局部切除、放射治疗和药物综合疗法。

(2)继发于眶周围结构恶性肿瘤:如眼球、眼睑、结膜和鼻旁窦恶性肿瘤眶内蔓延。

(3)顽固性疼痛:虽为良性肿瘤,但无视力,顽固性疼痛或严重畸形,如真菌病、复发性脑膜瘤、纤维组织细胞瘤、炎性假瘤、血管炎和外伤畸形等,最后终因疼痛而行眶内容摘除。

2. 手术步骤

(1)保留全层眼睑技术:适合于病变位于眶后部者,保留全层眼睑,以利后期整形修复。但对于曾行眼部放射治疗的患者不宜应用,因放疗后结膜愈合不良。

1)全身麻醉。

2)结膜切开:沿角膜缘环形剪开球结膜,内外两侧水平剪开至内、外眦,于结膜下向眶缘方向分离,暴露眶缘骨膜。睑裂狭小者可联合外眦切开。

3)沿眶缘切开一周,于骨膜内向眶尖分离。眶上、下裂采用锐分离,使全眶骨膜与骨壁分开,直达眶尖。分离内侧时,注意勿使筛骨纸板破裂。

4)摘除眶内容:将眶骨膜和眶壁游离后,沿骨壁伸入脑膜剪,剪断眶尖软组织,将眶内容去除。眶尖部压迫止血。

5)缝合:清除残留眶内软组织,止血,球结膜对端缝合,自然形成结膜囊。术眼加压包扎。

6)术后处理:全身应用止血药、抗生素和皮质类固醇预防感染,隔日换药,5~7日拆线。

(2)保留眼睑皮肤技术:适合于眼睑未被病变侵犯者。

1)全身麻醉。

2)皮肤切开:连续缝合上、下睑缘,自上睑睫毛上2mm和下睑睫毛下2mm切开眼睑皮肤,深达轮匝肌。并切开眼睑内外侧皮肤,使上、下睑皮肤切口连接(图3-82)。

3)切开骨膜:眼睑皮肤切开后,沿轮匝肌后面向上、下、内和外侧分离至眶缘,暴露骨膜,并沿眶缘切开一周,于骨膜外向眶尖分离,眶上、下裂采用锐分离,使全眶骨膜与骨壁分开,直达眶尖。分离内侧时,注意勿使筛骨纸板破裂。

4)摘除眶内容:操作同保留全层眼睑技术。

5)缝合:清除残留眶内软组织,止血,上、下眼睑皮肤对端缝合。

6)术后处理同前。

以上眶内容摘除方法比较简单,结膜或眼睑皮肤对端缝合愈合快,眶凹陷较小,有利于日后眼窝重建。

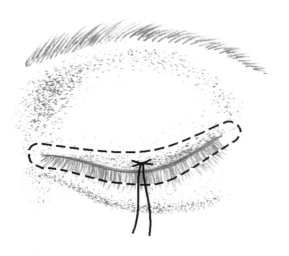

图 3-82　保留眼睑皮肤眶内容摘除术切口示意图。

如眼睑被肿瘤侵犯,则不适于此种技术。应行眼睑皮肤切除技术。

(3)眼睑皮肤切除技术:在上、下睑缘连续缝合后,自眶缘切开皮肤一周,深达骨膜,并切开骨膜一周,向眶尖分离,切除眶内容。眶尖部压迫止血。眶腔填满凡士林纱布,使眶内肉芽增生,眶缘皮肤长入,2~3 个月创面愈合,遗留眶凹陷。该方法手术操作简单,但日后整形困难。

十一、眶内容摘除和修复术

眶内容摘除虽属严重的毁容性手术,经过眼眶修复,安装义眼,可明显改善术后外观,易于被患者接受。对于眶骨壁破坏者,也可大范围切除。针对不同情况,可采用同期修复或二期修复。前者适于肿瘤切除较为彻底者,眶内容摘除后即进行修复;后者适于可疑肿瘤未完全切除者,先行眶内容摘除,观察三年或更长时间,确认无复发可能时再行修复。根据供体组织来源又分为局部、邻近和远距供体修复。

(一)真皮脂肪瓣眼眶修复术

真皮脂肪瓣移植 (dermis-fat graft transplantation) 操作简单,适于肿瘤位于眶前部而眶尖部尚保留部分正常组织者。先行部分眶内容摘除(操作同前),保留眶后段软组织。在下腹部一侧刮除表皮,切取真皮-脂肪瓣,体积较眶内组织缺损腔大 20%,将组织瓣填入眶腔,真皮层缝于眶缘。

(二)颞肌-筋膜移植术

颞肌-筋膜移植 (temparalis muscle fascial transplantion) 是将部分颞肌及其表面的筋膜转移至眶内,填补眶内容摘除后的骨腔。适应证同于眶内容摘除术。

1. 手术步骤

该手术适于肿瘤切除较彻底,且未侵犯眼睑者。

(1)结膜-皮肤切开及眶内容摘除:做眼睑牵引缝线,翻转上、下睑,使睑结膜向前。沿上睑板上缘及下睑板下缘切透睑板,穹隆侧保留窄条睑板,在内侧上、下睑切口接连。外眦切开,向耳屏方向切开皮肤及皮下组织4cm。自睑板切口沿眶隔前面向眶缘分离,暴露骨膜。切开骨膜一周,分离后摘除眶内容。

(2)颞肌转移:自颞线颞肌起点切断肌腱前部1/3,并切断颞肌筋膜与眶外缘及颧骨之连线,向下分离前 1/3 颞肌及其表面的筋膜,直达颞肌止点附近。将肌瓣向颧骨方向翻转,暴露颞窝及眶外壁的外侧面,在眶外壁做骨窗,并牵引颞肌-筋膜瓣通过骨窗进入眶腔。骨窗应足够大,避免颞肌-筋膜瓣受压,影响血液供应。眶后部填空心玻璃球体、硅胶球或其他无刺激性假体,将颞肌-筋膜瓣展平,置于球体表面,均匀缝于眶缘软组织。

(3)皮片移植:自股内侧取断层皮片,经过修剪,表面向前缝于睑结膜断端。将颞肌起点后 2/3 切断,展平并均匀缝至起点。缝合皮下组织及皮肤,使眼睑复位,所形成的眼窝填凡士林纱条。

(4)术后处理:单眼包扎,应用止血剂、抗生素及皮质类固醇,隔日换药,7 天拆线。剪除多余坏死之皮片,待移植片表面干燥后安装义眼。

(三)颞顶筋膜移植术

颞肌-筋膜移植手术范围较小,但颞部遗留凹陷,影响外观。颞顶筋膜转移则可避免此种缺点。此术式特别适于眶壁缺损者,因连同颞浅动、静脉转移,筋膜供血充分,转移的颞顶筋膜易存活。

手术步骤

在耳屏前触及颞浅动脉,亚甲蓝标记主干及分支,剃除头发。

(1)结膜切口及眶内容切除:同眶内容摘除术手术步骤,但皮肤切口仅达眶缘之外。

(2)颞顶筋膜转移:沿颞浅动脉一侧切开皮肤,向两侧分离,切勿损伤血管。在切取筋膜的头皮处做"+"

或"T"形皮肤切口,不超过中线。分离头皮至所需筋膜范围,切取筋膜(包括部分皮下组织、帽状筋膜及骨膜),最大可切取 150mm×120mm。然后向下分离血管蒂,血管两侧各保留 10mm 筋膜,以保证动脉供血和静脉回流。眶外缘做一横形骨凹,自耳前至眶外缘做皮下隧道,使筋膜瓣和蒂通过。筋膜蒂置于骨凹内,筋膜植入眶腔,缝于眶缘,然后植皮。术后可戴义眼。

十二、眼眶减压术

眼眶减压术(orbital decompression)多用于甲状腺相关眼病治疗。因眶内软组织水肿、炎细胞浸润、变性等,使眶内压增高、眼球突出、暴露性角膜炎、压迫性视神经病变等,危及重要结构和其功能。眼眶减压术属对症治疗,目的在于切除眼眶骨壁,使眶内软组织移位至眶周腔隙,以缓解眶内压力。甲状腺相关眼病有自限和自愈倾向,因此该手术适应证应从严掌握。应在甲状腺功能得到控制、眼部病情稳定至少 6 个月后考虑手术。

1. 适应证

甲状腺相关眼病引起以下并发症,可考虑眶减压术。

(1)暴露性角膜炎:眼睑退缩、眼球突出、兔眼、Bell 现象不全,导致暴露性角膜炎,且眶压高,张力大,睑裂缝合术后不愈合,仍暴露角膜者。

(2)视神经损害:眼外肌肥大,特别是在眶尖部集中,压迫视神经,使之缺血,视力减退,视神经萎缩。

(3)改进外观:高度眼球突出影响外观,特别是一侧眼球突出或同时伴有上、下睑退缩时,如患者有改善外观要求,也可作为选择性适应证。

2. 手术方式

根据眼球突出及眶压增高的程度,常采用一壁、二壁、三壁或四壁减压。目前提倡平衡减压,使患者术后眼球不致向一侧偏斜,临床常用联合内外壁减压。

(1)一壁减压:多为眶顶减压,使眶内脂肪向颅内膨出,缓解眶内压力,眼球可退缩 4~5mm。

1)手术步骤

a. 皮肤切开:半冠状或冠状皮肤切口,后者可同时用于两侧眶顶减压。皮肤切口隐藏在发际内,不遗留可见瘢痕。

b. 额骨颞肌瓣形成:详见经额开眶术。

c.切除眶顶:骨瓣翻转后,不切开硬脑膜。用脱水剂或行侧脑室穿刺,使脑体积缩小,轻轻向上牵拉大脑额叶,暴露眶顶,用骨凿及骨钳切除眶顶,也可去除部分眶外壁,保留视神经管完整,以免损伤视神经,引起视力丧失。

d. 切开骨膜:去除眶顶后,沿上睑提肌-上直肌两侧切开骨膜,或梅花形切开,注意勿损伤骨膜下的眶上神经。使眶内脂肪突入颅前凹。

e. 缝合:眶骨膜及骨切口保持开放,其他切口按层缝合。

f. 眶顶减压可使上直肌-上睑提肌向上弯曲,加重上睑退缩,可做 Müller 肌切除,或上睑提肌延长加以弥补,术后缝合睑裂。单或双眼加压包扎。

2)术后处理:应用抗生素、止血剂,皮质类固醇及脱水剂预防感染、减轻脑水肿,有利于眶脂肪向颅内膨出。因硬脑膜完整,在成年人眶顶减压后,很少引起眼球搏动。

(2)二壁减压:二壁减压是切除眶底和眶内壁,使脂肪脱入上颌窦和筛窦。二壁减压特别适于视力减退者,眼球可后退 5~6mm,效果较好。术前应行鼻部常规检查和 CT 扫描观察患者是否患有鼻、鼻旁窦炎症,如有炎症治愈后方可手术。

1)手术步骤

a. 切开皮肤或结膜:可经鼻侧皮肤、睫毛下皮肤或穹隆部结膜切开,根据术者经验任选一种。经皮肤进路视野宽,操作方便,但遗留可见瘢痕。

鼻侧切开:沿眶内缘及内下缘皮肤切开,深达骨膜,长 40~50mm,分离暴露眶缘骨膜。

睫毛下皮肤切开:沿下睑睫毛下 1~2mm 切开皮肤,在轮匝肌和眶隔之间向下分离至眶下缘。该切口进行眶下壁操作容易,但切除内侧眶壁时较为困难。

结膜切开:首先切开外眦,并切开下穹隆结膜,向内延长至内眦部。自切口向下、向内分离,充分暴露眶下缘及部分眶内缘骨膜。沿此切口术野狭小,操作比较困难。

b. 切开骨膜:皮肤或结膜切开后,暴露眶下缘和眶内缘下部,沿眶缘切开骨膜。自眶缘分离骨膜,从眶下壁分离至后段,眶内壁骨膜向上分离至筛额缝,后至筛后孔。

c. 切除骨壁:在眶下管内侧凿开骨壁,扩大骨切口至上颌窦顶全去除,注意保护眶下神经。然后沿内侧骨切口缘向上,去除筛骨纸板和筛骨气泡,向后至筛后孔以后。眶尖部减压充分,可缓解眼外肌对视神经的压迫。操作时注意勿损伤筛前、后动脉,避免大量出血。

d. 切开眶内骨膜:肾上腺棉片筛窦止血,沿下直肌两侧及内直肌上、下缘从前向后剪开骨膜,使眶脂肪脱入上颌窦及筛窦。也可自内直肌上方和下直肌外侧去除部分脂肪,加强减压作用。

e. 缝合:皮肤切口者缝合眶缘骨膜后再缝合皮肤,结膜进路者直接缝合结膜。

2)术后处理:同眶顶减压术,眶压不高者可不用脱水剂。

二壁减压也可切除眼眶内、外壁,平衡减压。同上述方法切除眶内壁,外眦一字形皮肤切口,同外侧开眶术切除眶外壁,保留前缘。减压效果也好,但遗留皮肤瘢痕。

(3)三壁减压:即同时进行内、外、下壁减压。

(4)四壁减压:四壁减压效果最好,适于眼球突出度大于 30mm 或双侧眼球突出度差值大于 10mm 者,术后眼球突出可后退 10~17mm。

1)手术步骤

a. 术前准备同外侧开眶,全身麻醉。

b. 切除眶外壁骨瓣:外眦切开,皮肤切口向耳屏方向延长 30mm,沿眶缘外 5mm 切开眶外壁骨膜,并向眶面及颞窝面深层分离,切除邻近眶外壁的部分颞肌,以容纳脱出的眶脂肪。用电锯及骨钳切取眶外壁骨瓣,以切割钻或骨凿去除骨瓣后唇蝶骨大翼。在外直肌上、下缘水平自前向后切开骨膜,使眶脂肪移至颞窝。

c. 切除眶顶:自眶外壁骨切口上缘分离眶顶骨膜,保留眶顶前缘,以骨钳或切割钻切除眶顶骨壁,在上直肌-上睑提肌两侧切开骨膜,使眶脂肪膨入颅前凹。但通过此进路切除眶顶操作困难。

d. 切除眶下壁及眶内壁:切开下穹隆结膜至内眦部,暴露眶下壁及眶内壁下部,沿眶下缘及眶内缘切开骨膜,并分离骨膜,暴露骨壁,以骨钳或切割钻去除眶底及眶内侧骨壁,刮除筛骨气泡。切除眶下壁时勿损伤眶下神经。沿下直肌两侧及内直肌上、下缘,切开骨膜,使眶脂肪脱入上颌窦及筛窦。观察眼球突出度,如减压仍不满意,可从四个方向切除部分脂肪。多数病例眶脂肪因水肿、浸润及纤维增生而变硬,脂肪不易膨出,切除一部分眶脂肪很有必要。切除内上方脂肪时由于牵拉、压迫,容易造成上睑下垂。

e. 缝合:将眶外壁骨瓣后部切除,保留前缘,复位固定。缝合皮下组织、皮肤和结膜。

眶四壁减压也可通过冠状皮肤切口完成。发际内冠状皮肤切口,深达骨膜,沿帽状筋膜与骨膜间向下分离至眶上缘,眶外侧沿颞肌筋膜向下分离至颧弓。以电锯切除眶外壁。

从骨瓣切口下缘分离眶底骨膜,从眶上缘分离眶顶骨膜,从眶内上角分离眶内壁骨膜,切除眶顶、眶内壁和眶下壁,保留眶缘,刮除筛窦气泡。沿四直肌内、外或上、下缘切开骨膜,切口自眶缘至眶尖,使眶脂肪从四个方向向周围腔隙膨出。去除眶外壁,保留眶缘,复位固定。缝合皮下组织及皮肤。

2)术后处理:眶四壁减压剥离范围广,软组织直接暴露于鼻旁窦,有潜在感染可能,术后静脉滴注广谱抗生素、皮质类固醇和脱水剂。取半坐位,以利鼻旁窦内积血引流。

十三、爆裂性骨折修复术

爆裂性骨折(blow-out fracture)是一种临床比较多见的眼眶外伤。系因大于眼眶前开口的钝物自眶前方重击引起,如拳击、车祸伤等,由于眶内压力突然增高,引起眶壁薄弱部分爆裂骨折,而眶前部皮肤和眶缘完好。骨折好发部位为眶底的眶下神经沟(管)和筛骨纸板。此种骨折临床表现为复视、眼球运动受限、眼球内陷和眶下神经分布区痛觉迟钝或消失。

复视和眼球运动受限多因眼外肌损伤、肌肉嵌于骨裂缝或肌肉与骨壁粘连所引起。因内、下直肌不能松弛,多发生眼球外展、上转不足,向外、向上注视复视距离增加。早期在内、下直肌腱缝线,向外、向上牵引,可能解脱轻度嵌塞的眼外肌,而后每日练习眼球转动,防止再度粘连。如牵引不能使肌肉复位,则需手术解除嵌塞或粘连。

眼球内陷发生于眼眶软组织水肿和出血消失之后,多于伤后 2 周开始显著。内陷原因多为眶内容脱入鼻窦,甚至眼球可脱至上颌窦或筛窦内,使眶内容减少;眶底下移和筛骨纸板内移,眶腔容积扩大;或眶脂肪被压挤后萎缩吸收,多发生于伤后晚期。眶下沟骨折可损伤眶下神经,引起眶下神经支配区感觉异常。爆裂性骨折视力一般不受影响。最好的诊断方法为 CT 扫描,不但可以确定有无骨折、骨折位置、有无眼外肌嵌塞和软组织陷入鼻旁窦,还可利用 CT 测量眼眶容积,供手术矫正眼球内陷时参考。一般情况下眶容积扩大 1ml,眼球内陷 0.8mm。

1. 适应证

(1)复视及眼球运动障碍:经下直肌牵引不能解脱,应早期手术。在局部组织水肿消退后,手术距外伤

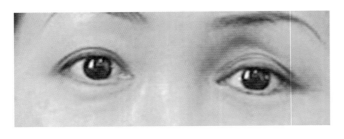

图 3-83 眼眶爆裂性骨折外观像,显示左眼球内陷。

时间越短,疗效越好,通常在外伤后 1~2 周。待肌肉异位愈合,瘢痕形成,再行手术则效果较差。

(2)眼球内陷:因眶壁骨折,眶腔扩大,导致眼球内陷(图 3-83 和图 3-84)。正常情况下双侧眼球突出度差值应小于 2mm,如外伤后眼球内陷大于 3mm 应考虑手术。早期手术,眶内软组织水肿尚未消失,可根据眶腔扩大量植入填置物。

(3)眶下神经损伤:多为暂时性,如因骨折片造成该神经断裂,可予以吻合。

2. 手术步骤

以眶底骨折为例,叙述手术步骤。

(1)麻醉及术前准备:根据患者耐受情况,选择局部麻醉或全身麻醉。

(2)皮肤及骨膜切开:在下睑睫毛下 1~2mm 处水平切开皮肤,至外眦水平切口稍向下倾斜。沿睑轮匝肌下向眶缘方向分离,暴露眶下缘骨膜,沿眶下缘切开骨膜并向后分离,即发现骨折及软组织嵌塞。

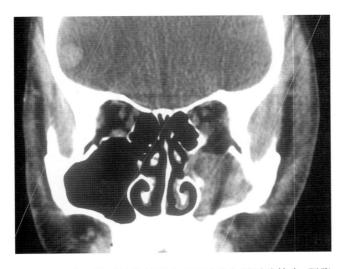

图 3-84 眼眶爆裂性骨折冠状 CT,可见左眶下壁缺失,眶脂肪脱入上颌窦,上颌窦内充满高密度影为积血。

(3)软组织松解和复位:分离嵌塞组织两侧骨膜,深达骨缺口后缘。用止血钳轻轻将嵌塞的组织拖回眶内,骨缺口以填置物封盖。根据眼球内陷程度,适当在内、外侧骨膜下放入填置物,使眼球突出度稍大于健侧。填置物最常使用 medpor,因其可塑形。也可用自体软骨片、人造骨、硅片、羟基磷灰石等植于骨膜外,遮盖骨缺损区。植入前加以成形,使之与骨面密切接触。厚度不宜超过 5mm,以免引起眼球移位,影响运动。

(4)缝合:填置物用钛钉板或耳脑胶固定于骨壁,缝合眶缘骨膜切口,并缝合皮肤。

(5)术后处理:术后应用止血剂、抗生素和皮质类固醇。术后第 2 天开始眼球运动训练,每日 3 次,每次半小时。7 日后拆线。

(张虹 宋国祥)

参考文献

宋国祥. 眼眶病学[M]. 北京:人民卫生出版社,1999:1-54.

宋国祥. 眼视光影像学[M]. 北京:人民卫生出版社,2004:1-24.

Ang LP, Lee IW, Seah LL, et al. Orbital cellulites following intralesional corticosteroid injection for periocular capillary haemangioma[J]. Eye, 2007, 21(7): 999-1001.

Ansari SA, Iafee IF. Orbital cavernous hemangioma: role of imaging[J]. Neuroimaging Clin N Am, 2005, 15(1): 137-158.

Bernardini FP, Kersten RC, Devoto IH, et al. Outcomes after surgical excision of large and massive orbital tumors [J]. Ophthal Plast Reconstr Surg, 2008, 24(4): 280-28.

Bonavolonta G. Postoperative blindness following orbital surgery [J]. Orbit, 2005, 24(3): 195-200.

Bonfioli AA. Orefice F. Sarcoidosis [J]. Semin Ophthalmol, 2005, 20(3): 177-182.

Brannan PA. A review of sclerosing idiopathic orbital inflammation [J]. Curr Opin Ophthalmol, 2007, 18(5): 402-404.

Brusati R, Goisis I, Biglioli F, et al. Surgical approaches to cavernous haemangiomas of the orbit [J]. Br J Oral Maxillofac Surg, 2007, 45(6): 457-462.

Burkat CN, Lemke BN. Retro bulbar hemorrhage: inferolateral anterior orbitotomy for emergent management [J]. Arch Ophthalmol, 2005, 123(9): 1260-1262.

Chang EL, Piva AP. Temporal fossa orbital cecompression for treatment of disfiguring thyroid-related orbitopathy [J]. Ophthalmology, 2008, 115(9): 1613-1619.

Chawda SJ,Ioseley IF. Computed tomography of orbital dermoids: a 20-year review [J]. Clin Experiment Ophthalmol,2002,30 (5):356-360.

Chirapapaisan N,Chuenkongkaew W,Pornpanich K,et al. Orbital pseudotumor:clinical features and outcomes [J]. Asian Pac Allergy Immunol,2007,25(4):215-8.

Colapinto P,Sheth HG,Jain R,et al. Inferior oblique schwannoma:diagnosis and managemen [J]t. Orbit,2007,26 (4):287-9.

Gianoukakis AG,Smith TJ. Recent insights into the pathogenesis and management of thyroid-associated ophthalmopathy[J]. Curr Opin Endocrinol Diabetes Bbes,2008,15(5):446-452.

Gordon LK. Orbital inflammatory disease:a diagnostic and therapeutic challenge[J]. Eye,2006, 20(10):1196-206.

Hasegawa I,Fujisawa H,Hayashi Y,et al. CT arteriography for orbital tumors:diagnostic and surgical value [J]. J Clin Neurosci,2005,12(5):548-552.

Hatton IP,Durand IL. Orbital cellulitis with abscess formation following surgical treatment of canaliculitis [J]. Ophthal Plast Reconstr Surg,2008,24(4):314-6.

Iahesh L,Krishnakumar S,Subramanian N,et al. Malignant teratoma of the orbit:a clinicopathological study of a case[J]. Orbit,2003,22(4):305-309.

Iariniello G,Iaiuri F,Strianese D,et al. Spheno-orbital meningiomas: surgical approaches and outcome according to the intraorbital tumor extent[J]. Zentralbl Neurochir,2008,69(4):175-181.

IcKinley SH,Yen IY,Iiller AI,et al. Microbiology of pediatric orbital cellulitis[J]. Am J Ophthalmol,2007,144(4):497-501.

Iee JJ,Icnab AA,Ickelvie P. Respiratory epithelial orbital cysts. Clin Experiment Ophthalmol,2002, 30(5):356-360.

Iiller A,Castanes I ,Yen I,et al. Infantile orbital cellulites [J]. Ophthalmology,115(3):594.

Ioe KS,Jothi S,Stern R,et al. 2007. Lateral retrocanthal orbitotomy:a minimally invasive,canthus-sparing approach[J]. Arch Facial Plast Surg,2008,9(6):419-426.

Irace C,Davi G,Corona C,et al. Isolated intraorbital schwannoma arising from the abducens nerve. Acta Neurochir (Wien), 2008,150(11):1209-10.

Ipyet C,Wade P,Ramyil A. Indications for surgical removal of the eye in adults:a five-year review[J]. Niger J Med,2008,17(1): 107-9.

Jost SC,Ackerman JW,Garbow JR,et al. Diffusion-weighted and dynamic contrast-enhanced imaging as markers of clinical behavior in children with optic pathway glioma [J]. Pediatr Radiol,2008,38(12):1293-9.

Kahana A,Lucarelli IJ,Grayev AI,et al. Noninvasive dynamic magnetic resonance angiography with time-resolved imaging of contrast kinetics (TRICKS) in the evaluation of orbital vascular lesions [J]. Arch Ophthalmol,2007,125 (12): 1635-1642.

Kapadia IK,Rubin PA. The emerging use of TNF-alpha inhibitors in orbital inflammatory disease [J]. Int Ophthalmol Clin, 2006,46(2):165-181.

Khan AI,Varvares IA. Traditional approaches to the orbit [J]. Otolaryngol Clin North Am,2006,39(5):895-909.

Kiratli H,Sekeroglu IA,Sovlemezoglu F. Unilateral dacryoadenitis as the sole presenting sign of Wegener's granulomatosis [J]. Orbit,2008,27(3):157-160.

Kubota T,Kano H. Assessment of inflammation in idiopathic orbital myositis with fat-suppressed T2-weighted magnetic resonance imaging [J]. Am J Ophthalmol,2007,143 (4): 718-720.

Leibovitch I,Prabhakaran VC,Davis G,et al. Intraorbital injection of triamcinolone acetonide in patients with idiopathic orbital inflammation[J]. Arch Ophthalmol,2007,125(12):1647-1651.

Lutt JR,Lim LL,Phal PI,et al. Orbital inflammatory disease[J]. Semin Arthritis Rheum,2008,37(4):207-222.

Lin SC,KauHC,Yang CF,et al. Adenoid cystic carcinoma arising in the inferior orbit without evidence of lacrimal gland involvement [J]. Ophthal Plast Reconstr Surg,2008,24 (1): 74-76.

Nemet A,Iartin P. The lateral triangle flap-a new approach for lateral orbitotomy[J]. Orbit,2007, 26(2):89-95.

Nemet AY,Iartin P,Benger R,et al. Orbital exenteration:a 15-year study of 38 cases [J]. Ophthal Plast Reconstr Surg, 2007,23 (6):468-472.

On AV,Hirschbein IJ,Williams HJ,et al. Cyberknife radiosurgery and rituximab in the successful management of sclerosing idiopathic orbital inflammatory disease [J]. Ophthal Plast Reconstr Surg,2006,22 (5):395-397.

Paolini S,Santoro A,Iissori P,et al. Surgical exposure of lateral orbital lesions using a coronal scalp flap and lateral orbitozygomatic approach?:clinical experience [J]. Acta Neurochir (Wien),2006,148 (9):959-963.

Pineles SL,Velez FG,Elliot RL,et al. Superior oblique muscle paresis and restriction secondary to orbital mucocele [J]. J AAPOS,2007,11(1):60-61.

Pushker N,Bajaj,Balasubramanya R. Disseminated cysticercosis involving orbit,brain and subcutaneous tissue. J Infect, 2005,51(5):245-248.

Rodriguez FJ,Perry A,Gutmann DH,et al. Gliomas in neurofibro-matosis type 1:a clinicopathologic study of 100 patients [J]. J Neuropathol Exp Neurol,2008,67(3):240-249.

Rootman J. Diseases of the Orbit [M]. 2nd ed. Philadelphia: Lippincott Williams & Wilkins,2003:1-51.

Salam A,Ieligonis G,Ialhotra R. Superior oblique myositis as an early feature of orbital Wegener's granulomatosis [J]. Orbit, 2008,27(3):203-206.

Schwarcz RI,Ben Simon GJ,Cook T,et al. Sclerosing therapy as first line treatment for low flow vascular lesions of the orbit. Am J Ophthalmol,2006,141(2):333-339.

Shields JA,Shields CL. Orbital cysts of childhood-classification, clinical features,and management [J]. Surv Ophthalmol, 2004,49(3):281-299.

Stieber VW. Radiation therapy for visual pathway tumors. J Neuroophthaomol,28(3):222-230.

Swamy BN,IcCluskey P,Nemet A,et al. 2007. Idiopathic orbital inflammatory syndrome:clinical features and treatment outcomes[J]. Br J Ophthalmol,2008,91(12):1667-70.

Takahashi Y,Kakizaki H,Iito H,et al. Medial orbitotomy without opening the ethmoid sinus enables wide exposure and safe removal of an orbital tumour located posterosuperomedially[J]. Scand J Plast Reconstr Surg Hand Surg,2008,42 (3):158-60.

Tang IP,Prepageran N,Shashinder S. Endoscopic orbital decompression for Graves' ophthalmopathy [J]. Med J Malaysia,2008,63(1):67-68.

Tanna N,Preciado DA,Clary IS,et al. Surgical treatment of subperiosteal orbital abscess [J]. Arch Otolaryngol Head Neck Surg,2008,134 (7):764-767.

Torres VL,Schor P,Erwenne CI. A new device for ocular globe enucleation[J]. Ophthalmic Surg Lasers Imaging,2008,39(6):524-527.

Tsirbas A,Kazim I,Close l. Endoscopic approach to orbital apex lesions[J]. Ophthal Plast Reconstr Surg,2005,21(4):271-275.

Ulgen T,Turhan T,Yurtseven T,et al. Simple anterior orbitotomy [J]. Minim Invasive Neurosurg,2004,47(2):2007,115-118.

Vagefi IR,Hong JE,Zwick OI,et al. Atypical presentations of pleomorphic adenoma of the lacrimal gland [J]. Ophthal Plast Reconstr Surg,2003,23(4):272-274.

Vagefi IR,IcIullan TF,Burroughs JR,et al. Autologous dermis graft at the time of evisceration or enucleation. Br J Ophthalmol,2007,91(11):1528-1531.

Verity DH,Rose GE,Restori I. The effect of intralesional steroid injections on the volume and blood flow in periocular capillary haemangiomas[J]. Orbit,2008,27(1):41-47.

Warrier S,Prabhakaran VC,Davis G,et al. Delayed complications of silicone implants used in orbital fracture repairs [J]. Orbit, 2008,27(3):147-151.

Yan J,Li Y,Qiu H,et al. Immunohistochemical study of the presence of mast cells in idiopathic orbital inflammatory pseudotumor:possible role of mast cells in the course of its pathogenesis[J]. Int Ophthalmol,2007,27(4):235-239.

Yuen HK,Chong YH,Chan SK,et al. Modified lateral orbitotomy for intact removal of orbital dumbbell dermoid cyst[J]. Ophthal Plast Reconstr Surg,2004,20 (4):327-329.

第四章
前颅底、侧颅底及舌

第一节　前颅底肿瘤的外科治疗

一、概述

前颅底由额骨眶板、筛骨水平板、蝶骨小翼与蝶骨平板构成。大脑额叶、嗅神经、嗅球和嗅囊均位于此区。视交叉、垂体及颞叶前端与其相邻。该区肿瘤早期常无症状,可有嗅觉减退或丧失,通常不引起患者注意。当肿物增大可出现鼻塞、鼻出血或流血性涕,后逐渐出现面部麻木、疼痛、牙痛等,多见于鼻腔鼻窦的恶性肿瘤。当肿瘤压迫视神经时可引起视力障碍、视野缺损,部分患者出现肿瘤侧原发性视神经萎缩和对侧继发性萎缩,构成Foster-Kennedy综合征,多见于嗅沟脑膜瘤。侵犯额叶可有精神症状,如欣快、躁狂、注意力不集中、记忆力减退、精神淡漠等,少数患者出现癫痫大发作。颅眶沟通的肿瘤可有眼球突出、复视和视力减退或失明;甚至出现颅内压增高症状(头痛、呕吐)。

(一)前颅底解剖

前颅底(anterior skull base):颅前窝对应的颅底外侧面为前颅底,由额骨眶板、筛骨筛板、蝶骨小翼及蝶骨体的前部构成。鼻腔是内镜经鼻颅底手术的第一站,鼻腔和鼻窦解剖标志是辨认颅底手术的基础。

1. 与内镜经鼻颅底外科相关的鼻腔主要标志(图4-1和图4-2)

(1)鼻中隔:鼻中隔的骨性部分由筛骨及梨骨构成,其中梨骨的后端与蝶骨嘴相连,所以鼻中隔后缘是确定蝶窦和鞍区正中线的标志。同时鼻中隔的上缘正对筛骨水平板,是脑脊液鼻漏的好发部位。鼻中隔骨嵴导致的鼻腔狭窄会影响内镜入路的手术操作,常常需要矫正弯曲部分来扩大手术操作通道的空间。

(2)鼻甲:鼻腔外侧壁的骨性解剖结构,有上、中、下三个鼻甲,三个鼻甲下方的空间分别称为上、中、下鼻道。上鼻甲和中鼻甲是筛骨内侧壁的组成部分。下鼻甲为一单独的骨性结构,外侧与上颌骨相连。中鼻甲是进入各组鼻窦的主要标志。下鼻甲的后端紧邻蝶腭动脉,而后者是内镜经鼻颅底手术常见的出血动脉。

(3)后鼻孔:后鼻孔上缘上方1~1.5cm是蝶窦开口的位置。咽鼓管圆枕及咽隐窝是内镜经鼻手术中相对固定的标志。

(4)鼻窦:位于鼻腔周围的含气空腔,分为额窦、筛窦、蝶窦和上颌窦,均位于同名骨内,并借鼻窦开口与鼻腔相通。鼻窦能减轻头部重量,协助共鸣和对吸入气流加温加湿,此外,可以作为内镜经鼻到达颅底的手术通道。

(5)额窦:位于额骨内外侧板之间,两侧额窦借额窦中隔分隔,额窦开口于前组筛窦的额隐窝顶的前方。

(6)筛窦:筛窦位于鼻腔外上方筛骨迷路内,由气化程度不同的含气小房构成,每侧有3~18个小的筛房,筛窦气房变异很大,临床上常以中鼻甲基板为界

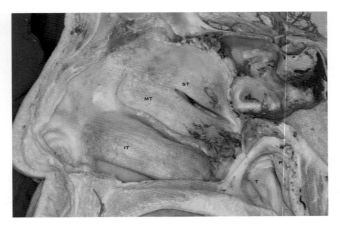

图4-1　鼻腔主要解剖标志。IT,下鼻甲;MT,中鼻甲;ST,上鼻甲;P,鼻咽;T,咽鼓管圆枕。

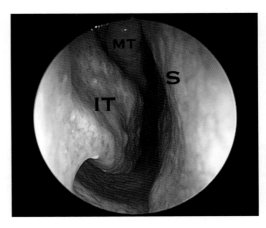

图4-2　鼻腔主要解剖标志。IT,下鼻甲;MT,中鼻甲;S,鼻中隔。

分为前组筛窦和后组筛窦两部分。

（7）蝶窦：蝶窦位于蝶骨体内，左右各一，均各通过其前壁的孔开口于蝶筛隐窝。根据其气化程度分为三型：甲介型、鞍前型和鞍型。

（8）蝶筛隐窝：蝶筛隐窝是位于上鼻甲后方，蝶窦与筛窦之间的凹陷小窝，蝶窦开口于此。其内侧为鼻中隔，后部为蝶窦前壁，外侧为上鼻甲，向前与中鼻道相通。

（9）前床突：前床突是蝶骨小翼向内后方延伸的骨性突起，是前、中颅窝的分界点，与蝶骨小翼共同构成眶上裂和海绵窦前份的顶。前床突是临床中识别视神经管，海绵窦段颈内动脉，海绵窦及垂体的解剖标志之一。

（10）蝶骨平台。

（11）筛前动脉：筛前动脉起自眼动脉，在上斜肌和内直肌之间走行，经眶壁的前筛孔横穿眶内壁，进入筛窦顶的筛前动脉管后穿入颅底，然后经筛孔分布于鼻腔前部。筛前动脉管常作为判定前颅底和额隐窝的解剖标志。

（12）筛后动脉。

（13）眶顶：又称为眶上壁，前方大部为额骨眶板，后方小部分为蝶骨小翼，眶顶构成了前颅窝底，骨质较薄，外伤或病变易破坏此壁。

（14）蝶窦前壁：后鼻孔上缘上 1~1.5cm，鼻中隔和中鼻甲后端附着缘之间即蝶窦前壁。蝶骨嘴是确定鞍底正中线的标志。内镜下直接可窥见蝶窦口占17%，移开中鼻甲后端后（少部分上鼻甲有妨碍）窥见者占83%。蝶窦开口的形状为线性的占35%，椭圆形的占30%，圆形的占13%。

（15）蝶窦间隔：蝶窦间隔的变异是很大的，双侧蝶窦完全对称是非常罕见的（Renn WH,1975）。蝶窦间隔位于颈内动脉隆起的占26%~40%，有1个间隔的占48%，有2个间隔的占33%，还有18%的蝶窦有3个间隔。高达87%的蝶窦内至少有一个间隔位于颈内动脉隆起上，只有13%的蝶窦内间隔与任何一侧的颈内动脉隆起均无关。

（16）蝶窦后外侧壁。

（17）视神经管隆起和颈内动脉隆起：观测65侧，发现视神经管隆起者占 50.7%（33 侧），其中呈管型或半管型的 15.4%（10 侧），压迹型 35.3%（23侧）。发现颈内动脉隆起者 60%（39侧）。双侧颈内动脉之间在蝶窦内最短距离为13~22mm。

（18）额隐窝与筛前动脉：额隐窝位于中鼻道最前端的上方，中鼻甲前端附着缘的后上。切除钩突后即可发现额隐窝的占 21%；切除鼻丘气房和（或）筛泡才能暴露额隐窝的占 79%。筛前动脉位于额隐窝后隆突或该隆起后 2~3mm范围内，其向下的冠状垂直平面与上颌窦自然开口的前囟门相接；筛前动脉管呈骨管状或骨管缺损或部分缺损，筛前动脉骨管也可呈嵴状或半管状。

纸样板的上缘与筛顶呈角度相连。纸样板在筛泡后部区域的连接方式有：直角占 3%，钝角 44%，锐角53%，还包括有眶上筛房（文卫平,2005）。

（19）纸样板与视神经管：沿纸样板表面向后寻找到眶尖内侧壁，再向后即是视神经管隆起。当确认纸样板有困难时，沿上颌窦开口上缘寻找即可。视神经管位于蝶窦外侧壁前上方，由内上向前外下走行形成骨性隆起。寻找视神经管除了按照隆起识别外，还可通过视神经管眶口识别。循后组筛窦顶壁向后，接近蝶筛共壁附近，在筛窦顶壁与眶内侧壁交界处，绝大多数标本都可以见到稍反光隆起处，即视神经管眶口，沿此处向后内，在蝶筛窦顶外侧壁，视神经管总是比周围骨质反光。

视神经管由上、下、内、外四壁构成，内壁最长且骨壁最薄，下壁最短。行视神经管减压术时打开骨管全长，去除视神经管的内侧壁与下壁是必要的。和许多研究结果一致，我们也发现视神经管眶端有一增厚的区域，此区骨质致密，呈环状骨环围绕视神经，构成视环。Maniscalco等（1978）认为视环是视神经管最狭窄部位，强调视神经减压术必须开放视环。

视神经管的内侧壁的毗邻关系比较复杂，中管前型为13.33%，半管型为50.00%，而全管型和蝶鞍型分别为30.00%和6.67%。但Mc Delano等根据CT扫描结果观察到所有OC都和蝶窦毗邻，仅仅3.00%与后筛房有毗邻关系。另外，OC与颈内动脉关系紧密，颈内动脉管在蝶窦外侧壁的压迹出现率为46.67%（14/30侧），与视神经管间呈开口向前下开放的"八"字形。视神经管段有眼动脉紧密伴行，穿行于视神经的硬膜鞘壁内，多行于视神经的腹侧。

2. 内镜经鼻前颅底的辨认（图4-3~4-8）

筛窦切除后判断筛顶，会发现内镜下观察筛顶区域的骨质相对较硬，微泛黄色。但有研究表明筛顶厚

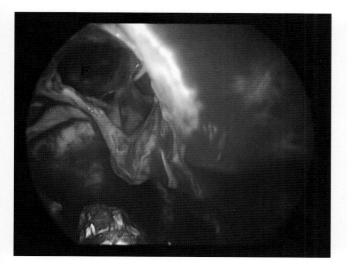

图4-3 额窦开放。F，额窦。

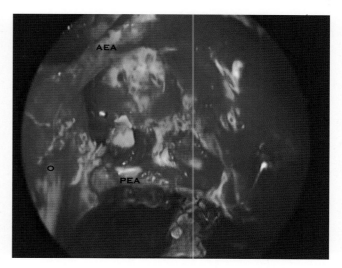

图4-5 中筛开放。AEA，前筛动脉；PEA，后筛动脉；O，眶内侧壁。

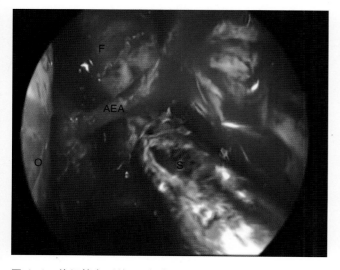

图4-4 前组筛窦开放。F，额窦；AEA，前筛动脉；O，眶内侧壁；S，吸引器。

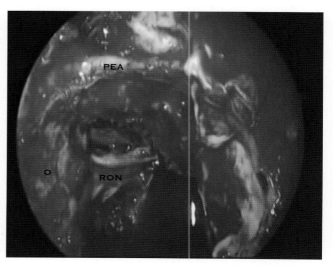

图4-6 后筛及蝶窦开放。PEA，后筛动脉；O，眶内侧壁；RON，右侧视神经。

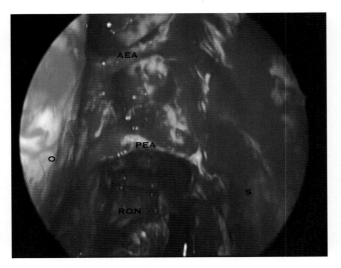

图 4-7　内镜显露前颅底解剖结构。AEA，前筛动脉；PEA，后筛动脉；O，眶内侧壁；RON，右侧视神经；S，鼻中隔。

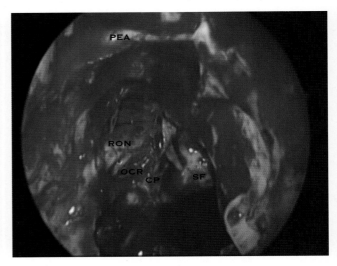

图 4-8　内镜显露前颅底和鞍区解剖结构。PEA，后筛动脉；RON，右侧视神经；OCR，视神经颈内动脉窝；CP，海绵窦段颈内动脉隆起；SF，鞍底。

度平均只有 0.9mm，筛顶和筛板的连接部厚度仅为 0.2mm。因此手术时的判断仅依靠镜下用器械去感觉是不够的。

额隐窝位于中鼻道的前上端，中鼻甲前端附着缘的上后，其上即颅底。额陷窝的暴露受钩突的附着部位或大小以及鼻丘气房、筛泡的气化程度的影响，手术中逐一切除钩突、鼻丘气房和筛泡是显露额隐窝的关键。

Kennedy曾指出，识别筛前动脉应该作为颅底和前筛顶的标志。本研究的观测发现筛前动脉骨管位于额隐窝后隆起区域，自该隆起向后短距离范围内均可找到，且筛前动脉的冠状垂直水平与上颌窦开口的前囟相接，筛前动脉管可以紧贴筛顶呈嵴状或半管状（41.8%），呈管状或悬空状（58.2%），其中部分尚有骨管的骨质缺失。手术中辨认出额隐窝或筛前动脉即可明确颅底的位置。纸样板是与筛顶相连的，沿纸样板向上可确认筛顶，需要注意的是纸样板与筛顶的连接角度绝大部分是呈锐角或钝角（97%，筛泡后区域），术前 CT 冠状位中也可得到提示。

（二）常见的前颅底肿瘤

1. 脑膜瘤

按主要病变部位分为嗅沟脑膜瘤和鞍结节脑膜瘤。患者平均年龄40岁左右，男与女之比为1:1.2。约占颅内脑膜瘤的1/10，是前颅底最多见的肿瘤之一。其自筛板及其后方的硬膜长出，可生长于一侧，也可向两侧生长，生长缓慢。慢性头痛病史，常位于额部，可放射至眼窝后部，一侧嗅觉丧失及精神障碍，特别是相继有一侧原发性视神经萎缩和颅内压增高所致对侧视乳头水肿，即Foster-Kennedy综合征者，应考虑嗅沟脑膜瘤。头部CT及MRI显示境界清楚（CT等密度或高密度；T1等或略低、T2呈等或轻度高信号）的前颅窝一侧或双侧近中线处圆形肿瘤影，其内可发生囊变、坏死、陈旧出血或脂肪沉积；宽基底附着于硬脑膜；约20%相邻骨质增生，骨质破坏少见；约20%~30%伴有局灶性或弥漫性钙化；大多数呈均匀一致的明显强化，少数为轻度强化；部分可见脑膜强化，向周围延伸，称之为"脑膜尾征"。周围脑组织可有轻度水肿，脑血管造影显示大脑前动脉向后上方移位。

2. 嗅神经母细胞瘤

发病年龄以20岁上下或50岁左右为最多见，无性别差异。肿瘤发展缓慢，病程较长，最早为单侧鼻阻塞、鼻出血，双侧嗅觉减退；随肿物生长，可出现邻近器官受累症状：眼突、视力下降和偏头痛，颅内压增高，并可出现颈部淋巴结转移，Shah报道发生颈部及全身性转移者为13%~24%。查体可见鼻腔顶部、嗅区、鼻中隔上部有肉芽状淡红色肿物，外观似鼻息肉，但质脆、硬，易误诊为鼻息肉；CT平扫显示鼻腔上部、前颅窝底软组织肿物，形态不规则，边缘较清楚，偶可见瘤内钙化，颅底骨质受侵，增强显示肿瘤多呈中等不均匀强化，个别强化明显。MRI平扫T1加权像上为中等或稍低信号，T2加权像上为中等或稍高信号。MRI增强扫描肿瘤有强化。确诊需依据病理学检查。

3. 侵犯颅底的鼻窦癌

以筛窦、蝶窦及上颌窦癌为多见。虽属晚期，但多数患者一般状况尚可。表现为鼻塞、涕中带血、面部麻木、顽固性疼痛、牙痛、复视、视力障碍及颈淋巴结转移。鼻内镜下可见肿瘤外观常呈菜花状，色红，基底广泛，触之易出血，伴有溃烂及坏死。CT可见增高密度影，可见骨壁破坏。头部MRI可更好地显示软组织受侵犯情况。病理活检可确诊。

4. 其他少见的肿瘤

如内翻性乳头状瘤、神经鞘瘤、纤维血管瘤、骨软骨瘤、神经内分泌癌、黑色素瘤、骨巨细胞瘤、软骨肉瘤、恶性淋巴瘤及各种转移瘤。

前颅底肿瘤的治疗以手术为主，对于恶性肿瘤可考虑手术前后的辅助放射治疗和(或)化疗。

(三)术前处理

(1)各项术前检查。

(2)评价嗅觉功能和视觉功能。前组脑神经检查不可缺少。如嗅觉、视力、眼球运动、眼球有无突出、有无复视、瞳孔大小、对光反射情况、面部有无麻木、疼痛，有无张口困难。

(3)鼻窦内镜检查：可观察肿瘤的原发部位、大小、外形及鼻窦的开口情况。且可以取活组织检查。

(4)头部CT和MRI检查：可明确肿瘤部位、范围、与周围解剖结构的关系以及大致的肿瘤性质。临床医生大多选择头部CT检查，事实上MRI会给医生更多的帮助。

(5)纠正贫血、水电解质紊乱、高血压、糖尿病等基础疾病。

(6)血管造影检查：颅底肿瘤血供丰富或与颈内动脉等大动脉关联密切者，应行全脑DSA检查，对血运丰富的肿瘤术前血管栓塞，以减少出血，并于术前备血。了解肿瘤主要供血动脉、引流静脉以及前-后交通的情况，注意肿瘤是否包裹了较大的血管，必要时可对供血动脉进行栓塞后再手术。

(7)怀疑恶性肿瘤，需查颈部B超，腹部B超，必要时行全身骨扫描及PET-CT。

根据以上病史、查体及影像检查，多可确定肿瘤的性质，但最终诊断需靠病理结果。侵及鼻腔、鼻窦的病变可根据情况取病理活检，以确定治疗方案。

(四)前颅底病变的手术入路

前颅底病变传统的手术入路有：①经颅入路(经额及扩大的经额入路)；②经额眶颧入路；③颅鼻联合入路；④颅面联合入路；⑤鼻侧切开入路；⑥经鼻额筛眶入路；⑦上颌骨外旋入路；⑧内镜经鼻入路等。

显微外科经颅面联合入路及经面中部入路可以切除几乎所有的前颅底肿瘤，但手术创伤大，时间长，额叶易受牵拉损伤且常会遗留面部切口瘢痕。一些学者尝试经眉间或颅下入路以减少对额叶的牵拉，但手术时间通常为6~8h，出血量平均为1500~5000mL，而且容易遗留面部畸形。也有学者尝试经颅入路或经眉上锁孔入路以减少面部瘢痕。但经颅入路对于眶内容物未切除者的眶底处理较困难，只有牵开眶内容物后才可切除眶底壁的内侧，而且对眶内容物未受侵者其上颌窦处理困难，而经眉上锁孔入路术野局限，适应证很窄。内镜经鼻入路前颅底肿瘤切除术是近十余年开展起来的微创外科入路，因病种繁杂不集中，又受到来自传统观念的阻力，迄今有关研究报告不多。然而，这并没有完全妨碍内镜经鼻外科技术在前颅底肿瘤切除术中的应用。

二、内镜经鼻前颅底肿瘤切除术

1. 显露范围

前起额窦后壁、后至蝶鞍，两侧至眶内侧壁。

2. 适应证

位于上述可显露范围之内的几乎所有良恶性肿瘤，包括某些颅内外沟通瘤。

3. 手术方法

患者取仰卧位，头偏向右侧(术者侧)150°。垫头圈，无需安装固定头架。经口气管插管，全身麻醉。双眼部贴膜。用碘伏消毒头面部。取1%丁卡因20mL加1:1000肾上腺素3.0mL浸湿的棉片做鼻腔黏膜表面收缩2次，共约5~10分钟。根据病变的位置、大小及性质的不同可选择单侧或双侧鼻腔入路。选择单侧鼻腔入路时，术者位于患者右侧，左手持直径为4mm，长度为18cm广角0°和30°内镜，右手使用吸引器、电凝、剥离子、咬骨钳、高速电钻以及取瘤钳等经右侧或左侧鼻腔操作。助手手持吸引器经同侧鼻腔操作，始终保持术野清晰。选择双侧鼻腔入路时，术者位于患者右侧，左手持直径为4mm，长度为18cm的广角0°和30°内镜，右手使用吸引器、电凝、剥离子、咬骨钳、高速电钻及取瘤钳等经右侧鼻腔操作。助手手持吸引器经左侧鼻腔操作，始终保持术野清晰。需要的话，另一只手持取瘤钳协助术者切除肿瘤。

（1）前颅底的暴露：可选择由前向后显露肿瘤及前颅底的方法，即：首先开放额窦，再开放前、中、后筛，最后到达蝶骨平台。根据需要可更进一步开放蝶窦，显露视神经管、颈内动脉隆起，予以保护或减压。也可选择由后向前显露肿瘤及前颅底的方法，即：首先开放蝶窦，显露视神经管并加以保护后，再依次开放后、中、前筛，最后开放额窦。在手术过程中，可根据需要电凝前筛动脉、后筛动脉和蝶腭动脉。也可楔形切除鼻中隔后部约1cm的黏膜骨瓣，以利于切除肿瘤和双侧鼻腔操作。扩大蝶窦开放后可显露鞍底、双侧视神经管、颈内动脉隆起、视神经-颈内动脉隐窝、斜坡凹陷等解剖标志（图4-9）。依次向前可显露蝶骨平台、后筛动脉、筛骨水平板、鸡冠、前筛动脉、额窦口及额窦后壁（图4-10）。

（2）硬膜外肿瘤切除：位于硬膜外的良性肿瘤，常常在开放全组鼻窦显露前颅底骨质的过程中即被切除。而对于恶性肿瘤则需要扩大切除范围，包括切除患侧或双侧鼻甲、单侧或双侧眶内侧骨壁（纸样板）、前颅底骨质和鸡冠。通常前颅底骨质已被破坏。对于位于颅内的肿瘤或颅内外沟通型肿瘤，需要适当去除颅底骨质以显露正常硬脑膜及足够的硬脑膜边缘，以便切除颅内肿瘤及颅底重建。使用剥离子、取瘤钳及吸引器彻底切除前颅底硬膜外肿瘤（图4-11），电凝硬脑膜表面血管（在嗅沟或鞍结节脑膜瘤的手术中被称为去血管化的过程）。根据作者的经验，若恶性肿瘤侵犯了眶骨膜，可切除受累的眶骨膜或连带眶脂肪，没

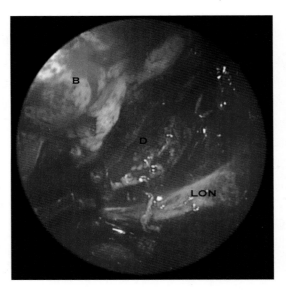

图4-10 切除前颅底硬膜外肿瘤，左侧视神经获得减压。B，大脑额叶；D，硬脑膜；LON，左侧视神经。

有必要切除其他眶内容物。

（3）硬膜内肿瘤切除：应该强调的是内镜经鼻颅内肿瘤切除是建立在显微外科颅内肿瘤切除基本原则的基础上，首先囊内或瘤内切除肿瘤，使肿瘤的外膜或外壁活动，分离肿瘤与神经血管结构，双极电凝充分止血。遵循这些原则无法切除的病变，也是内镜经鼻入路的禁忌证。首先使用取瘤钳和刮匙切除肿瘤的中央部分，在用剥离子和显微剪刀沿着已显露好的硬脑膜缘由前方分离肿瘤，肿瘤与额叶之间通常存留

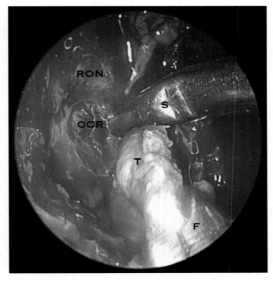

图4-9 扩大的蝶窦开放。RON，右侧视神经；OCR，视神经颈内动脉窝；T，肿瘤；F，取瘤钳；S，吸引器。

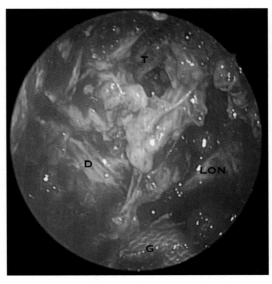

图4-11 切除硬膜外肿瘤，显露硬膜内肿瘤。T，肿瘤；D，硬脑膜；LON，左侧视神经；G，纱条。

着蛛网膜(有时会增厚),确认肿瘤与脑组织间隙并小心分离切除肿瘤,用脑棉片保护大脑皮质表面的脑组织及血管(图4-12)。需要的话可用带角度的双极电凝(内镜经鼻入路用)电凝肿瘤外层。注意避免脑和重要神经血管结构热损伤。确认并保护视神经、前交通动脉及A2段。瘤壁完全游离后,用取瘤钳小心取出。分离肿瘤两侧时相对容易,因有蛛网膜将肿瘤与颈内动脉分开,分离肿瘤后方和上极时要格外小心,因需要轻轻牵拉肿瘤壁才可暴露后上方的视神经、垂体、垂体柄及垂体上动脉,分离时仔细辨认蛛网膜界限,严格在肿瘤与蛛网膜之间分离,这样可减少对上述神经血管结构的损伤(图4-13),尤其是对蛛网膜下视神经供应血管的损伤。分离开的界限以棉片保护。当肿瘤与周围结构粘连紧密时,切忌强行牵拉和分离,如无明显粘连,可分块或完整摘除。全切肿瘤后,用抗生素盐水冲洗术腔后,确认颅内无活动性出血后,取适量明胶海绵填入颅内瘤腔。

(4)前颅底重建:切除硬膜内肿瘤或颅内外沟通瘤之后的前颅底重建至关重要。重建失败将必然会发生脑脊液鼻漏,处理不好将导致脑膜炎及随之而来的致残或致死性并发症。对于1.5cm以内的硬脑膜缺损,可采用游离的鼻中隔黏膜瓣覆盖在硬脑膜缺损表面,再用碘仿纱条填塞术腔,使移植物与硬脑膜紧密接触,并起到支撑作用。对于大于1.5cm的硬脑膜缺损,采用多层重建法,即:取患者自体筋膜衬入硬膜内(图4-14),再用自体肌浆封堵硬脑膜缺损处,肌肉浆以哑铃型嵌于硬膜内外。应根据瘤腔大小选择合适大小肌

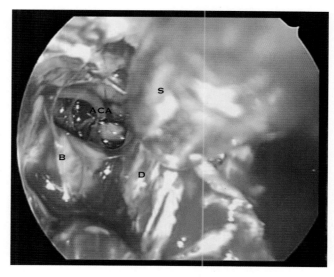

图4-13　切除前颅底硬膜内肿瘤后显露颅内解剖结构。ACA,前交通动脉;B,大脑额叶;D,硬脑膜;S,吸引器。

肉,过多填入硬膜内可压迫视神经。肌浆外面覆盖一层可吸收人工硬脑膜(Ethisorb dura patch;Johnson & Johnson,Belgium),术腔填塞碘仿纱条,术后第10天取出填塞之碘仿纱条。强生可吸收人工硬脑膜修复颅底后可冲洗术腔,并可洗除术腔分泌物,因此有助于确认移植物无移位并处于理想的位置。碘仿纱条可给移植物提供压力和支撑。基于作者的经验,无论多大的前颅底骨质缺损均无需骨性结构重建。

4. 术后处理

(1)密切观察意识状态和生命体征。

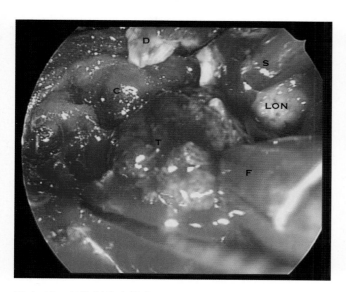

图4-12　切除硬膜内肿瘤。T,硬膜内肿瘤;D,硬脑膜;C,棉片;F,取瘤钳;S,吸引器;LON,左侧视神经管。

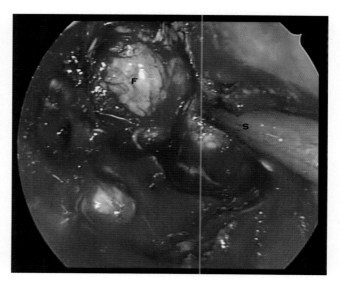

图4-14　内镜经鼻入路切除颅内外沟通瘤后颅底重建。F,自体筋膜;S,吸引器。

（2）术前有脑水肿或前组脑神经障碍者，可给予甘露醇和糖皮质激素。

（3）患者术后没有必要持续性卧床。

（4）笔者认为无颅压高时不必做腰池引流。腰池引流不仅增加患者的不适，且有增加颅内感染的潜在风险。对于腰大池引流在预防和治疗脑脊液漏方面的作用不能寄予太大的期望。

（5）酌情给予扩血管药。

（6）因为内镜经鼻入路非无菌通道，所以术后应给予3~4代头孢类抗生素，最好选择能够鞘内注射的药物。

（7）术后10天之内如体温超过38.5℃，且呈持续性高热，则应行腰穿取脑脊液生化检查，如有颅内感染则应考虑鞘内注射敏感的抗生素，必要时腰大池引流。

（8）术后10天可于鼻内镜下取出鼻腔填塞碘仿纱条。若发现有脑脊液鼻漏者，应考虑二次修补。

（9）术后病理诊断为恶性肿瘤或生长活跃的脑膜瘤可考虑行辅助放疗或同步放化疗。

三、典型病例

病例1

女性，55岁。因双侧进行性视力减退2年，左眼视力丧失3个月入院。术前MRI显示前颅底一T1W增强颅内外沟通型肿瘤，T1W为低信号，T2W为不均匀高信号（图4-15 A，B，C）。临床诊断为颅内外沟通型脑膜瘤。

采用单纯内镜经鼻入路成功全切了颅内外沟性通瘤，手术时间3小时，术中出血1000 mL。术后第10天复查MRI增强显示颅内外肿瘤被完全切除（图4-15 D，E，F）。术后1周，患者双侧视力明显改善。术后病理诊断为脑膜瘤。术后16日出院。不幸的是，这位患者于术后1个月出现脑脊液鼻漏合并颅内感染再次入院，经抗生素控制感染后于术后43天采用内镜经鼻入路行脑脊液鼻漏修补术，2周后痊愈出院。随访23个月未见复发征象。

病例2

女性，51岁。因涕中带血，伴鼻塞、头痛2个月入院。术前MRI显示前颅底一个T1W增强颅内外沟通型肿瘤，T1W为低信号，T2W为等信号（图4-16 A，B，C）。术前活检病理诊断为神经内分泌癌。

采用单纯内镜经鼻入路成功全切了颅内外沟通性瘤，手术时间80分钟，术中出血400 mL，无围术期并发症。术后2周出院。复查MRI增强显示颅内外肿瘤被完全切除（图4-16 D，E，F）。术后鼻塞及头痛症状明显改善。随访6个月未见复发征象。

病例3

男性，59岁，鼻塞2年余，右眼周疼痛半年，复视1个月入院。查体见右眼球突出，右侧鼻腔内可见与鼻黏膜色泽相近的光滑肿物，触之有囊性感。MRI显示右前颅底囊实性占位，右侧眶内壁受压（图4-17A，B，C）。

采用单纯内镜经鼻入路成功全切了前颅底硬脑膜外肿瘤。手术时间50分钟，术中出血约200mL。术后3周复查MRI显示肿瘤被完全切除（图4-17D，E，F）。病理诊断为腺样囊性癌。术后15天患者出院。出院时患者无头痛，无复视，无脑脊液鼻漏。随访5年时肿瘤复发，2次行内镜经鼻入路切除，随访至今无复发。

病例4

女性，39岁。因右侧颈淋巴结肿大1个月，右侧鼻塞伴嗅觉丧失20天入院。术前MRI显示前颅底一个T1W不均匀增强的肿瘤，T1W为均匀等低信号，T2W为不均匀高信号（图4-18 A，B，C）。术前活检病理诊断为嗅神经母细胞瘤。2009年5月13日采用单纯内镜经鼻入路成功全切了肿瘤，手术时间90分钟，术中出血800 mL，无围术期并发症。术后2周出院。复查MRI增强显示颅内外肿瘤被完全切除（图4-18 D，E，F）。术后鼻塞及头痛症状明显改善。随访36个月未见复发征象。

病例5

女性，61岁。因间断头晕行MRI检查发现鞍区占位病变，增强扫描后肿瘤明显均匀强化（图4-19 A，B），瘤周脑组织无水肿，矢状T2像显示肿瘤与脑组织有蛛网膜下腔间隙（图4-19C）。临床诊断为鞍结节脑膜瘤。右眼视力0.6，左眼视力0.8，无视野缺损。DSA示无颅内颈内动脉系统供血。

采用单纯内镜经鼻入路完整切除肿瘤（图4-19F），术中可见肿瘤与脑组织间蛛网膜较完整（图4-19E）。术后6天复查MRI显示肿瘤全切除（图4-19D）。术后12天出院。术后1年复查右眼视力0.8，左眼视力0.8。MRI显示肿瘤无复发。

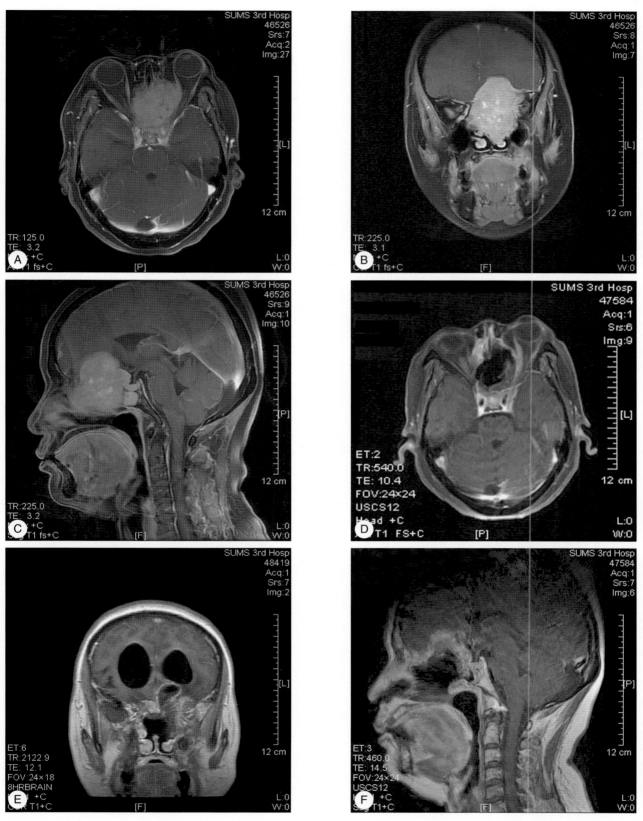

图 4-15 (A)术前 MRI T1W 轴位增强显示一强化的肿瘤侵犯前颅底,双侧眶内壁及视神经管受压;(B)术前 MRI T1W 冠状位增强显示一强化的前颅底颅内外沟通性肿瘤,左眶内侧壁受压;(C)术前 MRI T1W 矢状位增强显示一强化的前颅底颅内外沟通性肿瘤侵犯前颅底、鞍区及蝶窦;(D)术后 MRI T1W 轴位增强;(E)术后 MRI T1W 冠状位增强;(F)术后 MRI T1W 矢状位增强显示强化的前颅底颅内外沟通性肿瘤被完全切除。

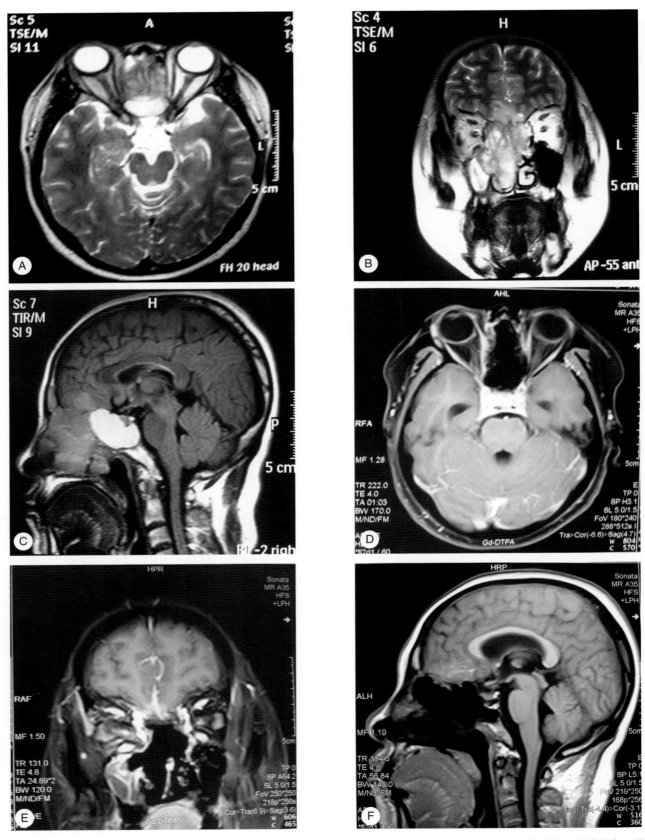

图4-16 (A)术前MRI T2W轴位显示前颅底一等高不均匀信号的囊实性肿瘤;(B)术前MRI T1W冠状位增强显示前颅底一强化的颅内外沟通性肿瘤;(C)术前MRI T1W矢状位增强显示前颅底一强化的颅内外沟通性肿瘤;(D)术后MRI T2W轴位;(E)术后MRI T1W冠状位增强;(F)术后MRI T1W矢状位增强显示前颅底颅内外沟通性肿瘤被完全切除。

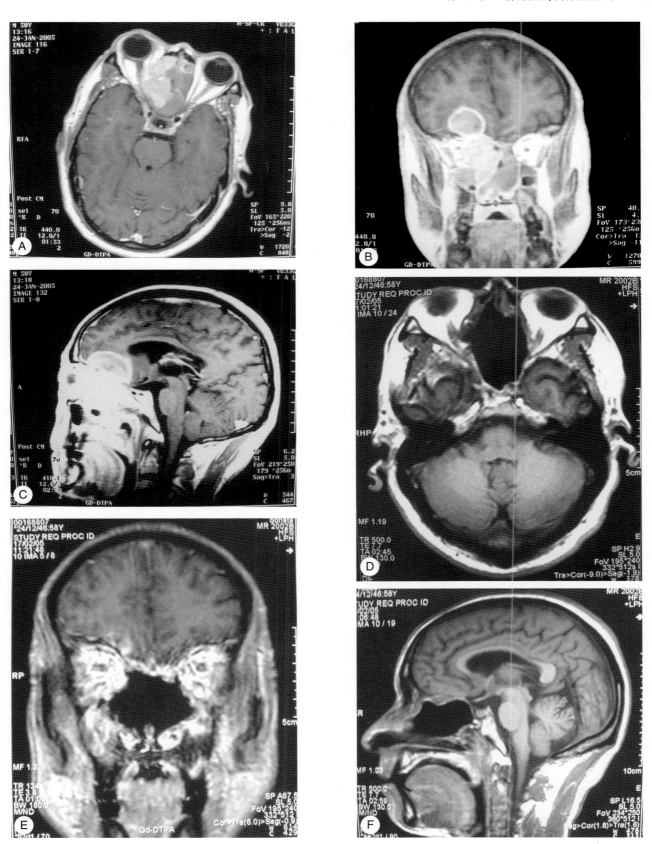

图 4-17 (A)术前 MRI T1W 轴位增强显示前颅底一等高不均匀信号的囊实性肿瘤压迫右侧眶内壁；(B)术前 MRI T1W 冠状位增强显示前颅底一不均匀强化的颅内外沟通性肿瘤；(C)术前 MRI T1W 矢状位增强显示前颅底一不均匀强化的颅内外沟通性肿瘤；(D)术后 MRI T1W 轴位增强；(E)术后 MRI T1W 冠状位增强；(F)术后 MRI T1W 矢状位增强显示前颅底颅内外沟通性肿瘤被完全切除。

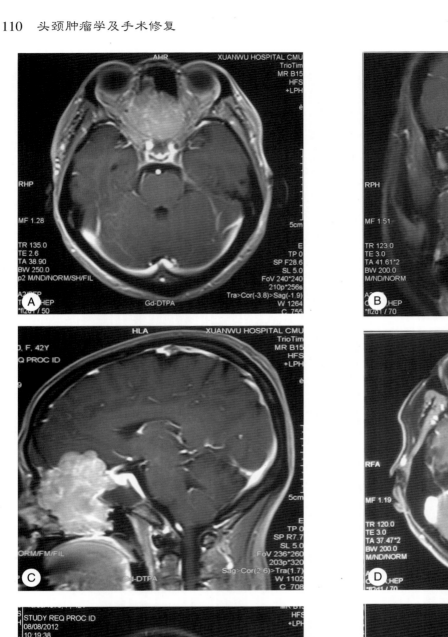
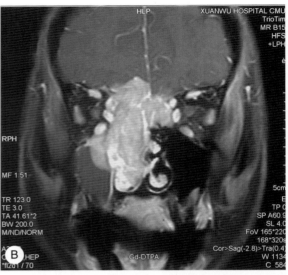
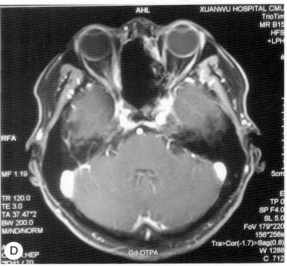
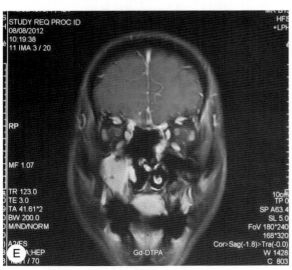
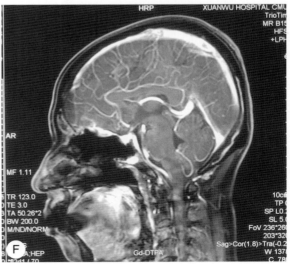

图 4-18 （A）术前 MRI T2W 轴位显示前颅底—等高不均匀信号的囊实性肿瘤；（B）术前 MRI T1W 冠状位增强显示前颅底—不均匀强化的肿瘤；（C）术前 MRI T1W 矢状位增强显示前颅底—不均匀强化的肿瘤；（D）术后 MRI T1W 轴位增强；（E）术后 MRI T1W 冠状位增强；（F）术后 MRI T1W 矢状位增强显示前颅底肿瘤被完全切除。

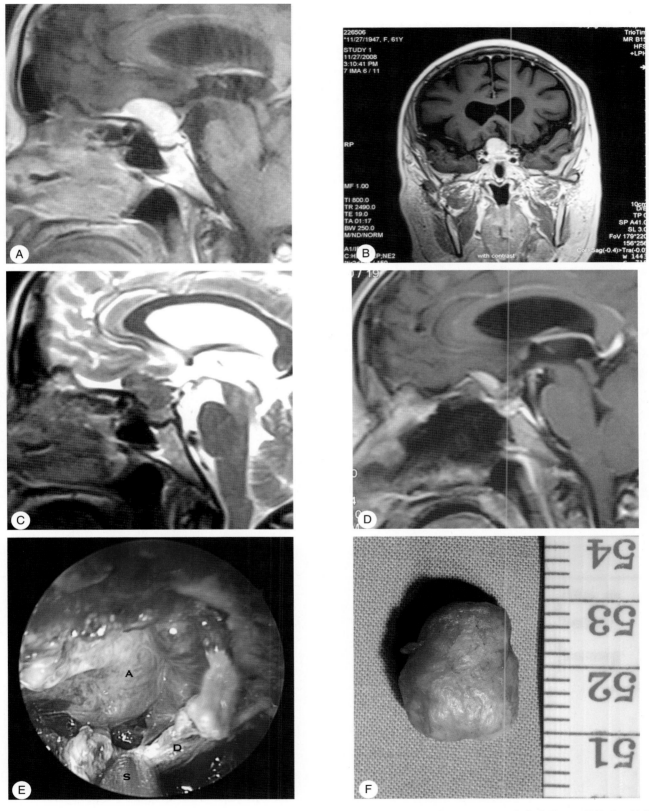

图 4-19　(A)术前 MRI T1W 矢状位增强显示鞍结节一均匀强化的硬膜内肿瘤；(B)术前 MRI T1W 冠状位增强显示鞍结节一均匀强化的肿瘤；(C)术前 MRI T2W 矢状位增强显示肿瘤与脑组织有蛛网膜下腔间隙；(D)术后 MRI T1W 矢状位增强显示鞍结节区肿瘤被完全切除；(E)术中内镜下可见肿瘤与脑组织间蛛网膜完整；(F)采用单纯内镜经鼻入路完整切除鞍结节肿瘤。

（张秋航）

第二节　前颅底手术技巧

一、概述

　　鼻窦、鼻腔的恶性肿瘤相当罕见,只占全身肿瘤的1%。男性和女性的比例大约是2:1。根据国际上的文献报道,白种人与黑人的发病比例大约是1:1~1:15。肿瘤的临床症状与鼻窦炎症引起的症状很相似（鼻塞、流涕、鼻出血、疼痛）。颈淋巴转移很少见,文献报道大约1%~26%。如果发生鼻旁窦的淋巴结转移,不仅可以发生颈部淋巴结转移,位于颈部脊柱前方的淋巴结和咽后淋巴结均可发生转移。

　　鼻窦鼻腔恶性肿瘤主要有鳞癌（占90%）和腺癌（占4%~8%）,其他癌症类型也有发生,如移行细胞癌、囊腺癌、恶性黑色素瘤、嗅神经母细胞瘤、未分化癌。当肿瘤局限于一个或多个鼻窦时,治疗并不复杂。然而,肿瘤扩展到邻近结构(鼻旁窦外)时,如眼眶区、上颌骨后区、翼腭窝、颞下区、前颅底,治疗起来就很复杂了,治疗结果也不尽如人意。

二、适应证

　　侵犯前颅底的肿瘤对于外科治疗是个挑战。截止到几年前为止,这种类型的肿瘤,还被认为是外科手术的禁忌证。Yuram Ravi在1978年首次描述了经颅底进路手术治疗。前颅底恶性肿瘤非常罕见,因此没有一个外科中心积累了足够多颅面外科的病例进行统计学分析,并得出有意义的结果。生存预后与肿瘤的组织病理学类型、颅内侵及的范围、肿瘤切除后的安全缘、眶内侵及的范围相关;另外,患者年龄为70岁或超过70岁时,预后更差。然而,如果技术条件允许的话,还是应该为患者提供颅面外科手术治疗。不进行手术,患者就不可能生存。

　　必须行影像学检查,以精确判定肿瘤的大小,以及肿瘤侵及前颅底、硬脑膜及大脑的范围。如果肿瘤侵犯颈动脉管、海绵窦、视交叉、鼻咽、碟窦、椎前间隙,或有远处转移的证据,手术就视为禁忌。肿瘤侵及少部分大脑组织时,也可以行手术治疗(图4-20至图4-22)。

　　如果患者健康状况良好,筛窦、额窦、侵及前颅窝的眼眶部恶性肿瘤应为头颈外科和脑外科共同参与手术完成的适应证。如果经传统进路没有把握切除像脑膜瘤、脊原瘤骨瘤、向颅内扩展的青少年的鼻咽纤维血管瘤这类侵袭性的肿瘤,即使组织学是良性肿物,也应多学科共同参与完成;如根据病情需要,2~3个学科参与,包括头颈外科、脑外科、修复式显微血管外科病变应该作为一整块切除,但是常不可能。

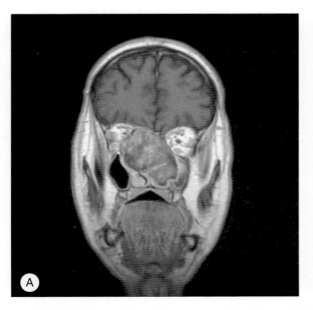 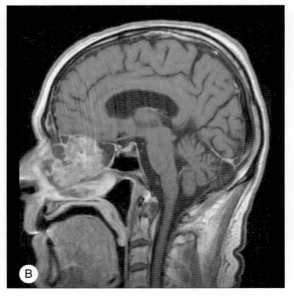

图4-20　颅底肿瘤切除CT影像,冠状位(A),矢状位(B)。肿瘤局限于左侧上颌窦、整个鼻腔、筛窦,但未累及蝶窦。肿瘤没有侵犯到颅内,但是硬脑膜受累。

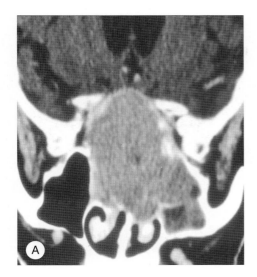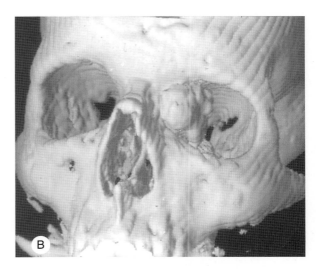

图4-21　(A)腺癌位于中位(左侧上颌窦、整个鼻腔和筛窦)突出入前颅底的 CT 影像;(B)肿瘤侵及左眼眶内侧部分的 CT 三维影像模型。

三、手术介绍

1. 手术分类

(1)咽旁间隙的外科手术。

(2)前部的颅面外科。

(3)累及中颅窝和累及海绵窦周围区域的手术。

当病变累及颈内动脉或其周围时,那么术前就应做交叉对侧血液状况的评估。

2. 涉及结构

(1)筛板和(或)前颅底。

(2)额窦。

(3)筛窦和上颌窦。

(4)碟窦前壁(不是整个碟窦)。

(5)眼眶及眶内容物。

(6)鼻腔(如恶性肿瘤侵及至筛板)。

(7)鼻腔恶性肿瘤侵及前颅窝或中颅窝。

3. 手术技术

颅面外科手术的皮肤切口有许多种。冠状皮瓣的切口位于颅骨的中线位,或稍微在中线位偏后方,如此就可以最大程度上获得最长的帽状筋膜皮瓣(图4-23)。眶上、滑车上和颞部血管被保存在冠状皮瓣内。

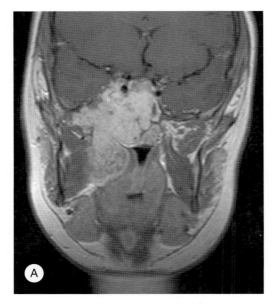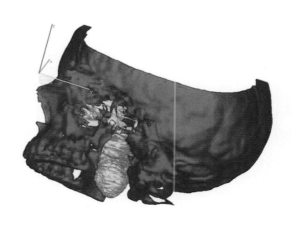

图4-22　(A)腺癌侵及颅底和大脑额叶部的手术切除,肿瘤侵及范围相当靠外侧;(B)肿瘤在骨性面部位置的 CT 模型。(待续)

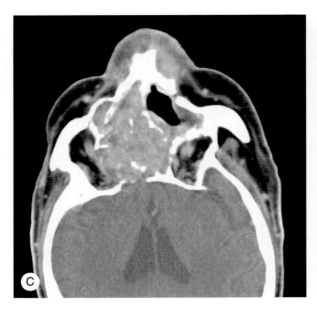

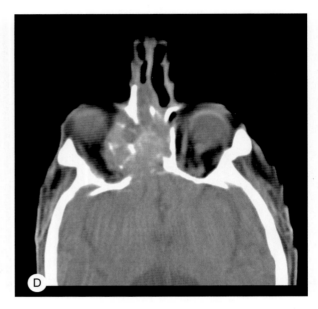

图4-22(续) (C~D)肿瘤侵蚀脑周围骨部,扩展到眼眶的内侧。

因为冠状切口能方便额部开颅术，术野暴露得非常好,此为优先选择的切口。骨膜起着分开冠状皮瓣和面部的作用(图4-24及图4-25)。在开颅前,将颞肌向下推至开颅术的下缘(图4-26至图4-27)。当要关闭伤口时,可将切除的骨瓣随后归回原位,并用显微金属板固定。

上缘连同侧面骨质(包括双侧)以一个独立骨块

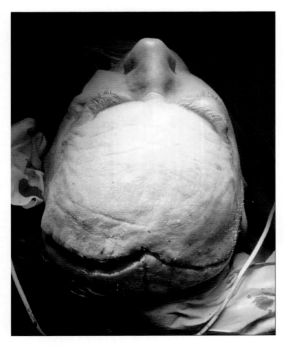

图4-23 经颅面部手术的皮肤入路。

被移除(为从双侧进入前颅底提供良好的进路),整块骨(眼眶上缘的下方也在骨切除的范围内)(图4-28及图4-29)。这样,在额部的角度,就可能直视下,完全地直接暴露前颅底。当要关闭伤口时,可将切除的骨瓣随后归回原位,并用显微金属板固定。

通过开颅的前颅底手术的外科进路,可以非常好地暴露鼻腔、筛骨迷路、(手术切除后的)上颌窦(图4-30A~B)。肿瘤切除后,将开颅时切除的骨瓣复归原位进行修复。眶内侧壁的切除(关闭伤口时可以修复,也可以不修复)便于进一步扩大暴露术野,以利于鼻旁窦的切除。

硬脑膜必须仔细游离与筛板分开,将硬脑膜的损伤减低到最低程度;这一阶段硬脑膜漏不可避免,必须识别并仔细修复。切除鸡冠(crista galli)。嗅神经在经筛板的孔隙处被横断(图4-30C),必须仔细止血。沿蝶骨平面向后暴露达前床突,仔细解剖分离避免损伤沿碟窦外侧壁的视交叉和颈内动脉,以及它们的分支。原则上,从前面的额窦到后面的视交叉的整个区域均可切除(图4-31)。肿物累及颅底的侧面,则没有切除界限。

假如肿物累及颅底或者颅盖骨，则应切除硬脑膜;缺损的硬脑膜则用颞筋膜或阔筋膜修补。然后,向下、向后反折帽状腱膜以形成新的前颅窝的底部(如果需要,可移植支撑物)。假如癌肿侵犯筛板,则应切除受侵犯的硬脑膜;如果肿瘤位于筛窦或筛窦受累向上达中线,则应行双侧全筛窦切除术。是否行部分

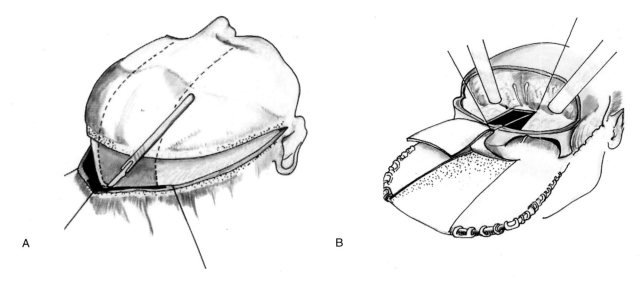

图4-24　(A)帽状皮瓣从基底向面部的活动度；(B)使用帽状皮瓣(2层)修复颅底缺损。

还是行全上颌窦切除术,则视肿物的位置而定,如有必要,可行眶内切除术。如此,便可经面部切口(经颅面联合径路)已被完全游离)切除肿物(图4-32)。然而,有时仅经前颅底缺损(被切除的部分)而无面部切口切除肿物也是可行的,尤其适用于肿瘤主要累及筛窦

和蝶窦区域者;再者,当肿瘤位于上颌窦内(如果上颌窦本身不需要切除时)时也可经这种途径切除。如果肿物侵及硬腭,则需行面部切口。

当前颅底切除仅限于筛板时,则不需要骨支撑;当前颅底切除大于2cm×3cm时(介于硬脑膜和脑部之

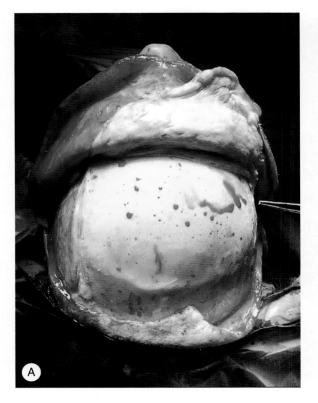

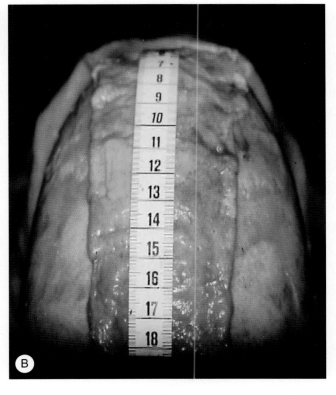

图4-25　(A)照片显示帽状皮瓣的松解范围；(B)当帽状筋膜起始松解的位置位于颅底非常靠后的时候,其长度可以非常长。

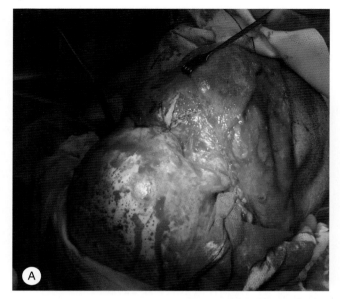

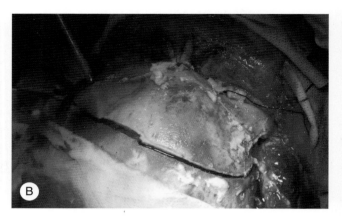

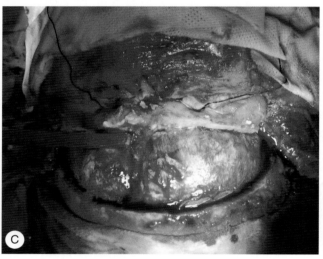

图4-26 (A)帽状筋膜松解既靠近额侧,又靠近颞侧,其目的是为了暴露颧弓基底,这样所有的软组织聚拢于前方;(B)广泛的颅骨切开;(C)移开切开的颅骨,暴露硬脑膜,请注意保护骨性上缘的两面,这部分随后将被整块移除。

间),则需支撑物修复(骨、软骨或合成物)。这样就不会形成(经鼻)硬脑膜/脑疝(图4-33及图4-34),故关闭好鼻腔很有必要。通常使用血管游离皮瓣(前臂皮瓣)作为(基于颞动脉)鼻腔/前颅底第一层,帽状筋膜皮瓣折叠构成前颅窝靠近颅脑面,这样支撑物就代替了切除了的颅骨部分,位于血管游离皮瓣和帽状筋膜之间。帽状筋膜皮瓣对于防止骨髓炎是很有必要的,因为游离的额部骨瓣将暴露于鼻腔,除非(前臂)游离皮瓣作为第一层能连续直至关闭鼻腔。假如颅骨切开术就位于眼眉之上(例如,能够行额窦的整块切除,眉间和额突形成缝合线),那么就可以头皮瓣的前、下缘为基部用帽状筋膜修复。帽状筋膜瓣向下折叠在筛板

切除处构成支撑,先前的颅骨位置处被替代,用显微板固定,冠状皮瓣复位,缝合。

4. 术中注意事项

(1)根据肿物范围的大小,详细进行治疗前评估,行冠状位和轴位CT(考虑累及骨)、MRI(累及软组织)检查,然而最重要的是包括视力、鼻腔、鼻咽镜在内的详细体格检查。

(2)切除范围依据肿瘤的类型及侵及的范围,具体情况具体分析。

(3)术前应用可以通过血、脑屏障的抗生素,术前作鼻和喉部的细菌药敏培养也很有必要。

(4)需要有经验的外科医生团队:头颈外科、脑外

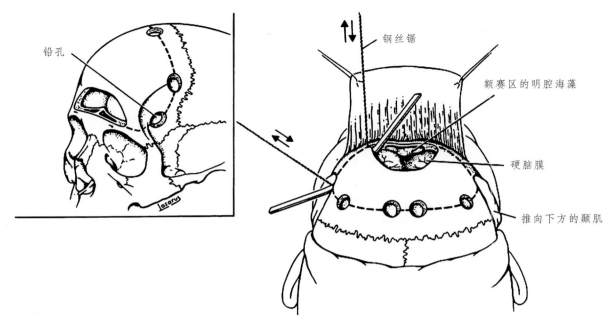

铅孔

钢丝锯

额赛区的明腔海藻

硬脑膜

推向下方的颞肌

图4-27 帽状筋膜和开颅的准备部分。

科、修复/显微整形(需行游离皮瓣修复时)医生。

(5)最理想的是把病变区作为一个整块切除,而不是碎片状切除,然而做到这一点很难,有时几乎是不可能的。

(6)适当切除未被肿瘤累及的邻近结构(例如硬脑膜和骨)。

(7)仔细处理脑脊液漏和出血。

(8)识别并发症并及时处理。

(9)如果术前行化疗或放疗,需要切除的部分在治疗前必须标注,画出轮廓线。切除部分必须包括全部(原发部位)肿物,而不应打折扣。

(10)术后行MRI检查,以确定是否并发气脑膨出。

(11)当行眶骨切除时,必须移除足够的骨质,以便能有合适的软组织覆盖残余骨骺。问题是在愈合过程中,软组织常常回缩,暴露了骨质。

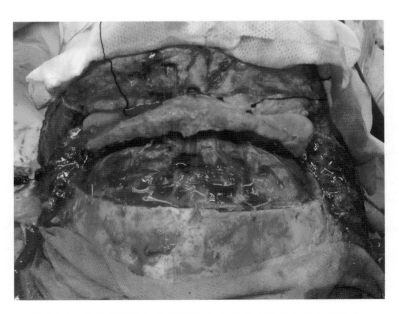

图4-28 软组织覆盖上缘的两面,包括被推向下的鼻的骨性部分。

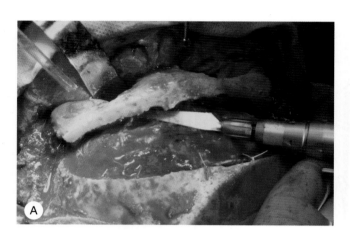

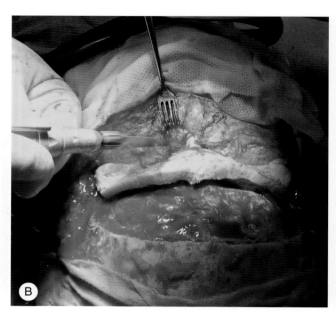

图4-29 将构成骨性鼻部上缘的部分切除,以便于术者能获得一不带角度的直视术野。

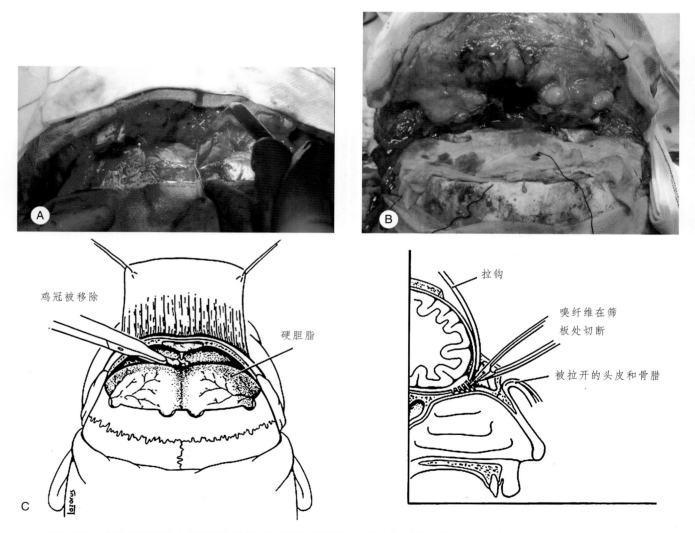

鸡冠被移除

硬胆脂

拉钩

嗅纤维在筛
板处切断

被拉开的头皮和骨腊

图4-30 当开颅的下部太靠近颅的时候,会遗留太多的骨,会造成术中到达筛板和颅底向后到达视交叉部分的困难。

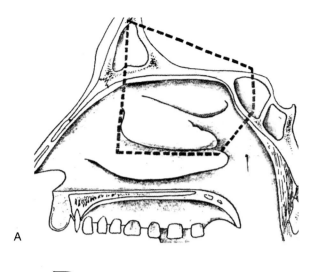

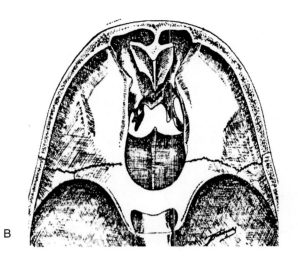

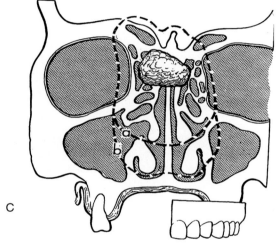

图4-31　肿瘤切除的范围、颅底缺损，以及应用该技术向后切除的最大范围。

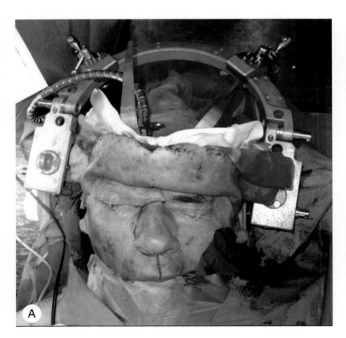

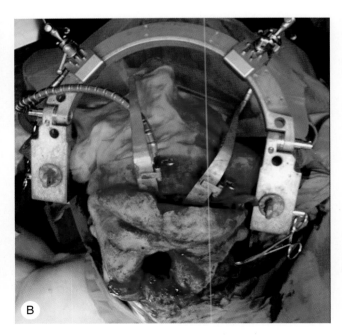

图4-32　照片展示经颅和经面中部的手术进路。

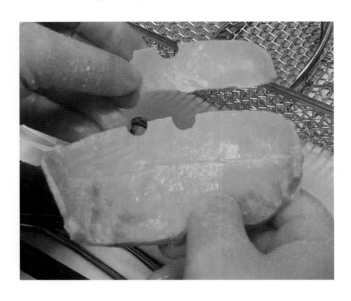

图4-33　在开颅时切除的骨瓣上取下部分合适的骨,支撑颅底缺损。

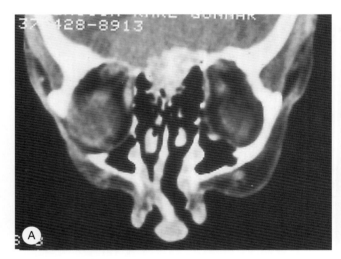

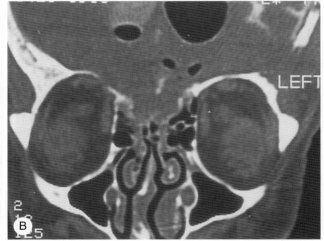

图4-34　影像学图片揭示肿物的部位和范围。

(Matti Anniko 编　程俊萍 译)

第三节　侧颅底外科

一、概述

　　侧颅底外科区域是一个不同结构的复合体,强调该区域解剖关系到手术的安全性。临床所称侧颅底区的范围是:沿眶下裂和岩枕裂各作一延长线,两线向内交于鼻咽顶,形成一近似90°的角。两线向外分别指向颧骨后方和乳突后缘。van Huijzer(1984)按所含结构将侧颅底分为6个亚区及颞下窝和翼腭窝。

　　(1)鼻咽区:对应于颅中窝和后窝前部区域。外侧为咽隐窝,前至翼内板,后抵枕骨大孔前缘。

　　(2)咽鼓管区:位于咽部外侧,前方为翼突茎基底部的舟状窝。咽鼓管软骨段及腭帆张肌、腭帆提肌附着于此。

　　(3)神经血管区:居咽鼓管区后方,内含颈内动脉管外口、颈静脉孔、茎乳孔及舌下神经孔。穿行此区的神经血管有颈内动脉、颈内静脉、面神经、舌咽神经、迷走神经、副神经及舌下神经。

　　(4)听区:即颞骨鼓部。前界为岩鼓裂,后界为茎突。有鼓索神经和鼓前动脉通过。

（5）关节区：以颞颌关节囊为界，囊内为下颌关节突。

（6）颞下区：在咽鼓管区和关节区之间。前界为眶下裂，内为茎突，外至颞下嵴。区内有卵圆孔和棘孔。下方与颞下窝和咽旁间隙毗邻。

（7）颞下窝：指颅中窝与颞骨岩部平面以下，上颌骨体与颧骨后方的区域。其内界为翼外板，外壁为颧弓和下颌骨升支，内上为眶下裂。窝内含嚼肌群、颌内动脉、翼静脉丛、下颌神经等。颞下窝经翼突上颌裂与翼腭窝相通，经眶下裂与眶内相通，经圆孔和眶上裂与颅中窝相通。颞下窝为侧颅底外科的重要区域，是处理颈静脉孔、岩尖、鞍旁及斜坡等部位病变的重要进路。

（8）翼腭窝：指上颌骨体后方与翼突之间的骨性裂隙，居颞下窝内上。Robert（1991）将其列入颞下窝。翼腭窝顶为蝶骨体下方，前界为上颌骨，后界为翼突及蝶骨大翼的前面，内侧为腭骨垂直部。窝的前后径上宽下窄，中部宽约6mm，向下渐窄并移行于颞下窝。

翼腭窝内含蝶腭神经节、上颌神经及颌内动脉。

翼腭窝前上经眶下裂与眶相通，后方经圆孔与颅内相通，内上经蝶腭孔于鼻咽相通，下方经翼腭管、腭大孔、腭小孔与鼻腔相通，外侧经翼颌裂进入颞下窝。

上述颅底分区的意义在于可以通过影像学检查确定病变位置、范围，进行分期，增加手术和其他治疗的针对性和安全性，提高治愈率和生存质量。

侧颅底区解剖关系复杂（图4-35及图4-36），重要神经血管等结构密集，包括圆孔、卵圆孔、颈静脉孔、内听道、中耳、内耳、颈内动脉、颈静脉球、第Ⅴ~Ⅶ对脑神经、颞下窝及翼腭窝等。该区常见的病变有颈静脉球体瘤（图4-37至图4-42）、神经鞘瘤、脑膜瘤、岩尖胆脂瘤、中耳癌、腺样囊性癌、软骨肉瘤（图4-43至图4-48）等。

二、诊断

1. 病史

常见症状是偏头痛、颜面麻木或疼痛、嚼肌和颞肌萎缩、面瘫、听力下降、搏动性耳鸣、吞咽困难、饮水呛咳、声嘶、耸肩无力等中、后组脑神经受损症状。如颈静脉孔区肿瘤可出现Ⅸ~Ⅺ脑神经麻痹。肿瘤增大，压迫脑组织可有癫痫及行走不稳等症状。

2. 查体

（1）全身一般查体：包括外耳道检查。

（2）脑神经检查：对于侧颅底肿瘤，中、后组脑神经检查尤为重要，常出现咽反射减弱、一侧声带麻痹、一侧耸肩无力以及伸舌向患侧偏斜，患侧舌肌萎缩等。

3. 辅助检查

（1）常规检查（血、尿常规、生化全项、凝血四项、乙肝三对+抗体三项、心电图、胸片）。

（2）头部CT和MRI检查：可明确肿瘤部位和估计肿瘤性质。

（3）血管造影检查：如怀疑颈静脉球瘤，需做DSA检查。

（4）面神经电位，肌电图检查，纯音测听及前庭功能检查。

（5）肿瘤巨大侵犯视神经可查视力、视野检查。

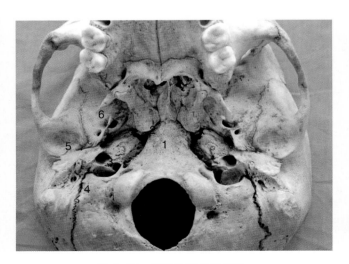

图4-35 颅底外面观侧颅底。

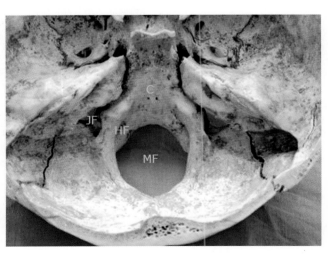

图4-36 颅底内面观侧颅底。

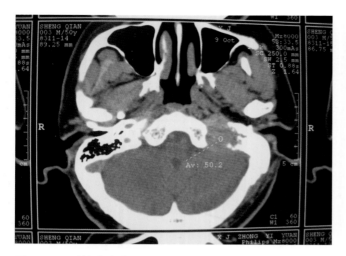

图 4-37　颈静脉球瘤，男，62 岁，术前 CT 显示左侧颈静脉孔扩大。

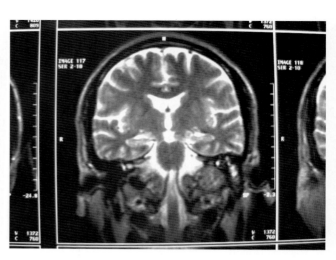

图 4-39　颈静脉球瘤术前 MRI，T2W 冠状位显示左侧颈静脉孔及桥小脑角占位，呈混杂信号，并有流空现象，即"胡椒盐征"。

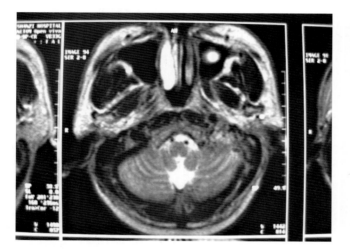

图 4-38　颈静脉球瘤术前 MRI，T2W 轴位显示左侧颈静脉孔区占位，呈混杂信号，并有流空现象，即"胡椒盐征"。

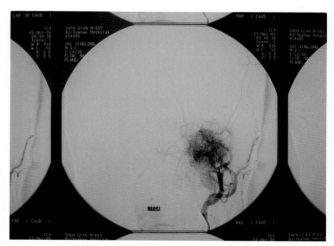

图 4-40　颈静脉球瘤术前造影显示左侧颈静脉孔及桥小脑角的富含血供之肿瘤。

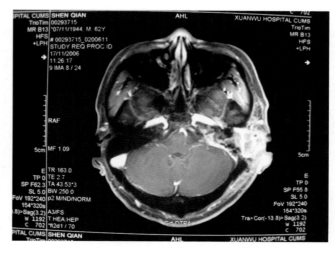

图 4-41　颈静脉球瘤术后 MRI，T1W 轴位增强显示左侧颈静脉孔区肿瘤被完全切除。

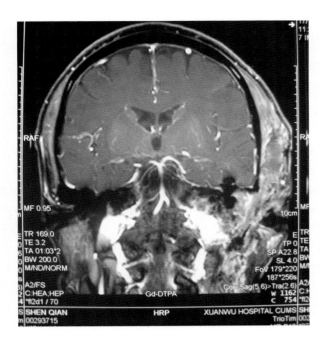

图 4-42　颈静脉球瘤术后 MRI,TW 冠状位增强显示左侧颈静脉孔及桥小脑角肿瘤被完全切除。

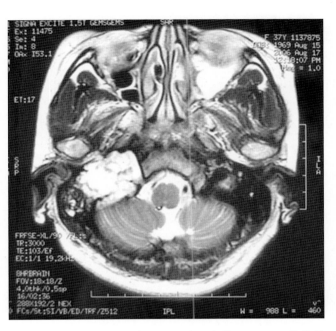

图 4-44　侧颅底软骨肉瘤,女,37 岁。术前 MRI,T2W 轴位见右侧颈静脉孔区有一高低混杂信号之肿物。

（6）纤维鼻咽喉镜检查。

（7）怀疑恶性肿瘤,需查颈部 B 超,腹部 B 超,必要时全身骨扫描。

4. 诊断及鉴别诊断

侧颅底区肿瘤比较繁杂,临床表现多有相似之处,故该区肿瘤容易误诊,根据临床表现可初步诊断,

但最终确诊靠病理。

（1）颈静脉球体瘤：发病年龄 40 岁左右,女性多见,具有搏动性耳鸣,传导性耳聋的长期病史；查体：鼓膜呈深红色或蓝色,或伴有耳内出血,特别是外耳道内有触之易出血的息肉样或肉芽样组织者,应考虑本病。晚期可出现后组脑神经受损症状,如声嘶、咽部

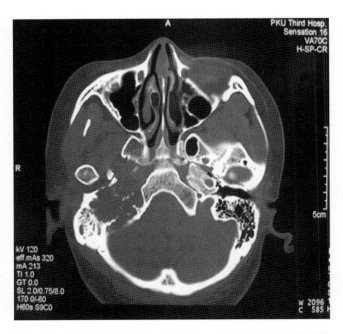

图 4-43　侧颅底软骨肉瘤,女,37 岁。术前 CT 显示右侧颈静脉孔扩大,周围骨质被破坏。

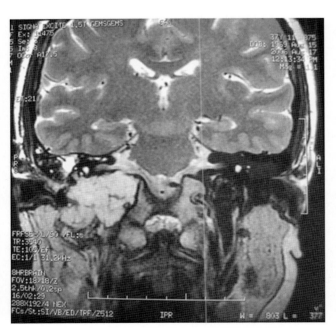

图 4-45　侧颅底软骨肉瘤,女,37 岁。术前 MRI,T2W 冠状位见右侧颅底有一高低混杂信号之肿物。

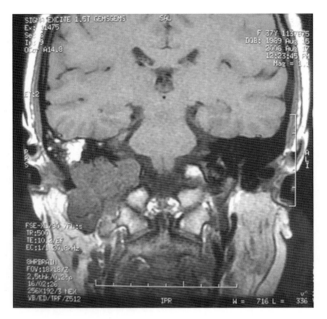

图 4-46　侧颅底软骨肉瘤,女,37 岁。术前 MRI,T1W 冠状位见右侧颅底有一稍低信号之肿物。

麻木和呛咳等。CT有助于判定有无颅内侵犯,并可见颈静脉孔区骨质破坏;MRI显示病变有"椒盐征",增强明显;DSA能显示肿瘤的血供和供血动脉。

(2)三叉神经鞘瘤:起源于三叉神经鞘膜,占颅内神经瘤的2%~5%。肿瘤可位于后颅窝三叉神经后根、中颅窝三叉神经瓣且神经节或骑跨于中、后颅窝之间。三叉神经瘤患者病程较长,可达10年以上,临床表现为三叉神经刺激或破坏症状,如面痛、面部感觉异常,嚼嚼肌无力、萎缩等。CT平扫可见圆形或椭圆形

占位,位于岩骨尖附近,邻近脑组织水肿少见,亦可长入前、后颅窝呈哑铃状外观,无内听道扩大,增强扫描显示肿瘤均匀强化;MRI可清晰显示肿瘤的大小和范围。

(3)颞骨胆脂瘤:又称先天性胆脂瘤、表皮样囊肿,多见于青壮年,男性较多,左侧多于右侧。主要表现为感音神经性聋和进行性面瘫,面瘫前常有短期的面肌痉挛,晚期有眩晕、共济失调和患侧面部麻木等。如包膜破坏可引起急性面瘫、三叉神经痛和无菌性蛛网膜炎,如破入鼓室或外耳道内,可继发感染为慢性化脓性中耳炎。CT表现为岩部低密度区,为扩张性占位性病变,边缘整齐硬化,无增强;MRI示T1像低信号,T2像高信号。此点可与其他岩尖部病变相区别。

三、治疗

侧颅底病变以外科治疗为主。经颞入路(transtemporal approaches)颅底外科由耳神经外科医生Willian House于1961年首次开展。他介绍了使用手术显微镜和多种外科技术训练的听神经瘤的切除,在降低了死亡率的同时增加了面神经的保留率。从耳神经外科学角度,经颞入路颅底外科包括耳鼻咽喉头颈外科、神经外科、整形外科和血管外科等多学科技术。它提供了安全的中脑、斜坡、桥小脑角、椎基关节、岩尖和颞下窝的暴露。经颞入路外科手术是一个广泛暴露颅底包括颞骨的解剖学处理的过程,耳神经外科医生和神经外科医生结合的技术提供了充分的颅底暴露和轻微的后、侧颅底处的脑牵拉。

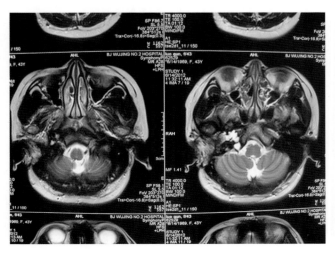

图 4-47　侧颅底软骨肉瘤,女,37 岁。术后六年 MRI 复查,T2W 轴位未见肿瘤复发迹象。

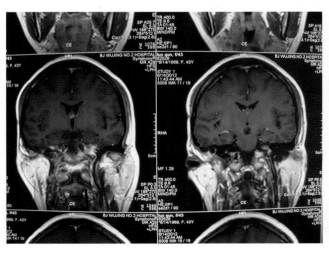

图 4-48　侧颅底软骨肉瘤,女,37 岁。术后六年 MRI 复查,T1W 位冠状位未见肿瘤复发迹象。

侧颅底常见的手术入路包括：

(1)颞下窝入路(infratemporal fossa approach)。

(2)经颅中窝和扩大颅中窝入路(middle fossa approaches)；耳上入路去掉内听道顶,不同程度暴露岩尖和保留听力的机会。

(3)联合颅后窝和颞下经颅入路：联合入路(combined approaches)可获得最广泛的经颞暴露,具有较多保留神经功能的机会。

(4)经耳入路：包括经迷路入路(translabyrinthine,TL)、经耳蜗入路(transcochlear,TC)、经岩骨入路(transpetrous,TP),可以广泛暴露,但牺牲听力。

(5)耳后入路提供不同程度的桥小脑角暴露,有保留听力的机会：迷路后入路(retrolabyrinthine,RL)；乙状窦后入路(retrosiginoid,RS),扩大的乙状窦后入路。

(6)耳下入路：是岩尖囊性病变的微侵袭入路,包括蜗下(infracochlear),迷路下(infralabyrinthine)。

下文依次介绍以上入路。

(一)颞下窝入路

随着先前颅中窝入路和经迷路入路的开展,暴露和切除位于迷路下及颞骨顶端区的肿瘤一直是遗留给神经外科和耳鼻喉科医生们的挑战。 1978年Fisch U 报告了经颞下窝入路颞骨和颅底肿瘤切除术,Fisch入路的基本特点是永久性面神经前移、下颌髁状突下脱位或永久切除、颧弓颞移位、岩骨次全切除、填塞中耳腔。Fisch入路有三个类型：A型,可接近迷路下和颞顶端区的肿瘤；B型,主要用于斜坡和沿咽鼓管侵犯颅底的肿瘤；C型,用于原发鞍旁区的肿瘤。

切除的肿瘤类型包括颈静脉球体瘤、脑膜瘤(岩尖、蝶窦)、斜坡脊索瘤、鼻咽鳞癌和腺样囊性癌,以及5例颞下颈内动脉血管病变。

优点：广泛暴露肿瘤(从枕大孔、鞍旁、鼻咽包括进入颞骨内的颈内动脉)；保护面神经(切除肿瘤过程中)；避免开放性术腔防止术后脑膜炎。

缺点：永久性听力丧失；轻微的错位咬合；由于切除下颌骨和三叉神经上颌支(C型)失去面部感觉,面神经功能的损伤。

1. A型

主要目的是显露迷路下、颞骨顶、下颌窝、次全切除岩骨的颞下窝后部和面神经前移。它是一个需要结合耳神经外科和头颈外科技术的颅-颞-颈联合进路。

(1)外科要点：耳后颞、颈皮肤切口；缝合关闭外耳道；显露腮腺区面神经；暴露颈部大血管和脑神经；永久性面神经前移；结扎乙状窦；次全切除岩骨；填塞咽鼓管；下颌骨前移；暴露颈内动脉；暴露颈静脉孔和迷路下区切除肿瘤；用脂肪和颞肌瓣充填中耳腔。

(2)范围：乙状窦→下颌窝→岩尖。

(3)适应证：颈静脉球体瘤(Class C, D-病变累及破裂孔、颈内动脉及海绵窦)；脑神经瘤及其他良恶性肿瘤；颈动脉假性动脉瘤和颈动脉体瘤；迷路下胆脂瘤；颞骨骨髓炎。

(4)并发症：感染；脑脊液漏；脑神经麻痹；组织缺血坏死；肺栓塞(持续卧床3天,50岁以上,肥胖,静脉淤滞者术后给予肝素5000U, 每日3次。皮下注射5日)；脑水肿。

2. B型

主要目的是显露颞骨顶和斜坡,包括颈内动脉的水平段。可达颞下窝后部。

(1)适应证：岩尖和斜坡的病变。

(2)禁忌证：对侧耳聋的良性病变。

(3)并发症：感染,脑神经麻痹,容貌缺陷,下颌功能障碍。

(4)解剖标志：翼突、破裂孔、卵圆孔、棘孔、岩尖、岩枕裂、茎突、颈静脉孔、枕骨髁、斜坡。

(5)外科要点：耳后颞、颌皮肤切口；确认面神经主干和额支；下旋颧弓和颞肌(或颞肌上翻)暴露颞骨鳞部,蝶骨大翼,蝶额突和下颌骨髁状突；次全切除岩骨暴露颞下窝(颅中窝底,颈静脉球,咽鼓管口,颈内动脉,乙状窦)；暴露颅中窝底和翼突,切除岩尖和斜坡的病变。

3. C型

它是B型向前扩展的一种进路。目的在于暴露颞下窝,翼腭窝,鞍旁和鼻咽部。

(1)适应证：颞下窝,翼腭窝,鞍旁和鼻咽部的病变。以鼻咽血管纤维瘤和鼻咽癌最为常见。

(2)并发症：感染；脑神经麻痹；容貌缺陷；下颌功能障碍。

(3)外科要点：耳后颞、颌皮肤切口；确认面神经主干和额支；下旋或截断颧弓,颞肌上翻暴露眶外壁颞骨鳞部,蝶骨大翼,蝶额突和下颌骨髁状突。次全切除岩骨暴露颞下窝(颅中窝底,颈静脉球,咽鼓管口,颈内动脉,乙状窦)；截断或前旋下颌骨升支；暴露颅中窝底,翼突和翼腭窝,切除鼻咽,斜坡和翼腭窝的病变。

颈静脉球体瘤是Fisch颞下窝入路最常见的适应

证,故以此为例。颈静脉球瘤又称嗜铬细胞瘤或副神经节瘤,以外科治疗为主。应遵循安全,彻底,副损伤小和并发症少的原则。颈静脉球瘤的手术应是一个完整的过程,没有完全切除肿瘤的能力就不要去尝试。从二次手术的瘢痕床分离面神经和颈内静脉、颈内动脉是困难的。由于球瘤以缓慢生长为特征,对于老龄或一般状况不好的患者,手术要谨慎。有人认为对某些患者,次全切除肿瘤后给予放疗可能是一种较适当的治疗方法。

(4)术前准备

术前要对每个患者的症状,既往治疗史,肿瘤局部症状, 内分泌活性的情况及家族史必须查询清楚。患者常常为传导性耳聋,但肿瘤进一步生长也可导致感音性耳聋。检查患者的面神经,迷走神经,舌咽神经和副神经等脑神经的功能,如神经电位, 肌电图和纤维喉镜等检查。应对所有患者进行听力测试,以评价听力障碍的程度及对侧的听力情况。行前庭功能检查以评价患者的前庭功能。

高分辨的CT可显示颞骨的解剖及破坏的范围,并可显示颞骨气化的程度,中耳小骨和乳突的受累情况,面神经管、半规管和耳蜗的状态,以及既往手术造成的颈静脉孔或其他骨质破坏。肿瘤对内听道、颈内动脉管、中、后颅凹的侵犯也能查明,并能清楚地看到肿瘤向前侵及咽鼓管口情况。但有时Class B型肿瘤实际上可以比CT扫描显示的范围更广泛.

MR的冠状、轴位和矢状位的成像弥补CT的不足。强化扫描有助于确定肿瘤在硬膜下的范围和脑神经受累情况,以及肿瘤与颅内外血管、脑干和海绵窦的关系。MRI还以可显示多发的肿瘤,既往的手术情况和肿瘤与颈内动脉的关系。

本病一般可通过血管造影(AG)确诊,很少取活检。虽然MRI能显示肿瘤富含血管,但尚不能取代传统的有创性的血管造影。双侧颈内动脉血管造影可以详细地显示肿瘤的血供,多数肿瘤的供血来自颈内动脉鼓室分支,并可直观地看到颈内动脉的移位、狭窄及不规则。颈内动脉近颅处的垂直部分最容易受累,有过手术切除史的患者,肿瘤供血可来自椎基底动脉系统。

是否行术前栓塞取决于血管造影检查结果。在手术前1~3天用聚乙烯乙醇进行栓塞可减少术中出血。在没手术过的病例栓塞通常可阻断颈内动脉鼓室支和咽升分支对肿瘤的主要血供。

术前应给予抗生素,并行患侧耳道的局部处理。

对肿瘤侵及颅内的患者,术前给予地塞米松。

术中可使用神经监测仪监测面神经,迷走神经和舌下神经。

(5)手术步骤

1)体位:患者取仰卧位,头及躯干抬高30°,同侧肩部抬高。头部伸展,转向对侧。患者头部用Mayfied三钉头架固定,手术床应使患者的头能向对侧及上下移动,以利于暴露术野。将监测电极置于被监测的面肌上。

2)皮肤切口(图4-49):耳后切口起自颞侧发际内,弧型经耳后乳突尖向下至颈部胸锁乳突肌前缘。

3)缝合关闭外耳道:自乳突区骨膜下向前分离组织瓣,环行切开外耳道皮肤仔细将软骨从皮肤上分离下来,要确保上皮层完整,这样使皮肤层容易翻转。翻转前壁U形皮瓣将切断面缝合,用乳突的骨膜从内侧封闭外耳道盲端。永久性封闭外耳道(图4-50)。

4)暴露颈部大血管和神经:如同功能性颈扩清术,沿胸锁乳突肌前缘向内侧分离,依次暴露颈内静脉(图4-51)、颈内外动脉(图4-52)、迷走神经、副神经、舌下神经和二腹肌。迷走神经走行于依次暴露颈内静脉、颈动脉之间、沿二腹肌深面可见横过颈外动脉舌下神经。在颈内静脉表面可见到副神经。分离颈内静脉和颈内动脉并挂线,以备必要时结扎。

5)显露腮腺区面神经主干(图4-53):沿外耳道软骨部下壁中点至乳突尖连线的中位线为面神经出茎乳孔后的走行标志。由此向内分离1.5~2.0cm可见面神经主干,沿面神经主干暴露面神经分叉。

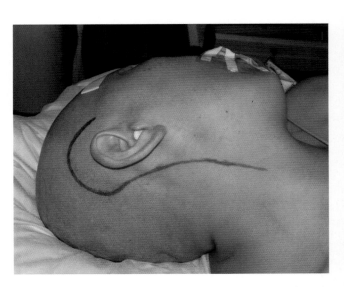

图4-49 侧颅底软骨肉瘤,女,37岁。颞下窝入路切除侧颅底肿瘤的外科过程。颞下窝入路的皮肤切口。

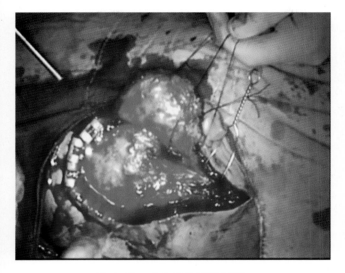

图 4-50　永久性外耳道闭死。

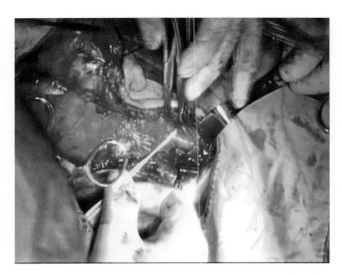

图 4-52　颈内动脉挂橡皮条,以控制可能的颈内动脉损伤。

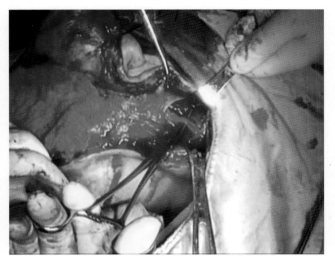

图 4-51　颈内静脉挂线。

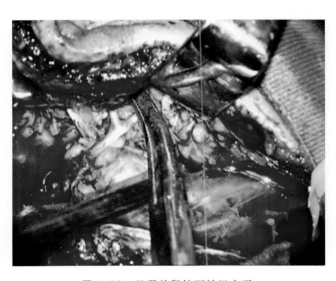

图 4-53　显露并保护面神经主干。

6)面神经前移(图4-54):适当地暴露颞骨鳞部和颧弓,用电钻于显微镜下开放乳突腔及鼓室,切除听小骨,暴露面神经管和乙状窦轮廓化。磨去乳突,但不要进入肿瘤。辨认窦硬膜角和鼓室盖,一般在此处可看见肿瘤的周围部分。在肿瘤侧方,可见面神经的乳突垂直段,用金刚砂钻头小心磨开面神经管。从茎乳孔向上全程开放面神经管,用微型剥离子自管内游离面神经,将其向前移位。鼓索常常被肿瘤侵犯,需切除。如果保留鼓索,要避免牵引时的损伤。在茎乳孔处,可带着面神经周围组织一起分离。面神经的水平段和垂直段游离后,使整条神经向前移位,在前方磨一骨槽,以容纳移位的面神经,或用筋膜包裹后缝吊于腮腺深叶。在以后的手术过程中,可用浸湿的纱布

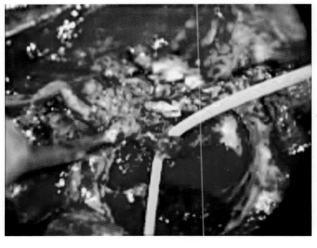

图 4-54　面神经前移。

或棉片保护面神经。如果肿瘤明确包绕和侵及面神经,可适当地切除神经,在完全切除肿瘤后,再行神经移植。神经吻合要求精细的显微外科技术,吻接的神经不能有张力。部分患者需要完全切除耳蜗和迷路,确保充分地暴露肿瘤。

7)结扎乙状窦(图4-55):用磨钻磨去乙状窦骨板,显露乙状窦。在乙状窦两侧切开硬脑膜,用钝头动脉瘤针导过结扎线,结扎乙状窦。然后再结扎颈内静脉(图4-56)。

8)暴露岩骨段颈内动脉(图4-57):先从颈部分离颈内动脉,向上一直到颅底破裂孔处。然后,用电钻自咽鼓管鼓室口向前磨至咽鼓管峡部,磨除咽鼓管内壁

骨质便可暴露颈内动脉。将咽鼓管咽部的末端内翻,并取适量的肌肉和骨蜡填充。小心谨慎全程磨开岩骨段的骨性颈动脉管,使之游离并可上提。使下颌骨髁向前下方移位,充分暴露颈内动脉垂直段上部。牵拉下颌骨髁即可充分暴露术野,很少需要将其切除。切断脑膜中动脉,以便于分离内听道的水平段。如果需要进一步暴露海绵窦、斜坡或鼻咽部的水平段颈内动脉,就要切除颧弓,并将颞肌翻向下方。切断三叉神经的上颌和下颌支,可以向前方暴露,并能控制岩骨内颈内动脉水平段。

9)暴露颞下窝,游离并切除肿瘤(图4-58):沿乙状窦向下分离直至颈静脉球,从颈内静脉表面分离后

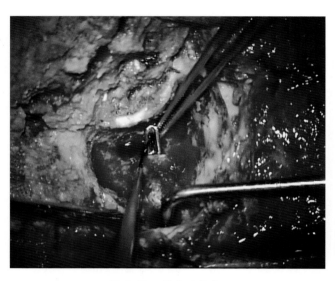

图 4-55　结扎乙状窦。

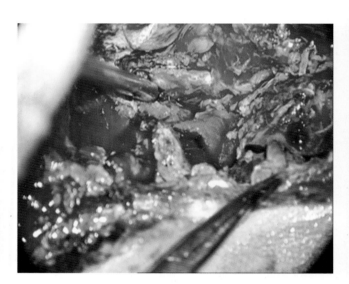

图 4-57　全切岩骨,游离岩骨段颈内动脉并向前内移向中线,以切除包绕动脉及颞下窝肿瘤。

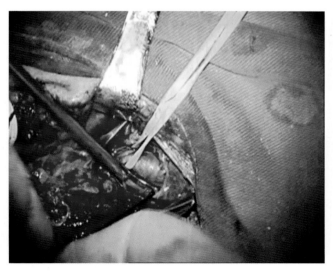

图 4-56　结扎颈内静脉。

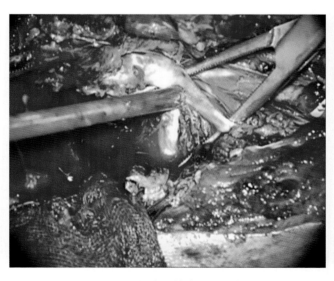

图 4-58　切除颈静脉孔区肿瘤。

组脑神经。根据需要用电钻磨除鼓室,迷路,甚至全部岩骨。放入颞下窝牵开器,可充分显露侧颅底,颞下窝及上颈部。如果肿瘤侵及颅内,可联合枕下入路从上方和下方分离肿瘤,处理侵入颅内的部分。电凝及横断上方和下方的岩窦,然后,轻轻牵拉小脑,暴露出后组脑神经及向后下方浸润的肿瘤,并向前面进行分离。将舌咽神经、迷走神经和副神经从肿瘤表面分离,向前侧方松动分离肿瘤,最终从桥小脑角切除肿瘤。分离手法要轻柔,避免刺激迷走神经产生心动过缓。硬膜内中等大小以下的肿瘤,面神经和听神经常肿瘤后方,容易辨别。但肿瘤体积较大时,可包裹这些脑神经分离时极为困难。小脑后下和前下动脉也可以埋藏在肿瘤中。可用显微剪刀、双极电凝或二氧化碳激光切除肿瘤,保护神经血管结构的关键是要保证在蛛网膜层做分离。

10)侧颅底重建:侧颅底一般不需要颅底骨质的重建。要严密缝合硬膜,如果大片硬膜缺损,用筋膜移植缝补,或用带蒂的颞肌瓣修补(图4-59)。术腔用颞肌或胸锁乳突肌充填,也有使用腹部脂肪充填。既往有过手术史或放疗史的患者,硬膜可有广泛缺损,采用腹直肌游离皮瓣移植修补硬膜,有助于避免术后脑脊液漏。术腔放置引流管逐层缝合肌肉,皮下组织及皮肤切口,局部加压包扎,术终(图4-60)。

(6)术后处理

1)待患者完全清醒后拔除麻醉插管,必要时也可延长至24~72小时后拔管。

2)术后前3日需要在神经外科的重症监护室(ICU)监测。

3)给予足够剂量有效抗生素。

4)术后1~5日拔除引流管,7~10日后拆除切口缝线。

(二)经颅中窝和扩大颅中窝入路

1. 扩大颅中窝−斜坡−内听道入路

自1949年Atkinson提出在切除桥小脑角肿瘤中保留小脑下前动脉的重要性以后,听神经瘤的手术死亡率明显下降。1961年House又将显微外科技术引入听神经瘤手术,获得了令人满意的结果。近年来随着显微外科及其技术的进一步发展,神经电生理监护的广泛应用,使听神经瘤的手术死亡率进一步下降,面神经和听神经的保留进一步提高,术后脑脊液漏等并发症也明显降低。

目前,公认的听神经瘤手术入路共有4种:即枕下、颅中窝、迷路和三者结合所组成的入路。神经外科医生偏好枕下入路,而大多数耳鼻喉医生则选择颅中窝和迷路入路,那些能够与耳鼻喉科专家协作的神经外科医生则支持采用联合入路(King,1970;Morrison和King,1973)。

自1961年House介绍颅中窝入路后,大多数耳鼻喉科医生一直采用此入路。该入路的优点是能够显露颞骨的内侧面及内听道,但因手术暴露有限,仅适合直径小于2mm的桥小脑角肿瘤和听神经瘤。因此只有在特殊情况下,神经外科医生才采用该入路。1975年,Kukwa首先介绍了扩大颅中窝入路的方法,即在颅中窝入路的基础上,切开岩上窦和小脑幕。由于手术入路显露仍受限制,难以成功切除较大的听神经瘤。

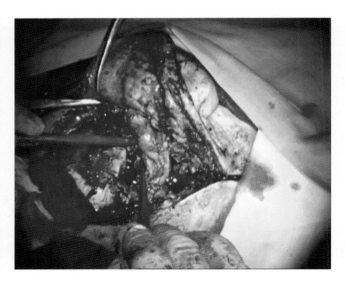

图4-59 使用带蒂颞肌瓣填塞术腔。

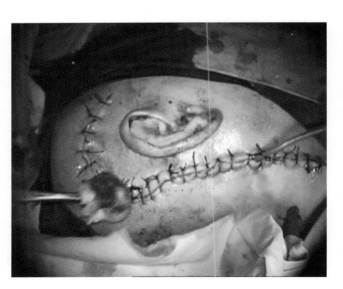

图4-60 缝合皮肤切口。

Kawase等对该入路做了进一步研究和改进,并于1977年发表了他们的研究结果。本章将详细描述其手术过程和技巧。

2. 扩大颅中窝手术

扩大的颅中窝入路是对最初的颅中窝入路的扩展。这种扩大的入路可广泛应用于切除颞骨岩部内的肿瘤、大型桥小脑角肿瘤和斜坡肿瘤。这种入路的优点在于适宜不同大小的肿瘤,而且可保留听力。对于小型听神经瘤且听力尚存的患者,只需磨开内耳道的上壁,而对大型桥小脑角肿瘤需广泛磨除颞骨岩部并切开小脑幕和颅中窝硬膜,以便扩大术野。该入路能向前扩大至海绵窦的后部,并能根据需要一步一步地分期扩大术野。这种入路也可被称为颞下—经岩骨—经小脑幕入路。

(1)适应证

1)位于鞍底和内听道片平面的基底动脉干动脉瘤。

2)位于内听道内侧的上斜坡肿瘤。

3)听神经瘤和其他桥小脑角肿瘤。

(2)术前检查:术前检查应包括增强MRI、岩骨CT扫描和血管造影。

(3)手术步骤

1)术前准备:术前行腰椎穿刺置管脑脊液外引流,以便尽可能地降低颅内压,开颅后再放出脑脊液20~30mL,术后至少保留引流5天,间断释放脑脊液控制颅内压并预防脑脊液漏。如高度怀疑有脑脊液漏,则延长引流时间。另外,手术开始时静脉输注20%甘露醇500mL。

2)体位:患者头部略抬高(20°),头部转向健侧,病变则在上使耳廓位于最高点。体胖、高龄及其他原因所致颈部柔韧性差的患者颈部转动不足时,可在健侧肩下垫一小枕或调整手术床倾斜度使头部处于正确位置。正确的体位可使术者能精确地判断外耳道的角度和位置,这是术中正确识别岩骨内解剖的基础,经岩骨入路时,从颞骨岩部和岩嵴上分离开硬膜,从颅中窝磨除岩上嵴时,要充分了解鼓室、前庭、耳蜗、迷路、半规管和内听道与外耳道和弓形隆起的解剖关系。特别是需要保存听力的患者,更适宜采用颅中窝或扩大颅中窝入路即经岩骨入路。因仅需磨除内听道上壁,所以使患者的头处于正确位置至关重要。

3)安置监测电极:监测面神经的记录电极放置于眼轮匝肌和口轮匝肌上,并在头顶处放置无关电极,需保留听力时外耳道放置耳机,头顶安置电极记录脑干听觉诱发电位。监测耳蜗电图时,开颅后将针式电极经骨窗边缘插入鼓室,或通过鼓膜插入。铺手术巾前,将耳廓向颞前折叠固定2~3针覆盖耳机和外耳道。

(4)手术器械:除常规开颅器械以外尚需如下器械:高速气动磨钻、超声吸引、带钩的Sugita脑牵开器、硬膜分离器、显微手术器械、纤维素纱布(氧化纤维素)、纤维蛋白胶。

(5)切口和骨瓣:于耳上做一"U"形头皮切口。经前岩部入路至斜坡时皮肤切口的前缘垂直切开以避免损失面神经,并使骨窗偏前。切口上缘沿蝶颞线切开以便形成一个足够长的筋膜瓣用于关颅时修复。将颞肌筋膜从颞肌上分离下来,筋膜蒂位于下方,颞肌牵向前方。骨窗的最低点位于下颌关节之上。该骨窗较显露桥小脑角病变的骨窗偏前,而且不必暴露乙状窦。

(三)经岩骨前部–斜坡入路

Kawise等(1985,1991,1994)描述了经岩骨前部达斜坡的入路。

1. 显露和切除岩锥

硬膜外显露岩锥直至颞骨岩部的边缘,辨认位于颅中窝底的棘孔,电凝后切除脑膜中动脉。仔细分离与硬膜粘连的岩线大、小、神经,上述神经位于卵圆孔后与硬膜紧密粘连,走行于岩骨的沟槽内。注意避免过度牵拉岩线大神经,因为它与面神经在岩锥处相连接。用带钩的Sugita牵开器牵开硬膜显露岩尖。持续牵拉时需先放出脑脊液降低颅压。显微镜轴线应俯瞰岩锥前面。在岩锥表面可以看见两个骨性隆起,即后外侧的弓形隆起和前内侧的岩尖。完全显露岩锥后,在岩尖处可以看见三叉神经压迹。内听道位于弓形隆起稍前方,骨表面深约7mm处。沿岩线大神经可定位耳蜗。从术者的角度看,颈内动脉和咽鼓管位于岩线大神经的外侧。

保留耳蜗迷路结构的最大骨窗见图。向内达岩线大神经,向前达弓状隆起,向上达内听道。骨切除的第一步是用小磨钻磨至岩锥前部松质骨,并保留硬膜侧的骨皮质,这是避免损伤硬膜窦的安全方法。切除后方深部的骨质时,需金刚石磨钻以免穿透内听道的硬膜。第5脑神经沿着岩尖走行,切除岩尖部骨质可使该神经有更大的移动空间。骨切除后,可见第V和第Ⅶ脑神经之间的颅后窝硬膜。

2. 切开硬膜

颅中窝底的硬膜需向内朝岩上窦方向切开2cm,置入牵开器后,沿着岩上窦将切口扩大成"T"形。颅后窝硬膜切开一下口，用丝线结扎或用银夹夹闭后切开。切开小脑幕，要小心避免损伤沿小脑幕游离缘走行的第Ⅳ脑神经。切开的小脑幕用缝线牵开。切除斜坡脑膜瘤时，应沿肿瘤后缘切开硬膜，以便肿瘤附着于切开的小脑幕前份。

3. 显露肿瘤

斜坡脑膜瘤一般将第Ⅴ脑神经向外侧推移，但在肿瘤表面可见到该神经。小脑幕脑膜瘤则将第Ⅳ脑神经向下推移，Ⅲ、Ⅳ脑神经向上移位，后者通常在穿过硬膜反折处被肿瘤包裹。应避免对第Ⅳ脑神经进行过度牵拉，沿着第Ⅴ脑神经向前扩大硬膜切口，切开Meckel腔，此腔多被肿瘤浸润。从Meckel腔开始切除肿瘤以便增加第Ⅴ脑神经的活动度。在分离第Ⅴ脑神经时应注意，在Meckel腔中，三叉神经分成几段，并与肿瘤粘连在一起。第Ⅴ脑神经松动后，于第Ⅳ、Ⅴ脑神经之间，分离斜坡硬膜上的肿瘤基底。

切除肿瘤过程中，先电凝来自小脑幕动脉的肿瘤供血动脉，以减少肿瘤出血，接着囊内切除肿瘤。小脑上动脉和脑桥穿通支位于肿瘤后面，应保持术野清晰再将其与肿瘤分离。肿瘤较大时小脑前下动脉可能受累。展神经经常被挤向内侧，位于三叉神经的内下方。肿瘤侵及海绵窦时，沿第Ⅴ（Ⅴ1）脑神经的上界切开Meckel腔的内侧硬膜壁，使第Ⅴ脑神经根向下移动，以便扩大（Parkinson）三角。海绵窦出血可以用明胶海绵或止血纱布填塞加以控制。肿瘤切除后可见第Ⅵ脑神经和颈内动脉的C4~C5段。

4. 关颅

磨除的岩尖部先用颞浅筋膜片加以覆盖，然后用纤维蛋白胶加以固定。遇有扩伸至岩尖的乳突气房可以用游离肌瓣填塞。如有硬膜缺损，可将硬膜缘与筋膜片缝合。常规方式关颅。

（四）扩大颅中窝–脑桥–小脑角–内听道入路

1988年，Shiobara详尽描述了扩大颅中窝–脑桥小脑角–内听道入路。

1. 硬膜外入路至岩嵴

沿颅中窝分离硬膜，向上达岩嵴和岩上窦沟，向前达棘孔。因颅压高分离硬膜困难时，可经腰穿引流脑脊液降低后再分离。另外，还可以切开颅中窝硬膜，挑开环绕小脑幕游离缘的蛛网膜，吸除脑脊液。

2. 保留听力的手术操作

显露出岩嵴后，内听道的上壁即可磨开。如前所述，辨清内听道、弓状隆起和岩浅大神经的解剖关系后，即可在弓状隆起的基底部磨开内听道。要非常仔细，以免损伤内听道硬膜和在其内走行的面神经。成功地显露内听道后，切开内听道硬膜，仔细分离切除肿瘤，应注意识别和保护面神经和蜗神经。按上述方法切除内听道肿瘤时，肿瘤的囊内切除应从内听道后上部开始，注意识别被挤压于内听道前上壁的面神经和前下壁的蜗神经。另外，在切除肿瘤过程中，应尽量保留内听道内的血管。颅中窝或扩大颅中窝入路能满意地暴露内听道并可识别面、蜗及前庭上、下神经。

3. 不保留听力的手术操作

中等或大型听神经瘤，术前有用听力已经丧失，可扩大显露，磨除的范围可适当扩展到切除部分颞骨岩锥的后壁，打开内听道的前端。充分显露岩锥的颅后窝面硬膜，同时显露岩上窦和乙状窦。磨除岩骨后部常开放靠近乳突的气房。切除乳突后再进行迷路切除，将半规管完全切除。切开颅中窝和颅后窝硬膜，暴露小脑幕游离缘，切开岩上窦和小脑幕，使术野进一步扩大。将切开的硬膜、小脑幕和岩上窦向外周牵开，以显露小脑幕下方的肿瘤，按以前的描述，在切除肿瘤的同时注意监护和保护面神经。

4. 预防脑脊液漏、颅底修复和关颅

用扩大的颅中窝入路切除肿瘤并致力于保留听力时，磨除的岩骨，特别是内听道周围的颞骨的乳突需用脂肪（常取自腹部）或颞肌瓣和颞浅筋摸片填塞，并用纤维蛋白胶封闭。大型肿瘤，而且未试图保留听力时，岩骨范围磨除较大很可能磨开鼓室。在这种情况下，切除中耳砧骨后需用脂肪和纤维蛋白胶将鼓室完全填塞，砧骨切除使鼓室填塞更容易。用纤维蛋白胶涂抹钻磨过的岩骨表面，再用筋膜瓣覆盖封闭。所有的破损部位均需用筋膜片覆盖，再用带蒂肌瓣覆盖，并用纤维蛋白胶彻底固定。这些步骤对于预防术后脑脊液漏是十分必要的。最后缝合硬膜，缺损处用人造硬膜和纤维蛋白胶修补。骨瓣复位，缝合切口。

5. 手术并发症

如果发生脑脊液鼻漏，应卧床两周，行腰穿脑脊液引流。

（五）经迷路入路

1. 经迷路听神经瘤切除术

切除听神经瘤有两种基本方式：枕下乙状窦后入路和经迷路后入路。大多数肿瘤通过上述两种方式均可切除，并疗效没有本质区别（Bentivoglio等，1988；

Hardy 等 ,1989;Harner 等 ,1990;Sterkers 等 ,1994;Tos 等 ,1988)。

因此,人们很容易提出这样一些问题:为什么会有上述两种术式?外科医生必须熟悉这两种方法吗?一种方法最终将会取代另一种方法吗?为什么这两种方法能各自独立发展并存在?

回顾这些术式形成和完善的过程就可以找到这些问题的答案。因为,听神经瘤所占据的空间位置,一部分属于耳鼻喉科的范畴,另一部分属于神经外科,所以各科采用的术式各具特点。

1913年,Tooth报道这些良性肿瘤手术疗效较差。Panse(1904)提出选择性经岩骨手术入路,但几次尝试未能成功(Quix,1921)。Cushing(1917)经颅后窝开颅能达到次全切除肿瘤。Dandy(1925,1934)报告经颅后窝入路全切除肿瘤,当时这一进展导致形成以下局面, 即几乎所有的听神经瘤均由神经外科医生治疗,耳科医生一直未能处于主导位置,尽管促进提高疗效的关键即早期诊断是由耳科医生所作出的。直到20世纪50年代,神经外科医生所切除的听神经瘤多数是由神经内科医生诊断的。此时肿瘤体积已较大并出现明显的神经系统症状,还有相当一部分患者因出现视乳头水肿视力下降而到眼科就诊。由上述情形所造成的晚期诊断是影响疗效的重要因素,诊断越晚疗效越差。当时,即便是最优秀的神经外科医生,其手术死亡率也在20%左右(Olivecrona,1976)。

当耳聋或前庭功能失调是患者的唯一症状时,自然能引起耳鼻喉科医生的注意,从而能做到早期诊断。当神经外科医生仍在使用颅后窝入路的同时,由于手术显微镜和高速磨钻的应用,耳科医生House的工作促进了经迷路入路切除听神经瘤的发展和成熟,使经迷路入路进入神经外科领域。至此,这两种术式独立存在。在一些国家,特别是英国,耳鼻喉科医生往往出于审慎和法医学上的缘故,不是独立而是与神经外科共同处理这种疾病。但在其他国家,尤其是丹麦,听神经瘤由耳鼻喉科医生单独处理(Tos等,1988),甚至包括较大的听神经瘤以及桥小脑角其他肿瘤。颅底外科的不断发展, 促进了听神经瘤手术入路的竞争,这或许是对神经外科医生的挑战。

由于各具特色,今后10年中两种术式仍将并存。无疑, 在早期诊断和发现病源方面耳科医生处于优势。尽管偶尔有不成功的病例,但是由于显微神经外科日趋成熟,优秀的神经外科医生的听神经瘤手术效果已经令人非常满意(Harner等,1990)。然而,人们对耳科医生单独处理这类肿瘤的疗效仍难以感到满意,尤其是那些需行颅后窝扩大手术才难彻底切除肿瘤的病例。同样,神经外科医生在处理复杂颅底肿瘤时,如没有耳科专家的帮助和指导也难以达到最佳疗效。所以,两科专家的密切配合是获得最佳治疗效果的关键所在。相反,如果各行其是,其中一方可能占优势,而另一方可能因病源有限而退出竞争。各国情况不尽相同,但机遇可能更有利于耳科医生。

(1)经迷路手术入路优缺点

1)缺点:神经外科医生首先遇到的问题是对岩骨的解剖不熟悉,暴露技巧也不如耳科医生。单纯由神经外科医生操作,上述困难并非不能克服,但解剖磨除岩骨后再切除巨大肿瘤耗时长,因此最好的办法就是与耳科医生密切配合。这样做尽管有困难,但总比由一科单独探索更容易取得成就。

耳部或乳突有活动性炎症的病例,暂不适宜手术治疗。陈旧性耳部感染禁忌经迷路手术。试图保留听力时,也不适宜经迷路入路,而应选择神经外科常用的入路,包括枕下入路和颅中窝入路。

如果患者年龄偏大又伴有全身疾病而行肿瘤次全切除术,则不采用经迷路入路,因为对这种患者经迷路入路过于复杂和耗时。

该入路另外两个缺点是:手术时间长,与颅后窝入路相比手术时间可能会增加1~2小时;另一个问题是术后脑脊液漏(Bryce等,1991),尽管经颅后窝入路亦可发生脑脊液漏,但经迷路入路时中耳开放故引起感染的危险性更大 (Bentivoglio等,1988;Hoffman,1994;Nadol等,1967)。但除严重的局部或颅内感染,一般感染均可控制。

需要强调的是,除了肿瘤直径很小,有效听力仍存在以外,经迷路入路适于所有的肿瘤,即使是巨大型肿瘤的切除也可像经后颅窝入路一样容易操作,King等甚至认为肿瘤体积巨大正是选择经迷路入路的一个重要原因。

2)优点:与侧卧位或坐位相比,经迷路入路对体位的要求相对不严格,身体高大或肥胖的患者尤为适宜。就手术本身而言,主要的优点在于骨质切除、岩骨磨除后术野显露充分,可直接暴露内听道和桥小脑角的肿瘤以及颈静脉孔内的脑神经。后颅窝入路难以避免小脑皮质和后组脑神经长时间的暴露,而经迷路入路则不存在此问题。经迷路入路与经蝶入路切除垂体肿瘤或经胸入路切除胸椎间盘,可直接显露病变,而又避免了中枢神经系统的不必要的暴露。

根据King等的经验,经迷路入路在肿瘤切除的最后阶段,术野较浅且能更直接显露脑干、第Ⅴ脑神经和小脑幕裂孔区。

虽然经颅后窝入路也可充分暴露内听道外侧端,但经迷路入路暴露更佳。因为肿瘤可起源于面神经,虽然罕见但确实存在,特别是在2型神经纤维瘤病中(King和Morrison,1990)。术者可很容易地沿面神经管进入中耳。如果肿瘤切除后必须行神经修复或移植,容易暴露岩骨段面神经也是经迷路入路的优势之一。然而,在听神经瘤中,常常不需要暴露岩骨段面神经,因为面神经的远端在内听道内很容易识别。

经枕下入路切口局部疼痛(Schesseel等,1992)是术后常见的症状,经迷路入路的病例很少发生。

最后,值得一提的是经迷路入路是可磨除耳蜗向内侧扩大暴露;切开小脑幕可向上扩大暴露。

(2)术前准备

术前须向患者详细解释术后残存听力将完全丧失且有面神经损伤的危险,另外,因有可能出现脑脊液漏需从大腿取脂肪和筋膜修补以防止其发生。术中一般不需输血,即使大型肿瘤也很少需输血。必要时可采集患者自体血液备用。

头部备皮范围很局限,后至乳突,上至耳廓,再稍向颞部延伸。

1)麻醉:气管内插管全麻并控制呼吸,术中应监测动脉压、心电图、血二氧化碳浓度、终末潮气量、体温及动脉血氧饱和度。如有药物吸入应持续监测其浓度。常规留置尿管,骨切除前输入甘露醇,但中等或小型肿瘤者不用甘露醇。使用电热毯保温非常重要。还应采取措施防止下肢静脉淤血。

2)脑神经监测:术中必须监测面神经,可使用市售仪器,如Xomed或Neurosign神经监护仪。

3)体位:患者仰卧位,头转向对侧。Mayfield头架固定头位,避免头皮长时间压迫。

抬高手术床头15°~20°,以减少静脉窦和脑干静脉的出血。应确保安全固定患者,以便能使手术床向侧方倾斜且与术者保持一定距离,托盘架应向脚端放置,使其前缘位于患者肋缘处,以免影响向上调整显微镜倾斜度。术者位于患者身后,显微镜置于对侧。

(3)手术步骤

切口:合并脑积水时可行侧脑室前角穿刺置管引流脑脊液,以降低颅内压力。较小型的肿瘤,可释放延髓池脑脊液来减低后颅窝压力。

皮肤消毒、铺单,消毒范围除耳部及乳突周围皮肤,还应包括上颈部,以备必要时取耳大神经行神经移植。

切口从乳突尖稍下方开始,沿乳突表面向上至耳廓顶点上方约2.5cm处,再向前下达颞窝,使整个切口像一个问号。显示了皮肤切口、骨窗范围及岩骨切除的范围。切口必须充分向前,以便向前翻开皮瓣,可暴露外耳道的后缘和上缘。头皮、骨膜和颞肌一起或分层翻向前方,显露出乳突。乳突表面的骨膜可用点刀切开,推向前或后方。再向前遇到颞肌,可用骨膜起子分离。必须暴露骨性外耳道的后缘和上缘,分离出颧弓根部,因为骨性外耳道稍上方的区域对进入鼓室上隐窝而不损伤面神经非常重要。

2. 乳突切除

先由耳鼻喉科医生进行充分的乳突全切除。切除较大的肿瘤时,骨切除范围要够大,以便有利于手术操作。乳突切除从外耳道上方开始,向上延伸,暴露出颅中窝底上方2cm处的颞部硬脑膜。乳突切除的后极应稍超出乳突,再向下至乳突尖,以显露覆盖于乙状窦表面的骨板。切除上述骨板显露整个乙状窦。

乳突表面的骨皮质可用大切割钻切除,暴露乳突气房一并切除,一直到暴露出后方的窦板。切除颞叶下的颅中窝低骨质时,最好先保留一薄层覆盖硬膜的颅骨内板,直到完成所有的深部显露后再小心切除。用同样方法保留一薄层骨板保护乙状窦,以减少出血。彻底切除岩上窦侧方和窦硬膜角上方的骨质也很重要。向前磨除外听道顶与中颅窝硬膜之间乳突气房,加深暴露至Korner中隔,这一分隔内侧与外侧乳突气房的骨性隔膜被去除后,即可达鼓室上隐窝。将外耳道顶和后壁磨薄但不去除,以改善鼓室上隐窝、砧骨和锤骨头的暴露。

在鼓室上隐窝内侧壁上很容易识别象牙样突起的外侧半规管,此突起是辨认迷路和面神经的标志,面神经在此与半规管平行且立即转到其下方。在耳腔前方可见砧骨,其短突位置接近面神经管。可向前旋转短突去除砧骨。磨除乳突气房的尖端,暴露深部皮质和二腹肌沟,而后者有助于定位茎乳孔,切除乙状窦和面神经降段之间的骨质。在乳突切除中特别重要的部位是:颅中窝硬脑膜、窦硬膜角和乙状窦,因为暴露这些部位,切除肿瘤时可扩大显露的范围。向上抬起颞叶,向下可直视肿瘤下极和颈静脉孔周围的后组脑神经。同样,经牵拉窦硬膜角可扩大向内侧的暴露,改善岩骨尖和三叉神经的显露。

切开鼓膜后部,磨除整个中耳腔,用金刚石钻头在高倍显微镜下磨除面神经前外侧面与外耳道纤维环及骨索之间的骨质。向下扩大延伸此骨窗直至看到圆窗，并可见到镫骨的底板。直视下以脂肪和骨腊填塞鼓室和鼓咽管。

岩骨浅表部分切除完成后，可以着手切除迷路。首先磨开外侧半规管。外侧半规管前部是壶腹，后部稍深方为面神经管。根据术者习惯，部分或全部显露游离出面神经，暴露的面神经可用于监测面神经功能。根据外侧半规管的位置可进一步确定内侧半规管及前半规管的位置并将其全部磨除。前半规管向上可延伸至中颅窝，需向上调整显微镜投照方向以便能直视磨除。弓状动脉位于前半规管弓之下的骨质内，磨除此处骨质时弓状动脉为一解剖标志，提示骨切除已接近颅中窝硬膜。为了避免损伤颅中窝硬膜，需留下一薄层骨质。后半规管及外侧半规管延伸至总脚，然后再向后方延伸至前庭。自前庭内切除卵圆囊及球囊，可见前庭上神经突出于分隔前庭与内听道底的骨质。在总脚下可见内淋巴囊，切除总脚及内淋巴囊并继续向后扩延骨切除范围直至显露颅后窝硬膜。

余下的显露需切除包括迷路内侧及内听道后部的骨质。除了后部的颅后窝硬膜和前方的内听道以外，该区域没有可供识别的标志。内听道的后壁，部分内听道顶及底也必须用金刚石钻头磨除。切除内听道顶特别是内听道底时极易损伤面神经。面神经在内听道底进入面神经管，向前磨除过远可导致面神经损伤。向下磨除内听道底可暴露颈静脉球的顶点，颈静脉球顶和后颅窝硬膜之间的区域十分重要。有人倾向保留此处骨质以避免损伤颈静脉球。在颈静脉球与后颅窝之间可向下再切除几毫米骨质。颈静脉向下延伸处有一骨嵴，磨除此骨嵴即可向下扩大几个毫米的空间，此空间对暴露肿瘤下极周围的脑池极为重要。位置较高的颈静脉球可与内听道的下半部分重叠，阻碍内听道周围骨质切除。遇到这种高位颈静脉球，可进一步广泛钻膜骨质充分暴露出颈静脉球，再将其向下牵拉，必要时可切开填塞。

上述操作完成后，在岩骨中形成一"金字塔"形空腔，较宽的底在颅骨的外侧面，尖端在内听道的后缘。其前界是外耳道的后壁、中耳和面神经降部。再向内侧面神经岩骨部阻碍了进一步的骨切除。

内听道完全暴露后，根据内听道底垂直嵴的位置可在内听道内确定面神经的位置。垂直嵴是一分隔前庭上神经和面神经的骨性间隔，前庭上神经被垂直嵴分隔并向后转，暴露该神经之前所遇到的一薄层骨质，就是"垂直嵴"。用一尖端向外侧的显微钩沿垂直嵴的内侧缘分离，并在其深部进入面神经管，据此可确认面神经的位置，并可使用面神经监护仪，应用0.25mA电流刺激面神经进一步证实。最后用尖嘴咬骨钳或刮匙切除遗留的用以保护乙状窦、岩上窦及颅中、后窝硬膜的薄层骨质。

暴露的局限性：自从经迷路入路应用以来就一直受到批评，因为此入路术野狭小，导致许多较大肿瘤只能做到次全切除。虽然擅长使用经迷路入路的医生对上述意见有不同看法，但确存在有术野狭小、解剖受限并导致手术后半阶段操作不便的问题。在某些关键部位如窦硬膜角遗留1或2mm的骨质，就会使以后的操作变得十分困难，妨碍暴露颅内结构。

影响暴露的解剖因素包括乳突和岩骨的气化程度，因为骨质缺乏气腔使骨切除更困难更缓慢。如果颅中窝硬膜位置较低或乙状窦十分靠前，乳突部显露则十分狭窄。但是，将乙状窦和颅中窝硬膜结构从骨性结构上剥离并牵开则可克服上述困难。

切除颈静脉球和颅后窝硬膜之间覆盖颈静脉球顶骨质的重要性上文已予讨论。

3. 经耳蜗切除

在标准的迷路入路手术中，外耳道、中耳和面神经限定了骨切除的前界和内侧界面。如从内听道至茎乳孔游离面神经的全长，则可克服上述解剖限制，更大范围地切除岩骨，向上可至颈内动脉管和岩尖（House等，1978）。离断岩线大神经与面神经主干的连接后，可向后移动面神经，但需保留覆盖其表面的薄层骨质。切除外耳道的上壁及后壁，分离软组织并缝合封闭外耳道。广泛打开中耳，磨除其内侧壁，磨除并暴露耳蜗。磨除耳蜗及内听道的内侧壁后可暴露岩尖及颈内动脉管。

如此大范围的骨切除在一般听神经瘤的手术中并非必要，但对于较大的肿瘤或靠内侧的脑膜瘤则十分有必要，但术前听力仍存在，这将以破坏听力为代价。移动面神经还很可能导致术后立即出现不全性甚至完全性的面神经麻痹，但最终也只能部分恢复至House-Brackmann 3或4级。

4. 经小脑幕切除

切除岩骨的后部包括岩骨嵴并暴露岩上窦，后者位于小脑幕的附着处。切断岩上窦可使经迷路或经耳蜗入路时颅后窝硬膜的切开延伸至小脑幕。经外侧小骨窗开颅，切开覆盖于下部颞叶表面的硬膜后，向上牵拉脑组织，则小脑幕切开范围可延伸至小脑幕裂孔,小脑幕可完全切开(King,1970)。小脑幕切开如果起始于岩上窦汇入乙状窦处,切口应移向内侧,避免损伤颞叶引流入乙状窦的引流静脉。单纯的颞部开颅而不伴有向岩骨的扩大时,切开小脑幕需从幕上进行,抬起颞叶时颞底引流静脉常不可避免地受到牵拉,并可导致难以处理的出血。电拧或切断这些引流静脉可导致颞叶梗死,如果在优势半球,则导致失语。

在经迷路入路的易扩展性未被人们认识之前,经小脑幕入路先是被用于切除听神经瘤,但该入路也有严重不足,牵拉颞叶可导致术后癫痫,其发生率在King及Morrison(1973,1980)报告的病例中占22%。目前,此入路经不同形式的改良已广泛应用于切除岩斜坡脑膜瘤。

5. 经迷路入路切除脑膜瘤

无论是经迷路还是经颅后窝,切除听神经瘤的一般技术是相同的, 即先是行囊内切除来减小肿瘤体积,随后游离剩余的肿瘤及肿瘤囊壁,不断重复此过程直至肿瘤皱缩成小的残片,并可在直视下使其与脑干分离。这里只讨论与经迷路入路有关的特殊问题。

经迷路入路暴露的包括内听道和颅中窝硬膜,后者的范围包括1/2内听道周长的硬膜, 及到乙状窦前内侧缘的颅后窝硬膜。即所暴露的硬膜范围上界岩上窦,外侧界为乙状窦,下界为内听道、颈静脉球和乙状窦之间的骨质。

(1)手术步骤

1)硬膜切开:内听道的硬膜通常非常薄甚至不存在。可用尖钩刀或显微剪刀沿内听道轴线切开内听道硬膜及其下面的蛛网膜。在内耳门处硬膜及蛛网膜变厚, 并在肿瘤向桥小脑角延伸的瘤顶处形成一个环。此环先不切开,先从内耳门处开始向外延伸至乙状窦方向切开颅后窝硬膜,当切口接进乙状窦时,再使切口向上至窦硬膜角,向下至乙状窦,使切口形成一个"Y"形。用缝线将游离的硬膜牵开,再用显微剪刀切开内耳门增厚的硬膜及蛛网膜。此后,用显微剪刀游离硬膜与肿瘤的粘连,完成硬膜切开。

2)游离肿瘤:如果肿瘤较大,肿瘤将占据颅后窝的人部分,仅能在肿瘤与外侧的乙状窦之间见到一小部分小脑,如果肿瘤较小则可以显露更多的小脑及覆盖于桥小脑角的蛛网膜,在脑池内可见肿瘤。

用尖刀或显微剪刀自下部开始打开覆于肿瘤外侧的蛛网膜,释放出肿瘤下极及颈静脉孔附近脑池的脑脊液,以降低颅后窝压力。上述措施非常重要,特别是肿瘤较大时。调整体位和头位,利用重力作用也可

有助于小脑回缩,增加显露。在脑池内可见小脑下前动脉位于肿瘤,将其与肿瘤分离后妥善保护。沿肿瘤边缘向后切开蛛网膜,将肿瘤与小脑分离。肿瘤上极可见岩静脉,尽可能分离,如分离困难也可电凝切断岩静脉,一般不会引起不良后果。

3)切开肿瘤,用吸引器、刮匙及超声吸引器切除肿瘤内容以使肿瘤体积缩减, 最终使肿瘤仅剩一薄囊。肿瘤囊内切除可使肿瘤像漏气的气球一样体积缩小,以致可从其囊壁周围分离。将松动的肿瘤囊壁轻柔的切开,分离蛛网膜下腔(隙)的血管,神经及小脑的粘连最终完全摘除肿瘤囊壁。由于术野较小几乎没有空间容纳牵开器,无论是自动牵开器还是手持拉钩均无需使用。术者可用显微吸引器牵拉肿瘤,并用显微剪刀或剥离子分离粘连。带有冲洗功能的吸引器十分有帮助,在沿面神经或脑干分离肿瘤囊壁时,不断冲洗可使分离界面保持清洁。

总的来说,除了在内听道和内耳门处需要从不同的角度操作,其余切除肿瘤的过程同传统的手术并无区别。该入路看上去几乎是沿内听道的前壁纵向展开,视线与面神经呈锐角,而经后颅窝入路视线与面神经几乎呈直角。在肿瘤体积明显缩小之前最好不要分离内听道和内耳门,面神经位置确定之前,避免将肿瘤自内耳门上缘游离非常重要,当肿瘤主体至必须将肿瘤自内耳门游离时,再分离内听道外的粘连。从面神经上分离肿瘤的内听道部分, 向后轻牵肿瘤,用显微剪刀沿两者之间的粘连逐渐分离。此时面神经监护十分这重要。到达内耳门时操作应特别注意,因为在内耳门处肿瘤与面神经之间的界面不易辨认,特别是肿瘤质地较软时。此时最好先确认面神经的位置再进行切除,面神经可能位于内听道的前壁或位于内听道顶, 在后一种情况时从内耳门上缘分离肿瘤时,极易损伤面神经,因为在此处面神经可能位于肿瘤上极,偶尔还可能被面神经包绕。

了解到内听道和内耳门处面神经与肿瘤的复杂关系后,需谨慎操作,必须采用锐性分离来分离蛛网膜。面神经监护非常有帮助,通过电刺激可准确分辨出面神经及其他纤维束,从而果断地切除对电刺激不产生反应的纤维束。从内耳门下缘分离肿瘤相对容易,因为不用顾虑损伤耳蜗神经。一旦肿瘤从内耳门游离下来,手术步骤则与后颅窝如路者大同小异。

4)面神经修复:面神经修复在术中被切断,如果可以找到中枢断端,在肿瘤切除后可考虑修复面神经。中枢端与外周残端之间几乎总是存在明显的距

离,因此常常需用耳大神经或腓神经作移植。从面神经管、沿岩骨、鼓室部及面神经降部游离面神经远端,有可能增加面神经远端的长度,但这需要用金刚石钻头磨除面神经管管顶部并需切断岩线大神经。根据King等的经验,上述操作并不能使面神经远端延长得足以行端-端吻合。因此仍需移植神经。移植神经可取耳大神经,该神经距术野近,易于取材;还可取腓神经移植。腓神经较前者更长且无分叉,但在患者取俯卧位时,极难显露。无论从哪里取材,切取移植神经时应留有富裕长度,切断的神经一般都会皱缩,皱缩的程度可达原长度的25%。通常需填充的间隙为4cm长,可用纤维素胶粘合神经两端。

5)关颅:同颅后窝手术一样,术野应仔细止血。有人认为经迷路入路骨减压不充分,术后小脑肿胀或小血肿对患者造成很大的威胁,在实践中这种观点尚未被证实。

6)缝合硬膜:粗略地对合硬膜边缘,并不困难,但使硬膜精确复位并非容易。

7)关闭中耳:经中耳和咽鼓管形成脑脊液漏,是经迷路入路的主要缺点。避免这一并发症的常用方法包括切除砧骨,用脂肪或肌肉填塞中耳,用阔筋膜覆盖骨开放处,目前常用纤维蛋白胶来固定阔筋膜,以及应用大块脂肪填塞切除岩骨遗留的腔隙。但上述方法并非绝对安全。移植的筋膜可被来自内耳的脑脊液冲离岩骨并漂向外侧。岩骨尖端还可能存在有开口于中耳侧壁的气腔,可增加封闭漏口的难度。另外,如果镫骨被无意移位,则可通过开放的前庭和卵圆窗在桥小脑角脑池和中耳之间形成通道。岩鼓管和中耳腔是脑脊液漏的最终共同通道,按Hardy等(1991)的方法仔细封闭这些部位是防止发生脑脊液漏的最佳措施。

8)用磨钻在面神经降部与后鼓环之间开窗,将中耳充分敞开,经此开窗用小块脂肪填塞咽鼓管,其他缝隙用骨浆(骨屑混以血液)填充,再用筋膜生物胶覆盖整个腔隙。岩骨的缺损处可用脂肪填塞,但不易填塞过多,否则可使中颅窝硬膜剥离。King等的病例中有1例由于脂肪填塞过多导致脑膜中动脉撕裂,并形成硬膜外血肿,幸好在关闭切口前发现并进行了清除。脑脊液腰池引流可以在某种程度上防止脑脊液漏的发生,但也有作者持不同看法,认为引流有可能掩盖不充分的封堵,停止外引流后会出现严重的脑脊液漏。

(2)术后处理:术后患者取半卧位,以减低颅内静脉和脑脊液压力。因为术中曾打开中耳并有脑脊液漏

及脑膜炎的危险,术后应使用抗生素数日。

如果有脑室引流,应保留到术后第二天。可在术后第一或第二天让患者起床,无恶心等消化系统症状后即可进食。尿管应保留至患者可以下床活动为止。

从鼻腔发现脑脊液漏甚为重要。术后前几日脑脊液漏可能并不明显。如果患者无脑脊液漏的表现,可让其垂头数分钟,中耳腔填塞修补不成功时,脑脊液漏会十分明显,可明确诊断而并不再检查液体内糖含量。偶尔漏量很小时,患者仅有鼻腔后湿润感,甚至是出院一段时间后才表现出来,因此,在随诊时还应测试。

(3)并发症

一般并发症同颅后窝或乙状窦后入路,在此仅对其特有的并发症讨论如下:

1)脑脊液鼻漏:经迷路和后颅窝入路术后均可产生脑脊液鼻漏,曾有报道后者发生脑脊液鼻漏可高达25%(Nadol等,1987),但是,目前经迷路入路更易发生脑脊液鼻漏是毫无疑问的。经颅后窝入路脑脊液鼻漏的原因通常是磨开内听道后壁开放乳突气房,目前发生率已很低。而经迷路入路时,由于广泛开放中耳致使中耳腔与桥小脑角脑池也存在有潜在的通道,因此脑脊液漏发生率可高达13%~14%(Hardy和Moffat,1991;King和Morrison,1980),这是经迷路最严重,最棘手的并发症,特别困难的是即使修补后仍可复发。

暂时性腰池脑脊液外引流可预防和治疗脑脊液鼻漏,但有的作者认为此方法很少能获得成功,因为漏出量通常很大而且泄漏通路非常直接,King等的经验表明自发愈合的可能性很小,所以一旦发生鼻漏即需再次手术修补中耳缺损,方法同第一次手术。King曾经颅后窝修补,用筋膜和纤维素胶覆盖封闭经迷路的缺损。但是,上述Hardy等(1989)的方法即开放中耳填塞耳咽管,更能降低复发率,已被众人采用。

2)切口脑脊液漏:切口脑脊液漏很少在术后短期内出现。仔细缝合伤口,可降低其发生率,特别是切口下极乳突处的皮下缝合应更严密或采用连续缝合。切口漏在一定程度上可提示有脑积水的存在,让患者取半坐位,伤口漏多能自愈,而并不再次手术修补。腰池脑脊液外引流3~4日可促其愈合。仅在漏液处补加缝合,绝大多数不能奏效。对于术后脑脊液漏,King等不主张用永久性脑室腹腔分流术。

3)假性脑膜膨出:脑脊液聚集于皮瓣小形成积液十分常见,局部可产生一个突出的包块使耳廓向外前移位。一般积液可在几个月内自行消失,只要局部皮

肤色泽正常,伤口愈合正常就不需进一步处理。有时伤口会变薄并发蓝,提示可能发生伤口裂开,此时应做腰池脑脊液持续引流4日或更长时间以促进伤口正常愈合。

4)脑膜炎:广泛开放中耳并常有脑脊液漏发生似乎较易继发颅内感染,但临床上脑膜炎并不常见。

5)切口局部疼痛:颅后窝手术后切口处局部疼痛并不常见,但一旦出现却很棘手(Schessel等,1992),经迷路入路很少发生该并发症。

6. 乙状窦后入路

(1)枕下入路听神经瘤切除:听神经瘤约占桥小脑角区肿瘤的80%,多数来源于前庭神经。前庭神经在蛛网膜下腔(隙)的总长度约25mm,其中包括内听道部分10mm和桥小脑角部分15mm (Lang,1991),神经胶质髓鞘和施万(Schwann)细胞髓鞘之间存在一分界带。此带环绕内听道口。听神经瘤之所以常发生在内听道,是由于肿瘤起源于施万细胞。

1)听神经瘤主要的手术入路包括以下三种:经迷路入路、经颅中窝入路和经颅后窝入路。

前两种入路主要由耳鼻喉科医生完成,而第三种入路手术则由神经外科医生完成。经迷路入路的优点是对内听道内肿瘤显露良好,但缺点是视野局限不利于切除大型肿瘤。经颅中窝入路比经颅后窝入路能更好地显露内听道,但是,经颅中窝入路可能会造成颞叶挫伤和术后脑脊液漏,尤其是切除大型肿瘤时更易发生。经颅后窝入路的优点是适用于任何大小的肿瘤,手术效果取决于如下因素:肿瘤大小、质地、囊性变与否、生长方向、与肿瘤神经粘连程度以及述者的经验。

本章将介绍临床医生最为熟悉的入路:枕下乙状窦后经内听道入路。(Cohen等,1986;Ebersold等,1992;Fisher等,1992;Glasscock等,1993;Whittaker和Luetje,1992;Yokoh等,1993)。Yuichior Tanaka等所在的研究所及其附属医院在16年中采用该入路手术切除听神经瘤179例(Land Kurze,1986)。

2)听神经瘤分型

经枕下乙状窦后入路,既不能损伤耳蜗功能又要充分暴露内听道内肿瘤,辨明内听道和肿瘤的关系非常重要。内听道内残留的肿瘤复发比其他部位更为常见。肿瘤在内听道生长的深度决定了内耳门需要磨除的范围。另外,整个肿瘤的大小是影响术后面神经和耳蜗功能的另一主要因素。术前鉴别肿瘤在内听道的生长情况和肿瘤大小对确定手术方案很重要。

根据听神经瘤在内听道内生长的深度和肿瘤大小,将肿瘤分为4型:Ⅰ型,内听道内肿瘤,未向脑桥小脑角生长;Ⅱ型,最常见,充满内听道并向脑桥小脑角生长;Ⅲ-Ⅳ型又称中间型(Tos等,1992),内听道内尚有空隙,Ⅲ型为内听道部分充满,Ⅳ型为肿瘤完全在小脑脑桥池而未向内听道内生长。Ⅲ-Ⅳ型具有如下特点:①诊断时瘤体已偏大;②术前听力相对较好;③保留听力困难,除非术前听神经瘤诊断明确。

根据术前CT或MRI经内听道轴位像测定内听道外肿瘤最大直径将听神经瘤分为三型:小型(<15mm)、中型(15~30mm)和大型(>30mm)。

3)体位与监测

曾有各种体位报道,包括侧卧位、侧俯卧位、俯仰位、坐位、侧仰卧位。Yuichior Tanaka等主张采用侧卧位,这种体位可减少空气栓塞的发生率,而且手术野宽阔(Kobayashi和Sugita1987;1982)。头部头架固定,抬高头部至心脏平面,尽量前屈,但要避免压迫气管插管。头部向对侧旋转30°~45°,使面部朝下,岩骨后缘保持垂直,患侧肩部牵向下方。

常规采用面神经监测系统来监测面肌的运动,它包括刺激器和震颤描记仪。对尚存在有效听力的病例可术中记录脑干听觉诱发电位。

切口、开颅

乙状窦后经内听道入路颅骨开窗直径要尽量扩大,以便可以完全磨除内听道后壁而不损伤前庭和半规管。为获得大骨窗可采用方式切皮:发迹后3~4cm,或乳突后5cm处,做长12cm"S"形皮肤切口(Tanaka等,1995)。外耳道内置入光导纤维,可帮助估计外耳道的位置。被照亮的气房后缘即是乙状窦的位置。通过CT也很容易辨认乳突气房后缘和乙状窦之间的空隙。

4)肿瘤切除

A. 内听道外肿瘤切除:首先剥除覆盖肿瘤表面的蛛网膜。从内听道口至脑干及小脑半球表面,手法要精细,至于保护脑表面的血管。小型肿瘤在面神经根部辨认并不困难;中型或大型肿瘤,则应先行肿瘤囊内切除,然后再在肿瘤与脑干交界处,寻找面神经和蜗神经。尤其手术前尚存在有效听力的患者,应尽早辨认蜗神经,以便有利于保留其功能。

尤其是中型和大型肿瘤,面神经和蜗神经的交叉点是辨认蜗神经很好的标志。面神经通常位于瘤体尾端,可要电刺激进行确定。保持术野清洁无血非常重要,以便能在瘤体表面识别并追踪面神经和蜗神经。

使用硅胶片和硅胶管保护小脑脑神经和血管避

免手术操作的损伤有一定作用（Shiibuya等，1991；Tanaka等，1993）。当估计有可能机械性损伤上述结构时，可用硅胶片保护。硅胶片呈半透明状，术者能观察到其覆盖的组织。这种材料可防止对脑神经的电流损伤，不与组织粘连，同时还可避免钻头缠绕棉片所造成的损伤。

耙形牵开器有助于分离肿瘤表面的神经。Yuichior Tanaka等研制了多种耙形牵开器，可按肿瘤的质地、大小，以及牵拉方向选择最合适的牵开器。Yuichior Tanaka还研制多种显微剥离子，可在分离肿瘤表面神经时根据情况选用。另外，还应准备各种弯度、形状和锋利的银质剥离子，这种剥离子在术中可根据不同需要重新塑形。手柄重量很轻的超声吸引器非常有助于切除与神经紧密粘连的那部分肿瘤。同以前的超声吸引器相比，这种超声吸引器的重量减少一半，使操作更加灵敏精确，就像使用普通吸引器一样。最新的改良设计使手术者可在术中更换吸引器头，用小口径（外径1.2mm）吸管可切除内听道内的肿瘤；用大口径（外径1.8mm）吸管可进行内听道外肿瘤的囊内切除。使用这种超声吸引器，在切除与神经紧密粘连的肿瘤时，可以避免对神经的过度牵拉。

B. 内听道内肿瘤切除：为完全切除内听道内肿瘤应尽可能地磨除内听道后壁骨质，应分期磨除，以便有效地磨除后壁骨质又不损伤面神经和蜗神经。首先用3mm钻头粗略磨除骨质，然后切开内听道内硬膜，切除部分肿瘤。用窄头脑压板或硅胶膜保护神经，做用1mm钻头进一步磨除。总脚是最易受损的部位。有些病例乳突气房可突入内听道后壁，颈静脉球也可达到内听道水平，有可能受损，所以术前行高分辨CT扫描对于精确安全切除后壁骨质很重要（Tantagiba等，1992）。

如果内听道后壁骨质切除不完全，显微外科反光镜有助于观察内听道基底部，带有照明的反光镜，可使术野更清晰。这种反光镜不影响术者的视线，其光导纤维位于柔顺性很好的连结杆内，把这种反光镜固定在自动牵开器上，应用银质弯剥离子可有效地切除肿瘤而不损伤内听道内的神经。

7. 内镜经鼻/经口入路

内镜经鼻/经口入路岩斜区、颞下窝及颈静脉孔肿瘤的外科治疗目前应用并不广泛。根据笔者经验，该入路能够简单和迅速地到达岩斜区、颞下窝和颈静脉孔，且既能达到微侵袭目的，又能够满足全切肿瘤的要求。但需术者熟练掌握内镜颅底解剖学、内镜手术操作及各区域病变丰富的外科手术经验。相信随着内镜技术的广泛使用和不断进步，新型内镜颅底外科手术器械的开发以及有影像导航系统的辅助，这一入路将逐渐成熟并普遍应用。

（张秋航）

第四节　舌癌、口底癌和下颌骨肿瘤

一、前舌癌的手术治疗

对于舌及口底的孤立的小肿物，比较适合经口腔入路切除，而激光技术在头颈外科中的应用，已经极大地改善了经口腔入路外科手术的治疗效果。尽管用激光切除肿物也会对组织造成轻度热损伤，导致组织轻微水肿，但手术切缘精确、清晰，在愈合过程中很少有蜕皮、感染或形成挛缩瘢痕。与用手术刀切除肿瘤的瘤床易造成肿瘤细胞的播散相比，用激光处理瘤床不会造成肿瘤细胞的扩散。

尽管切除病变可经激光烧灼法或切除法，但是一般来讲，还是多倾向于激光切除法。患者很少感觉不适，不需行气管切开术。手术的目的是将口腔癌连同其深部组织和正常黏膜1~2cm的边缘整块切除（图4-61）。如果有可能，还应将标本固定在软木板上，以便于病理学家评估切缘。术中经常要做冰冻，经确定手术切缘安全后，方可关闭伤口。

二、下颌骨的切除

当肿瘤侵及下颌骨和骨膜时，则必须行下颌骨切除术。但是部分下颌骨切除术有许多适应证，即便存在如图4-62所示的病变也不例外。骨膜受侵常常是由于肿瘤直接侵犯而非淋巴转移所致，因此，在外科治疗口腔癌症中，为了避免干扰其淋巴途径，则不必行部分下颌骨切除术。然而，有许多病例中部分下颌骨切除是为了更好地暴露术野，增加手术安全缘，无张力手术缝合。

部分下颌骨切除术，可以产生畸形、错位咬合，如果直接缝合伤口，还会将舌固定在面颊上。因此使用带血管蒂的游离皮瓣（包括骨瓣）修复缺损更可取。如果口底癌未累及舌神经、Wanton管或茎突舌骨肌，可经口进路行下颌骨的边缘切除术。未经放疗的

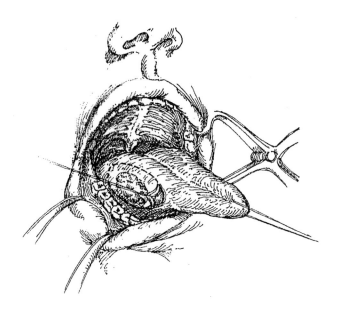

图4-61　口腔肿物。

患者，其下颌骨骨膜对肿瘤的入侵能起到抵御作用；而经放疗后，患者的下颌骨骨膜则失去了对肿瘤的抵御作用。

手术的目的是对口腔癌行整块切除并行颈淋巴清扫术，对术前未经放疗的患者，手术安全切缘需留出1cm的正常口腔黏膜（或正常骨），对术前已行放疗的患者，安全切缘应为2cm。

三、前（浅层）口底切除术

使用小的解剖剪刀将口底的软组织自前向后解剖，切除浅表癌灶，其深面安全缘需达舌下腺。解剖时先识别舌下腺，再向深面（尾部）继续解剖达舌下腺，横断双侧Wartons管，同时继续解剖深面切缘，以保证深面足够切缘。手术中不需要重建Wartons管，只需使用皮片修复黏膜缺损。

如果需行下颌骨的边缘部分切除术，需用记号笔将软组织切口及骨切除的部分标记出来。首先在软组织上切口，解剖达牙槽突，向下达骨部，与前部相连，再向下掀起下颌骨的黏骨膜后，精确切除部分下颌骨。假如肿瘤周围组织只是逐渐生长但未累及牙槽突，此时只需切除牙槽突，而不需向下行部分下颌骨切除，这一点很重要。下颌骨的垂直面相当结实，但因为还是存在骨折的可能性，故切除牙槽突时，应连同下颌骨的边一并切除。厚皮瓣用来覆盖修复软组织创面和残留下颌骨骨面。对于放疗失败，口底癌复发病例，再手术时，则不应该用皮瓣修复，因为这类患者若单纯用皮瓣修复创面，则存在皮瓣失败，造成放疗后的下颌骨暴露，继而有发展成放射性骨坏死的风险。这类病例应该做显微血管吻合术，使用前臂游离皮瓣修复。

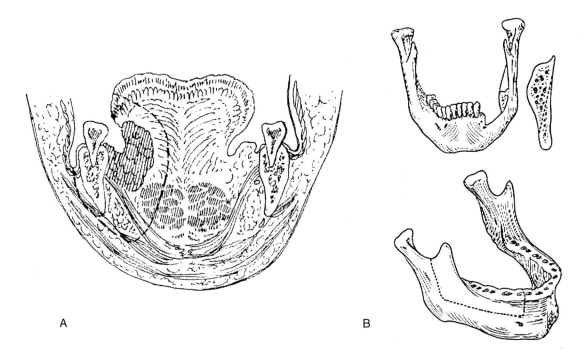

A　　　　　　　　　　　　　　B

图4-62　（A）口底癌的切除范围；（B）下颌骨矢状部分切除和全切的技术。

四、整个口底切除术

标定出手术边缘,视需要而定拔掉部分牙齿。确定边缘向下并通过下颌舌骨肌前、后和内侧。当诊断无颈部淋巴结肿大时,只做功能性或部分颈清扫术。然而,若触诊触及淋巴结则需行全颈淋巴结清扫术;这种病例需行下颌下切口。解剖分离口底病变,连同下颌碎片一起,拉向颈部与下颌下三角内容物连成一体(图4-63~图4-65)。口腔缺损修复的关键技术在于重建肌肉层对口底的支撑。用于这方面的技术方法有几种:保留下颌舌骨肌,尽可能向下颌骨归位(最简单的选择);舌骨舌肌向上扭转(二腹肌需切除);胸锁乳突肌向上转瓣;现今效果最理想的游离血管皮瓣(图4-66~图4-73)。

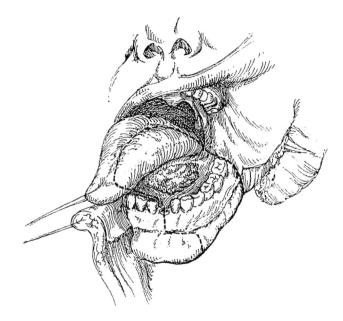

图4-65　下颌骨口底及舌体的切除范围。

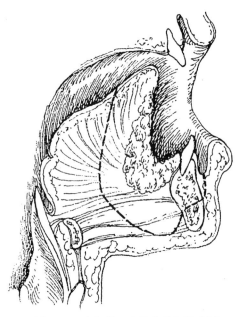

图4-63　晚期前口底肿物的切除范围。

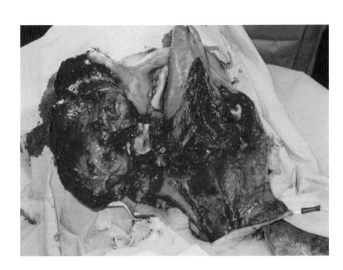

图4-66　全口底切除大型手术的一部分,包括舌部分切除和全下颌骨切除,根治性颈淋巴结清扫术。

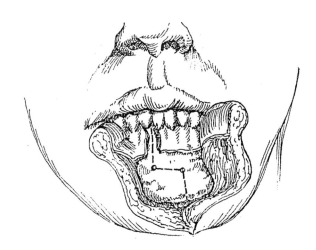

图4-64　下颌骨部的切口。

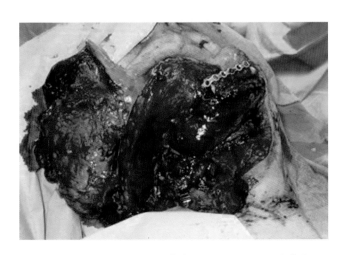

图4-67　图4-66术后缺损的修复(Rafael Acosta 医生修复)。

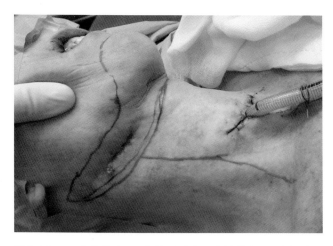

图4-68　口底复发癌。以前做过手术和全量放疗。口底切除只是手术的一部分,同时行舌的次全切除、下颌骨切除、根治性颈淋巴清扫术。

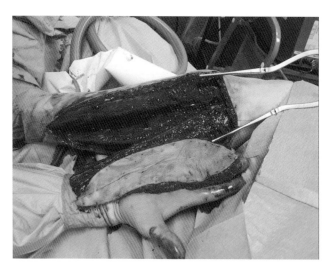

图4-71　用带血管蒂的腓骨游离皮瓣修复下颌骨和口底(Rafael Acosta医生修复)。

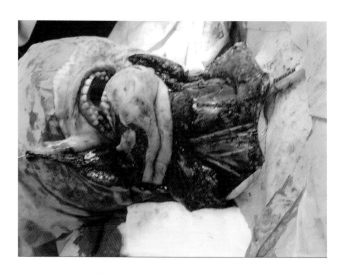

图4-69　图4-68的外科病例。

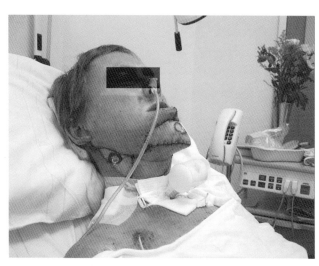

图4-72　图4-23患者,术后2天。

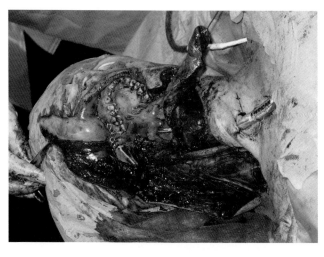

图4-70　图4-68的外科病例。

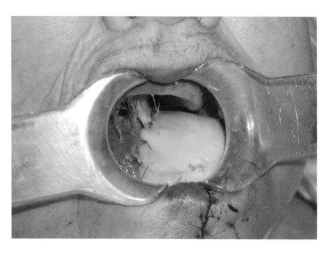

图4-73　用带血管蒂前臂游离皮瓣修复口底术后缺损(Rafael Acosta医生修复)。

舌下神经经下颌下三角进入口底，应尽可能保留。当向上扭转舌骨舌肌时，舌动脉也将显露出来。

假如肿瘤侵及骨膜，常需行下颌骨的部分切除术。如果影像学检查显示肿瘤已经侵及下颌骨体，从肿瘤学的角度来讲，矢状部分下颌骨切除术（下颌骨留一薄边）就不合适了。这样，下颌骨就应行部分切除术。根据下颌骨缺损的大小，应用血管吻合术对下颌骨进行骨皮瓣重建，可选择前臂游离皮瓣、肩胛骨游离皮瓣，或腓骨游离皮瓣。如果没有显微血管外科，也可选择用骨托加上带有上皮的胸大肌皮瓣修复。

五、舌根切除术

这是原发于舌根肿瘤的最理想的治疗方案。颈部转移的病例无一例外应行根治性颈淋巴结清扫术，原发灶可以行放疗（常用高分割法），加用（或不用）化疗；或用外科治疗，也可放疗加手术治疗。最近几年来，在许多头颈肿瘤中心，近距放射治疗作为首要治疗手段已经非常成功，并且质子放射治疗也成功地得到了应用。外科治疗原发病灶时，可以做（或不做）颈淋巴结清扫。

所有舌根肿瘤、扁桃体腺窝肿瘤和咽侧壁肿瘤均可经口进路手术，但是局限性确实存在。咽旁间隙内血管紧邻，有血管损伤的潜在性，处理形成的血肿也非常棘手。为了术野暴露更好更安全，推荐劈开下颌骨（图4-74）。下颌骨可以从前部的正中劈开，也可以从侧方的下颌角处劈开。

正中位骨切开进路允许保留附着在下颌骨上的软组织，伤口愈合非常好。然而下颌骨侧方骨切开进路，更优先在放疗失败后选择，这样可避免因放疗愈合差，妨碍骨愈合。肿瘤安全切缘应包括1~2cm的健康黏膜。侵犯翼内肌的肿物需小心解剖，以获得深部的安全缘。当存在或怀疑下颌骨受累时，应进行下颌骨升支及部分骨体的切除。

手术可通过上颈部横切口，颈外进路到达口咽部。切口起自乳突，穿过下颌下区，在下颌骨下约3cm，越过中线，沿至对面的颏下。这样的话，暴露就很宽了。以这种切口，可移至更侧面的位置进行骨切开，这只是与中线位骨切开相比较而言。侧位骨切开的确切位置依据于牙列和肿瘤的范围而定，一般情况下，位于第二和第三磨牙之间，或在环杯状乳头水平，或下颌角处。优先选择阶梯形的切口，这样可以提供更稳定的下颌骨节段，以利伤口愈合。下颌骨切开

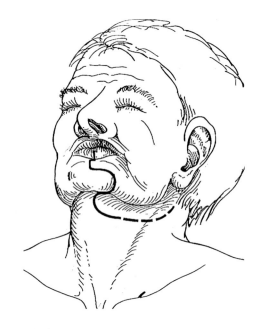

图4-74 皮肤切口、下颌骨的暴露、中线位切口下颌骨的技术。

的侧面进路的优点，包括瘢痕靠下，不需拔出前面的牙齿，伤口愈合更佳；主要缺点也许是合适的术野暴露更加困难一些。通常认为，仅应由经验丰富的头颈外科医生，行侧面骨切开进路手术。

外科医生必须明白舌根对吞咽和吸气的重要性。口咽癌肿可以侵犯舌根，因此，广泛舌根部切除，包括牺牲掉两根舌下神经可能是必需的。舌根伤口对于部分或全喉切除术后的成功康复有着直接的影响。

舌根修复的方法有许多种。下颌骨切除术后是有可能原位缝合的。中等大小的舌根缺损，也可直接缝合，遗留相对有限的美容或功能性后遗症。如果切除超过1/3的舌体，则不能行原位缝合。局部皮瓣（舌部）、区域性肌皮瓣和带血管游离皮瓣可修复缺损。

（Matti Anniko 编 程俊萍 译）

参考文献

戴炯,等. 颅底肿瘤性疾病[M]//李善泉,周梁. 颅底疾病诊断与治疗. 上海:上海科学技术出版社,2002:294-427.

孔锋,张秋航,严波. 内镜经鼻前颅底肿瘤的外科治疗[J]. 中国微侵袭神经外科杂志,2006,11(10):443-445.

张秋航. 斜坡肿瘤的外科治疗 [J]. 中华耳鼻咽喉科杂志,1998,33(1):21-23.

张秋航. 经鼻内镜垂体腺瘤切除术 [J]. 中华耳鼻咽喉科杂志,

1998,33（2）：97-99.

张秋航. 经鼻内镜岩斜坡及颞下窝肿瘤的外科治疗[J]. 中华耳鼻咽喉头颈外科杂志,2005,40（7）：488-492.

张秋航. 内镜经鼻岩尖病变的外科治疗[J]. 中国微侵袭神经外科杂志,2006,11（10）：435-437.

Abdullah B,Arasaratnam S,Kumar G,et al. The sphenoid sinuses:computed tomography assessment of septation,...relationship to the internal carotid arteries,and sidewall thickness in the Malaysian population[J]. J HKColl Radiol,2001,185-188.

Al-Mefty O,Holoubi A,Rifai A,et al. Microsurgical removal of suprasellar meningiomas[J]. Neurosurgery,1985,16:364-372.

Batra PS,Citardi MJ,Worley S,et al. Resection of anterior skull base tumors:comparison of combined traditional and endoscopic techniques[J]. Am J Rhinol,2005,19(5):521- 528.

Belli Evaristo,Rendine Guido,Mazzone Noemi. Malignant ethmoidal neoplasms:A cranionasal endoscopy approach [J]. J Craniofacial Surg,2009,20(4):1240-1244.

Castelnuovo PG. Endoscopic nasal and anterior craniotomy resection for malignant nasoethmoid tumors involving the anterior skull base[J]. Skull Base,2006,16:15-18.

Chi JH,Parsa AT,Berger MS,et al. McDermott MW:Extended bifrontal craniotomy for midline anterior fossa meningiomas:Minimization of retraction-related edam and surgical outcomes [J]. Neurosurgery,2006,59 [Suppl 2]:426-434.

Chicani CF,Miller NR. Visual outcome in surgically treated suprasellar meningiomas. J Neuroophthalmol,2003,23:3-10.

Chow JM,Silberman SJ,Stankiewicz JA. Endoscopic optic nerve decompression for the treatment of traumatic optic neuropathy [J]. Operative Tech.Otolaryngol. Head-Neck Surg,1996,7(3):282-288.

Cook SW,Smith Z,Kelly DF. Endonasal transsphenoidal removal of tuberculum sellae meningiomas:technical note [J]. Neurosurgery,2004,55(1):239-246.

Devaiah AK,Larsen C,Tanfik O,et al. Esthesioneuroblastoma:endoscopic nasal and anterior craniotomy resection [J]. Laryngoscope,2003,113(12):2086-2090.

Donald Paul J. Surgery of the skull base. Philadelphia:Lippincott-Raven,1998.

Elwany S,Elsaeid I,Thabet H. Endoscopic anatomy of thesphenoid sinus[J]. J Laryngol Otol,1999,113:122-126.

Fahlbusch R,Schott W. Pterional surgery of meningiomas of the tuberculum sellae and planum sphenoidale:Surgical results with special consideration of ophthalmological and endocrinological outcomes[J]. J Neurosurg 2002,96:235-243.

Feiz-Erfan I,Han PP,Spetzler RF,et al. The radical transbasal approach for resection of anterior and midline skull base lesions[J]. J Neurosurg,2005,103:485-490.

Gardner PA,Kassam AB,Thomas A,et al. Endoscopic endonasal resection of anterior cranial base meningiomas [J]. Neurosurgery,2008,63:36-54.

Goel A,Muzumdar D,Desai KI. Tuberculum sellae meningiomas:Areport on management of a surgical experience with 70 patients[J]. Neurosurgery,2002,51:1358-1364.

Hadad G,Bassagastegui L,Carrau RL,et al. A novel reconstructive technique after endoscopic expanded endonasal approaches:vascular pedicle nasoseptal flap [J]. Laryngoscope,2006,116:1882-1886.

Han PP,Ponce FA,Spetzler RF. Intention-to-treat analysis of Spetzler-Martin grades IV and V arteriovenous malformations:Natural history and treatment paradigm [J]. J Neurosurg,2003,98:3-7.

Hatano A,Nakajima M,Kato T,Moriyama H. 2009. Craniofacial resection for malignant nasal and paranasal sinus tumors assisted with the endoscope[J]. Auris Nasus Larynx ,36:42-45.

Jallo GI,Suk I,Bognar L. A superciliary approach for anterior cranial fossa lesions in children. Technical note [J]. J Neurosurg,2005,103 (1 Suppl):88-93.

Janecka IP. Skull Base Suregry. Philadelphia:Lippincott - Raven Publications,1997.

Jho HD,Ha HG. Endoscopic endonasal skull base surgery:Part 1—The middle anterior fossa skull base [J]. Minim InvasiveNeurosurg,2004,47(1):1-8.

Jho HD. Endoscopic endonasal approach to the optic nerve:A technical note [J]. Minim Invasive Neurosurg,2001,44:190-193.

Kachhara R,Nair S,Radhakrishnan VV. Large dumbbell neurinoma of hypoglossal nerve:case report [J]. Br J Neurosurg,1999,13 (3):338-340.

Kanaan HA,Gardner PA,Yeaney G,et al. Expanded endoscopic endonasal resection of an olfactory schwannoma-Case report[J]. J Neurosurg Pediatrics,2008,2:261-265.

Kaptain GJ,Vincent DA,Sheehan JP,Laws ER. Transsphenoidal approaches for the extracapsular resection of midline suprasellar and anterior cranial base lesions [J]. Neurosurgery,2001,49:94-101.

Kassam AB,Snyderman CH,Mintz A,et al. Expanded endonasal approach:The rostrocaudal axis. Part I. Crista galli to the sella turcica[J]. Neurosurg Focus,2005,19:E3.

Kassam AB,Thomas A,Carrau RL,et al. Endoscopic reconstruction of the cranial base using a pedicled nasoseptal flap[J]. Neurosurgery,2004,63:44-52.

Kellman RM,Marentette L. The transglabellar/subcranial approach to the anterior skull base:a review of 72 cases[J]. Arch Otolaryngol Head Neck Surg,2001,127 (6):687-690.

Ketcham AS,Wilkins RH. A combined intracranial approach to the paranasal sinuses[J]. Am J Surg,1963,106:698-703.

Knegt PP,Ah-See KW. Adenocarcinoma of the ethmoidal sinus complex:surgical debulking and topical fluorouracil may be the optimal treatment [J]. Arch Otolarygol Head Neck Surg,2001,127:141-146.

McMains KC,Kountakis SE. Contemporary diagnosis and approaches toward optic nerve decompression [J]. Op Tech Otolaryngol,2006,17:178-183.

Morioka M,Hamada J,Yano S,et al. Frontal skull base surgery combined with endonasal endoscopic sinus surgery [J]. Surg Neurol,2005,64 (1):44-49.

Morioka M,Hamada J,Yano S,et al. Frontal skull base surgery combined with endonasal endoscopic sinus surgery[J]. Surgical neurology,July,2005,64 (1),44-49.

Nakamura M,Roser F,Struck M,et al. Tuberculum sellae meningiomas:Clinical outcome considering different surgical approaches[J]. Neurosurgery,2006,59:1019-1029.

Ohta K,Yasuo K,Morikawa M,et al. Treatment of tuberculum sellae meningiomas:Along-term follow-up study [J]. J Clin Neurosci, 2001, 8:26-31.

Park CK,Jung HW,Yang SY,et al. Surgically treated tuberculum and diaphragm sellae meningiomas:The importance of short-term visual outcomes[J]. Neurosurgery,2006,59:238-243.

R. Webb-Myers,P. J. Wormald,B. Brophy. An endoscopic endonasal technique for resection of olfactory groove meningioma [J]. Journal of Clinical Neuroscience,2008,15:451-455.

Rachinger J,Fellner FA,Trenkler J. Dumbbell-shaped hypoglossal schwannoma:a case report [J]. Magnetic Resonance Imaging,2003,21:155-158.

Raso JL,Gusmão S. Transbasal approach to skull base tumors:Evaluation and proposal of classification. Surg Neurol65 [Suppl 1],2006,S1:33-1:38.

Reisch R,Perneczky A. Ten-year experience with the supraorbital subfrontal approach through an eyebrow incision [J]. Neurosurgery,57 [Suppl],2005:242-255.

Renn WH,Rhoton AL. Microsurgical anatomy of thesellar region [J]. J Neurosurg,Jr. 1975,43:288-298.

Sato M,Kanai N,Fukushima Y,et al. Hypoglossal neurinoma extending intra- and extracranially:case report[J]. Surg. Neurol,1996,45:172-175.

Sekhar LN. 1993. Surgery of Cranial Base Tumors. New York:Raven Press.

Sethi DS,Stanley RE,Pillay PK. Endoscopic anatomy of the sphenoid sinus and sella turcica [J]. J Laryngol Otol,1995,109:951-955.

Sofferman RA. Sphenoethmoid approach to the optic nerve[J]. Laryngoscope,1981,91:184－196.

Spektor S,Valarezo J,Fliss DM,et al. Olfactory groove meningiomas from neurosurgical and ear,nose,and throat perspectives:approaches,techniques,and outcomes [J]. Neurosurgery,2005, 57:268-280.

Tzortzidis F,Partheni M,Voulgaris S,et al. Resection of giant meningiomas of the anterior cranial fossa using orbital osteotomies[J]. J Neurosurg Sci,2005,49:77-84.

Unal B,Bademci G,Bilgili YK,et al. Risky anatomicvariations of sphenoid sinus for surgery [J]. Surg Radiol Anat,2006,28:195-220.

Yuen AP,Fan YW,Fung CF,et al. Endoscopic-assisted cranionasal resection of olfactory neuroblastoma. Head Neck,2005,27(6):488-493.

Zevgaridis D,Medele RJ,Muller A,et al. Meningiomas of the sellar region presenting with visual impairment:Impact of various prognostic factors on surgical outcomes in 62 patients[J]. Acta Neurochir,2001,43:471-476.

Zhang QH,Wang ZL,Guo HC,etc. Endoscopic endonasal resection of the anterior cranial base meningiomas with intra- and extracranial extension[J]. ORL J Otorhinolaryngol Relat,Spec,2012.74 (4):199-207.

第五章
垂体瘤及脊索瘤

第一节　垂体瘤

垂体腺瘤是仅次于胶质细胞瘤和脑膜瘤的颅内第三种最常见的肿瘤,约占颅内肿瘤的10%。主要位于鞍内,也可向鞍上、鞍旁、海绵窦和蝶窦内发展。患者多为成年人,男女性别无明显差异。

一、垂体腺瘤的分类

20世纪70年代以来,由于神经内分泌学、神经放射学、组织化学、放射免疫学和电子显微镜技术的发展,人们对垂体腺瘤的认识不断更新和深化。研究表明,垂体腺瘤可产生两种蛋白激素(生长素和催乳素)、两种多肽激素(促肾上腺皮质激素和黑素细胞刺激素)和三种糖蛋白激素(促甲状腺激素、卵泡刺激素和黄体生成激素)。

目前,将垂体腺瘤分为嗜酸性、嗜碱性、嫌色性和混合性的经典分类法已被淘汰,根据血液中的激素水平,结合组织化学、电子显微镜和免疫学检查结果的新分类法已为人们所接受。1974年和1975年,Trouillas、Landolt和Saeger先后提出各自的分类方法,虽略有差异,但基本上是将垂体腺瘤分为有内分泌活性和无内分泌活性两大类,每一类又分为数种。

1. 有分泌活性的垂体腺瘤

(1)促生长激素腺瘤:临床表现为肢端肥大症或巨人症。

(2)催乳素腺瘤:临床上特征性的表现为溢乳、闭经、血中催乳素升高和卵泡刺激素降低,称为Forbes综合征。

(3)促皮质激素腺瘤:临床上主要表现为库欣综合征,且好发于女青年。

(4)促甲状腺激素腺瘤:极少见。有两种情况:一是肿瘤分泌促甲状腺急速增加,患者表现为甲状腺功能亢进。另一种是临床表现为甲状腺功能低下(黏液水肿),只是在其垂体腺瘤的细胞中发现少量直径100~300nm的分泌颗粒和组织化学证明肿瘤细胞分泌促甲状腺激素后才得以确诊的。

(5)卵泡刺激素腺瘤:极少见。由膨大的卵圆形细胞组成,胞浆内颗粒的直径约500nm,分泌卵泡刺激素。

2. 无分泌活性的垂体腺瘤

(1)瘤细胞瘤:又称嗜酸性粒细胞瘤。光镜下可见到肿瘤由上皮和结缔组织组成,周围有毛细血管,胞浆嗜酸性,核多型。电镜下可见胞浆内有大量线粒体,有极少的分泌颗粒,直径约100~240nm。

(2)有分泌颗粒但无分泌活性的腺瘤:胞浆内有分泌颗粒,但无内分泌活性。有人认为,这类细胞可能分泌某些临床意义尚不清楚的激素,或这些激素仅能使细胞增生,引起肿瘤迅速增长。

二、垂体腺瘤的诊断

1. 病史及体检

患者主诉有头部双颞侧或前额底部疼痛和性功能减退,毛发脱落稀少、肥胖、身体过高、手足增大增粗、下颌增大、口舌增厚、面容粗陋、面红多脂、多毛、怕冷、乏力、多汗、多饮多尿。腹部与大腿有色萎缩纹、视力下降或失明及视野缩小等症状。女性患者还可出现闭经泌乳综合征。体检时,应注意皮肤、毛发、口舌、牙齿、下颌、脸型、体形及血压变化。神经眼科检查,注意视力可呈进行性减退,视野可出现双颞侧偏盲,也可有少见的同向偏盲,眼底有原发性视神经萎缩等表现。

2. 神经内分泌检查

血内分泌检查,注意催乳素(PRl)、促卵泡刺激素(FSH)、生长激素(GH)、促肾上腺皮质激素(ACTH)、促甲状腺激素(TSH)、促黄体激素(LH)、三碘甲状腺原氨酸(T_3)、甲状腺素(T_4)及泼尼松等在血中的变化。检查尿中17-羟类固醇及17酮类固醇的变化。如已测定血中皮质醇含量者,则可免查17-羟类固醇及17酮类固醇。

3. 颅骨 X 线摄片

对诊断垂体腺瘤十分重要。大多有蝶鞍扩大,鞍底骨质吸收或破坏,后床突鞍背变薄、直立或破坏,甚至出现游离的后床突,前床突和鞍结节也可有骨质吸收。肿瘤生长不对称时,出现"双鞍底"。但小于 5mm的垂体内微腺瘤,蝶鞍可完全正常。

4. CT 扫描

垂体腺瘤多呈等密度或略高密度影。部分肿瘤内有低密度区,提示有坏死、囊变或陈旧出血。瘤内急性出血者可出现高密度区。注射对比剂后多有强化。垂体微腺瘤需用高分辨率 CT 冠状增强扫描,表现为垂体内局限性低密度区,垂体上界上突,垂体柄偏移。

5. MRI 成像

实质性垂体腺瘤在 T1、T2 和质子密度加权像上均呈等信号,在 T2 加权像上为高信号;瘤内出血除急性期外在所有成像序列中呈高信号;注射 Gd-DTPA后正常垂体比腺瘤增强明显。MRI 不仅能显示垂体腺瘤,还能清晰地显示肿瘤与视神经、视交叉、垂体柄、海绵窦、颈动脉的关系。

三、垂体腺瘤的治疗

1. 手术治疗

1893 年,Canton 和 Paul 首先施行垂体瘤切除术,此后手术入路向经颅和经蝶窦两个方向发展。百余年来,虽几经反复,这两种入路依然被广泛采用。目前,多数人认为,应根据具体情况选用恰当的入路。当今垂体腺瘤的手术目的已不再仅为保存和恢复视功能,

对许多患者,除切除垂体腺瘤外,希望能保存或恢复正常的内分泌功能。

2. 药物治疗

(1)溴隐亭:是一种半合成的麦角生物碱溴化物,具有持久刺激多巴胺受体的功能,能迅速抑制催乳素的分泌和降低肢端肥大症患者的血生长激素水平,且有使腺瘤缩小的作用,故临床上广泛用以治疗催乳素腺瘤和生长激素腺瘤。但一旦停药,肿瘤的分泌功能又将恢复到用药前的水平,体积亦将再度增大。多数学者将之作为手术和放疗的补充。

(2)麦角苄酯:对催乳素腺瘤和功能性高催乳素血症的疗效与溴隐亭相仿。

(3)赛庚啶:系 5-羟色胺拮抗剂,可抑制 ACTH的分泌,对柯兴病患者有效,一般用于患者的术前准备或放疗尚未发挥作用前以缓解症状。

3. 放射治疗

早在 20 世纪初,就有关于垂体腺瘤放射治疗的报告。由于放疗效果肯定,迄今仍是垂体腺瘤的主要治疗方法之一。据 Guiot 统计,术后加用放疗者复发率为 1.1%,未加放疗者 15%~18%复发。放疗的方式包括常规高能放射(^{60}Co,深部 X 线)、重粒子放射(质子束、α 粒子、中子束等)、放射性核素(^{90}Y,^{198}Au)植入放射和立体定向放射(伽玛刀,X 刀),可按具体情况选用。

四、内镜下鼻蝶入路垂体瘤切除术

鼻内镜下经蝶垂体腺瘤切除术是目前在传统经蝶手术的基础上广泛开展的一种新型手术,手术在全麻状态下,利用现代的鼻内镜外科技术在无需外表任何切口的条件下,直接显露蝶窦暴露垂体腺瘤,在监视系统监视下直接将肿瘤切除,术中可清楚显露肿瘤及正常腺体,可将肿瘤完整切除达到根治的效果。手术操作时间短、创伤小、术后恢复快(患者术后 12 小时可下床活动,术后一周出院)。明显优于传统的开颅手术和常规的经口-鼻-蝶手术,是鼻内镜外科技术在鼻颅底外科应用延伸的成果之一,严格掌握手术适应证是手术成功的关键。

(一)手术应用解剖

经蝶窦行蝶鞍肿瘤切除术,需经鼻腔、鼻中隔或鼻窦,开放蝶窦与鞍底,暴露肿瘤,在鞍隔下将肿瘤切除。蝶窦毗邻有许多重要结构,而且有很多解剖和气

化的变异,因此详细了解蝶窦与蝶鞍及其周围的解剖关系对于开展此手术具有重要的指导意义。

　　蝶窦为一位于蝶骨体内的空腔,蝶窦的形态及大小的变化较大,其前方有开口,左右各一,多为椭圆形呈"8"字形排列,内上缘靠近中线,外下缘离中线较远,分别与左右鼻腔相通。前壁正中以蝶骨嵴与筛骨垂直板接连,形成鼻中隔的一部分;蝶窦开口通入鼻腔之蝶筛隐窝。后壁最厚,其后为颅后窝的脑桥及基底动脉。上壁是颅中窝的一部分,上有蝶鞍,撑托垂体。前为视交叉,视神经管位于上壁及外侧的交角处。下壁为鼻咽顶,与前壁交界处有蝶腭动脉的鼻后中隔动脉,经此至鼻中隔。与外侧壁交界处有颈外动脉的腭升动脉通过。在下鼻外侧部分有一骨管为翼管,翼管神经从此通过。外侧壁构成颅中窝的一部分,与海绵窦、颈内动脉、眼动脉及第Ⅱ、Ⅲ、Ⅳ、Ⅴ、Ⅵ对脑神经关系密切,有小静脉穿过此壁与海绵窦相通。蝶窦侧壁即视神经管隆起在蝶窦侧壁的前上部。上颌神经

隆起在蝶窦侧壁的中下部,颈动脉隆起的鞍后段、鞍下段及鞍前段分别位于蝶窦侧壁的后部,鞍底下部,及与鞍前壁交界处。各隆起的长度与神经血管走行一致。内侧壁即骨行蝶窦中隔,蝶窦中隔的形状、大小、厚薄、所在部位及完整性均有很大的变异。Hammer(1961)将蝶窦内的分隔分为:窦间隔、横隔、内侧隔和外侧隔四种。外侧隔又分为冠状外侧隔和矢状外侧隔,林尚泽等(1986)将蝶窦分为6型(图5-1):

　　(1)枕鞍型(12.4%):发育最好,窦腔不仅包绕整个鞍底,而且向后伸入枕骨内。

　　(2)全鞍型(46.0%):窦腔包绕整个鞍底,其后缘达到或稍超过后床突的垂直线。

　　(3)半鞍型(22.6%):发育尚好,窦腔后缘达到或稍超过通过鞍底中线的垂直线。

　　(4)鞍前型(13.8%):窦发育差,其后缘与鞍结节垂直线相齐恰位于蝶鞍前方,鞍底的下方系疏松骨质,鞍底中点落在蝶窦腔后方。

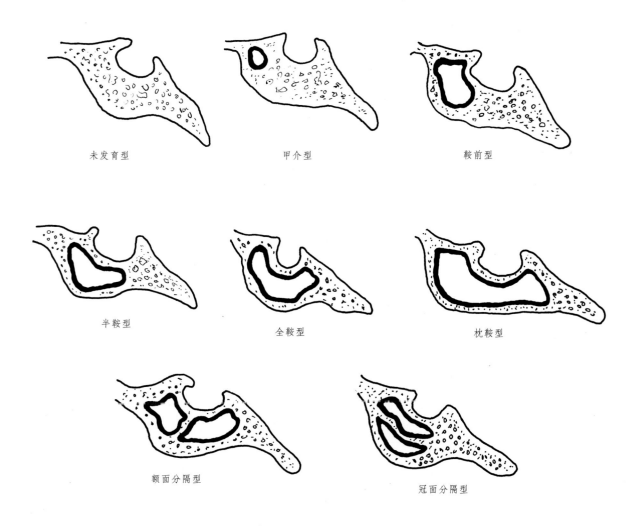

图 5-1　蝶鞍发育形态分型与蝶鞍的关系。

(5)甲介型(4.4%):蝶窦仅略有气化,窦腔与鞍底有厚10mm以上的疏松骨质。

(6)未发育型(0.8%):蝶骨未气化,无窦腔者。

(二)手术适应证、禁忌证及并发症

1. 手术适应证

(1)垂体腺瘤及垂体卒中者无明显鞍上扩展,尤其是内分泌功能活跃的肿瘤。

(2)垂体腺瘤有明显向蝶窦内侵蚀者。

(3)垂体腺瘤伴有空蝶鞍或脑脊液漏。

(4)大型垂体腺瘤向鞍上生长者,影像学检查显示肿瘤有囊性变,出血或肿瘤质地较松软者。

(5)高龄、体弱难以支持开颅手术者。

(6)前置型视交叉无法开颅,经视交叉前部进入鞍内者。

(7)其他,如以鞍内生长占优势的颅咽管瘤,特别大型囊性颅咽管瘤,流经蝶窦的脑脊液鼻漏的修补,症状性空蝶鞍的治疗,为治疗乳腺癌、前列腺癌而行功能性全垂体切除术等。

2. 手术禁忌证

(1)蝶窦发育气化不良者(有作者认为"甲介型者"亦可手术)。

(2)鼻部感染或慢性鼻窦炎症者,黏膜充血水肿者。

(3)鞍隔裂孔狭小,肿瘤呈哑铃形生长者。

(4)影像学检查显示有巨大鞍上生长、质地坚韧、血循环丰富的肿瘤,或明显向鞍旁、额、颞叶生长的大型肿瘤。

(5)蝶窦气化过度,视神经管、颈动脉管明显暴露在蝶窦黏膜下,术中易致损伤。

(6)肿瘤在鞍上与蝶窦内的肿块呈哑铃状,影像学检查示鞍隔口较小,鞍上瘤块不易在颅内加压下降至鞍内。

3. 手术并发症

(1)鼻中隔穿孔:剥离鼻中隔黏膜时一定在黏骨膜下进行,否则容易发生鼻中隔穿孔。

(2)垂体损伤及垂体功能不全。

(3)颈动脉与视交叉的损伤:高度气化的蝶窦,其视神经管可有部分暴露在蝶窦内,在牵拉蝶窦黏膜时可致视神经损伤。

(4)尿崩症:由于术中垂体后叶或垂体柄损伤所致。

(5)脑膜炎:一般多由于术中鞍上池蛛网膜撕裂或术后脑脊液漏继发颅内感染所致。

(6)脑脊液鼻漏:多因术中撕破鞍上池蛛网膜囊所致。

(三)手术前准备

(1)术前影像学检查:包括颅骨正侧位片、蝶窦体层片,了解蝶鞍大小,蝶窦气化情况,有无蝶、筛窦炎症。CT或MRI检查肿瘤大小,位置及瘤内状态,有无鞍上或向鞍旁生长,肿瘤软硬度,有无囊变或出血等,肿瘤与视神经、颈内动脉、海绵窦关系,鼻窦发育情况、骨质情况等与手术进路相关解剖进行评估。

(2)术前内分泌学及视力视野检查:术前对患者应进行详细的内分泌(生长激素、泌乳素、卵泡刺激素、黄体生成素、甲状腺激素、皮质腺激素等)检查,视力及视野检查。

(3)术前用药:术前用含有抗生素1%麻黄碱滴鼻以减轻鼻黏膜充血,术前应用抗生素2~3日。手术开始前半小时先在患者双侧鼻腔用含有0.1%肾上腺素棉条填入鼻腔,敷于鼻黏膜上,使鼻黏膜血管收缩,减少术中分离鼻黏膜时出血。

(4)手术区准备:术前3日起用口腔清洁液漱口,保持口腔清洁。手术前一日剪除鼻毛。

(5)患者手术体位及麻醉要点:患者于全麻下取仰卧位,全麻气管内插管,插管偏向左侧口角,引出接麻醉机,不致影响手术操作,在口咽部用纱布填充以避免血液及口腔分泌物流入气管内。床旁可安放导航手术装置,用以手术检测术中的进程及定位,这样可提高手术的安全性。术者一般站在患者右侧,面对患者进行手术。

(6)术区无菌消毒及铺单:用碘氟消毒鼻面部皮肤、红汞消毒鼻腔和口腔黏膜,无菌巾包头后敷消毒大罩单开始手术。

(四)手术步骤

(1)先用0°或30°鼻内镜详细检查鼻腔,确定后鼻孔和中鼻甲后端,辨认蝶筛隐窝、蝶窦前壁和蝶窦开口。

(2)中鼻甲向外侧移位或切除部分中鼻甲,也可将鼻中隔自蝶嘴处向对侧骨折以清楚地观察蝶窦前壁。

(3)用蝶窦咬骨钳向下扩大蝶窦骨窗至蝶窦底;向外侧扩大至蝶筛隐窝(不应超过蝶窦口的外缘),向内扩大至蝶嘴。

(4)用30°和70°鼻内镜观察蝶窦内情况。

(5)用吸引管轻轻敲击蝶鞍底前下壁骨壁,使骨壁骨折或用长柄金刚石钻头开放鞍底,充分暴露硬脑膜。

(6)双极电凝烧灼硬脑膜后用镰状刀将硬脑膜呈"十"字形切开。

(7)0°、30°和70°鼻内镜直视下,用吸引器、小刮匙、取瘤钳细心摘除垂体瘤(图5-2)。

(8)术腔填入捣碎的肌肉或脂肪,鞍底用明胶海绵配合EC耳脑胶进行修补,鼻腔填塞碘仿纱条。

(五)手术技术要点提示及术中需注意的问题

(1)手术可以从一侧鼻腔进行,也可以从两侧鼻腔进行,根据内镜和放射学检查结果决定。

(2)开放蝶窦向外侧扩大至蝶筛隐窝时应注意不要损伤视神经和颈内动脉,一般不要向上扩大,以免损伤筛骨水平板。

(3)扩大后的蝶窦前壁开口至少应当允许同时插入一支鼻内镜和一件手术器械。

(4)0°或30°鼻内镜观察蝶窦各壁时应注意保护蝶窦外侧壁的颈内动脉管及视神经管等重要结构,颈内动脉隆起位于蝶窦外侧壁,视神经管位于颈内动脉隆起上方,有条件的情况下可结合计算机辅助导航系统进行术中定位,确定重要结构的术中位置。

(5)蝶窦前壁打开后,注意蝶窦黏膜的保护,切不可因手术操作方便,将蝶窦内所有黏膜剥离,这将影响蝶窦术腔术后的上皮化过程。

(6)鞍底硬脑膜的暴露时,应根据术前影像学的判断进行,并非暴露的越大越好,以可手术操作为原则,以避免术后并发症的发生。

(7)硬脑膜切开时,常常遇到海绵间窦的出血,可

轻度压迫止血,必要时应用双极电凝。

(8)垂体瘤与周围组织无明显边界,对较大的肿瘤,可应用切割吸引钻将肿瘤的大部切除,进行瘤内切除减压,再对边缘的肿瘤组织进行分离,以减少手术操作的盲目性。

(9)对鞍上难以操作部分瘤体,可与麻醉师配合采用过度通气或颈内静脉压迫等方法增加脑脊液压力,促进瘤体下移后再进行手术。

(六)术式评价

经鼻内镜垂体瘤切除术是一项新的外科技术,据国外已有的报道和我们的经验证明这项技术切实可行。然而,并非所有的垂体腺瘤都适合鼻内镜下手术,恰当的选择适应证是该项手术成功的关键。经鼻内镜垂体腺瘤切除术与经蝶窦显微外科垂体腺瘤切除术相比较,既有优点也有缺点。

1. 优点

(1)可经鼻中隔后端直接进入蝶窦,方法简便,可大大缩短手术时间。

(2)免除鼻小柱和上唇下切口以及进路中对鼻中隔的破坏和重建过程,减少副损伤。

(3)使用0°、30°和70°鼻内镜清楚识别颈内动脉和视神经管等重要解剖标志及骨壁缺损。

(4)可于0°超广角镜引导的直视下完全切除肿瘤,并配合30°、70°鼻内镜观察术腔是否有瘤样组织残留。

(5)关闭进路的方法简单。

2. 缺点

(1)手术适应证选择范围较窄。

(2)单手操作不能边吸引边操作,不利于术中止血。

(3)术者需要有内镜鼻窦外科经验和严格的手术训练。

正确选择适应证是经鼻内镜垂体腺瘤切除手术成功的关键。垂体微腺瘤,特别是促肾上腺皮质激素腺瘤,由于体积小,瘤组织质地硬韧,术中出血较多,常常需要电凝止血,且需在10倍以上显微镜下准确辨别腺瘤和正常垂体组织,故不宜采用内镜手术。侵犯鞍上和鞍旁的侵袭性腺瘤,由于病变常累及海绵窦,颈内动脉和视交叉而难以完整切除,也不宜采用这类手术方法。而蝶窦发育良好,鞍底下沉,特别是伴有鞍底骨质破坏者是内镜经鼻蝶窦切除垂体腺瘤的最佳适应证。虽然经鼻内镜垂体腺瘤切除手术并不能完全取代经颅内和经蝶窦的传统手术。但是,只要正

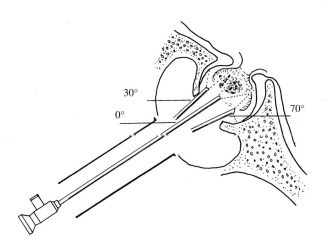

图5-2　借助不同角度内镜切除垂体瘤。

确掌握此类手术的适应证,多数垂体腺瘤患者可以通过这一新的外科技术获得满意的治疗效果。

(七) 经蝶垂体瘤切除术术中注意事项及并发症的防治

(1)经蝶窦入路垂体腺瘤切除术的关键在于保持正确的手术方向进行手术,手术方向应对准蝶鞍严格在中线进行,如偏离中线则可能损伤颈内动脉、海绵窦或颅内重要结构,如有困难可充分利用带电视的X线机或计算机导航系统进行定位,监测手术进程。

(2)出血问题。进入蝶鞍内,有时切开硬脑膜时易出血,但多为静脉性,常是环窦的一些分支,电灼后用绵条压迫均可止血,如损伤动脉则可造成动脉性出血。因此手术应在蝶鞍内进行,向两侧刮除肿瘤时应注意切勿损伤海绵窦及颈内动脉。

(3)经蝶手术后主要并发症为脑脊液鼻漏,多因术中撕破蛛网膜所致,因而术中操作应轻巧,勿用力牵拉肿瘤或垂体柄,术中已发现有脑脊液流出者,肿瘤切除后勿使用无水酒精处理瘤床,以免酒精浸润扩散至颅内引起脑神经等重要颅内结构损伤,并用脂肪或肌肉填充蝶鞍瘤床,直至脑脊液不再流出为止。术后如出现脑脊液鼻漏,可嘱患者头高静卧数日,如仍不停止,可经腰穿置管行脑脊液闭式外引流,多数患者经2~3天后鼻漏停止后拔除引流管,如脑脊液鼻漏持续1周以上,经以上各种方法治疗无效时,应打开伤口,重新修补鞍底。

(八) 经蝶窦垂体瘤切除术的效果

(1)对视神经、视交叉的减压效果:根据文献报道,对术前有视力、视野障碍的患者,术后视力、视野恢复正常或明显改善者在80%~90%,并常在术后1~2天即得到改善。

(2)术后内分泌学结果:根据文献报道,对分泌性垂体腺瘤,多数患者高激素分泌术后可降至正常水平或有明显的下降,而术后引起垂体功能低下者不超过10%。

(3)泌乳素分泌腺瘤:33%~88%患者术后血浆泌乳素水平恢复正常(biochemical cure),并可恢复月经,约半数要求妊娠者可怀孕及生产,大型腺瘤仅为40%左右。生长激素分泌腺瘤患者术后80%~85%生长激素恢复正常。库欣病多为垂体前叶垂体微腺瘤,术后80%~95.5%血皮质醇恢复至正常水平,大型腺瘤为

45%~50%。

(九)经蝶窦垂体腺瘤的复发问题

根据Laws和Thaper 2254例经蝶窦垂体腺瘤切除术的报道,经术后10年的随访观察,泌乳素分泌微腺瘤的复发率为24%,生长激素分泌腺瘤为8%,库欣病为12%,非功能性腺瘤为16%。

(刘钢　张海)

第二节　垂体瘤的外科治疗

一、概述

垂体位于蝶鞍之上的垂体窝内,垂体的前方是鞍结节和前海绵间窦,后方紧贴鞍背,两侧为海绵窦,此窦内有颈内动脉通过,且紧贴窦内侧壁。垂体与蝶鞍之间的蛛网膜下隙很窄,仅0.3mm,海绵窦上端的高度超出垂体2.5mm,部分覆盖在垂体上面。颈内动脉海绵窦段水平部位于垂体两侧稍下方,距垂体3.5mm。在蝶鞍区正中矢状面上,可见在鞍结节和垂体之间有前海绵间窦,垂体后方与鞍背紧贴,垂体后叶的高度几乎与鞍背平齐。在垂体前、后叶交界处与蝶鞍之间,可见下海绵间窦。垂体前方隔鞍结节与蝶窦相邻,后方与鞍背紧贴。

垂体两侧被海绵窦包绕,位居垂体两侧。海绵窦段颈内动脉及其脑膜垂体干等分支、动眼神经、展神经、滑车神经及三叉神经分支穿过海绵窦,颈内动脉海绵窦段水平部呈"O"形。颈内动脉床突段与垂体关系亦较密切,二者相贴无间隙者占5%,有间隙者占95%,间隙为0.5~9.0mm。

垂体上方为鞍隔,鞍隔孔圆形者孔径平均为7.0mm,椭圆型者前后径平均为7.2mm,左右径9.5mm,有95%的孔径超过5mm。这一解剖特点造成了蛛网膜很容易通过鞍隔孔进入垂体窝。垂体腺瘤也极易通过鞍隔孔向鞍隔上发展。经蝶鞍进路行垂体瘤手术时,由于鞍隔孔存在较大的变异个体,鞍隔并不能作为屏障,且由于蛛网膜垂于鞍隔之下,故手术操作时易损伤蛛网膜,而引起脑脊液漏。另外,操作时刮匙及取瘤钳使用不当,可以损伤脑血管或下丘脑等。

视交叉位于鞍隔前的上方,借鞍隔或孔与垂体相邻,并构成第三脑室隐窝的底。垂体瘤向上生长可

压迫视交叉,典型症状为双颞侧视野缺损。由于垂体和视交叉不是直接相对应,如肿物偏向生长,可压迫视交叉不同区域、视神经颅内段或视束近端,而出现不同类型、不同象限的视野改变。

垂体腺瘤是一组从垂体前叶和后叶细胞发生的常见良性肿瘤,是鞍区最常见的肿瘤,起源于前叶者占多数,来自后叶者较少。肿瘤在鞍内生长时常引起骨破坏,蝶鞍扩大,鞍底下陷。向两侧生长可侵犯海绵窦,并常突破鞍隔向鞍上生长。占所有颅内肿瘤的15%,肿瘤人群发生率为1/10万,尸检中发现率为10%~25%,且近年有逐渐增多趋势。

1. 分类和分期

根据垂体腺瘤的大小,将其分为微腺瘤(<10mm)、大腺瘤(10~30mm)及巨大腺瘤(>30mm);垂体肿瘤可按组织特异性和功能活性来分类,垂体腺瘤按组织特异性分为嫌色细胞、嗜酸性细胞和嗜碱性细胞肿瘤;按功能分为有功能肿瘤和无功能肿瘤,前者包括催乳素细胞、生长激素细胞、ACTH细胞、ACTH-LPH细胞、gnTSH细胞、RH细胞等肿瘤,以及上述各种细胞混合的肿瘤。根据术前影像学分析和术中所见,垂体瘤可分为5个分期。Ⅰ期肿瘤直径在10 mm以下,且限于鞍内。蝶鞍可以有扩大,但结构完整未见破坏;Ⅱ期肿瘤直径为10 mm或10 mm以上,蝶鞍扩大,但鞍底无骨质破坏;Ⅲ期肿瘤局限性穿破硬脑膜和鞍底,少部分瘤组织侵入蝶窦;Ⅳ期肿瘤弥漫性破坏鞍底及蝶窦结构;Ⅴ期为侵犯鞍上或鞍旁结构及生长入第三脑室的侵袭性腺瘤。

垂体腺瘤主要危害是:①内分泌功能紊乱,包括垂体激素过量分泌及肿瘤压迫使其他垂体激素低下;②压迫视交叉、视神经、海绵窦、脑底动脉、下丘脑、第三脑室,甚至累及额叶、颞叶、脑干等,导致相应功能的严重障碍。③颅内高压。

垂体腺瘤治疗的目的在于缓解视力下降等周围结构受压的临床症状;纠正内分泌功能紊乱;恢复正常垂体的功能;预防肿瘤复发。

2. 临床表现

(1)分泌功能变化

1)泌乳素腺瘤:主要以泌乳素增高、雌激素减少所致闭经、溢乳、不育为临床特征。

2)生长激素腺瘤:在青春期前,骨骺尚未融合起病者,表现为巨人症,成年人骨骺融合者,则表现为肢端肥大症。

3)促肾上腺皮质激素腺瘤:由于垂体腺瘤持续分泌过多ACTH,引起肾上腺皮质增生促使皮质醇分泌过多,即皮质醇增多症(Cushing Syndrome),导致一系列物质代谢紊乱和病理变化,并出现许多临床症状和体征。

4)甲状腺刺激素细胞腺瘤:罕见。由于TSH分泌过多,T3,T4增高,临床表现甲亢症状。

5)促性腺激素细胞腺瘤:罕见。由于FSH、LH分泌过多,早期可无症状,晚期有性功能减低、闭经、不育、阳痿、睾丸萎缩、精子数目减少。

6)无分泌功能肿瘤:多见于中年男性和绝经后女性,以往称垂体嫌色细胞腺瘤,缺乏血浆激素水平而临床症状不显著。当腺瘤增大,压迫视交叉和垂体组织则出现头疼、视功能障碍和垂体功能低下(一般依次导致性腺、甲状腺和肾上腺功能减低或混合性的症状体征)。

7)头痛:早期约2/3患者有头痛,主要位于眶后,前额和双颞部,程度轻,间歇性发作。当肿瘤突破鞍膈,鞍内压降低,疼痛则可减轻或消失。晚期头痛可因肿瘤向鞍旁发展侵及颅底硬膜及血管和压迫三叉神经而引起。少数巨大腺瘤鞍上发展突入第三脑室,造成室间孔或导水管梗阻,出现颅内压增高时头痛较剧。或肿瘤坏死、出血,瘤内压力急剧增高。如瘤壁破裂致垂体卒中性蛛网膜下腔出血者为突发剧烈头痛,并伴其他神经系统症状。

(2)视力视野障碍:在垂体腺瘤尚未压迫视神经视交叉前,多无视力视野障碍。随着肿瘤长大,约60%~80%病例可因压迫视通路不同部位,而致不同视功能障碍,典型者多为双颞侧偏盲。根据视通路纤维排列典型的为颞上象限先受累,初呈束状缺损,后连成片,先影响红视野,后影响白视野。随着肿瘤增大,依次出现颞下、鼻下、鼻上象限受累,以致全盲。如肿瘤偏向一侧,出现单眼偏盲或全盲。少数视交叉前置者,肿瘤向鞍后上方发展累及第三脑室,亦可无视力视野障碍。视力障碍严重者多系晚期肿瘤视神经萎缩所致。

(3)其他神经和脑损害:如肿瘤向后上发展压迫垂体柄和下丘脑可出现尿崩症和下丘脑功能障碍,累及第三脑室、室间孔、导水管,可致颅内压增高。向前方伸展至额叶,可引起精神症状、癫痫、嗅觉障碍。向侧方侵入海绵窦,可发生第Ⅲ、Ⅳ、Ⅴ、Ⅵ脑神经麻痹,突向中颅窝可引起颞叶癫痫。向后长入脚间池、斜坡压迫脑干,可出现交叉性麻痹,昏迷等。向下突入蝶窦,鼻腔和鼻咽部,可出现鼻出血,脑脊液漏,并发颅内感染。

二、临床检查

(1)影像学检查

1)CT:CT 平扫主要依靠冠状面扫描,肿瘤多为等或稍高密度圆形或类圆形肿块,边缘清楚,可见垂体高度增加、上缘膨隆、垂体柄偏移、垂体密度改变、血管丛征等表现,轻至中度均匀性强化,有一定诊断价值。CT 冠状面呈"束腰征"改变,该征象具有特征性。垂体瘤坏死囊变较少见。垂体微腺瘤的直接征象为垂体内的低密度灶,增强后即刻扫描,肿瘤为低密度,延迟 30min 后扫描,肿瘤为高密度;间接征象为局部膨隆、垂体柄偏移、鞍底骨质变薄或受侵蚀等。

2)MRI:鞍区周围骨质较多,CT 检查由于骨质伪影影响了图像的清晰度,降低了病变诊断的准确性。而 MR 由于无骨质伪影及较高的软组织分辨力,能精确地显示病变与周围结构的关系,提高了鞍区病变的诊断准确率。MR 不仅能清楚地确定肿瘤的大小、形态和范围,而且能很好地显示肿瘤向上、向两侧、向下生长产生的各种影像学表现。肿瘤多表现为圆形或类圆形肿块,边缘光滑锐利。有时由于突破鞍隔向上生长而呈"哑铃"型表现。较大的肿瘤内部可发生出血、坏死、囊变。MRI 典型表现为垂体腺增大,高度大于9mm,其内信号不均,T1 加权像呈低信号,T2 加权像呈高信号,但也可能表现为垂体大小形态正常,仅见垂体内信号不均。亚急性出血 MR 由于 T1,T2 均为高信号可准确诊断。囊变时由于液性成分不一,可出现两种信号强度形成的界面。较大的肿瘤向上生长时还可突入第三脑室前部引起梗阻性脑积水。MR 还可以准确地描述视交叉的情况,为术前制定手术方案提供帮助。

近年来国内外开展的垂体动态增强扫描,大大提高了垂体微腺瘤的检出率。MR 增强扫描应于注射造影剂后立刻进行,正常腺体较肿瘤增强显著,肿瘤呈相对低信号。但时间太迟,瘤体与正常腺体可呈等信号或瘤体比正常腺体增强显著。这是由于垂体微腺瘤大部分由垂体门脉系统供血,大概由于肿瘤内的血流缓慢的缘故。微腺瘤强化的高峰要比正常垂体慢,表现为低信号,因此强化早期的 MR 影像对垂体微腺瘤的诊断是最有效的。

(2)视力和视野检查:视力和视野检查是一个非常有用的筛选操作,其重复性和敏感性较高,这对随访患者很有帮助。

(3)内分泌功能检查:可以直接测定垂体和下丘脑多种内分泌激素,以及垂体功能试验,有助于了解垂体及靶腺功能亢进、正常或不足等情况,对垂体瘤的早期诊断,治疗前后的变化,疗效评价,随诊观察和预后均有重要意义,包括以下几项内容:

1)生长激素:GH 增高可见于垂体生长激素腺瘤。

2)泌乳素:PRL 增高可见于垂体泌乳素腺瘤。

3)甲状腺刺激素:TSH 增高可见于垂体 TSH 腺瘤、下丘脑性甲亢、原发性甲低、甲状腺炎和甲状腺肿瘤等病例。

4)促肾上腺皮质激素:ACTH 增高可见于垂体促肾上腺皮质激素腺瘤。

5)促性腺激素:垂体前叶 FSH 和 LH 细胞分泌 FSH 和 LH。垂体 FSH/LH 腺瘤时,FSH/LH 水平增高,垂体功能低下时,FSH 和 LH 低。

6)黑色素刺激素:MSH 增高可见于垂体功能减低患者,增生型皮质醇增多症。

三、诊断

垂体腺瘤的诊断主要依据不同类型腺瘤的临床表现,视功能障碍及其他脑神经和脑损害,以及内分泌检查和放射学检查,典型病例不难作出垂体腺瘤的分类诊断。但对早期的微腺瘤,临床症状不明显,神经症状轻微,内分泌学检查不典型,又无影像学发现的病例则诊断不易。所以,需要全面了解病情,做多方面的检查,获得资料,综合分析,作出诊断和鉴别诊断。

四、治疗

垂体瘤几乎均为良性,罕见恶性。目前的治疗方法有外科治疗与保守治疗,但以手术治疗为首选治疗方法。

(一)非手术治疗

1. 放射治疗

对术后残留的垂体瘤,以及全身条件差不能耐受手术者可行放射治疗。

2. γ 刀和 X 刀治疗

此法存在对视交叉、视神经、海绵窦、下丘脑等结构的损害,对于年老体弱不能耐受手术,肿瘤位于鞍内或向鞍上生长,患者不愿手术者可尝试,但目前疗效有待进一步探讨。

3. 药物治疗

针对垂体瘤患者，药物治疗可作为手术前的准备治疗，亦可作为手术后或放射治疗后的辅助治疗。治疗药物有溴隐亭、生长抑素激动剂（somatostatins，SMS）及赛庚啶。药物治疗有一定的延缓肿瘤生长的作用，但停药后症状易复发。

（二）手术治疗

对于鞍结节脑膜瘤手术是最佳的治疗手段，一般采用右额开颅前颅凹入路；对于巨大肿瘤也采用双额开颅。对于垂体瘤及颅咽管瘤较大者，尤其是突破鞍隔，伴有视力、视野障碍及多种神经结构受压者，手术治疗为首选。下面以垂体瘤为例简单介绍。

1. 传统手术入路

垂体瘤手术入路有经蝶窦入路（Schloffer，1907）、经前颅窝入路（Frazier，1913）及经蝶窦显微外科入路（Hardy，1969）等，经蝶入路适合鞍内和鞍上垂直生长者，肿瘤向蝶窦内生长，蝶窦气化良好者。而经前颅窝入路适合巨型垂体腺瘤向鞍上发展而蝶窦不扩大，肿瘤位于鞍内但有鼻腔感染或蝶窦气化不良，肿瘤向颅内生长者。手术创伤相对较大，时间较长。

（1）适应证：内镜经鼻鞍区疾病外科治疗的适应证一直是临床医生广泛关注和尚有争议的问题。人们对内镜经鼻颅底外科适应证的争议源于这是一个新的领域，尚处于探索阶段，人们的直接和间接经验均不足。人们在谈到内镜外科技术时首先想到的是微创，但随着我们对内镜颅底外科理解的逐渐加深和经验的不断积累，渐渐认识到这一技术绝不仅仅是微创，更重要的是利于对颅底深部解剖结构的辨认和广泛显露，利于病变的彻底清除，优越的视觉效果提高了手术的精确度和安全性。

适应证应从两个方面来考虑，一是患者的身体状况必须适合外科手术，病变的性质和范围能够经内镜下切除。二是术者的内镜经鼻颅底外科能力和处理不同病变的经验。2000年以前我们曾认为垂体微腺瘤，特别是促肾上腺皮质激素腺瘤，由于体积小，瘤组织质地硬韧，术中出血较多，常常需要电凝止血，且需在10倍以上显微镜下准确辨别腺瘤和正常垂体组织，故不宜采用内镜手术方法；侵犯鞍上和鞍旁的侵袭性腺瘤由于病变常常累及海绵窦，颈内动脉和视交叉而难以彻底切除，不是内镜经鼻手术的适应证。而现在我们不仅可在内镜下切除，甚至包括鞍内颅咽管瘤经内镜切除也是可能的。我们也曾认为鞍内和

颅底脑膜瘤不是内镜经鼻手术的适应证。现在内镜经鼻入路已经发展成为外科处理鞍区、嗅沟以及鞍结节脑膜瘤可供选择的成熟的手术入路。

然而，对于病变累及下丘脑区或包绕前交通动脉的鞍区病变应慎重或不适宜选择内镜入路。事实上，此类病例即便是选择传统的经颅显微外科入路也会有很大风险。

（2）术前处理

1）药物准备：有明显垂体功能低下者，术前应给予适量替代治疗，一般给予甲强龙、地塞米松或泼尼松2~3日。甲状腺功能低下者应给予甲状腺素片。

2）术前2~3日进行鼻腔清理及冲洗，术前剪除鼻毛。

3）术前可给予3、4代头孢类抗生素预防用药。因为经鼻入路不是洁净的外科通道。

（3）手术步骤

1）麻醉与体位：患者取仰卧位，头抬高15°，稍偏向右侧（术者）。无需使用有创头颅固定架。经口气管插管，全身麻醉。使用1%丁卡因（或生理盐水）20ml加1:1000肾上腺素3.0 mL浸湿的棉片行双侧鼻腔黏膜表面收缩麻醉，5~10 min后取出。

2）开放蝶窦、显露鞍区：使用0°、30°和70°广角硬性内镜，直径4 mm，长度18 mm（Karl Storz, Tuttlingen, Germany）。根据需要（出血多、大或巨大腺瘤、侵袭性腺瘤）可采用经双侧鼻腔入路（双人3或4只手技术），即术者手持内镜和专用手术器械如吸引器、剥离指、电凝镊、硬膜切开刀、刮匙、取瘤钳、高速电钻或骨凿等经右侧鼻腔操作，助手使用吸引器经左侧鼻腔协助持续保持术腔及术野清洁，必要时可使用其他器械协助显露和切除肿瘤。使用电刀电凝右侧鼻中隔后动脉，弧形切开鼻中隔后端黏膜（距蝶窦前壁约1 cm），显露蝶窦右前壁及蝶骨鹰嘴（图5-3和图5-4）。用电钻（或骨凿）、咬骨钳根据肿瘤大小、范围和蝶窦发育情况适当开放蝶窦前壁，显露鞍底、斜坡凹陷和蝶骨平台。对于侵犯蝶窦、斜坡、海绵窦的侵袭性腺瘤，应扩大开放蝶窦，需显露双侧视神经管、视神经-颈内动脉窝及斜坡旁颈内动脉隆起（图5 5）。

3）开放鞍底：使用高速电钻磨除鞍底骨质，或用骨凿凿开鞍底骨质，再用咬骨钳扩大至骨窗直径约1.0~1.5cm，显露鞍底硬脑膜。在肿瘤所致鞍底下陷的病例，鞍底骨质常常很薄，使用剥离指即可剔除。在切开硬脑膜之前，通常术腔使用碘伏灌洗消毒、电凝（一般采用双极电凝）鞍底硬脑膜表面静脉。用1mL注射

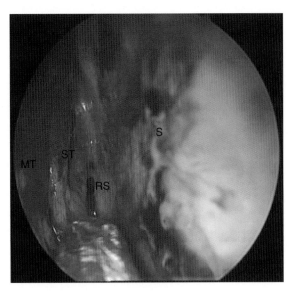

图5-3　内镜经鼻入路显露蝶窦开口。MT,中鼻甲;ST,上鼻甲;S,鼻中隔;RS,蝶筛隐窝和蝶窦开口。

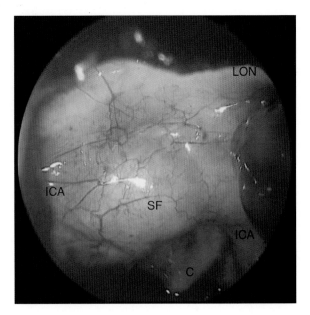

图5-5　术中内镜下鞍区解剖结构的显露。SF,鞍底;C,斜坡;ICA,颈内动脉隆起;LON,左侧视神经管。

器9号长针头多点试穿拟切开的硬脑膜区域(图5-6),回抽为负压,提示为瘤体。如回抽为脑脊液、动脉或静脉血,则应慎重,需再确认。用硬脑膜切开刀(小镰状刀)十字形切开鞍底硬脑膜(图5-7和图5-8),于内镜直视下用取瘤钳或刮匙小心谨慎地取部分瘤样组织送病理检查。然后,使用不同角度和规格的垂体刮匙沿前下、后下、两侧,最后向上至鞍隔依次搔

刮切除肿瘤组织(图5-9),也可以使用吸引器吸除残留的肿瘤组织。肿瘤组织去除后,鞍隔下陷,可见鞍隔搏动。术腔用脑棉片压迫止血后,可用吸引器推动脑棉片轻轻顶起下陷的鞍隔,于30°和70°广角镜下显露鞍内并确认无瘤样组织残留(图5-10和图5-11)。

4)关闭术腔:查鞍内无瘤样组织残留及活动性出

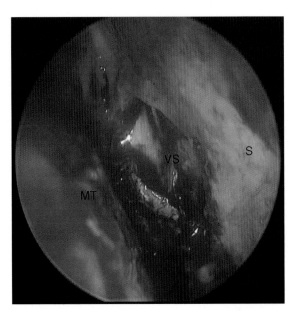

图5-4　VS,蝶骨鹰嘴或称为船头。MT,中鼻甲;S,鼻中隔。

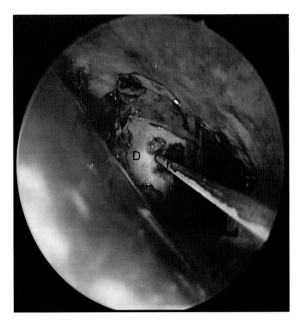

图5-6　显露鞍底硬脑膜并试穿。D,硬脑膜;n,穿刺针。

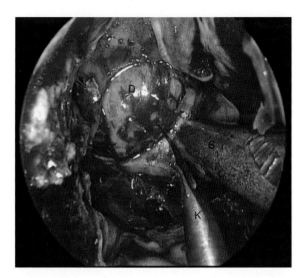

图 5-7 切开硬脑膜。D,硬脑膜;C,斜坡凹陷;K,硬脑膜切开刀;S,吸引器。

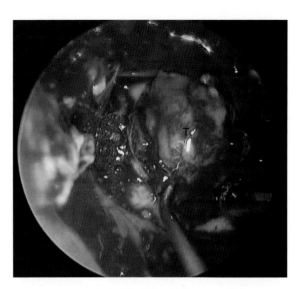

图 5-9 使用垂体刮匙切除肿瘤。T,肿瘤。

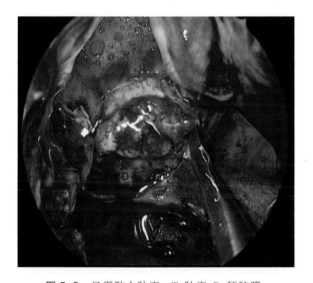

图 5-8 显露鞍内肿瘤。T,肿瘤;D,硬脑膜。

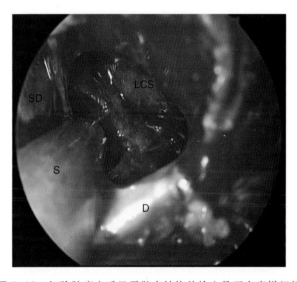

图 5-10 切除肿瘤之后显露鞍内结构并检查是否有瘤样组织残留。SD,鞍隔;LCS,左侧海绵窦内侧壁;D,硬脑膜;S,吸引器。

血后,抗生素盐水冲洗术腔,适量的明胶海绵填塞鞍内(图 5-12),鞍底硬脑膜表面覆盖可吸收的人工硬脑膜(图 5-13),蝶窦腔填塞碘仿纱条(图 5-14),复位中鼻甲,中鼻道填塞碘仿纱条,防止中甲与鼻腔外侧壁粘连。术毕。蝶底骨性结构无需重建。如遇术中有鞍隔缺损和脑脊液漏,则应即刻行硬膜的软组织重建。通常用捣碎的肌浆(或脂肪组织)和筋膜修补鞍底硬膜缺损。如鞍底硬脑膜缺损不大,也可单纯使用鼻中隔黏膜瓣修补鞍底硬膜。鞍隔无缺损及脑脊液漏可不必行鞍底软组织重建。

(4)术后处理

1)密切观察患者术后意识情况及视力变化。

2)给予足够剂量的 3 或 4 代头孢类抗生素,持续10~12 天。

3)术后给予适当的激素治疗,甲强龙 500mg/d,3~5 天。

4)术后记 24 小时尿量,出现尿崩者(24 小时尿量 4000 mL)可给予垂体后叶素治疗 3 天。停药后仍持续尿崩者可改用口服去氨加压素。

5)糖尿病患者术后应注意血糖变化,必要时给予

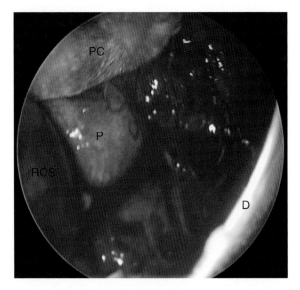

图 5-11　确认鞍内没有瘤样组织残留。P,垂体;RCS,右侧海绵窦内侧壁;PC,脑棉片;D,硬脑膜。

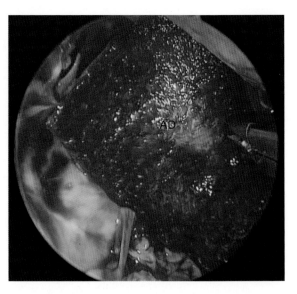

图 5-13　鞍底覆盖可吸收的人工硬脑膜。AD,吸收的人工硬脑膜。

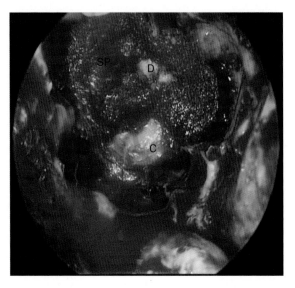

图 5-12　鞍内填入适量的明胶海绵。SP,明胶海绵;D,硬脑膜;C,斜坡凹陷。

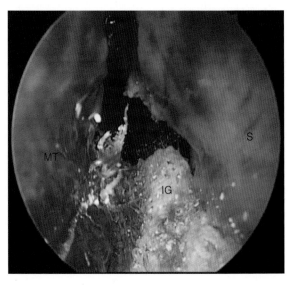

图 5-14　蝶窦及鼻腔填塞碘仿纱条。IG,碘仿纱条;MT,中鼻甲;S,鼻中隔。

药物治疗。

6)巨大鞍内肿瘤患者,术后应适当给予镇静剂预防可能出现的癫痫。

7)术后 5~7 天抽出鼻腔和蝶窦填塞之碘仿纱条。

8)可给予鼻用糖皮质激素喷鼻 1~3 个月和口服黏液促排剂。

(5)典型病例

病例 1

男性,73 岁。主诉头痛、头晕 6 个月。MRI 显示鞍内—T1W 等信号,T2W 高信号,T1W 增强后较均匀强化的肿瘤(图 5-15A,B)。垂体功能检查未见明显异常。诊断为垂体腺瘤。

采用内镜经鼻入路全切肿瘤(图 5-15C,D),手术时间 30 分钟,术中出血 100mL,无术中及术后并发症。术后一周出院。随访至今 7 年,无复发。

病例 2

女性,53 岁。主诉头痛 2 年伴鼻塞,右侧动眼神经麻痹 2 个月。MRI 显示鞍区一个增强信号的肿瘤侵犯前颅底及双侧斜坡旁(图 5-16 A,B,C)。查右侧眼

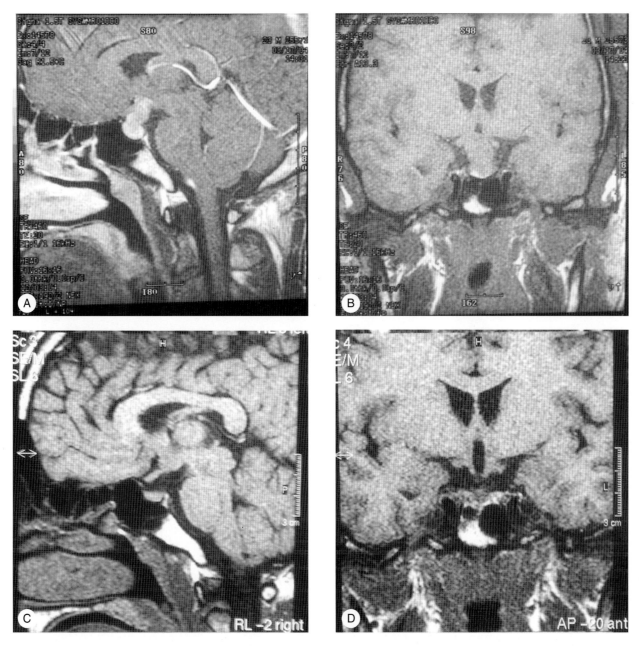

图 5-15　垂体腺瘤。(A)术前 MRI 矢状位显示鞍内一个 T1W 增强后较均匀强化的肿瘤;(B)术前 MRI 冠状位显示鞍内一个 T1W 增强后较均匀强化的肿瘤;(C)术后 1 年 MRI 矢状位 T1W 增强显示肿瘤被完全切除;(D)术后 1 年 MRI 冠状位 T1W 增强显示肿瘤被完全切除。

睑下垂、眼球固定。垂体激素仅泌乳素高于正常,为 34.43ng/mL。术前诊断为侵袭性垂体腺瘤。

采用单纯内镜经鼻入路全切肿瘤,手术时间 90 分钟,术中出血 2500mL,无术中及术后并发症。术后病理诊断为垂体腺瘤。术后一周复查 MRI 显示侵袭性垂体腺瘤被完全切除 (图 5-16 D,E,F),PRL 降至正常(9.50ng/mL)。患者于术后 2 周出院。术后 10 天头痛症状消失,术后 3 个月动眼神经功能完全恢复。随访 4 年未见复发征象。

(6)术后并发症的处理

1)尿崩症:内镜经鼻入路鞍区手术手术操作空间小,对周围结构的机械性刺激大,容易引起术后尿崩症,术后尿崩症十分常见,发病率高达 17%~70%。术后应密切监视患者的尿量、尿的颜色变化,必要时行尿常规检查。正常人平均尿量为 50~80mL/h,在无过多补液情况下,若尿量大于 160mL/h,尿比重低于 1.005,应视为尿崩发生。多尿是最重要的症状,24h 尿量超过 2L,可以高达 15L/d 以上。在鞍区肿瘤术后出

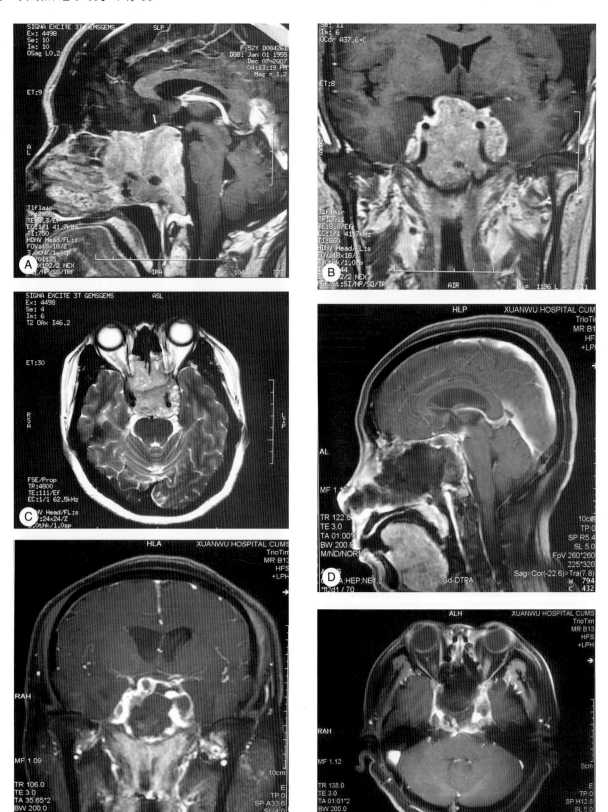

图5-16 侵袭性垂体腺瘤。(A)术前MRI矢状位显示鞍区及斜坡一个T1W增强后较均匀强化的肿瘤;(B)术前MRI冠状位显示鞍内及斜坡一个T1W增强后较均匀强化的肿瘤,肿瘤侵犯双侧海绵窦,包绕双侧斜坡旁颈内动脉;(C)术前MRI轴位T2W显示肿瘤侵犯海绵窦;(D)术后MRI矢状位T1W增强显示肿瘤被完全切除;(E)术后MRI冠状位T1W增强显示肿瘤被完全切除;(F)术后MRI轴位T1W增强显示肿瘤被完全切除。

现的尿崩症中,50%~70%的患者为一过性尿崩症,即手术当日出现多尿,术后数天自行缓解。如术中垂体柄、下丘脑受到损伤则可引起持续数周、数月,甚至是永久性尿崩症。

处理:轻型者,可鼓励饮水,动态观察病情变化,包括计算 24h 出入水量,测尿比重,测神志、血压、脉搏 Q4h,每日测电解质等。如无好转,甚至恶化,出现高张综合征的患者应积极补水。同时给予迷凝或垂体后叶素,随时测电解质、尿量、尿比重等,以便及时指导补水、补钠以维持水电解质、酸碱平衡。长期尿崩者可口服双氢克尿噻 25mg,每日 3 次,卡马西平 0.1~0.2,每日 3 次,或去氨加压素 0.1mg,每日 2 次。

预防:在经蝶手术切除肿瘤时必须区分肿瘤与正常垂体组织,应该尽量轻柔,不宜过重地搔刮、牵拉,或者因引器吸力过大而使垂体柄、视丘下部等重要结构遭受牵拉或直接损伤。

2)脑脊液鼻漏:头位变化时如从仰卧位变为侧卧或坐位时,从鼻孔漏出淡红色或无色不凝固液体,其糖定性试验阳性,即可考虑有脑脊液鼻漏的问题。

处理:术后出现脑脊液漏,需严格卧床休息,头部抬高 30° 卧位,避免剧烈活动、咳嗽及用力大便等一切增加颅内压的因素。同时运用抗生素防止颅内感染。多数能在 1~3 日内好转;若无改善可行腰椎穿刺引流,患者可能在 3~7 日内治愈。约 3 周内无好转,则考虑行脑脊液漏修补术。

预防:如术中出现脑脊液鼻漏,先用明胶绵面堵塞破裂的蛛网膜下腔,然后用自体脂肪或肌肉填入鞍内,鞍底用自体筋膜或人工硬脑膜覆盖,用碘仿填塞术腔。

3)颅内感染:颅内感染往往发生在脑脊液漏的患者。临床表现:除脑脊液漏外,还出现发热、头痛、颈强、呕吐等症状。腰穿检查脑脊液浑浊,白细胞增加,以中性为主。

处理:应使用大剂量能透过血脑屏障的抗生素。当脑脊液培养明确菌种后,改用敏感的药物,剂量要足够,必要时腰穿鞘内给药。腰大池引流动态观察脑脊液变化。

预防:术中应严格无菌操作并避免形成脑脊液鼻漏;术后使用能透过血-脑屏障的抗生素。

4)出血:包括海绵窦出血、蝶窦黏膜出血、鞍底硬膜出血、颈内动脉及其分支出血、肿瘤出血。

处理:首先要判断出血的具体部位,如由于分支动脉破裂引起,可用电凝电灼止血;如黏膜出血、海绵窦出血可将干明胶海绵、干棉片或含肾上腺素棉片压迫,多在 3~5 分钟内活动性出血停止,也可用棉片压至不影响术野的部位,继续手术操作;如颈内动脉出血,用碘仿纱条行鼻腔填塞,终止手术。

预防:熟悉鞍区解剖;需要有熟练的内镜外科经验。

5)垂体功能低下:术后如出现内分泌功能低下者,可以通过定期复查内分泌激素水平来诊断及指导用药。

6)其他:包括视神经损伤,蛛网膜下腔出血,额叶底面及丘脑下部缺血、梗死,心肌缺血、高血糖、库欣综合征等。

2. 内镜经鼻入路

自 Jankowski 于 1992 年报道经鼻内镜蝶窦入路切除垂体腺瘤以来,经鼻内镜鞍内肿瘤切除作为一项新的微侵袭外科技术已广泛地开展,并已证实此方法微创、安全、有效。下面简单介绍一下此外科手术方法。

(1)适应证:对于垂体腺瘤适应证,人们的认识随着内镜颅底外科经验积累不断发生变化。10 年前我们曾在文章中提出微腺瘤和累及鞍旁、第三脑室的侵袭性垂体腺瘤不是内镜经鼻手术的适应证,现在看来我们不仅可以经内镜下切除,甚至包括鞍内颅咽管瘤经内镜切除也是可能的。6 年前我们也曾在文章中提到鞍内和颅底脑膜瘤不是内镜经鼻手术的适应证,现在看来也是可能的。另外,鞍内型囊实性颅咽管瘤亦可选用此方法,而对于鞍内累及鞍上的脑膜瘤因为出血较多、瘤体与视神经、颈内动脉等重要结构粘连密切,故不宜选此方法。

(2)手术操作要点

1)结合影像学检查结果选择肿瘤主要部位和蝶窦发育好的一侧进入。

2)观察蝶窦内各壁,认清并注意保护颈内动脉管及视神经管。

3)开放鞍底骨质后需仔细辨认硬脑膜有无异常静脉窦分面,并在切开硬脑膜之前先穿刺,确认无出血时再切开硬脑膜。

4)切除肿瘤时需于内镜直视下小心谨慎,不能粗暴。多数瘤体质地较软,可用取瘤钳,小刮匙和吸引器完全切除肿瘤,暴露鞍隔,查鞍内有无瘤样组织残留。

5)抗生素冲洗术腔,用抗生素明胶海绵填塞鞍内,用骨片封闭鞍底,恢复蝶窦黏膜,窦腔及中鼻道填塞碘仿纱条,术毕。

(3)术后处理

1)半卧位,低盐饮食。

2)给予较大剂量的抗生素治疗持续 2 周左右。

3)给予适当的激素治疗一周。

4)糖尿病患者术后应注意血糖改变,必要时给予药物治疗。

5)术后记 24 小时尿量,出现暂时性尿崩可不予特殊处理,对于持续性尿崩者,需给予垂体后叶抗利尿激素治疗。

6)肿瘤较大的患者,术后应适当给予镇静剂预防可能出现的癫痫。

(张秋航)

第三节　头颈脊索瘤

脊索瘤是一种临床上少见的、起源于脊索胚胎残余组织的原发性低度恶性度骨肿瘤,可发生在中线骨骼的任何部位,以骶尾部及颅底斜坡部多见。发生在鼻咽部、喉部少见。发生率占原发恶性肿瘤的 3%~4%,占原发恶性骨肿瘤的第 4 位。可发生于任何年龄,发病高峰在 40~50 岁。男性略多于女性。

一、病因

Lushka 于 1856 年首先将本病描述为空泡细胞性软骨瘤(ecchondrosis physaliphora)。1858 年,Müller 确认本病起源于胚胎脊索结构的残余组织,称为脊索瘤。人类胚胎发育第 3 周脊索形成,起源于外胚层细胞,在胚胎大小 10~11cm 时成熟,胚胎 3 个月时脊索开始逐渐退化,在正常人仅椎间盘的髓核为残余的脊索组织。如其他部位出现未退化的先天性脊索残存物,即迷走脊索(ecchordosis),它不具生长特性,不是肿瘤;具生长特性发展为脊索瘤(chordoma),近年一些学者研究提出脊索瘤由骨内良性脊索细胞肿块发展而来,证实了这一点。因此肿瘤主要发生在中轴骨骼,50%发生于骶尾部,35%发生于颅底蝶枕软骨结合部,15%发生于椎骨区域。

二、病理

脊索瘤包括经典脊索瘤(typical chordoma)、软骨样脊索瘤(chondroid chordoma)、未分化型脊索瘤(ded- ifferentiated chordoma)和周围型脊索瘤(parachordoma)。按瘤组织形成软骨与否,脊索瘤可分为典型脊索瘤和软骨型脊索瘤,软骨型脊索瘤比典型脊索瘤预后佳。

大体标本:肿瘤多呈结节状,软硬不等。组织切面灰白色或灰褐色,可见大小不等的囊腔,内含胶冻样或黏液样物质。瘤中可有坏死和钙化区,可有局灶性软骨。复发病灶多发结节状。

组织病理学:镜下可见典型的分叶状结构,之间被纤维性条带分隔。瘤细胞形态多样,以多边形、圆形细胞为主,其次为梭形、星状和印戒细胞。液滴状细胞特点细胞的体积较大,胞浆中含有大小不等的空泡,较大囊泡常使细胞呈现液滴状,是典型脊索瘤的标志,星形细胞细胞体积小,胞浆内无空泡,部分胞核呈星芒状,称为星形细胞。这两种细胞之间存在过渡,认为这两种细胞是同一种细胞的不同分化阶段,液滴状细胞较多者预后较好(图 5-17 至图 5-20)。

免疫组化:脊索细胞具有一些软骨和上皮细胞的特征,对 S-100 蛋白、细胞角质蛋白(cytokeratin,CK)和上皮细胞膜抗原 (epithelial membrane antigen,E-MA)反应呈强阳性。S-100 蛋白和 EMA 同时表达是脊索组织的标志,脊索瘤也保持此特征。

三、临床表现

肿瘤生长缓慢,病程较长。头痛、复视为其主要症状。肿瘤侵袭部位不同临床表现有所不同:

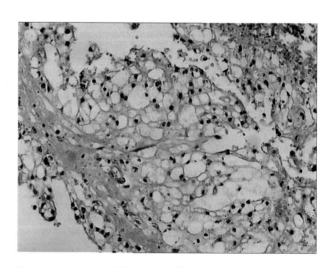

图 5-17　(HE,×40)肿瘤存在 2 种细胞成分,一种细胞体积较大,胞浆中含有大小不等的空泡,称为液滴状细胞(图像左侧),另一种细胞体积小,胞浆内无空泡,部分胞核呈星芒状,称为星形细胞(图像右侧),这两种细胞之间存在过渡,认为这两种细胞是同一种细胞的不同分化阶段,液滴状细胞较多者预后较好。

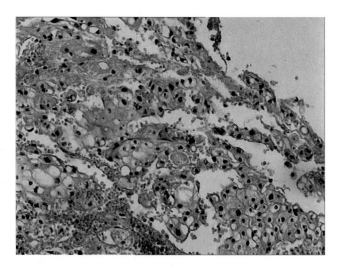

图 5-18 （HE，×40）肿瘤另一区域，图像下方为液滴状细胞，上方部分细胞为星形细胞。

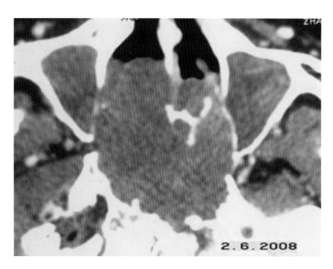

图 5-20 （HE，×100）部分细胞体积较小，胞浆无空泡，略呈星芒状。

1. 鞍区肿瘤

肿物压迫视神经视交叉出现复视、视野改变、视物模糊、视野缺损、视力下降及失明等，影响垂体，出现内分泌功能障碍症状：阳痿、闭经、身体发胖等。

2. 斜坡肿瘤

表现为第Ⅴ、Ⅵ、Ⅶ对脑神经损害症状：眼球外展受限、复视、面部麻木、疼痛等，常有对侧锥体束征及感觉障碍。

3. 鼻咽喉部肿瘤

鼻塞、鼻出血及鼻分泌物，耳闷、耳鸣及听力下降等，喉部可出现声音嘶哑。检查：鼻咽部及后鼻腔，见白色、鱼肉样新生物或粉红色新生物，呈分叶状或块状型、质韧、基底广，表面光滑，触之不易出血。肿物大

者可将软腭向前推移或突入鼻腔。

4. 中颅窝肿瘤

动眼神经和展神经麻痹，视神经受压，视力下降，视野改变，对侧偏盲。也可出现三叉神经症状，步态不稳，或四肢无力、轻瘫。

四、临床分型及分期

（1）Al-Mefty 等根据肿瘤范围分三型。

Ⅰ型：肿瘤局限在颅底的一个部位，一个孤立的解剖区，如蝶窦、下斜坡、蝶骨髁结节。

Ⅱ型：肿物扩展到颅底 2 个或以上邻近解剖区，通过单一颅底进路根治性切除还可以实施。

Ⅲ型：肿瘤扩展到颅底数个解剖区，需要两个或多个颅底进路才能获得根治性切除。

（2）Thodou 等分为蝶鞍型、鞍旁型及斜坡型。

（3）黄德亮等分为四型：蝶鞍型、斜坡型、枕颞型、广泛型，这一分型被国内部分学者接受。

（4）吴彦桥等分为鞍区型，斜坡型，广泛型。各型分期如下：

1）鞍区型（原发于鞍区，肿瘤主体位于鞍区）

Ⅰ期：肿瘤局限于蝶鞍或鞍底，位于硬膜外，无鞍上及鞍旁累及。

Ⅱ期：肿瘤位于鞍区硬膜外，累及以下任何部位：超出蝶鞍向前到蝶窦以前，向上到鞍上池，位于硬膜外。

Ⅲ期：肿瘤位于鞍区硬膜外累及以下任何部位：向上至视束、视交叉、三脑室受压抬高；向前侵犯一侧眶尖、眶内，一侧翼腭窝、颞下窝；向后累及鞍背；向旁

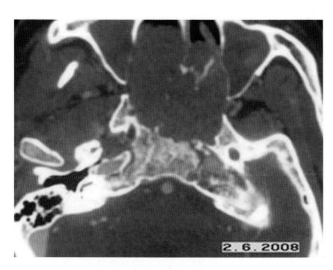

图 5-19 （HE，×100）液滴状细胞高倍镜，细胞近圆形及多边形，界限清楚，胞浆空泡状。

边侵犯一侧鞍旁海绵窦或颈内动脉、中颅窝。

Ⅳ期：肿瘤主体位于鞍区硬膜外累及以下任何部位：向上进入三脑室及脑组织；向前达两侧眶尖或眶内、翼腭窝或颞下窝；向后穿透硬膜包绕基底动脉进入脑干或脑组织；向两侧海绵窦、颈内动脉、岩尖；肿瘤累及硬膜内包绕颅内重要神经血管。全身或局部转移病例或原发脊索瘤已切除但发现转移灶。

2）斜坡型（原发于斜坡，肿瘤主体位于斜坡）

Ⅰ期：肿瘤局限于斜坡硬膜外，无明显脑干受压现象。

Ⅱ期：肿瘤位于斜坡硬膜外并伴以下结构累及：向前累及鼻咽部或蝶窦；向后致桥前池消失、脑干腹侧轻度受压变形。

Ⅲ期：肿瘤位于斜坡硬膜外并伴以下结构累及：向上压迫三脑室或脚间池；向前超过蝶窦范围；向后脑干明显受压，侵犯枕骨大孔前沿等；向两侧达一侧岩尖、颞骨，一侧后组脑神经，一侧翼腭窝、颞下窝。

Ⅳ期：肿瘤主体位于斜坡硬膜外，并伴以下结构累及：向双侧岩尖、颅中窝、双侧中后组脑神经受累；向后脑干明显受压（直径大于 4~5cm）穿透硬膜包绕基底动脉或椎动脉、脑室导水管受压、侧脑室扩大、脑疝形成；向下侵犯枕骨大孔沿、颅颈交界区及上位颈椎；全身或局部转移病例；原发脊索瘤已切除但发现转移灶。

3）广泛型：具有鞍区型及斜坡型Ⅳ期的特点，无法分辨肿瘤的起源，范围广泛。

五、辅助检查

1. CT

高分辨 CT：脊索瘤表现为广泛性骨质破坏，局部可见软组织肿块，为混杂密度，边界模糊，其内可见散在的斑片状钙化，还可见死骨，脊索瘤的钙化率明显低于软骨肉瘤。极少数脊索瘤可出现骨硬化。颅底脊索瘤常破坏斜坡、蝶鞍。普通 CT 扫描脊索瘤多与脑组织等密度，在增强 CT 扫描，肿瘤呈轻度至重度强化，可观察肿瘤与脑组织及其周围组织之间的关系（图 5-21 至图 5-22）。

2. MRI

在 T1WI 表现为与脑组织等信号或低信号，在 T2WI 为中度或高信号，肿块内信号常强度不均。在 T2WI，低信号可能为：血液的降解物，死骨，纤维间隔，钙化。MRI 较 CT 更能显示颅内肿瘤的边界。增强后 MRI，瘤组织绝大多数中度至重度强化（图 5-23）。

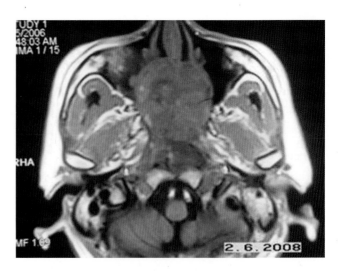

图 5-21　CT 检查显示肿块，伴枕骨斜坡骨质破坏。

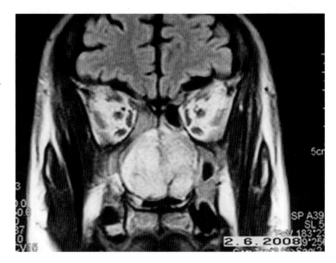

图 5-22　CT 软组织窗显示颅底中线、鼻咽及鼻腔后部可见混杂密度软组织肿块。

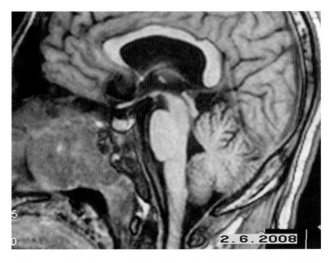

图 5-23　MRI 检查，T1WI 示颅底、鼻咽及鼻腔后部软组织肿块，呈不均匀略低信号。

3. 数字减影血管造影

用于肿瘤累及颈内动脉或海绵窦以评估侧支循环是否充足。

4. 经颅多普勒超声

用于肿瘤累及颈内动脉或海绵窦。

六、诊断及鉴别诊断

颅底脊索瘤早期无特异性临床表现，潜伏期长，因此没有 CT 及 MRI 之前早期诊断很困难，MRI 问世之后诊断相对较易，但因症状不典型仍有误诊及漏诊现象。

1. 诊断

(1)临床表现：早期无特异性。

(2)CT 及 MRI。

(3)确诊需病理及免疫组化诊断。

2. 鉴别诊断

鼻咽癌：病程较短，肿物表面常溃烂，肿瘤活检可明确诊断。斜坡部肿瘤应与听神经瘤、脑膜瘤鉴别。鞍区肿瘤与垂体瘤、颅咽管瘤等鉴别。有眼科症状与眼肌麻痹、斜视、球后视神经炎等眼科疾病鉴别。

七、治疗

治疗以手术切除为主，辅助放射治疗的综合治疗，包括手术、再手术、分期放射治疗、伽玛刀或质子束治疗。

(一)肿瘤部位与手术进路

脊索瘤的治疗首选手术切除，位于颅底或颅内肿瘤很难根治性切除。头颈脊索瘤根据肿瘤部位以及侵犯范围不同，所选手术进路有别。按照 Al-Mefty 等的分内类，Ⅲ型需选择两个或两个以上入路。

(1)颅底肿瘤：鼻蝶入路，鼻侧切开入路，上颌骨(窦)入路，额下或前方颅底入路，经口腔进路，额-眶-颧进路，经髁进路

(2)颅内肿瘤：鞍旁-经鼻入路或经鼻和翼点入路，颅中窝-颞下入路，蝶-岩-斜区-翼点入路，岩斜-枕基底区-枕下外侧入路。

(3)有关手术进路的选择，Tamaki 等经验为：

1)经基底进路：适用于肿瘤位于中线的病例，即肿瘤侵及蝶筛骨区域和斜坡的中上部，扩大的前额进路是经基底进路的改良方式，其额外增加了双侧眶额部或眶额筛骨切除术，以暴露枕骨大孔。

2)额-眶-颧进路：适用于肿瘤位于斜坡的上部并向外侧扩展到海绵窦和硬脑膜内。其优点是脑组织回缩程度最小，到达病变的距离短，能多方位观察并且没有污染。缺点是视野受限，需要切除位于颅底骨质内肿瘤，需要两种手术进路，如扩展的前额进路。

3)颞下进路：适用于中颅窝肿瘤。

4)经髁进路：适用于肿瘤位于斜坡的下部和 CCJ(颅颈连接)，优点视野短宽无污染，尤其适宜肿瘤位

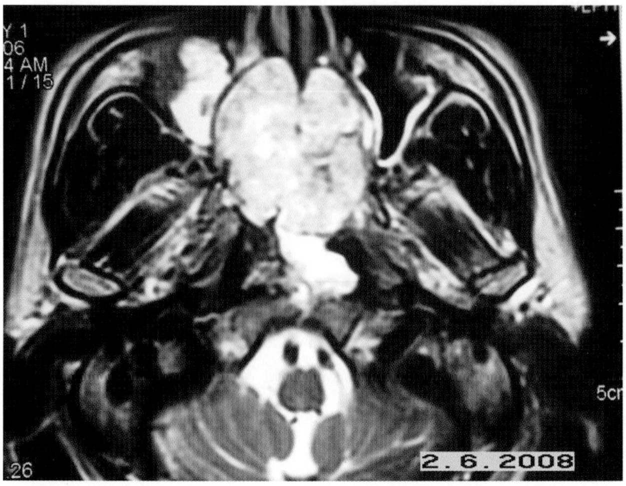

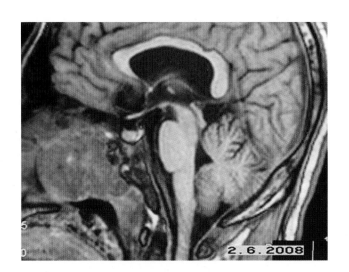

图 5-24　MRI 检查，T2WI 示颅底、鼻咽肿块呈不均匀高信号。

图 5-25　MRI 检查，T1WI 示鼻咽及鞍区巨大软组织肿块，累及枕骨斜坡，呈不均匀低信号。

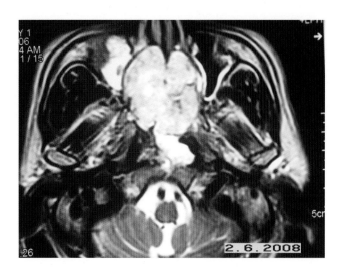

图 5-26　MRI 检查,T2WI 示颅底、鼻咽肿块呈不均匀高信号。

于 CCJ。

　　5)经上颌骨进路:特别适宜延伸到蝶骨斜坡上中部但外侧浸润最小的硬膜外病变。

　　(4)关于手术切除范围,Tamaki 等提出由手术报告和术后放射学研究决定:完全切除是指手术进行中和术后放射学显示可疑有可观察到的残余肿瘤,次全切除是指至少切除 90% 的肿瘤,部分切除是指切除 90% 以下的肿瘤。 为了获得完全肿物切除达到 50% 的比例,16%~50% 的患者需要做联合进路或多期颅底手术。

　　诸多作者主张积极广泛切除颅底或颅内脊索瘤,59%~67% 获得根治性切除,但有较高的并发症发生率:28% 展神经麻痹,15% 听力损失,8% 永久性面瘫,视力下降 8%,脑脊液漏,血管损伤等。

　　Samii A 等认为选择个体化手术进路,经筛进路适宜于蝶窦侵犯,此进路比较安全,乙状窦后进路适宜于肿瘤侵犯桥小脑角,肿物位于上斜坡区域并扩散到颞区,选择翼点进路。 主张手术目的不仅要根治性切除肿瘤,而且要保留神经功能,其发现次全切除配合术后放射治疗获得同样的生存率,并且保护了脑神经,提高了生活质量。

　　近些年,对于肿物位于斜坡、蝶鞍旁,可应用显微镜下或鼻内镜下切除,Fatemi N 等经鼻内蝶窦进路显微镜下切除 14 例(均未行术前放射治疗)斜坡脊索瘤,4 例使用鼻内镜,8 例使用导航系统,肿物平均直径(32±17)mm;50% 患者有硬膜内侵犯,术后 MRI 显示近全切除 >90%。证实鼻内显微镜下斜坡脊索瘤切除安全有效,获得 86% 近全切除,80% 的患者改善了

脑神经症状。鼻内镜和导航系统对手术有很大帮助。Frank G 等鼻内镜下经蝶窦进路处理斜坡脊索瘤,鼻内镜下经筛-翼-蝶骨进路处理原发斜坡、扩展到蝶鞍旁、岩尖和海绵窦的脊索瘤。提出与传统显微镜下经蝶进路比较,鼻内镜下切除颅底脊索瘤更灵活,并更拓宽切除颅底脊索瘤的范围。术中应用导航系统对保证手术切除彻底和安全性有很大帮助。

(二)放射治疗

　　头颈脊索瘤尤其是发生在颅底或颅内,手术难以切除彻底,对传统放射治疗不太敏感且放射治疗对周围脑组织损伤,因此关于放射治疗有争议。传统的分期放射治疗,只有应用适中剂量(40~55Gy),否则会损伤视神经或脑组织,因此残余肿瘤控制不佳。高剂量(照射剂量 64~79Gy)的质子束照射可达到持久的肿瘤控制,有报导术后质子束照射治疗或加质-光子放疗(proton-photon radiation therapy),5 年生存率 59%~78%,带电离子放疗能够在肿瘤区释放较高的放射剂量(增加 20%~35%),与传统的放疗相比有更大的剂量下降以致不伤害邻近的重要结构。

　　近几年认为伽玛刀是颅底脊索瘤手术后辅助治疗的重要选择,伽玛刀手术的特征是剂量分布不均匀,在肿瘤中心放射剂量最高,越靠近肿瘤边缘放射剂量越低,Hasegawa T 等认为伽玛刀作为颅底脊索瘤术后的一个辅助治疗是合理的选择,要求残余肿物体积小于 20mL,平均最大剂量 28Gy,边缘剂量至少15Gy 才能获得较长时间肿瘤控制。5 年存活率 80%,10 年存活率 53%。治疗 27 例,除 1 例面神经麻痹加重外,没有不良放射反应。

　　Martin JJ 等报导应用定向放射手术(stereotactic radio surgery,SRS))作为脊索瘤手术后辅助治疗,平均肿瘤体积 9.8cm³,中间到边缘放射剂量 16Gy,5 年存活率(62.9±10.4)%。Krishnan S 等应用定向放射手术治疗 25 例颅底脊索瘤,平均肿瘤容积 14.4 cm³,应用肿瘤边缘照射平均剂量 15Gy,肿瘤中心平均剂量 30Gy,2 年和 5 年肿瘤控制率分别为 89% 和 32%,报道出现脑神经损伤,放射性坏死和垂体功能紊乱。放射治疗的效果与肿瘤残留的大小和位置密切相关,Austin JP 等发现如果因为肿瘤邻近重要神经结构,如视神经和脑干,而给予低剂量放射治疗,复发时间缩短。

　　肿瘤大小超过 20mL 或残余肿瘤不规则,如条件允许应当考虑定反复手术切除或者选择质子束治疗。

六、预后

虽然外科技术有了很大进步，但发生在颅底、颅内或鼻咽的脊索瘤不能完全切除。手术配合放射(伽玛刀、定向放射手术和质子束等)综合治疗大大提高了5年生存率，诸多学者报道5年生存率59%~80%。影响治疗效果及预后的因素主要有：①肿瘤发生部位，邻近脑干或神经血管；②肿瘤的大小。

兰斌尚等就病理资料及有关文献，提出以下几点可预示脊索瘤预后不良：①瘤组织以小型细胞为主，密集或巢状排列，液滴状细胞及黏液较少。②瘤细胞有明显异型性，核深染，有核分裂或畸形核。③瘤组织内无明显炎性细胞浸润，特别是淋巴细胞浸润。④瘤细胞中无软骨化生。⑤病程短，较早出现严重合并症。X线片示骨质破坏迅速，呈虫咬状或穿凿状。⑥早期发现转移。

(张劲　孙胜兰)

参考文献

安会明,王力红,刘亚峰,等.鼻内镜下鼻腔蝶窦经路垂体腺瘤切除术[J].中华耳鼻咽喉科杂志,2000,35:367-368.

韩德民.鼻内镜外科学[M].北京:人民卫生出版社,2001,175-182.

胡军民,薛德麟,马廉亭.蝶鞍区的应用解剖研究[J].中国临床神经外科杂志,2005,10:17-19.

黄德亮,杨伟炎,周定标,等.颅底脊索瘤24例临床分析[J].中华耳鼻咽喉科杂志,1994,29：342-345.

兰斌尚,王坤正,张建华,等.骶骨脊索瘤病理分型与预后临床骨科杂志[J],2000,3(4):263-264.

凌峰,鲍遇海.显微神经外科学[M].北京:中国科学技术出版社,2007,197-200.

刘松龄,张云亭.脊索瘤的病理和影像学表现.国外医学临床放射学分册[M],2001,24(4):224-228.

王继群,许庚,卜国铉,等.蝶窦外侧壁的应用解剖[J].中华耳鼻咽喉科杂志,29,143.

王忠诚.神经外科学[M].武汉:湖北科学技术出版社,1998;492-502.

汪文胜,杨学良,郭耀平.MRI对鞍区病变的诊断价值[J].实用医学影像杂志,2004,5(1):1-3.

吴彦桥,杨伟炎,周定标,等.颅底脊索瘤临床分期及手术治疗[J].中华耳鼻咽喉科杂志,2003,38(5):358-362.

许庚,李源,史剑波,等.经鼻内镜颅底手术的探讨[J].耳鼻咽喉科头颅外科,1998,5:205.

杨宝琦,等.耳鼻咽喉科学新进展[M].天津:天津科学技术出版社,2000:382-397.

杨树源,等.实用神经外科手术技巧[M].天津:天津科学技术出版社,2000:219-230.

杨树源,孙银水,张建宁,等.经筛、蝶窦入路显微外科手术治疗垂体腺瘤[J].天津医药,1990,18:387.

张秋航,刘海生,杨大章.影像导航在经蝶垂体腺瘤切除术中的应用[J].中华耳鼻咽喉头颈外科杂志,2005,40:41-43.

张秋航.内镜经鼻颅底外科理念的建立[J].中国微侵袭神经外科杂志,2006,11(10):433-434.

张秋航,倪志立,孙河太,等.经鼻内镜鞍内肿瘤切除术.[J]中华耳鼻咽喉科杂志,2002,37:363-365.

张秋航,杨占泉,卜国铉,等.经鼻内镜垂体腺瘤切除术[J].中华耳鼻咽喉科杂志,1998,31:266.

张秋航,杨占泉,卜国铉,等.经鼻内镜垂体腺瘤切除术[J].中华耳鼻咽喉科杂志,1998,33:97-99.

赵继宗.神经外科手术精要与并发症[M].北京:北京大学医学出版社.2004:144-151.

科杂志,11:251.

赵金城,等.颅底显微手术学[M].天津:天津科技翻译出版公司,2005:311-322.

周定标,等.颅底肿瘤手术学[M].北京:人民军医出版社,1997:13-15.

Al-Mefty O,Borba LA. Skull base chordomas:A management challenge[J]. J Neurosurg.,1997,86:182-189.

Arita K,Kurisu K,Tominaga A,et al. Trans-sellar color Doppler ultrasonography during ranssphenoidal surgery [J]. Neurosurgery,Jan,1998,42(1):81-5; discussion 86.

Austin JP,Urie MM,Cardenosa G,et al. Probabal causes of recurrence in patients with chordoma and chondrosarcoma of the base of skull and cervical spine [J]. Int J Radiat Oncol Biol Phys,1993,25:439-444.

Austin-Seymour M,Munzenrider J,Goitein M,et al. Fractionated proton radiation therapy of chordoma and low-grade chondrosarcoma of the base of the skull[J]. J Neurosurg,1989,70:13-17.

Colli BO,Al-Mefty O.. Chordomas of the skull base:follow-up review and prognostic factors[J]. Neurosurg Focus,2001,10(3):E1.

Deshpande V,Nielsen GP,Rosenthal DI et al. Intraosseous benign notochord cell tumors (BNCT):further evidence supporting a relationship to chordoma [J]. Am J Surg Pathol 2007,31(10):1573-7.

Divitiis ED,Cappablanca P,Cavallo LM. Endoscopic transphenoidal approach:adaptability of the procedure to different sellar lesions[J]. Neurosurgery,2002,51(3):699-707.

Eliashar R ,Sichel JY,Gross M,et al. Image guided navigation system a new technology for complex endoscopic endonasal surgery[J]. Postgrad Med J,2003,79 (938):686-690.

Fatemi N,Dusick JR,Gorgulho AA,et al. Endonasal microscopic removal of clival chordomas[J]. Surg Neurol,2008:29.

Frank G,Sciarretta V,Calbucci F,et al. The endoscopic transnasal transsphenoidal approach for the treatment of cranial base chordomas and chondrosarcomas [J]. Neurosurgery, 2006,59(1 Suppl 1):ONS50-7.

Gamea A,Fathi M,Guindy A. The use of the rigid endoscope in transshenoidal pituitary surgery [J]. J. Laryngol Otol, 1994,108:19.

Gay E,Sekhar LN,Rubinstein E,et al. Chordomas and chondrosarcomas of the cranial base:results and follow-up of 60 patients[J]. Neurosurgery,1995,36:887-897.

Hardy J. Transsphenoidal microsurgery of normal and pathologic pituitary[J]. Clinical Neurosurgery. 1969,16 (2):185-216.

Hasegawa T,Ishii D,Kida Y,et al. Gamma Knife surgery for skull base chordomas and chondrosarcomas [J]. J Neurosurg, 2007,107(4):752-757.

Heffelfinger MJ,Dahlin DC,MacCarty CS,et al. Chordomas and cartilaginous tumor at the skull base [J]. Cancer,1973,32: 410-420.

Higinbotham NL,Phillips RF,Farr HW,et al. Chordoma. Thirty-five-year study at Memorial Hospital [J]. Cancer,1967,20: 1841-1850.

Hug EB,Loredo LN,Slater JD,et al. Proton radiation therapy for chordomas and chondrosarcomas of the skull base[J]. J Neurosurgery,1999,91:432 - 439.

Jankonski R,Auque J,Simon C,et al. Endoscoopic pituitary tumor surgery[J]. Laryngoscope,1992, 102:198-202.

Jho HD. Endoscopic pituitary surgery [J]. Pituitary,1990,2 (2): 139-154.

Kitano M,Taneda M. Extended transsphenoidal approach with submucosal posterior ethmoidectomy for parasellan tumors[J]. J Neurosurg,2001,94(6):999-1004.

Krishnan S,Foote RL,Brown PD,et al. Radiosurgery for cranial base chordomas and chondrosarcomas [J]. Neurosurgery, 2005,56 (4):777-784.

Law Jr. ZR,Tharpar K. Srugical management of pituitary adenomas[J]. Baillier's Clinical Endoscrinology and Metabolism, 1995,15:754.

Long DM. Surgery for skull base tumors [M]. Oxford:Blackwell Scientific Pub,1992,93-173.

Martin JJ,Niranjan A,Kondziolka D,et al. Radiosurgery for chordomas and chondrosarcomas of the skull base[J]. J Neurosurg, 2007,107 (4):758-764.

McMaster ML,Goldstein AM,Bromley et al. Chordoma:incidence and survival patterns in the United States,1973-1995[J]. Cancer Causes Control,2001,12:1-11.

Munzenrider JE,Austin-Saymour M,Blitzer PJ,et al. Proton therapy at Harvard. Strahlentherapie[J],1985,161:756 - 763.

Pamir MN,Kilic T,et al. Multimodality management of 26 skull-base chordomas with 4-year mean follow-up:experience at a single institution[J]. Acta Neurochir (Wien),2004,146:343 - 354.

Samii A,Gerganov VM,Herold C,et al. Chordomas of the skull base:surgical management and outcome [J]. J Neurosurg, 2007,107(2):319-324.

Sekhar LN,Pranatartiharan R,Chanda A,et al. Chordomas and chondrosarcomas of the skull base:results and complications of surgical management[J]. Neurosurg Focus,2001,10(3):E2.

Sen C,Triana A. Cranial chordonmas:results and radical excision [J]. Neurosurg Focus,2001,10(3):E3.

Sethi DS,Pillay PK. Endoscopic pituitary surgery:a minimally invasive technique[J]. Am J Rhinol,1996,10:141-147.

Tamaki N,Nagashima T,Ehara K,et al. Surgical approaches and strategies for skull base chordomas [J]. Neurosurg Focus, 2001,10 (3):Article 9.

Thodou E,Kontogeorgos G,Scheithauer BW,et al. Intrasellar chordomas mimicking pituitary adenoma [J]. J Neurosurg, 2000,92:976-982.

Thomas RF. Monacci WT et al. Endoscopic image-guided transethmoid pituitary surgery [J]. Otolaryngol Head & Neck Surg,2002,127(5):409-416.

Volpe NJ,Liebsch NJ,Munzenrider JE,et al. Neuro-ophthalmologic findings in chordoma and chondrosarcoma of the skull base [J]. Am J Ophthalmol. 1993,115:97-104.

Yamaguchi T,Suzuki S,Ishiiwa H,et al. Intraosseous benign notochordal cell tumours:overlooked precursors of classic chordomas[J]? Histopathology,2004,44(6):597-602.

Yamaguchi T,Watanabe-Ishiiwa H,Suzuki S,et al. Incipient chordoma:a report of two cases of early-stage chordoma arising from benign notochordal cell tumors [J]. Mod Pathol,2005,18 (7):1005-1010.

Zhang Q,Lv H,Chen G,et al. Endoscopic endonasal removal of pituitary adenomas with paraclival internal carotid artery invasion [J]. ORL J Otorhinolaryngol Relat Spec. 2010,72 (1): 28-37.

第六章

喉部肿瘤

第一节　喉部分切除手术治疗的历史

喉科的起始应该是从 1854 年 Manual Garcia 发明了喉镜后开始的,他是西班牙人,生在法国,在英国长大。在他之前有许多人设计过喉镜,但都未成功。Carcia 的工作是从事声乐教学。他不懂医学,纯声乐教师。他一生总想看到人的声带是如何活动,声音如何发出来的。有一天下午他在巴黎公园散步时看到对面的窗户玻璃太阳光反射到他的脸上,他突然想起如果用一块玻璃片放在咽喉,用光反射出喉的形状,就能看到声带形状。于是他花了 6 法郎在医疗器械商店买了一个牙科口镜,请学生做示范,学生张口对着太阳光,Garcia 第一次看到了人的声带和运动。从此人们开始认识人的喉头,喉科这门学科也从此开始建立,Garcia 写了一本《喉生理学》。在他 90 岁生日时,英国女王为他授勋。从此喉头的疾病能直接看到。但因当时没有病理学,临床上对喉癌、喉结核、喉梅毒经常误诊,但诊断喉癌是从此开始的。

1874 年 Billroth 做了第　例喉癌的全喉切除术,他的助手 Gussenbauer 同时为他设计了机械发音装置,虽然他的患者术后 7 个月就死亡,但任何事物都有一个开端。根据 Bailley 在他书中介绍,150 年前 Henry B. San 在纽约成功地做了一例甲状软骨切开术治疗喉癌声门癌,他当时的想法就是当今喉科医生普遍的想法,在切除喉癌病变的同时,保留喉的呼吸、吞咽和发音功能。作为一个喉科医生,在 100 多年前,最初设计喉癌手术时就想到了切除病变的同时,要保留喉的三大功能,值得后人学习。他的想法至今已成为现实,全世界都接受和普及这种理念。我们回顾过去 100 多年艰险的历史,感激那些学者,坚持自己正确的观点,从艰难中走了过来。在外科手术治疗喉癌的初期,手术死亡率、合并症发生率、癌的转移率等均较高。Heine、Mores、Schmidt、Watson 及 Shonlein 与 Billron(他做了第一例半喉切除术)等很多喉科医师主张喉癌一律做全喉切除术。Von Langenbeek 做喉摘除的同时做了清扫,切除范围包括会厌、1/3 舌根、外侧咽壁、颌下腺及食道三角部,患者生存了 14 个月死亡。当时 Trende lenburg 设计了气管套管上带橡胶皮套囊,用于喉切除术时防止分泌物及血流入气道。Sermon 制定了一个手术标准,术后一年不复发就算治愈,这种理论很快就遭到反对。1879 年 Krishaber 注意到原发部位的癌在喉内,以后扩展到喉其他部位,把喉癌分为喉内癌和喉外癌,当时 50 年之内普遍使用这种分类。Gluck 在 1870~1880 年间统计手术死亡率有 54%。Foulis 总结 32 例,6 例部分喉切除没有一例活过一年。Solis-Cohen 在费城 Cisneros 从 1876~1886 年间为 108 例患者做了全喉切除术,其中 21 例治愈,但手术死亡率依然为 45%~50%。1888 年,Sendgiak 报告 110 例喉切除手术死亡率为 45%。在那悲剧的年代里,德国国王 Frederick Ⅲ 世患了喉癌,由于误诊未能及时做喉切除手术而在 1888 年死于喉癌。国王当时患感冒引起音哑,持续不愈。请柏林 Gerhardt 教授会诊,诊断声带边缘息肉,从前联合到声带突,两侧声带都发红,但运动不受影响,用电烙法(Galvanocautery)治疗过几次病情无改善,国王的女儿Victoria 公主推荐英国当时喉科专家 Morell Macken-zie 会诊,Mackenzie 诊断是喉癌,并建议取活检。共取了 3 块组织,当时病理学的创始人 Virchow 病理报告为疣状厚皮病。但临床仍诊断喉癌,并劝患者做喉切除手术,国王拒绝了手术。1888 年再次做活检,病理仍不能证实。不久国王因喉梗阻做了气管切开术,术后一个月死亡。当时德国和英国媒体攻击 Mackenzie 说他延误了诊断和治疗。德国国王的早死,导致希特勒纳粹上台,爆发欧洲及第二次世界大战,双方共战死 5000 万人,600 万犹太人死于集中营,不能说这段悲剧的历史与耳鼻喉科及病理医师没有关系。Gor-don Buck 在 18 世纪后期,Solis-Cohen 在 1855 年,Se-mon1868 年在美国及 Batlin 在英国,Okada 在东京,Bruno 在德国,都强调保守外科手术。此时,Youtis 及 Czerny 继续做全喉切除,使患者得到治疗。学术上的争论也是有根据的。大部分外科医师认为对于恶性肿瘤,保留生命是第一,强调根治手术全喉切除,因为声门癌在甲状软骨内,就像一个盒子包住肿瘤,把盒子切走,肿瘤也就彻底切除了。1901 年,Kraus 在柏林总结了 450 例喉癌,仅 13 例没有复发活了下来,3 年成活仅 3 例。但甲状软骨切开,死亡率下降,Glock 统计过 63 例全喉切除,没有一例生存的,保守手术治疗喉癌从 Billroth 一开始就创新,做了部分喉切除。根据 B.J.Bailley 统计部分喉切除的历史资料抄录于下。

1810 年,Desanlt 报告喉切开术。

1829年,H.Albers 用狗做部分喉切除及全喉切除术。

1863年,H.B. Sand 做了第一例喉部分切除,患者为 30 岁妇女,喉癌没有复发,但患肾癌死亡。

1865年,Sr Astley Cooper 用手指分离会厌癌。

1866年,Patrick Heron Watson 做了第一例全喉切除,但患者是梅毒。

1870 年,Vezrny Watson 用狗做喉切除取得了经验后,他的助手 Billroth 才开始做了第一例喉切除术。

1871 年,Morell Mackenzie 是第一个倡导做喉活检的人,患者 36 岁,男性,术后局部复发,7 个月后死亡。

1873 年,T. Billroth 做了第一例全喉切除,患者 36 岁,男性,术后 7 个月死亡。

1875 年,T. Billroth 做了一例半喉切除术。

1876 年,S. Isambert 报道了 5 例都是部分喉切除,他把喉癌分类为喉内癌、喉外癌及声门下癌。

1891 年,J. Hajek 报告对喉淋巴的研究,他支持部分喉切除术。

1894 年,Felix Semon 报告 12 例早期患者做了部分喉切除术,效果满意。

1903 年,Felix Semon 报告 18 例甲状软骨切开术,15 例患者活了一年或更久。

1904 年,P. R. N.de Seneti 报告对淋巴的研究,重点是癌症。

1904 年,C. Jackson 总结美国部分喉切除,许多好的技术在美国已应用到喉癌患者身上。

1909 年,Herry Battin 报告了 21 例喉裂开,没有一例手术死亡,一例死于复发,一例做了全喉切除的患者痊愈。

1912 年,Gluck 及 Sorensen 报告了标准喉摘除技术。

1916 年,L. H. Lock 报告扩大的声带摘除技术,包括部分切除甲状软骨。

1922~1930 年,Clair Thomson 发表了一系列论文,包括喉裂开的标准,报告 70 例,术后 3 年治愈率为 76%。

1930 年,Hautant 改良了 Gluck 及 Sorensen 的手术,报告 20 例,死亡 2 例。

1936 年,L. L. Vackson 强调放射线对喉癌的诊断,包括喉头造影。

1940 年,C. L. Clerf 报告改良部分喉切除,并对前联合癌进行治疗。

1943 年,E. N.Broyles 叙述前联合韧带对前联合的意义。

1947 年,J. M.Alonoso 报告部分喉切除术选择侵犯梨状窝及部分声门上水平半喉切除。

1949 年,M. M. Goodyear 利用丙烯酸做半喉切除的修复,及对全喉切除术保护呼吸道。

1950 年,F. A. Figi 用皮肤移植做半喉切除术,这种方法以前也用过,但会造成喉狭窄。

1951 年,M. L. Som 利用可调整变化的黏膜瓣修复缺损的喉黏膜。

1954 年,J. J. Pressman 报告喉切除技术 1~2 侧甲状软骨板切除,用独立的肌肉来修复,喉的支架修复用软骨膜,同时对喉的淋巴做了基础的研究。

1956 年,J. Leroux-Bobert 报告前侧部分喉切除,可以切除更广泛的病变。

1956 年,M. L. Som 叙述部分喉切术及食道部分切除技术。

1958 年,J. H. Ogura 改良水平半喉,除去病变必留的咽部造瘘。

1959 年,M. L. Som 做水平半喉及颈淋巴清扫。

1960 年,J. H. Ogura 精炼了部分喉摘除技术,同时开展梨状窝手术及根治性颈淋巴清扫。

1961 年,Conley 用皮瓣修复半喉切除手术。

1962 年,J. Miodonski 报告扩大的半喉摘除术,同时切除会厌和部分环状软骨。

1965 年,J. H. Ogura 从甲状软骨上利用三角软骨修复部分缺损的声门。

1967 年,L.Bernstein L. SHOLT 利用双蒂胸舌骨肌瓣充填不能代偿的半侧声带麻痹。

1968 年,BomLa 发表水平半喉切除术。

1968 年,A. Maran 等报告各种不同的喉成形技术,包括双肌蒂胸舌骨肌做喉成形术。

1969 年,H.Cluinn 叙述游离肌移植重造部分喉切除术的缺损。

1969 年,J. E. Delahunly 等报告狗的声带移植。

1969 年,J. H. Ogura 及 H. Biller 用单蒂舌骨肌瓣重建部分喉切除术的声门。

1975 年,J. Kichnor M. Som 对前联合及部分喉切除术精简适应证和禁忌证。

1975 年,J. Ogura 等回顾过去限定保守外科与喉解剖的关系。

1975 年,P. Ward 等报告持续性喉水肿消除的意义,它能使喉癌高发,需做全喉切除。

1979 年,J. E. Russ 等保守外科用整个喉器官连续切片进行分类。

1981 年,B. N. Pearson 对声门癌近全喉切除,保留喉的发音功能。

1989 年,Majer H.Reider 对环状软骨行上部分喉切除。

2006 年,Giuseppe Rizzotto 对声门下癌做环状上喉切除、气管会厌固定术、气管会厌舌骨固定术、气管舌骨固定术。

国内喉癌手术历史

1964 年, 林必锦在我国最早发表全喉切除及颈淋巴清扫一期。

1982 年,王天铎等,扩大喉次全切除,一期颈前修复(14 例报告)。

1985 年,王承荣等,喉声门上水平半喉切除术 60 例报告。

1986 年,韩德民等,声门上癌向声门发展组织病理学的研究。

1986 年,费声重等,278 例部分喉切除生存率分析。

1989 年,于靖寰等,声门上癌向声门压迫。

1994 年,唐平章等,喉近全喉切除术,Pearson 手术在晚期喉癌及下咽治疗中的应用。

1994 年,屠规益等,喉外科治疗重点的转移,强调保留喉的功能。

1996 年,杨宝琦等,声门癌功能性手术探新。

1996 年,沈伟,喉环状软骨上部分切除–环状软骨–舌骨固定术。

1996 年,黄志刚等,声门癌 T1 病变的 CO_2 激光治疗。

1996 年,贺永东等,声门型喉癌垂直半喉切除术重建方法与效果的评价。

1998 年,贾深汕等,扩大垂直半喉切除术治疗 T3 声门癌。

1998 年,唐平章等,喉近全喉切除术的扩大适应证。

1998 年,徐寰纲等,声门上水平部分喉切除术在声门上喉癌治疗中的作用。

1999 年,沈伟,环状软骨上喉部分切除术的探讨。

1999 年,朱玉景等,声门上水平半喉切除术。

2000 年,沈伟等,环状软骨上喉部分除术的应用及研究进展。

2000 年,林鹏等,声门上水平切除术。

2000 年,胡俊兰等,声门型癌 T3 病变喉部分切除术疗效评价。

2000 年,郭志祥,喉全切除环咽吻合术。

2000 年,潘子民等,喉部分切除远期效果。

2000 年,郭星等,声门上水平喉部分切除治疗应用 55 例。

2000 年,朱文樾等,喉水平垂直部分切除术治疗晚期喉癌。

2001 年,伍国号等,次全喉切除双颈阔肌皮瓣喉重建的应用。

2002 年,林鹏等,梨状窝黏膜修复喉部分切除术后的黏膜缺损。

2002 年,农辉图,声门水平部分喉切除术会厌成形术。

2000 年,沈伟等,环状软骨上喉部分切除术的应用及研究进展。

2001 年,伍国号等,次全喉切除双颈阔肌皮瓣喉重建术的临床应用。

2002 年,任正心等,喉癌喉切除术功能重建。

回顾历史,100多年前开展喉癌喉切除手术时死亡率、合并症、局部复发及淋巴结转移率如此之高,原因与整个世界医学科学的发展状况分不开。看与那时医学科学有关的发明就知道当时的医学手术条件了。

举几个例子:

1846年Morton发明乙醚。

1857年Simpson发明哥罗仿。

1857年Paster发明了细菌学。

1865年Lister发明了消毒剂。

1847年Virchow发明病理学。

1857年Routgen发明X射线。

1880年发明Cocaine。

这些医学原始的材料与今天相比,真是天地之别。解放前我国没有人报告做喉切除手术。解放后,50年代刚有磺胺、青霉素,但对杆菌及绿脓杆菌腐败性细菌仍无有效的药物控制,当时笔者医院做喉癌手术咽瘘的发生率有20%。医院只有2台深部250kVX线,那时金显宅,以及喉科专家林必锦、徐荫祥、吴学愚等教授都做过全喉切除治疗喉癌。当时他们就主张综合治疗,术后放疗。1970年以后头孢药物出现,手术感染率下降到1%~2%,咽瘘发生率几乎为零。半喉切除在国内最早于1982年由王天铎教授开始,以后随着国际上喉部分切除的发展,水平半喉开展及垂直半喉推广,而且疗效都很好,手术方法也做了改进,即使全喉切除也同时做发音重建,保证了患者术后生活质量。目前天津已开展了Blom-Singer发明的气管成形术。受益于各种发音重建术,全喉摘除的患者不用终身带套管,另一方面由于放射物理条件的改善,自从⁶⁰Co出现以来放射深度增大,皮肤反应减小。目前我国应用直线加速器、伽玛刀、X刀,这些放射治疗学科也为患者彻底治愈带来希望。到目前为止,喉癌在我国5年治愈率平均能达到80%左右,包括早期和晚期,这些成绩是全体喉科同仁共同努力的结果,也是老一辈专家遗留给我们的宝贵财富。这段历史留给后人参考。

(杨宝琦 阮宏莹)

第二节 喉癌总论

喉癌分类一般分为声门癌、声门上癌、声门下癌、跨声门癌。

下面将分别讨论其发病因素、病理组织学、喉科检查、TNM、分类、实用解剖学、各种手术、发音重建和喉良性肿瘤。

一、发病因素

据统计85%以上喉癌患者有吸烟史、有的中间有间断,但大部分都是连续的。吸烟的量与发病也有直接关系。大多数患者都有几十年吸烟史。吸烟的质量与发病也有关系,雪茄类、低档的烟刺激性较大,长久吸烟者,因烟的热度蒸发了呼吸道黏膜上皮表面的黏液,使黏膜变干,烟的刺激使上皮化生,发生非典型增生、细胞分化不良和角化。大多数鳞癌都有角化现象。到了老年,即使戒烟,角化增生的上皮细胞仍可转化成原位癌、癌变。

吸烟引发喉癌的另一个原因就是声带发音时的干摩。吸烟时燃烧的烟有一定热度,使咽喉黏膜黏液蒸发,造成呼吸道黏膜干燥,特别是声带,正常声带上有一层黏液毯。据Faucine研究电声门图时发现,声带发音时并不接触声带黏膜,接触的只是声带黏液层。吸烟后黏液层被蒸发,发音时声带黏膜层就开始接触摩擦。没有黏液层声带振颤就是干摩,长期干摩就是慢性刺激。声带的摩擦不是发一个音就摩擦一次,普通男生说话基频在150Hz左右,女声基频在200Hz左右,就是说,声带每秒钟要摩擦150~200次,如果每天说话2~3小时,摩擦次数就是一个天文数字。但在正常人的声带不发声时只是接触,如吞咽,不发生摩擦,黏膜层受黏液层保护,声带也不会有损伤。因为大量吸烟造成黏液蒸发,黏膜干燥,发音时声带呈干摩状态,这是最可怕的。许多声带疾病,如声带肥厚、结节、息肉、白斑、角化都与声带干摩有关。声带干摩就是慢性刺激,长期摩擦导致角化癌变,即使不变成癌也严重影响发声。关于声带振颤原理,Hirano提出黏弹性学说,就是声带振颤时必须有充分的水分。声带如果干燥就不会产生振颤。作者1985年用新鲜尸体喉做试验,喉下端与气泵相连,喉上端放一频闪摄像头,用水沾湿喉和声带。开始给气,同时打开频闪光源,用录像机记录,喉张力用手控制。屏幕上可清楚看到声带振颤影像。当气体把声带的水分吹干后,声带振颤也停止了,再涂些水,声带又开始振颤。这说明湿度对声带的重要性。吞咽时声带也接触,但不摩擦,不会产生刺激。

不只是吸烟,萎缩性鼻炎、鼾症、鼻病也可导致声带干燥,咽喉长期干燥可导致失音、声带息肉样变。大量灰尘作业的环境、大量饮酒,特别是高浓度的酒可使黏膜黏液腺固定不分泌，如大量饮酒后就没食欲，不想吃饭。少量饮酒刺激胃酸分泌，会使食欲增高，有助于消化，比如医学上抽胃液检查用 20mL 酒精注入胃内，立即有大量胃液分泌。而大量饮酒使咽喉干燥，上皮黏膜及黏液腺固定导致癌。据文献统计，大量酗酒加吸烟更易导致喉癌的发生。Pressmen 研究吸烟时，呼吸道烟油沉着最多的部位，不是肺而是声带，因为呼吸时声门是呼吸道最窄的部位，用煤焦油在体外用动物试验长期刺激皮肤可以发生肿瘤。这一实验病理早已证实。长期在有毒环境中工作，长期呼吸有毒气体都可诱发肿瘤。

近年来，患者长期与工业酒精、乙烯雌酚接触，装修室内及粉刷家具完成后即入住结果常发生白血病、皮肤癌、呼吸道癌，而且近年癌的发病升到第一位，这与换新房有一定关系，最好换房装修后打开窗户过半年后再入住。

遗传因素：临床上家族中有人患喉癌遗传后人也患喉癌的病例并不多，遗传其他部位癌常有发生，有一例喉癌患者一生中患有 4 种不同性质的癌，他的父亲患过癌症，说明癌体质的遗传是存在的。

精神因素：精神因素不是直接原因，但长期精神郁闷导致植物神经紊乱使唾液及黏液分泌减少，胃肠蠕动减缓，没有食欲，长期消化营养不良，大量饮酒，吸烟，引发呼吸道消化道疾病最后可能导致癌的发生。

二、声带黏膜层组织学

(一)上皮层

最外的一层，声带有三种上皮，声带振颤部位黏膜上皮为鳞状上皮，声带下是典型呼吸道黏膜上皮覆盖(假复层柱状纤毛上皮)及杯状细胞。声带边缘覆盖非角化的复层鳞状上皮与呼吸上皮。在声带前部有一个过渡区，为柱状上皮。

(二)上皮下层

上皮下浅层到肌层，有三层结缔组织称为固有层，纤维成分由弹性纤维和胶原纤维组成声带的上皮层。固有层浅层位于上皮下，就是 Reink 间隙，平均厚度为 0.3mm，是声带息肉样变好发部位。包括小量弹性纤维和胶原纤维，直径 5.5~5.7mm。此间隙常因吸烟的热度造成上皮下积液，形成声带息肉或息肉样变。这种息肉与鼻息肉没有关系，因为发病原因不同。

鼻息肉是由过敏形成的，而声带息肉是因吸烟热度加发声时声带摩擦引起的，有长期大量吸烟史。声门下实际上是声带黏膜下水肿，声带黏膜下很少有血管，出现水肿很难吸收。固有层的中间层在浅层的深部，组织学上认为是由弹性纤维组成，平均厚度 0.5~1.5mm，很少有胶原纤维出现。这一层弹性纤维是主要成分。中间层不能和深层分开，它们一起组成声韧带。固有层深层由大量胶原纤维组成，弹力纤维紧密捆绑一起，形成一个束。甲杓肌从游离缘平行经过深层，组成声韧带，能产生纵向的力量，富有弹性。

声带上皮是鳞状上皮，它的特点主要是抗磨损，声带作为喉头括约肌每次吞咽都要关闭接触。发声的接触与声门关闭接触不同，发声的接触是发生摩擦，吞咽时声带接触不发生摩擦。当声带黏膜干燥时，声带振颤就会发生摩擦，这是两种接触最大的不同。发声的摩擦是产生许多声带疾病的根源。吞咽时的接触不发生摩擦，因此不会产生疾病。

人对呼吸道的保护靠三道括约肌、声带、室带、杓会厌肌，如果这些肌肉都失去作用，仍能代偿。如咽气管吻合术后，在纤维喉镜下观察发现，下咽部的肌肉如下咽缩肌、环咽肌在吞咽时堵塞气管口，保护了下呼吸道。这是咽喉肌肉的代偿作用。有时也无法代偿，那就是神经出了问题，如延髓麻痹，常因误咽合并肺炎。只有靠胃管进食，或胃造瘘，行气管切开。

在组织学，声带上皮最大的特点就是抗磨损，在人类日常生活中喉及声带活动量最大，一天 24 小时没有一秒停止过活动。除发声、吞咽、呼吸三大功能外，如咳嗽、大便、分娩等用腹压时喉起了主要作用。当喉运动时，首先是声门关闭，声带接触，无法统计一天声带要接触多少次。在正常情况下，声带频繁的接触，能保持正常运转，就是靠声带的抗磨性。声带黏膜下有大量黏液腺不断地分泌黏液到声带表面，形成一层黏液毯，其黏液成分与鼻腔黏液一样，有免疫作用、润滑作用，保护声带上皮。当声带表面干燥后，声带上皮就开始干摩，上皮层开始增厚，声带就开始患病。声带摩擦后发生上皮增生、角化，增生角化实际上也是上皮保护作用，如果不增生，不角化，就会发生破溃。像不常走长路的人走路多了路脚上会起泡、破溃。经常走长路的人就不会脚上起泡，这就是上皮增生保护作用。但声带上出现的角化增生就会起反作用，临床上就会出现音哑。在组织学从上皮发生非典型增生，细胞分化不良，角化到癌变，成了上皮癌发生的规律。

声带癌有独特的组织学特点，大都是 1~2 级鳞癌，分化比较好，声带癌发展较其他部位癌要慢。笔者见多例早期声带癌，肿瘤仅限于声带游离缘表面，建议患者手术切除，患者拒绝，未治疗，一年后又来复查，肿瘤发展仍局限在一侧声带，没有大的发展。Pressman 做了人和动物实验，在声带游离缘下注射染料，其染料只局限在局部，不扩散到其他部位。证明声带黏膜是独立的，声带癌很少转移。因此 T1、T2 期喉癌做部分切除时一般不做颈清扫，同时也为声带癌早期行局部部分切除提供理论根据。声带周围有许多屏障，如声韧带、肌层、甲状软骨内膜。向后发展有声带突、甲状软骨下角与环状软骨。声门处于一个半封闭状态。肿瘤向下到环状软骨，有一条线将声门区与环状软骨下气管区之间分开。甲状软骨在胚胎时是分开的，成熟后两侧甲状软骨之间有骨缝在甲状软骨中间，称甲状内软骨，这一结构在人类不明显，在狗体内容易看到。两侧甲状软骨黏膜是连续的，但两侧淋巴不交通。一侧声带癌可以经过前联合黏膜扩散到对侧，但不会经淋巴转移到对侧。临床中常发现两侧声带癌，但前联合并没有肿瘤，说明肿瘤可以是多中心的。一个人身上可以在不同部位发生多种不同的癌。癌的遗传因素也很重要。

喉头除了声带是鳞状上皮以外其他都是呼吸上皮，因此声门癌大多是鳞癌，其他部位呼吸道黏膜上皮，由于长期吸烟刺激也可化生成鳞状上皮。临床所见呼吸道癌大都是鳞癌，可是呼吸道上皮是假复层柱状纤毛上皮。经过长期刺激化生为鳞状上皮，然后上皮增生，分化不良，角化，癌变。长期摩擦刺激黏膜上皮就是癌变重要原因。

能早期发现诊断癌与晚期癌治疗，预后有很大区别，所以早期发现并手术治疗喉癌效果很好。但早期诊断，特别是早期癌变，病理医生往往不敢轻易下诊断。临床也常见一个医生诊断早期喉癌，做了手术，另一个病理医生看片子后否定其结论，或者早期喉癌做活检，病变部位切除，再做手术切除的大标本找不到癌细胞，从而引起医疗纠纷。因此早期喉癌诊断很困难。特别是病理医师，不敢在早期下癌的诊断，但临床医生又特别想要求病理给出早期诊断，因为这关系到患者的术式和预后。

遇到这种情况时要反复与患者讲清楚。在临床和病理都希望得到一个最早期的诊断。如果临床诊断喉癌，病理诊断一时不能确诊，患者不愿意手术，有两种方法解决，一是再取活检，二是密切观察，如有发展再取活检。

每月复查一次，患者有时需取 4~5 次活检最后确诊为喉癌。近年激光治疗声带癌效果好、反应小，适应证关键是早期。我们对声带角化、白斑的患者可用激光切除声带表层黏膜，把烟戒掉，蒸气吸入。观察病变发展，如有发展可再手术。切除大部分表层黏膜后就不再发展了。用热蒸气吸入对声带白斑、角化和早期癌变有明显治疗作用。作者有一例著名京剧演员，在上海诊断为早期喉癌，患者拒绝手术。当时正在做湿度对发声的影响的研究，我们自制了一台头套式蒸气雾化仪。半封闭的头套内充满热蒸气，呼吸道内保持一定的温度和湿度。经过一个半月治疗，患者治愈了，而且恢复了舞台生涯。这一例不能说明什么问题，但有喉录像和病理报告，诊断不会错。后来用此雾化器治疗声带角化、结节和肥厚显示出明显疗效。现在市场上卖的都是超声雾化，用的是凉水，不加热，疗效就差多了，因为关键在于温度和湿度，可帮助病变吸收。

（杨宝琦 阮宏莹）

三、喉癌临床检查

（一）电子喉镜

电子喉镜的普及是喉科一大进步，可以把喉放大 40 倍，光的亮度也明显增加，并可用录像机记录下来（图 6-1）。同时也可用动态喉镜频闪光源记录，观察声带发音时振颤运动，两侧声带黏膜波是否对称。早期喉癌患侧声带黏膜波变小或消失。主要因为黏膜癌浸润后变硬，在喉镜下观察肿物大小、位置、范围。如想仔细观察可定格后观察（图 6-2）。可与声带结节、息肉、角化、白斑、囊肿、声带肥厚鉴别。息肉、结节黏膜表面光滑，如黏膜突起、基底大、表面不光滑、周围或突出部分有角化应想到肿物的可能。典型喉癌是上皮癌，表面呈菜花样、乳头状瘤样。有的呈溃疡型都应想到喉癌（图 6-3 至图 6-6）。同时结合吸烟史，年龄 40 岁以上，长期音哑不愈时应想到喉癌发病。电子喉镜暴露声门比纤维喉镜清楚，因为它带广角镜头，喉周围组织都能显示在荧光屏上，但它只能暴露声门的一个平面图（图 6-7）。往往看不到声门垂直面上的病变，易被忽视。

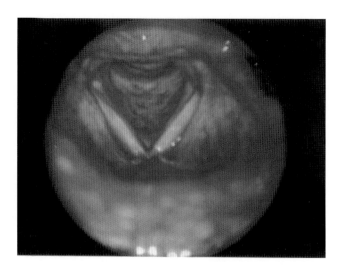

图 6-1 正常喉头录像截图。

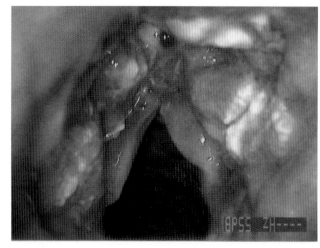

图 6-4 声门上喉癌。

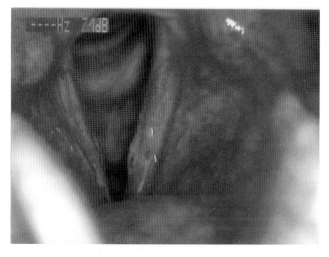

图 6-2 声带原位癌。

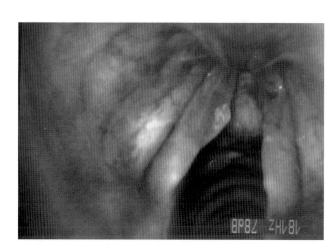

图 6-5 声门下癌。

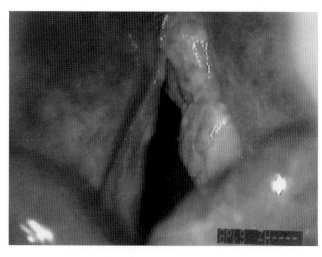

图 6-3 声门癌。

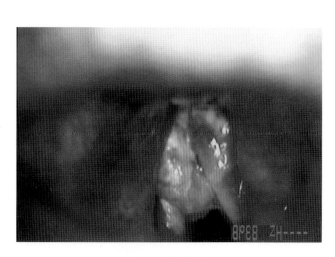

图 6-6 跨声门癌。

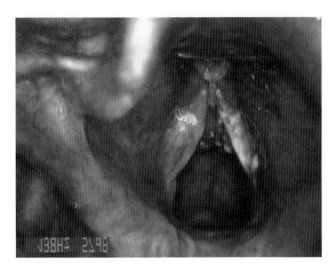

图 6-7 跨声门癌。

(二)纤维声喉镜检查

癌可以观察到声门垂直面上病变。如声门上癌很少侵犯喉室、声带。声门下癌用电子喉镜往往看不到,认为患者只是声门上癌。纤维喉镜弥补了电子喉镜的缺点。除做喉镜检查外,同时可以取活检。

(三)直达喉镜检查

除观察声门病变外可以同时取活检,19 世纪初Jackson 发明内镜手术,直达喉镜也包括在内。手术需要 3 个人:术者,第一助手负责抱头,第二助手负责递器械。手术时头离床,高于肩,向后仰。现在手术简化,一个人就可以完成。患者平卧在床上,头向后仰,脖子短的患者可垫肩。下喉镜放牙垫,直线插入先看到悬雍垂,会厌,暴露喉腔,然后看到肿瘤。如离开中线就可能找不到喉,失去了解剖标志。挑起会厌,暴露声门、声门上、梨状窝。喉镜也可通过声门取声门下的组织。

(四)接触性显微电子喉镜检查

此镜头可放大 100 倍,用此镜时患者平卧,全身麻醉,先放入麻醉直达喉镜,肿瘤表面染色,再通过麻醉直达喉镜放入显微放大喉镜,镜头接触肿瘤表面,即可观察到肿瘤上皮癌细胞或正常上皮细胞。如经观察确诊为癌,拔出喉镜后即可开始手术。此镜同时可以拍照、录像。用此镜检查时最好请病理医师在场,协助诊断。如诊断不明确,就取活检做冰冻或常规病理切片检查。

(五)冰冻切片病理检查

为了减轻患者负担,减少住院天数,窥镜检查后,临床诊断喉癌,可直接给患者全身麻醉,在支撑喉镜及手术显微镜下,用活检钳取下数块组织做冰冻切片。如病理报告为喉癌,手术就可以开始了。如颈部有转移的淋巴结,就可以先做颈清扫,在清扫过程中等待冰冻结果。如果是阴性喉器官并未受到损伤。如能确诊喉癌,喉手术即可开始。术后大标本再做常规病理。这样可减少一周住院时间,减少了一次活检手术的痛苦,减轻患者负担,缩短了病程。如冰冻切片结果不能确诊,仍需再取活检做常规的病例检查。

(六)常规病理检查

如没有冰冻条件,通常都做常规病理检查,为了一次活检能确诊,取活检时应注意到肿瘤多中心,因为喉癌是上皮癌,在表浅层能取到,但有时取得标本得不出阳性结果。咬检时,取到瘤组织比较脆,如果取到正常组织时有韧性,必须撕拉才能咬下,就很难有阳性结果。有时临床诊断为喉癌,但经多次咬检才能确诊,只要临床怀疑喉癌就不要放弃,应反复取病理。或经 6~12 个月观察没有发展才可排除肿物。常规病理检查的方法很多,一般在门诊可用间接喉镜、电子喉镜,观察下用弯钳咬取,或用纤维喉镜观察清楚后在病变部位多咬几块组织。因为钳子太小,一次不易取到阳性结果,直达喉镜下取活检比较可靠。

细针吸活检是瑞典人发明的一种带弹簧穿刺针,直径 1mm,快速射入体内,抽吸活检,深度事先量好,可以控制。特别适用于淋巴结活检,非常简便,成功率很高。

(黄永望 杨宝琦)

四、喉癌病理形态学

(一)喉癌的部位

喉从胚胎发生来源于两个不同的胚基:声门上部来自颊咽胚基,声门部、声门下部来自气管腮胚基,二者之间存在屏障。病理学观察喉癌的发生部位或者主流体所在的部位也按此解剖区分类。

1.声门上癌

包括会厌癌、会厌室带癌、会厌室带劈裂皱襞癌(图 6-8 和图 6-9)。

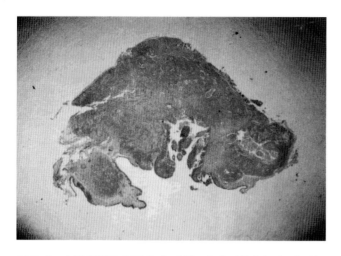

图6-8　会厌癌累及会厌舌面、舌根。全喉石蜡大切片(水平切面),HE染色。

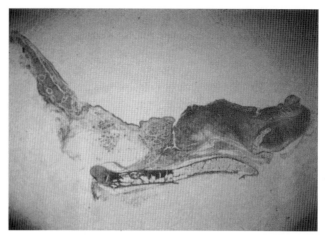

图6-10　声门癌,开始侵犯喉软骨。石蜡大切片,纵切,HE染色。

2.声门癌

大多数声门癌发生于声带游离缘,常沿声带长轴向前后发展。其中有相当一部分属于早期癌,即肿瘤局限于声带黏膜内,未侵及声带肌(图6-10)。

3.声门下癌

真正的声门下癌较少见,许多情况下是肿瘤同时累及了声门和声门下区。此时肿瘤已为晚期,确认肿瘤确切的原发部位已很困难。确切地说,将此类称为声门下癌似更为恰当。

4.跨声门癌

又称贯声门癌,由McGavran于1961年提出作为喉癌单独分型。虽未被国际抗癌联盟列入TNM分类,但仍为国内外学者沿用至今。跨声门癌主要指跨越喉室侵犯声门上区和声门区的喉癌。实际上喉部肿瘤形成跨声门癌的现象有多种情况:①晚期声门癌向不同方向扩散形成跨声门侵犯;②声门上癌向下扩展形成跨声门癌;③声门癌;④不论原发部位,只要形成跨声门侵犯就称为跨声门癌;⑤根据肿瘤主体所在部位,把不能判断其原发部位的跨声门侵犯肿瘤称为跨声门癌(图6-11)。大多数跨声门癌起自声门区,多数肿瘤已侵犯喉软骨,并常发生颈淋巴结转移。

跨声门癌的早期病变临床上难以发现,术前难以做出跨声门癌的判断,喉裂开术中肉眼观察和冰冻切片有助于诊断,最后从病理组织学上予以证实。

跨声门癌除易侵犯声门旁间隙和喉软骨支架外,还易发生颈淋巴结转移。颈淋巴结的转移与原发部位肿瘤大小关系密切,大于2cm的跨声门癌易发生颈淋巴结转移。此外,跨声门癌隐匿淋巴结转移和术后继发

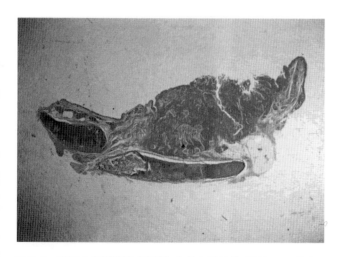

图6-9　声门上癌累及喉室深部,全喉大型切片(纵切),HE染色。

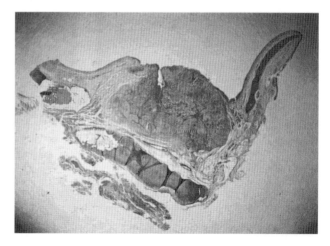

图6-11　跨声门癌,全喉石蜡大切片(纵切),HE染色。

淋巴结转移率也较高,据报道为 25% 和 19%,对侧颈淋巴结转移率 4%,远程转移率 3.7%。跨声门癌至少侵犯两个解剖区域,故表现为 T3、T4 期为主,肿瘤以黏膜下及声门旁间隙浸润为主,潜行生长和扩散,其真实范围往往超过外观表面的瘤体大小。加之对喉骨架受侵犯估计不足,造成临床分期低于病理分期,喉部影像学检查对确切估计病变范围有重要价值。

(二)喉癌的大体类型

1.菜花型

肿瘤主要向喉腔内生长,边缘隆起,边界清楚。较大肿瘤表面常形成溃疡,溃疡一般较浅,底部仍有一定厚度。切面肿瘤厚度 1~1.5cm,可达 2.5cm。肿瘤的边缘一般较为钝圆,与周围组织分界较清楚,因此肿瘤范围和蔓延途径也较易辨认。此型在喉癌中最为常见。

2.溃疡型

肿瘤以破坏性生长为主,呈深溃疡形。溃疡常破坏、穿透局部结构,可直达喉外。从喉腔内观察,溃疡形状和肿瘤边缘常不整齐,边界模糊,切面肿瘤侵犯范围常大于喉腔内观察面积,且肿瘤浸润边缘界限不清楚,肉眼难以准确辨认肿瘤范围和真正的浸润深度,容易在术前估计不足。此型也比较常见。

3.浸润型或颗粒型

从喉腔观察肿瘤较平坦,表面粗糙或有浅溃疡,边界非常模糊,不易辨认。从切面看,肿瘤边界不清,肉眼难以确切辨认浸润范围。此型较少见,侵袭性极强。

4.结节型或称巨块型、包块型

肿瘤为半球形,体积较大,主要向喉腔内生长。表面可呈结节状,很少有坏死和溃疡。肿瘤基底较小,浸润较浅。

5.混合型

兼有以上各型外观,表面凹凸不平,浸润较深。此时肿瘤一般为晚期,恶性度高,预后差。有些混合性肿瘤如腺鳞癌表现为此型。

(三)喉癌的组织学分级

喉癌中绝大多数是鳞状细胞癌,少数为腺癌、腺鳞癌、腺样囊性癌、黏液表皮样癌等。以鳞癌为例,根据肿瘤细胞分化程度分三级。

Ⅰ级:即高分化鳞癌。肿瘤细胞分化较好,以棘细胞为主,伴明显角化。癌巢发育好,多为大巢或片块,癌巢边缘钝圆。肿瘤边界大致清楚,可伴有不同程度的淋巴细胞浸润。Ⅰ级鳞癌较多见于声带癌。

Ⅱ级:即中等分化鳞癌。组织学表现介于以上两型之间。此型在喉癌中最多见,大部分喉癌组织学表现为Ⅱ级鳞癌。

Ⅲ级:即低分化鳞癌。肿瘤细胞较小,分化差,异型性明显,核分裂象多见。大部分细胞不表现鳞状分化,仅少数区域可找到角化现象或鳞状上皮分化。癌巢较小,呈细索、小巢状。此型多见于声门上癌。

(四)喉癌的生长方式

根据对肿瘤的组织学观察,喉癌主要有以下几种生长方式。

1.团块型

增生癌细胞形成较大团块,团块与周围间质分界清楚,团块中央可有坏死,形似粉刺癌。肿瘤向外推移性生长,虽无包膜但分界甚明显。此型多见于Ⅰ、Ⅱ级鳞癌,术前术中能较准确地估计肿瘤范围,容易彻底切除。

2.浸润型

癌巢较小,形态极不规则,有时常有锐角,或呈索状生长,常分散浸入周围组织,有时在距离主瘤体很远处也可见有癌巢侵及,即使在显微镜下有时也很难确认其生长边缘。由于肿瘤实际浸润范围远大于肉眼所见,所以在术前、术中和术后肉眼检查时常对肿瘤范围估计不足。此型多见于低分化鳞癌、腺癌、腺样囊性癌等一些有局部侵犯特征的肿瘤。

3.丛生型

癌巢呈粗大树枝状或不规则团块状,互相交织,有时表面呈乳头状,如乳头状鳞癌。

4.混合型

兼有以上各型特点。据我们观察,复合性肿瘤如癌肉瘤,或者Ⅰ、Ⅱ级鳞癌伴Ⅲ级或低分化癌时,生长方式各有不同,常兼有各型生长特点。

(五)喉癌边缘浸润方式

恶性肿瘤生长方式是浸润性生长,破坏局部原有组织结构。据组织学观察,喉癌的浸润性生长有不同的方式,也与肿瘤生物学行为有一定联系。从肿瘤边缘处观察,肿瘤浸润有以下几种类型:

1.膨胀推挤型

癌细胞形成较大细胞巢或呈大片块向周围生长,即肿瘤形成一个主瘤体,肿瘤边缘与周围组织有一个比较清楚的界限。有时有较多的淋巴细胞浸润,形成一条炎细胞带。

2.细索浸润型

癌细胞逐渐脱离主瘤体,以较小的细胞巢向周围组织浸润,细胞巢极不规则,可以是有锐角的细胞巢或少量细胞形成的细小的细胞索。这些大小、形状极不一致的细胞索分散地侵入周围组织,致使肿瘤与周围组织的分界很不清楚。这时癌巢周围炎细胞的量多少不等,有时缺乏炎细胞浸润。

3.细索推挤型

肿瘤有一个大致的边界,但边缘处癌细胞呈细索状浸润。在肿瘤推进的外围可有多少不等的横向排列的纤维组织,对肿瘤起一种阻挡、限制作用。

4.混合型

以上各种浸润形态混合存在。相当一部分肿瘤属于此种情况。

(六)喉癌的浸润深度

1.原位癌

上皮增生癌变,但未侵破基底膜。此时肿瘤处于早期,由于尚未破坏基底膜、未侵入固有膜,所以不具备转移的可能(图6-12)。值得注意的是,在浸润性癌的边缘区,癌周上皮常常呈现不典型增生和原位癌的改变,这些改变有时与癌灶主体并不相连,提示肿瘤有多点发生的可能。

2.浸润黏膜内

癌组织浸润限于黏膜内,未侵及声带肌或未侵及软骨膜。黏膜内癌以声带癌最多,所谓声带早期癌即为声带黏膜内癌。此外,还有少数黏膜内癌发生于前联合、室带、会厌室带以及声门下。黏膜内癌仍属于早期癌,由于肿瘤已突破了上皮基底膜进入黏膜固有膜,此时肿瘤就具有转移的可能性,但黏膜内癌局部淋巴结转移率低。

3.浸润肌层

指声带癌组织侵入声带肌内。此时肿瘤已超出了早期癌或黏膜内癌的范围,属于进展期癌。

4.侵犯软骨膜

膜癌组织侵及软骨表面软骨膜,如在甲状软骨,则常先到达甲状软骨内表面的软骨膜。通常软骨膜对肿瘤的浸润有一定的阻挡作用,肿瘤侵抵软骨膜后会受到一定的限制,转而沿软骨膜平面浸润生长(图6-13)。

5.侵犯软骨

癌组织在到达软骨表面后继续生长,进而突破软骨膜,侵入软骨内或软骨骨化区。一般声门上癌主要侵犯会厌进而侵犯会厌软骨,声门癌和声门下癌主要侵犯甲状软骨、杓状软骨和环状软骨。肿瘤一旦侵犯喉软骨支架,预后会明显变差。

除了鳞癌多发以外,另外还有其他许多种癌可发生在喉,举例说明。

喉癌大部分是鳞癌,但喉也有不同类型的癌,主要包括:喉癌肉瘤(图6-14),喉多型性T细胞性淋巴瘤(图6-15),喉非霍奇金淋巴瘤(图6-16),左杓状软骨腺包状横纹肌肉瘤(图6-17),左室带腺癌(图6-18),声门后联合纤维肉瘤(图6-19),声门下囊腺癌(筛状形为主,肿瘤侵犯环杓关节囊)(图6-20),声门上淋巴上皮癌(图6-21),喉腺样囊性癌(图6-22),跨声门腺鳞癌(图6-23),会厌喉面黏液表皮样癌(图6-24),左室带腺癌(图6-25)和喉恶性神经膜鞘瘤(图6-26和图6-27)。

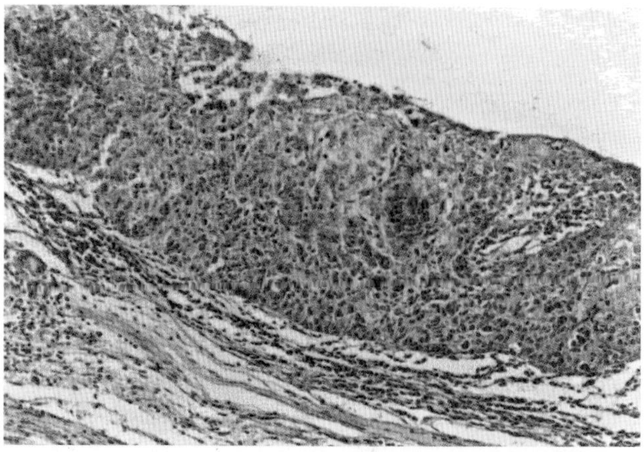

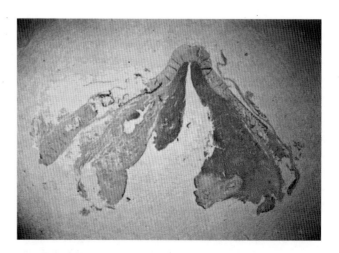

图6-12 原位癌声带鳞状上皮全层癌变,尚未突破基底膜(HE,×100)。

图6-13 右侧声门癌,累及前联合及左声带前部,侵犯右甲状软骨及杓状软骨膜。全喉石蜡大切片(水章切面),HE染色。

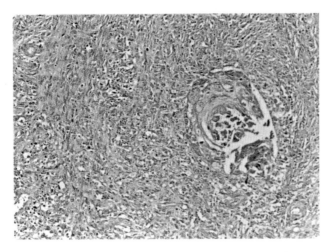

图 6-14 喉癌肉瘤,鳞状细胞癌与恶性纤维组织细胞瘤(HE,×100)。

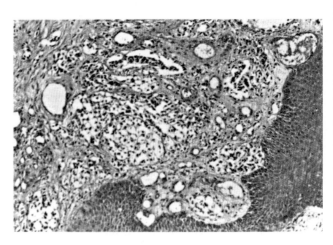

图 6-17 左杓状软骨腺包状横纹肌肉瘤(HE,×100)。

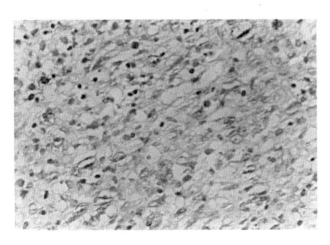

图 6-15 喉多型 T 细胞性淋巴瘤,瘤组织细胞浆呈 EBV 阳性(免疫组化 S-P 法,×400)。

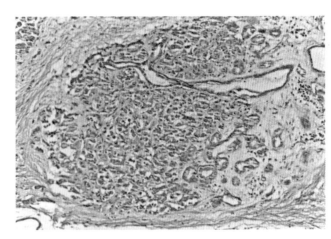

图 6-18 左室带腺癌(HE,×100)。

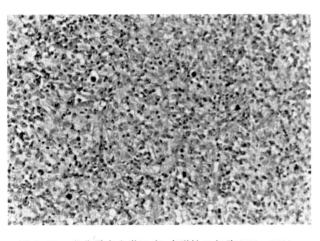

图 6-16 喉非霍奇金淋巴瘤,多形性 T 细胞(HE,×200)。

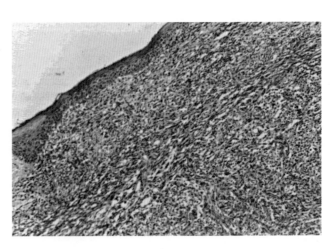

图 6-19 声门后联合纤维肉瘤(HE,×100)。

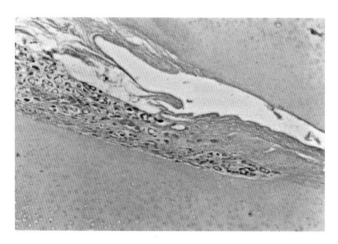

图 6-20 声门下囊腺癌。筛状形为主，肿瘤侵犯环杓关节囊（HE，×40）。

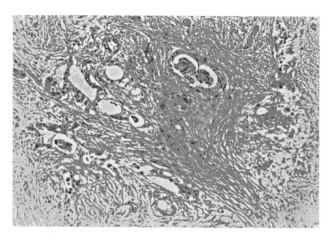

图 6-23 跨声门腺鳞癌，肿瘤中有明确的腺管状结构和鳞状上皮分化，癌巢中有角化珠(HE，×100)。

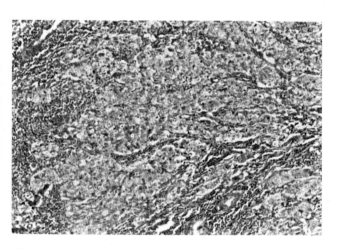

图 6-21 声门上淋巴上皮癌。瘤细胞分化不好。呈巢状分布，间质有很多淋巴细胞(HE，×100)。

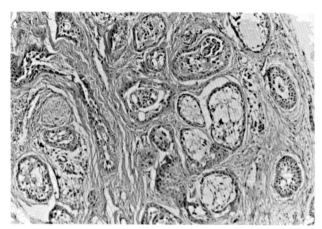

图 6-24 会厌喉面黏液表皮样癌，低度恶性(HE，×100)。

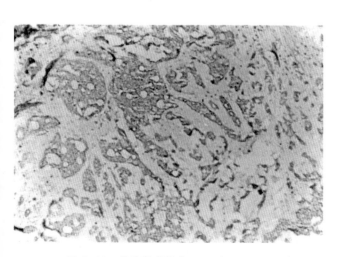

图 6-22 喉腺样囊性癌(S-P法，×100)。

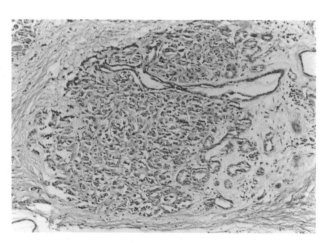

图 6-25 左室带腺癌(HE，×100)。

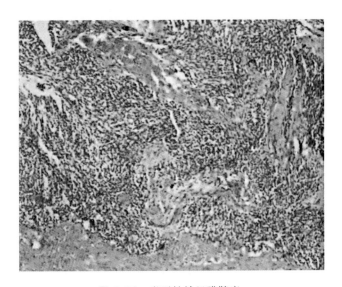

图 6-26 喉恶性神经膜鞘瘤。

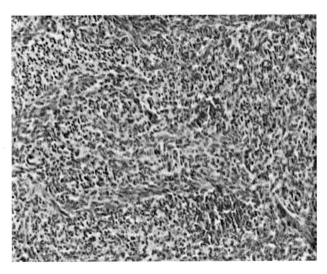

图 6-27 喉恶性神经鞘膜瘤。

（曹海光）

五、喉癌国际分类

国际抗癌协会(UIML)TNM 分类标准(2002)方案：

(一)解剖分区

1.声门上区
①舌骨上部会厌(包括会厌尖,舌面和喉面);②杓会皱襞、喉面;③勺状软骨;④舌骨下部会厌;⑤室带。

2.声门区
①声带;②前联合;③后联合。

3.声门下区

(二)TNM 临床分类

T:原发肿瘤。

Tx:原发肿瘤不能确定。

T0:无原发肿瘤之证据。

Tis:原位癌。

声门上型：

T1:肿瘤限于声门上区一个亚区,声带活动正常。

T2:肿瘤侵犯声门上一个亚区以上、侵犯声门或侵犯声门上区以外(如舌根黏膜、会厌谷、梨状窝内壁黏膜),无喉固定。

T3:肿瘤限于喉内,声带固定和(或)下列部位受侵:环后区、会厌前间隙、声门旁间隙、和(或)甲状软骨局灶破坏(如内板)。

T4a:肿瘤侵透甲状软骨板和(或)侵及喉外组织(如气管、颈前软组织、带状肌、甲状腺、食管等)。

T4b:肿瘤侵及椎前间隙,包括颈总动脉,或侵及纵隔结构。

声门型：

Tl:肿瘤侵犯声带(可以侵及前联合或后联合),声带活动正常。

T1a:肿瘤局限于一侧声带。

T1b:肿瘤侵犯两侧声带。

T2:肿瘤侵犯声门上或声门下,和(或)声带活动受限。

T3:肿瘤局限在喉,声带固定和(或)侵犯声门旁间隙,和(或)甲状软骨局灶破坏(如内板)。

T4a:肿瘤侵透甲状软骨板或侵及喉外组织(如气管、包括舌外肌在内的颈部软组织、带状肌、甲状腺、食管)。

T4b:肿瘤侵及椎前间隙,侵及纵隔结构,或包括颈总动脉。

声门下型：

T1:肿瘤限于声门下。

T2:肿瘤侵及声带,声带活动正常或受限。

T3:肿瘤限于喉内,声带固定。

T4a:肿瘤侵透环状软骨或甲状软骨板,和(或)侵及喉外组织(如:气管、包括舌外肌在内的颈部软组织、带状肌、甲状腺、食管)。

T4b:肿瘤侵及椎前间隙,纵隔结构,或包括颈总动脉。

N:区域淋巴结。

Nx:区域淋巴结不能确定。

N0:无区域淋巴结转移。

N1:同侧单个淋巴结转移,最大直径等于或小于3cm。

N2:同侧单个淋巴结转移,最大径大于3cm,不超过6cm;或同侧多个淋巴结转移,最大径没有一个超过6cm;或双侧或对侧淋巴结转移,最大径没有一个大于6cm。

N2a:同侧单个淋巴结转移,最大径大于3cm,小于6cm。

N2b:同侧多个淋巴结转移,最大径没有一个超过6cm。

N2c:双侧或对侧淋巴结转移,最大径没有一个大于6cm。

N3:淋巴结转移,最大径大于6cm。

注:中线淋巴结视为同侧淋巴结。

M:远处转移。

Mx:远处转移的存在不能确定。

M0:无远处转移。

M1:有远处转移。

(三)组织病理学分级

G:组织病理学分级。

Gx:组织分级不能确定。

G1:高分化。

G2:中度分化。

G3:低分化。

(四)喉癌的分期

0 期:TisN0M0。

Ⅰ期:T1N0M0。

Ⅱ期:T2N0M0。

Ⅲ期:T3N0M0,T1,T2,T3N1M0。

Ⅳa 期:T4N0,N1M0,T1,T2,T3,T4N2M0。

Ⅳb 期:任何 T,N3,M0,T4 任何 N,M。

Ⅴc 期:任何 T,任何 N,M1。

六、喉实用解剖学

(一)喉支架软骨

1.甲状软骨

40 岁以上甲状软骨大部分都会骨化,做喉裂开手术时常需电锯。用剪刀和刀很难切开。甲状软骨是由甲状软骨板呈 V 型组成,男女角度不同,中央联合处上有甲状软骨切迹。切迹男性突出,形成喉结,女性不突出,看不到喉结,这是男女最大的区别(图 6-28 和图 6-29)。甲状软骨板后缘增厚沿后缘向上有甲状软骨大角,向下有下角,上角有韧带与舌骨大角相连,下角与环状软骨形成关节,但关节活动度很小。只在

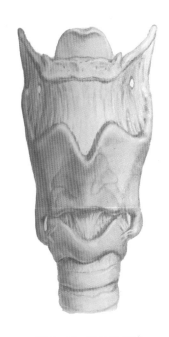

图 6-28 喉的正面观。

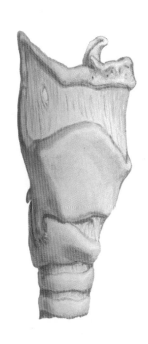

图 6-29 喉的侧面观。

环甲肌收缩时甲状软骨向前下移位,使声带延长,增加声带的张力。甲状软骨板上 1/2 开窗就是室带,室带病变可自室带开窗内切除。做喉水平半喉切除时自甲状软骨高度 1/2 向下横切,去除甲状软骨板前半部。甲状软骨做垂直半喉时后缘一定要保留,这是喉的支架,如果完全切除没有喉的支架拔管就困难(图 6-30),在喉狭窄患者中只要有喉支架存在,早晚能想办法拔管。

2.舌骨

它虽不是喉的一部分,但与喉有密切的关系。舌骨在口底附着许多肌肉封闭口底,支撑着舌的运动,包括吞咽、说话。舌骨上附着的肌肉,它的作用主要是吞咽时提高喉和舌骨上的肌肉。吞咽时喉上提 4~5cm,如吞咽时喉不能提高,就不能吞咽,每次吞咽都会误咽而发呛,刎颈患者喉软骨肌肉切断,甲状软骨大角与舌骨脱离,就会发生吞咽困难。儿童时喉的位置很高,会厌几乎到悬雍垂的水平,到了成人喉下降 4~5cm,所以成人吞咽时喉上提 4~5cm,食物沿梨状窝进入食道,不会产生误咽。舌的另一重要功能就是语言发音。脑栓塞前兆就是语言不清,含糊,吞咽困难。

舌骨上附着许多肌肉,分为舌骨上肌群,有二腹肌、下颌舌骨肌、舌骨肌、茎突舌骨肌。舌骨下肌群有甲状舌骨肌、胸舌骨肌、肩胛舌骨肌,这些肌肉主要功能是提喉,帮助吞咽。舌骨与甲状舌骨膜和会厌前隙的脂肪相连,舌骨切除后,再向下就是咽的筋膜和黏膜,切开后进到下咽暴露会厌,许多下咽手术,舌根手术都可以由此进入。

3.环状软骨

它与甲状软骨相连,甲状软骨下角与环状软骨连接处形成一个关节,实际上活动度很小。环状软骨呈一个戒指形,大头在后,小头在前(图 6-31),前面软骨与甲状软骨有环甲膜相连,环甲膜上有许多血管进喉,如做环甲膜切开时会有血管出血。环状软骨后部宽,如做甲状软骨喉切除,保留环状软骨,切口从环状软骨斜行向上后,不要垂直切,否则会切断环状软骨板。环状软骨后有环咽肌围绕。下喉前气管食道之间应该先分开,一定要在环状软骨下分,不能在环状软骨上分。否则会损伤梨状窝的黏膜。

4.杓状软骨

在环状软骨后上角,环状软骨上有一对小窝,就是杓状关节的关节囊,杓状关节就在上面,杓状关节呈多角形,四面都有肌肉附着,环杓关节有三种运动方式,一是以轴为中心的旋转运动,喉声带内收和外展,主要靠环杓侧肌(图 6-32)和环杓后肌。环杓关节第二个运动是直线滑动,两关节之间相互可以直线运动,两关节互相接触关闭声门后部,主要靠杓间肌的作用(图 6-33)。第三个运动就是声带突的前后倾斜,使声带延长或缩短,是甲杓肌和环甲肌作用(图 6-34 示环甲肌收缩时,环甲间隙变窄)。

5.会厌软骨

在甲状软骨切迹内下部,会厌软骨的根部有韧带固定。会厌软骨周围有环状肌肉包围,同时又有杓会厌皱襞包裹。静止状态,在喉后部,杓会厌皱襞的黏膜

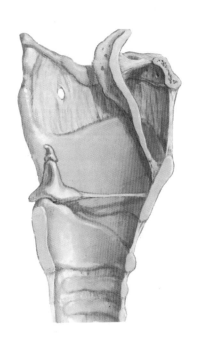

图 6-30 喉软骨正中切开侧面图。

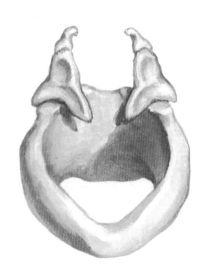

图 6-31 环杓关节正面观。

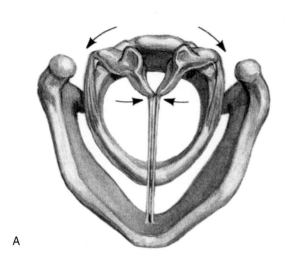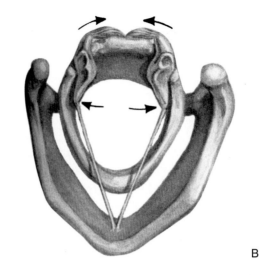

图 6-32 环杓关节、环杓侧肌以轴为中心在中线位开合。

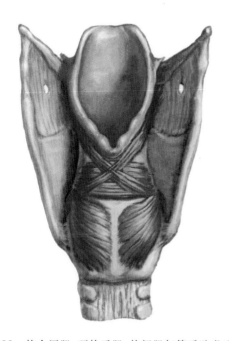

图 6-33 杓会厌肌、环杓后肌、杓间肌气管后壁喉后面观。

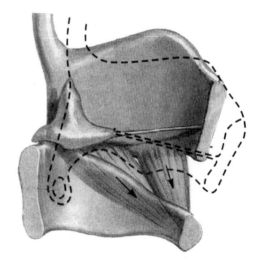

图 6-34 甲状软骨正中切开侧面观显示环甲肌收缩，环甲间隙变窄。

下，杓关节旁还可以看到两个小软骨，即小角软骨及楔状软骨，在黏膜下有两个突起。会厌软骨的功能主要是帮助吞咽，在吞咽的一刹那，声带和室带关闭了两道括约肌。杓会厌皱襞下的杓会厌肌环形收缩把小角软骨及楔形软骨向前上推挤，遮盖了喉的后 2/3。在吞咽时杓会厌肌牵引，会厌下降，会厌结节充填了喉的前 1/3。完成了第三道括约肌，吞咽一瞬间喉头变成球状，关闭得严丝合缝，滴水不漏，实现了对呼吸道的保护。会厌的功能不像我们想象得在喉部像个盖子，吞咽时把喉盖上。会厌结节只有人类才有，

喉完全关闭后就像一个球状。Negus 说最早出现喉的动物是肺鱼，在水里用肺呼吸，喉的出现就是保护肺不受海水侵袭，因此喉最早的功能不是发音，而是保护肺不受侵犯。发音功能是从动物上岸后两栖类开始的。

(二)肌肉

喉肌分内外两组。喉外肌将喉与周围结构相连，可使喉体上升或下降，亦可使喉固定。二腹肌、茎突舌骨肌、下颌舌骨肌及颏舌骨肌均附丽于舌骨之上，可

使喉随舌骨上升而上提；胸骨舌骨肌、肩肌舌骨肌可使喉随舌骨下降而将喉拉向下。颈部肌群正面观见图6-35和图6-36。

1.甲杓肌

从前联合到劈裂是喉最大的一条肌肉，它与声带平行，它的作用是使声带缩短增厚，平时形成声带的隆突。当声带麻痹后隆突就消失，声带出现裂隙。甲杓肌又称声带肌，实际上甲杓肌并不是声带肌，声带肌很小，肉眼几乎看不到，它是横行和斜行纤维。从组织学切片上能看到。它的功能主要是控制音调，特别是高音，人能产生三个八度的高音主要靠甲杓肌上的声带肌。其斜行、横行的纤维插入声韧带上，当高音时甲杓肌收缩，声带变厚，前后互相接触，声带振颤就靠前2/3插入声韧带，声带肌把声带拉开一个小缝隙，产生高频的振颤，称为减幅作用。不像我们想象的单靠环甲肌作用，把声带拉长，变紧张，发出高音。实际上发出高音时声带并不延长，如果靠延长增加张力，三个八度的高音，声带要拉相当长才能发出。但环甲肌相对牵引也能增加声带的张力。声带肌很小，非常脆弱，没有受过长期发声训练的人，用声时间稍长就会疲劳音哑。我们说喉肌疲劳，实际上喉肌一天都在不断地运动，如呼吸、吞咽、说话，从未发生过疲劳，为什么唱两首歌就疲劳呢？实际上我们所指的喉肌疲劳，不是所有的喉肌，而是指声带肌而言。

2.环杓侧肌

环杓侧肌在杓状软骨的侧面，附着在杓状软骨外侧，它运动时牵引杓状软骨向内旋转使声带内收，它麻痹时声带停留在旁正中位。

3.环杓后肌

环杓后肌在环状软骨后附着在杓状软骨内侧，它收缩时使杓关节以轴为中心向外旋转使声带外展，它麻痹时声带停留在中线位，如果两侧外展麻痹就会立即发生呼吸困难。

4.杓间肌

杓间肌在两侧杓状软骨内侧，它的麻痹只表现为声门后部出现三角裂隙。

5.环甲肌

环甲肌实际上不属于喉内肌，但它直接关系到喉的运动，一般都算是喉内肌。环甲肌在两侧环状软骨及甲状软骨之间，它收缩时甲状软骨向前下移位，使环甲膜变窄，这样声带就延长，环甲肌由喉上神经支配，其他肌肉都由喉返神经支配。

咽喉肌的代偿作用是惊人的，一侧声带麻痹，声门在旁正中位，发音时声门隙为1~3mm，患者音哑、失音或误咽，经一个月后90%能代偿，只有很少患者发音不改善。30年前没人敢做气管与咽吻合，自从Arslan手术成功以后，现在该方法已广泛应用于气管舌骨固定术，气管会厌固定术。手术范围更广泛。

喉肌的代偿实际是用错误方法替代正确方法。在特定情况下，这种错误方法是有用的，可长期应用，如声带麻痹，发声和吞咽都通过代偿解决。这是有利的一面，不利的方面如歌唱发声时疲劳、经期、大量喝酒、多次演唱、精神因素等，都会失去正常发音方法，

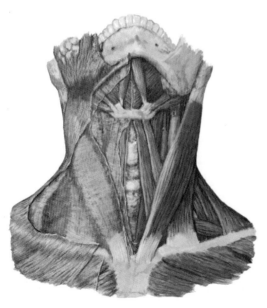

图6-35　颈部皮肤切开后暴露颈部的肌肉。

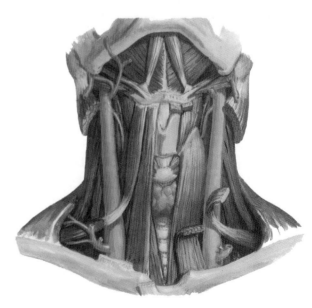

图6-36　切除胸锁乳突肌后表现颈部肌肉颈内静脉。

出现代偿。如室带参与发声活动,喉外颈参与发音活动,形成代偿运动,能达到预定效果,时间久了就形成一种不正确的发音习惯,很难纠正。声乐教师宁愿训练一个没有学过声乐的人,也不愿训练懂声乐但有许多不良习惯的人。喉肌的代偿是好事也是坏事,看发生在什么情况下。

6.杓会厌肌

其收缩时把小角软骨、楔状软骨推向上,遮盖喉的后 2/3,杓会厌肌收缩把会厌向下拉,会厌向下移,会厌结节充填了喉前 1/3,完成喉第三道括约肌的关闭。会厌结节只在人类才有。

(三)颈部淋巴结

两侧头颈淋巴分深浅两组(图 6-37),两侧淋巴引流进入静脉的部位也不同。左侧在颈内静脉下端,右侧在锁骨下静脉。颈淋巴与纵隔淋巴没有联系。肺癌很少转移到颈部。颈淋巴结核也很少原发于肺。颈淋巴结核多来自鼻咽结核。在临床上不同区域,淋巴结有不同的分布。颌下淋巴结在二腹肌和舌骨之间,接受口唇和口底的引流。颌下淋巴结在前二腹肌旁,颌下腺窝内,引流面部和口腔。腮腺淋巴在腮腺内,同时引流头皮、耳面部、腮腺。耳后淋巴在胸锁乳突肌上,引流耳和头皮。

颈内静脉是淋巴分布最多部位,它分上、中、下。上区主要引流二腹肌下。原发病灶多发生在扁桃腺、咽壁和舌根。深浅两组都到颈后平脊髓副神经,紧贴静脉及锁骨上,一起组成颈后三角链。

小的淋巴在甲状腺及喉旁,在颈部中线区称为喉前及气管前淋巴。

(杨宝琦　阮宏莹　谢刚)

第三节　声门癌手术和治疗

一、治疗

国内外报告早期喉癌放射治疗与手术治疗效果基本一致。目前放射物理条件比 50 年前使用深部 X 线照射已有很大改进,表现为深度量增加,射线穿透力增强,皮肤反应小,可以增大剂量。欧洲对早期喉癌大都采取放射治疗,主要因为患者害怕手术。放疗复发后再做喉切除。我国不论早期和晚期多先采取手术治疗,手术后补以放射治疗。放射治疗给避免手术复发增加了一层保险系数。因为部分喉切除因解剖的关系不能保证足够的安全界,切缘距肿瘤安全界有限,术后放疗就是把残留的癌细胞进行放射治疗消除干净。这种放疗属于预防性的,它比肿瘤复发后治疗性放射效果要好得多。因此,20 世纪 50 年代至今笔者医院所做的喉癌手术术后都给一定量放疗,综合治疗。这两种方法对早期和晚期喉癌疗效都好。如何选择要看患者条件和医院放射条件而定,如患者年龄过大,体质不好,又是晚期,单纯放疗也可以。有条件还是先手术为好。

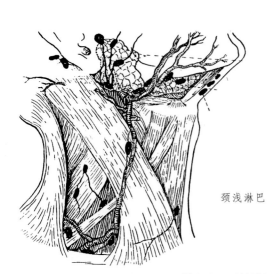

颈浅淋巴

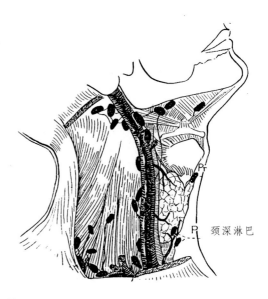

P'

P　颈深淋巴

图 6-37　颈部侧面观颈浅和颈深淋巴结的分布图。

新中国建立初期放疗物理条件很差，天津市人民医院是我国肿瘤学科发源地，我国肿瘤治疗先驱金显宅,1951 年建科时仅有两台深部 X 线机 250kV,有 50mg 镭。这就是我国当时的放疗条件。放疗时到不了 3000r 颈部皮肤就发黑、溃烂，皮肤反应很大，深部肿瘤量很小，达不到根治肿瘤的量，复发率较高。60 年代有了 ^{60}Co，发明了超高压。但单纯放疗仍不保险。直到现在天津市肿瘤医院已发展成具有国际水平的医院，仍以手术为主。所以最初都依靠手术治疗。50 年代我国肿瘤科、喉科只做全喉切除，无论早期或晚期，一律全喉切除。术后为了保险补以放射治疗。那时的肿瘤专家都认为全喉切除保险，直到 70年代，随着国际上部分喉切除的开展，我国才逐渐开展起来。统计学上发现部分喉切除效果不比全喉切除差，而且能保留三大功能。由于肿瘤生长的部位不同，侵犯范围不同，部分喉切除的技术也在发展，目前已有多种不同的术式，治愈率也不断提高，喉癌治疗进入一个新时代。

伴随喉癌手术的开展，最重要的是考虑同期或二期颈淋巴清扫术。因颈部转移最多见，是否都做清扫呢？不同部位，不同的细胞分化程度，癌的早晚期不同，TNM 是重要参考依据，有时多方考虑，具体到患者身上，意见仍不好统一。教科书也没有统一标准。癌的部位不同，癌的种类不同，侵犯的范围不同，细胞分化不同，何时清扫，何时不清扫，做哪种清扫，也没有一个统一的标准。许多淋巴管在不同部位被栓塞，栓塞的部位就是肿瘤转移的部位，转移不一定都在能摸到看到的淋巴结内。所以不一定要等 B 超、CT、MRI 看到颈部有淋巴结再清扫。有的癌本身性质就易转移，如淋巴系统肿瘤，低分化癌，即使没有发现转移，也有必要做功能性清扫，因为清扫可以是预防性的。从预防着手，如甲状腺癌，一旦发现必须清扫。经验认为，除了声带癌 T1T2 型以外，颈部没有发现肿大的淋巴结，可以不做清扫。其他型的喉癌包括 T3、T4，都应酌情考虑是否做功能性清扫。不要完全相信自己的经验。即使这样做仍有可能出现淋巴结转移复发。关于何时做功能性清扫或根治性清扫，通常有粘连或固定时应做根治性清扫，否则一般都做功能性清扫。现今各种不同型部分喉切除手术已广泛开展，选择适应证非常重要，适合做哪一种手术就做哪种，不要用别的术式替代，部分喉切除应有严格适应证。

二、手术

(一)喉裂开声带肿瘤切除术,室带下移修复术

1.适应证

一侧声带游离缘黏膜前中部,局限在黏膜部。喉室、声门下、前联合、声带突均无肿物,属于 $T_1N_0M_0$。

2.手术

先做常规气管切开，插管后开始给全身麻醉。颈部保持气管切开体位，颈部正中切开皮肤，上至舌骨，下与气管切开伤口相连。剥开两侧带状肌，暴露甲状软骨、环甲膜及环状软骨，从甲状软骨正中用电锯切开甲状软骨。最好不要一次连喉黏膜一起切开，因为切甲状软骨时看不到喉腔黏膜，而前联合声带呈一个锐角，稍一切偏就会损伤一侧声带前部，影响术后发音。切开甲状软骨后，用尖刀自环甲膜沿中线切开喉黏膜，看着正中的前联合黏膜切开，不会损伤一侧声带。切到会厌根部，扩开喉腔，仔细检查声带游离缘上肿瘤范围，特别注意喉室有无肿物。如有肿物则不适宜此手术。手术自患侧声带，紧贴声带上缘，从前到后切开黏膜(图 6-38A),用尖刀切黏膜时直达甲状软骨膜下，一次切开（图 6-38A）。切除病变自声带下缘 1~2mm,直达软骨膜下。后端在声带突切断，前部紧贴前联合软骨，上部紧贴声带上缘切开喉室黏膜，直达软骨的软骨膜下，四周切开后用剥离器自甲状软骨膜下剥离患侧声带（图 6-38B），直至完全游离，标本送检。

声带缺损的修复:自声带缺损处,用剥离器向上剥离喉室及室带的黏膜(图 6-38B)。将室带完全剥离，向下牵引室带与声带相对缝合，一般没有张力(图 6-39A)。如牵引室带有张力，可将室带前缘向上切开，然后再缝合(图 6-39B)。关闭喉腔，可穿过甲状软骨切缘缝合 1~2 针，把两侧甲状软骨对齐就可以了。也可以紧贴甲状软骨上缘软组织缝合 1~2 针，甲状软骨下缘环甲膜缝合 1~2 针，上下紧贴甲状软骨就把伤口固定住，不会裂开，甲状软骨上带状肌相对缝合，盖住软骨裂。

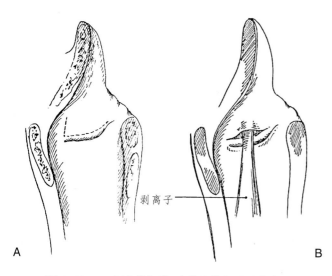

剥离子

A　　　　　　　　　　　B

图 6-38　一侧声带切除,声带室带相对缝合术。

切口。先在颈前注射 1% 利多卡因,自胸骨上窝到环状软骨,先不做气管切开,切开皮肤,不要切开浅筋膜,皮瓣向两侧剥离,每侧各外移 2cm,暴露浅筋膜(图6-40)。筋膜自胸骨上窝横切开,横宽 2~2.5cm,将浅筋膜沿带状肌上自下而上向上分离,到环状软骨水平。剥离浅筋膜暂告一段落。做常规气管切开,放入气管插管,开始给全身麻醉。麻醉后在皮肤切口向上按划好的线延长到舌骨水平,浅筋膜也向上剥离到甲状软骨上缘,筋膜蒂部就留在那里,分离颈正中带状肌,用电锯正中锯开甲状软骨(图6-41)。自环甲膜垂直切开黏膜层,在直视下切开喉前联合,至会厌根部。喉裂开后仔细观察肿瘤范围,用尖刀划出切除范围,尖

(二)喉裂开声门肿物切除,浅筋膜修复术

作者自 1982 年开展此手术,直到 1997 年有激光之后替代了此手术。适应证声门癌 T1T2。此手术相当于垂直半喉,但不切除甲状软骨板。手术切除的范围为声带、喉室、室带。

1. 适应证

一侧声带肿物,从前联合到声带突,也包括喉室及室带肿物侵犯,$T_1N_0M_0$,$T_2N_0M_0$。

2.术式

患者平卧,气管切开的体位,局部消毒铺巾,切口一次性自上向下可完成气管切开及喉裂开整个手术

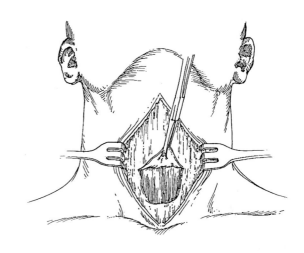

图 6-40　皮肤切开暴露浅筋膜,自下向上翻起,直到甲状软骨上。

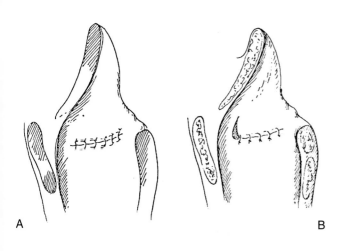

A　　　　　　　　　　　B

图 6-39　相对缝合有张力,室带前缘向前上切一小口,剥离后再缝合。

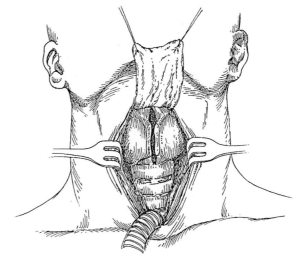

图 6-41　做气管切开。

刀直切到甲状软骨骨衣下，剥离要切除的病变组织（图6-42）。病变范围局限在声带突以前，前面不能超过前联合、喉室，室带如受侵犯可以包括在切除范围内。声门下不能有肿物，这个范围的肿物切除四周都有安全界，可保证切缘阴性。病变切除后残留甲状软骨板，把保留的浅筋膜从甲状软骨上缘转移到患侧甲状软骨板上，铺到声门缺损部位。四周缝合，重点是缝合后缘（图6-43）。除缝合甲状软骨膜的创面外，留在甲状软骨外的筋膜蒂部也要与周围软组织缝合固定，保证移植筋膜在吞咽时不会因上下移动而剥脱，影响筋膜的愈合。最后，一侧甲状软骨膜切缘与患侧用转移过来的筋膜相对缝合（图6-44）。自1998

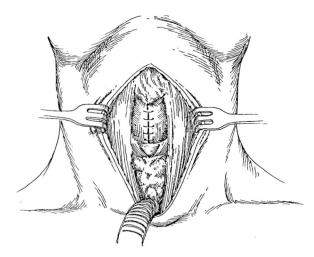

图6-44 软骨膜与浅筋膜缝合。

有激光后才放弃此手术，共做68例，观察2~5年，只有一例复发，无一例筋膜脱落坏死感染，伤口一期愈合，术后一个月放疗。垂直半喉切除术浅筋膜移植术全部拔管。

（三）垂直半喉切除皮瓣移植

此手术由王天铎首创，天津市金国威教授首先开展以后推广。

1.适应证

手术切除范围为患侧声带和室带，前到前联合后到声带突（包括声带突）。环杓关节没有固定。如已固定到T₃，不适合做垂直半喉。该手术切除声带和室带病变，同时切除甲状软骨板，切除时要保留板的后1/3，这是给喉保留一个框架，保证喉切除后喉框架完整，就能保证拔管。

2.术式

气管切开体位，先不消毒皮肤，用棉棒沾龙胆紫染料画出健侧甲状软骨皮瓣的轮廓，因为皮瓣的位置很重要，如果错位移植就困难（图6-45）。皮瓣大小与甲状软骨板相等。

（1）气管切开与垂直半喉一起做，消毒皮肤后铺巾，先在气管切开部位注射1%利多卡因，然后做气管切开，插入麻醉插管后开始给全麻醉。后开始沿气管切开，切口向上延长到舌骨水平，但必须沿画好的轮廓线切开，留出皮瓣（图6-45）。

（2）喉腔打开后，看清肿瘤的范围，可以有两种方法切开切除病变，先剥离甲状软骨上的黏膜包括声带、室带，然后先切除病变组织，再切除甲状软骨（图

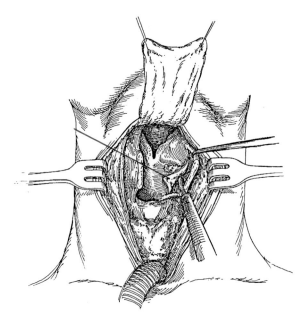

图6-42 剥离患侧黏软骨膜，包括声带，室带，向后声带突，病变黏膜全部切除。

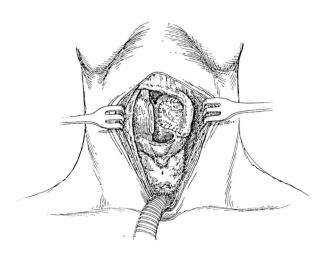

图6-43 筋膜翻进喉内，铺在创面上，周围缝合。

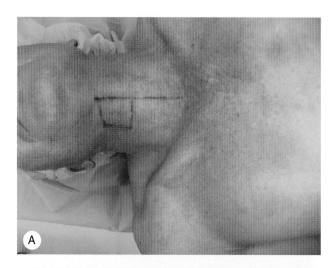

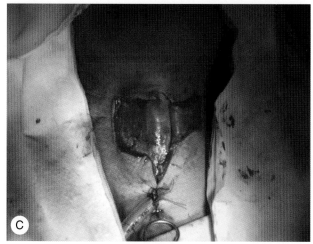

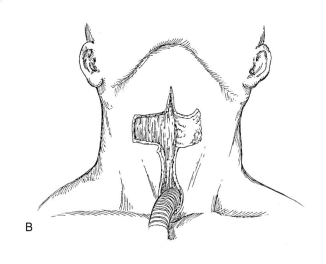

图 6-45　(A)切口。(B)切开皮肤,留出皮瓣。

6-46)。也可以先游离患侧甲状软骨,从甲状软骨上下
缘连同黏膜一起切除(图 6-47)。黏膜病变可以根据
范围决定是否保留声带突,软骨后部必须保留后 1/3,
病变黏膜与软骨一起切除,切除残留的创面。

　　(3)修复:把保留的皮瓣翻入喉内创面上铺开,在
皮瓣翻入前先修整皮瓣。把皮下脂肪组织去除,使皮
瓣变薄,这样做有两个目的,一是防止脂肪感染,二是
扩大声门隙。皮瓣变薄,声门隙就变大了,以保证拔
管。但修复皮瓣时,应修复到皮瓣的根部。这个部位的
皮肤要保留全厚层,因为关喉腔时必须在此处切开皮
肤,保留皮下组织,切开的皮肤层一端与对侧喉腔黏
膜缝合,另一端与对侧皮肤缝合。铺好皮瓣上下后周
围与创缘缝合(图 6-48)。

　　(4)皮瓣转移以后基本处于喉腔中线,甚至超过
中线。这使声门裂隙,皮瓣占据声门的空间缩小。要保
证术后能顺利拔管。可用 7~10 号粗丝线,用大角针从

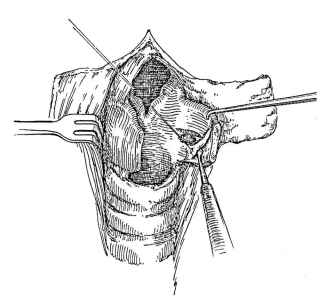

图 6-46　剥离患侧黏骨膜。

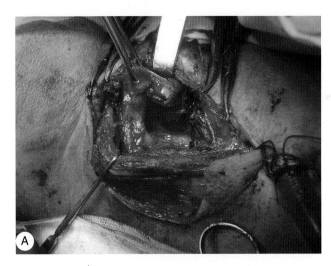
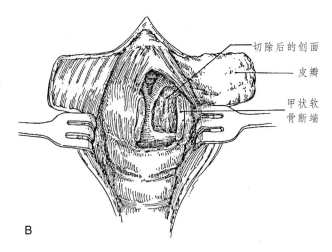

图 6-47 (A)甲状软骨上下缘连同黏膜一起切除。(B)切除患侧黏骨膜及患侧甲状软骨板，保留软骨后缘。

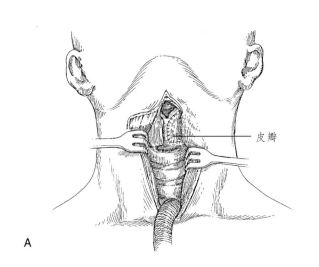
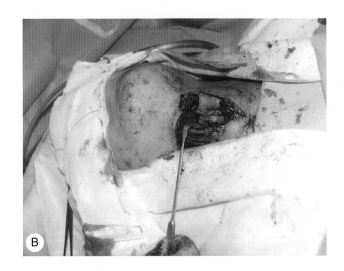

图 6-48 把皮瓣转移到创面上周围缝合。

移植皮瓣中央前后贯穿过颈侧的皮下（图 6-49 和图 6-50）。在皮下两端收紧缝线，中间穿过一根 2cm 的细橡皮管，然后结扎拉紧线时就可以看到喉腔移植皮瓣呈一道深沟，而且皮瓣全部紧贴在甲状软骨缺损部位。喉腔通道十分通畅。同时皮瓣紧贴在创面上减少了出血，防止术后渗血形成皮瓣下血肿。

（5）为了保证术后拔管防止喉裂开后，甲状软骨上缘、中央部软组织和会厌根部下垂，阻塞喉前庭，用圆针缝一针下垂的软组织，上吊在舌骨的软组织上，这样喉前庭就扩大了。

（6）关闭喉腔，一侧甲状软骨板已切除，其内是转移进喉内的皮面，另一侧是软骨面。把皮面上垂直切开，只切开表皮，保留皮下组织。切开皮面分为两

层，靠内侧一层与对侧软骨下的喉腔黏膜切缘缝合。靠外侧的一层与对侧切开的皮缘缝合。

（7）最后关闭皮肤切口，因健侧的皮肤已转移到患侧喉腔，皮肤切缘有一个长方形的缺损。缝合皮肤时先把缺损皮肤缝合。因此必须向周围充分游离皮下组织，缝合时减少张力。缺损的皮肤缝合后再将两侧创缘相对缝合(图 6-50 和图 6-51)。

（8）在皮瓣根部切开皮肤，保留皮下组织，皮瓣内层与健侧喉黏膜缝合，外层与对侧皮肤缝合。最后患侧皮肤用细橡皮管穿过喉内引出的粗线两端，穿过橡皮管拉紧结扎（图 6-52）。手术后加压鼻饲两周。术后 1 个月开始放疗，3 个月后可堵管。术后患者都能拔管。

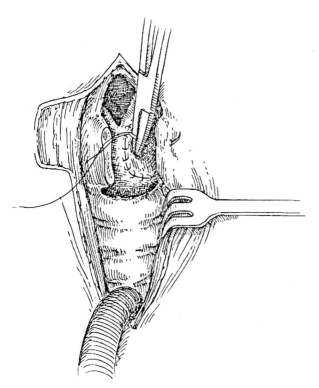

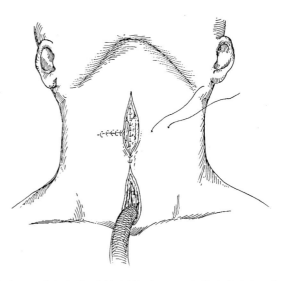

图 6-51 关闭喉腔,移植皮瓣根切开两层,靠内皮缘与对侧喉黏膜相缝,皮肤外缘与对侧皮缘相缝。

图 6-49 用大角针自皮瓣中从前到后穿过,一条线穿过前后两针经皮下到颈部,拉紧缝线,移植皮瓣中部形成一道深沟,声门空间扩大,有利拔管。

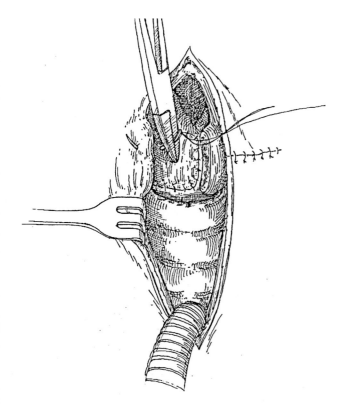

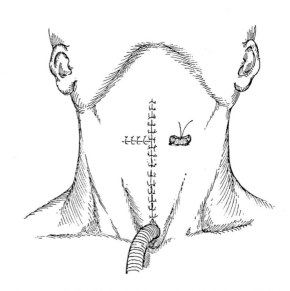

图 6-52 皮肤创缘相对缝合。收紧从喉腔穿过的线并拉紧。

（杨宝琦 程俊萍）

图 6-50 从移植皮瓣中央用针线从前到后穿过皮肤到皮下,切除健侧甲状软骨前端。游离缝合对侧缺损的皮瓣。

(四)超半喉垂直半喉切除术

1.适应证

病变侵犯一侧声带及前联合，甚至到对侧 1~2mm，但双侧声带均未固定(图 6-53)。

2.术式

此手术与上述垂直半喉切除术相同，主要处理对侧，先看清肿瘤的范围，如超过 3~4mm 则不适合做此手术。切除肿瘤时保留 2mm 安全界，先用尖刀切除黏膜上病变，然后再用骨剪剪去甲状软骨前缘裸露的骨面。用圆针把切断的声带向前提起，固定在甲状软骨板上。

关闭喉腔时比较困难。因为健侧甲状软骨已切除 2~3mm，而喉腔黏膜也切除了 3~6mm，患侧移植的皮缘与喉黏膜不能缝合，可用患侧皮缘与对侧带状肌缝合，把带状肌拉向患侧遮盖裂开的甲状软骨。关喉时应特别注意甲状软骨上下两端紧贴软骨缝合牢固，这样甲状软骨就不会裂开。这样残留的声门隙就可以拔管。此种超半喉手术适合癌已侵犯前联合而刚到对侧的患者。如果放弃了半喉切除，就需做全喉切除。但病变侧侵犯对侧过多时此不适合手术。不能为保留功能错过了根治肿瘤的机会，保证患者的生命是首要的。特别是年纪大的患者，复发对患者来说不一定再有手术机会，所以手术的首要目标是根治病变，其次才是功能的保留。选择适应证也很关键，对侧侵犯 3~4mm 以上时就不要勉强做超半喉手术，可以选择别的术式，如双侧声带水平切除术，Arslan 喉咽切除气管吻合术。

(五)前联合切除术(声门缩短术)

1.适应证

病变局限在前联合，向两侧声带扩张不超过 1~2mm(图 6-54)。

2.术式

(1)正规气管切开。

(2)喉裂开暴露喉腔(图 6-55)，切除前联合的黏膜。患侧切除甲状软骨 2/3，健侧切除 1/3，保留安全界。病变两侧各留 2mm 安全界(图 6-56A)。

(3)最后用剪刀剪除甲状软骨前缘 4~5mm(图 6-56B)。

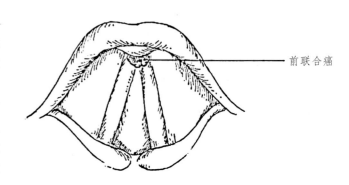

图 6-54 前联合癌示意图。

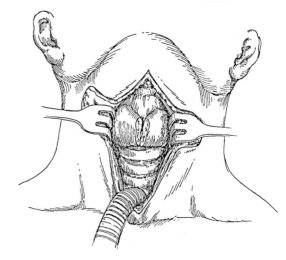

图 6-55 正中切开皮肤，暴露甲状软骨，正中切开甲状软骨。

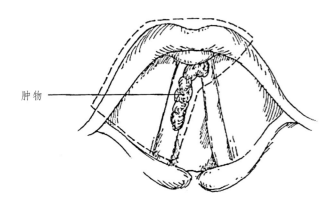

图 6-53 超半喉手术适应证，一侧声带包括前联合。

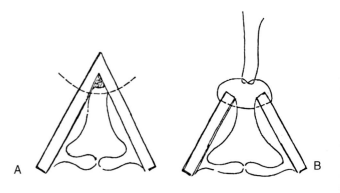

图 6-56 切除病变范围软骨创缘缝合。

（4）声带切断后会收缩。可用圆针固定在甲状软骨板上。

（5）两侧甲状软骨板上下缘相对缝合（图6-56B）。

（6）会厌根部下坠，可用缝线固定到舌骨软组织上。

（7）颈前肌肉相对缝合遮盖在甲状软骨切缘上，周围软组织缝合固定。

（8）术后2周鼻饲两周。7天拆线，放疗，3个月后可以堵管，拔管。

（六）咽气管吻合术,Arslan 手术

喉的功能主要是保护下呼吸道不受异物侵犯。在无喉的情况下，呼吸道就失去保护，气管和咽吻合经过一段时期（大约一个月左右）就能代偿，保证正常的吞咽功能，这种手术是大胆的设想。在切除喉后，再将气管上提4cm与咽吻合，如果气管出了问题，如闭锁狭窄，软骨环破坏吸收，不超过4cm时可以切除一段气管做端端缝合。Arslan手术为今后开展喉科手术如气管会厌固定术、气管舌骨固定术治疗声门下癌提供了理论根据。此手术是林必锦教授首先开始的。

该手术有一定局限性，它适合于双侧声带癌必须行全喉切除术，声门不固定，不包括声门上癌及声门下癌，是全喉切除术的替代手术。如手术成功，不仅能发音甚至可以拔管。但切除的范围几乎紧贴声门周围。因此声门癌晚期环杓关节固定或侵犯声门上或声门下都不适合。此手术不做颈清扫，因此颈部有摸到明显肿物不适合。咽气管吻合术自中线切开甲状软骨膜，向两侧剥离，但不切除软骨筋膜，在气管咽吻合后可以加固包裹。吻合要点是充分游离气管，从上到下，否则切除喉后气管提不上来。

适应证：双侧声带癌都是T1T2，声带固定T3不适合此手术，有肺气肿，支气管扩张，颈部有淋巴转移者不适合此手术。

（1）自会厌根部切断会厌进咽，沿两侧杓会厌皱襞围绕喉环状切除到环杓关节，喉横断甲状软骨内的内容全部切除，而咽部保留一个圆洞。与全喉切除术不同的是，咽瘘是长圆的（图6-57）。

（2）咽口圆而小，与气管恰相吻合，咽瘘口过大吻合就有困难，而且术后进食反呛的时间长（图6-58）。如果咽瘘口过大可以先缝合，方法同缩小咽瘘开口。

（3）用粗线从甲状腺峡或第三气管环穿过舌骨，或保留甲状腺自甲状腺峡通过，上端从舌骨下穿过，把

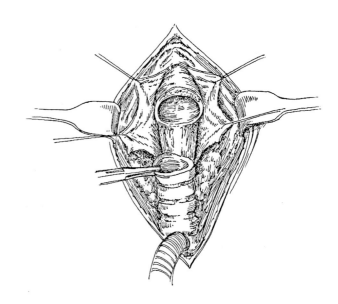

图6-57 甲状软骨已切除,咽部瘘形成一个圆洞。

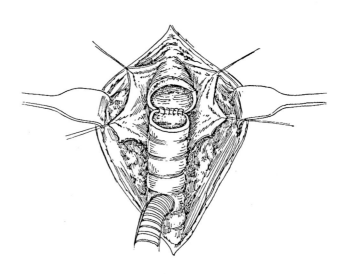

图6-58 咽气管吻合,先吻合后壁气管及气管后的软组织。

气管向前上悬吊，减轻吻合口的张力（图6-59）。

（4）咽气管吻合分为两层缝合，自后向前缝（图6-60），最后用剥离下来的甲状软骨膜包绕缝合（图6-61）。

（5）术后给高枕位，头低的姿势（图6-62），减少对吻合口的张力。

（6）每天加压包扎，使气管周围组织紧贴气管。

（7）术后鼻饲2周，开始进食。开始吃饭总会反呛，特别是喝水、牛奶、流食。建议患者不要喝水，想喝水时把水做成黏稠状，如藕粉糊状液体，或粥状液体，比喝水要好咽下，1~2周内仍坚持输液1000~1500mL，补充液体及纳入的营养不足。有许多方法可以减轻发呛，主要都是靠患者自己完成的，如做体位的变换，饮

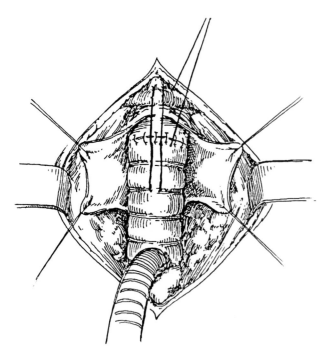

图 6-59　舌骨与气管悬吊减轻吻合口的张力。

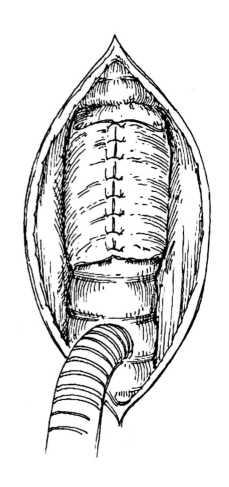

图 6-61　甲状软骨膜包绕咽气管吻合口。

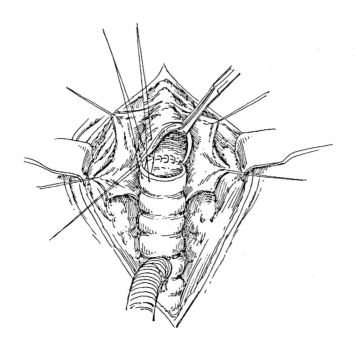

图 6-60　吻合气管。

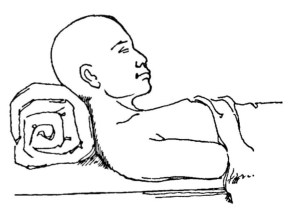

图 6-62　高枕位。

食的变化,一般 2~3 周后可以代偿,最晚有 3~4 个月后才能正常进食。要鼓励患者进食,避免因进食发呛就不敢吃东西,要知道代偿过程就是不断进食过程,喉头三道括约肌完全失去,新的代偿机制形成。用纤维喉镜从鼻腔插入可观察患者进食时吻合口如何关闭。发现下咽缩肌从周围收缩遮盖了吻合口,起到了新的括约肌作用,就像一个活塞瓣膜堵到吻合口部位。该手术共做 54 例,仅有 8 例拔管,拔管率很低,且发音有保证,能达 100%。进食发呛多数一个月过关。有一例 3 个月方解决进食。

(杨宝琦 阮宏莹 谢钢)

(七)两侧声带水平部分切除术

喉癌是耳鼻喉科较常见的恶性肿瘤,临床医师对其治疗的认识经历了一个过程。20 世纪 60~70 年代认为喉部任何部位的恶性肿瘤(包括单侧声带癌、声门上癌、会厌癌和声门下癌),不管临床分期均采用全喉切除术。这虽然减少了肿瘤的复发,但是手术并发症会导致患者生活质量下降,给患者带来极大痛苦。20 世纪 70~80 年代提出部分喉切除术,这种术式使 T1、T2 及部分 T3 喉癌患者的术后生活质量得到了提高,但要严格掌握其适应证。总之,喉癌的治疗原则是完整切除肿瘤以防复发,并且尽可能使患者术后的生活质量得以提高。双侧声带癌临床少见,它的发病部位位于双侧声带,其间不连续,组织病理虽然都是鳞状上皮,但是其双侧分化程度却不一样。由于其肿瘤的部位位于双侧声带,这就给治疗带来了困难。以前多采取全喉切除,但术后患者生活质量下降,1988 年陈佩君在国内首先提出了声门水平切除治疗双侧声带癌,本文在陈佩君术式的基础上提出了新的术式,即水平切除双侧声带的肿瘤和甲状软骨的下半部分,保留甲状软骨外骨膜,利用室带代替声带,甲状软骨外骨膜及喉室黏膜修复术腔,建立新喉腔。

1.适应证

(1)双侧声带癌。

(2)声带癌侵犯声带下≤1cm,室带无侵犯。

2.术前准备

(1)对患者的综合情况评估,包括营养状况,心脏功能,凝血功能,血糖,肝肾功能等。

(2)向患者及家属介绍术中术后可能出现的并发症,以及术后喉部功能状况,取得配合。

(3)颈部备皮。

(4)术前 6 小时禁食水。

(5)术前半小时鲁米钠及阿托品肌注。

(6)术前灌肠。

(7)术前插管。

3.术式

手术办法:全麻,先做气管切开,颈部"U"型切口,做双侧颈淋巴探查,未发现可疑的淋巴结,颈正中切开带状肌直至甲状软骨板,将两侧带状肌均在舌骨水平切断,暴露甲状软骨板、环甲膜、环状软骨。切断甲状腺峡部,切断环咽肌充分松解喉及气管。在甲状软骨板下缘切开软骨膜(图 6-63),自上向下分离甲

状软骨膜直至声带水平以上备用修复喉腔(图 6-63 和图 6-64)。切开喉室或环甲膜进入喉(图 6-65),观察肿瘤范围及声室带的位置,在声带与室带之间,水平切开甲状软骨板,沿喉室将双侧声带及双侧甲状软骨板下半部分完整切除,注意保护好甲状软骨膜,如无肿瘤侵犯应尽量保留杓间的黏膜。将环状软骨断端后部与喉室黏膜吻合,前部用甲状软骨外骨膜与环甲膜缝合关闭术腔(图 6-66),用周围肌肉缝合加以固定,缝合皮下皮肤。

手术中应注意以下几点:①完整充分游离甲状软骨外骨膜以利于修复喉腔。②避免损伤喉返神经。这样术后室带可以活动,缩短滞留胃管的时间并且发音也有一定的改善。③术中在完整切除肿瘤基础上尽可能保留一侧的环杓关节,术后一侧室带有一定的活动度。④术中尽可能保留气管后壁及声门杓间区的黏膜以利于伤口愈合,防止狭窄。

4.术后处理

(1)全麻术后处理,气切术后护理。

(2)术后应用抗生素防止感染。

(3)维持胃肠减压引流 24~48h,停止胃肠减压后鼻饲流质饮食。

(4)每日换药,注意皮瓣下有无积液,引流量,肿胀程度等,常规 7 天拆线。

(5)进食黏团食物,无呛咳者可改进普食,10~14 天去鼻饲管。

5.并发症及其防范

(1)出血:术后原发性出血,多因术中止血不当、结扎线滑脱造成,或因套管不合适,损伤气管前壁及

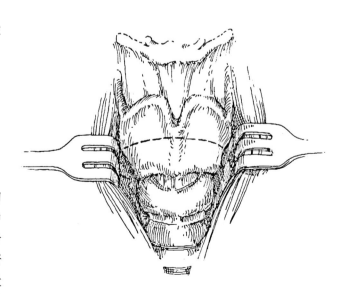

图 6-63　暴露甲状软骨和环状软骨。

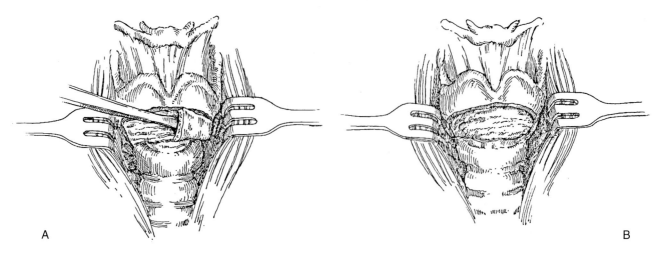

A   B

图 6-64　(A)甲状软骨中部切开。(B)剥离甲状软骨下部。

血管造成。继发性出血是因剧烈咳嗽,是已止血的出血点再出血,系创口感染、血管壁糜烂引起。因此术中应彻底止血,术后适当给予镇静剂和止血剂。

(2)肺部感染:气管切开后呼吸道失去咽喉的保护作用,因而容易发生肺部感染。气管切开后保持气道湿润、防止痰液结痂,及时吸出呼吸道分泌物;鼓励患者尽量自行将呼吸道分泌物咳出。此外,患者术后早期活动可预防肺部感染的发生。

(3)皮下气肿:多由于患者剧烈咳嗽所致,观察,常可自行吸收。

(4)误吸与进食:呛咳误吸与进食呛咳、患者精神因素、食物黏稠度、进食体位有关,术前应向患者做好解释,进较黏稠的食物。

(5)喉腔肉芽组织形成或喉狭窄:术中尽量保证杓间黏膜完整,同时保护好甲状软骨膜以利于修补术腔,可减少肉芽及狭窄的可能。如已形成肉芽或狭窄,必要时应取出肉芽组织,严重者常造成拔管困难。

图 6-67 示术后吸气位可见环状软骨。

(杨宝琦　宋维杰)

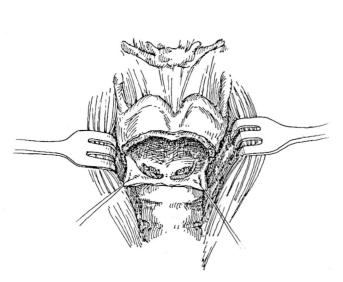

图 6-65　自室带下进入喉腔暴露两侧声带病变。

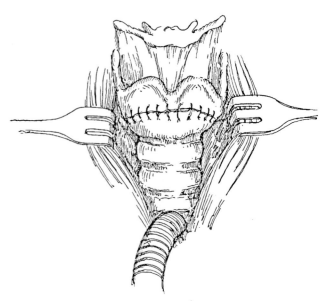

图 6-66　用甲状软骨外骨膜与环甲膜缝合关闭术腔。

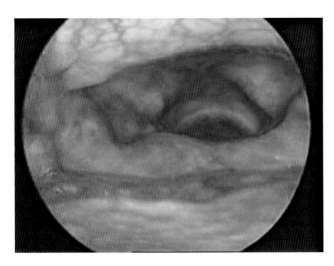

图 6-67　术后吸气位可看到环状软骨。

(八)近全喉切除术

该手术是由 1980 年 Pearson 首先报道,适合一侧声门癌及跨声门癌,侵犯范围比较广泛。声门癌向下侵犯声门下至环状软骨,向上侵犯室带、会厌及会厌前间隙、会厌谷,肿瘤已侵犯前联合及对侧声带前部 1/3 处。肿瘤呈表浅,仅剩健侧声带后 2/3 及杓状软骨。患侧环杓关节固定,甚至侵犯梨状窝,声门旁间隙,肿物属 T3、T4。为了彻底切除肿物又保留仅剩的 1/4 健侧声带及不固定的环杓关节,保留残余的喉重建发音及吞咽,但呼吸功能不能重建。这实际上是全喉切除术的一种替代手术,既彻底切除了肿瘤又保留了喉的发音功能。这种术式要注意保留健侧的环杓关节。环杓关节只能从两侧关节的中央断开,保留好的环咽黏膜及下咽黏膜,包括健侧的血管神经,它能帮助成形术后括约肌的功能。咽气管口括约肌与正常的完全不同,必须尽量增大管腔的直径,发音时由肺内空气直接进入咽部。说话时用手指堵一下气管套管口就可以,产生生理压力 10~40cmH2O,最小直径 6mm,空气经过管壁产生振荡。

1.禁忌证

健侧声门侵犯已超过 1/3,环杓关节活动受限或不动。

2.手术步骤

(1)先行气管切开,在甲状软骨峡下放入麻醉插管,然后开始全身麻醉。

(2)大 U 字形切口,因为手术必须做双侧颈清扫。一般病变都是在 T3、T4,双侧颈淋巴清扫是必要的。

(3)翻开皮瓣,暴露颈前肌肉及舌骨上下肌肉群,首先从中线切除患侧舌骨及舌骨上下肌肉、喉上神经、甲状腺上动脉及静脉,剥离甲状软骨后缘,切断附着在后缘上的下咽缩肌(图 6-68),患侧甲状腺中下动静脉血管,患侧喉返神经,患侧带状肌及甲状腺。

(4)暴露喉腔有两种方式。一种是在中线正中切开甲状软骨膜,患侧完全分离,健侧分离 1/2 处。另一种是用电锯自健侧从前到后 1/3 处垂直锯开,切开环甲肌,进入喉腔,从室带、喉室、声带、声门下垂直裂开。观察肿瘤与切缘的关系,安全界 2~3mm(图 6-69)。

(5)沿上会厌缘,横过会厌谷到对侧整个会厌及会厌谷、甲状舌骨膜,可先切除健侧 2/3 的软骨,喉内的软组织不动,然后从环甲膜切开进入喉内观察声带、室带、喉室的肿瘤边界,再用剪刀垂直剪开,这样安全界能看得清楚(图 6-70)。

(6)将患侧甲状软骨翻开,看到肿瘤的范围及杓状软骨间。自杓状软骨间切断,注意保留健侧环杓关节及黏膜(图 6-71)。

(7)切开环甲膜及患侧环甲肌,切断环状软骨。环状软骨前面呈弓状,可切除保留患侧一小部分,后面切除时需用剥离器分离后再切除,注意不要损伤环咽部的黏膜(图 6-72)。

(8)沿患侧甲状软骨后缘梨状窝边缘切除咽侧及梨状窝肿物。

(9)切除患侧半喉,残留健侧 1/4 喉与环状软骨与气管相连处(图 6-73A)。保留健侧与气管相连条状

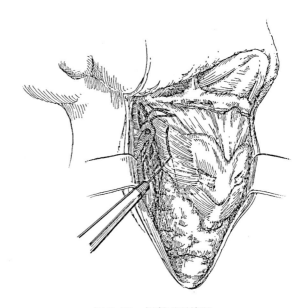

图 6-68　切断下咽缩肌。

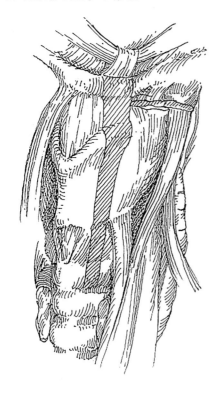

图 6-69 近全喉切除术,从健侧切开进喉。

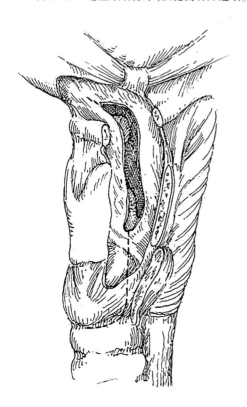

图 6-70 沿会厌上缘切开喉腔看到肿瘤全貌。

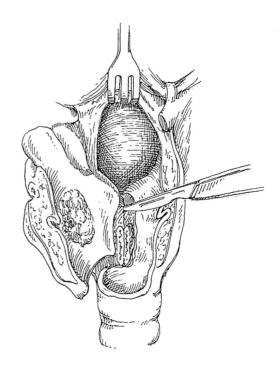

图 6-71 从健侧进喉,切开环甲膜下或气管环,剥离喉后梨状窝。

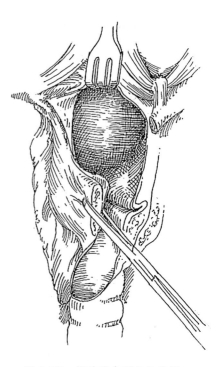

图 6-72 切除残余环状软骨板。

黏膜组织瓣,包括环状软骨、杓会厌皱襞、部分室带、声带和声门下组织, 宽 1.5cm 长约 5cm 能造成 4～6mm 发音管。

(10)气管食管及咽发音通路重建。用残留喉黏膜包绕 12 号尿管,缝合做成管状。上端开口紧贴咽前壁,管子由较厚的杓状软骨及杓状会厌皱襞围绕,下端连接气管(图 6-73B),如上口狭窄,可利用咽黏膜加宽。

(11)咽腔关闭与全喉切除相同。发音管应在咽腔

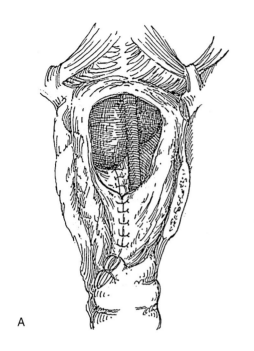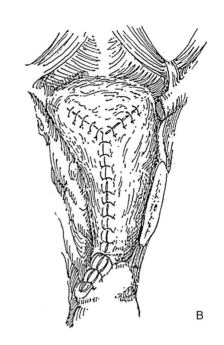

图6-73 (A)自气管向上缝合做成管状。(B)呈"Y"字形关咽。

内,如咽腔黏膜不充分,上端可T形缝合关闭咽腔以减少张力,保证不出咽瘘。

(12)手术后即可发音,成功率很高,造口宽的也可以有呼吸功能。发音咽腔瘢痕狭窄,闭锁也有可能。这决定于病变的范围,保留的黏膜多少,有无瘢痕体质,术后伤口有无感染等诸多因素。但Pearson手术为全喉切除保留了发音的功能创造了一个机会。

(13)患者大多是T3、T4,颈部大多有转移,因此术后放疗是必要的。

在进行手术时有些医师对手术进行改进,不从喉室进入,而改从会厌谷、梨状窝进入。这样切开喉腔时容易看清楚,直接从喉室进入则容易误切入肿瘤实体。看清楚肿瘤范围再切,安全界更有把握。术者站在患者头前,可直观病变,操作容易准确,避免肿瘤残留和肿瘤种植。

(林鹏)

(九)喉次全切除及会厌重建声门术

1.Tucker式手术

喉次全切除术可使部分喉癌患者避免行喉全切除术,保留喉生理功能,旨在提高患者术后生活质量。

目前治疗喉癌多主张切除病变的同时,要尽量保留喉功能,因为再好的全喉切除术后发音重建术,都不是100%的成功,其发音质量远不如喉部分切除术后发音自如,可保留乡音。喉次全切除术可挽救许多喉癌患者可能失去的喉功能。术后能有较好的发音、呼吸、吞咽生理功能,而喉次全切除术5年生存率并不低于喉全切除术,如能很好掌握手术适应证,喉次全切除术后效果是满意的。喉次全切除术后喉的软骨支架及黏膜上皮缺损较大。喉的修复是一难题,对于较大的喉缺损,即使用肌瓣或皮瓣修复,其硬度也不足以维持气道的开放。软骨支架及黏膜上皮两者俱全的带蒂复合会厌,是声门重建的最理想的材料。硬度与弹性均较理想。我们用该法手术57例,术后发音、吞咽情况,观察2~9年,收到满意效果,该法适应证较宽,方法简单,容易操作,便于推广。

2.适应证

声门型T_2~T_3病变,肿瘤侵犯一侧或双侧声带,前联合、喉室无病变或侵犯不严重者,一侧声带固定,但对侧声带活动良好,室带以上无肿瘤侵犯,喉的后壁无肿瘤侵犯,会厌正常。可切除3/4~4/5喉组织。

3.手术步骤

(1)常规消毒铺巾后,颈前平环状软骨水平做横切口,先行气管切开术,置入带气囊气管插管后,行静脉全麻。

(2)沿颈前横切口向上做U形切口,分离颈阔肌皮片,探查双侧或单侧Ⅱ、Ⅲ、Ⅳ区淋巴结或行区域性清扫。中线分开颈前带状肌,暴露喉部,正中切开甲状舌骨膜,向两侧分离,于甲状软骨上下缘,至上下角基底处切断软骨膜,保存好。做环甲膜小的横切口,注意多保留环甲膜,同时观察声门下是否有肿瘤侵犯。从健侧或病变较轻一侧切开甲状软骨板及喉腔黏膜,注意安全界限,最少保留甲状软骨板残端3~4mm,垂直裂开甲状软骨板至会厌根部水平,至此可直观对侧肿瘤侵犯部位,于肿瘤外0.2~0.5cm切开对侧喉黏膜及甲状软骨板,充分止血,检查切缘,必要可行补充切除。如术前对肿瘤侵犯部位不清楚者亦可行正中喉裂

开,直视在肿瘤安全界外同法切开喉黏膜及甲状软骨板。充分止血后,将游离的喉黏膜与残留的甲状软骨板缝合1~2针,减少喉内创面,增大喉腔。再以直角弯钳或静脉钩牵出会厌软骨,钳持会厌根部,紧贴会厌软骨分离会厌舌面,松解会厌前间隙,切断舌骨会厌韧带及舌会厌韧带,将会厌下移,能与环甲膜断端吻合(图6-74)。尽量使张力不大,同时垫起头部至高枕位。在会厌软骨周界做黏膜切口,制造创面,从会厌根部开始,用4号丝线间断缝合会厌软骨及残留甲状软

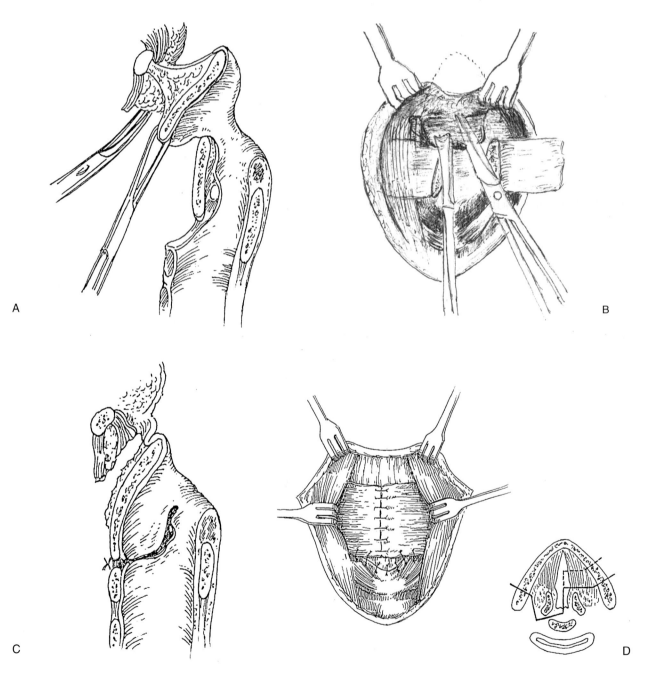

图6-74　(A)切除声门癌显示声门缺损。(B)切除声门病变后剥离会厌舌面,向下牵引会厌。(C)把会厌分离后向下牵引会厌与环状软骨相对缝合。(D)会厌与环状软骨相对缝合,两侧与甲状软骨断缘相缝合。

骨板和喉黏膜断端,暂不结扎,双侧逐渐向下逐一缝合,最后缝合会厌软骨下缘与环甲膜断端。结扎之后剪断缝合线。若甲状软骨板能够保留较多时,亦可分离会厌软骨舌面软组织与甲状软骨板残端缝合。若需切除一侧杓会厌皱襞者,缝合时应把杓会厌皱襞切缘与会厌软骨、甲状软骨板断端一并缝合。再缝合甲状软骨膜及颈前肌肉,逐层缝合固定,缝合皮下及皮肤,更换气管套管。

4.效果

57例中男54例、女3例。年龄43~74岁,平均59.2岁,术前、术后病理证实均为鳞状细胞癌,高分化鳞癌24例、低分化鳞癌33例。按UIML(1987)临床分类,声门癌T2 11例、T3 42例、T3N2M0 4例。其中双侧声带癌合并前联合癌36例。均基本按Tucker术式于喉次全切除术后行会厌重建声门术及区域性颈淋巴结清扫术。术后2~3周行放疗4000~6000r,部分术后再行化疗。术后随访最少2年,最长9年。

57例中2例于术后1年局部复发,1例行喉全切除术挽救生命,1例放弃治疗后死亡。1例于术后2年发现左侧甲状软骨板外肿块,单纯切除肿物喉腔正常,病理为鳞癌(低分化),术后放疗4000r,现生存良好。1例术后2年死于肺部转移,1例术后3年死于脑出血,3例失访。51例生存满2年,45例生存满3年,36例生存满5年。3年生存率78.9%,5年生存率63%。术后5天患者堵管发音良好,与声门上水平切除术相仿。术后10天拔除鼻饲管改经口进食,约1/3患者有轻度误咽,2周不治自愈。全部放疗后3天拔除气管套管,生活如正常人。拔管率100%。

(刘洪源)

(十)声门癌激光手术切除

1.概述

喉部恶性肿瘤约为全身癌肿的1%~5%,是常见的头颈肿瘤之一,近年来喉癌的发病率有上升的趋势,这与社会发展、人们对该疾病的认知提高、早期就诊患者增多有密切关系。对于早期喉癌的治疗,国内外很多专家进行了尝试与比较,既往过分强调切除彻底而不注意功能的保护,不注重患者术后的生存质量,这是不符合现代医学观点的。比较各种治疗方法,在彻底切除肿瘤和有效控制术后复发的前提下,从保存喉基本功能和提高术后患者的生活质量等方面考虑,目前,对早期喉癌进行微创手术越来越受到人们的重视,近年来由于喉显微

外科技术的发展和CO_2激光的临床应用,早期喉癌的微创手术已经在发达国家广泛开展起来,疗效也逐渐改善,根据国外文献报告治愈率已达到90%以上,被权威人士认为是自20世纪60年代以来喉科学的一大进展[1]。

2.早期喉癌CO_2激光微创手术

(1)喉解剖学基础:根据喉的组织学特性,喉内的淋巴系统分成两个高度分隔的系统,即浅层和深层淋巴系统。深层淋巴系统左右互不相通,声门区几乎没有深层淋巴组织,而浅层淋巴系统的毛细淋巴管十分稀少,分布很分散,淋巴管则更少见,这一组织学特性决定了早期喉癌病变局限,而且不容易转移。另有基础理论也证实,微创伤更有利于机体免疫系统的恢复。

对早期喉癌的范围目前临床医生仍存在着不同的意见,Desanto[2]等认为声带原位癌和T1病变为早期喉癌,Mendenhall[3]等认为只要无转移病灶,原位癌、T1、T2,甚至T3都可视为早期喉癌。随着检查设备的改良及水平的提高,声门上或声门下的早期微侵袭性肿瘤发现也越来越多,只要仅黏膜面受侵而没有深部浸润者也应视为早期喉癌。目前临床上普遍被接受的意见是声带活动正常为早期声门癌的临床指征。而病理学家对早期喉癌的认识也不尽相同,他们多数认为,凡病变局限在黏膜上皮内而未侵及邻近的肌肉、软骨的病理改变都属于早期范畴,包括原位癌、低侵袭癌、表浅扩展癌等;而Ferlito却强调严格的早期概念应只限于病变穿透基底膜到固有层而未侵及邻近的肌肉、软骨的所谓低侵袭癌。根据Kirchner连续切片的观察,声带活动受限的原因有:①肿瘤重力影响;②甲杓肌中度受侵;③病变在声带表面广泛扩展。因此,单以声带活动情况来断定癌变侵袭范围并不确切。

(2)手术步骤与方法

1)手术器械:手术器械为Storz公司生产的激光专用支撑喉镜及喉显微外科器械,CO_2激光机为科医人公司30C型,脉冲和连续模式,功率6~20W,光斑直径270μm。当肿瘤累及前联合或分期为T2患者,术前行喉CT或MRI以评估肿瘤浸润深度。

2)手术方法:采取全身麻醉、气管内插管,经口放入激光专用支撑喉镜,暴露喉腔,尤其要将病变及周围组织结构暴露清楚,仔细观察肿瘤的位置和范围。调整手术显微镜,将术野放大20~30倍,在手术显微镜下用CO_2激光在肿瘤外缘约3mm将肿瘤整块切除

干净。CO_2 激光的优点是气化切除精确,对周围组织损伤极小,CO_2 激光不仅可以去除肿瘤残留组织,而且可以起到很好的止血作用,一般情况下几分钟内即可将肿瘤组织切除干净。按 2000 年欧洲喉科学会制定分类方案[4],根据喉激光手术切除范围和深度,手术分为 5 型:Ⅰ 型是声带上皮下切除;Ⅱ 型是声韧带下切除;Ⅲ 型是包含声带肌肉切除;Ⅳ 型是声带完全切除;Ⅴ 型又分 Va、Vb、Vc 和 Vd 四种亚型:Va 型是包括对侧声带的部分切除,Vb 型指包括杓状软骨的切除,Vc 型包括室带切除,Vd 是扩大到声门下 1cm 的切除。切缘距肿瘤边界 2~3mm,所有切除肿瘤均行常规病理检查,切缘阳性者予以再次激光切除手术或术后放疗。

3)取切缘标本:于手术显微镜下,将手术创面碳化组织用湿盐水棉球清理干净,在手术创面的前、后、中上、中下及深面切缘选择 5 个点,用杯状钳咬取创面组织,标号后与所切除肿瘤组织同时送病理,对送检肿瘤及切缘组织进行常规病理切片镜检及 PCNA 免疫组织化测定。

4)嗓音学检查:对手术后的患者定期进行随访,术前、术后分别进行喉功能的发声及空气动力学的检查与分析。

5)生活质量分析:对术后患者的生活质量进行长期、多方面的随访和研究。

(3)临床资料分析

病例来自天津市第一中心医院耳鼻咽喉头颈外科 1999 年 10 月至 2004 年 8 月期间所有采用支撑喉镜下 CO_2 激光手术治疗的早期声门型喉癌 91 例,术后随访 24~83 个月(平均 52 个月),男性 86 例,女性 5 例,年龄 39~81 岁(平均年龄 64.1,中位数 64.9)。根据 2003 年国际抗癌联盟(UIML)和美国肿瘤联合会(AJML)联合制定的 TNM 分期法,Tis 9 例、T1a 45 例,T1b 25 例及 12 例 T2 患者,91 例中累及前联合者 20 例(21.98%),分期及手术类型见表 6-1。

除 1 例术中气管内麻醉插管燃烧,造成呼吸道严重烧伤外,所有病例术中术后均未发生严重并发症,均未留置鼻饲管及行气管切开术,平均住院时间为 5 天。

术后病理检查切缘阳性者 6 例,其余 85 例为安全切缘。对于切缘阳性的 6 名患者,支撑喉镜下 CO_2 激光再切除 4 例,术后放疗 12 例(总量 60Gy),在切除的 4 例中,术后病理检查 1 例切缘可见癌细胞,1 例切缘轻度不典型增生,这 6 例患者均未复发。

91 例中复发 10 例,发现时限为 3~16 个月(平均 10.1 个月),10 例复发病例中,T1a 3 例、T1b 4 例、T2 3 例,2 例支撑喉镜下 CO_2 激光病变组织再切除,4 例行喉垂直部分或额侧切除并术后放疗,4 例行全喉切除术并术后放疗,局部均未再复发,1 例患者后死于颈淋巴结转移。

依据 Kaplan-Meier 方法分析,患者首次术后 5 年,局部无复发率 Tis 组(11 例)100%,T1a 组 93.33% (42/45),T1b 组 84%(21/25),T2 组 75%(9/12),组间差异采用 Log-Rank 检验,无统计学意义(P>0.05),不同分期复发率曲线见图 6-75。对于复发病例采用再次激光或传统手术及放疗挽救性措施后 5 年局部无复发率为 100%。单纯采用激光最终局部控制率

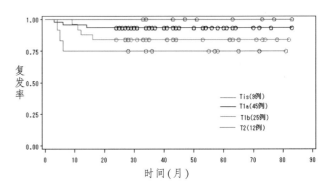

图 6-75　91 例声门型喉癌不同 TNM 分期首次激光术后复发率 Kaplan-Meier 曲线。

表 6-1　91 例早期声门型喉癌肿瘤分期与激光手术分型

分期	Ⅰ 型	Ⅱ 型	Ⅲ 型	Ⅳ 型	Ⅴ 型	合计
Tis	5	4	–	–	–	9
T1a	–	15	20	4	6	45
T1b	–	–	6	7	12	25
T2	–	–	–	3	9	12
合计	5	19	26	14	27	91

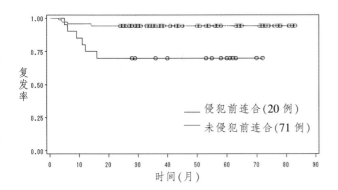

图 6-76 91 例声门型喉癌侵犯及未侵犯前联合激光术后复发率 Kaplan-Meier 曲线。

89.13%(81/91)，喉功能保全率 95.6%(87/91)。

按肿瘤是否累及前联合分组，未累及组 71 例，累及组 20 例，5 年局部无复发率分别为 94.37%(4/71) 和 70%(6/20)，两组间差异有统计学意义(χ^2=9.512，$P<0.01$)。两组局部复发率曲线见图 6-76。

2 例患者分别于术后 36 及 53 个月死于肺癌，1 例术后 58 月因颈淋巴转移死亡。采用 Kaplan-Meier 方法，5 年整体生存率为 92.72%，无瘤生存率 84.62%，见图 6-77。

3. 早期喉癌 CO_2 激光微创手术切缘安全性研究

(1)数据与方法

1)临床资料：病例来自天津第一中心医院耳鼻咽喉-头颈外科 1999 年 10 月至 2004 年 8 月期间所有采用内镜下 CO_2 激光手术治疗的早期声门型喉癌 91 例。术后随访 24~83 个月(平均 52 个月)，男性 86 例，女性 5 例，年龄 39~81 岁(平均年龄 64.1；中位数 64.9)。根据 2003 年国际抗癌联盟(UIML)和美国肿瘤联合会(AJML)联合制定的 TNM 分期法，Tis9 例，T1a45 例，T1b25 例及 T2 12 例患者。91 例中累及前联合者 20 例(21.98%)。其中

随机选择 20 例声门型喉癌患者进行研究。

2)标本取材：激光手术结束后，于手术显微镜下，将手术创面碳化组织用湿盐水棉球清理干净，在手术创面的前、后、中上、中下及深面切缘选择 5 个点，用喉活检钳做多点活检，标本大小约 1.5~2mm 直径，标号后与所切除肿瘤标本同时送病理。

3)病理学检查：先进行常规病理学检查，对肿瘤及切缘标本进行常规 HE 染色病理切片镜检。同时对肿瘤及切缘组织采用链霉菌抗生物素蛋白-过氧化物酶连接法(Streptavidin-Peroxidase，SP 法)进行 PCNA 免疫组化染色(图 6-78)，单克隆 PCNA 即用型抗体及 SP 免疫组化试剂盒均购自福州迈新公司，操作步骤按照说明书进行。

(2)结果

1) 常规病理：20 例切除肿瘤标本，加每例取中上、中下、前部、后部、及深面五个方向切缘标本，共 120 个标本，进行常规病理学检查及 PCNA 免疫组化染色。20 例肿瘤病理均为"鳞状细胞癌"。除切缘标本中 15 个因检材过小病理试做未成功外，85 个切缘标本病理检查结果分布见表 6-2。

总体阳性率为 3.53%(3/85)。其中中上切缘、中下切缘和前部切缘的阳性率均为 0，后部切缘阳性率为 12.50%(2/16)，深部切缘阳性率为 5.26%(1/19)。

2)免疫组化：PCNA 免疫组化染色阳性为棕黄色或棕褐色，呈均匀染色或颗粒状，定位于细胞核。选取 5 个高倍镜理想观察区域，根据阳性细胞数量区分。PCNA 指数(PCNA index，PI)计算方法：PI=阳性细胞核数/300 个观察细胞总数。按阳性细胞数占观察细胞总数百分比的平均数划分：阳性细胞≤25%表示为"+"；25%<阳性细胞≤50%表示为"++"；阳性细胞>50%表示为"+++"。

实验数据以均数±标准差表示，对不同组 PCNA 指数采用方差分析，对 PCNA 分级采用参照单位分析(Reference IDentical unIT，Ridit 分析)，进行统计

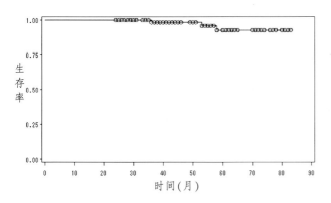

图 6-77 91 例声门型喉癌整体生存率 Kaplan-Meier 曲线。

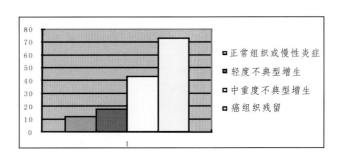

图 6-78 不同病理类型切缘的平均 PCNA 指数。

学处理。

结果显示,正常组织组或慢性炎症组、中重度不典型增生组及癌细胞残留组之间 PCNA 指数有显著性差异(P<0.05);轻度不典型增生组、中重度不典型增生组及癌细胞组之间 PCNA 指数有显著性差异(P<0.05)。正常组织或慢性炎症与轻度不典型增生组之间 PCNA 指数无显著性差异(P>0.05)。

由此可见,切缘病理类型与 PCNA 分级呈显著相关,PCNA 指数(PI)随细胞增生活跃程度的增加而升高(Ridit 分析,P<0.01)。

4.早期喉癌 CO_2 激光微创手术后嗓音学研究

(1)材料与方法

1)临床资料:病例来自天津第一中心医院耳鼻咽喉-头颈外科 1999 年 10 月至 2004 年 8 月期间所有采用手术显微镜下 CO_2 激光手术治疗的早期声门型喉癌 91 例。术后随访 24~83 个月(平均 52 个月),男性 86 例,女性 5 例,年龄 39~81 岁(平均年龄 64.1;中位数 64.9)。根据 2003 年国际抗癌联盟(UIML)和美国肿瘤联合会(AJML)联合制定的 TNM 分期法,Tis9例,T1a45 例,T1b25 例及 T212 例患者。91 例中累及前联合者 20 例(21.98%)。按 2000 年欧洲喉科学会制定分类方案[4],根据喉激光手术切除范围和深度,手术分为 5 型(表 6-3):Ⅰ 型是声带上皮下切除;Ⅱ型是声韧带下切除;Ⅲ 型是包含声带肌肉切除;Ⅳ型是声带完全切除;Va 型是包括对侧声带的部分切除,Vb 型指包括杓状软骨的切除,Vc 型指室带切除,Vd 是扩大到声门下 1cm 的切除。切缘距肿瘤边界 2~3mm。

2)声带形态学检查:我们采用 Wolf 硬性喉窥镜进行检查,并同时录像和打印照片保存,主要观察声带外观表面形态有无改变和声门的闭合情况。

3)嗓音学分析

①主观评价

a. 嗓音障碍指数(voice handicap index,VHI)

VHI 由 Jaeobson 等于 1997 年提出, 由功能(function,F)、生理(physiology,P)和情感(emotion,E)3 个范畴的 30 个条目组成, 每一范畴包括 10 个条目,条目的内容是嗓音疾病患者主观感受的描述。严重程度有从 0 到 4 的 5 个阶度,分别代表本条目所叙述的情况发生的频繁程度 (即分值):0 从未出现,1 几乎没有,2 有时出现,3 几乎经常出现,4 经常出现,由患者根据自己的感受选择。每一范畴的分数就是 10 个条目分数的总和,从 0(无影响)到 40(严重影响),某一范畴的分数高,说明嗓音障碍对患者在这一方面(如功能、生理或社会)的影响大。总分(T)是 3 个范畴分数的总和,从 0(无影响)到 120(严重影响),我们依据分值划分为 4 个等级:0 分 (正常嗓音),1~30 分(轻度嗓音障碍),31~60 分(中度嗓音障碍),>60 分(重度嗓音障碍)。设立正常对照组为 50 例健康男性,年龄(59.64±8.56),无喉部疾病。

功能:

1) 人们难以听到我的声音

2) 在嘈杂的屋子里,人们很难听懂我的话

3) 当我在房子的一头喊家人时,他们很难听到

4) 我用电话比以前用得少了

5) 因为我的嗓音,我喜欢避开人群

6) 因为我的嗓音,我和朋友、邻居或亲戚说话少了

7) 当和人面对面说话时,人们常要我重复

8) 我的嗓音问题限制了个人和社会生活

9) 因为我的嗓音,我感觉谈话中插不上话

l0) 我的嗓音问题使我收入减少

生理:

1) 我说话时喘不上来气

2) 我一天中说话的声音有变化

表 6-2 不同病理类型切缘 PCNA 测定结果

病理类型	个数	PCNA 指数(%) x±SD	PCNA 分级		
			+	++	+++
0	67	11.83±3.55a	65	2	0
1	10	17.45±3.15a	9	1	0
2	5	43.24±10.27b	0	4	1
3	3	72.93±15.46c	0	0	3
合计	85	/	74	7	4

注:同一纵栏中,不相同的上标字母之间表示组间有显著性差异(P<0.05=,病理类型与 PCNA 分级有关,Ridit 分析 P<0.01)。

表 6-3 112 例早期声门型喉癌肿瘤分期与激光手术分型

分型	Tis	T1a	T1b	T2	合计
Ⅰ 型	11	–	–	–	11
Ⅱ 型	4	19	–	–	23
Ⅲ 型	–	12	6	–	18
Ⅳ 型	–	4	7	7	18
Ⅴ 型	–	6	10	5	21
合计	15	41	23	12	91

3) 人们问我："你的嗓子怎么了"

4) 我的嗓音听起来又哑又干

5) 我感觉发音时必须用力

6) 我无法预知声音的清晰度

7) 我试图改变声音

8) 我说话很费力

9) 我的声音在晚上更差

10) 我的嗓子在说话过程当中没劲了

情感:

1) 因为我的嗓音,我和别人说话时感到紧张

2) 人们因为我的嗓音而恼怒

3) 我发现别人不理解我的嗓音问题

4) 我的嗓音问题使我不安

5) 因为我的嗓音问题,我外出减少

6) 我的嗓音使我觉得低人一等

7) 当人们要我重复时,我感到恼怒

8) 当人们要我重复时,我感到受窘

9) 我的嗓音使我感到无能

10) 我因我的嗓音问题感到羞耻

b. GRBAS 声音嘶哑的评估标准:G(grade)声音嘶哑总评分;R(roughness)粗糙声;B(breathiness)气息声;A(asthenic)弱音;S(strained)紧张性音质,每个参数分为四个等级:0 正常;1 轻度;2 中度;3 重度。由 1 名言语矫正师及 2 名耳鼻喉科医师完成,均不知道患者采用何种术式。

②嗓音声学分析和电声门图检测:在环境噪声小于 45dB SPL 环境下,受试者口距麦克风约 10cm 距离,以习惯语调和响度发胸声稳态元音[a]持续 3 秒,同时将电声门图的两个电极放于两侧甲状软骨板中点(相当于两侧声带位置),以获得最大的 EGG 信号。以上海泰亿格电子有限公司 Dr.Speech 4.0 软件行嗓音声学分析和电声门图检测。声学分析参数包括:基频(Fundamental frequency,F0)、基频微扰(Jitter)、振幅微扰(Shimmer)、标准化噪声能量(NNE)、谐噪比(HNR);电声门图为接触率(Contact quotient,CQ)、接触幂(Contact Index,CI)。

③气流动力学测量:最大声时(MPT),是指深吸气后发[a]音的最长时间。选择 50 例健康男性作为正常对照组,年龄(59.64±8.56),无声嘶,喉窥镜检查喉部无明显异常。

④统计学处理:采用 Kruskal-Wallis 方法对不同激光术式组与正常对照组噪音资料进行统计分析,P<0.05 认为差异有统计学意义,统计软件包为 SAS V9.0。

(2)结果

所有患者均参加 VHI 问卷调查,但由于教育程度及对问题理解性差等因素,只有 85 人完成评估表,其中男性 83 例,女性 2 例,年龄 39~79 岁(62.3±9.94 年)。Ⅰ~Ⅴ型各型手术例数及相应得分分布见表 6-4。Ⅰ型及Ⅱ型手术术后 27.6%的患者 VHI 为 0 分,72.4%为 1~30 分,无大于 30 分者,而Ⅲ~Ⅴ型手术术后 VHI 得分分布比例为 1~30 分 48.2%,31~60 分 39.3%,>60 分 12.5%(表 6-4)。

GRBAS 评估"G"得分Ⅰ~Ⅴ型分别为 0.76、0.82、1.35、1.80 和 1.98,各组得分见表 6-5。

硬性喉窥镜检查,术后 1 个月形态学无明显改变,不同手术分型组术后声带会出现不同比率的轻、中度声门闭合不全:Ⅰ型(0/11),Ⅱ型 52.17%(12/23),Ⅲ型 88.88%(16/18),Ⅳ型 94.44%(17/18),Ⅴ型 100%(21/21),见图 6-79。

嗓音声学分析和电声门图检测各组参数结果见表 6-6。采用 Kruskal-Wallis 方法对不同激光术式组与正常对照组噪音资料进行统计分析发现,Ⅰ型、Ⅱ型喉激光手术组与正常对照组各参数差异无统计学意义,而Ⅲ型、Ⅳ型、Ⅴ型喉激光手术组与正常对照组各参数差异有统计学意义。

与正常对照组比较,1)P<0.01,2)P<0.05。

表 6-4 不同术式 VHI 分值分布

手术分型	0 分	1~30 分	31~60 分	>60 分
Ⅰ型(n=11)	5	6	0	0
Ⅱ型(n=23)	5	18	0	0
Ⅲ型(n=18)	0	11	6	1
Ⅳ型(n=18)	2	9	5	2
Ⅴ型(n=21)	0	6	11	4

表 6-5 不同术式 GRBAS 评估平均得分

手术分型	G	R	B	A	S
Ⅰ型(n=11)	0.76	0.78	0.51	0.63	0.48
Ⅱ型(n=23)	0.82	1.12	0.72	0.88	0.80
Ⅲ型(n=18)	1.35	1.73	1.45	1.36	1.16
Ⅳ型(n=18)	1.80	1.92	1.67	1.62	1.22
Ⅴ型(n=21)	1.98	1.96	1.62	1.54	1.30

气流动力学测量最大声时(MPT),Ⅰ型、Ⅱ型术后平均 MPT 分别为 17.8s 及 16.2s,与正常对照组比较差异无统计学意义;Ⅲ型、Ⅳ型、Ⅴ型术后平均 MPT 分别为 12.4s、8.9s 及 7.6s,与正常对照组比较差异统计学意义。

5.小结

(1)微创手术的概念

一般认为是在能够完全去除病变的前提下,保持最小正常组织的创伤。目前,早期喉癌微创手术常用的方法有几种,如显微喉镜下单纯手术切除、手术切除加微波处理和 CO_2 激光切除等,报告的治愈率有所不同,我们体会,无论采用什么方法应满足如下条件:①熟练掌握喉显微外科技术,使病变能够充分暴露。②要严格掌握适应证,目前,宜限制在早期喉癌范围,在现有条件下进行早期喉癌微创手术应限制在原位癌、T1 和 T2 为宜。③病变切除彻底且肿瘤切除后的喉组织切缘一定要保持安全,否则,术后应进行放疗。④远期临床疗效好。CO_2 激光切除术具有手术创伤小、简单易行、手术时间短、术后恢复快、喉功能保留好等优点。2000 年 Moreau[5]报告应用 CO_2 激光治疗 98 例声门癌 5 年生存率为 97%,2001 年 Eckel[6]报告 252 例早期声门癌经显微支撑喉镜下 CO_2 激光

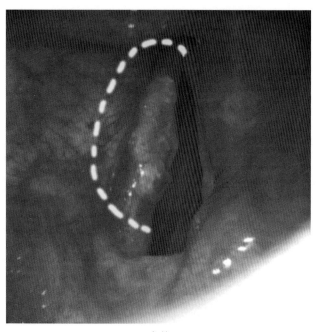
术前

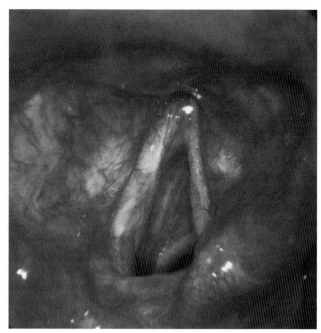
术后

图 6-79 术前、术后的形态学比较。

表 6-6 不同术式与正常对照组各参数比较

项目	Ⅰ型	Ⅱ型	Ⅲ型	Ⅳ型	Ⅴ型	正常对照组
基频(Hz)	144.27±28.24	149.91±27.86	163.82±42.53[1]	174.33±36.27[1]	182.41±31.25[1]	138.90±26.83
基频微扰/%	0.29±0.10	0.35±0.17	0.52±0.21[1]	0.63±0.16[1]	0.71±0.39[1]	0.26±0.12
振幅微扰/%	1.77±0.48	1.84±0.46	2.46±0.42[1]	3.12±0.46[1]	5.36±1.12[1]	1.45±0.31
NNE/dB	−11.34±1.96	−10.46±1.94	−6.35±1.06[1]	−5.46±0.88[1]	−4.12±0.76[1]	−12.56±2.34
HNR/dB	23.76±2.10	22.26±3.13	17.64±5.14[1]	16.42±5.96[1]	14.97±6.42[1]	24.25±1.98
接触率/%	59.96±10.95	55.76±9.81	42.16±11.58[1]	36.48±11.90[1]	32.76±9.66[1]	63.46±6.97
接触幂	−0.32±0.11	−0.27±0.20	−0.14±0.17[1]	−0.09±0.14[1]	−0.06±0.09[1]	−0.36±0.12
MPT/s	17.32±7.06	16.76±6.30	12.46±6.53[2]	8.94±5.78[1]	7.41±5.16[1]	18.25±5.35

手术治疗，随访 24~139 个月，其中 161 例为 T1N0M0，局部复发 21 例(13.0%)，91 例为 T2N0M0，局部复发 14 例(15.4%)。Eckel 认为复发时间在 62 个月以后的病例应被认为是第二原发癌。2000 年 Moreau 报告应用 CO_2 激光治疗 18 例会厌癌 5 年生存率为 95%。国外多数文献报告其 5 年局部控制率为 87%~96%[7,8]。

国内也有一些医院开展了 CO_2 激光治疗喉癌的研究，但是，切除范围仍是凭肉眼观察，手术的效果除取决于设备条件外，更重要的是取决于术者的手术技巧、临床经验及适应证的选择。国内文献报告的临床数据，相对国外数据来说，短期内局部复发率较高。黄志刚等[9]报告 5 年生存率 89.3%，本研究显示 5 年整体生存率为 92.72%，无瘤生存率 84.62%，远期效果满意。

CO_2 激光手术术中并发症主要包括两方面：一是气管内插管或高频通气管燃烧，另一为非手术区域激光灼伤。Ossoff[10]报告 204 例咽喉部激光手术发生 1 例气管内麻醉插管燃烧和 1 例上唇烧伤。Healy[11]总结 4416 例上呼吸道激光手术，发生 6 例麻醉插管燃烧，经治疗均无不良后遗症。术后并发症主要包括：局部感染、皮下气肿、颈瘘、术后出血、呼吸困难、吞咽障碍及吸入性肺炎等，其中术后出血及肺炎为最主要的并发症。本组病例中，只 1 例于开展手术早期时发生术中气管内麻醉插管燃烧，其余所有病例术中术后均未发生严重并发症，均未留置鼻饲管及行气管切开术。因此，我们认为通过完善术前准备，术中注意以湿纱布或棉片保护好气管插管，术者的良好手术经验和技巧可以降低手术并发症。

淋巴结的治疗对于头颈肿瘤的愈后非常重要，早期声门癌很少发生颈淋巴结转移，因此对于顺从性好的 Tis~T1 及部分 T2 声带癌患者可采用密切随访[12]。本组病例仅 1 例 T2 复发患者，发生颈淋巴结转移。

不少国内外学者对喉癌手术切缘安全性进行了探索和研究，主要采用病理学方法，也有采用免疫学方法，即通过检测癌灶及癌旁组织溶菌酶的含量来确定安全切缘，以及 AgNOR, DNA 定量, PCNA, Ki67, P53, C-myc, P_{16}, P_{21} 等。近年还有通过流式细胞仪来研究安全切缘。通过对切缘组织病理学观察及不同切缘预后的统计，人们得出了许多不同的切缘定性标准。对于大体喉癌手术，有人通过对癌周扩散研究，提出安全切缘应在 5~10mm 以上。Lam 及 Futrell(1988)则认为应以 2mm 为切缘的定性标准。国外多以 5mm 作为安全切缘标准，而国内则以 1.0~1.5cm 作为切缘

准则。宋西成 2003 年对不同原发部位、不同分期、不同方位、不同距离手术切缘的 167 例喉癌患者做临床评价及病理学观察，认为对声门区喉癌，距主癌灶 2mm 即可作为安全切线，对跨声门癌 5mm 可作为安全界限，对声门上区安全切缘应在 5mm 以外，最好达 10mm。Baner 将切缘分为两种情况：切缘有肿瘤残留、肿瘤靠近切缘和显微镜下有肿瘤残留者定为阳性切缘；切缘干净或有非典型增生者定为阴性切缘；两者预后差别显著。Mantravadi 把切缘分为 R1：边缘镜下有肿瘤，同时包括肿瘤自原发部位或转移淋巴结向周围软组织侵犯；R2：边缘有大体肿瘤，主要为肿瘤无法完全切除；R0：切缘肉眼及显微镜下均无肿瘤侵犯 3 种情况。认为 R0 为阴性切缘而 R1 及 R2 为阳性切缘。Wenig 对切缘取材进行病理学观察将切缘分为肿瘤侵犯、肿瘤接近、非典型增生及未发现瘤组织 4 种情况。把肿瘤侵犯至切缘定为阳性，把肿瘤接近切缘、切缘有非典型增生或切缘处未发现肿瘤组织均定为阴性。Krajina 对 1960~1970 年间喉癌标本行距肿瘤 1、3、5mm 切片检查，发现 N0 患者 78% 标本在距肿瘤 5mm 切除肿瘤可保证彻底。许多作者同意此观点并分别统计阳性及阴性切缘患者预后，发现差别显著。

但对于 CO_2 激光喉癌手术，目前尚无统一的切缘安全界。国内外对喉癌激光手术安全界的研究并不是很多。而激光手术切缘是否有肿瘤组织残留(切缘阳性)，是微创手术的基础，并与患者预后有直接的关系。

一些作者认为术中冰冻切片进行检查，可减少切缘阳性的发生。国外 Remacle 等[4]对 69 例喉癌手术切缘进行冰冻切片检查，发现 15% 的切缘阳性。经进一步扩大切缘范围，结果全部转为阴性。喉癌激光手术要求术中冰冻切片切缘为阴性，但术中冰冻切片的判断存在一定难度，如激光手术存在创面热损伤，切缘组织可产生凝固和碳化，使创面结痂、水肿，可影响切片结果的判断；喉腔狭小，术中所取标本较小，给冰冻病理的判断进一步增加了难度；术中所取病理组织只是切缘的一个点，不能完全肯定整体切缘均为阴性。所以，术中切缘冰冻病理切片阴性并不能完全排除切缘有肿瘤组织残留的可能性。

黄志刚等于 2004 年对切缘安全性的研究所采用的方法是：对已切除的标本进行连续切片，同时进行常规 HE 染色和 PCNA 免疫组化染色。通过对结果进行分析，认为早期喉声门型癌治疗中，喉镜下激光通过气化切割，能够确保 2~3mm 切缘，其安全性是可以得到

保证的。但此种方法分析的只是喉癌激光手术的内切缘，即已切除组织，激光热创伤造成切缘组织坏死变形，可能导致假阴性，即外切缘仍有肿瘤残留。

而我们此项研究，主要研究的是 CO_2 激光早期喉癌手术切除后的外切缘，即手术后保留的组织，激光手术的外切缘可真实反映切缘是否有肿瘤残留；而且对外切缘采用多点取标本，可以较全面反映切缘是否有肿瘤残留；在进行常规病理检查的同时进行 PCNA 检测，相互对照观察，所以能够较全面地判断切缘组织有无肿瘤残留，以及组织增生活跃程度，进而判断切缘是否安全及安全界大小。

常规意义上的切缘阴、阳性就是指在普通光镜下未发现或发现肿瘤细胞。我们把显微镜下见正常黏膜或慢性炎症定为安全切缘，有不典型增生定为阴性切缘，有肿瘤细胞残留定为阳性切缘。我们将非典型增生又细分为轻度不典型增生和中重度不典型增生，是考虑到这两种情况对预后的影响有差别。

本研究 100 个切缘标本中 15 个试做未成功，可能是因为手术在显微镜放大 20 倍的视野中进行，术者所取标本的实际大小比预期的小，病理制片难度较大。或由于激光作用使切缘炭化，组织坏死，若切缘组织咬取不够深，也难以得到结果。对切缘阳性率的研究显示，总体阳性率为 3.53%(3/85)。其中中上切缘、中下切缘和前部切缘的阳性率均为 0，后部切缘阳性率为 12.50%(2/16)，深部切缘阳性率为 5.26%(1/19)。声带后部病变由于受气管插管的影响，安全缘暴露可能不尽完全。手术时为避免激光照射到气管插管或套囊上，在手术范围和深度上有所保留，这可能是造成后部切缘阳性率较其他方向切缘高的缘故。深部切缘是否阳性与肿瘤生长的特性有关，深部组织对于 CO_2 激光的反应因性质不同而不同。对以外生性生长为主的声门区喉癌，黏膜及黏膜下 3mm 切缘即可保证安全。以浸润性为主者，3mm 切缘可行，但切缘深度需适当加大。

随着分子生物学的发展，人们对于肿瘤的发生及发展有了进一步的认识，目前发现了许多能够反映肿瘤预后的指标，如 AgNOR、DNA 定量、PCNA、Ki67、P53、C-myc、P16、P21 等，这些指标的应用，将使喉癌手术切缘的研究更为精确。Dolcetti 发现在喉癌癌旁"正常"黏膜及增生黏膜中均有 P53 过度表达，且依正常黏膜→癌旁黏膜→癌组织顺序递增，认为 P53 过度表达在喉癌的发生中为一早期事件，这些貌似正常的黏膜已有某些基因改变，很可能发展为癌组织。对这些组织切除不净是术后肿瘤复发的原因。

3. 正常声带的振动由被覆层–体层(cover-body)两个振动器组成，其间为过渡层。被覆层是由声带的上皮层和声带固有层浅层(Reinke layer)组成，它是产生黏膜波的基础；过渡层包括固有层中层和深层，构成声韧带；本体层即甲杓肌。正常声带振动模式的改变会引起不同程度的发音障碍。

Ⅰ型手术切除部分上皮层及固有层浅层，Ⅱ型切除黏膜上皮、Reink 间隙、声韧带和部分表浅声带肌，两型手术均未破坏声带本体层，杨怀安等认为声带肌是新声带形成的重要物质基础，保留本体层可获得几近正常的新声带。我们术后观察发音时声门完全闭合率Ⅰ型 100%，嗓音声学参数、电声门图参数及 MPT 均与正常组无差异，从而证实Ⅰ型手术术后可恢复近乎正常的发音，而患者自我评估的 VHI 亦均处于正常或轻度嗓音障碍水平。

Ⅲ型手术切除深度达声带肌中部，Ⅳ型手术切除整个声带包括甲状软骨内膜，Ⅴ型手术切除一侧声带的部分或全部及邻近亚区组织。以上三型手术均破坏了声带本体层，声带切除术后整个声带的振动模式被破坏，声带的被覆层–体层消失，虽然创面不同程度瘢痕增生可填充一部分声门缺损，但新声带通常仍存在凹面，术后声门闭合不良，声门下压和气流漏出增加，气息声明显，发音不稳定易疲劳，声门上结构(以室带为主)代偿增生、振动，术侧新声带黏膜波消失，代之以僵硬新声带的粗大振动，其中 Va 型切除对侧声带产生声带粘连，以前连合为主，使声音嘶哑进一步加重。上述 3 型手术术后均有轻中度的发音困难，声门闭合率明显下降，异常声门上振动增加，嗓音、电声门图测试参数及 MPT 与正常对照组差异有统计学意义，VHI 亦显示近 90% 的患者自我评分有轻到中度的嗓音障碍，提示声带肌及前联合切除影响发音质量。但术后采用语训，如吐气发音法有可能提高发音质量，由于经口激光手术完整保留了喉框架，对于声门闭合不良发音困难者，亦可于术后 1 年行经口喉内注射自体脂肪、透明质酸、胶原蛋白等材料或采用Ⅰ型甲状软骨成形术或前联合喉成形术，Zeitels 等[16]报道 11 例术后发音均得到改善。

（刘吉祥）

（十一）显微喉镜下 CO_2 激光治疗早期喉癌及癌前病变

激光是 20 世纪 60 年代后逐渐发展起来的一门技术，它具有方向性强、亮度高、单色性和相关性好等优点。随着激光器的逐步改进和发展，自 20 世纪 70 年代后在耳鼻咽喉头颈外科领域中开始应用以来，近十几年来越来越广泛的被重视起来。

1.历史回顾

20 世纪 60 年代，国外耳鼻咽喉头颈外科领域一些学者开始了应用 CO_2 激光治疗耳鼻咽喉头颈外科疾病的实验研究。这些令人鼓舞的结果促使了美国波士顿的 G.J.Jako 教授，在 1968 年将 CO_2 激光器通过耦合器连接到手术显微镜上，对狗的声带进行了显微激光手术，发现 CO_2 激光切除组织迅速、准确、对周围组织损伤小、出血少、伤口愈合快。

1972 年 Strong 和 Jako 首先报道了在临床上开展应用 CO_2 激光治疗喉部良、恶性病变的手术。他们将 CO_2 激光器与手术显微镜结合，在支撑喉镜下切除声带角化病、小结、息肉、囊肿以及原位癌，取得了满意的疗效。1975 年 M.S.Strong 及其同事成功地将 CO_2 激光用于喉癌手术。随着适应证的逐渐扩大，该技术在临床上的应用也得到了推广和普及。

在欧洲，K.Burian 和 H.Hofler 首次将 CO_2 激光手术用于治疗声门癌。20 世纪 80 年代初，德国 Erlangen 大学医院耳鼻咽喉头颈外科的 Wolfgang Steiner 将喉癌的激光手术指征扩展至所有部位的肿瘤和进展期病变。

随着显微喉镜下 CO_2 激光手术治疗喉癌的广泛开展和普及，2000 年欧洲喉科学会制定了 CO_2 激光声带切除术的分型，以便更好地判断疗效、评估和规范手术术式。

2.手术优缺点及适应证

（1）优点

手术创伤小、简单易行、手术时间短、术后恢复快、喉功能保留较好、住院时间短、费用较低、短时间内可重复手术。

（2）缺点

手术适应证尚有争议，手术术野暴露有局限性，有的并发症出现较严重，可危及生命。

（3）适应证

1）早期喉癌：声门型喉癌 T1~T2 病变、声门上型喉癌 T1~T2 病变。

2）癌前病变：声带白斑、喉乳头状瘤、肥厚性喉炎等。

3.麻醉方法

（1）麻醉方式

显微喉镜下 CO_2 激光喉部手术的麻醉应采用全身麻醉，成人气管内麻醉插管的直径以 6~7mm 为宜，儿童则根据情况酌减。过细不利于通气，过粗则影响术野，应以既能保证患者足够的通气又可保证术野足够大为宜。

当病变范围较大时，或者病变部位位于喉后部时，可行喷射通气或术前行气管切开术，以便能够更好地暴露术野，使手术更加安全和彻底。有时良性病变范围小或表浅者，可用喉镜将气管插管向上挑起暴露喉后部。

（2）复苏

术毕苏醒时需要迅速而安静，应避免躁动不安。当自主呼吸恢复已经良好，吞咽反射活跃，呼吸室内空气 15 分钟以上，脉搏氧饱和度大于 95%时，方才可以拔除气管插管。

当唤之可以睁眼，抬头试验后方可送回病房。

（3）采用全身麻醉的优点：

1）患者安全舒适。

2）血压控制好。

3）术野清晰不颤动。

（4）全身麻醉应注意以下问题：

麻醉诱导时要平稳，麻醉深度要足够方可插管，这样对喉部特别是声带的损伤小，不容易造成插管损伤：如环状软骨脱位、声带撕裂、出血等。放入喉镜前手术医师应与麻醉师多沟通。同时麻醉医师应密切观察患者的心率变化，以防止出现心率骤降或心搏骤停。

术中应注意保护和控制气囊，避免麻醉插管漏气引起着火和激光损伤气道，也避免激光照射到塑料的气管插管和套囊上，从而引起气道烧伤所导致的严重并发症。可在气囊内注入生理盐水，气管套管和套囊上用湿盐水纱布覆盖，有条件可使用金属或金属箔包装的防激光的气管插管，可降低其燃爆的危险性。手术切除范围到距离套管及套囊附近时，可以暂停吸氧 2~3 分钟。或者手术进行时吸入氧的浓度控制在 40%以下，以混合气体为宜。术中术者应准备生理盐水针管以备急需，紧急情况时，可以用来降温和灭火。气道烧伤是严重的并发症，可导致死亡。手术医师和麻醉师应全力配合，避免发生这类并发症。

吸入麻醉剂应选用不易燃、不易爆的安佛醚、异佛醚等。

4.手术器械

CO_2激光喉显微手术所需要的仪器设备及器械主要包括:CO_2激光器,双目手术显微镜,支撑喉镜,喉显微手术器械, 单、双极电凝器, 两套吸引装置,摄录像系统,图文工作站。

5.手术方法

(1)患者的体位

患者采用仰卧位,垫肩或不垫肩。我们一般采用不垫肩,因为垫肩后往往不易观察声带前部及前联合。

(2)手术操作

术者左手持喉镜经口腔,沿软腭、悬雍垂的表面,进入喉咽后在麻醉插管的左侧见到会厌,越过会厌后继续向左侧披会皱襞前进,在非常接近时,将喉镜缓慢地滑向气管插管的前方进入喉前庭,在进入的过程中逐渐挑起会厌,暴露声、室带及术野,固定支撑架,调试手术显微镜到最佳状态。显微镜的物镜焦距采用350mm 或400mm。然后将 CO_2激光器和手术显微镜偶合。调节激光作用面积的大小和激光发射的功率,激光的功率一般应用在 3~15W, 在 He-Ne 激光的指引下进行手术,激光的照射点准确。激光功率的大小则根据病变的性质和范围决定,如病变为息肉或小结激光的功率以 2~4W 为宜;如病变为恶性需要整块切除病变时,激光功率以 15W 左右为宜。

手术开始时,术者首先应告知麻醉师即将放入喉镜,密切观察心率的变化。这是因为部分患者的喉心反射非常敏感,当喉镜进入到喉前庭时,受到刺激后很容易出现心率骤降,甚至心搏骤停的情况。当出现上述情况时,首先应尽快撤出喉镜,但要轻柔。同时麻醉师给予提高心率的药物,如阿托品等药物。

(3)术中和术后的处理

创面的炭痂可用生理盐水棉球擦去,或用吸引的方式去除,但以前者为宜,湿盐水还有局部降温的作用。术后局部表面可涂抹红霉素眼膏,并全身给予抗生素及激素治疗,以预防喉水肿和伤口感染。

6.喉部癌前病变的 CO_2 激光切除术

喉部的癌前病变包括喉角化症、喉白斑、成人喉乳头状瘤以及肥厚性喉炎。

喉乳头状瘤以青少年多见,容易复发。成人喉乳头状瘤反复复发则有癌变的倾向,约占 9%或更高。CO_2激光切除肿瘤应逐层炭化,逐步深入,直到健康

组织, 如果肿瘤范围较小, 首次手术应彻底切除肿瘤。如果肿瘤范围较大或双侧病变,可以分次或多次手术以防术后发生喉水肿或瘢痕形成而出现喉狭窄。也可以先切除一侧肿瘤,大于两周后再次手术切除对侧的肿瘤。如术前有喉梗阻或为预防术后可能出现的喉梗阻不缓解或加重,术前可以行预防性气管切开术。CO_2激光功率一般应用 8~10W,连续或间断照射。

喉吸割器手术切除喉乳头状瘤也是近年来发展和使用的一种方法。喉内镜下吸割手术的优点是手术时间短、微创、手术并发症少、费用较低、可以吸出分泌物、也可以在短时间内重复手术。儿童也适合使用这种方法手术。利用负压吸引作用反复准确吸引切割肿瘤组织。控制吸引负压在 60kPa 以下,可以不损伤声带肌肉和韧带。如果肿瘤较大,可用吸切器连续吸引切割肿瘤,也可先用喉钳摘除部分肿瘤后,再用吸割器切除残余的肿瘤。

肥厚性喉炎的治疗可采用手术和保守的两种治疗方法。CO_2激光的功率一般采用 10~15W, 连续照射,切除部分室带或声带。为避免损伤前联合可以分次手术。

喉角化症、喉白斑应尽早采用手术治疗。CO_2激光的功率一般采用 6~8W,间断或连续照射的方法,将肿瘤完全切除或气化。术前为明确诊断,也可以在激光照射前用喉显微手术器械切除病变的组织送快速冰冻病理或常规病理检查。如病变为喉角化症、喉白斑可沿声带表面外侧气化切割至 Reinke 间隙,然后将其上病变部位的黏膜做全层切除。注意不要损伤声带肌和声韧带。一部分患者术后有短时间的声音嘶哑加重,术后 1 个月后基本恢复正常发音,如病变为恶性应按恶性肿瘤治疗原则进行手术切除。

7.早期喉癌的 CO_2 激光切除术

欧洲喉科学会为了更好地评价术后效果,2000年提出将喉内镜下声带切除术分为 8 型(图 6-80):

Ⅰ型:切除声带上皮,保留声韧带、声带肌。这一术式与显微支撑喉镜下手术的剥皮术相似。术后声带在解剖和功能上都接近正常。

为了暴露整个声带,需要切除部分室带。此外当病变范围广时,可以行扩大声带切除术,包括下到环甲膜、外到甲状软骨、环状软骨, 后到切除一侧杓状软骨的整个喉内结构。切除范围与喉额侧部分切除术相似,但保留了喉的支架结构。

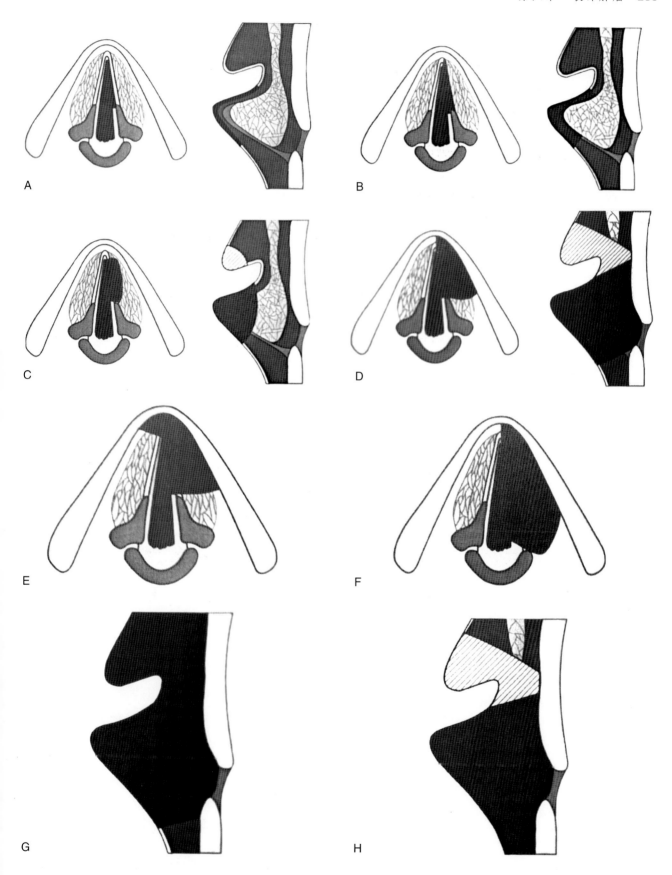

图 6-80 (A) Ⅱ型:切除一侧声带的上皮、声韧带。(B) Ⅲ型:切除声带上皮、Reinke 间隙、声韧带、部分声带肌。(C) Ⅳ型:切除范围包括声带肌的整个声带。(D)切除一侧声带及部分室带。(E) Va 型:切除范围包括对侧声带和前联合。(F) Vb 型:切除范围包括杓状软骨。(G) Vd 型:切除范围包括喉室。(H)切除范围声门及声门上。

欧洲喉科学会提出尽管不同的医生采用的手术适应证可能不同,上述分型是根据所采用的术式和切除程度进行的,但是无论哪一种术式必须保证标本能够用于组织病理学诊断。

喉癌声门型 T1 病变采用激光手术治疗的疗效,已经被肯定。但侵犯前联合或前联合癌,是否适合激光手术治疗目前尚有两种观点。黄志刚等报道,激光手术治疗 60 例前联合受侵的患者,复发 13 例,复发率 21.6%(13/60),经过挽救性治疗,5 年生存率为 82.3% 。有些学者认为:由于支撑喉镜下前联合暴露困难、而且前联合黏膜表面与甲状软骨的距离只有不到 4mm 的厚度,切除时没有足够的安全界,此外这一部位与甲状软骨附着处缺乏软骨膜,肿瘤一旦侵犯前联合很容易侵犯甲状软骨至喉外,使 T1 病变直接成为 T4 病变。故不主张此部位的喉癌,用 CO_2 激光在喉镜下手术切除。我们的经验是前联合癌只要是可以暴露较好的情况下,可以应用 CO_2 激光手术切除,只是术后应联合放疗。

CO_2 激光切除喉癌的手术中应在切缘行快速冰冻病理学检查,以确定切缘有无肿瘤残留,如有肿瘤残留应继续扩大切除。

2000 年 Moreau 报道应用 CO_2 激光治疗 98 例声门癌 5 年生存率为 97%。27 例原位癌 5 年生存率为 100%。2001 年 Eckel 报道 252 例早期声门癌经显微支撑喉镜下 CO_2 激光手术治疗,其中 161 例为 $T_1N_0M_0$,局部复发 21 例(13.0%)。91 例为 $T_2N_0M_0$,局部复发 14 例(15.4%)。

声门上型喉癌的 CO_2 激光切除术可以是会厌癌的 Tis 病变、T1 病变或小部分 T2 病变。切除范围可以是部分会厌,也可以包括部分室带、会厌前间隙、或整个喉的声门上区。2000 年 Moreau 报道应用 CO_2 激光治疗 18 例会厌癌 5 年生存率为 100%。

天津市第一中心医院耳鼻咽喉头颈外科自 1999 年 9 月至 2005 年 12 月在显微喉镜下应用 CO_2 激光治疗喉癌 52 例及癌前病变 75 例,其中声带角化 57 例、喉乳头状瘤 16 例、肥厚性喉炎 2 例。

喉癌 52 例,其中声门型 49 例、T1 41 例、T2 6 例、T3 2 例;声门上型会厌癌 T1 3 例。随访 24 个月至 72 个月,复发 8 例,其中 1 例为声门型喉癌 T3 病变,4 例行喉全切除术(2 例死亡,2 例健在)、1 例行喉部分切除术(健在)、3 例再次行 CO_2 激光手术(健在)。

声带角化 57 例,随访 24 个月至 72 个月复发 12

例。10 例经 2 次手术以上治疗。2 例癌变(1 例行喉全切除术,健在,1 例再次行 CO_2 激光治疗)。

喉乳头状瘤 16 例,2 例经 2 次以上手术后,最多手术达 8 次。2 次以上手术的原因是因肿瘤范围较大,需分次将肿瘤切除,或因为复发所致。

肥厚性喉炎 2 例,行单纯室带部分切除术,手术效果良好,术后发音质量改善。

8.并发症

随着 CO_2 激光手术的开展,显微支撑喉镜下 CO_2 激光手术的注意事项和并发症就引起了广泛的重视,自 1971 年以来此类文章就多有报道。主要并发症有:局部感染、牙齿松动和脱落、音哑加重或发音费力、肺气肿、气胸、瘘管形成、术中及术后出血、吞咽困难、吸入性肺炎、舌麻痹、由喉狭窄或喉水肿引起的呼吸困难、喉瘢痕狭窄、喉气管烧伤等。

其中比较严重的并发症是术中及术后出血、舌麻痹、喉瘢痕狭窄、喉气管烧伤等。其中最严重的并发症是喉气管烧伤,严重的呼吸道烧伤可以致死,应严格注意手术操作规范,避免并发症的发生。

9.小结

显微喉镜下 CO_2 激光治疗早期喉癌和癌前病变的手术优点明显,近年来越来越得到了广泛的应用和推广,是喉部微创手术的方向,也取得了一定的疗效。但是需要医生熟练掌握手术技巧、严格选择手术适应证、熟悉仪器设备的性能,从而提高手术疗效,降低与手术有关并发症的发生率。尽管如此,在这个领域里仍有许多工作需要进一步研究。

(林鹏)

第四节 声门上癌

一、声门上癌及声门上水平切除

声门上区包括喉室、室带、杓会厌皱襞、会厌谷和会厌。这个区与声门区在胚胎学、组织学、解剖学上各有其特殊性。在解剖学上喉室呈弓状线,喉室在声门上区。声带上皮呈鳞状,连接喉室的是呼吸上皮,是一条准确的边界线,喉室底就是声门区,喉室顶就是声门上区。从胚胎来源上分两个区。两个区各有一个屏障,垂直地把肿瘤分开。在胚胎上声门上起源于 Ⅳ 腮弓,颊咽角。声门和声门下起源于 Ⅴ 及 Ⅵ 腮弓,气管角。延续胚胎部位不同的发育,各有其独特性,淋巴引流也是独立的。从病理形态观察,声门上癌发展到声门区,癌就向声带前后两侧发展而不向声带方向发展,不侵犯声门。有些过界的癌大都是从前联合发展而来,声门旁间隙是喉癌扩散的道路。Clery 及 Lerone-Robert 指出,呈漏斗状,在甲状软骨上界,甲舌膜前,舌会厌韧带上及会厌四方膜。这些间隙充满脂肪,由于会厌可向后扩张呈鞍行发展,会厌软骨上有许多小孔,癌细胞能通过小孔,扩散到会厌前隙。由于喉的基础研究及临床观察,为声门上癌做喉水平切除术提供理论依据。在临床上,Alonso Ogura BomLa Som 等报道,声门上癌行喉水平部分切除,不比全喉手术效果差。如到会厌舌面,会厌谷,舌根已到喉外,株连另一器官,这是常见的。跨声门癌在病理学上有特殊性,不能按一般喉癌对待。

1940 年南美洲 Alonso 首先切开咽腔切除会厌、室带及会厌前间隙进行手术。不过刚开始时,术中没有关咽,残留咽瘘需行二期手术,1958~1959 年 Som 及 Ogura 两位教授报道治疗声门上时,先做根治性颈淋巴清扫,然后水平切除声门上肿瘤,一次性关闭咽部。Som 直接做吻合切口,Ogura 用肌瓣修补咽的缺损。Ogura 及 Billec BomLa 进一步改进保留舌骨切除会厌前间隙,剥离甲状软骨膜,关闭咽腔时把甲状软骨膜与舌骨接近缝合。

颈淋巴清扫是常规要做的,声门上癌有较丰富的淋巴组织,转移机会较多。有的病例临床未摸到肿大的淋巴结,但清扫后找到的淋巴结已有转移,因此声门上癌做水平半喉,即使早期也要做常规的颈清扫。但清扫的范围除颈下部摸到肿物外,还要包括肩胛舌骨肌以上,有淋巴结形成肿块时,再做根治性清扫,中晚期患者应做患侧全颈清扫。

手术方法:

麻醉,常规气管切开,放麻醉插管,开始给全麻。

切口自环状软骨下横行向两侧切开,方向是两侧乳突(图 6-81)。先做颈清扫,清扫完成后再做喉手术。

撕起颈阔肌皮瓣(图 6-81)。

切除舌骨,首先沿舌骨剪断舌骨上肌群,其中包括颏舌骨肌、舌骨肌、下颌古骨肌、二腹肌、茎突舌骨肌,用剪刀把肌肉提起后沿舌骨缘剪断舌骨下肌群,包括甲舌肌和胸舌骨肌、肩胛舌骨肌,先游离舌骨体,上下贯通后用组织钳提起沿舌骨一侧紧贴舌骨剪断两侧肌肉,到达舌骨角时注意此处常有面动脉经过。此处伤口较深出血后不易止血,只要紧贴舌骨切除就可以避伤大血管,出血也少。

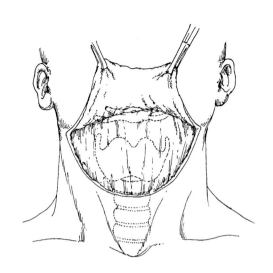

图 6-81　颈部 U 形切口,掀起颈阔肌皮瓣。

剥离两侧甲状软骨膜,把软骨膜从甲状软骨上缘切开,向下剥离,剥离时一定要完整地剥下,不要剥破。此软骨膜切除病变后用作修补喉创面。软骨膜剥离至甲状软骨高度的 1/2。软骨膜上的软组织在一起,厚一些的组织比较结实,关咽时有用(图 6-82)。

切除甲状软骨上半部。从一侧甲状软骨后缘开始,其高度是甲状软骨上 1/2,向对侧斜线切开,经过前联合到对侧甲状软骨内侧斜线可用刀切也可用电锯,也可用剪刀,切除时勿损伤软骨膜。切除软骨时一般从肿瘤多的一侧开始,开始的一侧切口靠下,到中线后斜向对侧甲状软骨上角,同时还要切除患侧甲状软骨大角。甲状软骨内膜保留(图 6-83)。

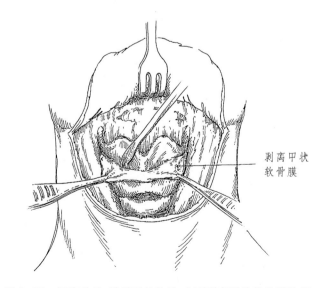

剥离甲状软骨膜

图 6-82　切除舌骨,暴露甲状软骨,向下剥离甲状软骨膜并切除甲状软骨上半部。

甲状软骨板切除后声门前联合即在黏膜下。前联合黏膜较薄，不要剥破。进喉部位，一般甲状软骨上切迹向下 3~5mm 为前联合，根据喉的大小，再向下容易损伤声带。经常在距甲状软骨上切迹向下 3mm 进喉。同时也看到肿瘤的下界，与切缘的关系，如安全界适合，就可以切除声门上的病变（图 6-84）。如安全界不够，可向下再做新的切口，向下延时注意如病变已侵犯喉室、声带、前联合，就不是声门上部分喉切除适应证，应改做全喉切除。向下延切口最多到声带，紧贴声带切除向两侧杓会厌谷时，剪刀就可以横过来，从会厌谷横断，如会厌谷舌根有肿瘤，继续向上，用手摸到肿瘤的边界轮廓，从肿瘤边界切除整个肿瘤（图 6-85）。如单纯会厌癌，室带可以保留，保留室带术后进食没有发呛的过程。进喉的部位男女也有不同，如喉头较小，向下切口应该就要小心一点，以免损伤声带。声门上癌侵犯室带如图 6-86 所示。

声门上水平部分喉切除后喉腔的三道括约肌只剩下声带一道，而且紧贴甲状软骨的切缘，咽腔留有 3~4cm 直径缺损。关闭咽腔就非常重要，因为有一定的张力，缝合不紧就会裂开形成咽瘘。关咽首先缩小暴露的咽腔，先从两侧下咽黏膜各缝合 2~3 针，就像做衣服做纳褶一样，咽腔就缩小了。然后咽部与喉的连接部，一般要 2~3 针，每侧均须缝合（图 6-87），最后就剩喉与舌根中央的空隙，从两侧向中线缝，两侧对称，用剥离好的软骨膜与舌根创缘缝合，一般都用 7 号粗丝线，

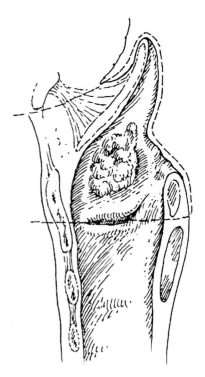

图 6-84 声门上水平半喉切除侧面观。

这就是张力最大的部分，通常缝合时先把线从上下组织中穿过不结扎，等上下伤口的线都穿过后再从后两侧向中线依次结扎（图 6-87）。结扎缝线时把垫肩撤出，头放低，结扎每一根线必须牢固，缝合时不要只缝软骨膜一层，包括软骨膜上喉前肌肉及软组织，缝合舌根时也要深一些，多带些组织，这样结扎就牢固了。

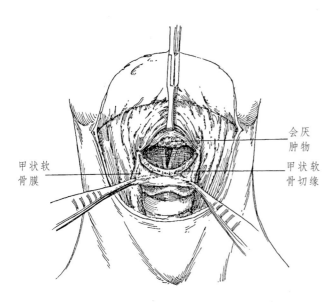

图 6-83 切除舌骨暴露甲状软骨向下剥离甲状软骨膜并切除甲状软骨上半部。进喉看到肿物与正常组织边界。

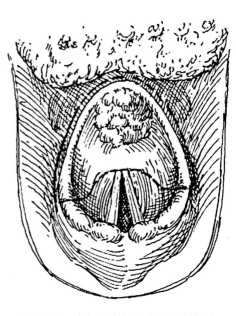

图 6-85 声门上癌侵犯会厌切除范围。

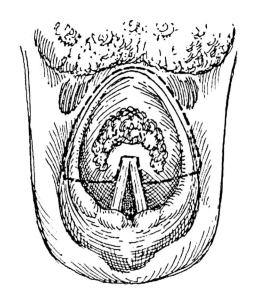

图 6-86　声门上癌侵犯室带。

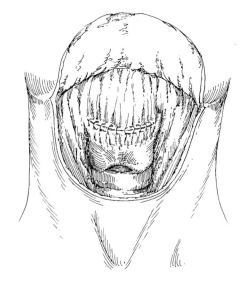

图 6-88　分三层关闭咽腔。

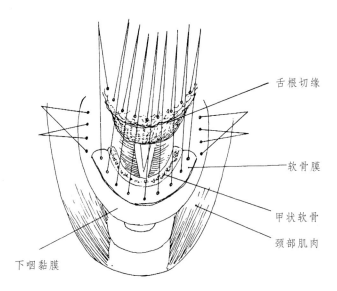

舌根切缘

软骨膜

甲状软骨
颈部肌肉

下咽黏膜

图 6-87　声门上病变切除后关闭咽腔。

第一层缝好后,缝合第二层就是缝合上下的肌组织,再缝此层时把第一层缝线包住,第二层缝线不用粗线。第二层是颈阔肌的切缘上下再缝一层。三层缝合减少咽瘘(图 6-88)。

清洗伤口,放引流,关闭伤口,加压包扎。术后胃管鼻饲,7 天拆线,14 天进食,一个月时放疗,三个月左右可以拔管。一般环杓关节没有损伤都能拔管。

（杨宝琦　阮宏莹）

二、会厌癌与舌根癌

头颈外科、肿瘤放疗科和肿瘤内科医生来说,舌根癌是一种挑战性的疾病。由于舌根癌通常在发现时往往已处于晚期并侵及会厌,单一的治疗效果较差。随着喉癌手术治疗的进展舌根癌的治疗效果已经得到了提高,如局部病灶的控制、生存率和生活质量的提高。

会厌为声门上区肿瘤的好发部位,源发于会厌的癌肿各地报道不一,有较大差异,有资料表明会厌癌近年来有上升的趋势,约占喉部恶性肿瘤的 25%,且男性发病率远远高于女性。会厌癌是声门上癌肿较常见的类型,向前上发展,可早期侵入会厌前间隙、会厌舌面、会厌谷、舌甲膜及舌根,并易出现颈淋巴结转移,具有发展快、易转移、预后差的特点,早期症状不典型,发现时病变常达相当严重的程度。会厌癌主要转移至颈动脉三角区的颈内静脉淋巴结,以颈深上部淋巴结转移最多见,依肿瘤的生长部位不同可发生同侧或双侧转移。会厌癌肉眼分型为溃疡型、菜花型、肿块型和结节突起型,以溃疡型多见。会厌癌累及舌根有两种方式:①舌骨上会厌舌面的肿瘤经舌面从表面直达会厌谷向舌根浅表性进展;②舌骨下会厌癌多穿过或破坏会厌软骨茎经会厌前间隙向上向舌根深部进展,此方式术前不易诊断。向外侧沿黏膜可向咽会厌皱襞、舌会厌皱襞及杓会厌皱襞扩展,并侵犯咽侧壁,还可沿黏膜表面或通过声门旁间隙向下发展,主要累及室带上缘,但不易越过喉室达声带。

(一)临床表现

舌根癌在早期通常没有不适症状,可仅表现为舌咽不适或轻度疼痛,笔者遇到一例患者表现为左侧颌面部、左侧舌根、左侧外耳道及左侧颈部疼痛,每次发作约10分钟,呈刀割或电击样,疼痛剧烈,难以忍受,误诊为舌咽神经痛,但常表现为颈部肿块。等就诊时常已处于疾病的晚期。

会厌癌大多原发于会厌喉面根部。早期甚至肿瘤已发展到相当程度,常仅有轻微的及非特殊性的症状,如痒感、异物感、吞咽不适等而引起患者的特殊注意。会厌癌分化差、发展快,故肿瘤多在出现颈淋巴结转移时才引起警觉。喉痛常于肿瘤向深层浸润或出现较深溃疡时才出现,开始为间断性疼痛,随着肿瘤的进展而出现持续性喉痛,并向同侧耳部放射。声嘶、呼吸困难或咽下困难、咳嗽、痰中带血或咳血等常为会厌癌晚期症状。因此,对中年以上患者,咽喉出现持续的任何不适感者,都必须重视。

会厌癌常引起咳嗽或干咳,喉上神经受侵时可引起唾液及饮食流入喉部而发生呛咳。发声多无改变,至癌肿侵及声带已入晚期,方出现声嘶。肿瘤发展可引起疼痛,或为放射性耳痛,或为吞咽疼痛,表示有软骨膜炎或肿瘤已侵及咽喉。肿瘤较大者可引起呼吸困难,这不仅由于肿瘤使气道狭窄,也因炎性肿胀,特别是软骨膜炎伴有溃疡形成之故。

原发于会厌喉面或喉室的肿瘤,由于位置隐蔽,间接喉镜检查常不易察觉,纤维喉镜仔细检查可早期发现病变。

(二)检查及诊断

原发舌根癌是少见的,多继发于会厌癌上,表现为浸润性或外生性生长。双手触诊是一个重要的检查方法,能描绘出舌根受累范围及检查肿瘤是否已浸入会厌前间隙、舌体、扁桃体区和咽侧壁。必要时需进行影像学检查如CT、MRI。

舌根癌具有很高的淋巴结转移倾向,T1期患者中,70%可触及颈部肿块。淋巴结转移的概率随着T临床分期的上升而增高,T4期患者的淋巴结转移率可达85%。舌根癌具有较高的双侧颈淋巴结转移的倾向,发病率20%~30%。淋巴结通常包括2、3区,但4、5区的淋巴结较其他头颈部肿瘤更容易被侵犯,因而

临床检查需要更仔细。

会厌癌的早期诊断、及时治疗是提高治愈率的关键。诊断依靠症状、检查及活检等。凡年逾40岁,有声嘶或其他喉部不适超过3周以上者都必须仔细检查喉部,有时甚至需做多次复查,以免漏诊。

1.间接喉镜检查

按舌根、会厌舌面、会厌缘、会厌喉面、两侧杓会厌壁、杓状软骨、杓间区、室带、喉室、声带、两侧梨状窝、环后、咽后壁的顺序依次观察,特别注意会厌根部,前联合及喉室。

2.纤维喉镜检查

3.喉动态镜检查

4.扪诊

仔细触摸颈部淋巴结有无肿大,注意喉轮廓是否正常,喉体是否增大,会厌前间隙是否饱满,有无触痛,颈前组织及甲状腺有无肿块及喉的运动情况。

5.影像学检查

(1)X线检查:颈部侧位像可见会厌失去正常弯刀状形态,增厚变形,可见软组织块影,呈分叶状或椭圆形。舌根部肿胀,密度增高。会厌根部密度增高,肿胀,可见向气道内突出之软组织块影,气道变窄。

(2)喉部CT:早期会厌癌CT表现为会厌喉面(或舌面)小结节样或不规则的软组织密度增高影,边界尚清,肿瘤增大后会厌变形,有多个结节状突起或形成较大团块影,杓会厌皱襞明显增厚,增强显著。肿瘤进一步增大向前侵犯会厌前间隙,向上达会厌谷、舌根,向下至假声带和喉室。根据肿块最大层面及上下层面侵犯的区域,可以推断出癌肿的原发部位。并可从CT图像判断会厌前间隙是否受累,有无喉软骨破坏及颈部淋巴结转移情况。

(3)喉部MRI:MRI能清晰显示喉内结构和喉部肌肉,判定软骨的轻微破坏,有助于诊断。

6.活检

是确诊舌根会厌癌的主要依据。

(三)手术治疗

舌根会厌癌的治疗包括手术、放疗、化疗及免疫治疗等。目前多主张手术加放疗的综合疗法。

1.手术步骤

(1)局麻下先行常规气管切开,插入麻醉插管。皮肤消毒后平甲状软骨下缘向两侧乳突方向切开皮肤,皮下分离后进行双侧颈淋巴结清扫,一般下咽及舌部癌转移机会较多,淋巴清扫是必要的。

（2）游离并切除舌骨（图6-89）。

（3）自舌会厌谷进咽（图6-90）。大部分舌癌侵犯会厌舌面，与舌根交界处。如侵犯了声门上及舌根，行声门上水平半喉切除，从声带上切除，做正式的水平半喉切除。笔者遇到15例都是侵犯会厌舌面与舌根，病变范围比较局限。最大一例，舌根有小鸡蛋大小。

（4）进咽后，两侧向上暴露会厌谷肿瘤侵犯的部位。看清会厌向下侵犯的范围（图6-91），如病变只在会厌及舌根，就按原计划从根部切断会厌，沿会厌肿瘤向上切到舌根就沿肿瘤边界切除。

（5）到舌根深部就看不到肿瘤边界，仅靠用手摸清楚舌根肿瘤的边界。

（6）舌根肿瘤侵犯有时很深，可到达肌层，因此切除舌根肿瘤主要靠手摸其边界，用剪刀剪下。切除肿瘤时注意留有2mm左右的安全界，这不完全靠视觉，到肿瘤深部时，几乎看不清，主要靠手的感觉。切除舌根肿瘤一般无大出血，小血管电烧或结扎止血。肿瘤大小不一，切除肿瘤时不要考虑修复，首先考虑彻底切除肿瘤。

（7）手术修复：舌根肿瘤范围小，切除后舌根相对缝合。如舌根肿瘤切除舌根，缺损很大，舌必须向后牵引与喉上软骨膜相对缝合。咽腔缺损更大时，上半喉也需切除。修复时把残留的舌根向后牵引与喉的下半部断面甲状软骨膜缝合。关咽参考声门上水平半喉手术。关咽后舌向后牵引3~4cm，张口时舌尖在口腔中部但不影响吞咽（图6-92），图6-93示术后可见舌缩短。

（杨宝琦　张淑香）

第五节　声门下癌

原发声门下癌比较少见，临床见到的患者大都是声门癌向下扩张。原发声门下癌早期不易发现，患者出现音哑、呼吸不畅时已不是早期。早期症状有咳嗽、痰中带血，有时气短、咽喉痛、咽堵、发闷。音哑出现时一侧环杓关节已固定，到T3时常有颈淋巴转移。声门下癌病理常为上皮癌。笔者曾发现有囊腺癌，横纹肌肉瘤。根据Pressman研究，声门下与气管淋巴结分布在一个区域。但来自声门扩展到声门下时情况就不一样。以前声门下癌无论原发或继发都要做全喉切除颈淋巴清扫。声门下癌诊断比较困难，特别是早期，患者没有音哑症状。间接喉镜检查在垂直面上，由于室带、声带的遮盖很难看到。肿瘤长大后在吸气时能看到。用纤维喉镜检查容易发现。

声门下距环状软骨很近，声门下10mm左右即为环状软骨。因此声门下癌扩展到7~10mm时，环状软骨已受侵犯，保留环状软骨就很困难。1959年Majer H Reider开展环状软骨上的切除手术。1974年Pique JJ Desault A和LemLourrete H、1987年国内沈伟教授、1998年周梁教授、2006年Giuseppe Rizzotto对声门下肿物包括声门、声门下做环状软骨舌骨固定术（Cricoidhyoidopey,CHP）及气管舌骨固定术。（Tracheohyoidopey, THP），保留一侧或两侧环杓关节。舌骨会厌未受侵犯时做（Tracheohyoidoepiglottopey, THEP）气管舌骨会厌固定术，保留一侧或两侧环杓关节。声门下癌手术称为环状软骨上近全喉切除术

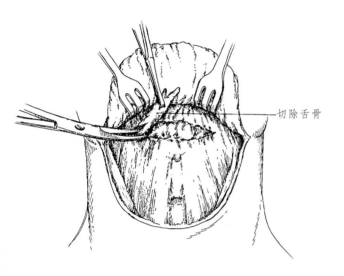

图6-89　声门上癌及舌根切除术手术切口并切除舌骨。

切除舌骨

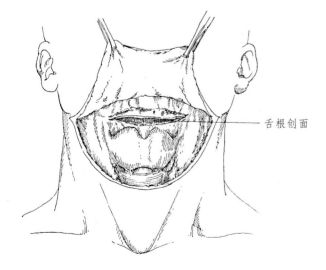

舌根创面

图6-90　舌甲膜进咽，如肿瘤已侵犯室带，切口向下移，与声门上水平半喉切除相同。

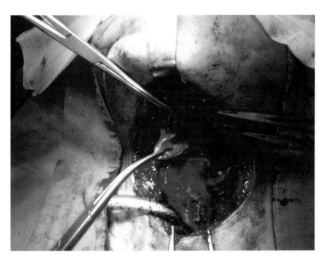

图 6-91　进咽后就能看到肿瘤牵出会厌沿两侧会厌缘切除。

(Supracricoid Subtotal Laryngectomy, SSL)。大多数声门及声门下癌是 T2、T3，可以做 SSL 手术，避免了全喉切除。做 SSL 有三个限制：①肿瘤广泛侵犯声门旁间隙后下部。②侵犯环甲膜。③肿瘤向声门下侵犯扩展 5~7mm 左右。在肿瘤的进展期手术应超出 SSL 手术范围。

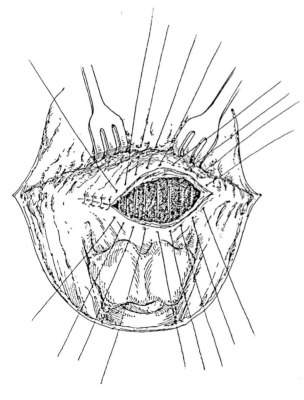

图 6-92　关闭咽腔。

（一）手术方法

切除声门下癌时除了环杓关节以外其他周围组织都应切除，只保留环状软骨后部及 1~2 侧环杓关节（图 6-94）。甲状腺做冰冻切片后再决定是否切除。此手术是继 Arslan 手术后的改进和发展，扩大了手术切除病变范围。保留一侧或两侧杓状软骨（图 6-95），会厌可以完全切除，向上可到舌骨，这是与 Arslan 手术不同的地方。

声门下癌大部分原发在声门，向下侵犯环状软骨和气管环，向上可到室带会厌及会厌前间隙。这都应包括在切除范围内。因此手术范围比 Arslan 手术扩大多了。Arslan 手术适应证只限于两侧声门癌，手术切除甲状软骨、环状软骨直到第一气管环，向上到会厌根与咽吻合（图 6-96 至图 6-99）。Arslan 手术开始时用环状软骨与咽吻合，后来发现环状软骨容易坏死，改用气管环代替。如肿瘤向上发展会厌不能保留就做气管与舌骨固定术。如肿瘤向下发展到环甲膜、环状软骨，就切除环状软骨行气管固定术（图 6-100 至图 6-103）。如病变发展到气管环，就必须做全喉切除。肿瘤向上下两侧发展，上到声门上，向下到环状软骨，就做气管舌骨固定术。病变限制在声门没有到室带，向下不超过 7mm 可做环状软骨会厌固定术。超过这两个范围只能做气管舌骨固定术。对于是否保留环杓关节，可从一侧甲状软骨后缘梨状窝进入咽部，下面从环状软骨上横断，把喉切开一半，翻开甲状软骨，能清楚看到环杓关节是否能保留（图 6-104 至图 6-106）。如一侧环杓关节没有看到肿瘤，但关节处于固定状态，此关节仍不能保留。只能留一侧环杓关节，用梨状窝黏膜修复健侧关节（图 6-107 和图 6-108）。上下

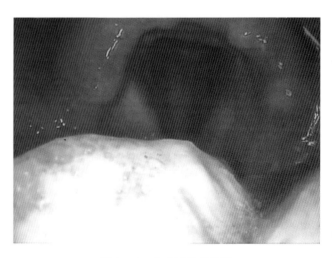

图 6-93　术后可见舌缩短。

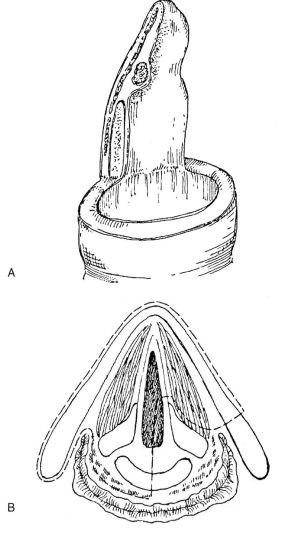

A

B

图 6-94 (A)一侧环杓关节。(B)保留一侧环杓关节。

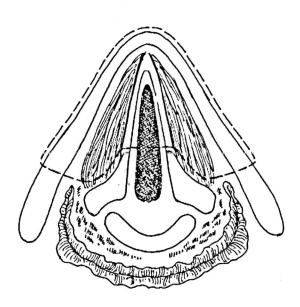

图 6-95 保留两侧环杓关节。

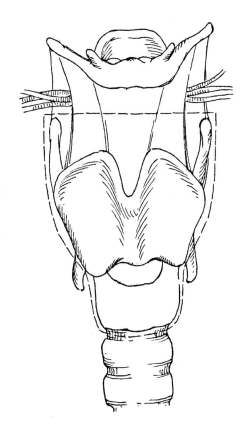

图 6-96 气管舌骨会厌固定术前面观。

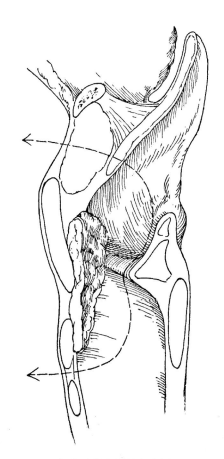

图 6-97 气管舌骨会厌固定术侧面观。

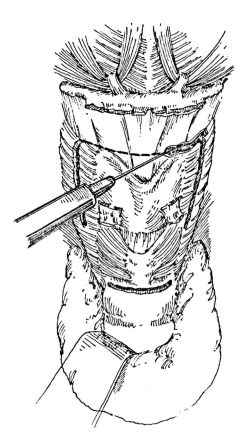

图 6-98 气管舌骨会厌固定术上下通道切开。

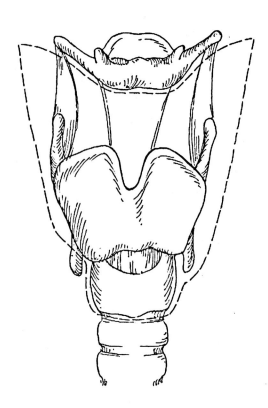

图 6-100 气管舌骨固定术前面观。

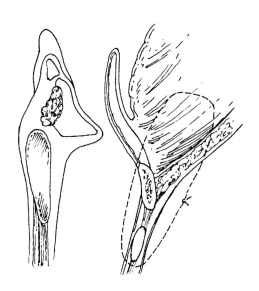

图 6-99 气管舌骨会厌固定术气道重建侧面观。

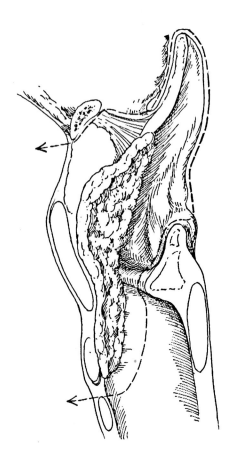

图 6-101 气管舌骨固定术侧面观。

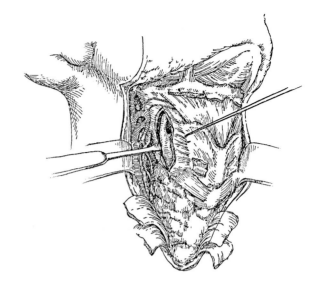

图 6-104 切断甲状软骨下角。

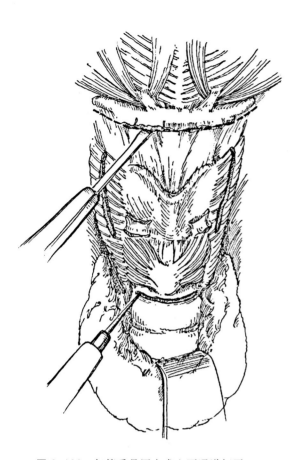

图 6-102 气管舌骨固定术上下通道切开。

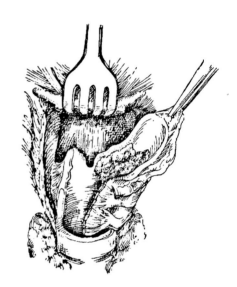

图 6-105 旋转大块喉切除的组织。

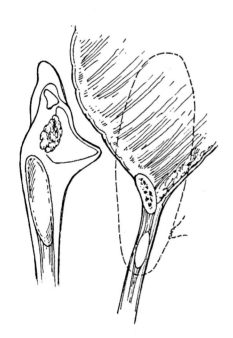

图 6-103 气管舌骨固定术气道重建侧面观。

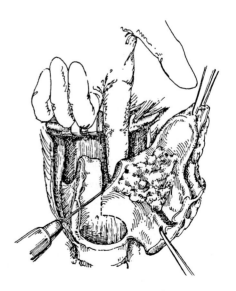

图 6-106 分开梨状窝黏膜。

界面固定前要充分游离气管下部。如甲状腺未侵犯可保留甲状腺不游离。保留甲状腺有两个目的,保留甲状腺在气管上,可供给吻合口的血液,甲状腺血液非常丰富,保证吻合口伤口愈合。固定后,为了减轻吻合口的压力从甲状腺峡部穿过一条线,向上穿过舌骨,把气管向上提,减轻吻合口的压力(图6-109)。剥离甲状软骨膜时如软骨膜没有破坏,软骨膜应保留,固定后用软骨膜包裹缝合。手术切除肿瘤与全喉切除相似,重点是保留 1~2 侧环杓关节(图6-110),如能保留对术后吞咽有帮助。

(二)术后注意事项

1. 高枕位,头部垫高可减轻伤口的张力(图6-111)。

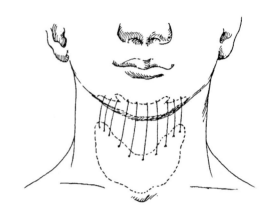

图 6-109 悬吊甲状腺。

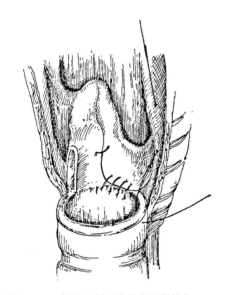

图 6-107 保留一侧环杓关节及梨状窝。

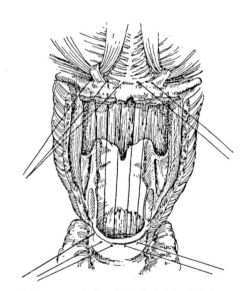

图 6-110 保留两侧环杓关节气道重建。

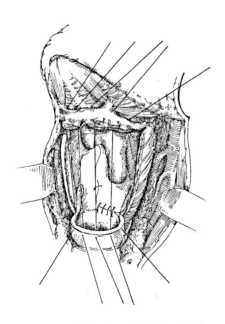

图 6-108 保留一侧环杓关节气道重建。

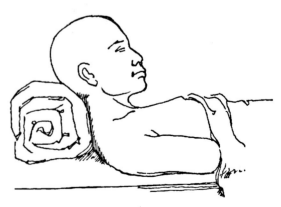

图 6-111 高枕位。

2. 鼻饲 2~3 周,高营养,流质。或药素膳。

3. 加压包扎。

4. 术后第 3 天开始进食。

5. 选用高级别抗生素。

6. 1 周内每天静脉补液 1000mL。

(三)手术适应证

不同的 SSL 气管舌骨成形术适合以下患者:

1. 声门癌向声门下扩展。

2. 喉癌侵犯一侧环杓关节 T3。

3. 局部发展的喉癌穿过甲状软骨向前扩展 T4。

喉前组织浸润时这些组织也必须切除。通过环甲膜向外侵犯也不是禁忌证,因术中环状软骨能切除。淋巴结转移都可以切除,不是禁忌证。

(四)局部禁忌证

1. T3 肿瘤到两侧环杓关节及后联合。

2. T4 肿瘤到达舌根及下咽或气管。

气管舌骨固定术实际上已是全喉切除,只是保全了喉的三大功能。这种手术最重要的是保留一到两侧环杓关节,如能保留就不是全喉切除。

(本节图临摹自 Giuseppe Rizzotto Laryngoseope 106: 1907-1971,2006.)

(杨宝琦)

第六节 跨声门癌

喉癌按原发部位分为声门癌、声门上癌、声门下癌,而跨声门癌的提出是声门癌或者声门上癌跨过喉室侵犯另一个解剖部位,称为跨声门癌。但如果声门上癌经室带杓会厌皱襞到下喉,而未经喉室,不属于跨声门癌。Kirchnet A Owen 报道 64 例跨声门癌,他说现在人们错误地应用了跨声门癌这个名词,他认为声门上癌跨过声门到对侧也可称跨声门癌,声门不一定有肿瘤。Bryce 认为喉癌黏膜鳞状上皮化生在未受到刺激的情况下,癌变是很少见的。他解释跨声门癌是声带上皮表层向外侧深部侵犯喉旁间隙发展形成的。

跨声门癌目前尚未列入 UIML 命名的分期。AJCC 虽然提出跨声门癌的名称,但没有说明肿瘤起源的位置。1961 年 Mc Gavan 发现跨声门癌,如果由两个区域的癌组成就有高度转移的危险。Le Roux-Robert 第一次做连续切片研究,发现跨声门癌的组织病理学有侵袭的特性。它会侵犯喉旁周围的间隙、软骨及骨质,特别容易向深部扩散。肿瘤由于发展快常形成包块样肿物。表面不成菜花样肿物,取活检第一次常为阴性。因此临床如怀疑喉癌,即使病理阴性,也不要轻易排除肿瘤。可以再深取活检,也可以紧密观察患者。放射线检查很重要,CT、MR 诊断对跨声门癌有很大帮助,可以了解肿瘤的部位、侵犯范围及喉周围组织、喉旁间隙、软骨侵犯情况。跨声门癌一般都有较大的肿物(2~3cm),患者除音哑外常出现呼吸症状及颈淋巴结转移。

临床检查、间接喉镜及纤维喉镜检查都是必要的,间接喉镜只能看到喉的平面图,如垂直面上的肿物,如室带肿物常遮盖喉室、声门及声门下肿物,有时误认为声门上癌,做水平部分喉切除术。打开喉腔发现喉室声带上已有肿瘤浸润,临时改做全喉切除术。纤维喉镜可以全面观察声门上下垂直面上的组织。取活检最好还是在直达喉镜下。用活检钳取较深大的组织块为宜,容易帮助早期确诊。纤维喉镜下取的组织表浅,组织块较小,给病理检查带来困难。颈淋巴结检查时,用手摸是必要的,有条件最好是行 CT、MRI 比较可靠。文献报道跨声门癌主要特征就是容易转移。局部破坏力强,易向深部侵犯,细胞分化不好,发展快。跨声门癌总结有以下特点,发展快侵犯广破坏力强,常侵犯软骨和骨,易转移,病变范围广,病理多为低分化癌,恶性度高。手术最好做全喉切除,颈淋巴清扫。

手术主要看病变范围和转移情况,如肿瘤过大,已侵犯甲状软骨或梨状窝,属于 T4,颈部转移淋巴结已固定,有的医师主张先放疗,然后再手术。目的是使肿瘤缩小后容易切除彻底。作者意见是先手术后放疗,先做根治性清扫及全喉切除术野清除。颈部残留的癌细胞在术后一个月给予根治性放疗,此时放疗治疗仍是预防性而非治疗性。残留癌细胞能得到根治。如放疗后再手术,软组织粘连,解剖标志不清,而且术后伤口不易一期愈合,易发生咽瘘,又影响术后放疗,肿瘤很快复发。那时患者就处于危险境地。术前放疗是控制性的,必须等术后再补充到根治量,必要时缩小照野对准肿物生长部位,再补充剂量。问题是手术做完了再补充剂量对伤口不会产生影响。

一、喉全切除术、气管造口成形术

1. 适应证

根据喉癌生长的部位及肿瘤范围,侵犯深度及癌细胞分化情况,患者全身情况、年龄,全面考虑选择术式。局部病变 T3、T4 或病变已扩展到喉外梨状窝、会厌谷、舌根、甲状腺、环后都必须做全喉切除。喉全切是喉癌最后的选择。

2. 禁忌证

85 岁以上老人、体质不好或已有远程转移、大量放射治疗后、全身营养状况不好、不能支持全身麻醉及手术带来的创伤。

3. 术式

全身麻醉,因手术设计要做气管造口成形术,气管切开必须在环状软骨下第一气管环上进行。皮肤切口是横行,气管切开在环状软骨下也是横行,从环状软骨下切开气管,插入麻醉插管,开始给全身麻醉。皮肤切口包括颈阔肌一起切开,沿气管切开切口向两侧延长至乳突尖部。翻开皮瓣暴露颈前肌肉(见图 6-81),这样颈部的解剖就非常清楚。

首先切除舌骨,切断舌骨上肌群和舌骨下肌群,因剪刀紧贴舌骨剪断肌肉,为了手术方便,剪断舌骨肌时先用钳子把肌肉从下面提起来沿舌骨缘切断,出血不多,游离舌骨体,前后贯通后,用组织钳提起舌骨,紧贴舌骨向两侧剪断附着在舌骨上的肌肉,直到舌骨大角完全游离,剪断一侧舌骨甲状韧带。在剪断舌骨头时要看清周围组织,有时面动脉由此经过,误伤后因伤口较深并由周围肌肉包围着很难止血,原则上是紧贴舌骨切除就不会损伤大血管(图 6-112)。

舌骨切除后从中线把带状肌向两侧分离直到甲状软骨后缘,完全暴露甲状软骨、环状软骨、气管,分离此肌肉时(胸舌骨肌、胸甲状肌)注意甲状腺上动脉有时自肌肉内经过。用尖刀切断附着在甲状软骨后缘的下咽缩肌(图 6-113)。注意甲状软骨后缘再向后就是梨状窝黏膜,勿损伤。沿甲状软骨后缘向上游离甲状软骨上角。游离后自尖部剪断。甲状软骨上角与舌骨大角中间有韧带相连必须剪断。在游离甲状软骨上角时通常在上角的内侧有喉上动脉,如能看到切断结扎,如看不到不用专门寻找喉上动脉。除了分离甲状软骨上角,同时分离甲状软骨上缘到中线,主要分开与甲状软骨连在一起的软组织及筋膜。

向下沿甲状软骨后缘找到环状软骨,找到环咽肌

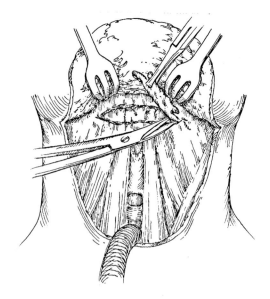

图 6-112　喉全切除气管成形术切口舌骨切除。

切断。喉的这一侧就完全游离了。对侧用同样的方法游离。两侧甲状软骨、环状软骨均游离后开始自下而上切断喉和气管。此手术不保留环状软骨。

自气管切开处切断喉与气管残余的连接处。切断前先用弯钳子从一侧气管后壁穿过到对侧,剥离以后再切就防止了切气管时误伤食道前壁。

切断气管将喉下端、环状软骨用组织钳夹住,把喉向上翻,剥离喉后面的软组织(图 6-114),暴露两侧环杓后肌,沿肌肉向上剥离就看到环杓关节囊。下段手术到此暂停(图 6-115)。

喉下端已游离,最后就是自甲状软骨上面进咽找会厌。找会厌时不要从甲状软骨根部切下去,否则可

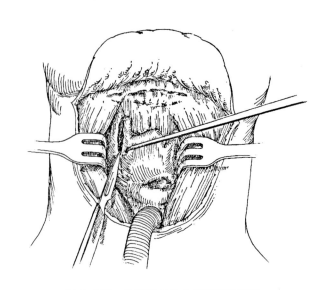

图 6-113　分离甲状软骨切断下咽缩肌。

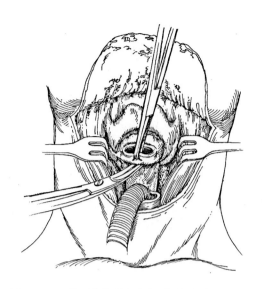

图 6-114 从环状软骨切断气道,把喉从下翻上去。

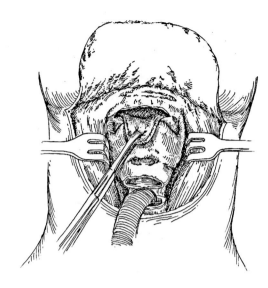

图 6-116 自甲状软骨上找会厌,切开咽腔牵出会厌,沿会厌两侧梨状窝边缘切开到环杓关节。

能把会厌切断,会厌尖部在距甲状软骨上切迹 2~3cm 处分层剥离,直到看到咽腔黏膜,会厌的轮廓也就显露出来。切开咽黏膜,先用钳子夹住会厌尖,再切开咽黏膜会厌就完全暴露了(图 6-116)。再换另一把组织钳夹住会厌的根部。用剪刀沿会厌轮廓两侧向下切除两侧沿梨状窝黏膜如喉外没有肿瘤靠近喉切除,咽黏膜多保留一些。如已侵犯梨状窝,把咽喉拉开,看清梨状窝侵犯的范围,留有安全界。环后如有肿瘤也可以切除,只要保留一侧梨状窝完整能包绕一根 16 号胃管,进食就没有困难。向下到环杓关节下喉头四周就全部游离了,可以横过环杓关节下,喉全部切除就完成了(图 6-117)。

取下喉之后,先不关咽,做气管造孔及发音重建,

此手术是 Blom-Singer 首创,主要目的是扩大气管造口,未来可以终身不戴气管套管,而且造口不会因瘢痕收缩造成狭窄,把气管口做成一个喇叭形造口比原气管口大了 1~2 倍。

以两侧锁骨头为标志向左右斜线向着皮缘成 X 形(图 6-118)。交叉切开皮瓣,分开上面一块三角皮瓣切除不要,两侧的皮瓣各成三角形。从皮瓣三角尖端向外分离皮瓣 4~5cm,切除皮下脂肪组织。颈前皮下组织完全暴露。分离两侧带状肌,直到胸骨柄上,暴露甲状腺峡,分离后切断、缝扎。甲状腺自气管上向两侧分离,甲状腺分离到气管的后缘膜性部,气管除后

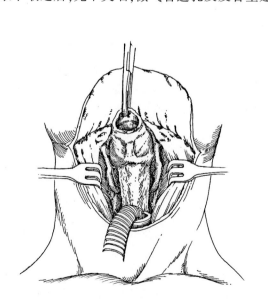

图 6-115 向上剥离喉的后部到环杓关节囊。

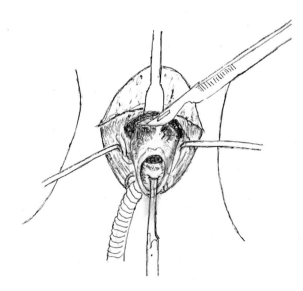

图 6-117 在环杓关节下横断,喉切除就完成了。

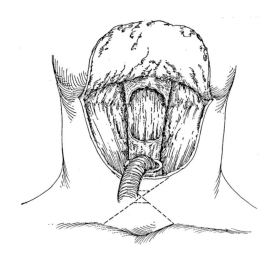

图 6-118 喉切除后先不关咽，在切口下皮肤上做一斜行交叉，两端是锁骨头上端是皮肤切口。

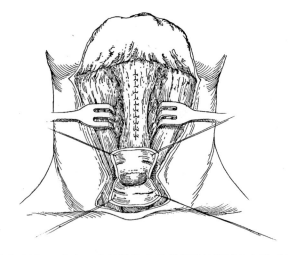

图 6-120 3点和9点处用剪刀垂直剪开气管环2~3环，气管分两片。

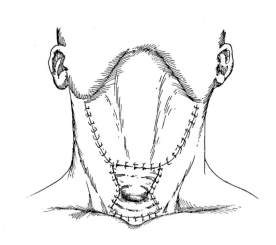

图 6-121 关闭皮肤伤口，上皮瓣缘与气管瓣上缘缝合，气管造口完成。

壁外大都暴露。气管造口成形术是把气管切成两片，把做好的三角皮瓣插进来，做成一个完整的喇叭口（图6-119）。用组织钳从气管前壁提起气管。气管口成圆形，如同一个钟表在顺时针3点处、9点处垂直用剪刀剪开气管环2~3环，要看气管大小，大约2~2.5cm，把气管分成两片，如图6-120，把准备好的三角皮瓣从尖端插入气管切口根部。皮肤的尖和气管尖相对缝合，然后沿上下两侧皮瓣与气管瓣相对缝合。气管下端与下面切口的皮缘缝合，气管瓣的上缘暂不缝合，等手术最后关闭皮肤伤口时，用上面皮瓣缘与气管瓣上缘缝合，气管造口到此就完成了（图6-121）。

如做各种发音重建，如 Blom-Singer、Grronigen、气管食管造瘘术等，都可以在此时进行，因为咽部的伤口仍然开着。气管造口也很宽大，手术比较方便

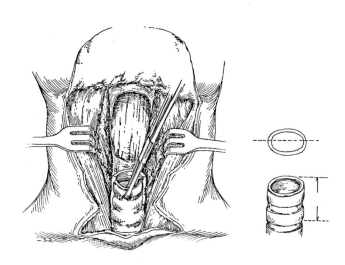

图 6-119 切开后的皮瓣插入切开的气管环间。

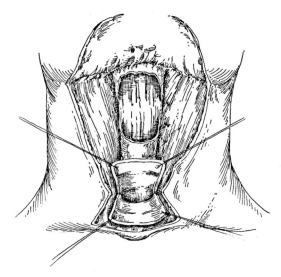

图 6-122 气管分成两片。此时想做发音重建如气管食管造瘘、Blom-Singer、Grounegen 低阻力发音器都可进行。

（图 6-122）。发音重建完成后就可以关咽。

关咽前需检查下咽黏膜有无损伤、穿孔，如有此时修复是很容易的，忽视了术后咽瘘就很麻烦。而且影响术后放疗。关咽黏膜分两层缝合（见图 6-120）。

颈前肌肉相对缝合为了加固食道缝线。后有人提出颈前软组织太厚，压迫咽腔术后发音困难，建议不缝合带状肌。冲洗伤口、放引流。缝合皮肤伤口，用皮瓣正中先缝合气管造口的上缘气管断端，然后再缝合两侧（见图 6-121）。伤口愈合后，造瘘口外观如图 6-123。

伤口加压包扎，消灭伤口里的死腔，防止感染，同时也减少了渗血或伤口出血。术后 48 小时拔出引流。一周拆线。两周开始用口进食，一个月开始放疗。

喉全切除术一般都是比较晚期，因此手术时可能遇到许多术前没有估计到的情况。

如肿瘤已侵犯甲状软骨甚至到喉外，此时带状肌就不能保留。肿瘤侵犯声门下不仅环状软骨不能保留气管也必须切除到安全界。如气管切到 4~5 环，就不能做气管成形术，气管断端颈部不能固定，必要时可切除一部分胸骨柄，把气管固定到胸骨窝上，如甲状腺已侵犯应同时切除。如果肿瘤侵犯梨状窝所剩黏膜不够 2~3cm，不能包住胃管，此时可将胸大肌皮瓣与残余黏膜一起缝合做管术后能进食，单纯做胸大肌皮管术后进食有困难。病变向上侵犯会厌谷、舌根都可以切除缝合。现在做全喉切除时术前应充分检查 CT、MR，事先把病变范围看清楚，对手术的范围有充分的估计。现在做全喉切除与以前不同的是术后可以不戴气管套管，减少患者每天洗管换管的负担，减少套管对气管壁的刺激，同时可以发音。

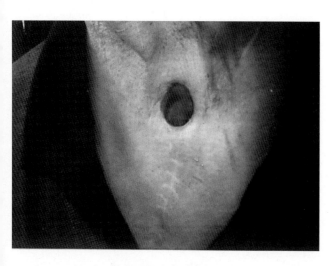

图 6-123 术后造口。

二、颈淋巴清扫术

颈淋巴清扫术是根据颈部转移情况，淋巴结大小、多少、是否固定，同时参考病理类型和病变分期，来决定手术范围及术式。常用的颈淋巴清扫分为根治性清扫、功能性清扫和区域性清扫。

（一）根治性颈淋巴清扫术

1.适应证

颈部能触及一个或多个肿大淋巴结，转移淋巴结在局部固定或不固定。固定表示淋巴结与周围组织有粘连，手术即使能分开，周围组织也带有肉眼不能看到的癌细胞。病理常为头颈低分化癌，病变为 T3、T4。

颈淋巴转移与原发癌有密切关系，喉癌、下咽癌、颈段食道癌、口腔癌、牙龈癌、舌癌、舌根癌、腮腺癌、甲状腺癌、中耳乳突癌需做颈淋巴清扫。口腔癌、牙龈癌等原发癌邻近部位也必须清扫。由于受解剖的限制，必须把下颌骨锯开或切除半侧下颌骨才能充分暴露原发病灶及清扫部位。颌面部肿瘤除清扫局部外，颈部也要常规清扫。

2.手术原则

颈部皮瓣充分暴露后清扫，除必须保留的组织如颈动脉、副神经、迷走神经、颈交感神经、膈神经、胸导管、面神经下颌缘支、舌下神经、舌神经外，其余肿瘤侵犯的肌肉、脂肪及淋巴组织均需清扫，患侧甲状腺未侵犯也应保留。根治清扫术事先划定清扫界限，有步骤按顺序清扫。清扫范围及界限在颈上界以下，颌骨下缘二腹肌为上界，下界为锁骨包括上窝。前界为斜方肌前缘，内界为颈中线带状肌，后界为前斜角肌、中斜角肌、后斜角肌、提肩胛肌上的颈深筋膜。此范围的组织中，胸锁乳突肌、肩甲舌骨肌上淋巴结连同脂肪组织血管鞘膜，肌肉上的筋膜连同病变一起大块切除。最关键部位是颈动脉区及颈内静脉区。保留重要神经、血管。

3.手术方法

根治性颈清扫术也包括颈内静脉切除，颌下腺、腮腺尾叶都在清扫范围。

（1）切口：根据手术需要与原发灶一起切除，多种切口可以选择。常用的切口如图 6-124。切口向下到锁骨下 2cm。

（2）切开皮肤连同颈阔肌一起切开，切开后解剖标志容易辨别，而且皮瓣上带颈阔肌，皮瓣较厚，伤口

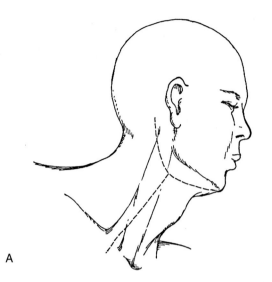

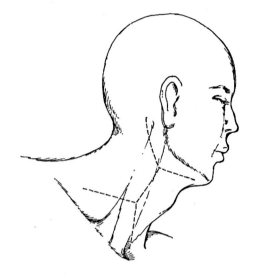

A   B

图 6-124　根治性颈清扫皮肤切口。

容易愈合(图 6-125)。术野充分暴露,上至下颌骨下缘,下至锁骨下,内侧到中线,外侧到斜方肌。

(3)术野充分暴露后沿锁骨下缘向上剥离锁骨上窝的脂肪, 脂肪组织推到锁骨上与锁骨上筋膜相连(图 6-125)。此区注意勿损伤胸膜,特别是右侧胸膜反折处较左侧高。胸膜如有破裂,有气从裂孔漏出,可立即发现,缝合修补,放闭式引流。

(4)在锁骨上 2cm 处切断胸锁乳突肌胸骨头和锁骨头,断端向上翻起,下面就是颈动脉鞘,颈动脉鞘内包括有颈总动脉、颈内静脉、迷走神经(图 6-126)。交感神经在颈动脉下,不在鞘内。一般不去暴露,首先找到颈内静脉,它比较表浅,在锁骨上 2cm 处游离结扎,切断颈内静脉,断端结扎(图 6-127)。游离颈内静

脉下端不要过低,以防损伤乳糜管,形成乳糜瘘。胸导管经后纵隔沿锁骨下动脉上升至锁骨上,横过左颈动脉鞘,在斜角肌下汇入颈内静脉。胸导管破裂后,伤口有油性分泌物溢出,此时寻找乳糜管断端很困难。术中未发现,术后换药发现乳糜瘘,只有加压包扎 2~3 个月后自愈。乳糜管瘘是严重颈清扫合并症,术中应特别关注。一般乳糜管都在左侧,游离颈内静脉不要太靠下避免损伤乳糜管。

(5)沿锁骨上颈深筋膜及颈动脉鞘膜向上分离,首先游离颈内静脉结扎切断。把静脉与切断的胸乳肌一起向上翻(图 6-125),同时包括锁骨上脂肪及胸锁乳突肌后斜方肌前缘的脂肪。直至甲状软骨上缘,此

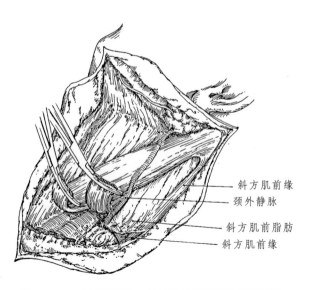

斜方肌前缘
颈外静脉
斜方肌前脂肪
斜方肌前缘

图 6-125　连同颈阔肌一起切开暴露颈部的肌肉切断。

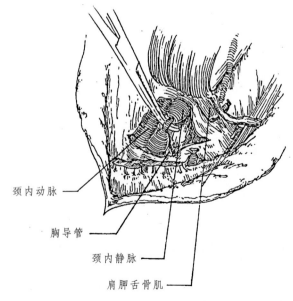

颈内动脉

胸导管

颈内静脉

肩胛舌骨肌

图 6-126　结扎颈内静脉,暴露颈总动脉、迷走神经和膈神经。

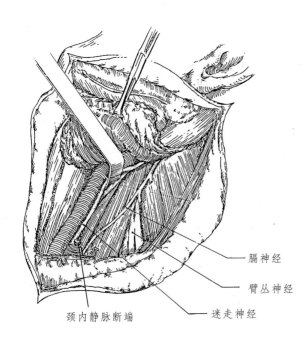

图 6-127 颈内静脉切断后清扫锁骨上窝和斜方肌前缘脂肪。

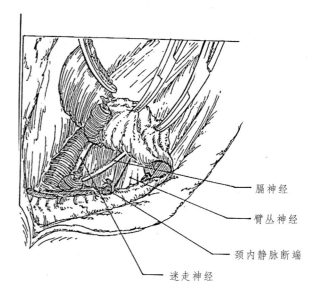

图 6-128 切开胸乳肌下端暴露颈内静脉膈神经臂丛神经。连同锁骨上窝及斜方肌前脂肪一同翻起。

处为颈动脉分歧部(颈内动脉和颈外动脉分叉部位),此部位比较膨大,呈半球形,称颈动脉球,此处有植物神经分布。手术时暴力分离此处常遇到血压下降,心率减慢或突然停止。

(6)分离外侧斜方肌前缘及胸锁乳突肌后缘的脂肪及结缔组织,自锁骨向上分离时,在斜方肌内侧常遇到颈外静脉及颈横动脉。颈外静脉可结扎。在前斜角肌和中斜角之间颈内静脉旁常看到膈神经。在后斜角肌与斜方肌之间,靠锁骨上有一小窝可看到臂丛神经(图 6-128)。清扫此处时可看到肩胛舌骨肌下腹。肌肉可以切断,但就在肌肉前可以看到副神经,有意保留此神经时也能做到。副神经麻痹会导致肩塌陷,抬肩困难,沿斜方肌前缘向上就到胸锁乳突肌后缘。此处有大量脂肪组织,其内常包裹淋巴结。在斜方肌内侧常遇到颈横动脉及颈外静脉,颈外静脉自胸乳肌后缘延伸到面部,术中从下向上分离时常多次碰到此静脉。斜方肌前缘脂肪及软组织向内上方分离,也包括锁骨上窝的软组织,切断的胸锁乳突肌,切断的颈内静脉一起向上分,直到二腹肌。在胸乳肌下找到颈内静脉上段,切断结扎。

(7)清扫颈动脉鞘。颈动脉鞘是颈深筋膜的一部分,颈深筋膜在颈部就像一个封套,其内有气管、食道,两侧是颈动脉鞘,中间是气管前筋膜,后界是椎前筋膜,颈深部感染就发生这些间隙内。鞘膜向下与纵隔相连。颈动脉鞘膜内包括颈内静脉、颈总动脉、迷走

神经(图 6-129)。紧贴鞘膜下为交感神经,清扫颈总动脉鞘膜时,把鞘膜从动脉下面分离出来,这样鞘膜清扫术才彻底。分离鞘膜时紧贴动脉壁,不会损伤交感神经。迷走神经容易识别,可在颈内静脉和颈总动脉之间找到。颈动脉鞘膜上常有转移,术后转移瘤生长与颈总动脉粘连在一起,手术分离十分困难。有时肿瘤已侵犯动脉管壁,粘连很紧,分离肿瘤时最好不用钳子,用刀背剥离动脉壁。正常时壁较厚有弹性,肿瘤侵犯后管壁变硬,失去弹性,而且管壁很脆,用钳子

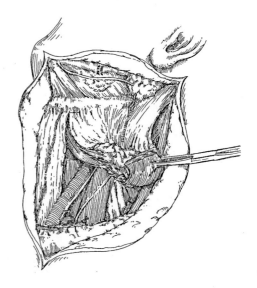

图 6-129 沿颈总动脉颈深筋膜向上分暴露迷走神经,及胸锁乳突肌后的脂肪直到胸锁乳突肌根部。

分离常会戳穿动脉壁而造成大出血。因此剥离有粘连的动脉时,先在动脉下端游离,用粗线做一圈套,圈在动脉上,不结扎,以防动脉破溃时及时结扎,减少出血。颈总动脉一旦出血只有做颈总动脉结扎。结扎术后易造成偏瘫,有的甚至昏迷,严重者因脑坏死,患者死亡。如遇到肿瘤与颈总动脉粘连很紧时,用尖刀紧贴肿瘤面分离,小心不碰血管壁,这样就不会损伤血管,但血管壁上会残留癌细胞,以后靠放疗解决。分离颌下腺背面可遇到面动脉、静脉及颌下腺导管(图6-130)。识别导管时看到导管进入颌下腺,切断结扎导管。二腹肌下看到舌神经和舌下神经(图6-131)。颈交感神经干在颈总动脉外后,通常不有意暴露。除非颈动脉鞘上有转移向后压迫交感神经。

(8)清扫向外到二腹肌后腹,胸锁乳突肌下找到颈内静脉上端,周围有疏松的结缔组织和较多的淋巴结,是清扫重点。切断颈内静脉后上端应双重结扎,并把断端固定在周围软组织上,以防结扎线脱落,造成大出血。静脉断端缩到软组织内不易寻找。在乳突尖下切断胸锁乳突肌上端。切断前在二腹肌后腹找到副神经的脊髓支,切断胸锁乳突肌后结扎断端,大标本就全部切除(图6-132)。

(9)清除颌下腺间隙:在下颌骨下缘横切筋膜,暴露颌下腺进入颌下三角,沿二腹肌前腹到下颌舌骨肌后,再在平舌骨肌暴露和牵出下颌腺,剥离时注意有面动脉从这经过。颌下腺光滑,容易剥离,在上部有颌下腺导管,剪断结扎颌下腺的底部是二腹肌,下面有舌神经,在二腹肌上有舌下神经在颈外动脉横过,面动脉在二腹肌后腹,紧贴颌下腺,在腺体的后面。颌下腺窝有脂肪应一起清除。二腹肌是颈清扫的上界。颌下腺游离后在乳突下切断胸乳肌上端,大标本就下来了。根治性清扫完成(图6-132)。

(10)根治性颈清扫后颈动脉就暴露在皮下,如颈阔肌没有保留,术后放疗引发皮肤坏死,动脉不保。为了安全,自斜方肌前缘,分离提肩甲肌(图6-133),移位到颈动脉鞘上(图6-134)。肌肉下端横切,上端肌肉从颈椎横突分离向前旋转180°盖在动脉鞘上。缺损部位与斜方肌缝合(图6-135)。

(11)清扫结束后在胸锁乳突肌前缘,下颌骨下缘,用手指探入下颌骨下,此处有一个潜在间隙,此间

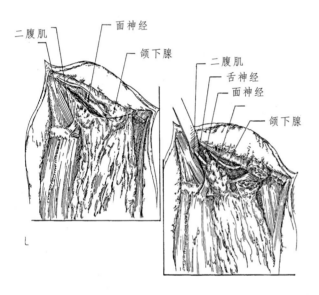

图6-130 清扫颌下腺区,从下颌骨下缘切开暴露颌下腺很容易分离,注意保护舌神经、舌下神经、面神经下颌支,切断舌下腺导管。

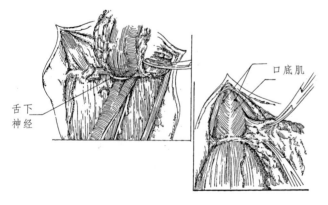

图6-131 向上分颈总动脉分歧部看到舌下神经。清扫上界到此为止。

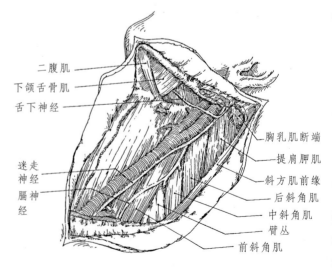

图6-132 在胸乳肌上端二腹肌下找到颈内静脉上端,游离后结扎切断。沿切除下颌腺切口横断胸乳肌上端及颈部软组织,清扫结束。

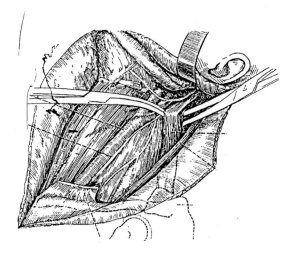

图 6-133 根治性清扫术完成，剥离提肩甲肌。

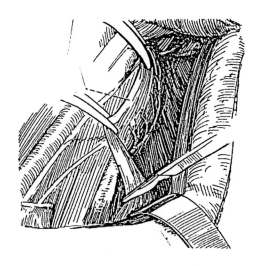

图 6-134 翻转肌肉向前盖在动脉上。

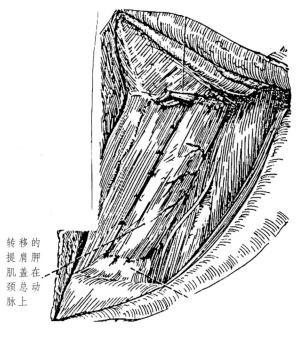

图 6-135 周围缝合同时用斜方肌与后斜肌缝合。

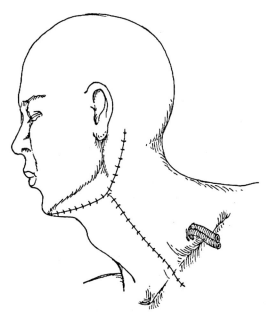

图 6-136 放引流缝合伤口。本图临摹自 Robert A Wise and Harvey W Barer of The Head and Neck, p285~295 Second Edition.

隙称为腮腺后间隙，其内常有 1~2 个淋巴结隐藏。清扫时不在清扫范围，术野也看不到，手术常常遗漏，此间隙淋巴结术后常常有转移而复发，放疗时此间隙没有包括在照野内。清扫术中注意探查一下，如有淋巴结一同切除。术后颈部伤口示意图见图 6-136。

（二）区域性颈淋巴结清扫

颈淋巴结分区局部清扫，把颈部淋巴划分成 6 个区域，根据原发病变可做局部清扫，不做大面积半侧或全颈清扫，其优点是手术范围缩小创伤面积缩小，但实际上头颈原发恶性肿瘤只做局部清扫，意义不是很大，我们做头颈淋巴造影时发现自头部经淋巴管可到颈部从上到下，没有只限于一个区域。大面积颈淋巴清扫后，在颈局部复发时，特别是手术放疗后，再大面积清扫颈部有一定困难，适合做区域性清扫。区域性局部清扫创伤小，转移灶彻底清扫比较容易。因为手术放疗后转移复发大部分都在转移灶周围组织存留，有黏连，特别是大血管、颈内静脉、颈总动脉，局部清扫就比较困难，有时也很难彻底清除，如第一次手术时，大面积清扫并无困难，比区域性清扫要保险得多。

区域性颈淋巴清扫应根据病变部位、病理的类别及细胞分化情况、颈部 CT、MR 决定清扫的区域。

区域性清扫共分 6 区。

1 区：包括颌下区淋巴结及软组织。

2 区：为颈内静脉上淋巴结，二腹肌下及舌骨水平，二腹肌下前界为胸舌骨肌侧缘，后界为胸锁乳突肌后缘。

3 区：颈静脉淋巴结中区，从舌骨到肩胛舌骨肌与颈内静脉交叉处，前后界与 2 区相同。

4 区：颈内静脉下区，从肩胛舌骨肌到锁骨前后界与 2 区相同。

5 区：包括枕后三角区的淋巴结，或称副神经淋巴链及锁骨上淋巴结后界为斜方肌前缘，前界为胸锁乳突肌后缘，下界为锁骨。

6 区：内脏周围淋巴结，包括环甲膜淋巴结，气管周围喉返神经周围淋巴结，甲状腺周围淋巴结，这一区两侧界限为颈总动脉和颈内动脉，上界为舌骨，下界为胸骨上窝。

（杨宝琦）

（三）功能性颈淋巴结清扫

文献上此手术有不同命名，功能性颈清扫（Functional Neck Dissection）又称保守性颈清扫（Conservative Neck Dissection），也有叫改良式颈清扫（Modified Neck Dissection）。

1. 适应证

颈部两侧均能摸到淋巴结，或摸不到淋巴结，但癌的性质易转移，肿瘤已晚期，癌属低分化，即使颈部摸不到淋巴结，最好也做功能性清扫。应该把功能性清扫作为预防和治疗头颈癌的手术方法。如淋巴结活动不固定与手术有关系，固定的淋巴结表示淋巴结肿瘤已与周围组织粘连，此时只摘除淋巴结不去除周围的组织就很难彻底，必须做根治性清扫。转移淋巴结与病理的性质有关。如果下咽癌、甲状腺癌容易转移，喉癌已到 T3 T4，在病理上，细胞分化不好，低分化癌，即使颈部未摸到淋巴结，也应同时进行清扫手术。1964 年作者做颈淋巴管造影时发现颈部未摸到肿大淋巴结，但造影时显示有淋巴转移，同时有多个淋巴管栓塞，证明颈清扫不一定必须等摸到颈部肿大的淋巴结时再做。淋巴管栓塞证明有癌已转移。现在有 CT、MR、B 超，更易早期发现。但这些检查也不完全可靠，许多转移淋巴结看不到、摸不到，也不在淋巴结内，它栓塞在淋巴管内，只有做淋巴管造影才能发现，栓塞部位就是转移部位，不一定在淋巴结内。所以颈清扫不能只摘除看到的淋巴结，还应包括颈部的软组织。70 年代以前我们常规都采用根治性颈清扫，1964 年林必锦在《中华耳鼻喉杂志》最早发表了喉全摘及颈淋巴清扫一期进行的手术。那时就发现根治性颈清扫手术带来的一些问题，特别是双侧颈淋巴清扫后，颈部变成一根棍样，支撑头部非常难看，颈部呈固定状态，活动受限。BomLa 1967 年发表了保守性颈清扫术，目前国内也广泛采用，即使根治性颈清扫也保留颌下腺和副神经胸锁乳突肌，为了暴露清楚，可先切断下端把肌肉翻回去，胸乳肌下面的组织都能暴露清楚，清扫后再把肌肉断端缝合复原。功能性清扫不是打开颈部，把能摸到、看到的淋巴结摘除，其他的组织就不动了，如果没有摸到淋巴结、只为探查一下手术就结束，做选择性清扫实际没有清扫。

2. 手术方法

功能性清扫术式基本上与根治性清扫相同。只是在清扫过程中把有功能的组织、血管、神经肌肉保留下来。手术步骤与根治性清扫一样，自下而上，自外向内清扫各间隙，如锁骨上窝的脂肪、斜方肌前缘胸乳肌后缘的脂肪、臂丛间隙的脂肪、颈总动脉、颈内静脉所有的血管上鞘膜必须清除（图 6-137）。因

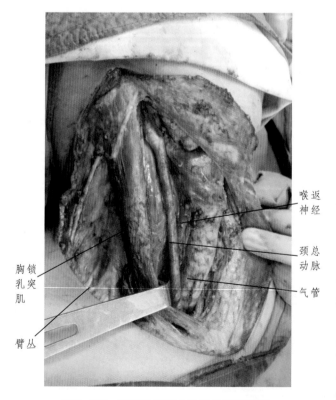

图 6-137　颈动脉鞘膜去除后的颈总动脉。

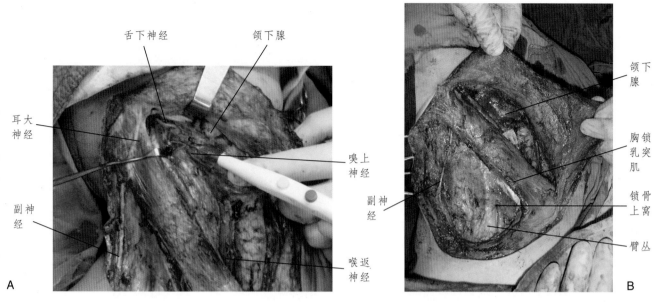

图 6-138 (A)功能性颈清术后颌下腺区域术野。(B)功能性颈清术后术野。

鞘膜上常有小淋巴结,一旦复发就与颈动脉粘连,处理十分困难。颌下腺间隙如无淋巴结,颌下腺就不做切除。功能性颈清扫上界到二腹肌就可以了,外侧到斜方肌前缘,下界到锁骨上窝,内界到颈动脉内侧(图 6-138)。

颈清扫也可以不切断一端的胸乳肌,在胸乳肌前缘向后分离,把胸乳肌上下充分游离后中间穿一根带子,把胸乳肌提起,下面的组织也能充分暴露,胸乳肌下的肩胛骨肌功能不多,又连接舌骨,做喉切除时也必须切断此肌肉,因此肩胛舌骨肌可以不保留,切除后下面颈深筋膜上的组织暴露更明显。清扫的重点是颈动脉鞘,肩胛舌骨肌以上,其中颈内静脉周围围淋巴结最多,清扫颈动脉鞘时不是只剥离表层筋膜。将动脉用拉钩拉向内,再剥离颈动脉下面的鞘膜,剥离过程主要需辨认迷走神经,神经在鞘膜下一般不会损伤。关键是神经解剖的部位要清楚。迷走神经在颈内静脉与颈总动脉之间。交感神颈在颈动脉下,通常不暴露该神经。脊髓副神经是脑神经,但它是从脊髓出来又进颅,进颅后与延髓副神经合并,形成副神经,后又出颅,是人体的第二个返回神经(图 6-139)。在其经过颈静脉孔时与迷走神经合并。出颅后又分开就形成副神经和迷走神经。迷走神经实际上完全是植物神经,它的运动支感觉支是副神经介入的。副神经大部分功能来自脊髓,故称脊髓副神经,副神经颅内段内侧支出自延髓。副神经在腮腺尾叶下进入胸锁乳突肌。在颈内静脉内,二腹肌下可以找到。找到后与肌肉分离。在暴露膈神经时,自锁

骨上横形切开,先剥离锁骨上窝的软组织,到颈深筋膜前斜角肌与中斜角肌之间,颈内静脉外找到。自锁骨上向上分离筋膜时,在肌层小心膈神经裹在筋膜内,容易损伤。在颈内静脉下端,前中斜角肌之间有一小窝,内有臂丛神经及颈神经(图 6-138B)。臂丛神经来自 3~4 颈神经。清扫颈内静脉时注意在左侧下界有胸导管勿损伤,胸导管标志不明显,破损后形成乳糜瘘,很长时间才能愈合。功能性颈清扫是设法保护有功能的组织(图 6-140),其他在指定范围内

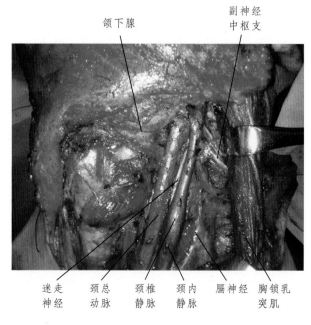

图 6-139 位于ⅡB区的副神经中枢支。

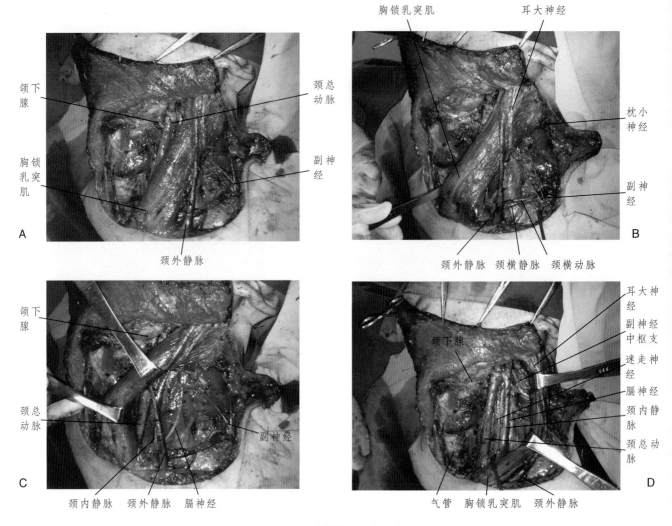

图 6-140 功能性颈清术后术野。

没有功能的组织一律视为有病变的组织进行清除，包括筋膜、脂肪、鞘膜。这些组织内常隐藏小淋巴结，手摸不到。CT、MR、B 超都不显影，功能性清扫就是解决这种情况。

（杨宝琦 陶英杰 程俊萍）

(四)喉切除及清扫的合并症预防及处理

1.咽瘘

由于抗生素的发明和不断改进，特别是头孢类的抗生素发明以来，咽瘘发生率很低。咽瘘的形成是手术时关咽缝合不好。一般教科书都采用 Y 字形缝合。Y 字缝合是三个创面对接，稍有一侧没有对紧，就会出现咽瘘。我们用 1 字缝合从下向上缝合。没有张力，每针间隔 0.5cm。缝合第一层时必须黏膜对黏膜。第二层时，用黏膜外层把第一层包裹进去看不到第一层缝线。

第三层用颈前软组织两侧中线对缝，消灭死腔。有死腔就容易感染，因为喉切除术不是无菌的手术。特别注意舌骨上间隙，舌骨切除后局部就变成一个死腔。关咽后舌骨上常遗留一个大凹陷，该处可能成为死腔，可用一侧带状肌自下面切断转移到舌骨间隙，周围缝合，消灭死腔。伤口加压包扎是最重要的，主要是消灭死腔，颈部软组织互相紧贴在一起，既减少了出血又避免死腔的形成。伤口容易愈合，加压包扎 5~7 天。

如咽瘘发生，小的咽瘘就靠加压包扎，鼻饲 2~3 周。加压时咽瘘部位纱布垫高，这样能压住瘘孔不向外漏液，瘘口很快就关闭，如瘘口压不住就会变成长期流唾液，没有愈合的机会。若瘘孔较大，不能自愈，也不要急于缝合，可等瘘孔黏膜肿胀消失后再缝合。不管预防也好治疗也好，加压包扎都是最好的方法。出现咽瘘不能在咽瘘部位冲洗，不要放引流，治疗目的是让组织粘连。如每天冲洗，皮下剥离的范围越来越大,永远不能闭合。

2.脊髓副神经损伤

功能性清扫时注意,在剥离胸乳肌时注意保护和识别脊髓副神经,在胸乳肌内包裹。在清扫一个局部时,首先应先解剖暴露神经后再进行手术。在腮腺尾叶,二腹肌后腹胸乳肌靠外可看到此神经。舌下神经在二腹肌前腹上,沿颈总动脉向上剥离看到舌下神经横过颈外动脉。如不做颌下腺切除一般不涉及此神经。舌神经也不涉及。清理颈动脉鞘膜时先清扫颈内静脉,后再向内剥离颈总动脉鞘,颈内静脉和颈总动脉之间,血管后面能找到迷走神经。颈交感神经在颈总动脉后,有颈动脉鞘膜相隔,颈清扫一般不涉及此神经,除非颈动脉壁有转移瘤,侵犯或压迫该神经,出现 Horner 综合征。静脉壁较薄,动脉壁较厚,有弹性,在正常情况下不易损伤,当肿瘤与动脉粘连后,动脉壁就失去弹性,剥离时要小心,遇到这种情况,为了防止意外,可在动脉下端用粗线套过颈总动脉。如有出血马上结扎。因为颈动脉出血没有别的办法。只有结扎,后果很难预料。轻者偏瘫,重者死亡。如颈内静脉有淋巴结与静脉粘连,最好切除不要剥离。因为静脉壁较薄剥离时易损伤。

3.胸膜损伤

颈清扫自下向上分离首先是锁骨上窝脂肪,清扫时小心胸膜,在胸膜上把脂肪层分离出去,右侧肺三叶,胸膜反折较高,容易损伤,胸膜破损后有气喷出,破损处应立即缝合,胸腔放闭式引流。锁骨上向下分离到颈深筋膜,若做根治性清扫应切断颈内静脉,在锁骨上 2~3cm,结扎切断,断端下端应固定在锁骨下软组织上,以防线头脱落静脉缩下去,大出血找不到血管。剥离斜方肌前缘和胸乳肌后缘的脂肪应注意颈外静脉沿胸乳肌后缘上升,向上剥离时可能遇到好几次。另外颈横动脉也裹在脂肪组织内,常无意中损伤。颈深筋膜上的软组织就是清扫后界,沿颈深筋膜向上分离。

4.膈神经损伤

锁骨上软组织向上翻起时在靠近颈内静脉有膈神经,如果损伤,一侧膈肌瘫痪,但不会严重影响呼吸。在左侧颈内静脉下端时注意胸导管,它在颈内静脉下端,在锁骨上 2~3cm 处结扎是比较安全的,胸导管很隐蔽表面看不到。多数在剥离颈内静脉时无意中损伤,直到油性分泌流出才发现。寻找胸导管断端很困难,胸导管破裂后就看不到管型。如果找不到管腔断端,唯一的办法就是伤口缝合后,放引流的同时加

压包扎。3~4 周后瘘管可自行闭合。

5.伤口感染

有感染时,必须打开伤口或切开引流防止压力扩大引发咽瘘。只靠抗生素的作用是不行的,最怕绿脓杆菌和厌氧菌感染。引流时一定要做细菌培养和药物敏感试验,选择最有效药物外再加甲硝唑。处理局部感染,不要冲洗,加压包扎,使伤口皮肤互相贴紧,粘连。

6.术后多次放疗,颈部皮肤坏死

不能继续放疗可是又不能再手术时,可切除患侧坏死皮瓣。转移胸大肌皮瓣到患侧还可继续放疗。

7.吞咽困难

术前病变已侵犯全喉及一侧梨状窝,仅剩下一侧梨状窝,就用一侧梨状窝黏膜包裹一根胃管的直径,缝合呈管状,一般进半流质没有问题,但有瘢痕体质的人,往往形成狭窄,只能吃流质。我们采用自行设计的顺线扩张探子 5.5~13mm,患者咽一根线,至少 2~3m 长,线自口外切断,线头自探头小孔穿过,一手拉紧线,另一手把探子顺线插入食道内,过 5.5mm 就能食流质,过 7mm 就能吃半流质。许多食道瘢痕狭窄的患者,就是用此法解决的。

8.气管造口狭窄

首先是预防,手术时把气管造口做成喇叭口。参见图 6-121,喉全摘除气管造口成形术。

如已形成狭窄,可在造口周围将皮肤沿造口向外 1cm 周围一圈,切开皮肤,除去气管环周围的皮瓣,游离气管环,切除气管周围的软组织,把气管口切成四瓣,每瓣 1cm 深,把每瓣翻平与周围皮肤缝合形成一个小喇叭口(图 6-141)。

9.胃肠大出血

术后突然胃肠大出血,从口内喷出或大便便出,多时有 1000~2000mL,此种情况是应激溃疡造成的。应给大量质子泵制剂,减轻对胃肠的刺激。用鼻饲管吸引胃内的血,禁食,因为出血在胃是不消化的,它停留在胃内会刺激胃,发生呕吐,当停止出血后就可进牛乳。出血后给输血。

10.保持术后的营养状态

一般医师只注意伤口,很少有人注意全身营养状态,每天供应流质,只有牛奶,对术前营养状态不好的患者而言,这些营养是不够的。许多医院自配混合奶,药素膳,其中有多种营养成分和中药。如果术后营养不良,伤口长上还能再裂开。有的咽瘘长期不能进食,营养状态不良,伤口更不易闭合。作者常建议患者吃

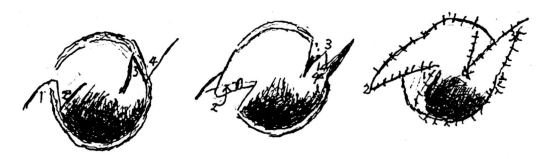

图 6-141 造口狭窄做成形术,切开造口的黏膜和周围皮肤,形成两个三角瓣,扩大气管环。

饭时用纱布团压在瘘孔处,照常吃饭,饭后再清理局部。营养好了,瘘口可自行愈合。

11.进食发呛

如咽气管吻合术及部分喉切除、气管舌骨固定术、声门上水平切除等,一般保留室带没有发呛过程,只有声带才有短时间发呛,很快就能适应。一般垂直半喉没有发呛过程。Tucker式手术进食常有发呛。气管会厌、气管舌骨固定术与Arslan手术相似,有较长发呛过程。正常人从小到大喉头要下降4~5cm,就是为了吞咽,现在把喉提高4~5cm,必然在术后有发呛,一般在一个月左右就能代偿。适应过程中每天静脉补充1000mL液体,以防脱水。同时预防肺感染。进液体容易发呛,可把液体做成糊状,发呛就有改善。

12.唾液腺漏

发生在腮腺部位常因切除尾叶时末端没有结扎,每在吃饭时有液体从伤口流出,通常包扎压迫,重者口服阿托品2~3周可自愈。

13.神经损伤

通常最容易损伤的是副神经,术后发现抬肩困难,但不影响生活。膈神经也常被切断,患侧横隔呼吸时不动,呼吸时潮气量降低,大运动量受限。不影响正常生活。

14.胸膜破裂

发生气胸,除缝合裂孔外,胸腔穿刺,放引流管。

(杨宝琦 阮宏莹)

(五)喉全切除术后患者嗅觉功能的分析与改善

嗅觉作为人类原始感觉功能之一,其形成过程有赖于鼻腔呼吸形成的气流携带嗅素颗粒到达鼻腔顶中部,被嗅腺分泌的浆液性液体所溶解,到达嗅区黏膜,刺激嗅细胞嗅觉感受器引起神经冲动,这种冲动通过嗅神经传导至嗅觉中枢,经中枢加工处理和翻译后便产生嗅觉。嗅觉的形成过程极其复杂,但刺激产生嗅觉的嗅素能否借助鼻腔气流到达嗅区黏膜起着重要作用。

喉全切除是目前治疗中、晚期喉癌及下咽癌的一种主要术式。但在切除病变的同时,也给机体的整体功能带来许多负面的影响,手术切除了喉这一自然器官后,使患者的发音功能丧失;上下呼吸道完整性的中断,使患者出现呼吸系统功能障碍;呼吸气流的改道,使嗅觉功能的形成出现严重障碍。目前,对于喉全切除术后有关发音重建的研究,国内外多有报道,但对于术后患者的嗅觉功能障碍尚未引起足够重视。我们就喉全切术后患者嗅觉功能的状况及改善进行探讨,分析患者产生嗅觉障碍的主要原因,找出一种能改善其嗅觉的方法,以提高喉全切除术后患者的生存质量。

研究对60例喉全切除术后患者,其中行气管食管裂隙状瘘发音重建术患者30例(均因为喉癌、下咽癌而行喉全切除气管食管裂隙状瘘发音重建术后能流利发音,且能配合进行闭口鼻腔呼气法训练,定期复查的患者),未行发音重建术者30例(为行喉全切除术后因故未能行发音重建而来复查或就诊的患者),以及正常人作为对照组,分别进行嗅觉功能评估。包括鼻腔大体结构及嗅上皮超微结构的观察、T&T嗅觉计定量检查,并对行气管食管裂隙状瘘发音重建术患者用采用闭口鼻腔呼气法进行嗅觉重建训练。

闭口鼻腔呼气法(CNOAM法):将嗅物置于患者气管造口前5~10cm,嘱患者用力吸气,将富含嗅素颗粒的空气经气管造口吸入气管和肺内,堵住气管造口,紧闭口唇,用力发"嗯"音(鼻音)。此时气管及肺内富含嗅素颗粒的空气即通过气管食管裂隙状瘘孔→下咽→口咽→鼻咽→鼻腔,形成通过鼻腔的反向漩涡状气流,自鼻前孔呼出。这一过程使携带嗅素颗粒的气流通过鼻腔,刺激嗅区黏膜产生嗅觉。

研究显示喉全切除术后患者和正常人鼻腔大体结构及嗅上皮超微结构所见:①研究中我们可见正常人鼻腔通畅,呼吸区黏膜呈粉红色、光滑、湿润。嗅黏膜呈淡棕黄色。在电镜下,嗅上皮为典型的无纤毛假复层柱状上皮,从上皮细胞的顶部到基底膜,可见嗅细胞、支持细胞、基底细胞构成良好的三层结构。细胞排列整齐,可见嗅泡伸出的嗅毛,微绒毛细胞和支持细胞伸出的微绒毛。上皮未见萎缩或增生。黏膜固有层中的黏液分泌细胞黏液颗粒丰富。黏膜下微血管内皮结构完整,可见薄层基板,血管内壁周细胞未见坏死或凋亡像。②喉全切术后患者鼻腔宽大,呼吸区各结构呈萎缩性改变,作为明显标志之一的下鼻甲均较瘦小。黏膜变薄,色泽变为苍白色、青白色、灰白色不等,且弹性差,黏膜表面多有白色稀薄分泌物,对卷棉子反应灵敏,轻触即能引起患者鼻痒、喷嚏、不适等感觉。内窥镜下嗅区黏膜肉眼观变化不大。电镜下,嗅上皮的三层结构尚可见,细胞间连接部分中断,细胞间间隙变大,细胞膜皱缩,核增大、致密,核仁突出,呈核仁协同染色质的表现。染色质浓缩,沿核膜呈团块样排列,呈凋亡改变,部分视野可见凋亡小体(图6-142)。柱状上皮萎缩,变得矮平,趋向立方形。固有层的黏液分泌细胞分泌颗粒减少,黏液浓缩(图6-143)。间质微血管内皮增生,血管闭缩,管腔狭窄,内壁周细胞有凋亡形态学改变(图6-144)。

嗅觉测试结果如下。

1.喉全切除气管食管裂隙状瘘发音重建术患者、未行发音重建术患者与正常人嗅觉测试的结果(表6-7)。

表中 T 值、P 值为喉全切除术后组与正常人组对照相比所得。

采用本试剂盒 T&T 嗅觉计定量检查法对正常人组测嗅后显示:单侧正常值范围+2.33s 为 0.837,符合说明书所提要求<1 的标准,说明该试剂盒可用于中国人的嗅觉检查。

表 6-7 的研究结果表明喉全切除术后,行气管食管裂隙状瘘发音重建患者与未行发音重建者与正常人相比,嗅阈均明显提高,嗅觉功能明显减退。

2. 喉全切除行气管食管裂隙状瘘发音重建术与未行发音重建术患者嗅觉测试的结果(表6-8)。

表 6-8 的研究结果表明,喉全切除术后行气管食管裂隙状瘘发音重建术患者的嗅觉明显优于与未行

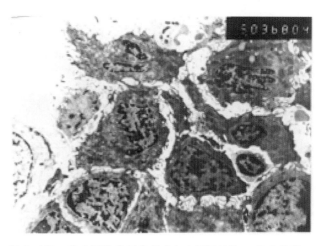

图 6-142 喉全切除术后患者嗅上皮超微结构1(放大倍数:×7500)。细胞间连接部分中断,细胞间间隙变大,细胞膜皱缩,核增大、致密,核仁突出,呈核仁协同染色质。染色质浓缩,沿核膜呈团块样排列,呈凋亡改变,部分视野可见凋亡小体。

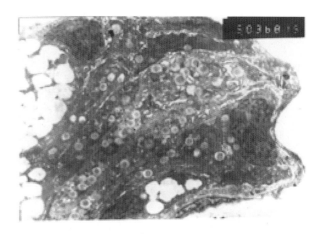

图 6-143 喉全切除术后患者嗅上皮超微结构2(放大倍数:×7500)。黏液上皮细胞黏蛋白分泌颗粒减少、浓缩固有层的黏液分泌细胞分泌颗粒减少。

发音重建术者,因此说明发音重建在对嗅觉功能维持中起重要作用。

3. 手术后不同时间段各组 T&T 嗅觉测试的结果(表6-9)。

表 6-9 的研究结果表明喉全切除术后患者的嗅觉水平与术后时间有关,术后时间越长,嗅觉损失越大。并且结果显示,未发音重建者 5 年内多已失嗅,故 5 年前、后比较差异较小;而由于发音重建组嗅觉减退较未发音重建组缓慢,5 年前、后比较则差异较为显著。由于术后嗅黏膜的变性、萎缩是一个渐进过程,故及早进行干预可使嗅神经末梢受到嗅素刺激,从而

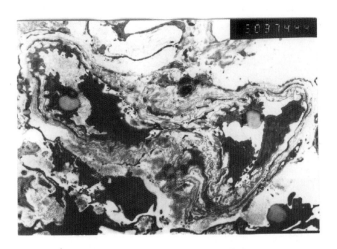

图 6-144 喉全切除术后患者嗅上皮超微结构 3(放大倍数:×7500)。微血管内皮凋亡,波及多个血管,基板增厚,间质微血管内皮增生,血管闭缩,管腔狭窄,内壁周细胞有凋亡形态学改变。

表 6-7 T&T 法对喉全切除两组与正常人组嗅觉测试结果

组别	例数	X±S	T 值	P 值
发音重建组	30	4.22±1.586	14.10	0.000
未发音重建组	30	5.66±0.412	57.21	0.000
正常人组	30	0.04±0.346		

表 6-8 T&T 法对全喉切除术后行和未行发音重建患者嗅觉测试结果

组别	例数	X±S	T 值	P 值
发音重建组	30	4.22±1.586	4.801	0.000
未发音重建组	30	5.66±0.412		

利于维持嗅功能。

4. 采用闭口鼻腔呼气法恢复嗅觉后的嗅觉测试比较结果

对喉全切除气管食管裂隙状瘘发音重建术后患者采用闭口鼻腔呼气法训练两个月前、后的嗅觉测试的结果(表 6-10 和表 6-11)。

表 6-10 和表 6-11 的研究结果表明,喉全切除气管食管裂隙状瘘发音重建术结合术后闭口鼻腔呼气法(CNOAM 法)训练可明显改善或恢复喉全切除术后患者的嗅觉功能。

我们嗅觉测试的结果表明喉全切除术后患者的

嗅觉有不同程度的减退甚至丧失,其嗅觉功能的减退与术后时间及是否行气管食管裂隙状瘘发音重建术有关。术后时间越长,嗅觉功能减退越明显,气管食管裂隙状瘘发音重建术有助于延缓其嗅觉功能的减退。Schwartz DN、Tatchell RH 等的研究也表明鼻腔气流在嗅觉功能维持中具有重要作用。我们认为喉全切除术后由于呼吸气流的改道,使鼻腔的呼吸气流几乎完全丧失,从而使嗅素颗粒无法到达嗅区,是造成术后患者嗅觉减退或丧失的解剖学原因。同时我们在研究中发现投射电镜下嗅上皮超微结构细胞间连接部分中断,细胞间间隙变大,细胞膜皱缩,

表 6-9 喉全切除术后不同时间段患者嗅觉测试结果

组别	术后时间<5 年		术后时间 5~10 年		T 值	P 值
	例数	X±S	例数	X±S		
发音重建组	19	3.442±1.503	11	5.564±0.307	4.593	0.001
未发音重建组	21	5.60±0.486	9	5.778±0.067	1.684	0.107

表 6-10 喉全切除气管食管裂隙状瘘发音重建组应用 CNOAM 法前后嗅觉丧失程度 (例)

组别 \ 分级	正常 <1	轻度 1.1~2.5	中度 2.6~4.0	重度 4.1~5.5	失嗅 5.6~
CNOAM 前	2	4	5	9	10
CNOAM 后	5	8	6	7	4

表6-11 喉全切除气管食管裂隙状瘘发音重建组应用 CNOAM 法前后嗅觉测试结果

组别	例数	X̄±S	T 值	P 值
CNOAM 前	30	4.22±1.586	2.884	0.005
CNOAM 后	30	2.93±1.875		

染色质致密,聚集于核膜上,呈凋亡改变,部分视野可见典型的凋亡小体。固有层的黏液分泌细胞分泌颗粒减少。间质微血管内皮增生,管腔狭窄,内壁周细胞也有凋亡改变。我们认为嗅上皮细胞的生长、发育、分化都需要嗅素的刺激来维持。一旦刺激中断,则呈萎缩性改变。继而,机体启动凋亡程序,在主动耗能的情况下完成对废用组织的清除和自身结构的重建。与坏死相比,凋亡以最小的代价换取了生理功能的最大稳定。因此凋亡与坏死不同,它是一种程序性的细胞死亡,是机体的一种主动适应,是其丧失了的功能的一种形态学改变,表明了机体对外界环境变化的适应性。因此,我们认为,喉全切除术后,由于呼吸通道的改变使鼻腔气流消失,进一步引起嗅上皮凋亡性改变是造成喉全切除术后患者嗅觉减退或丧失的病理学基础。

由于术后嗅区黏膜的变性、萎缩,嗅细胞的凋亡是一个渐进过程,故及早进行干预可使嗅神经末梢受到嗅素刺激从而利于维持正常的嗅觉功能。Schwartz DN、Tatchell RH 等的研究表明喉全切除术后患者如果有足够的气流通过鼻腔就可以刺激嗅神经产生嗅觉。Hilgers FJ 的研究表明采用闭口打哈欠法(NAIM 法,the Nasal Airflow–Inducing Maneuver)训练可以有效恢复喉全切除术后患者的嗅觉。梁美庚等采用简易管连接气管造口于鼻前庭诱导通过鼻腔的气流来恢复喉全切除术后患者的嗅觉。我们在研究中发现,喉全切除术后行气管食管裂隙状瘘发音重建患者的嗅觉明显优于未行发音重建者,经分析后我们认为,行发音重建术的患者在发音时,尤其在发鼻音时能使肺内气流逆过气管食管裂隙状瘘孔→下咽→口咽→鼻咽→鼻腔,形成通过鼻腔的足够能刺激嗅区黏膜的气流,从而在日常发音中不自主地进行嗅觉锻炼,延缓了嗅觉的减退。故此我们设计并采用了闭口鼻腔呼气法对喉全切除术后患者进行嗅觉恢复训练。该方法使吸入气管及肺内的富含嗅素颗粒的空气通过气管食管裂隙状瘘孔→下咽→口咽→鼻咽→鼻腔,形成通过鼻腔的反向漩

涡状气流,自鼻前孔呼出。这一过程使携带嗅素颗粒的气流通过鼻腔嗅区,刺激嗅区黏膜后产生嗅觉。本方法与近年来国内外采用的喉通气管法、颊咽法(NAIM)等方法相比,诱导产生的鼻腔气流流量大、流速快,操作简便,患者易于接受并能坚持主动训练,恢复嗅觉功能的效果好。提高了喉全切除术后患者的生活质量。

(金国威 卫旭东)

第七节 全喉切除发音重建术

一、全喉切除食管气管造管硅胶管支撑 Kormor 手术改良术

1. 适应证

此种发声重建适合喉全摘除术,先做颈清扫,再做喉摘除。术后也可以放疗。此手术在 1980 年由 Kmorm 首创,我们手术时为了防止狭窄做了改进,在黏膜管内放一硅胶管支撑,保证造口通畅,给予改良。

2. 手术步骤

(1)全身麻醉下,行常规的全喉切除。

(2)全喉切除后,可保留环状软骨也可切除环状软骨。

(3)在食道上做一黏膜管自咽瘘下缘向下处做一宽 1.75cm,长 3cm,全层切开黏膜瓣,基底在下。黏膜瓣化,放一根直径 4mm 长 90mm 的硅胶管,黏膜包裹,然后缝合黏膜层,分两层缝合,缝合时连同黏膜管在食管缺口一起缝合,做成黏膜管(图 16-145)。

(4)在气管断端下 2~3 气管环自后向前绕半个气管环,气管上开一小窗放进气管断端,黏膜管周围缝合固定(图 16-146)。

(5)关闭咽腔。

(6)气管断端固定在胸口上窝,关闭伤口,伤口加压包扎。

3. 术后注意事项

(1)术后仍可放气管套管,但气管套管应在黏膜管断端,固定的相应位置上。套管上穿一孔,其孔口径与硅胶管直径相等。术后硅胶管断端保留在气管口,另一端留在食道内,因为黏膜管尚未形成,一旦脱出,管子很难放进去。

(2)术后一周拆线。

(3)术后禁食两天,改鼻饲一周。

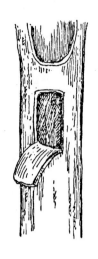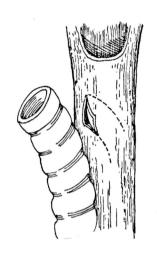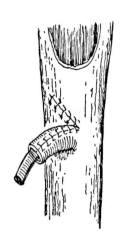

图 6-145　连同黏膜管在食管缺口一起缝合,做成黏膜管。

(4)给抗生素 7~10 天。

(5)术后两周开始练习发音。

(6)此手术没有误咽,因为黏膜制作时是从后向前绕气管自下向上,制成后管子一定是自下向上。食物就不会反流到气管。黏膜半环也可以防止管做成后食物自管向气管反流。不发生误咽、能发音是这个手术的优点。发音重建是否成功,不完全看发音效果,还要看是否有误咽。Blom 认为观察发音重建的疗效标准,一是能发音,二是不误咽。

(7)我们共做了 58 例,给外院做 12 例,总计 70 例。发音成功率 80%。5 例因为硅胶管脱落失败,黏膜管闭锁,经多次训练发不出声音,患者放弃治疗。

(8)术后一个月开始放疗。这种术式不影响放疗,如果需要也可以同时做颈清扫。缺点是必须长期带硅胶做的套管,每天要冲洗,保持管腔通畅,套管定期更换。

图 6-147 示术后气管外观。

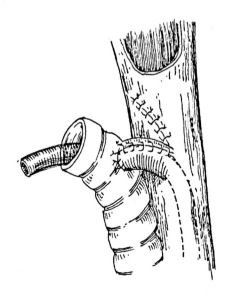

图 6-146　气管上开一小窗放入气管断端,黏膜管周围缝合固定。

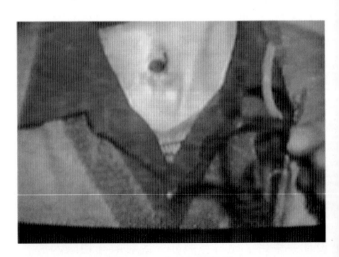

图 6-147　术后气管外观。

（杨宝琦　阮宏莹）

二、全喉切除术发音重建

（一）喉全切除Ⅰ期气管食管裂隙状瘘发音重建术

喉癌的手术治疗要求达到两个目的：一要根治癌瘤，二是要保留或重建语言功能。对于早、中期的喉癌行喉部分切除，均可达到根治与恢复功能的目的。晚期喉癌行喉全切除术后语言功能的恢复问题，是多年来的重点研究课题。采用喉全切除、Ⅰ期气管食管裂隙状瘘发音重建，患者术后音质清晰，连贯性好，可满足患者的正常社会交往。

1.适应证

（1）喉癌需行喉全切除术者。

（2）无严重心肺功能不全者。

2.手术操作

（1）局麻下常规气管切开。

（2）全麻下自环状软骨下缘行全喉切除术后。自气管断端前缘沿中线纵形切开气管前壁的三个气管环（图6-148A）。将已切开的气管展开，以左手食指深入食管顶起气管食管壁，在距气管残端0.6cm下方处沿中线向下纵行切开气管食管壁全层，长度为0.8cm（图6-148B）。自该切口处将两侧食管黏膜提起，翻向

气管腔以遮盖创面（图6-148C），并与气管黏膜缝合，每侧各缝合3针，形成光滑的气管食管瘘孔，即"新声门"（图6-148D）。

（3）气管断端与颈部皮肤永久造瘘。

（4）封闭咽腔和缝合皮肤，造口处放入气管套管。

3.手术成功关键

（1）保证有足够压力的气流通过瘘孔。

（2）避免瘘孔狭窄。

此方法简便，不仅缝合针数少，组织损伤小，术后反应轻、愈合快，瘘孔边缘光滑无创面，术后不易狭窄，而且术后呛咳也少。因为"Ⅰ"字形切口只切断食管壁环形肌层，纵形肌层未切断且切口大小适中，又位于食管上端，术后开始吞咽时，虽可有少量食物误入气管腔，而患者很容易即刻咳出。但随着患者进食时体位的改变，或轻按气管瘘孔处上缘，给食管前壁以一定的压力，暂时闭锁瘘孔，一般术后1个月后呛咳均可纠正。

（金国威）

（二）喉全切除术后Ⅱ期气管食管裂隙状瘘发音重建术

晚期喉癌患者采用全喉切除术，术后仅有部分患者习惯用食管发音，或少数佩戴人工发音装置。1980年Blom-singer采用安装发音钮的方法进行Ⅱ期发音重建，但需全麻，发音钮要经常取下清洗，且易脱落，

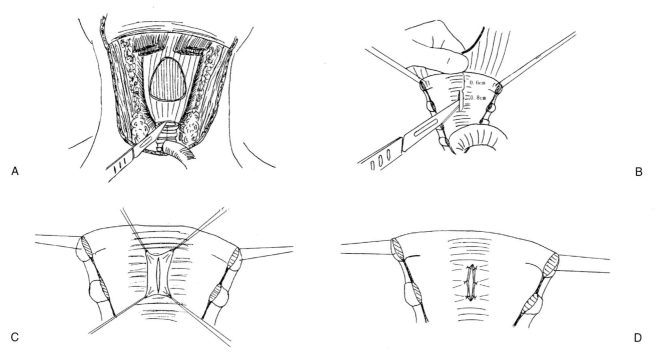

图6-148　Ⅰ期气管食管裂隙状瘘发音重建术四步骤。

价格昂贵；颈前气管造孔小于1.5cm为该手术禁忌证。因此，有相当一部分患者不能采用此方法。为解除这部分患者的痛苦，恢复其语言功能，迫切需要研究出行之有效的治疗方法。我们设计了一种新的手术方法，使大部分未行Ⅰ期发音重建及Ⅰ期发音重建失败的患者达到术后即刻发音的目的。

1.手术适应证

(1)全喉切除术后，未行Ⅰ期发音重建术或失败者。

(2)练习咽、食管发音未成功者。

(3)全喉切除术后，经检查无复发及无颈部转移者。

2.手术操作

(1)于气管造孔下缘沿中线向下切开皮肤，皮下组织及气管前壁约1~1.5 cm，将切缘分别用丝线拉向两侧，扩大手术野(图6-149)。

(2)于气管后壁距气管造孔上缘约0.6cm处，提起气管食管壁，沿中线向下切开气管食管壁，制作约0.8 cm的"Ⅰ"字形发音孔，一次将两侧切缘的食管黏膜提起，翻向气管腔包裹创缘，与同侧气管黏膜缝合。每侧间断缝合3针。以游动性较小的气管黏膜固定游动性较大的食管黏膜，形成光滑且不易狭窄的气管食管瘘孔。

(3)将牵开的气管前壁及颈前软组织复原，相对间断缝合、术毕(图6-149)。

3.本术式优点

(1)可局麻下施行，30~40分钟完成。术式简便，易于推广。

(2)术后发音孔不易狭窄，呛咳少，保持远期效果。

(3)效果可靠，术后即刻恢复语言功能。

4.手术成功关键

(1)确定制作发音孔的最佳位置。经测试选择了在全喉切除术中未损伤，正常的解剖关系未破坏，与周围组织无粘连，便于手术操作的气管食管上端，距气管造孔上缘约0.6cm处为制作发音孔的最佳位置。

(2)设计发音孔的理想形状。根据气管食管壁特性，设计"Ⅰ"字形发音孔，避免了食管内容物误入气管。

(3)选择发音孔最适宜的长度。发音孔的大小是能否发音及防止误吸的关键。经临床反复实践，提出发音孔长度选择约0.8 cm最为适宜。

(4)创造新的创缘缝合法。将食管黏膜提起，翻向气管腔包裹创缘，以游动性较小的气管黏膜固定游动性较大的食管黏膜的缝合方法替代传统的缝合方法，防止气管食管瘘狭窄，保证发音的远期效果。

(5)扩大手术适应证。安装Blom-singer发音钮时，颈前气管造孔小于1.5 cm为手术禁忌证，而采用本术式可将气管造孔下缘垂直切开，向两侧牵拉扩大手术野的方法，使这部分患者获得发音重建的机会。

(6)如在第一期喉全切除时残留有全部或部分环状软骨，Ⅱ期发音重建时必须切除，否则会影响食道黏膜震动，而使患者不能发音。

本术式为发音重建技术开拓了一条新路，对于大部分喉全切除术后未行Ⅰ期发音重建及Ⅰ期发音重建失败的患者，施行本技术重建语言功能，更有其独到之处和显著效果。

(金国威 张建新)

(三)气管食管裂隙状瘘发音重建术的声学分析

喉癌患者需行喉全切除术者，术后失去了语言功能。为恢复患者术后的发音功能，可以采用咽食管音、配带人工发音装置、安装Blom-Singer发音钮发音等方法。我们自1985年以来采用气管食管裂隙状瘘(简

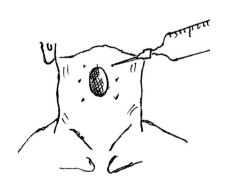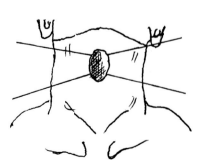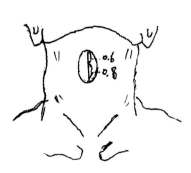

图6-149　Ⅱ期气管食管裂隙状瘘发音重建术步骤。

称气管食管瘘,下同)的方法行喉全切除Ⅰ期发音重建术,1988年以来对以往行喉全切除无言语功能者,用同样的方法行Ⅱ期发音重建术,术后发音效果均良好。自1999年开始用声学分析方法对喉全切除术后发音重建的发音进行测试,主要以基频、声强、声时、共振峰的频率、共振峰的能量、频率微扰和振幅微扰为基本参数,进行客观分析评价。并以此指导发音重建术式的完善及发音训练。

研究中我们选取曾行气管食管瘘发音重建术的门诊随访患者60例(其中Ⅰ期发音重建术30例,Ⅱ期发音重建术30例),术后时间为0.5~10年,发音重建术后经过语音训练,半年后气管食管裂隙状瘘孔基本定形,发音比较平稳。其中男性43例,女性17例;年龄42~78岁,平均63.9岁。10例食管发音患者为笔者医院行全喉切除术后,术后时间5~14年,其中男7例,女3例;年龄56~74岁,平均66.8岁。10例安装Blom-Singer发音钮患者(均为外院喉全切除术后安装Blom-Singer发音钮1年以上能熟练发音者),其中男性9例,女性1例;年龄51~67岁,平均60.4岁。60例健康人均为住院患者的陪护、探视人员,无耳鼻咽

喉疾患及发音异常,歌唱家、演员、广播员不列为受试对象,其中男性43例,女性17例;年龄42~79岁,平均60.6岁。实验仪器选用声强计、话筒、音箱、北京邮电学院电子计算机语音频谱分析系统(universal signal spectrum analysis,USSA)的升级版VS99。对以上研究人群进行声样的采试:测试者在测试前接受发音训练,要求平稳、舒适发音。采音环境噪声低于45dB。端坐话筒前,话筒与口唇垂直距离为10 cm。患者发音要自然,维持最小声时为2 s,持续发音3~5 s。采集元音为[a](啊)音。分析时选取较为平稳的时段,分析内容包括:基频、声强(最大)、声时、共振峰的频率、共振峰的能量、频率微扰和振幅微扰。声样均直接输入计算机硬盘存储。

研究发现气管食管瘘发音组患者与健康人、食管发音患者、安装Blom-Singer发音钮患者组语音声学参数中基频、声强级、声时、频率微扰(%)、振幅微扰(dB)以及共振峰的频率、共振峰的能量所测结果如表6-12和表6-13。

根据表6-12和表6-13的分析结果,我们可以发现气管食管瘘语音声时短于健康人,而明显优于食管

表6-12 3组不同发音方式患者和健康人对照组发音测试结果(x̄±s)

分组	例数	基频(Hz)	声时(s)	声强级(dB HL)	频率微扰(%)	振幅微扰(dB)
气管食管瘘发音	60	114.03±33.11	10.75±2.48	104.81±6.64	18.916±13.651	1.549±0.748
健康人	60	192.59±56.60▲	13.82±5.52▲	106.88±7.73	4.746±5.538▲	0.252±0.108▲
t值		(9.28)	(3.93)	(0.691)	(7.45)	(13.29)
食管发音	10	167.54±58.62▲	3.22±0.69▲	95.1±3.25▲	26.734±8.627▲	2.118±0.736▲
t值		(2.81)	(19.43)	(7.26)	(2.41)	(2.23)
Blom-Singer钮	10	110.63±34.58	10.64±2.61	103.54±6.47	18.906±14.580	1.462±0.649
t值		(0.30)	(0.11)	(0.56)	(0.02)	(0.35)

表6-13 3组不同发音方式患者和健康对照组发音共振峰频率及能量(x̄±s)

分组	例数	共振峰频率(Hz)			共振峰能量(dB)		
		F1	F2	F3	F1	F2	F3
气管食管瘘发音	60	744.6±309.6	1757.2±692.5	3181.8±536.8	24.03±4.79	18.02±8.78	5.12±5.79
健康人	60	806.0±337.7	1735.2±666.8	3196.1±538.8	24.08±4.29	18.17±8.75	3.99±5.47
t值		(1.04)	(0.18)	(0.15)	(0.06)	(0.09)	(1.10)
食管发音	10	795.45±346.07	1468.5±754.8	2973.4±668.7	18.08±4.37▲	16.7±8.69	2.73±7.83
t值		(0.47)	(1.21)	(1.10)	(3.68)	(0.44)	(1.15)
Blom-Singer钮	10	714.5±282.2	1945.4±814.0	3408.8±400.1	21.22±3.67	18.33±10.8	2.50±6.47
t值		(0.29)	(0.78)	(1.33)	(1.77)	(0.10)	(1.34)

音,但和Blom-Singer发音钮语音差异无显著性。其声音的强度和健康人及Blom-Singer发音钮差异无显著性,明显优于食管音。而基频明显低于健康人语音和食管音,生活中不能发出明显的高调音。气管食管瘘发音的频率微扰和振幅微扰明显高于健康人,而低于食管发音,与Blom-Singer发音钮语音差异无显著性,发音时嘶哑,但嘶哑程度较食管音为轻。气管食管瘘发音的共振峰频率和能量与其他各种发音相比,仅F1共振峰能量明显高于食管音,其余各频率上差异均无显著性,说明无论哪种发音均能与咽腔、口腔、鼻腔等起到良好的共鸣作用。

喉全切除Ⅰ期与喉全切除术后Ⅱ期气管食管瘘发音重建术后声学客观评价分析的统计学结果如表6-14和表6-15。

由表6-14和表6-15可以看出,喉全切除Ⅰ期与喉全切除术后Ⅱ期气管食管瘘发音重建术语音声学分析中各参数间差异均无显著性意义(各组数值经t检验,P<0.05)。

本研究可以看出喉全切除后的发音重建,无论气管食管瘘发音,还是食管发音、安装Blom-Singer发音钮发音,均要保持有足够量的气体顺畅而有节制地通过"新声门",主要使咽食管段黏膜有规律振动产生的声音经共鸣腔共鸣及构语器官加工形成言语。声学测试中的声时则可反映出发音的长短和语言连贯性,声强则反映声音的强弱,决定声时的是能通过"新声门"的气体的储备量,气管食管瘘和安装Blom-Singer发音钮发音患者的气流来源于肺和气管,而食管发音的气流则利用"吸入法"或"咽下法"储存在食道内的气体,通过食管肌层弹性收缩及胸腔正压排出,其气体量及冲击力远不及由肺排出。这在本测试中可以看到气管食管瘘发音的声时和声强均优于食管音,反映在日常语言中,气管食管瘘和安装Blom-Singer发音钮发音者语句比较流畅,连贯性好,声音较洪亮,而食管音则连贯性相对较差,声音也不够洪亮。基频的测试中,本测试中健康人语音组为(192.59±56.06)Hz,较其他3种发音重建者均较高,发音重建者则发高调音相对困难。

本测试中气管食管瘘的频率微扰和振幅微扰明显高于健康语音组,反映语音中有噪声成分的加入,患者表现为声哑,而食管音的频率微扰和振幅微扰又明显高于气管食管瘘语音,表现为声嘶更严重,而安装Blom-Singer发音钮发音和气管食管瘘发音的频率微扰和振幅微扰无显著性差异,因此音质基本相同。各组测试对象的声学参数中共振峰的频率和共振峰的能量几乎相差无几,说明每种发音重建均能与共鸣腔起到良好的共鸣效应。

综观本测试的各项声学参数,显示气管食管瘘发音患者和安装Blom-Singer发音钮发音患者的语音声学参数间差异均无显著性,临床中两种术式的发音效果也完全相同。而这两种发音重建和食道音相比在声时、声强、频率微扰、振幅微扰几项重要声学参数上更接近正常语音。

本测试对几种喉全切除后采用不同发音方式患者的语音进行分析,各种发音方法各具优缺点,在临

表6-14　Ⅰ期和Ⅱ期行气管食管瘘发音重建术患者发音测试结果(x̄±s)

分组	例数	基频(Hz)	声时(s)	声强(dB)	频率微扰(%)	振幅微扰(dB)
Ⅰ期	30	111.67±29.94	10.69±2.63	104.66±6.50	18.496±11.127	1.679±0.811
Ⅱ期	30	114.78±37.05	10.84±2.39	104.45±6.80	19.711±13.126	1.413±0.697
t值		(0.36)	(0.93)	(0.12)	(0.39)	(0.67)

表6-15　Ⅰ期和Ⅱ期行气管食管瘘患者发音共振峰频率及能量(x̄±s)

分组	例数	共振峰频率(Hz)			共振峰能量(dB)		
		F1	F2	F3	F1	F2	F3
Ⅰ期	30	777.4±337.1	1724.3±641.4	3176.8±557.7	23.71±4.49	18.01±8.68	5.21±6.17
Ⅱ期	30	710.2±281.9	1832.4±751.5	3179.5±557.3	24.10±5.40	18.12±9.44	4.67±6.27
t值		(0.84)	(0.60)	(0.02)	(0.31)	(0.005)	(0.34)

床实用中需根据患者的身体情况、经济状况,及术者的实际操作经验和术后训练条件的不同,进行具体选择,食管发音无呛咳的忧虑,但对大多数患者需系统的特别训练才能逐步掌握,并非每人都能发出食管音,据报道食管发音成功率为43%~98%,且在自然、持续语言交流中存在明显障碍。安装 Blom-Singer 发音钮操作简单,能获得较好的发音功能,在过去的10多年时间里,已在全世界广泛应用,国内外报道其成功率为75%~92%。但其最严重的并发症为误吸,约占7%,最常见的并发症是脱管,经 Singer 改进后脱管率由20%降至10%以下。气管食管瘘发音重建手术简单易行,不需安装辅助发音装置,术中切口大小适中,呈"1"字形,只切断了部分食管环状肌层,纵形肌层并未切断,瘘孔不易开放,故进食时较少呛咳,临床中Ⅰ期与Ⅱ期发音重建术后患者误咽无差别,虽有部分病例术后早期有轻微漏呛,经调整体位和按压颈部后,误吸可以逐渐消失。

气管食管瘘Ⅰ期与Ⅱ期发音重建术的两种术式原理相同,基本操作相同,唯Ⅰ期发音重建术时于气管断端制作帽状气室,以求其发挥集气作用,而Ⅱ期发音重建术中无制作帽状气室的操作过程。但两者间测得的各项声学参数无明显差异,发音效果相同。因此提示对Ⅰ期手术方法有改进的必要。手术中不再制作帽状气室,既可简化手术操作程序,又可省时,减少创伤及感染机会。此外,在实践中发现气管食管裂隙状瘘裂孔位置高,裂隙易受颈前软组织挤压,位置低则与食管后壁相贴,均不易发音。裂孔大发音效果好,但术后进食易误吸;若裂孔过小,进食无误吸,但发音困难。因此通过总结规范了气管食管裂孔的位置及大小,确定发音孔的位置在距气管断端约6 mm(即气管上段转弯处)、长度约8 mm为宜。

通过气管食管裂隙状瘘发音与食管音、Blom-Singer 发音钮语音、健康人语音的客观分析相比较,表明其语音接近健康人标准,语言连贯性好,保持方言特色,能满足日常生活需要,提高了喉全切除术后患者的生存质量。

(金国威 石继红 徐增瑞)

三、气管食管"V"形裂隙发音重建术

1.病例选择

一般全喉切除术的患者均可做此手术。但晚期喉癌除声门下扩展已累及气管者除外。

2.麻醉

先在局麻下进行手术,待游离并切开气管后,开始静脉全身麻醉。

3.手术步骤

本术在切除全喉后一期完成。

(1)一般采用 U 形皮肤切口(图6-150)。

(2)全喉切除按常规术式,在环状软骨与第一气管之间切断气管,注意勿游离气管后壁,以备切开气管后壁之用。

(3)纵行切开气管两侧壁。自气管断端两侧中点向下纵行切开气管壁约20~30mm(图6-151),将气管上端分成前后两部分。用组织钳将气管前部分向前拉开。

(4)制作气管食管壁组织瓣。在气管后壁,距气管断端约5~7mm下方处,切离一纵形间距为6~8mm的平行切口,其边长约为25mm,包括全层气管后壁及食管前壁,上端和下端仍与组织连接(图6-152)。然后,将该组织的两侧断缘,即食管与气管断缘黏膜相互缝合,以闭锁创面(图6-153和图6-154)。

(5)将已形成的气管食管组织瓣推入食管腔,然后组织瓣两上角处各做一贯穿缝合,将组织瓣根部予以固定。将瘘口上端两侧食管与气管断缘相互缝合,以闭合全部断缘创面(图6-155)。然后,自取材的食管前壁纵行切口两侧下角开始,将两侧下角的食管黏膜对位逐次向上间断缝合,约为闭锁缺损全长的1/2。一方面缩小瘘口,另一方面造成倒三角发音口(图6-156),以同法及同长度缝合气管后壁缺损,最后形成一"V"字形后端有一长方形挡板的气管食管瘘,上端宽约6mm另两边长约为6mm的"V"字形裂隙瘘口(图6-157)。

(6)在颈前部正中皮肤做一斜形交叉切口,制作两个三角形的皮瓣,分别将其内角插入气管的切口中间,逐层向外缝合,以使气管外口形成一较大的喇叭口(图6-158)。

(7)修复咽部缺损及气管造口固定,造口内放入气管套管。

4.术后处理

同一般全喉切除术,采用鼻饲法,如愈合良好,术后2周可拔除胃管开始进食,术后3周后可用手指堵压气管造口,开始练习发音。

5.手术注意事项

(1)组织瓣形成不规则。按本术要求,设计组织瓣时,其平行间距为6~8mm,长约20mm,如果边或间距

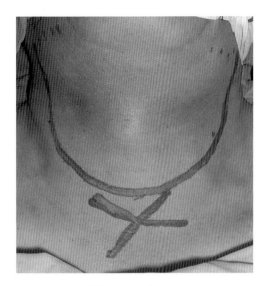

图 6-150 切口。

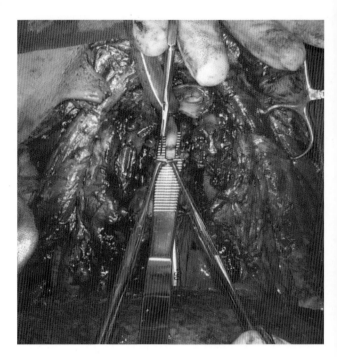

图 6-152 纵行切开气管和食管黏膜。

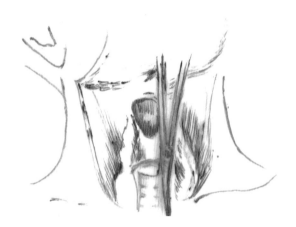

图 6-151 纵行切开两侧气管壁。

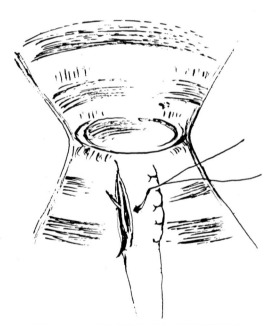

图 6-153 缝合挡板气管与食管断缘黏膜。

比例失调,术后可能产生瘘口遮挡不全,失去单向阀作用,使食管内容漏入气管。

(2)瘘口过小。新形成的气管食管"V"字形,瘘口各边以 6mm 为宜,因此,要求在缝合闭锁气管食管壁取材后残存的缺损创面时,以闭锁全长的 1/2 长度为宜。缝合闭锁过多则瘘口过小,在发音时气流通过微弱并且阻力加大,不足以冲击下咽黏膜而发音,造成发音困难。

(3)切口缝合和整个操作过程应轻巧并准确仔细缝合,黏膜应有良好的对位,否则有裂开的可能。

(4)由于食道内的黏膜疏松,于纵行切开前将气管黏膜和食道内的黏膜固定然后再做平行切口,以防切口偏移。或制作一间距为 6~8mm 的金属漏板作为标尺,使平行切口规范平行。

6. 手术特点

(1)不改变全喉切除术的固有术式,不影响根治性切除,手术一期完成。

(2)由于将气管食管组织瓣推向食道内并固定于食管腔内,起到单向阀的作用,使此造瘘既能防止吸入又有发音的双重功能。即吞咽时,可起到封闭瘘口并使食管内容物不致误入气管,同时发音时可使气流

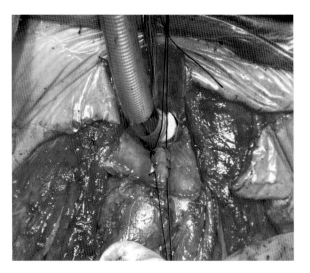

图 6-154 缝合挡板气管与食管断缘黏膜。

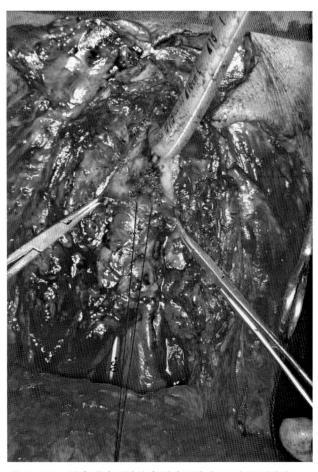

图 6-157 缝合裂隙下端缝合裂隙下端成 "V" 字形裂隙瘘口。

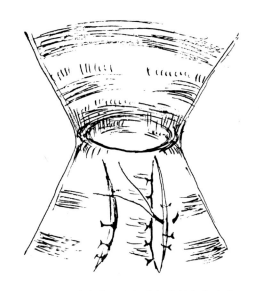

图 6-155 缝合瘘口的气管与食管断缘黏膜。

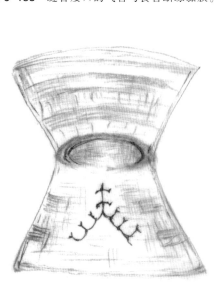

图 6-156 缝合裂隙下端。

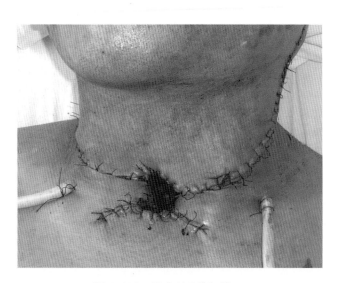

图 6-158 形成喇叭状气管口。

顺利进入食管。如有裂开再次缝合也比较容易。

(3)因"V"字形瘘口有组织瓣跨越,一方面防止瘘口变窄,另一方面使气流阻力减小,使发音效果持久。

(4)发音容易,不需特殊训练。

(5)本术采用单向阀低阻力功能发音方法,操作比较简单,发音效果较好,而且很少合并误咽,方便患者,术式简单,便于推广,不失为现代较为满意的发音重建方法。

(黄永望 杨宝琦)

四、李树玲教授创新喉全摘除手术后发音重建

1.一般采用 U 形皮肤切口。

2.全喉切除按常规术式,环状软骨与第一环之间切断,勿分离气管后壁。

3.切开气管前壁,自断端沿中线纵行切开气管前壁约 2cm(图 6-159)。向两侧横行切开,直达气管后壁约 2.5cm 宽度为止。

切离气管食管组织瓣,在气管后壁,距气管断端约 5~7mm 下方处,切离一基底位于上方的 V 形组织瓣,包括气管后壁及食管前壁,其边长及基底宽度各约 15mm。然后,游离该组织瓣两侧断缘,即食道与气管断缘黏膜相互缝合,以闭锁创面(图 6-160)。

将已形成的气管食道组织瓣推入食管腔,继在组织瓣两侧上角处各做一贯穿缝合,将组织瓣根部予以固定(图 6-161),以防溢出。然后自取材的食管前壁缺损下角开始逐次向上间断缝合,约闭锁缺损全长的 2/3,以缩小食管瘘(图 6-162)。以同法及同长度缝合气管后壁缺损,最后将瘘口上端两侧食管与气管断缘相互缝合,以闭合全部断缘创面,形成气管食道瘘。瘘口直径 5mm(图 6-163)。

4. 将已切开的气管前壁及部分侧壁,按上缘宽

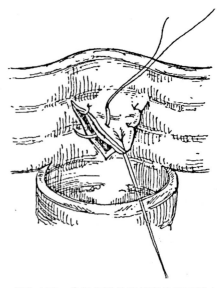

图6-160 将组织瓣的两侧断缘相互缝合。

2cm 进行剪除及修整(图 6-164),然后将上端相互缝合闭锁,形成帽状气室(图 6-165)以阻挡气流,在发音时使足量气流经气管食管瘘冲进食道。

5.气管造口固定及咽部缺损修复同一般术式,气室及皮肤固定,造口内放入气管套管,术终。

五、全喉切除术后气管黏膜管法发音重建术

全喉切除术后的发音重建术主要有食管前壁制管以接通气管及气管食管间扣眼法两种。Amatsu 于 1980 年报道在气管第一环后壁上缘之下,将气管与食管直接切通,扣眼边缘之气管黏膜与食管黏膜对边缝合,气管切口以上之气管后方膜部缝成管状,以覆

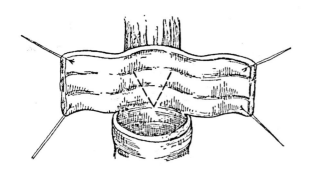

图6-159 切开气管向两侧拉开,在后壁做 V 形切开,气管食管全层切透。

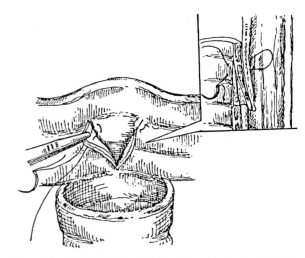

图6-161 将组织瓣插入食管腔在其两上角各作一贯穿缝合。

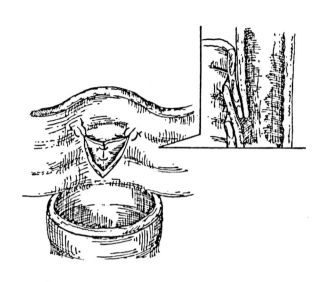

图6-162 闭锁食管壁缺损的全长 2/3。

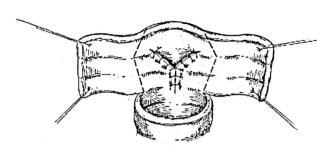

图6-164 剪修并修整气管壁。

盖扣眼。此法操作简单,效果好。但需做永久性气管口,发音时用手指堵住。

1.适应证

凡适合全喉切除术者均可施此术,除外声门癌已超过 1cm 者。颈淋巴结廓清可同时进行。

2.手术步骤

(1)由舌骨上缘至气管第四环处垂直切开皮肤,亦可做 U 形切口。需做颈廓清术者加颈侧切口。在气管第 3 与第 4 环间横切,插入带囊之气管插管。

(2)弄清声门下癌离气管第一环上缘尚有 1cm 距离,即切除喉头,包括安全范围。注意不要使气管后壁与食管前壁分离,尤其是上缘,这对制作气管食管扣眼切口有好处。剪去第 1 至第 3 气管环之前壁,只留气管

膜部后壁,宽约 2cm,长约 3~4cm,如膜部不够宽,则用小刀由软骨膜下剥去气管环软骨使之加宽。将气管第 4 环上缘与皮肤切口下缘缝合,形成气管口之下半部。

(3)在气管后壁上缘之下 2mm 处向下垂直切成长约 8mm 之切口以通入食管。切口两侧气管黏膜与食管黏膜用"4-0"肠线或无损伤线间端缝合好,必须密缝,以利愈合,避免狭窄。

(4)分离气管后膜部,至黏膜下组织,边缘互相接触,并由上向下间断缝合,使气管黏膜内翻,形成约长 2~3cm 之黏膜管以覆盖气管、食管间切口,免受颈前组织阻挡,使气管气流易于进入咽腔。

(5)通过气管、食管扣眼插进一根 12 号软橡皮管或硅橡胶管,向上进入食管约 2cm,并将其固定于皮肤上。

(6)缝合咽口,在气管黏膜管两侧留置引流管,完成气管造瘘。

3.术后处理

(1)引流管每 2 小时抽吸 1 次,如抽出血很少,24~48 小时后拔管。

(2)每日换敷料时应变换扣眼插管位置,以免压迫气管切开口引起糜烂。14 天后伤口愈合,每日应取出套管,训练患者说话。为避免扣眼狭窄,每次练习说

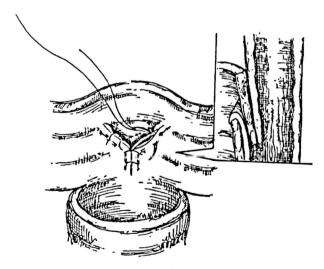

图6-163 同法闭锁气管后壁缺损后,将全部断缘缝合形成气管食管瘘。

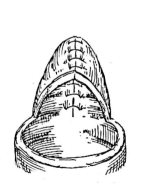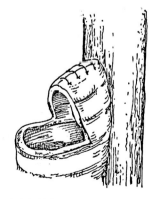

图 6-165 形成帽状气室。

话后,应再插入此管,尤其在放疗期间。

(3)术后 10~14 天拔除鼻饲管,经口进食。

4.并发症

(1)食流质时均稍渗液,但不向下流入气管、不引起咳嗽,无误咽现象。

(2)狭窄问题。有 2 例在放疗期间胶管未插好,致切口狭窄。一般术后半年可拔除胶管不致狭窄。

5.发音效果

17 例中 16 例说话声音洪亮,1 例不能说话者,术时发现喉咽及食管后壁向前凸,高约 0.5~1cm,长约 5cm,触之硬,似为颈椎前方骨质增生,此凸起恰在气管、食管间切口之上方。16 例中有 3 例术后半年不能讲话,1 例系出院后不坚持堵管发音,2 例因有肺感染后炎性狭窄。13 例观察 2 年以上均发音良好。

从气管断端 3~9 点处自两侧气管垂直向下切开 3 环,气管第三环中部切一个 8mm 切口,切口与食道相通,气管前壁切除,残留气管后壁相对缝合。气管后壁不能分离(图 6-166)。

六、喉全切除术后 Blom-Singer 发音钮发音重建术

喉全切除术后患者丧失了语言功能,使生活质量和工作能力降低,心理承受了巨大的压力,对社会和家庭造成了极大的影响。恢复发音是广大无喉者的强烈愿望,随着人们生活水平的不断提高,这种愿望和要求会进一步强烈。不断的改进和提高发音重建的手术技术和方法,对于耳鼻咽喉头颈外科医生和言语病

理学家们来说,是一项重要的任务。

无喉者恢复语言的标准是能产生简便、易学的发声,流利、易懂的语言,进食时没有误吸。这是比较理想的,也是医生和患者所追求和希望达到的目标。

1.概述

喉全切除术后恢复发音的方法主要有以下三种:人工喉、食管语、气管食管发音。

人工喉:目前流行的人工喉有电子人工喉、气动式人工喉两种,它们的发音原理不同,产生的音色、音调、音量也不同。电子人工喉产生的是机械音,近似于金属笛声,且使用麻烦、需要手持、价格昂贵,很少作为首选。气动式人工喉价格便宜、使用方便、操作简单、易学,但有需要手持和定期清洗消毒等不便。

食管语:不用手控可以发音,不需任何装置,发音时体态正常。但需要有老师进行专门培训,而且训练繁琐、费时,部分患者说话音量小,吐字不连贯或语言不清楚,还有部分患者经过训练仍然不能够掌握这种发音方法。

气管食管发音:发音清楚、音量大、音色好、接近于原声、简单易学。可以Ⅰ期手术完成,也可以Ⅱ期手术完成,手术操作简单。有需安装假体和不需安装假体的两类:有假体者需要定期更换假体,并且需要定期清洁;无假体者常有误吸发生,但都需要手控。喉全切除术后需要做气管造口成形术,使气管造口保持足够大,以利于发音或安装发音钮。发音钮的作用是发音时气流可以从气管进入食管,而进食时瓣膜防止食管内容物反流进入气管。

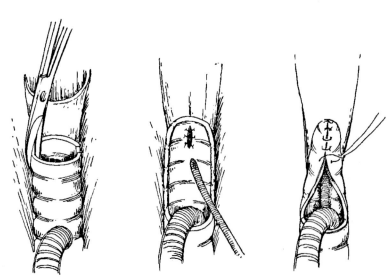

图 6-166 从气管断端 3~9 点处自两侧气管垂直向下切开 3 环,气管第三环中部切一个 8mm 切口,切口与食道相通,气管前壁切除,残留气管后壁相对缝合。气管后壁不能分离。

2.手术方法

(1) Ⅰ期发音重建术

患者全身麻醉下，颈前皮肤平环状软骨下缘做"U"切口，在颈淋巴清除术后及喉全切除术后，行气管造口成形术。方法是于环状软骨与气管第一环之间横断气管，不分离气管食管壁，或只分离气管断端后壁与食管前壁 0.5cm，以利于发音重建术和气管造口成形术。在气管断端 3 点、6 点、9 点处做垂直切口，切开 1~2 个气管环，不宜切开更多，以免气管造口成形术后形成碗口状。将颈前皮肤"U"切口下方皮肤，距皮缘 1~2cm 以下做"X"切口形成 4 个皮瓣(图 6-167)，"X"切口的高低应根据患者的体型决定。剪去上方皮瓣后，将其余的皮瓣与已做的气管断端 3 点、6 点、9 点垂直切口处对应缝合（图 6-168)。术后气管造口直径应大于 2.5cm，不需佩戴气管套管。

切断咽缩肌：咽缩肌痉挛是影响发音重建手术成功率的重要因素之一，术中切断咽缩肌是提高手术成功率的方法之一。喉全切除术中咽缩肌切断的方法是将食指放入食管向前撑起食管于一侧气管旁切断咽缩肌，注意不要将食管壁黏膜切破，以免咽瘘形成，切断范围应达气管食管穿刺水平以下 1cm。葛平江等报道喉全切除术后，咽食管括约肌收缩或痉挛都会不同程度地影响食管的气流并阻碍发音。术中行咽食管括约肌切断术，可以提高发音重建手术的成功率。咽食管括约肌主要由自上而下的咽缩肌、环咽肌、食管颈段的肌肉组成。咽食管括约肌切开方法是在食管入口处的一侧纵向切断长约 5cm，横向宽约 1cm 的一条较薄的肌层。

切断咽丛神经：Singer 和 Blom 等和国内彭玉成等学者报道采用咽丛神经切断术代替咽缩肌切断术增加发音重建手术的成功率。方法是在喉全切除术后，在一侧咽侧壁咽上缩肌的表面或咽缩肌内寻找到 2~3 支咽丛神经的分支，切除 5~10mm，然后分别电烧咽丛神经的两个断端。

气管食管穿刺术：气管造口成形术完成后，一种方法是自咽腔向食管腔伸入弯血管钳撑起食管前壁及气管后壁，在气管断端正中距皮肤交界处 0.8~1cm 处，血管钳顶端，横行切开气管后壁和食管前壁 2~3mm，将血管钳穿出后钳夹 14 号硅胶胃管，送入食管及胃部。另一种气管食管穿刺的方法是将专用的小食管镜自咽腔放入颈段食管，撑起食管前壁及气管后壁。在气管断端的气管后壁正中距皮肤交界处 0.8~1cm 处，将带有穿刺针的 14 号硅胶胃管经气管后壁及食管前壁穿刺进入食管镜，引出后剪断穿刺针和胃管连接处，去除穿刺针后，将胃管送入食管及胃部。

术后 2 周试进食，如果没有咽瘘发生，拔出胃管，安装相应型号(包括大小、管径的粗细、低压式或常置式)的 Blom-Singer 发音钮(图 6-169)。女性无喉者由于气管直径较男性小，使用的发音钮型号一般以低压式 16Fr 1.8 或 16Fr 2.2 为宜。男性无喉者由于气管直径较大，使用的发音钮型号一般以低压式 20Fr 1.8 或 20Fr 2.2 为宜。具体每一个无喉者的情况应以测量为准。

(2) Ⅱ期发音重建术

患者全身麻醉下，经气管造口处麻醉插管，患者取仰卧位，助手抱头后仰，用发音重建专用食管镜，经口进入下咽和颈段食管，撑起食管前壁及气管后壁。此时在气管造口处可见食管镜的亮光，用手指触摸指引下，在气管断端的气管后壁正中距皮肤交界处 0.8~1cm 处将带有穿刺针的 14 号硅胶胃管经气

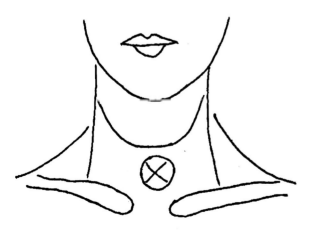

图6-167　气管造口做"X"切口形成 4 个皮瓣。

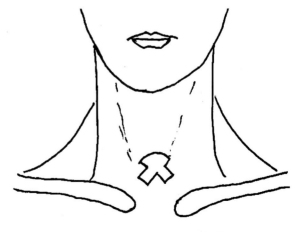

图6-168　皮瓣对应 3、6、9 点缝合。

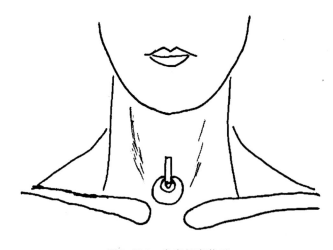

图6-169 发音钮安装后。

管后壁及食管前壁穿刺进入食管镜，引出后拔出食管镜，剪断穿刺针和胃管连接处，去除穿刺针后，将胃管送入食管及胃部。如果气管插管妨碍手术，可以暂时拔出并脱离呼吸机，但一次脱机时间不要超过3分钟为宜。

术后一周后可以拔出胃管，根据测量结果，更换安装相应型号 Blom-Singer 发音钮。

喉全切除术二期发音重建手术前，应进行食管吹气试验，如果能够讲话，手术成功率较高。如果仍然不能讲话，可以再行利多卡因局部浸润麻醉试验，方法是在气管造瘘口外上方注射 1%利多卡因局部浸润麻醉解除括约肌的收缩功能，然后重复食管吹气试验，能够发音者可提示手术成功率高。

3.注意事项

外科手术发音重建选择患者的各项标准如下：

(1)气管造口足够大；

(2)没有下咽狭窄；

(3)手指活动自如；

(4)视觉良好；

(5)肺功能良好；

(6)足够的理解力；

(7)主观动力好；

(8)精神稳定性；

(9)能够很好地完成吹气试验。

上述前 5 条的评估并不困难，但后几条的评估则需要时间和精力。对于评估足够的理解力可能是困难的。主观动力和精神稳定性估价也可能困难。酗酒患者经常是不适合这种技术的，当然肺功能不好、脑血管病的患者也不适宜此项技术。最初由 Taub 和 Bergner 描述的吹气试验对于预计患者是否能够产生足够的声音是一个有用的试验。Blom 等描述了一种改良的试验，并且提倡在穿刺的时候，对于食管吹气试验不佳的患者应先做咽缩肌切断术或咽丛神经切断术。

4.并发症

(1)气管食管瘘扩大或移位、发音钮脱出(脱管)等：低压式 Blom-Singer 发音钮由于两端的管盘较小且软，容易脱管，或半脱管造成发音困难或失败。如果患者出现不能讲话或讲话费力时，应及时就诊，并重新安装发音钮。如脱管时间较长，有的患者脱管数小时或一天以上，即可造成窦道狭窄或闭锁。常置式发音钮此现象出现较低压式发音钮少见。少数病例发音钮可以脱入气管，应注意避免。

(2)气管食管瘘口周围肉芽肿形成：是由于发音钮长短不合适、摩擦压迫造成的，应及时更换发音钮，并切除形成的肉芽肿。

(3)发音钮真菌感染：发音钮周围真菌生长是目前所有发音钮都存在的共同问题。现在还没有更好的解决方法。只是需要定期取出后清洗和更换。Blom-Singer 发音钮设计要求 3 个月以上更换一次，但患者一般可以使用 6 个月以上，甚至更长。但真菌生长常见。

(4)误咽：多由于瓣膜老化或气管食管瘘口松弛造成，多需更换发音钮。

(5)其他少见的并发症有食管狭窄，可出现咽下困难。具体原因不详，可能是由于发音时手指用力较大，发音钮在咽腔长期刺激、局部炎症或是与患者瘢痕体质有关。此外有气管狭窄、气管造口周围蜂窝组织炎、纵隔炎、吸入性肺炎等。

5.小结

(1)外科肿瘤切除的原则是以彻底切除肿瘤为目的，同时尽可能地保留和重建器官的功能。

(2)喉全切除术后的发音重建手术和方法，都有各自的优缺点，应根据患者和病情的需要，选择适当的重建技术和方法。

(3)气管食管发音技术(发音钮技术)，尽管受到了患者和医生的喜爱，但仍有许多不足，需要不断的改进和完善。

七、全喉切除术后发音重建外科——装置假体术Groningen 发音器

全喉切除术是治疗晚期喉癌的主要方法，而术后发音问题是患者关注的重点之一。全喉切除后，患者

丧失发音功能,不能与他人正常进行语言交流,破坏患者与他人的社会交往能力,在精神上产生很大的压力,严重影响了术后患者的生活质量。尤其是不认字的老年患者,他们既不能用语言表达,也不会写文字交流,以致有些患者拒绝手术。如何让无喉患者发音,是国内外许多学者一直研究的重要课题。虽然,通过非手术方法如食管音或人工喉等,可以使部分无喉者能够与他人进行简单交流,但综合评价远不如发音重建术的效果,因此,发音重建外科越来越受到耳鼻咽喉头颈外科医生的重视,手术方法的不断改进和发展,发音质量的大大提高,使全喉切除后患者的生存质量有了明显改善。

1. 皮肤外瘘手术

是利用自身黏膜、皮瓣或其他自身组织,采用手术方法在皮肤与食管间做成一个永久瘘管,然后通过一外连接装置,将气管造瘘口呼出的气流传入下咽黏膜,引起黏膜组织振动而发音。在1952年Briani首先报道了皮瓣瘘法,1958年Conley报道了黏膜瘘管法,以后许多学者在造瘘组织和皮肤外瘘的位置方面进行了许多改进,发音质量有了一定的提高。但是,由于术后皮肤瘘的狭窄、溢液及必须使用外连接装置等缺点限制了其推广应用[2]。目前,该方法已很少有人在做。

2. 气管食管造瘘术

气管食管造瘘术,也称为内瘘法或新声门法,它的原理是在气管和食管间直接形成永久性漏管,发音时用手指堵住气管造瘘口,气流通过气管食管造瘘口进入食管经口排出,气流排出过程中振动下咽黏膜而发音。该手术方法最早是由Staffieri在1969年报道,以后出现了许多改良方法,如Amastsu法、Tanabe法、Brandenburg法及李树玲法等,此方法克服了皮肤外瘘法的缺点,患者感到方便,发音效果也得到提高。但该手术在造瘘口的大小、位置及防误吸方面要求较高,如果掌握不好,会导致发音失败、造瘘口闭塞及严重误吸等[2]。

3. 气管咽吻合术

该方法是20世纪70年代由Aslan首先开展,因而也称其为Aslan手术,是在全喉切除后将气管与咽口吻合,这一术式的优点是能够恢复正常的吞咽、呼吸功能,发音功能恢复近乎正常人。Aslan手术的成功也证明人的喉切除后,咽腔能够对呼吸道有代偿、保护功能,使呼吸道的调湿、调温、及清洁作用不受影响。其缺点是术后气管套管拔除率较低,主要原因为吻合口狭窄所致。

4. 装置假体术

1978年Blom-Singer在总结过去发音重建手术的基础上研制了硅胶发音假体,成功率达到90%以上,随后发音假体不断改进,种类增加,如:Panje发音钮、Groningen发音钮、Provox发音钮和Nijdam发音钮等,由于装置假体的发音重建术一般不受切除肿瘤范围的限制,简便易行,成功率高,发音质量好,使发音重建术取得了较大的进展,目前,已成为国内外开展最广泛的术式。安装发音假体都有相应配套的器械,手术简单,可以全喉切除术中一期安装,也可以术后二期安装,更换发音钮一般在门诊即可进行。发音假体是今后一段时期内国内外广泛应用的、最实用的全喉切除发音重建方法,但以下问题需不断地进行改进。①开放压力,目前所用的发音假体绝大多数为硅胶制成,具有单向活瓣功能,降低瓣膜向食管开放的压力是发音钮改进的重点。现有的各种发音钮都开发了二代、三代产品,开放压力较第一代产品降低了50%以上。压力的降低使患者讲话不费力,同时,也大大提高了手术的成功率,今后随着空气动力学研究的进展,有望使开放压力进一步降低。②假体使用寿命,国外文献报告,一般寿命是4~6个月,有的更短。在我国,根据天津市第一中心医院初步统计结果显示,使用寿命在6~12个月,使用寿命的差异可能与国内外饮食习惯不同有关。影响使用寿命的主要因素是发音钮表面生长真菌和细菌而导致发音钮老化所致,中国人的饮食习惯相对西方人来说,不太利于真菌生长,因此,研究合理的饮食食谱,有利于延长发音钮的使用寿命,减少患者更换发音钮时带来的麻烦,同时,也可以减少医疗费用。③发音假体国产化,目前发音质量好的发音钮均来自国外,价格较高。过去国内也尝试生产了几种发音钮,但是在材料、工艺方面差距较大,发音效果不理想,因此,没有得到推广。随着我国科学技术的快速发展,相信在不远的将来,会出现质量良好的国产品,降低发音钮的价格,造福于广大无喉患者。

手术成功的标准:Blom-Singer认为发音管安装后能持续使用3个月以上,或经放疗后能连续使用4个月以上者可判定为成功的时间标准,Parker等将音调、节律、流利性、可理解性、最大声时等作为发音质量的评价参数,1988年第三届发音重建国际学术会议上提出了一个判定疗效的统一标准。

5.低阻力型Groningen硅胶发音钮的临床应用

更换发音钮的标准:发音钮出现老化现象、发音质量明显减退老化的原因主要是细菌和真菌在发音钮表面过度生长,使瓣膜变硬或阻塞轴管,发音钮弹性丧失,造成饮水、进食时漏液或呛咳(图6-170和图6-171)。

6.展望

发音钮虽然已广泛应用于临床,患者也非常愿意使用, 但是, 患者发音时要用手指不断地堵住造瘘口,患者仍觉不方便。另外,气管造瘘口直接与外界相通,易导致呼吸道的干燥或感染。因此,国内外学者着眼于研究气管造瘘口呼吸瓣膜器,将其安装在造瘘口上,吸气时瓣膜开放,发音时瓣膜关闭,中间带有加湿装置,这样患者讲话不需用手帮忙,现在,Blom-Singer 和 Provox 产品已经面世,效果很好。有一问题现在还没有得到很好的解决,那就是瓣膜器的固定问题,现在采用的是用一种胶样的薄膜固定,不甚牢固。国外有学者正在研究在造瘘口周围皮下埋置一种钛合金网与瓣膜器相连,这是很有希望解决固定问题的一种做法。

喉移植经几十年的研究,很多动物实验研究积累了丰富的经验及国外个例人喉移植的报道,给全喉切除后喉功能的完全恢复奠定了基础。但喉自身特点与其他器官有很大不同,喉移植的目的是解决喉切除后患者的发音、呼吸问题,喉运动神经和感觉上神经功能的恢复是喉移植术最难点问题,到目前为止,尚未见到真正意义上的临床喉移植成功的报道。喉移植是解决喉全切除术后喉功能重建的理想方法,随着器官移植学的快速发展, 许多大器官移植的相继成功,相信在不久的将来喉移植终会取得成功,实现全喉切除后发音重建外科突破性进展。

(刘吉祥 杨宝琦 杜建群)

第八节 头颈咽喉良性肿瘤

一、颈静脉球体瘤

颈静脉球体瘤亦称鼓室球体瘤, 属化学感受器瘤。Rossenwasser 首先报道了颈静脉球体的肿瘤,亦称颈静脉球体瘤。颈内静脉球体的分布是沿迷走神经从颅底到乳突,从舌咽神经到鼓室。

(一)分类

目前国际上分类有多种, 以 Glasscan-Jackson 分类法较多采用。

1.鼓室型

Ⅰ型:很小,局限于鼓室岬部。

Ⅱ型:肿瘤完全充满中耳间隙。

Ⅲ型:肿瘤充满了中耳和乳突间隙。

Ⅳ型:肿瘤充满中耳和乳突通过鼓膜穿孔到外耳道,也可向前到颈内静脉。

2.颈内静脉球体性

Ⅰ型:小的肿瘤侵犯颈静脉球中耳乳突腔 。

Ⅱ型:肿瘤扩展到内耳道并向颅内扩展。

Ⅲ型:肿瘤扩展到岩尖并可向颅内扩展。

Ⅳ型:肿瘤扩展到岩尖,斜坡颞下窝亦可向颅内扩展。

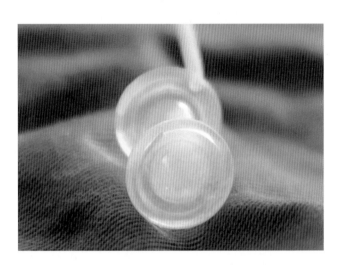

图6-170 新发音钮。

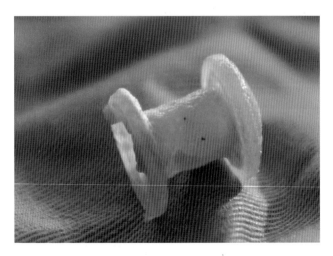

图6-171 废弃的发音钮。

(二)颈静脉球的功能

颈静脉球体和颈动脉球体都属化学感受器,颈静脉球体对血中氧和二氧化碳分压非常敏感,同时也使压力感受器调节血压。手术时刺激颈动脉球体可引起血压下降,出现休克。除此以外,还可以调节酸碱度。当血液酸碱度改变时可影响呼吸,血压,心跳。通过反射来调节血内的二氧化碳和氧的浓度,维持生命体征,颈静脉球体和颈动脉球体均具有内分泌的作用,可以分泌数量不等的儿茶酚胺及吲哚胺,这些成分对血压、心跳呼吸都有调节作用。

颈静脉球体瘤内有神经纤维,它可以来自舌咽神经鼓室支的感觉纤维,或迷走神经纤维。

(三)生物学特性

副节组织是主细胞,它来自神经脊或交感神经系统,主要分两组,即肾上腺和肾上外副节瘤。肾上腺副节瘤称嗜铬母细胞瘤。肾上腺外副节瘤分布在腹、胸、腹膜后和纵隔。副节瘤在头颈部可发生在颈动脉体,颈静脉瘤发生在鼓室以及喉、鼻、眼眶等部位。最常见的部位是颈动脉体和颈静脉体鼓室部位。Le Compte 于 1849 年首先发现副节细胞内有儿茶酚胺的分泌。

(四)病理

肿瘤体积较小,呈不规则团块,没有包膜,但发生在鼓室时也有包膜的出现,外表呈肉芽状或息肉状,暗蓝色或暗紫色,有时外耳道以息肉状出现,血管丰富。

显微镜下肿瘤呈分叶状小巢分布,腺样排列,瘤细胞边界不清,胞浆丰富。充满淡粉色颗粒,有时为嗜酸性细胞瘤。胞浆嗜银反应阳性,有时胞浆内有假涵体。瘤细胞多型可表现呈血管瘤型、实质型和腺泡型。多数病例为上述的综合。电镜下瘤细胞胞浆内含稀疏神经分泌颗粒,内含儿茶酚胺,以去甲肾上腺为主。临床上一般不出现内分泌症状。

免疫组织化学检查瘤细胞对 CGA.S-100 突触蛋白、神经绿蛋白、5-HT 多呈阳性反应,有助于肉瘤和血管外皮瘤相鉴别,颈静脉球体瘤一般属于良性肿瘤,但也有文献报道转移到肺和骨髓。由于局部对周围组织的破坏,甚至可以扩展到颅内,侵犯第Ⅶ、Ⅷ、Ⅸ、Ⅹ、Ⅺ对脑神经,甚至岩尖,侵犯颅内动脉骨管,小脑桥脑角及斜坡。

(五)临床表现

早期没有症状,偶尔因检查鼓膜发现蓝色鼓膜,做鼓膜穿刺有血。该病变常引起耳鸣、耳聋,为传导性聋。患者耳周围听诊可听到血管性杂音,压迫颈部血管杂音可减弱或消失。流脓式血性分泌物,眩晕,如有旋转性头晕可考虑半规管瘘。一般肿瘤生长后常继发中耳炎。鼓膜已破坏,外耳道可以看到肉芽组织或息肉。临床常遇到两种情况:鼓膜可看到肿瘤边缘,或从鼓膜看不到肿瘤的边缘,可能因为肿瘤太大或从颈静脉窝向下鼓室方向扩展之故。面瘫、舌前 2/3 味觉消失,表示面神经、鼓室神经受累。头痛常表示肿瘤侵入颅内。做脑神经检查常发现有神经麻痹。脑神经症状处表示肿瘤侵犯范围外,对手术的进路和估计手术的成功也有帮助。

肿瘤一般发展较慢,如病变未控制,最后由颅外发展到颅内,但很少侵入脑。

(六)诊断

1.外耳道检查

通过耳镜看到鼓膜下部有蓝色或红色鼓膜时,应做鼓膜穿刺,看是否有血。如鼓膜已穿孔,可以看到中耳腔是否有肉芽或息肉,如有应做活检,以排除颈静脉球体瘤或中耳瘤。活检时应做止血的准备工作。

2.乳突 X 线检查

常规的几个位置包括 Schuller、Mayer、Stenver 或 CT 可看到中耳乳突及岩尖颈静脉窝是否扩大, 是否向下方鼓室扩展, 显示中耳乳突腔有无骨质破坏,此种破坏可以与胆脂瘤空洞相鉴别,后者空洞周边有增厚整齐的边缘,中心空洞密度低,而静脉球体瘤骨质破坏,肿瘤边缘无增厚整齐的边缘。

3.CT、MR 检查

最好用螺旋 CT。矩阵可选 1024 层厚 1mm,层间距 1~2mm 70°冠状扫描,以较好地看到鼓室、鼓室天盖、耳蜗、耳蜗各旋、面神经水平段和后膝、膝状神经、圆窗、咽鼓管、颈动脉管和颈静脉窝等。MRI 对血管瘤血管畸形、毛细血管瘤在加强像上呈略低的软组织信号, 因肿瘤体含有丰富的血突管。CT 可见软组织肿物。显示颈内静脉窝扩大,边缘不规则或可见骨质破坏。随肿瘤的生长可见颈静脉窝高位向下鼓室扩展进入中耳。亦可见侵犯到颈内动脉垂直段的骨壁。有时可见颈内动脉和颈内静脉隔液消失。一般颈动脉骨壁常见侵犯，但很少见侵犯颈动脉壁，经静脉孔侵犯常见扩大，亦可见侵犯内耳道和后颅窝，甚至到中颅窝底。发生在中耳的颈静脉球体瘤可见鼓室、上鼓室扩大，乳突气房破坏，形成空洞。

4.血管造影

颈内静脉逆行血管造影，此法比较简单，能通过血管造影显示肿瘤与颅内静脉的关系，以及周围组织的关系，这对手术参考是非常重要。同时可将颈内静脉体瘤与施万瘤，脑膜瘤相鉴别。施万瘤密度大，边界清楚，肿瘤内没有血管的显影。颈动脉血管造影主要用来将颈静脉瘤球体瘤和静脉体瘤鉴别。但有时可以看到肿瘤的供血来源，常见肿瘤供血源是颈外动脉和咽升动脉、腭上动脉、甲状腺颈支和胸支，同侧椎动脉神经肌肉。除此以外颅外也有部分血管供应，如脑膜中动脉。在颈静脉球部神经就像地图一样地分布。

（七）鉴别诊断

1.中耳乳突癌

该病酷似静脉球体瘤，早期有血性分泌物、耳痛、耳聋、头痛。检查中耳有肉芽，有突向外耳道，有面瘫，放射线有骨质破坏，破坏的形态成虫蚀状，除阴影一般中耳乳突癌发展较快，除血性分泌物外，有长期流脓历史。耳痛在颈静脉球体瘤很少发生，病情发展较中耳乳突癌慢。鼓膜颜色、搏动性耳鸣、听诊可听到血管的杂音和压迫颈部血管后消失均可作为鉴别颈静脉体瘤的特征。血管造影可显示颈静脉球部病变。

2.慢性中耳乳突炎

有时中耳有肉芽，但不出血，有骨质破坏常为胆脂瘤空洞，面瘫出现常见大的胆脂瘤空洞形成。

3.施万瘤

在颈静脉孔部位常见施万瘤，为实体性肿瘤，CT密度重，边界清楚，没有搏动性耳鸣。听诊也无血管性杂音。血管造影肿瘤不显影。

4.其他听神经

小脑桥脑角肿瘤，可以通过 CT、MRI 及脑干诱发电位诊断，前庭功能检查也可以辅助诊断确诊。

（八）治疗

1.放射治疗

颈静脉球体瘤属于良性肿瘤，但它对局部组织包括骨质、神经、血管产生破坏，又称局部恶性。手术切除是首选方案。但因手术中出血问题不好解决，不得

不改用放疗。除 ^{60}Co 直线加速器以外，今年又用伽玛刀，X 刀等放射治疗。实际上颈静脉球体瘤用放射治疗是不可能根治的。用放射治疗可使肿瘤周围的纤维组织增生。一部分血窦因血管内膜炎而发生闭塞，硬化。使血窦变少，为手术创造条件，减少术中出血。放射治疗是整体治疗的一部分。

2.介入治疗

介入治疗是今年医学发展的一项新技术，通过血管插管到患部，可以给化疗药物治疗肿瘤，特别是一些危险性较大的部位。也可以通过插管注射血管内栓塞物质，使局部血栓来治疗顽固性出血，如鼻出血。对血管瘤或动脉瘤，也可以通过血管栓塞治疗或进一步手术创造条件。栓塞用的物质有的颗粒如明胶海绵，金属圈等。明胶海绵栓塞后 72 小时溶化，不能持久。因此 3 天内必须准备好手术。否则过后血流又通畅。金属圈可以从几毫米到一厘米，可以阻断肿瘤远程部位的血管，关闭输入肿瘤的动脉。栓塞物可以导入不透光的物质。如微原纤维蛋白、阿维烯或 Avicon 或混合其他不透光物质。也可用液体物质栓塞，但有时会导致组织坏死。使用 2-氰基丙烯酸异丁酯（IBCA）或氰丙烯酸正丁酯（NBCA）注射后使组织粘连，血管壁产生炎性反应，血管产生巨细胞反应，继发组织坏死。

3.手术疗法

（1）术前注意事项：手术切除颈静脉球前应对以下情况进行深入了解。

1）肿瘤原发部位：术前应明确原发肿瘤以中耳乳突为中心，向外扩展，或以颈静脉窝为中心向周围扩展，或生长在颞骨或颈部其他位置。

2）肿瘤侵犯的范围：肿瘤局限在中耳，扩展到乳突、面神经，肿瘤以颈静脉球为中心向周围扩展，下鼓室、颈动脉垂直段、水平段、颈静脉孔及第 IX、X、XI 对脑神经受累。肿瘤以颈静脉孔为中心向颅内扩展到斜坡、鞍、小脑桥脑角、颈动脉管。

3）修复手术后对神经的修复：面神经切断后，用耳大神经移植。对硬脑膜和伤口内腔的修复，可转移颞筋膜或用阔筋膜。

4）手术准备：肿瘤涉及的血管心中必须有数，为了减少术中出血，术前血管造影把供肿瘤的血量弄清楚。术前先做栓塞治疗。可以在栓塞 2~3 天后做手术切除。如术前了解血管情况和肿瘤扩展情况，可以考虑术中先结扎周围血管如乙状窦颈内静脉、上岩窦、颈外动脉、颈总动脉。如病变已侵犯颈动脉垂直段、水平段或破裂孔颈动脉出口或肿瘤在颈静脉孔周围，已

扩展到颈动脉时，手术中可能发生颈动脉破裂，造成致命出血。术前须按李树玲教授方法行颈动脉压迫锻炼，做好术前准备。术前压迫颈总动脉后，脑电图和脑血流图证明侧支已建立的情况下方可进行手术。手术时暴露颈内动脉后有意在颈内动脉先做一套，以备万一时结扎，做到有备无患。颈静脉球切除手术不能采用外切除等方法，这样切除会导致出血，而且容易使周围重要血管、神经失去保护，造成许多手术合并症。必须在设法控制周围血管后，肿瘤才可能彻底切除。

(2) 手术方法：根据颈静脉球体瘤发生部位，设计手术方案。

1) 肿瘤在鼓室及乳突区：根据进路可采取乳突根治的方法，采取后内或耳后切开，暴露乳突，做乳突根治术，把鼓膜翻起，暴露中耳，看到肿瘤轮廓。如肿瘤有包膜可用到剥离器，边切肿瘤边剥离。一般术前面神经检查无缺陷，说明面神经元无暴露。为了防止万一，有条件的医院应在面神经电图监视下手术。如术前已有面瘫，面神经在肿瘤之间通过，无法分开时，必须切断面神经，待肿瘤切除后再做面神经移植手术，通常用耳大神经。因此做颈部切口时注意保护耳大神经。如肿瘤没有包膜呈肉芽组织，触之易出血，没有边界，也可以用液氮喷雾，待冻成冰以后再剥离。如手术中发现肿瘤与颈静脉窝相通，应把耳内切口向颈部延长，暴露颈内静脉。颈内动脉、颈静脉球部，此手术一般不保留听小骨和鼓膜。手术后磺纺纱条压迫止血。

2) 肿瘤局限在颈静脉窝处并向周围扩展：手术切口耳前及耳后均可，暴露颅底大血管为中心，一般耳后切口更容易接近。上自颞骨鳞部，下至胸锁乳突肌前缘，暴露颞肌和颞筋膜，自上向下反转至颧骨根部，乳突做根治术，暴露侧窦和乙状窦，乳突尖下切除茎突和附着的肌肉。找到茎乳孔向前暴露面神经，面神经向前移位分离腮腺于耳道，小心勿损伤面神经。看到颈静脉球体瘤的部位后，用线结扎乙状窦，一般在乳突导血管下结扎。结扎乙状窦时，切开一点硬脑膜，把硬脑膜与乙状窦血管壁分开，用动脉缝合线自乙状窦后蜘蛛膜上穿过，不要穿过蜘蛛膜，以防脑脊液漏发生。乙状窦可结扎也可以采用腔内免填法。用明胶海绵充填乙状窦，颈部结扎颈内静脉。应在靠近肿瘤部位结扎，以防颅内静脉血栓和空气流入全身。颈部血管可以结扎颈外动脉内上颌动脉。肿瘤在颈静脉窝暴露就可以切除。手术切除中可能仍有少量出血，此血来自下岩窦，可用压迫止血。切除肿瘤时注意

肿瘤与颈内动脉的关系，勿损伤动脉。颈动脉入口部肿瘤可以暴露颈动脉骨壁，垂直段和水平段骨壁都可以切除。颈动脉就可以移位。手术切除如有出血可采用氩氦刀切除，压迫止血。

肿瘤侵犯颈静脉孔时可暴露颈静脉孔，此处注意有第XI、X、IX对脑神经经过。如侵犯颅内，一般瘤体积在2cm以下时可以切除，超过2cm时手术有困难，颅内部分可以分期处理。术后修复，首先检查脑膜有无破损，小心缝合或用颞肌加固缝合，如有缺损用颞肌膜修复，颅骨缺损处转移颞肌和颞筋膜反转放在缺损处。防止脑膜出现脑漏，放引流周围缝合后加压包扎。

(3) 术后合并症

1) 脑脊液漏：一般小漏可以加压包扎，如脑脊液漏较多可以降脑压，做腰穿后把脑脊液通过管子放入腹腔待局部伤口愈合，脑脊液停止漏出，再放引流管。如半个月不愈合则应打开伤口，做脑膜修复。

2) 出血：术中仔细处理好有关伤口，不要草率地把出血部位放些明胶海绵，只靠压迫止血是不行的。如有大的出血，应找到出血源，结扎止血。

3) 感染：常见，首先选用有效的抗生素，足量使用7天再减量或更换。其次是伤口包扎，有无死腔存在，术后48~72小时去引流，术后每天换药观察伤口情况。

(4) 术后处理

1) 注意全身情况，血容量是否够，血压是否正常，生命体征是否正常血氧饱和度，血中酸碱度，这些都与本病有关，因手术中出血较多。

2) 全耳营养状态进食情况，如不能进食则应给白蛋白、脂肪乳输入。

二、神经纤维瘤病

神经纤维瘤病(Neurofibromatosis disease)与神经纤维瘤有许多不同之处，此病又称 von Reeklinghausens disease，病变多发生于皮肤，在喉部少见，此病开始表现为良性，生长快，但手术切除后很快复发，沿梨状窝、喉室、会厌谷、食管蔓延，并可向远程转移，甚至转移到颅内，此病可以恶变。病变发展快时应该想到此病及恶变。神经纤维瘤一般生长较慢，只在局部生长，切除彻底不再复发。神经纤维瘤病特点是切除后很快复发，转移其他部位无规律，病理可看到恶变，淋巴结很少转移。本来神经纤维瘤病对放疗不敏感，但恶变后变得敏感。笔者所在医院发现3例神经纤维瘤病2年内复发手术切除了5次，最后侵犯食道，切除后食

道仅剩一个胃管直径,术后病理发现有癌变,在没有办法的情况下使用放疗。没想到放疗后肿瘤停止了生长。目前已观察3年。另一例最后转移到颅内,偏瘫,最后死亡。第3例观察4年后失去联系。

神经纤维瘤病特点呈现良性肿瘤特点,手术时肿瘤有包膜,但术后2~3个月内复发,肿瘤生长极快,此时应想到神经纤维瘤病,或有恶变,放射治疗发现对此病有敏感性,过去都认为神经组织及纤维组织对放射性物质都不敏感,我们经历3例患者,都做过4~5次手术,后复发。用放射线控制了肿瘤的生长,因此对一些少见疾病应有一些新的试验治疗,不能遵循守旧一成不变。

神经纤维瘤病不是手术未做彻底,大部分复发都在原发部位周围,不转移,类似鼻腔嗅神经母细胞瘤,就在局部生长,较少有沿神经线远端发生同样肿瘤,但也有沿神经转移的。

三、喉部脂肪瘤

喉部脂肪瘤不常见,该肿瘤为良性肿瘤,但手术后很易复发,复发可以在原发部位,也可以在原发部位周围。没有淋巴结转移,原发部位常见为梨状窝、室带、会厌谷。病变生长较快,患者常以进食困难为早期症状,诊断比较容易,电子喉镜、直接喉镜可以观察病变部位并取活检。发生在声门区少见,因此患者没有音哑及呼吸困难。手术后往下咽部扩散,肿瘤生长较大时出现呼吸困难(图6-172)。

治疗:手术切除,手术切口从胸乳肌前缘,甲状软骨旁切开,暴露患侧甲状软骨后缘,切断下咽缩肌,切除甲状软骨后缘1~1.5cm,梨状窝完全暴露,切开梨状窝暴露肿瘤,沿肿瘤边缘完整切除肿瘤,缝合梨状窝。如肿瘤在会厌谷,可以从颈正中舌骨水平切开,切除舌骨,暴露会厌前缘,切开进咽,暴露肿瘤,切除肿瘤,保留下咽黏膜,伤口缝合。病变在下咽侧壁时,可以从两条径路进咽,一是切除舌骨,从会厌前横切开进咽,暴露肿瘤;二是从患侧咽切开直接进咽暴露肿瘤,切除肿瘤后缝合伤口。直达镜下切除肿瘤不易切除干净,主要不能沿肿瘤边界剥离。用息肉钳子切除很难彻底。脂肪瘤是良性肿瘤,但术后很容易复发,一般一年左右复发,我们经历的患者最多做过10次以上病变切除。

四、喉乳头状瘤

乳头状瘤有三种表现,单发、多发、增生角化。单纯乳头状瘤在显微镜下是正常上皮网,多发性乳头状瘤是一个临床诊断名词,肿瘤显示多种网突出于表面有许多基底状乳头状萌芽。增生性乳头状瘤表面,有增生角化穿过基质网。Eggston和Wolf总结单纯乳头状瘤有一个规则基底上皮,在邻近的间质很少有淋巴球和炎症反应。多发性乳头状瘤有一些小的固有层向上突起,上面被复层鳞状上皮覆盖,胚胎型上皮很丰富,特别是儿童,角化物质很少,细胞层增生上皮成多余的乳头异形细胞。增生性乳头状瘤在早期上皮和间质有明显的不同,有重要的特殊细胞增加,上皮表面显著增生,基底细胞有许多不规则细胞排列,有些细胞出现有丝分裂(Mitosis),红血球大小不等。在基底细胞出现细胞排列紊乱,是癌前的表现。弥漫性乳头状瘤又称为厚皮性喉病,由Virchow命名。

厚皮性喉病有时常误诊,单靠切片是不行的,必须做免疫组化方法确诊。作者经验认为乳头状瘤病变重要的是变形后变成上皮癌。

Ewing把乳头状瘤分为四组。①炎症:上皮结缔组织增生,血管增生这种细胞属炎症常发生在鼻腔,子宫湿疣(Condyloma);②单纯正常组织过度增生,这可能是先天的原因;③过度非典型增生,腺体样组织增生息肉样变,黏膜腺瘤;④恶性上皮增生,区别非典型增生及恶性上皮增生,要看间质支持的是正常细胞层还是肿瘤层。

喉乳头状瘤是良性肿瘤。但在儿童局部表现有一定恶性度。主要是生长快,复发快,无有效治疗方法。

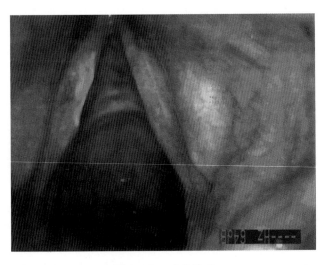

图6-172 喉脂肪瘤。

用抗生素、内分泌、冷冻、放疗、激光、烧灼治疗大量瘢痕形成,导致喉狭窄长期带管,到成年时,拔管困难,而且影响喉的发育。儿童乳头状瘤发病与成人不同。单纯乳头状瘤有一个规则基底上皮,邻近的间质很少有淋巴球和炎症反应,多发性乳头状瘤有小区域固有层向上突起,上面被膜是复层鳞状上皮层。在儿童中角化物很少。一般认为,DNA和病毒有关。病毒属乳头瘤病毒属,这种病毒既能产生感染也能使细胞过渡到肿瘤细胞。由于病毒感染往往多发,容易复发,没有有效的治疗和药物。近年来临床采用激光消灭肿瘤后再用转移因子治疗。但结果仍不能彻底治愈。有的患者能控制发展,肿瘤生长慢,复发慢,到了青春期肿瘤有自动停止发展的可能,这是与成人乳头状瘤不同的地方。但临床不能等青春期后再治疗。这样可能导致肿瘤大面积、多部位占据呼吸道、消化道、造成发音、呼吸、吞咽困难。转移因子治疗乳头状瘤是因为它能影响胸腺的小淋巴球,使它产生免疫性用它去控制变化的细胞,控制乳头状瘤的生长。在试管里表现对肿瘤有抑制作用,到临床上对儿童乳头状瘤效果不是太明显。日本文献报道用Blomycine,我国现改名为平阳霉素,但儿童不能用,成人用后效果不明显。采用二氧化碳激光气化后,注射转移因子,密切观察,有复发早期再手术,不要等长大后再做,这样创伤面小,早期治疗容易彻底。

成人喉乳头状瘤好发在声带上、扁桃腺、咽腭弓,发病原因主要是细菌感染,特别是真菌局部慢性炎症,长期刺激,包括对局部组织长期摩擦,特别是干摩、吸烟。上皮增生往往是乳头状样增生,鳞状上皮乳头状瘤常伴有角化,所以长期刺激有可能转为恶变,形成乳头状瘤,良性乳头状瘤常带蒂,但也有基底大的肿瘤。治疗手术彻底切除,很少复发。

五、喉血管瘤

喉部最常见的是海绵血管瘤,属静脉系统呈深紫蓝色,常发生在室带、杓会厌皱襞舌根、会厌谷、梨状窝、环后、杓状关节、下咽、软腭等处,血管瘤大部在黏膜层或黏膜下,有的血管瘤也向深层发展。一般无症状,有时吃饭被食物刺破,有出血,很少影响吞咽。海绵血管瘤在黏膜下发展没有规律,有时很深,有时表浅,肉眼能看到,手术很困难。过去切除此肿瘤时从肿瘤外围开始,用血管钳连同血管及连血管外围组织夹住、切断、结扎,直到肿瘤范围周围都切断再结扎,血

管瘤标本如同揉过的一张纸。从肿瘤上切除,出血多,不易切除干净。肿瘤生长在喉部手术就更困难,一般不出血,很少手术。

近年都采用平阳霉素局部注射。平阳霉素原名博来霉素,后在平阳地区发现菌种,改名平阳霉素。1960年在天津、石家庄、上海做试点,免费做实验。当时主要用于鳞癌,后来我们扩大面积用在许多肿瘤患者身上做实验,如恶性肉芽肿、黑色素癌、血管内或局部注射都取得一定效果。一般不大的血管瘤,1~2针即消。用2mL生理盐水溶7~8mg局部一次性注射,观察21例,效果非常明显,门诊即可注射。平阳霉素治疗血管瘤的机制:平阳霉素治疗恶性肿瘤,发现对血象无抑制作用,所以不用定期查血象,但开始时制药提纯不够精确,注射后常出现发冷、高烧,目前的平阳霉素这种反应已消除。平阳霉素最大的一个副作用就是肺纤维性变,因此用量不能过大,但也不是每个患者都出现肺纤维性变。笔者有一个黑色素癌患者,治疗非常有效,肿瘤能完全消失,坚持用到600mg也未出现肺纤维性变。但也有用到60~70mg时即出现肺纤维性变。血管瘤用量很小,不会出现肺纤维性变。平阳霉素治疗的机制,就是利用它的副作用使组织纤维性变,使血管周围组织纤维增长,闭塞血管。

六、水囊肿

类似先天性病变,但不是简单可从颈部突出肿物,呈多房组织像手指一样,沿着面部平面广泛空泡与肌肉包裹在一起,周围可能有重要的组织,外科切除此囊肿常因逐渐增大或反复破溃感染,面部、颈部美容破坏等原因。

手术时全身麻醉或局麻,半圆形切口,囊肿有包膜,可沿包膜剥离。囊肿常沿颈动脉鞘或与副神经接触,注意保护。有些囊肿到达很深部位,剥离要更加小心,手术后放引流到囊肿下面,组织缝合,压迫包扎。

七、喉淀粉样瘤

喉黏膜淀粉瘤实际上看不到明显的肿瘤,在黏膜下蔓延,对周围组织有破坏性,又称淀粉样变。它没有明显的边界,通常叫淀粉样变,是黏膜退行病变,如玻璃样变一样,不属于肿瘤,长期缓慢生长。它能使周围组织淀粉样变,破坏周围的黏膜、软骨、骨等,堵塞呼

吸道,好发于喉和气管内,不转移。但也有远端脏器发生淀粉样瘤,如肺、肝。最后于内脏失调。淀粉样变一般都是单发,也有多部位发生,向喉声带淀粉样变从有症状到呼吸困难可长达10年,这是与肿瘤不同之处。症状无原因音哑。音哑程度很重,有的患者完全失音,但声带颜色正常无炎症,肿瘤样表现,有时有轻度水肿或息肉表现。鉴别方法就是用动态喉镜检查,声带黏膜波消失。往往误诊。确诊的办法就是局部取活检,甲基龙胆紫染色,黏膜呈粉红色。对刚果红有嗜染性,呈桔黄色。淀粉样瘤无好的治疗方法,手术切除病变无明显的边界。切除不彻底,切除后又复发。用激光大面积气化也很难根治,但短期看不出复发。病变发生在呼吸道,到了晚期呼吸困难。特别是发生在气管、喉时堵塞呼吸道,只能用激光反复烧灼,做喉全切最彻底,但患者不能接受,因为病变不危及生命。

八、假性喉血管瘤

声带游离缘常见突出代替的红色或暗红色肿物,外表类似血管瘤,手术切除不出血。标本做病理检查发现声带上在 Reink 三角区,生长的息肉可以有三种情况:

(1)单纯水肿,纯息肉样组织。

(2)黏膜上皮下出血形成血管瘤样组织(图6-173)。

(3)水肿加血肿外表也类似血管瘤样组织,声带上皮下没有血管,因此不会发生真正的血管瘤。

假性血管瘤临床多见,常发生在声带游离缘呈红

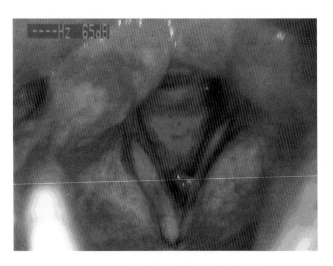

图 6-173　声带黏膜出血形成假性血管瘤。

色,有时带蒂,有时成一片,基底较大。临床鉴别就是想到声带上没有血管,因此声带是白色的。声带发声方法不对,声带创伤小毛细血管出血加水肿看起来就像血管瘤。

(杨宝琦 阮宏莹)

九、鼻咽腔纤维血管瘤

鼻咽纤维血管瘤多发生在青少年,此血管瘤易血,不易止血,在病理学上血管壁只有内皮层,没有肌层,因此出血后血管壁没有收缩能力。而且肿瘤好发生在鼻咽,非常隐蔽,没有视野,不易止血,手术暴露也很困难。

手术步骤如下:

(1)切口:在全麻下用开口器张开咽腔,自硬腭正中门齿正中缝向后下切开,直到切开悬雍垂(图6-174)。

(2)从硬腭向两侧全部分开:直到硬腭边缘向两侧切开腭咽韧带,把软硬腭分开,此时可暴露鼻咽物一部分。为了完全暴露鼻咽腔,用骨凿切除硬腭1~2cm,腭就完全暴露。只能看到肿瘤外表,肿瘤根部仍看不到,就靠用手的感觉摸出瘤根部范围和界线(图6-175)。

(3)切除肿瘤:必须准而快,切除时出血最多,有时就像泉水一样自口内涌出,有时需两个吸引器吸血,10~15分钟患者就会休克。而且出血又影响视野,必须在3~5分钟内结束手术。应设计一个特殊器械。天津陈郁良教授发明了一种铲刀,自上而下在鼻咽后壁用力铲除肿瘤,手术可用手摸着做,不用视野暴露。手术铲除在鼻咽肿瘤根部黏膜下,从根部切除(图6-176)。这样不仅彻底,而且出血少,因为肿瘤外围血管就是正常血管壁。用力铲除,肿瘤即刻游离,周围粘连处再用剪刀剪下,手术快血少,肿瘤切下后,用纱布压迫止血。这种患者如手术做得干净,术后就不会出血。如有残留时术后就出血不止,因为残留肿瘤上有病理的血管,血管没有收缩能力。肿瘤以外的血管是正常的血管,有自我收缩能力。

(4)鼻咽腔后鼻孔两侧填塞纱布压迫止血(图6-177)。

(5)软硬腭缝合。

(谢刚 杨宝琦 阮宏莹)

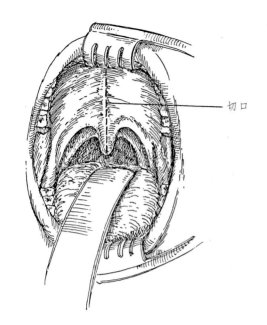

图 6-174 软硬腭正中切开。

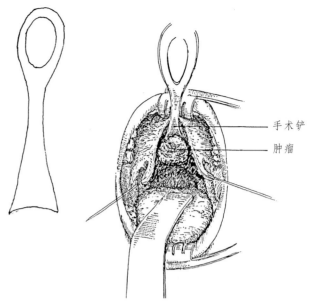

图 6-176 暴露肿瘤后用铲刀切除。

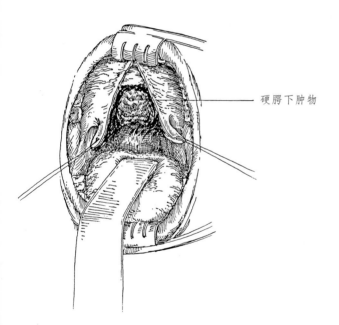

图 6-175 切除一部分硬腭。

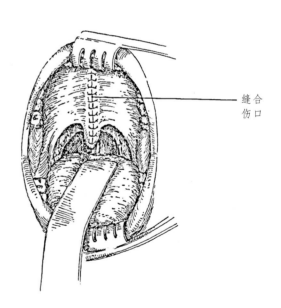

图 6-177 伤口缝合,纱条压迫止血。

十、鳃裂囊肿

鳃裂囊肿是先天性,常发生在腮腺下或腮腺体内,生长很慢,有继发感染时发展较快。它常生长在耳前部位,易误诊为腮腺肿瘤。鳃裂囊肿常有分支,手术切除时要非常小心,注意保护面神经。鳃裂囊肿常发

生在胸乳肌下。切除时小心副神经。切除分支时大多术者都用美蓝注射,当瘘管有破裂时美蓝就会漏到皮下,伤口就全部染成蓝色,伤口解剖标志就不清楚,瘘管标志也不清晰。我们常用的是找瘘管方法,瘘管周围有一层纤维组织,有一定硬度,与周围组织有明显区别。找到瘘管后,提起瘘管,用剪刀在瘘管周围切开,剪的组织是瘘管边缘正常组织,沿着瘘管切除,不

会把瘘管剪断,可以完全切除瘘管不损伤神经。鳃裂囊肿完整的比较少见,大部已形成瘘管与外界相通,手术切除更麻烦。

十一、鳃裂瘘管切除

由于病变处于异常的部位及颈部复杂的解剖标志,手术比较复杂,其中包括颈总动脉及其分支部、颈内静脉、迷走神经及舌下神经及咽壁,所以手术必须广泛暴露,识别各个部位。剥离进行时保护好重要组织,纵行切口暴露比较好。可以发现瘘管两端的开口,或者仅有一个长的瘘管没有皮肤开口。在颈下部较少见进咽的开口,与外界不交通。

1.切口沿胸乳肌前缘

上起乳突尖,下至锁骨上 2cm,围绕外瘘孔,切开皮肤及颈阔肌,皮下分离(图 6-178)。

2.沿胸乳肌前缘向上分离

颈部中 1/3 可见颈动脉鞘,内有颈总动脉及颈内静脉。上面就是颈动脉分歧部,该部位浅层有舌下神经,深层为二腹肌后腹,通过瘘管即到达口咽部(图 6-179)。

3.于咽部附着处切除瘘管

咽腔缝合,冲洗术腔,放置引流,皮肤间断缝合(图 6-180 和图 6-181)。

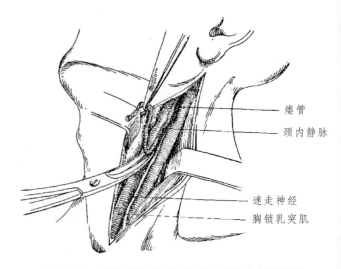

图 6-179 找到瘘管,沿周围组织剥离向上直到根部。

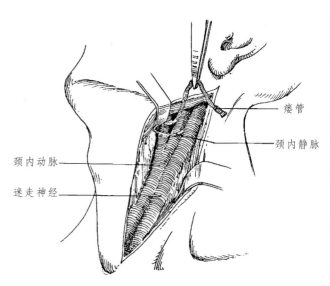

图 6-180 找到瘘管根部,切除后咽腔缝合。

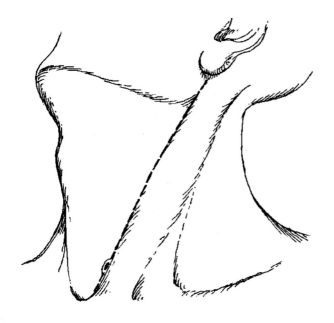

图 6-178 胸乳肌前缘切口。

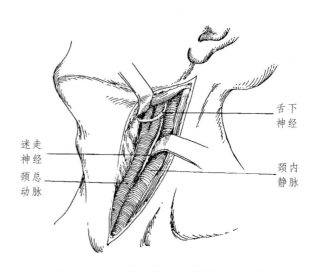

图 6-181 切除瘘管、舌下神经、迷走神经。

十二、神经鞘膜瘤

常见一侧软腭向前内突出,突向中线,大时可影响呼吸和吞咽。

神经鞘膜瘤又称施万瘤,一般都呈囊性,有完整被膜,最常出现在咽旁间隙,肿瘤突向咽部,因此术野并不深。手术关键就是切开黏膜层,即找到肿瘤。此时应非常小心地寻找肿瘤的被膜层,如果找到的不是被膜层,剥离起来就比较困难。

手术步骤:

1. 全麻

最好自鼻腔插管。

2. 切口

自一侧软腭,向上通过肿瘤中心到咽前弓,这样可充分暴露肿瘤,伤口暴露充分。

3. 切开黏膜层

因为黏膜层有时很深,不注意可能切到肿瘤,液体放出,手术就不好剥离。看到肿瘤小心分层剥离,直到被膜层,暴露光滑的肿瘤,再向周围剥离就很容易(图6-182)。

4. 剥离

一般自上向下把头部剥离后牵拉起来,这样肿瘤的背部就容易剥离和暴露。用钝性剥离子不会损伤大血管,手术也很少出血。关键是找到备膜,沿备膜剥离,也可用手指剥,到肿瘤下部可用钳子牵出肿瘤剥离下部。剥离到根部就可以完全切除了,压迫止血后缝合(图6-183)。

十三、甲状舌骨囊肿

甲状舌骨囊肿是先天胚胎舌骨两侧向中线融合时残留上皮细胞形成的,此囊肿在甲状软骨上缘非常表浅,用手可以摸到囊肿轮廓及边界,所以手术切除时切开皮肤即暴露囊肿,沿囊肿边缘分离切除,手术看来比较简单。但此囊肿从胚胎舌骨长出来,甚至一部分穿过舌骨到舌根。如自舌骨下切断,舌骨上缘残留囊肿根部及囊肿上皮,术后易复发形成瘘管,瘘管渐渐向颈下深部蔓延,如感染,常于颈前下形成脓肿,需切开引流。笔者曾见一甲状舌骨囊肿先后5次行手术都没有解决问题。最后一次手术发现瘘管根部穿入舌骨体,囊肿根部未切除干净,残留上皮继续分泌,向下形成瘘管,而瘘管又是盲端,所以经常反复感染形成脓肿。

此手术常规应该找到囊壁后沿囊壁剥离到舌骨根部(图6-184),不要剪下囊肿,应剥离舌骨体(图6-185),自囊肿两侧4~5mm切断舌骨(图6-186),并用手指伸入口腔,在舌根向外压迫,看舌根部有无管状残留。如有,自舌根部切除,才能彻底。切除囊肿后冲洗术腔(图6-187),放置引流条,缝合皮肤。术后加压包扎,一周拆线。

十四、喉黏液囊肿

喉黏液囊肿非常多见(图6-188),囊肿常发生在会厌周围(图6-189)和舌根。黏液囊肿是因为黏膜上

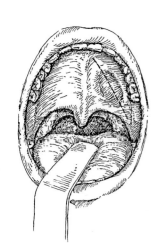
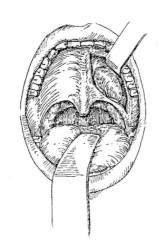
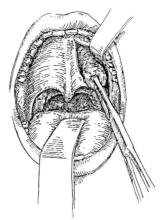
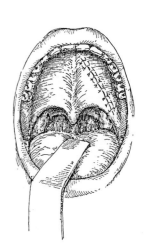

图6-182 肿瘤在软腭突出,自咽切开黏膜暴露肿瘤。

图6-183 沿肿瘤剥离包膜不会出血,切除肿瘤后伤口缝合。

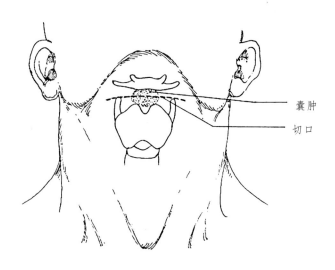

图 6-184 甲状舌骨囊肿手术切口。

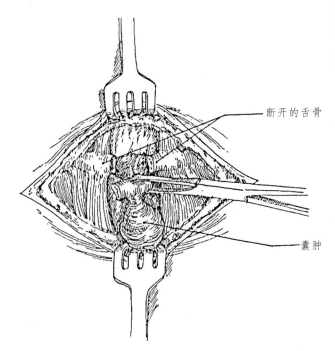

图 6-186 自囊肿两侧舌骨 4~5mm，连同囊肿一起切除。

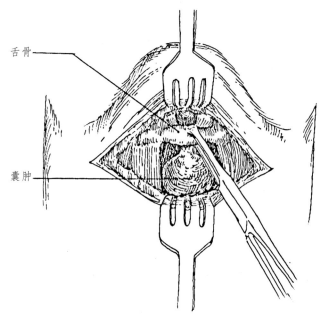

图 6-185 剥离舌骨及暴露囊肿。

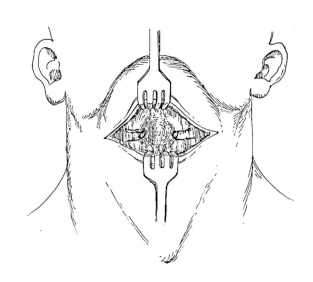

图 6-187 切除囊肿后的创面。

黏液腺管堵塞而形成囊肿。大部分囊肿不继续生长。有的终生携带，也不用手术，病变也不长大。但有时因囊内感染化脓生长很快，成球状生长，很快堵塞呼吸和吞咽，造成呼吸和吞咽困难。另一种是表皮样囊肿，囊壁内层为复层鳞状上皮。外为纤维组织，囊壁内为细胞碎屑。所以喉囊肿要根据实际情况做出决定，必要时可以观察一段时间，不是每个患者都需要手术。声带也可以发生黏液囊肿，长期误诊为息肉当声带息肉切除。声带黏膜下黏液腺很丰富，因为声带一

时也离不开黏液层的保护，否则声带发音就变成干摩，这样会造成声带许多病变，甚至癌变。声带囊肿切除不能按息肉去做，否则声韧带缺损会造成终生嘶哑。切除在全麻下和支撑喉镜下，喉显微镜下用刀在声带平面上垂直切一小口，只切上皮层，不要把囊肿壁切破，用剥离器或钳子向两侧分离一下。用钳子夹上棉花球从内侧面轻轻压挤，囊肿就会完整出来，不会残留，伤口不缝合声带保持完整。

（杨宝琦 阮宏莹）

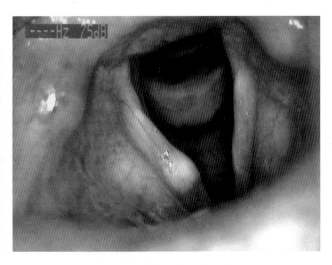

图 6-188 声带黏膜下黏液囊肿。

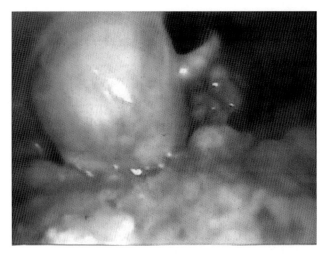

图 6-189 会厌囊肿。

十五、喉角化病

(一)致病因素

大量观察和研究表明喉角化病的发生与下列因素有关。

1.机械损伤

用声不当和用声过度可增加声带机械性损伤。声带前 1/3 交界处在发声时帧动频率最高,最容易受损伤,喉角化病大部分发生在声带前中 1/3 交界处。喉角化病患者中用声不当者所占比例至少为 1/3。

2.烟尘及有害质刺激

许多观察表明,吸烟的烟尘、空气中有害物质长期刺激都可引起喉部损伤。Ambrosch 于 1992 年用内镜检查了 461 例有职业性危险因素(暴露于铬、镍)的钢铁工人,发现喉白斑和增生性喉炎者 30 例(6.5%)。并发现无论在该组或对照组(办公室职员)中,吸烟在慢性炎症和癌前病变中均成为一个决定因素。在 Hojelet 1989 年进行的 147 例随访研究中,有既往史记录者多数有吸烟史,且吸烟量较大。

3.咽喉黏膜干燥

环境空气干燥、年龄因素及长期吸烟刺激都可以造成咽喉黏膜干燥。

4.其他

慢性炎症、药物等都可成为喉上皮增生角化的因素。

(二)发病机制

正常声带表面有一层黏液起保护和润滑作用,声带振颤时黏膜上皮并不接触而仅黏膜层接触。如果湿度减少,声带表面黏液层就会减少或消失,声带振颤或关闭时,就会使声带表面上皮互相接触。这种长期直接接触就会造成声带黏膜尤其上皮的直接摩擦和机械性损伤,以致引起声带肥厚、粗糙、结节、息肉以及角化等。杨宝琦 1988 年对正常人注射阿托品前后做录像、语图、声门图观察,注射半小时后均出现咽干、说话费力和嘶哑,仪器检察声带黏膜也都有变化。对长期吸烟者的观察显示,几乎全部有变化。另外,喉角化病多发生在中老年人,黏膜及腺体多发生退行性改变,鼻腔加湿功能和咽喉黏膜腺体分泌降低。加重咽喉黏膜发干程度,严重影响声带振颤发声,进而用力发声代偿加重声带的碰撞与磨损。

(三)临床表现

喉角化病多发生在中年男性,平均发病年龄 50~60 岁,较喉癌年纪轻。据 Rouquot 1991 年统计,美国喉角化的发生率分别为男性 10.2/10 万人,男女比率 4.88:1,笔者所在医院 1980~1997 年间共诊治角化病 71 例,其中男性 58 例,女性 13 例。初诊年龄 29~80 岁,平均 55.8 岁。主要症状是音哑,几乎全以音哑就诊。音哑时间 2~20 个月,个别音哑达 7 年。部分患者有咽干、咽痛及咳嗽。多数患者有烟酒史,且用量较大。

角化病多发生在真声带，常累及双侧声带前中1/3，文献统计半数以上为双侧性，而我们的病例中仍以单侧占多数55例。病变也可发生于声带后端及杓状软骨切迹处。主要表现为黏膜红斑，黏膜表面颗粒状，色泽变白，质地变硬等。喉镜检查发现喉黏膜慢性弥漫性充血。在声带，尤其声带后端及杓间切迹处，有对称性黏膜肥厚，呈淡红或深蓝色，质硬而无溃疡。也可表现为黏膜上有多个小点状突起。喉角化病的临床高危体征有黏膜红斑，角化厚度增加，病变增大，保守切除后复发以及病程长。

(四)诊断

喉角化病的临床检查包括间接喉镜，放大喉镜，喉录像，必要时行动态喉镜检查，可以得出初步临床诊断。但有时会误诊为声带息肉，喉囊肿炎症或乳头状瘤，甚至喉癌。在间接镜下，直达喉镜下行病变组织切除后标本全部进行病理检查，以便确诊。

喉角化病的初步诊断宜称为白色病变。这是因为在间接喉镜或纤维喉镜下所见到的白色样病变，其中一部分病理证实是单纯上皮增生和息肉等非白斑病变，所以不是真正的角化病。统称为声带白斑容易带来概念上的混乱，并会加重患者思想负担。

(五)治疗

密切观察病情，必要时反复活检。因其非恶性变，是否发生恶变尚未肯定，故不宜轻易放疗或根治性切除，这会给患者造成很大心理压力，也会失去恢复正常声音的机会。有学者认为，积极进行早期手术治疗是必要的。支撑喉镜下施行喉显微手术较好地解决了这一难题，在显微镜下能彻底进行白斑切除，既避免了粗钳夹病变组织造成声带的损伤，又为组织提供了理想材料。术后声音可得到不同程度的改善。只要白色病变彻底切除，患者可一次性痊愈。切除不彻底还会复发。对个别病变面积大者，彻底切除可能造成声带损伤。术前要向患者讲明利害关系，取得患者配合。我们工作中实施以下原则；

(1)对声哑、干咳、咽喉干痛患者常规做放大喉镜喉录像检查，对症状与检查不符者加做动态喉镜检查，以期发现早期病变引起喉黏膜波的改变(减弱或消失)。

(2)病变部位明确者做病变切除，病理组织学检查，以确定病变性质和程度。

(3)确定喉角化病患者应令其休声，做蒸气雾化治疗，以增加黏膜的湿度，改善发声功能，消除病理性发声对声带的损害，促进病变恢复。

(4)伴不典型增生病变除给予上述处理外，尤其注意手术切除后的随诊观察，随时根据病变发展和变化进行处理。

(5)喉角化病癌变和角化病与癌共存者按癌症处理。病变局限者可做喉裂开术，局部切除，病变范围广泛则酌情行根治性扩大手术。

对病变的局部治疗是组织蒸气雾化，蒸气雾化的作用是提高湿度，利用湿度与药物的综合作用。采用设计的头套式蒸气雾化治疗仪，将患者头部置于一个方形或圆形头套内。头套内相对湿度在95%左右。温度维持在45℃~55℃，同时药液成雾化状间断地喷于患者咽喉部。所用药物为抗生素和肾上腺皮脂激素。每天治疗一次，每次半小时，10次一个疗程，一般治疗2~4疗程，经喉录像、语图，声门图像分析，有效率为83%。

此外，还可进行放射治疗和激光治疗。CO_2激光气化治疗原则上达到声韧带即能根治。手术后局部白膜附着一个月左右，最后声带恢复到大致对称并有规则振颤。如怀疑声带黏膜固有膜层有癌瘤侵犯，激光手术可达肌层的一部分。

(六)病理

正常喉黏膜上皮为无角化鳞状上皮，角化病特征性组织形态学改变即鳞状上皮出现角化，表现为角化过度(hyperkeratosis)和(或)角化不全(parakeratosis)。同时可伴有上皮乳头瘤样增生，棘细胞松解(acanthosis)，上皮厚薄不等，以及上皮层内单个细胞早角化，即角化不良(dyskeratosis)细胞。病变还常伴有上皮结构紊乱(dysplasia)。上皮异形(atypia)或不典型增生(atypical hyperplasia)，表现为细胞排列紊乱，极向性降低，细胞及细胞核出现异型性。即细胞核增大，形状不规则，核染色质增多，核分裂象数目增多，中表层细胞数目增多，分布不均匀，有重叠，失去正常上皮细胞核与核之间的等距离分布。这种异形改变一般开始出现于底层细胞(轻度不典型增生)，以后逐渐累及上皮全层的1/2、2/3(中度不典型增生)，甚至超过2/3进而累及上皮全层(重度不典型增生，原位癌)，程度也逐渐加重。喉角化病的病理分型;根据许多学者的研究和大量临床观察喉角化病的病理分型对了解病变的发展和确定治疗方式有重要意义。参考多数学者的观点并结合我们的经验，我们采用了以下分型：

(1)单纯角化病(图 6-190)。

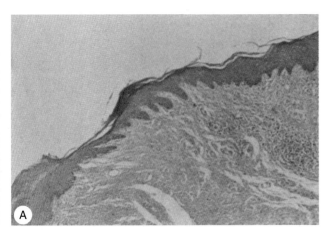

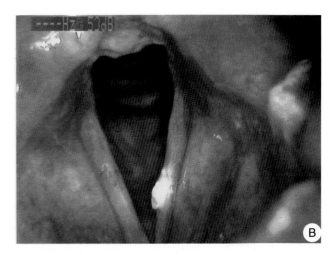

图 6-190　(A)声带单纯角化病,鳞状上皮表面出现角化(HE,×40)。(B)轻度喉角化病。

(2)角化伴不典型增生(图 6-191)。

(3)角化病癌变:不典型增生累及上皮全层即原位癌(carcinoma in situ,CIS),疑有早期浸润,并与角化病相互移行(图 6-192)。

(4)角化病伴鳞癌:初次活检即发现角化病与鳞癌并存,或角化病伴不典型增生,经临床与病理详细检查与鳞癌并存。

关于各型角化病所占的比例,我们的病例中单纯角化病占 65%(43 例),角化伴不典型增生 12.7%(9 例),角化病癌变 15.5%(11 例),角化病伴鳞癌(11.3%)(8 例),其中仍以单纯角化病为多见。这与 Hojelet 1989 年的观察结果一致。在 Hojelet 观察的 170 例病变中,上皮增生伴角化及轻度异型及原位癌者分别占 5.29%(9 例)和 5.88%(10 例)。也有学者观

察到中度和重度异型增生所占比例较高的现象。Blackwell 1995 年对(65 例)喉鳞状上皮异型增生病变进行了观察,其中伴轻度异型者占 12%,伴中度异型者和伴重度异型者和伴重度异型者分别占 33% 和 44%。单纯增生及轻度非典型增生在反复损伤、慢性炎症过程中常可见到,这种变化是可逆的,恶变度较低。中度非典型性增生可发展为重度非典型增生。后者则有较高的癌变危险。一般伴有中到重度非典型增生者才被视为癌前病变。

在我们的观察中发现,并非所有癌变过程都经过由轻度到重度不典型增生的改变。与此相反,有许多病变上皮增生表现为中度甚至仅仅是轻到中度不典型增生时,上皮基底细胞的增生就有倾向甚至出现侵破基底膜的现象。这种意味着恶性形态学特征——浸

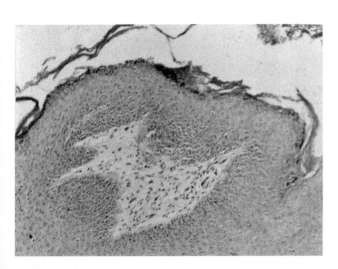

图 6-191　角化病伴中度不典型增生,上皮表面出现颗粒层及角质层(HE,100×)。

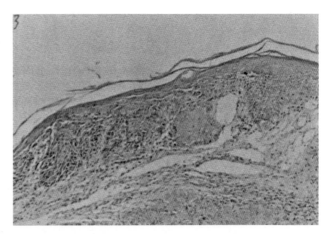

图 6-192　角化病癌变,不典型增生累及上皮近全层,上皮极向性消失,黏膜内已出现浸润的癌巢(HE,100×)。

润出现时,其上方表层鳞状上皮细胞形态可能还比较规则,或不典型变化很不明显,但增生细胞确实出现了浸润。这一现象对我们致少有两点提示:首先对角化病伴有不典型增生的病例,即使未达到中到重度增生,也不可轻易放过,要仔细检查,以免漏诊。另外,对于活检标本取材过浅,未观察到上皮下组织或未观察到上皮基底膜的病例,应力争再取完整的病变黏膜,以便确诊。

临床病理联系:喉角化病显著的病理学特点即黏膜被覆鳞状上皮角化层的出现及不同程度的上皮增生。不典型增生和代表细胞异常成熟的角化不良细胞的出现,表明病变增生活跃。不典型增生程度与恶化或癌变成显著正相关。有资料证明单纯角化病和伴有中度不典型上皮增生者向恶性发展比例分别为 7.8% 和 55.6%。有些轻微病变单纯临床检查常很难判断,对于其是否有恶性倾向及程度,定位准确的病变组织的详细病检则可提供准确病理诊断。

(七)发展与转归

正常黏膜上皮从增生发展到癌要经过一个由量变到质变的过程,即由正常上皮到不典型增生,到一定程度发展为原位癌(可能此阶段很短),进而发展为浸润癌。在发展为癌之前,可有一个癌前病变阶段,这时组织细胞的形态学特点就表现为不典型增生。

不同病变角化病显示了不同发展过程。1990 年,Hojelet 对 170 例经显微喉镜检查和经显微镜手术治疗的喉黏膜病变了进行病理学检查和访问,研究喉黏膜增生、角化和异型性与癌变的关系。结果表明,角化病变轻度异型者 7.8%(10/128)向恶性发展。时间为 4~22 个月,平均为 65 个月。角化病变中度异型者有 55%(5/9)恶化,时间为 1~66 个月,平均 17 个月。这两类病变放疗预后均良好。角化病伴有重度型的 10 例中,7 例进行放疗,其中 2 例仍发生癌变。未经处理的 3 例除 1 例严密观察外,另 2 例也发生癌变。该 4 例自首次活检至发生癌变的时间为 1~17 个月,平均 10 个月。该 4 例均因肿瘤复发而行全喉切除术。由此可见,上皮不典型增生程度与癌变正相关,应视为癌前病变的指标。据 Rodriguez 1996 年对 125 例喉角化病的研究,与恶变有关的因素是发病年龄、初发病变出现异型和吸烟。大量资料研究提示,上皮轻度异型已预示有一定程度癌变的可能性,中度以上者癌变可能性更大。

在一项 100 例喉癌前病变研究中,41 例喉角化病中 17 例呈上皮单纯性增生,其中 1 例 13 年后发展为鳞癌。15 例轻度不典型增生,其中 1 例 2 年后发展为中度不典型增生,1 例 8 个月后发展为鳞癌,4 例中度不典型增生者中 2 例分别于 3 个月和 6 个月后诊断为鳞癌,5 例重度不典型增生者中 3 例有恶变趋势。总恶变率为 19%(8/41)。

(曹海光)

十六、先天性耳前瘘

(一)病因

大多跟遗传有关,为先天性疾病。发生部位在耳前耳轮角的起始部,也有发生在耳廓软骨上或耳后的,比较少见。先天性耳前瘘是在耳前皮肤下有一条像树枝样能分泌的管子,分泌的液体有臭味,大多数管子是一条盲端管子。患者经常用手压管子向上推,有分泌物流出。有的耳前瘘比较复杂,开口下面有分支,各分支相距不远,如果引流通畅可经常压挤帮助排出分泌物。因为管的盲端向下,引流困难,就靠人用手压挤,把潴留在管子里的分泌物排出,如果不潴留,可以终身带管不引起任何症状。如果不压挤,潴留多了就会引起管壁的炎症。因为分泌物不是无菌的,瘘管发炎,瘘管壁肿胀、破裂,感染的分泌物流到皮下,会立刻引起皮下感染,形成疖肿。这种感染不能用消炎治疗,实际上用消炎药感染不会自行消退,直到自行破溃。如果用消炎药只能延长破溃的时间,如局部热敷,不用消炎药就会加快炎症局部化,促进脓肿成熟,切开排脓,伤口很快愈合。愈合一个月后,做瘘管切除,这是唯一的治疗方法。如不切除,不久又会发炎,因为管子已破裂,漏管的分泌物流到皮下将再一次形成脓肿。

(二)手术

用局部麻醉,切口自瘘管部位向耳屏前切开 2~3cm,围绕瘘管口切开,把瘘管的皮肤提起,沿瘘管周围的正常组织切除,紧贴瘘管,因正常组织与瘘管之间有一个明显界线,瘘管发硬,周围组织发软,这是最大的区别。以前注射美蓝到瘘管,因瘘管已破裂,大部美蓝漏到皮下,使整个皮下涂成蓝色,解剖标志更混乱不清。如沿瘘管周围用小剪刀沿瘘管正常组织切除,不会再切断瘘管,造成复发,可以一直切到根部,不会中断。

(谢刚 杨宝琦)

参考文献

安会明,王力红,刘亚峰,等.鼻内窥镜下鼻腔蝶窦经路垂体腺瘤切除术[J].中华耳鼻咽喉科杂志,2000,35:367-368.

曹海光,张玉庚,杨宝琦.喉角化病的临床及治疗的探讨——耳鼻咽喉科新进展[M].天津:天津科学技术出版社,1995.

陈丽霞,熊允谷,杨宝琦,等.喉淀粉样瘤[J].中国中西医结合耳鼻咽喉科杂志,199,04(18):13-15.

费声重.喉全切除术的远期疗效分析(附525例报告)[J].中华肿瘤杂志,1987,7:4-47.

高跃东,周永清,等.48例喉全切除气管断端膜样部分发音重建术长期疗效观察[J].中华耳鼻咽喉科杂志,2002,37:2-6.

葛平江,张宝泉,高志强,等.咽食管括约肌切开术在喉全切除术后发音重建中的作用 [J].中华耳鼻咽喉科杂志,2003,8(1):12-14.

管春梅,屠规益,唐平章.下咽喉全切除术后器官代食道[J].中华耳鼻咽喉科杂志,1998,23:325-327.

郭敏,郑中立.声门癌喉部分切除术标本31例连续切片的观察[J].中华耳鼻咽喉科杂志,1990,25:170.

郭星,潘子民,费声重.声门上水平喉部分切除术应用55例[J].中华耳鼻咽喉科杂志,2000,35:39-40.

郭志祥.全喉切除术后新生的重建 [J].中华耳鼻咽喉科杂志,1987,22:314-315.

韩德民.鼻内窥镜外科学 [J].北京:人民卫生出版社,2001:175-182.

黄德亮,杨伟炎,周定标,等.颅底脊索瘤24例临床分析.中华耳鼻咽喉科杂志,1994,29:342-345.

黄志刚,韩德民,倪鑫,等.声门癌 Ti 病变 CO2 激光治疗[J].耳鼻咽喉-头颈外科,1996,3:152-154.

黄志刚,韩德民,王琪,等.激光手术治疗喉声门型癌手术切缘安全性研究[J].中国耳鼻咽喉科头颈外科,2004,11:73-76.

黄志刚,韩德民,于振坤,等.CO2 激光手术治疗声门型喉癌疗效分析[J].中华耳鼻咽喉科杂志,2002,37(3)219~222.

黄卓正,李峻宁.现代激光医学.[M]南宁:广西科学技术出版社,1996.

姜泗长,阎承先.现代耳鼻咽喉科学[M].天津:天津科学技术出版社,1994:698-700.

金国威.全喉切除术后二期发音重建术.耳鼻咽喉科新进展[J].现代医学,2002,32 (1).

金洛霖,潘子民,等.咽食管发音(230分析)[J].中华耳鼻咽喉科杂志,1981,79:161-169.

兰斌尚,王坤正,张建华,等.骶骨脊索瘤病理分型与预后[J].临床骨科杂志,2000,3 (4):263-264.

李丽,林鹏,杨宝琦.原发于咽旁隙的神源性肿瘤[J].中国中西医结合耳鼻咽喉科杂志,1997,04(18):47-48.

李树玲.全喉切除术后功能性气管食管发音再造术[J].中国肿瘤临床,1985,7:41.

李树玲.头颈肿瘤学 [M].2版.北京:科学技术文献出版社,2002.

李晓明,李兰.头颈部鳞癌淋巴转移方式临床病例研究[J].中华耳鼻咽喉科杂志,1996,31:206-209.

李正和,杨宝琦.全喉切除术后术后发音重建及免带气管套管[J].天津医药,2000,28(11):696.

林必锦.喉全切除及颈淋巴清扫一期举行治疗:喉癌初步报告[J].中华耳鼻喉科学杂志,1964,10(2):121-124.

林鹏,李丽,杨宝琦.原发于喉的多形 T 细胞、淋巴瘤[J].天津医药,2000.,28 (11):700-701.

林鹏,杨宝琦.梨状窝黏膜修复喉部分切除术后的黏膜缺损[J].临床耳鼻咽喉科杂志,2002,16(12):665-666

林鹏,杨硕郎,杨宝琦.声门上水平切除72例[J].中国肿瘤临床,2002,27(2):108-109.

林鹏,张玉庚,杨宝琦.喉乳头状瘤22例报告[J].中国肿瘤临床.1995,22(5):86-87.

凌峰,鲍遇海.显微神经外科学[M].北京:中国科学技术出版社,2007:197-200.

刘吉祥,杨宝琦,顾立德.低阻力型 Groningen 硅胶发音钮喉全切除术后发音重建 [M].听力学及言语疾病杂志,2005, 6:409-410.

刘鸣,肖占荣,申玉山.声门上型癌与颈淋巴转移[J].中华耳鼻咽喉科杂志,1995,30:47.

刘松龄,张云亭.脊索瘤的病理和影像学表现[M].国外医·学临床放射学分册,2001,24(4):224-228.

刘兆华.现代喉外科学[M].北京:军事医学科学出版社,2005.

彭玉成,廖建春,范静平,等.咽丛神经切断术在发音重建中的作用[J].中华耳鼻咽喉科杂志,2000,35:298-299.

彭玉城,陆出昌.气管吹气试验的意义[J].中华耳鼻咽喉科杂志,2000,31:190-191.

彭玉城,陆出昌.选择性咽缩肌切断术在全喉切除术后发音重建中的作用[J].临床耳鼻咽喉科杂志,2000,35:298-299.

阮宏莹,林鹏,杨宝琦.气管造瘘口成形在喉全摘除的应用[J].耳鼻咽喉-头颈外科,2001,8(6):362-363.

阮宏莹,杨宝琦.熊本芳彦.舌及口底恶性肿瘤切除术后缺损的修复[J].天津医药,2002.

阮宏莹,杨宝琦.全喉切除术 Blom-Sing 发音重建.中国眼耳鼻咽喉科杂志,2002,2(2):97-98.

沈伟,Laccourreye H.声门癌喉部分切除术[J].中国眼耳鼻咽喉科杂志,1996,1:76-79.

沈伟,戴泓,Laccourreye O.环状软骨上喉部分切除术嗓音的演化[J].中国耳鼻咽喉科颅底外科杂志,1999,5:80-82.

沈伟. 环状软骨伤后部分切除术的探讨[J]. 中华耳鼻咽喉科杂志,1999,34:333-336.

宋西成,张庆泉,潘新良. 喉癌主癌灶手术切缘的临床观察[N]. 山东大学基础医学院学报,2003,17:83-86.

唐平章,祁永发,屠规益. 喉近全除术——Pearson 手术中晚期喉癌及下咽癌治疗中的应用 [J]. 中华耳鼻咽喉科杂志,1994,29:10-12.

唐平章, 屠规益, 祁永发, 等. 喉近全喉切除术的扩大适应证[J]. 中华耳鼻咽喉科杂志,1998,33:175-177.

屠规益, 头颈鳞癌颈限性局部清扫 [J]. 耳鼻咽喉——头颈外科,1999,6:5-10.

屠规益,佟凯,李进. 让喉部分切除术的扩展声门上型喉癌——喉水平垂直部分切除术 [J]. 耳鼻咽喉–头颈外科,1995,2:131-136.

屠规益, 徐震纲, 唐平章. 头颈部鳞状上皮细胞癌 N0 的处理——声门上型喉癌[J]. 耳鼻咽喉–头颈外科,1997,4:4-8.

屠规益. 头颈肿瘤外科的动能保全治疗 (中国肿瘤临床年鉴). [M] 乌鲁木齐:新疆人民出版社,1996.

屠规益. 现代肿瘤外科学[M]. 北京:科学出版社,2004.

屠规益. 全喉切除及颈淋巴清扫对喉癌的评价[J]. 中华医学杂志,2003,61:16-20.

汪志山,曲淑敏,等. 应用气管、食管壁组织发音重建. [J] 中华耳鼻咽喉科杂志,1995,30:359-360.

王承荣,费声重,韩德民,等. 喉声门上水平部分切除术 60 例分析[J]. 中华耳鼻咽喉科杂志,1988,23:206-207.

王继群,许庚,卜国铉,等. 蝶窦外侧壁的应用解剖[J].中华耳鼻咽喉科杂志,1994,29:143.

王胜国,等. 声带黏膜剥脱术治疗声带边斑[J]. 听力学及言语杂志,2005,13(2):93.

王天铎. 喉部分切除术及其整复 [J]. 中华耳鼻咽喉科杂志,1978,13:54-57.

王天铎. 喉科手术学[J]. 北京:人民卫生出版社,2002.

王天铎, 等. 部分喉切除及其整复 [J]. 中华耳鼻咽喉科杂志,1978,13:54-57.

吴宏,虞劲军,等. 喉全切除术后气管造口及发音管的应用研究[J]. 中华耳鼻咽喉科杂志,1999,34:43-45.

吴宏. 全喉切除术后重建气管食管音 (Blom-Singer) 技术[M]. 国外医学·耳鼻咽喉科学分册,1998,22:25.

吴彦桥,杨伟炎,周定标,等. 2003. 颅底脊索瘤临床分期及手术治疗[J].中华耳鼻咽喉科杂志,38(5):358-362.

熊允谷,杨宝琦,等. 颈外手术进路治疗喉淀粉样变[J].中国中西医结合耳鼻咽喉科杂志,1998,18(6):33.

徐文,韩德民,等. 喉全切除术后食管发音的研究[J]. 2002,37:7-10.

许庚,李源,史剑波,等. 经鼻内窥镜颅底手术的探讨[J]. 耳鼻咽喉科头颈外科,1998,5:205.

杨宝琦,林鹏,熊允谷,等. 声门癌功能性手术探新[J]. 天津医药,1996,24(2):92~93.

杨宝琦. 头颈淋巴造影术[J]. 中华放射学杂志,1964,7(1).

杨宝琦. 湿度对嗓音的影响 [J]. 中华耳鼻咽喉科杂志,1988,(6):370-371.

杨宝琦,等. 耳鼻咽喉科学新进展[J]. 天津:天津科学技术出版社,2000.

杨怀安,季文樾,郭星,等. 激光声带切除术后新声带的形成的临床观察和组织学研究[J]. 中华耳鼻咽喉科杂志,2003,38:136-138.

杨树源,孙银水,张建宁,等. 经筛、蝶窦入路显微外科手术治疗垂体腺瘤[J]. 天津医药,1990,18:387.

杨树源,等. 实用神经外科手术技巧[M]. 天津:天津科学技术出版社,2002.,219-230.

叶青, 等. 喉癌组织中 HPV16 及其早期区基因 E6,E7 蛋白的表达及意义[N]. 第二军医大学学报,2007,28 (1):64.

于何, 等. 喉白斑病 74 例临床及病理分析. Clin Otorhinolaryngeal Head and Neck Surg (China) [J],2009,123(5).

于靖寰. 声门上型喉癌向声门区压迫 [J]. 中华耳鼻咽喉科杂志,1989,24:101-102.

袁雅生, 等. 神经酰胺患者在喉组织癌前病变转化过程中的作用[J]. 中华耳鼻咽喉科杂志,2005,23(90-4):287.

张宝泉,王直中,张连山,等. 鸭嘴型硅胶发音管喉全切除术后发音重建[J]. 中华耳鼻咽喉科杂志,1994,29:305-307.

张纪,魏少波,许醒,等. 714 例垂体腺瘤的显微外科手术治疗及其长期随访[J].中华神经外科杂志,1995,11:251.

张劲,杨宝琦.手术加液氮冷冻治疗纤维血管瘤[J]. 中国中西医结合耳鼻咽喉科杂志,1997,04(18):112.

张秋航,杨占泉,卜国铉,等. 经鼻内窥镜垂体腺瘤切除术[J]. 中华耳鼻咽喉科杂志,1998,31:266.

张荣,杨宝琦. 中西医结合治疗咽瘘[J]. 中国中西医结合耳鼻咽喉科杂志,1997,18:589.

张玉庚,林鹏,杨硕郎,等. 软硬腭切开鼻咽癌切除术[J]. 天津医药,1997,25(4)214-215.

赵金城,等. 颅底显微手术学[M]. 天津:天津科技翻译出版公司,2005,311-322.

周定标, 等. 颅底肿瘤手术学 [M]. 北京：人民军医出版社,1997,13-15.

周梁,王家东,等. Majer-Piquet 手术治疗喉癌的远期疗效分析[J]. 中华耳鼻咽喉科杂志,1998,33:24-26.

Al-Mefty O,Borba LA. Skull base chordomas:A management challenge[J]. J Neurosurg, 1997,86:182-189.

Amatsu MA. One stage surgery technique for post-laryngectomy voice[J]. Rehabililtation laryngoscope. 1980,95:1267-1271.

Amatsu MA. One stage surgical technique for postlaryngectomy voice [J]. Rehabilitation Laryngoscope,1980,90 (8):1378-1386.

Amatue MD. A one stage surgery technique for posty stage surgery technique for post-larygectomy voice[J]. Rehabilitation Laryngoscope,1980,95:1267-1271.

Amatz MA. One stage technique for fast laryngectomy voice[J]. Rehabilitation Laryngoscope,1980,90 (3):8.

Arslan M,Serafini I. Reconstraction of laryngeal function after total laryngectomy report on the first 25 cases [J]. Laryngoscope,1972,82(7):1349.

Asai R. Laryngoplasty after total laryngectomy [J]. Arch Otolaryngol,1972,95:114.

Austin JP,Urie MM,Cardenosa G,et al. Probabal causes of recurrence in patients with chordoma and chondrosarcoma of the base of skull and cervical spine[J].Int J Radiat Oncol Biol Phys,1993,25:439-444.

Austin-Seymour M,Munzenrider J,Goitein M,et al. Fractionated proton radiation therapy of chordoma and low-grade chondrosarcoma of the base of the skull [J]. J Neurosurg,1989,70:13-17.

Barhasa J. Radical laryngectomy with bilateral neck dissection in continuity[J]. AMA Arch Otolaryngol,1956,63:372.

Barker D,et al. Ballon test occlusion of the internal carotid artery [J]. Am J Neuroradiol,1993,14:587.

Bille HF,Lawson W. Bilateral laryngectomy vocal cord cancinoma [J]. Ann Otol Rhinol Laryngol,1981,90:491.

Blaugrund SM,Kurland SR. Replacement of the arytenod following vertical hemelaryngectomy [J]. Laryngoscope,1975,85:935-941.

Blitzer A,et al. Modification of the anterior for carcinoma of the vocal cord[J]. Laryngoscope,1970,80:249-253.

Blitzer A. et al. Modification of the anterior Commissure, technique of partial laryngectomy. [J] AMA Arch Otolaryngol,1980,106:503-504.

Bocca E,Pignataro O,et al. Spraglotic laryngectomy:30 year of experience[J]. Ann Otol Rhinol Laryngol,1983,92:14-18.

Bocca E,Pignatraro O. A Conservation technique in radical neck dissection[J]. Ann Otol Rhinol Laryngol,1967,76:985.

Bocca E. Spraglotic surgery of the larynx [J]. Ann Otol Rhinol Laryngol,1968,77:1005-1026.

Bocca E. Supraglottic cancer [J]. Laryngoscope,1975,85:1318-1326.

Bucca E.. Supraglottic cancer [J]. Ann Otol Rhinol Laryngol,1983,92:14-18.

Byrom JB,Hugh FB. Surgery of the larynx [J]. Glottic reconstruction,1999:279-292.

Byron TB. Glottic Carcinoma:Surgery of the laryn [M]x. Philadelphia:W. B. Saunders,1985:257-278.

Chevalier D,Laccourrrye O,Brusu D,et al. Cricohyoidoe-piglottopexy for glottic carcinoma with fixation or impaired motion of the true vocal cord:5 year oncologic results with 112 patient[J]. Ann Otol Rhinol Laryngol,1997,106:364-369.

Clery LH. Evaluation of disseetion of the neck in ear nose of the larynic[J]. Ann Otol Rhinol Laryngol,1995,64:451.

Colli BO,Al-Mefty O. Chordomas of the skull base:follow-up review and prognostic factors. [J] Neurosurg Focus,2001,10 (3):E1.

Conley JJ,Amesi DE,Pierce MK. A new sungical Technique for the vocal Rehabilitation of laryngectomy patient [J]. Ann Otol Rhinol Laryngol,1974,83:435.

Conley JJ. Vocal rehabilitation by autogenos vein graf [J]t. Ann Otol Rhinol Laryngol,1959,68:990.

Conley JJ. Glottic laryngeal recongstraction and wound rehibilitation[J]. AMA Arch Otolaryngol,1961,74,239-242.

Conley JJ. New surgical technigue for the vocal rehibilitation of laryngectomy patient [J]. Ann Otol Rhinol Laryngol,1974,83:435.

Dely JF. 1975. laryngofissue and cordectomy [J]. Laryngoscope,85:1290-1297.

Desanto LW,Olsen KD. 1994. Early Glottic Cancer. AM J Otolaryngol,15:247-249.

Deshpande V,Nielsen GP,Rosenthal DI,et al. Intraosseous benign notochord cell tumors (BNCT):further evidence supporting a relationship to chordoma [J]. Am J Surg Pathol,2007,31(10):1573-1577.

Diom JE,et al. I vokon 33% ethamel-avitene emboil mixture: clinical experience with neuroradiological endvascular therapy in 40 arteriovenous malformation. [J] Am J Neuroradiol,1998,9:105.

Donald GS,Jason L,et al. Supraglottic laryngeal cancers analysis of treatment result[J]. Laryngoscope,2005,115:1402.

Eckel HE,Thumfart WF. Laser surgery for treatment of larynx carcinomas:indications,techniques,and preliminary results[J]. Ann Otol Rhinol Laryngol,1992, 101:113~118.

Eckel HE. Local recurrences following transoral laser surgery for early glottic carcinoma,frequency,management and outcome [J]. Ann Otol Rhinol Laryngol,2001,11:7-15.

Eckel HE. Local recurrences following transoral laser surgery for early glottic carcinoma,frequency,management,and outcome [J]. Ann Otol Rhinol Laryngol,2001,110:7~15.

Eggston AA,Wolf D. Histopathology of the ear,nose and throat [M]. Baltimore:Williams & Wilkins,1947.

Fatemi N,Dusick JR,Gorgulho AA,et al. Endonasal microscopic removal of clival chordomas [M]. Surg Neurol. Surg Neurol,2008,29 [Epub ahead of print].

Fechner RE,Goefest H,et al. Invasion Laryngeal papillmatosis

［J］. AMA Arch Otolaryngol,1974,99:1147.

Figi F. Removal of carcinoma of the larynx with immediate skin graft for repair ［J］. Ann Otol Rhinol Laryngol,1950,59:474-486.

Frank G,Sciarretta V,Calbucci F,et al. The endoscopic transnasal transsphenoidal approach for the treatment of cranial base chordomas and chondrosarcomas ［J］. Neurosurgery,2006,59:50-57.

Friedman WH,et al. Contralateral laryngoplasty after Supraglottic laryngectomy with vertical extenstion ［J］. Arch Otolaryngol,1981,107:742-745.

Gale N,Michaels L,et al. Current on squamous intraepithelial lesion of the larynx histopathology［J］,2009,54:639-656.

Gallo A,de Vincentiis M,Manciocco V,et al. CO2 laser cordectomy for early-stage glottic carcinoma:a long-term follow-up of 156 cases［J］. Laryngoscope,2002,112:370-374.

Gamea A Fathi M,Guindy A. The use of the rigid endoscope in transshenoidal pituitary surgery ［J］. J. Laryngol Otol,1994,108:19.

Gay E,Sekhar LN,Rubinstein E,et al. Chordomas and chondrosarcomas of the cranial base:results and follow-up of 60 patients［J］. Neurosurgery,1995,36:887-897.

Giuseppe Rizzotto. Laryngoscope［J］,2006,106:1907-1971.

Goepfest H. et al. Treatment of laryngeal carcinoma with conservation sungery and past operation Radiation therapy［J］. AMA Arch Otolaryngol,1978,104:576-578.

Gross A. The Treatment of the larynx ［J］. Ann Otol Rhinol Laryngol,1955,64:1066.

Hansen HS. Supraglottic carcinoma?of the aryepiglottic?fold［J］. Laryngoscope,1975,85:1667-1669.

Hasegawa T,Ishii D,Kida Y,et al. Gamma Knife surgery for skull base chordomas and chondrosarcomas ［J］. J Neurosurg,2007,107(4):752-757.

Healy GB,et al. Complications of CO2 laser surgery of the aerodigestive tract - experience of 4416 cases ［J］. Otolaryngol Head Neck Surgery,1984,92:13-18.

Heffelfinger MJ,Dahlin DC,MacCarty CS,et al. Chordomas and cartilaginous tumor at the skull base ［J］. Cancer,1973,32:410-420.

Higinbotham NL,Phillips RF,Farr HW,et al. Chordoma thirty-five-year study at Memorial Hospital ［J］. Cancer,1967,20:1841-1850.

Horowitz JB,Sasoki CT. Effect of cricopharyngeous myotomy on postlaryngectomy pharyngeal contraction pressures ［J］. Laryngoscope,1993,103:138-140.

Horton JA,et al. Plyvinyl alcohol foam and gelfoam for therapectic embolization［J］. Am J Neuroradiol,1993,7:105.

Horton JA,Kerber CN,Lidocaine IN. To external brenches:prococation test cranial nerve functional in terapectic embolization［J］. AM J Neuroradiol,1998,9:150.

Hug EB,Loredo LN,Slater JD,et al. Proton radiation therapy for chordomas and chondrosarcomas of the skull base ［J］. J Neurosurgery,1999,91:432-439.

Jankonski R,Auque J,Simon C,et al. Endoscoopic pituitary tumor surgery［J］. Laryngoscope,1992,102:198-202.

Jason SI,Daniel JC,et al. Institution and comrehensive review of laryngeal lwukoplakia［J］. Ann Otol Rhinol Laryngol,2008,117(1):74.

Jho HD. Endoscopic pituitary surgery ［J］. Pituitary,1990,2 (2):139-154.

Kirchner J. Clinical significance of fixed vocal cord ［J］. Laryngoscope,1971,81:1029-1044.

Komorn RM. Vocal rehibititation in the laryngectomized patient with a tracheoesophageal shunt［J］. Ann Otol Rhinol Laryngol,1974,83:445.

Krishnan S,Foote RL,Brown PD,et al. Radiosurgery for cranial base chordomas and chondrosarcomas ［J］. Neurosurgery.2005,56(4):777-784.

Kuthn AJ,et al. Cervical fram squamous cell carcinoma of the larynx［J］. Laryngoscope,1957,67:167.

Laccourreye H,Lacau St-Guily J,Brasnu D,et al. Spracricoid hemilaryngopharyngectomy analysis of 240 cases［J］. Ann Otol Rhinol Laryngol,1987,96:217-221.

Laccourreye H,Laccourreye O,Weinstein G,et al. Spracricoid laryngectmy with cricohyoidoepiglottopexy:a partial laryngeal procedure for glottic carcinoma［J］. Ann Otol Rhinol Laryngol,1990,99:421-426.

Laccourreye H,Laccourreye O,Weinstein G,et al. Supracricoid partial laryngectomy with cricohyoidpexy:a partial laryngeal procedure for selected supraglottic carcinoma ［J］. Laryngoscope,1990,100:765-771.

Laccourreye O,Brasnu D,Merite A,et al. 1993. Cricohyoidpexy in selected infrahyoid epiglottic carcinoma presenting with pathological preepigrottic space invasion ［J］. Arch Otlaryngol Head Neck Surg,119:881-886.

Laccourreye O,Laccourreye L,Muscatello L,et al. Local failuir after supracricoid patial laryngectmy:symptom,management and outcome［J］. Laryngoscope,1998,108:339-344.

Laccourreye O,Ross J,et al. Extended supracricoid partial laryngeetomy with tnacheocrico hyoidoepiglottopaxy ［J］. Acta otolaryngolsgica,1994,114:669-679.

Laccurrye H,Laccorrye O,et al. Supracricold partial laryngeetomy with crico-hyoidopexy a partial laryngeal procedure for seleeted supraglottic and Transglottic carcinona ［J］. Laryngoscope,

1990,100:765-771.

Law Jr ZR,Tharpar K. Surgical management of pituitary adenomas [J]. Baillier's Clinical Endoscrinology and Metabolism,1995,15:754.

Lesinsk SG,et al. Hemi-Laryngectomy for T3 (fixed cord) epidermatoid carcinoma of largnx[J]. Laryngoscope,1996,86: 1563-1571.

Lews Roy. Eversal dysplasia of the upper aeradigestive tract squamous epithelium. Head Neck Pathol,2009,3（1）:63－68.

Long DM. Surgery for skull base tumors [M]. Oxford:Blackwell Scientific Pub,1992,93-173.

Marfin H. Cancer of the head and neck. JAMA,1955,137:1366. Martin H,del Valle B,Ehrlich H,et al. Neck dissection[J]. Cancer,1951,4:441-449.

Martin JJ,Niranjan A,Kondziolka D,et al. Radiosurgery for chordomas and chondrosarcomas of the skull base [J], 2007,107(4):758-764.

Maziar Sadri,et al. Management of laryngeal dysplasia:a review [J]. Eur Arch Otorhinolaryngol,2006,263(9):843-852.

McMaster ML,Goldstein AM,Bromley,et al. Chordoma:incidence and survival patterns in the United States (1973-1995) [J]. Cancer Causes Control,2001,12:1-11.

Mendenhal WM,Parsons JT,Stringer SP. Management of Tis,Ti and T2 squamus cell carcinoma of the glottic larynx [J]. AM J Otolaryngol,1994,15:250-257.

Montiuaire G,Francois J,et al. Local recurrence after CO2 laser cordectomy for early-glottis [J]. Laryngoscope,2006,116: 101-105.

Moreau PR,Treatment of Laryngeal Carcinoma by Laser Endoscope Microsurgery [J]. Laryngoscope,2000,110: 1000-1006.

Moreau PR. Treatment of laryngeal carcinomous by laser endoscopic microsurgery [J]. Laryngoscope,2000,110:1000~ 1006.

Mortuaire G,Francois J,Wiel E,Chevalier D. Local recurrence after CO2 laser cordectomy for early glottic carcinoma [J]. Laryngoscope,2006,116:101-105.

Munzenrider JE,Austin-Saymour M,Blitzer PJ,et al. Proton therapy at Harvard[J]. Strahlentherapie,1985,161:756－763.

Nichol Ro,ct al. Partial Laryngectomy offen Radiation Failure[J] Laryngoscope,1980,90:571-575.

O' kafe JJ. Secondary radical neck dissection[J]. Laryngoscope, 1956,65:136.

Ogura JH et al. Eleetuie neck dissemination for pharyngeal and larynx cancel. [J] Ann Otol Rhinol Laryngol,1971,80: 646-651.

Ogura JH,Dedo HH. Glottic reconstruction follwing subtotal glotic

supraglotic laryngectomy[J]. Laryngoscope,1965,75:865-878.

Ogura JH,et al. Supraglothe carcionma with extension to the argtenoid[J]. Laryngoscope,1975,85:1327.

Ogura JH. Spraglottic subtotal laryngectomy and neck dissection for carcinoma of the epiglltis [J]. Laryngoscope,1958,68: 983-1003.

Ogura JH. Supraglottic subtotal laryngectomy and radical neck discussion for carcinma of the epiglottic and radical neck disscction for carcinoma epiglottic [J]. Ann Otol Rhinol Laryngol,1958,68:98.

Ogura JH. Supraglottic subtotal laryngectomy and radical neck dissection for carcinoma of the epiglottis [J]. Laryngoscope, 1958,68:983-1003.

Ogura JH. Surgical pathology of cancer of the larynx [J]. Laryngoscope,1995,68:867.

Ossoff RH,et al. CO2 laser in otolaryngology-head and neck surgery-a retrospective analysis of complication [J]. Laryngoscope,1983,93:1287-1289.

Pamir MN,Kilic TU,et al. Multimodality management of 26 skull-base chordomas with 4-year mean follow-up:experience at a single institution [J]. Acta Neurochir (Wien),2004,146: 343-354.

Park AJ,et al. The Groningen valve prosthesis in sheffield:a 4 year revied [J]. Journal of Laryngology and Otology,1992,27: 32.

Park NH,et al. Hemilaryngectomy and vocal cord reconstruction with digastric tenden graft[J],SGO,1982,155:253-256.

Parker AJ,Ch M,et al. The Groningen valve voice prothesis in Sheffield:a 4-year review [J]. The Journal of Laryngology and Otology,1992,106:154-156.

Pearson BW,de Santo LW. Near total laryngectomy operation techniques in otolaryngology [J]. Head and Neck Surgery, 1990,1:28-41.

Pearson BW. Subtotal Laryngeetomy[J]. Laryngoscope,1981,91: 1904-1912.

Pearson NW,Wood RD,Hartman DE. Extended hemilaryngectmy for T3 glottic carcinoma with Preservation and swallowing[J]. Laryngoscope,1980,90:1950-1961.

Peretti G,Nicolai P,Piazza C,et al. Oncological results of endoscopic resection of Tis and Ti glottic carcinoma by carbon dioxide laser[J]. Ann Otol Rhinol Laryngol,110:820-826.

Piquet JJ,Chevalies D. Subtotal laryngectomy with crico-hyoide-epiglottopexy for treatment of extended glottic carcinoma[J]. Am J Surg,1991,162:357-361.

Piquet JJ,Desaulty A,Dcroix G. Crico-hyoido-epiglotto-pxie, technique operatoire et resultats fonctionnels [J]. Ann Otolaryngol Chir Cervicoac,1974,91:681-689.

Pleet L,et al. Partial laryngectomy with imbrication reconstruction [J]. Ann Otol Rhinol Laryngol,1972,84: 882-889.

Pressman JJ,et al. Farther Studied upon the Submucosal Compartment and Lymphatic of larynx by injection of dyes and radioisotopes[J]. Ann Otol Rhinol Laryngol,1956,65:693.

Pressman,et al. The Anatomy studied related to the dissemination of cancer of the larynx tnans ear opthalmal [J]. Otolaryngol, 1960,64:628-638.

Quinn NJ. A new technique for glottic reconstruction after partial laryngectomy[J]. Laryngoscope,1969,79:1980-2011.

Reed GF. Neck dissection :Its role cancer of the larynx. Laryngoscope,1956,64:237.

Remacle M,Eckel HE,Antonelli A,et al. Edoscopic cordectomy, A proposal for a classification by the working Committee Eruopean Laryngological Society [J]. AMA Arch Otolaryngol, 2000,257(4) :227-231.

Remacle M,Eckel HE,Antonelli A,et al. Endoscopic cordectomy,a proposal for a classification by the Working Committee European Laryngological Society [J]. Eur Arch Otorhinolaryngol,2000,257:227-231.

Remacle M,Eckel HE,Antonelli A,et al. Endoscopic cordectomy. A proposal for a classification by the Working Committee, European Laryngological Society [J]. Eur Arch Otorhinolaryngol, 2000,257(4):227-231.

Rizzotto G.,Succo G,et al. 2006. Subtotal laryngectomy with tracheohyoidopexy:A possible alternative to total laryngeetomy [J]. Laryngoscope,106:1907-1917.

Samii A,Gerganov VM,Herold C,et al. Chordomas of the skull base:surgical management and outcome [J],2007,107 (2): 319-324.

Schulle HK,Niebaer AJ. Aerodynamics of esophageal production with and without a groningen voice prosthesis [J]. Folia Phoniatrica et Logopaedica,2002,54:8-18.

Schutte HK,Nieboer GJ. Aerodynamics of esophageal voice production with and without a Groningen voice prosthesis[J]. Folia Phoniatrica et Logopaedica,2002,54:8-18.

Sekhar LN,Pranatartiharan R,Chanda A,et al. Chordomas and chondrosarcomas of the skull base:results and complications of surgical management. Neurosurg Focus,2001,10(3):E2.

Sen C,Triana A. Cranial chordonmas:results and radical excision [J]. Neurosurg Focus,2001,10(3):E3.

Sethi DS,Pillay PK. Endoscopic pituitary surgery:a minimally invasive technique[J]. Am J Rhinol,1996,10:141-147.

Shapshay SM,Hybels LR,Bohigian RK. Laser excision of early vocal cord carcinoma:indication,limitations,and precautions [J]. Ann Otol Rhinol Laryngol,1990.,99:46~50.

Singer MI,Blom ED,Hamaker RC. Pharyngeal plexus neurectomy for alaryngeal speech. [J] Rehabilitation Laryngoscope,1996, 96:50-54.

Singer MI,Blom ED. An endoscopic technique for restoration of voice after laryngectomy [J] . Ann Otol Rhinol Laryngol, 1980,89:529-533.

Singer MI,Blom ED. An endonscope technique for restorafion of voice prosthetic [J]. Folia Phoniatrica et Logopaedica, 2002,54:8-18.

Singer MI,Blom ED. Selective myotomy for voice restoration after total laryngectomy[J]. Arch Otolaryngol,1981,107:670-673.

Som ML. Surgical treatment of carcinoma of the epigltis by lateral pharyngotomy[J]. Am Acad Ophthalmol Otolaryngol,1959,63: 28-49.

Som ML. Consecvation surgery for carcinoma of the supratic[J]. J Laryngol Otol,1970,84:655.

Som ML. Cordal cancer with extension to vocal process [J]. Laryngoscope,1974,84:1928-1307.

Strong MS,Jaho GJ. Laser surgery in the larynx early clinical experience with condimous CO2 laser [J]. Ann Otol Rhinol Laryngol,1972,91:791-798.

Strong MS,Jako GJ. Laser surgery in the larynx:Early clinical experience with continuous CO2 laser. [J] Ann Otol Rhinol Laryngol,1972,81:791~798.

Tamaki N,Nagashima T,Ehara K,et al. Surgical approaches and strategies for skull base chordomas. [J] Neurosurg Focus, 2001,10 (3):Article 9.

Thodou E,Kontogeorgos G,Scheithauer BW,et al. Intrasellar chordomas mimicking pituitary adenoma [J]. J Neurosurg, 2000,92 :976-982.

Thomas RF. Monacci WT. et al. Endoscopic image-guided transethmoid pituitary surgery [J]. Otolaryngol Head & Neck Surg,2002,127 (5):409-416.

Tucker HM,Wood BC,et al. Glottic reconstruction after near total laryngectomy[J]. Laryngoscope,1983,89:609-618.

Tucker HM,Wood BC. Glottic Reconstruction offer new total laryngectomy[J]. Laryngoscope,1979,89:601-618.

Vincentitis GA,et al. CO2 laser cordectomy for early-stage glottic cascinoma:a long-term follow-up of 156 cases [J]. Laryngoscope,2002,11:370-374.

Volpe NJ,Liebsch NJ,Munzenrider JE,et al. Neuro-ophthalmologic findings in chordoma and chondrosarcoma of the skull base[J]. Am J Ophthalmol,1993,115:97-104.

Watkinson JC,Gaze MN,Wilson JA.?Stell and Maran's Head and Neck Surgery [J]. 4th ed. Elsevier:Reed Educational and Professional Publishing Ltd,2000:357-376.

William L,Foramen J. Neurusurgical Issues in Otolarynglogy[M].

Philadelphia:Lippincott William & Wikins,1999.

Wise RA,Baker HW. Surgery of the head and neck [M]. Chicago:Year Book Medical Publishers,1962.

Yamaguchi T,Suzuki S,Ishiiwa H,et al. Intraosseous benign notochordal cell tumours:overlooked precursors of classic chordomas[J]. Histopathology,2004,44(6):597-602.

Yamaguchi T,Watanabe-Ishiiwa H,Suzuki S,et al. Incipient chordoma:a report of two cases of early-stage chordoma arising from benign notochordal cell tumors [J],2005,18 (7):1005-1010.

Zehnder PZ,Lyond GD. Cacinoma and Juvenil Papillomatosis[J].

Ann Otol Rhinol Laryngol,1955:6148.

Zeitels SM,Dailey SH,Burns JA. Technique of block laser:endoscopic frontolateral laryngectomy for glottic cancer [J]. Laryngoscope,2004,114:175-180.

Zeitels SM,Hillman RE,Franco RA,et al. Voice and treatment outcome from phonosurgical management of early glottic cancer [J]. Ann Otol Rhino Laryngol,2002,111(suppl 190):1-20.

Zollinger WK,et al. Pericondrium flap reconstruction [J]. Larynx Trans Am Acad Ophthalmol Otolaryngol,1976,82:167.

第七章

下咽及颈段食管癌的手术治疗

一、下咽及颈段食管癌的流行病学及解剖学的特点

下咽也称为喉咽,位于口咽与食管之间,是上呼吸道与消化道的最后分歧处。其前方为喉,连接呼吸道,其下为食管,为消化道。因此,下咽的功能障碍涉及呼吸与吞咽两个方面。

下咽分为三个亚区,即梨状窝区,下咽后壁区和环后区。梨状窝区又可分为梨状窝外壁、内壁,内外二壁在前方交汇。梨状窝向内下即移行至环后区与食管入口相连接。环后区:上界为两侧杓状软骨及后联合,下界为环状软骨背板下缘,两侧与梨状窝内侧壁相连。下咽后壁:上自会厌谷水平,下接食管入口,黏膜肌层覆盖于椎前筋膜前。

下咽部有丰富的淋巴引流,引流梨状窝的淋巴管同喉上神经伴行通过舌甲膜至颈深上、中组淋巴结,咽后壁淋巴引流至咽后及颈深上、中组淋巴结。下咽的下部和颈段食管的淋巴引流至气管食管旁淋巴结。下咽部发生恶性肿瘤,这些淋巴组织可以将肿瘤细胞暂时阻止在这些淋巴结内,所以有些下咽癌的患者最早表现为颈部淋巴结的肿大。

食管是消化道的开始,为一扁平、长管状肌性器官。覆盖有复层鳞状上皮的黏膜。上端起始于下咽环后区,下行经颈部、胸部,穿过横膈裂孔入腹。食管全长为20~35cm,平均为25cm。管腔直径为1.5~2.5cm。颈部食管自环后至胸骨上切迹(第2~3胸椎水平),长为4.5~6cm。前面借疏松结缔组织或弹力纤维附着在气管膜部。食管入口由环咽肌及食管本身环行肌层形成括约肌。颈段食管供血来源为甲状腺下动脉,神经支配为喉返神经。淋巴引流至锁骨上淋巴结、纵隔淋巴结及贲门区淋巴结(图7-1)。

下咽癌和食管癌的确切病因至今并不清楚。已经认识到的是,下咽癌的发病和某些生活习惯密切相关。过度吸烟、饮酒与营养不良是下咽癌的三个主要病因。

根据1992年世界卫生组织的统计,下咽癌每年的发病率,在每十万人口中,在美国白人中为1.1人,在美国黑人中为2.8人,在美国华人中为0.5人;在加拿大为1.3人;在印度为10.8人;在法国为15.2人;

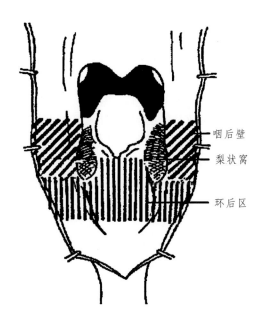

图7-1 下咽食管的解剖图(后面观)。

在英国和澳大利亚为 0.6 人。在我国,根据 2003 年上海市统计资料,男性发病率为 0.11/10 万,女性发病率为 0.04/10 万。由此可见,下咽癌在我国的发病率并不高,在国外华人中发病率也不高。

我国是世界上食管癌高发区,北方发病高于南方。发病率(标化率)据上海统计为:男,7/10 万;女,2.5/10 万;天津市发病率为 7.27/10 万;死亡率为 5.262/10 万。河南、河北、山西等高发地区,年死亡率可达(100~303)/10 万人口。颈段食管癌在食管癌中比例不高,临床统计数字缺乏。胸外科不常治疗颈段食管癌,总结统计时不单独计算,常和胸上端食管癌混合统计。放射科资料统计约 5%的病例为颈段。

病理

下咽癌和食管癌的主要病理类型为鳞状细胞癌,占约 95%。其他病理类型有腺癌、肉瘤等。下咽癌最常发生于梨状窝,其次为环后区,较少见于咽后壁。据中国医学科学院肿瘤医院统计下咽癌 254 例中,梨状窝癌占 77%,环后区癌占 20%,咽后壁癌占 3%。据美国统计,约 70%的下咽癌为梨状窝癌,其余 20%~30%为咽后壁及环后区癌。

下咽癌从外观上看可分为外突型生长和溃疡浸润型生长两类。除了具有一般恶性肿瘤向周围组织侵犯的特点以外,下咽癌一个显著的特点是沿黏膜下侵犯,黏膜下扩展可以达到肿瘤肉眼所见边缘 10~20mm以外。肉眼观察其黏膜下扩展方式可以分为三类。第一类是黏膜下扩展具有明显的前缘,第二类黏膜下扩展没有明显的边界,第三类为跳跃式扩展。

下咽癌对喉的侵犯有不同的途径。位于梨状窝内壁的下咽癌,可以沿黏膜向杓会厌皱襞侵犯,或者进一步向内侧和深部侵犯到喉,也可以沿黏膜向环后区侵犯。可以通过侵犯声门旁间隙、声带肌、环杓关节、环杓肌以及喉返神经引起声带固定。梨状窝外壁癌容易侵犯甲状软骨板后缘和环状软骨。甲状软骨的后缘和上缘最容易受到梨状窝癌的直接侵犯。图 13-4 显示梨状窝癌对周围组织的侵犯形式。环后癌容易侵犯环状软骨和环杓后肌。下咽后壁癌比较局限于咽后壁,不常侵犯喉。

下咽癌较多发生颈部淋巴结转移。颈部淋巴结转移率在梨状窝癌约 70%,环后癌约 40%,下咽后壁癌约 50%。下咽癌颈部淋巴结转移主要位于Ⅱ、Ⅲ、Ⅳ区,颈后三角区转移一般发生在其他区域已经出现转移后,颌下区转移仅为 3.2%。

二、下咽部分切除术

对于环后癌,手术治疗通常难以保留喉功能。T1期可以选择单纯放疗,保留喉。较大的肿瘤或放疗后未控的肿瘤,可以选择下咽、喉切除,或食管部分或全食管切除。对于早期的梨状窝癌和下咽后壁癌分别利用下咽部分切除术进行治疗。下咽部分切除包括梨状窝切除术和咽后壁切除术。

(一)梨状窝切除术

1.手术指征

适用于梨状窝癌 T1、T2 病变。如梨状窝癌局限于梨状窝外壁或内壁;或梨状窝癌侵犯杓会厌皱襞,但病变表浅,无明显喉内受侵,未引起喉固定;或梨状窝癌侵犯咽后壁。

2.术前准备

手术前的影像学检查:包括 X 线胸片、骨扫描等,可以判断有无全身转移。颈侧位 X 线片有助于判断肿瘤的大小及气管是否受侵,椎前组织是否受侵等。下咽食管钡造影有助于明确肿瘤的长度。CT 检查可帮助诊断肿瘤浸润程度及气管是否受侵,颈部淋巴结转移情况,特别对气管旁淋巴结的诊断。手术前可以做下咽食管以及气管的内窥镜检查,可以看到肿瘤的长度及肿瘤在腔内的生长形式,了解有无食管的多中心灶以及气管受侵情况。但最后病变情况还得依靠手术探查,以确定最佳的手术方案。

术前准备:手术前需要全面了解患者原发病灶的范围、颈部淋巴结转移、营养状况及全身系统性疾病。大部分下咽癌患者常有过量吸烟、饮酒或慢性支气管炎病史,致使肺功能、肝功能下降,增加手术危险性。因此,在肿瘤手术前需先处理其他系统疾病,以便减少手术并发症及手术死亡率。有的患者因长时间吞咽障碍,导致营养状况不佳,白蛋白水平低,须先鼻饲 2周以上,改善营养状况。如果不能插入鼻饲管,则用静脉高营养,可在 6 天内达到正氮平衡。

3.麻醉与体位

经口腔气管插管全麻,不用气管切开。患者取仰卧位。

4.手术步骤

(1)切口:胸锁乳突肌中段前缘做 5~7cm 的斜行切口。如同时做颈部淋巴结廓清术,可平行甲状软骨中间做一水平切口,外端再做颈侧垂直切口,两切口相交。

（2）在颈阔肌下掀开颈部皮瓣，游离胸骨舌骨肌外缘，并从甲状软骨板切断胸骨甲状肌的附着，牵开此两条带状肌，暴露患侧甲状软骨板后缘及上缘，沿甲状软骨板上缘、后缘切开咽下缩肌，剥离甲状软骨膜使之与带状肌一同保留备用。切除甲状软骨板的后1/3（图7-2），为避免伤及喉返神经，注意保留环甲关节附近的甲状软骨下角。

（3）进入咽腔，切除肿瘤：甲状软骨板后缘相当于梨状窝外壁与下咽后壁的交界处，在此处切开梨状窝外侧壁，即进入下咽腔。观察肿瘤范围后，根据情况切除梨状窝黏膜（图7-3）。明视下切除梨状窝外壁和内壁。

（4）病变切除后，内侧切缘位于环后区的外界及杓会皱襞，外侧切缘位于下咽后壁的外侧，形成下咽部的缺损。缝合咽腔和皮肤，将咽后壁黏膜游离，将咽黏膜与环后切缘、杓会皱襞切缘拉拢缝合，利用咽下缩肌与预先保留的甲状软骨膜及带状肌在外层缝合加固。冲洗伤口，放负压引流管，缝合皮下和皮肤切口。

（二）下咽后壁切除术

1.手术指征

下界在食管入口上方的 T1~T2 的下咽后壁癌。喉、食管及椎前组织受侵为这一手术禁忌证。

2.术前准备

同梨状窝切除术。

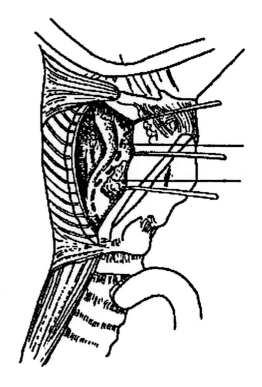

图7-3　进入下咽腔，根据情况切除梨状窝黏膜。

3.麻醉与体位

经口腔气管插管全麻。患者取仰卧位。

4.手术步骤

（1）切口：切口如同梨状窝切除术。如果利用颈阔肌皮瓣修复咽后壁缺损，颈部皮肤切口应预留方形皮瓣，颈阔肌皮瓣的血管蒂在颌下和颏下，要保留面动脉的颈支和皮支。

（2）显露患侧甲状软骨板后缘，切断结扎喉上神经血管，纵行切开梨状窝外侧壁黏膜，进入咽腔，显露肿瘤（图7-4）。

（3）沿肿瘤四周（安全界应在 1.0cm 以上）切开下咽黏膜和咽缩肌。一般保留位于椎前肌浅面的筋膜，切下标本。

（4）修复下咽缺损：将颈阔肌皮瓣转入下咽，同下咽黏膜切缘缝合。其他的修复方法还有颏下皮瓣，前臂游离皮瓣，游离空肠，游离胃壁瓣等。忌用各种肌皮瓣，以免下咽臃肿狭窄，导致严重误吸。局限的下咽后壁缺损，也可以游离植皮修复，甚至不修复，让创面自然愈合。

三、梨状窝及喉部分切除术

此类手术适用于梨状窝癌侵犯喉，但尚未侵犯环

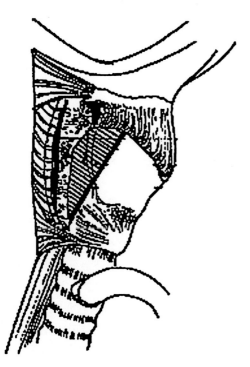

图7-2　切除甲状软骨板的后1/3。

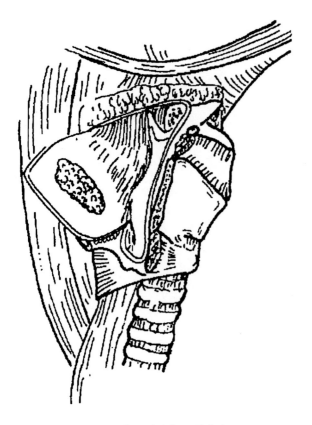

图 7-4 进入下咽腔,显露肿瘤。

后区及食管,可以在切除下咽肿瘤的同时,切除部分喉,保留另一部分喉,达到切除肿瘤,保留喉功能的目的。杓状软骨固定或活动受限的,以往认为需要做喉全切及下咽部分切除,造成喉功能的丧失。经过术前放疗,如杓状软骨恢复活动或病变局限于梨状窝及会厌皱襞,也可以进行梨状窝及喉部分切除,从而保留了喉功能。如果梨状窝尖部、环后区受侵,则不适宜此类手术。

(一)梨状窝及杓会皱襞切除术

1.手术指征

侵犯杓会皱襞,引起杓会皱襞活动受限的肿瘤比较局限的梨状窝内侧壁肿瘤(T2)。对杓会皱襞及声带固定,经过术前放射,恢复活动的也适宜。肿瘤侵犯杓状软骨,声门旁间隙及食管入口不适宜此类手术。

2.术前准备

同梨状窝切除术。

3.麻醉与体位

由于要切除部分喉,所以先于局麻下经气管第三、四环做气管切开,插管全麻。患者取仰卧位。

4.手术步骤

(1)切口的设计与梨状窝癌切除术相同。

(2)按照梨状窝切除术的方法掀开颈部皮瓣,牵开带状肌,显露患侧甲状软骨,切除甲状软骨上 1/2。

(3)从咽侧壁进入下咽腔:切除部分甲状软骨后,可以直接剪开下咽侧壁进入下咽腔。如下咽侧壁有肿瘤,或为了扩大视野,也可以向上切断舌骨大角,距离甲状软骨上缘较高水平剪开咽侧壁黏膜,进入咽腔。此时可以在较好的视野下看清肿瘤的范围。

(4)切除肿瘤:沿会厌外侧缘剪开杓会皱襞前端,如果连同室带切除,则从剪开的杓会皱襞剪到喉室前端,从前向后剪开喉室;如果保留室带,则从剪开的杓会皱襞剪到室带上缘。外侧则沿已经切开的甲状软骨的水平切口,一同剪开附属的软组织结构,包括杓会皱襞、梨状窝、室带及室带旁组织。剪到甲状软骨板后缘与咽后壁的切口汇合。此时仅在杓状软骨处尚未切开。一般保留杓状软骨,在杓状软骨前剪开杓会皱襞后端,与喉室或室带上缘的切口汇合,切除患侧杓会皱襞及梨状窝。

(5)修复:利用环后黏膜覆盖喉的创面。利用会厌谷黏膜,梨状窝外壁或下咽后壁黏膜关闭下咽腔。利用甲状软骨膜及带状肌在外层加固缝合。

(二)梨状窝及喉垂直部分切除术

1.手术指征

梨状窝内侧壁肿瘤,容易侵犯杓会皱襞及声门旁间隙,引起声带固定,如果病变仅局限于此,或术前放疗 50Gy,使肿瘤缩小到以上范围,可以做梨状窝及喉垂直部分切除。如果梨状窝尖部、环后受侵为手术禁忌。

2.术前准备

同梨状窝切除术。

3.麻醉与体位

需要先于局麻下做气管切开,然后经气管切开口插管全麻。患者取仰卧位。

4.手术步骤

(1)切口:平行甲状软骨上下 1/2 交界做水平切口,长为 5~7cm。如同时做颈廓清术,另做颈侧垂直切口,水平切口外端与其相交。

(2)掀开颈部皮瓣,充分显露甲状软骨及环状软骨。游离胸骨舌骨肌外侧并牵开,切断胸骨甲状肌在甲状软骨的附着,在患侧甲状软骨后缘纵形切开咽下缩肌,剥离甲状软骨骨膜,连同胸骨舌骨肌一同牵开并保留,以备修复下咽及喉。显露出患侧甲状软骨板,正中锯开甲状软骨。

(3)在咽侧壁处剪开进入下咽腔。如梨状窝外侧壁也有肿瘤,可以向上切断舌骨大角,在甲状软骨上缘以上,剪开咽侧壁黏膜,进入咽腔。为有助于喉部分切除,可以沿会厌谷向对侧剪开。此时可以在较好的视野下看清肿瘤的侵犯范围。

(4)切除肿瘤:从会厌正中由上向下垂直剪开,经过前联合到环状软骨上缘。再沿着患侧甲状软骨下缘或环状软骨上缘(即环甲膜)向后剪开。同时剪开喉内外两侧,喉内侧到达环杓关节;在甲状软骨外侧,为保留环甲关节,斜形剪开甲状软骨,避开环甲关节到达甲状软骨后缘,与咽后壁的切口汇合。此时仅在杓状软骨处尚未切开。正中剪开杓间区,切除环杓关节,与以前切口汇合,切除标本包括患侧梨状窝、半侧会厌及杓会皱襞、杓状软骨、半侧喉(室带、声带及声门旁间隙)及甲状软骨板。

(5)修复过程:手术切除后的缺损主要是一侧喉结构,包括部分会厌,杓会皱襞,室带和声带,以及一侧梨状窝。喉部缺损可以利用预先保留的胸骨舌骨肌及甲状软骨骨膜进行覆盖,同时利用部分环后黏膜,从后向前拉过环状软骨背板,覆盖环杓关节区域。这样可以将半侧喉封闭。利用健侧半喉进行呼吸,同时减少误吸。一侧梨状窝缺损不必修复,直接将环后切缘与咽侧后壁切缘缝合。将余下的会厌自身缝合。由于咽会厌皱襞也同时做了切除,此处可以将咽会厌皱襞切缘与会厌谷黏膜或舌根黏膜切缘缝合,达到关闭咽腔的目的。

四、喉全切除及下咽部分切除术

梨状窝肿瘤更进一步发展,侵犯患侧半喉,引起声带固定,声门下侵犯超过 10mm 以上,此时,喉垂直部分切除已不可能获得安全的声门下切缘,或肿瘤侵犯会厌前间隙,会厌谷,舌根,但对侧杓会皱襞、室带、喉室、声带及声门下仍正常,可以行梨状窝及喉近全切除。该手术方式由于仅保留了发音功能,不保留经口鼻呼吸功能,术后进食不会误吸,故也适用于病变范围虽然可行前述下咽部分及喉部分切除,但因年老体弱,或心肺功能不良,不能耐受误吸者。如果杓间、环后黏膜受侵,则应行喉全切除及下咽部分切除术。

(一)梨状窝及喉近全切除

1.手术指征
梨状窝肿瘤 T3 病变,声门下侵犯超过 10mm 以上;或肿瘤侵犯会厌前间隙,会厌谷,舌根,但对侧半喉及声门下仍正常。也适用于病变范围虽然可行前述下咽部分及喉部分切除,但因年老体弱或心肺功能不良,不能耐受误吸者。

2.术前准备
同梨状窝切除术。

3.麻醉与体位
于局麻下经气管第三、四环做气管切开,插管全麻。患者取仰卧位。

4.手术步骤
(1)同时有颈清扫时,做一个非对称的围裙状皮瓣切口,从胸锁乳突肌上端开始,横过颈前,最低点与气管切开切口连续,并延续向上到右侧中颈止。如果锁骨上区显露受限,在下颈附加一短切口。于颈阔肌深面、颈外静脉以上翻起皮瓣,显露左颈软组织和颈部器官。

(2)沿带状肌内侧缘垂直切开右颈筋膜,显露甲状软骨板和其上缘。向下显露甲状腺,断开甲状腺峡部(图7-5)。小心显露环甲肌。

(3)确认甲状腺上动脉和喉上神经,切断、结扎所有上部到甲状腺和喉的神经血管蒂。注意患侧甲状腺下动脉、气管、气管前脂肪、甲状旁腺、患侧喉返神经和食管。切断、结扎患侧下部喉神经血管蒂。从左侧咽食管筋膜和下咽缩肌触及甲状软骨板后缘,并切开这些组织,从甲状软骨上角到下角暴露软骨(图7-6)。

(4)纵行切开梨状窝外侧壁黏膜,进入咽腔,显露肿瘤。在会厌的侧缘剪断室带和沟回皱襞。在适当的肿瘤安全切缘外切除对侧声带(图7-7)。切口向下经过声门下,再朝中线向前切,横过环状软骨弓。患侧,有肿瘤的半喉下面继续切开,到靠近后中线。

(5)切开环状软骨板前面,将环状软骨垂直裂开。将整个喉近全切除标本向外翻转(图7-8),切开环状软骨后面的左侧环杓后肌。

(6)将喉近全切除标本连同肿瘤整块游离切下标本(图7-9)。

(7)缝合制作发音管。
将残留的半个环状软骨剔除,咽瓣侧缘与残留喉的后缘缝合,形成一管状结构(图7-10)。管道要能包绕一根 14 号导尿管而无张力,喉剩余黏膜没有这样宽时,可以用局部的下咽黏膜瓣作为补充。在剩留的甲状软骨下角后方,靠近环状软骨处,注意避免损伤右侧喉返神经。关闭咽腔,气管前壁造瘘。

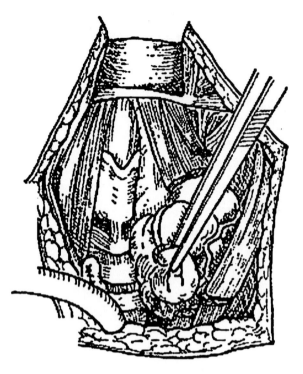

图 7-5　分开甲状腺峡部。

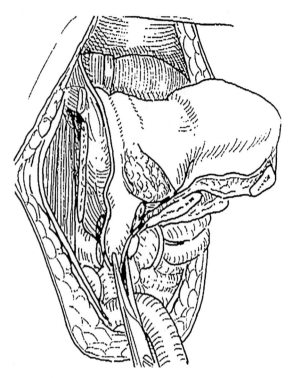

图 7-7　在适当的肿瘤切缘外切除。

(二)喉全切除及下咽部分切除术

1.手术指征

梨状窝癌侵犯杓间,侵犯环后区已近中线等。也适用于环后癌。手术禁忌包括下咽肿瘤侵犯食管入口或下咽近环周受侵。

2.术前准备

同梨状窝切除术。

3.麻醉与体位

如果喉内无明显肿瘤外突,可以先经口腔气管插管全麻,手术进行中,做气管切开,退出麻醉管,再从气管切开口插管,继续全麻。这样做可以避免患者在清醒状态下接受气管切开的刺激。如果喉内有明显肿瘤外突,不应经喉插入气管插管,而要于局麻下经气管第三、四环做气管切开,插管全麻。患者取仰卧位。

4.手术步骤

(1)切口选择:一种是颈部 U 形切口。如需颈清扫,加一侧或两侧向肩部的斜切口。另一种切口是颈

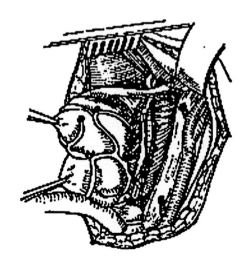

图 7-6　暴露甲状软骨侧缘。

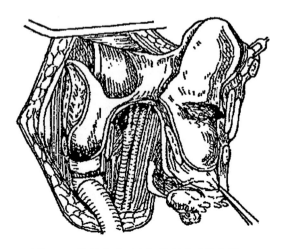

图 7-8　将整个喉近全切除标本向外翻转。

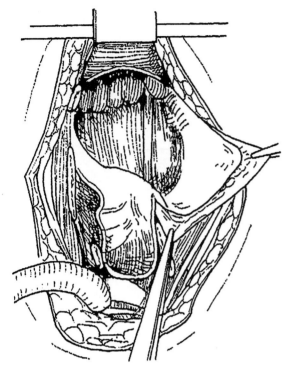

图 7-9　切下标本。

部 H 形切口。两侧颈部从乳突下向肩部的垂直切口加甲状软骨水平的横切口。适用于同时双颈清扫。另一种切口为 T 型切口，横切口在舌骨下方水平，颈前正中纵切口。

（2）掀开皮瓣，游离喉、气管两侧：在颈阔肌下将颈部皮瓣充分掀开，上部显露出舌骨，两侧显露出带状

肌，下部显露出颈段气管。如果喉部的肿瘤没有外侵，带状肌可以保留，利用其加固咽部的吻合口。如果喉部肿瘤已经外侵，相应侧的带状肌不能保留。切断胸骨舌骨肌及胸骨甲状肌的上端（图 7-11），将两束肌肉向下牵开保留备用。肩胛舌骨肌则随颈淋巴结切除。

（3）切除患侧甲状腺：断开甲状腺峡部，切断结扎患侧甲状腺上下极血管，游离周围韧带，预备切除患侧甲状腺叶。将另一侧甲状腺的峡部断端缝合后，在甲状腺与气管间分离，将甲状腺向外牵开保留。

（4）横断颈段气管，做下切缘：显露出颈段气管，将口腔气管插管从口腔退出，在第三、四气管环处横断气管，将另外的消毒的气管插管经气管口插入，继续全麻。

（5）剥离健侧梨状窝外壁，预备保留：在健侧甲状软骨板后缘纵形切开咽下缩肌（图 7-12），在甲状软骨板内侧面剥离梨状窝外壁，以保留较多的健侧梨状窝黏膜，不致咽部狭窄。

（6）切开会厌谷黏膜，进入下咽：在舌骨大角两侧分离出喉上血管束，切断结扎。切断舌骨上肌群与舌骨的附着，切除舌骨。在舌骨水平继续深入分离，即可切开会厌谷黏膜，进入下咽。

（7）切除全喉及部分下咽：从会厌谷黏膜切口将会厌提起，即可看见下咽及喉内肿瘤。必要时，可以沿会厌两侧剪开咽侧黏膜，扩大切口。在明视下，距离肿瘤的边缘保留 1~2 cm 的安全界，分别剪开两侧的下

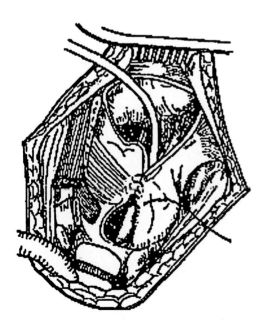

图 7-10　缝合制作发音管。

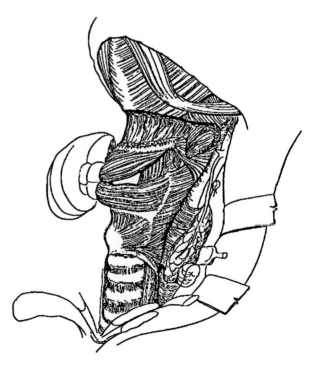

图 7-11　切断舌骨上肌群。

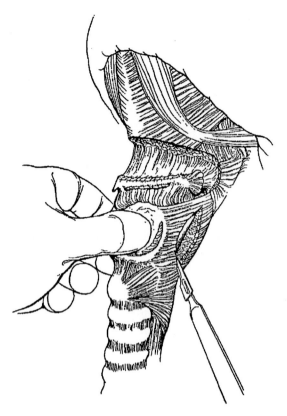

图 7-12 切开咽下缩肌。

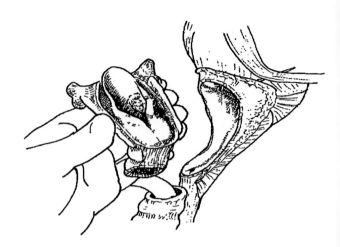

图 7-13 切除全喉、部分颈段气管及部分下咽标本。

咽黏膜。患侧应剪开梨状窝外侧壁或下咽后壁,以远离病灶。健侧可以在梨状窝尖部剪开,保留梨状窝外侧壁。两侧切口在环后汇合。在气管造口水平,横断气管,沿膜样部后分离气管与食管,到达环后与环后切口汇合,切除全喉、部分颈段气管及部分下咽标本(图7-13 和图 7-14)。

(8)修复关闭下咽:切除全喉及一侧梨状窝以后,剩下的下咽黏膜可以直接拉拢缝合。而切除全喉及两侧梨状窝,以及部分下咽后壁以后,直接缝合关闭易于发生下咽狭窄。可以用游离前臂皮瓣、胸大肌肌皮瓣等加宽下咽,然后进行下咽缝合,关闭咽腔(图7-15)。外层再利用肌皮瓣的肌肉与咽缩肌、舌骨上肌、带状肌缝合加固。

(9)气管造口:将颈部气管口与四周的皮肤缝合,保留气管口开放。气管造口应尽量大,术后戴或不戴气管套管均可。

五、下咽全切除、喉全切除及食管部分或食管全切除术

晚期下咽癌已经侵及食管入口或颈段食管,需

要切除全下咽及全喉,同时需要切除部分或全部食管。切除后需要利用修复手段重建咽与消化道之间的通路。

1.手术指征

(1)下咽癌侵犯食管入口及食管。

(2)咽后壁癌侵犯喉。

(3)颈段食管癌侵犯下咽或喉者。

2.术前准备

同梨状窝切除术。

3.麻醉与体位

喉内无肿瘤可经口腔气管插管全麻,喉内有肿瘤可以局麻下气管切开,气管插管全麻。患者取仰卧位。

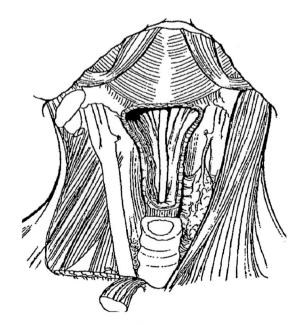

图 7-14 切除全喉、部分颈段气管及部分下咽标本后的缺损。

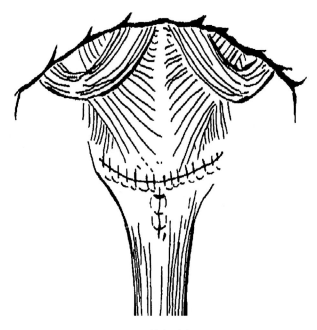

图 7-15　修复关闭下咽。

4.手术步骤

(1)切口同时做颈清扫时可用颈部 U 形切口或 H 形切口。

(2)游离舌骨:颈部皮瓣分离后,紧贴舌骨切断舌骨上肌群,在甲状软骨上角和舌骨大角间切断结扎喉上动静脉。

(3)切除或保留带状肌:如下咽癌外侵严重,可以将带状肌切除。肿瘤没有明显外侵时,可以保留胸骨舌骨肌。切断甲状腺峡部,将两侧甲状腺叶从气管分离,推开保留。肿瘤如有外侵时,切除一侧甲状腺。

(4)清除气管食管沟:在气管前和两侧,清除气管食管附近的淋巴脂肪组织。分离椎前筋膜间隙:将下咽和食管与后面的锥体在椎前筋膜之间分离。可以用手指做钝剥离,上至舌骨,下至上纵隔。

(5)横断气管:通过手术前了解和手术中在两侧下咽及食管的探查,估计肿瘤的下界,横断气管的水平选择在既可以使气管膜样部切缘在肿瘤下界,又能在颈部进行气管造瘘。如术前是经口腔气管插管,此时需另备一根消毒气管插管,经气管断端插入,继续全麻。

(6)横断咽腔:在舌骨上切开会厌谷,进入咽腔,可以看清下咽部。距肿瘤上界有足够安全界水平横断咽环周(图 7-16)。

(7)切除食管:食管的切缘最好离开肿瘤下界 3~5cm(图 7-17)。食管的处理有两种:颈段食管切除,准备用游离空肠移植或皮瓣修复下咽食管缺损,这只适

应于仅有食管入口受侵的病例。食管全切除,适合于颈段食管受侵广泛,只能全部切除,准备用胃或结肠替代下咽食管的病例。

(8)食管剥脱,在颈部食管肿瘤下端切开食管,插入胃管到食管下端,此时如贲门已横断,则在食管下端取出胃管,用一根宽 1~2cm 的布带与胃管系在一起,从颈部抽出胃管,将布带从颈部食管切口拉出。布带的下端与食管的下切口全层缝合。上提布带的上端即可将食管做内翻剥脱上提到颈部切除(图 7-18)。

咽食管缺损修复见下节。

(唐平章　王晓雷)

六、早期食管癌的内镜治疗

近年来,随着内镜技术的不断进步与发展,现已有多种内镜外科手段应用于早期颈段食管癌的治疗。主要方法有:病变组织切除术,即内镜下黏膜切除术(endoscopic mucosal resection, EMR)和病变组

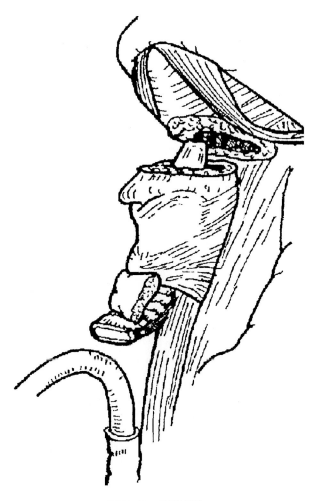

图 7-16　横断咽腔。

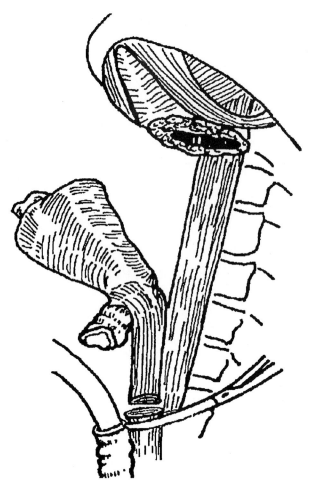

图 7-17 颈段食管切除。

织破坏术,包括氩离子凝固术(Argon Plasma Coagulation, APC)、光动力疗法 (Photodynamic Therapy, PDT)、激光治疗、微波治疗、局部注射治疗等。目前

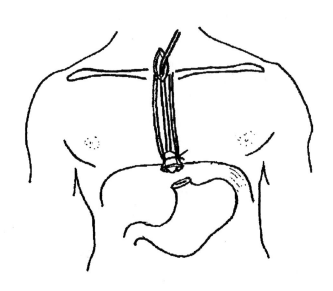

图 7-18 全食管切除,内翻剥脱。

较常用的方法有内镜下黏膜切除术、氩离子凝固术以及光动力疗法。

(一) 内镜下黏膜切除术(EMR)

内镜下黏膜切除是近年来应用较为普遍的一种早期食管癌治疗方法。这种方法具有诊断和治疗的双重作用, 可以为术后的病理检查提供完整的黏膜标本,以精确评价病变浸润深度及切除治疗效果。

内镜下黏膜切除有多种术式, 简要介绍如下:① TADA 直接注射切除法, 即双管道内镜法。这一方法需要双钳道内镜, 黏膜下注射后, 先在一个钳道插入圈套器并在病灶黏膜上打开圈套器, 然后在另一个钳道中插入异物钳, 应用异物钳抓起病灶黏膜,使广基病变变为亚蒂病变,接着收紧圈套器接通高频电切除之。② INOUE 透明帽法(EMR-C)。黏膜下注射后, 在内镜前端安装一合适的半透明塑料帽,将张开的圈套器嵌入帽槽内,当内镜插至病灶黏膜附近时,锁定靶病灶并启动负压将病灶黏膜吸入透明槽内,此时收紧圈套器缚住靶病灶黏膜形成人工息肉,通高频电切除之。③ MAKUUCHI 黏膜吸入切除法(EEMR-tube)。黏膜下注射后,将特制的塑料外套管置于内镜外,外套管内有一特定的通道用于插入圈套器,圈套器释放在靶病灶黏膜上,调整好内镜、套管前端和病灶黏膜的距离后,将病灶黏膜吸入套管前端,收紧圈套器,通高频电切除之。④ 黏膜套扎切除法(EMRL)。黏膜下注射,内镜前端安装一帽状接头,内置一橡胶圈,待启动负压将靶病灶吸入接头后,释放橡胶圈缚住靶病灶黏膜,形成人工息肉,然后从钳道伸出圈套器在橡胶圈的下方套住病变,以高频电流进行交替电凝、电灼,即可切除肿瘤。此外,还有剥离活检、黏膜咬除、适形切除、大范围切除等(图 7-19)。

透明帽法(EMR-C)是近年来应用较多,操作较为简单、安全的一种黏膜切除方法,在此将详细介绍这一技术。

1.适应证与禁忌证

(1)适应证:① 内镜超声及病理诊断为重度不典型增生、原位癌及黏膜内癌(病变浸润局限于黏膜肌层以内),病变直径小于 3cm;② 累及食管周径的 3/4 以内。

(2)禁忌证:病变超出上述范围,有明显心、肺、肾衰竭不能耐受内镜手术。

2.术前准备

治疗当日禁食水超过 8 小时以上。

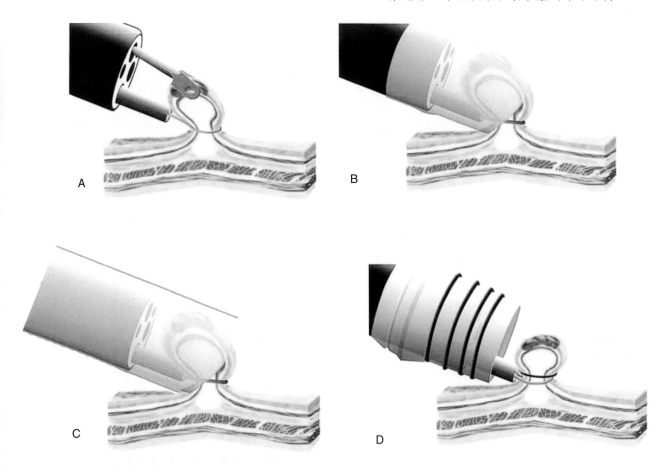

图 7-19 （A）TADA 直接注射切除法。（B）INOUE 透明帽法。（C）MAKUUCHI 黏膜吸入切除法。（D）黏膜套扎切除法。

3.麻醉与体位

治疗前 5 分钟口服 2% 利多卡因 5mL，术中左侧卧位。进镜前 2 分钟缓慢静脉注射咪唑安定 2mg（商品名多美康），治疗期间维持静脉通道，持续吸氧，监护心电、血压及血氧饱和度。

4.手术步骤

（1）主要步骤：①内镜下碘染色发现早期癌病变；②选择恰当的部位进行黏膜下注射；③安装透明帽进行黏膜切除；④切除标本与残留病变的处理（图 7-20）。

（2）具体操作及注意事项

1）内镜下常规检查食管、贲门、胃和十二指肠以防有病变遗漏。碘染色，确定病变的位置与病变范围。

2）黏膜下注射。其主要作用是使病变隆起利于完全切除，并排除黏膜下浸润的病变（此时黏膜抬举征阴性），还可以防止穿孔。注射时应注意以下几点：

a.注射药品：目前应用的注射药品主要有生理盐水、肾上腺素盐水（1:10 000）、1% 透明质酸钠、羟基脯氨酸、甲基纤维素。前两者黏膜吸收较快，而后三者是胶样物质，黏膜吸收较慢，可以较长时间维持注射后

人工息肉的形状，有利于黏膜切除的进行。此外，也可以采用高渗盐水、10% 葡萄糖、10% 甘油、5% 果糖以及 50% 右旋糖酐等（图 7-21）。

b. 注射部位：注射部位与病变的距离至少应在 0.5cm 以上，以保持病变部位的完整性。若病变部位被破坏，吸引时黏膜层易撕裂且黏膜层以下组织会被吸入透明帽内，易形成穿孔。注射部位可以选择在病变的近端也可选择在病变的远端，建议初学时注射部位选择在病变的远端，第一次注射不成功可以在病变的近端进行第二次注射，熟练后可在病变的近端直接进行注射。第一次注射剂量不足时也可以补充注射，但原则是必须保持病变的完整性（图 7-22）。

c.注射剂量：注射剂量要根据病变的大小，大者可适当增加注射量，而且在操作过程中可以随时进行补充注射。掌握的原则是病变周围至少 0.5cm 的正常黏膜与黏膜下明显分离，要防止注射不足和注射过量。注射不足会造成黏膜下层组织误切，穿孔发生。注射过量会导致黏膜切除范围过大，愈合后造成术后瘢痕狭窄。我们在日常的临床工作中所用的剂量平均每

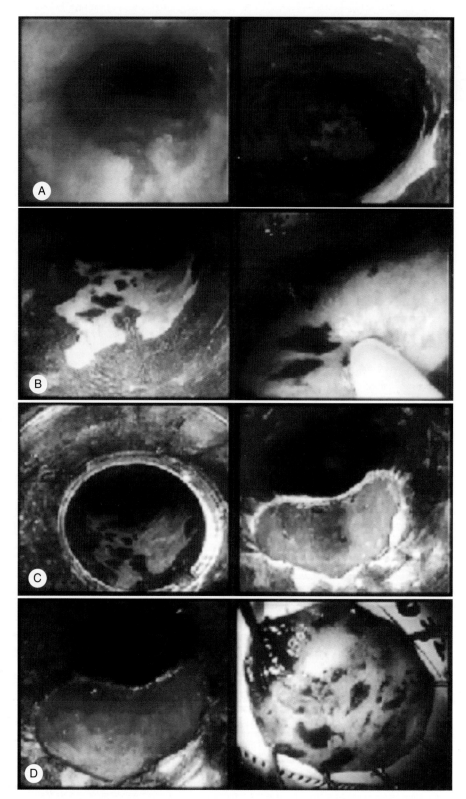

图 7-20 早期食管癌黏膜切除透明帽法的主要步骤。(A)发现早期食管病变,碘染色确定病变的部位与范围。(B)选择注射部位,黏膜下注射。(C)安装透明帽进行黏膜切除。(D)重新碘染色观察切除部位,处理切除标本。

例约为 18mL(图 7-23 和图 7-24)。

　　d.终止黏膜切除的指征:注射时若出现以下情况之一者应立即终止黏膜切除:活动性出血、黏膜撕

裂、黏膜层与黏膜下层没有有效分离。活动性出血可能是误伤血管所致,强行切除会造成术后止血困难。黏膜撕裂后,吸引时会误吸黏膜下组织,切除会导致

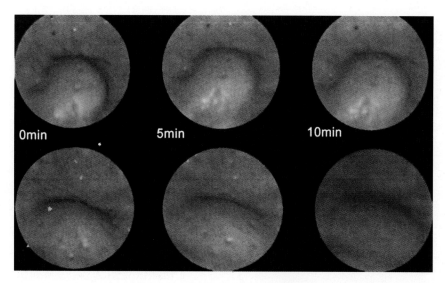

图 7-21 两种注射药品的效果比较。

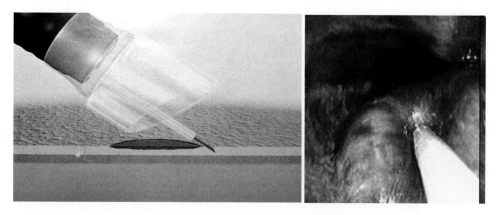

图 7-22 左:注射部位示意图;右:内镜下所见注射情况。

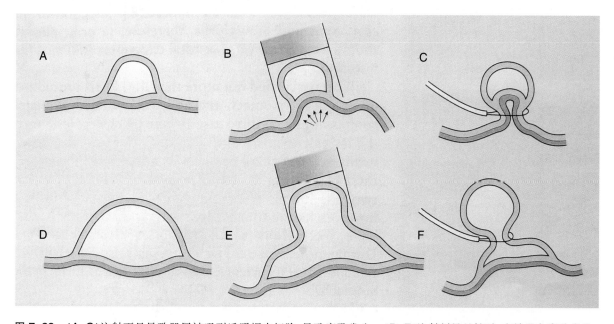

图 7-23 (A~C)注射不足导致肌层被吸到透明帽内切除,导致穿孔发生。(D~F)注射剂量足够时,有效避免穿孔发生。

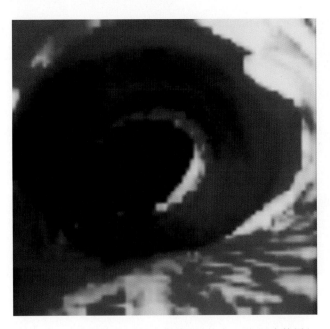

图 7-24　注射剂量过大,导致黏膜切除过大,已超过食管周径的 3/4,术后愈合极易导致管腔狭窄。

穿孔。黏膜与黏膜下层未分离则说明病变可能已侵犯至黏膜下层,应建议患者行手术治疗(图 7-25)。

3)安装透明帽。可根据病变大小选择合适的透明帽,用胶带固定在内镜前端以防脱落,透明帽外周涂以医用润滑胶以有利于进镜。进镜后宜再次碘染色以明确病变的位置(图 7-26)。

4)放置圈套器。首先进镜至交界线部位,吸引交界线处的黏膜至透明帽内,借助隆起的黏膜封闭透明帽前端同时释放圈套器,预置圈套器于透明帽前端边缘凹槽内,调整圈套器至最佳位置(图 7-27 和图 7-28)。

5)切除。切除时应注意以下两点:

a.切除位置的选择:切除的位置选择应尽量能将所有的病变一次性切除,但内镜下电灼标记病变部位的方法在食管的黏膜切除中并不可取。首先食管黏膜层较薄,这种标记极易穿透黏膜层损伤黏膜下层,破坏病变部位的完整性,导致切除失败;其次食管在内镜下观察是矢状位器官,切除时近端黏膜受吸引会阻挡远端黏膜上的标记,因此这些标记起不到标记的效果。食

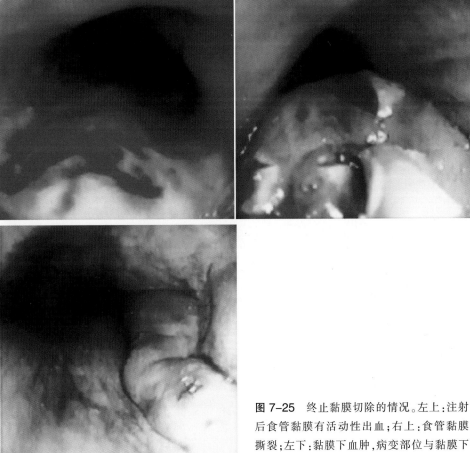

图 7-25　终止黏膜切除的情况。左上:注射后食管黏膜有活动性出血;右上:食管黏膜撕裂;左下:黏膜下血肿,病变部位与黏膜下层未分离。

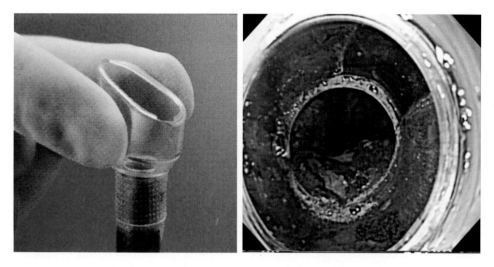

图 7-26　左:安装透明帽;右:内镜下所见安装好的透明帽。

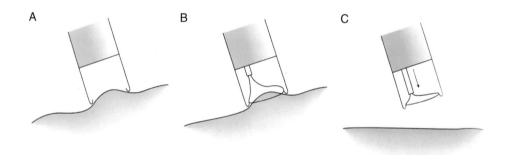

图 7-27　(A)吸引正常黏膜填充透明帽前端。(B)释放圈套器于透明帽边缘凹槽内。(C)圈套器杆稍前推,使圈套器处于凹槽内最佳位置。

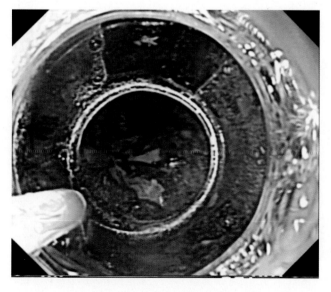

图 7-28　内镜下所见圈套器处于透明帽边缘凹槽内。

管黏膜切除中仅靠碘染色已足以标记病变范围。

b. 切除时机的掌握:病变黏膜组织吸入透明帽内时,有可能会附带吸入一部分固有肌层组织,因此,当圈套器套扎人工息肉后,一定要退出透明帽,在透明帽外快速放松、收紧圈套器1~2次,此时借助食管壁的张力,被套扎的固有肌层组织会滑脱。因此,切除一定要在透明帽外进行,在明确没有固有肌层被套扎的情况下,圈套器通电(功率28W, ICC 350, ERBE)切除(图7-29)。

6)将切除的黏膜组织吸入透明帽内,退镜。碘染色切除标本,检查病变是否切除完整(图7-30)。

7)再次进镜,观察食管黏膜切除后创面有无出血、穿孔等。再次碘染色,观察病变是否切除干净,若有少量残留,应用氩离子凝固术(APC)治疗残留病变,功率为25W,氩气流量0.4L/min(APC 300, ERBE)(图7-31)。

8)大范围病变的分块切除。内镜下一次将整个病灶完全切除者称为整块切除;将病灶分几部分多次切除者称为分块切除。对于经验丰富的术者来说,病变的范围已不再是内镜下食管黏膜切除的绝对禁忌证,条件许可的情况下,可以通过分块切除治疗大范围的黏膜病变,但分块切除治疗时必须注意以下几点:①分块切除必须在一次治疗内完成,不可将部分残留病变留待第二次治疗时切除,因为术后形成的瘢痕会导致第二次治疗时黏膜切除不可行。②术前必须进行详细的手术设计,以合理安排每次切除的范围,达到最佳的切除效果。③再次切除时必须重新注射,以防止黏膜下注射药品已吸收。④分块切除的顺序应由食管近端向远端,若先切除远端病变,会造成近端食管黏膜无法吸引,则再次切除无法进行。⑤有效的麻醉保证(图7-32)。

5.组织缺损的处理与立即整复

内镜下食管黏膜切除后形成的组织缺损无需特殊处理与整复,此人工溃疡可以自然愈合。黏膜切除直径小于3cm者2周后溃疡表面即全部由再生的鳞状上皮覆盖,4周见完全愈合,形成瘢痕;如直径大于3cm的溃疡则需要6~8周左右的时间见完全愈合,瘢痕形成。

6.术中术后并发症的诊断和处理

黏膜切除术的并发症主要有:穿孔、出血和狭窄。

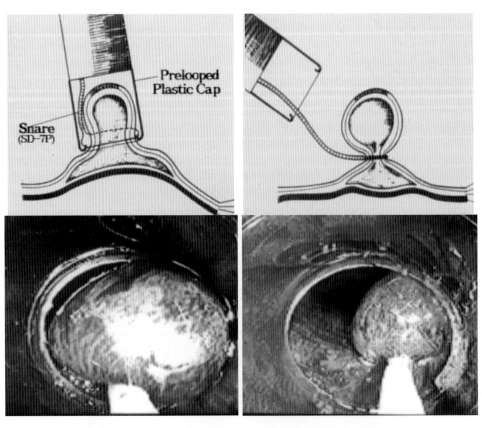

图7-29　透明帽内套扎后,退出透明帽外,快速松紧圈套器1~2次,确定没有深层组织被套锁时通电切除。上:套扎切除示意图;下:内镜下所见套扎切除。

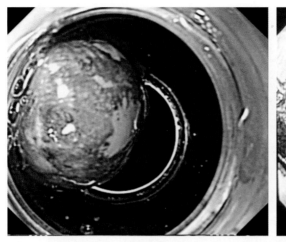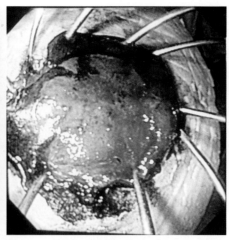

图 7-30　左:病变被吸入透明帽内带出体外;右:标本碘染色观察切除情况。

据以往的经验,其发生率分别为:穿孔 0%,出血 7%,狭窄 5.6%,其他 2.8%。

(1)穿孔:穿孔是食管黏膜切除最为严重的并发症,多是由于注射剂量不足,致使食管的固有肌层被吸到透明帽内切除造成穿孔。对穿孔的避免及处理应注意以下几点:

①黏膜下注射足够量的肾上腺素盐水,但并不是注射剂量愈大愈好,Makuuchi 等报道平均每例黏膜下注射约为 50mL,而我们的经验是每例平均 18mL 左右。注射是否有效主要取决于注射时病变及病变周围 1cm 的黏膜能否与黏膜下组织充分分离,而不在于注射的剂量,注射剂量过大则有可能导致黏膜切除范围过大,造成术后狭窄。②术中严格掌握切除指征与操作技巧。如注射时黏膜与黏膜下组织无明显分离或出现血肿应立即放弃黏膜切除。建议手术治疗或血肿消

退后再次治疗。圈套器锁紧人工息肉切除时,在切除过程中应快速松紧圈套器 1~2 次,以使可能吸入透明帽内的固有肌层在快速松开、收紧圈套器的过程中滑脱,减少穿孔发生的可能。③应用肾上腺素盐水进行黏膜下注射,可在短时间内向组织间扩散,大多数病例在行黏膜切除时先前注射的形状已经消失,影响切除效果。在分块切除的病例中每次切除前都应进行注射。胶样物质如 1%透明质酸钠,在黏膜下扩散时间较长,能长时间保持注射时的形状,能有效减少穿孔的发生。④并不是所有的穿孔均需手术治疗,如食管固有肌层缺损较小,大部分病例完全可以通过局部引流、深静脉营养、抗感染等保守治疗愈合(图 7-33)。

(2)出血:黏膜切除术后出血有动脉出血和静脉出血 2 种,发生率分别约为 1.4%与 5.6%。术后出血经保守治疗后一般均能成功止血,其中内镜压迫创面、

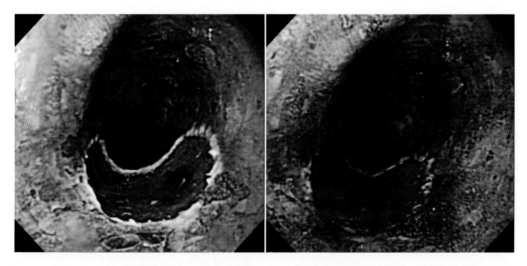

图 7-31　左:黏膜切除后形成的人工溃疡;右:重新碘染后观察切缘干净,无病变残留。

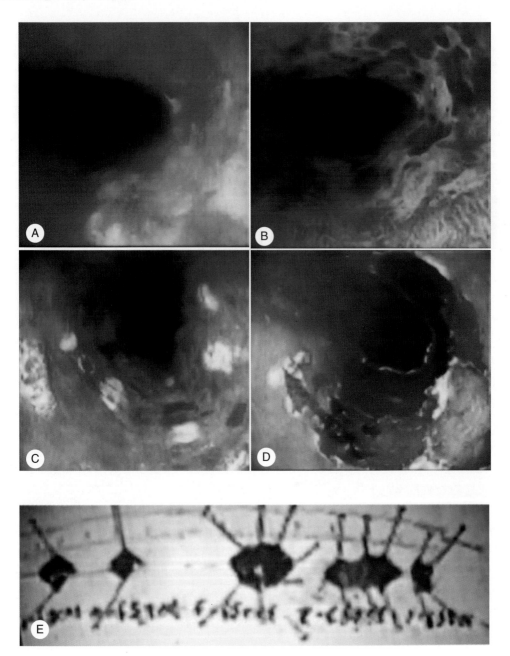

图7-32 (A,B)内镜下碘染色发现大范围病变,病理确诊为原位癌。(C)术前详细设计切除方案,标记每次切除的范围。(D)按预先设计的切除方案,经过5次黏膜切除后形成一个较大的人工溃疡。(E)切除的标本分别碘染后观察。

肾上腺素盐水冲洗对创面渗血有较好的止血效果。由于食管固有肌层较薄且无浆膜,黏膜切除后如应用电凝止血或注射止血时,切忌将其探头插到组织间或与组织接触时间过长,以防穿孔。氩离子凝固术(APC)属于非接触热凝固病变组织的方法,同时其凝固区的深度浅表(一般不超过3mm),应用于黏膜切除后动脉止血较为安全有效。APC处理出血前,先用肾上腺素盐水对创面多次冲洗,找到出血的确切位置后,APC凝固点1~2次即可止血。EMR出血并发症与切

除的病变大小有一定关系,一般病灶> 2cm者,出血机会相对增加(图7-34)。

(3)狭窄:黏膜切除术后狭窄多是由于黏膜切除范围过大,因此,在黏膜切除术前应仔细设计黏膜切除范围,注射时不要过多注射,从而避免过多切除食管黏膜造成狭窄。一般切除食管黏膜大于食管周径3/4,均可出现不同程度的狭窄。狭窄的患者可在术后每月行一次水囊扩张,3~4次扩张治疗后症状均能明显缓解甚至消除(图7-35)。

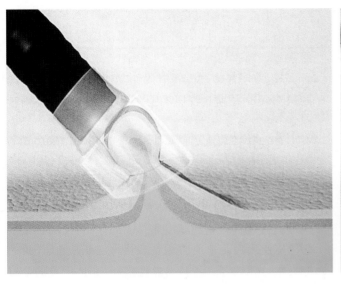
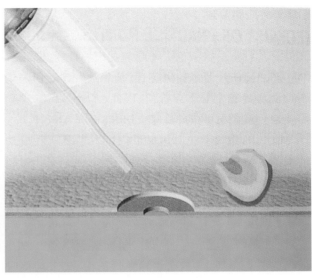

图 7-33 左:固有肌层被吸入到透明帽内;右:吸入透明帽内的固有肌层被切除。

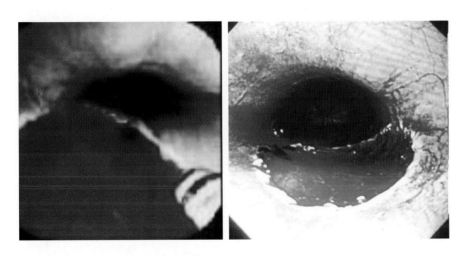

图 7-34 左:黏膜切除后出血;右:APC 止血。

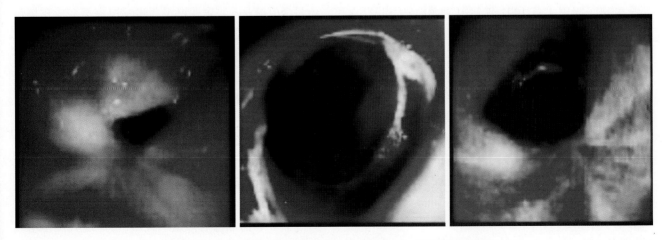

图 7-35 左:黏膜切除后狭窄;中:扩张治疗;右:扩张治疗后效果。

7.经验和评述

病灶范围的清晰显示,是保证内镜下完全切除的前提。食管黏膜碘染色可清晰勾画出病灶轮廓,不仅对术前切除病灶范围的拟定,而且对术后判断切除是否彻底均具有十分重要价值,因此,术前术后食管黏膜碘染色是必不可少的检查方法。

有效的黏膜下注射是保证内镜下黏膜切除成功的重要一步。注射后病变未隆起可能的原因有注射位置不正确,进针过深,已达肌层或者病变已侵及深层组织(为 EMR 的禁忌证)。

准确吸入、套扎是肿瘤完全切除的关键技巧。吸入时,透明帽斜面应对向病灶,斜面口侧缘刚好放在口侧的拟切除线上,根据切除病灶的大小,来调整吸入黏膜量。

食管黏膜切除术后,一般除 1~2 天内略觉胸痛,患者无明显不适感。1 周后能适应正常饮食及工作。

透明帽法近年来应用越来越广泛。其优点是对操作技术要求不高;采用标准单管道内镜;能在狭小的操作空间中切除较大病变。但与其他方法比较,透明帽法在切除病变时造成的伤口相对较深,发生并发症的潜在危险性较大。

尽管内镜下黏膜切除是目前效果较好的一种早期颈段食管癌治疗方法,但其仍存在一定的问题。缺少判定早期颈段食管癌病变浸润深度及淋巴结转移的客观标准,内镜超声虽可以解决病变浸润深度的问题,但对于淋巴结转移仍不能很好判定,这在很大程度上影响了对于黏膜切除的适应证的掌握。另外,对于多发病变及大面积病变的治疗仍有一定的困难。这些问题仍需要有新的黏膜切除技术来解决。

(二)氩离子凝固术(APC)

氩离子凝固术是 1991 年德国 ERBE 公司开发出用于消化道内镜的氩离子凝固器,它是一种非接触性热凝固方法,其以氩气为介质将高频电流传到靶组织,产生热损伤效应,使病变组织干燥凝固失活,而很少产生碳化蒸发,因此在治疗中也很少产生烟雾,适合于内镜下应用。由于有高频电压电离氩气产生的氩离子流存在,当氩离子流接触因干燥凝固而导电性能下降的组织部位时,氩离子流会自动转向周围导电性能高的未凝固部位。因此,其对病变部位的治疗损伤程度较浅(一般控制在 3mm 以内)且均匀,大大减低穿孔的发生率,尤其适合于早期癌的治疗(图 7-36)。

1.适应证与禁忌证

(1)适应证:① 病理诊断为早期食管癌但患者拒绝手术、黏膜切除或切除失败者。② 早期食管癌患者,但因有明显心、肺、肾衰竭而无法手术或黏膜切除的病例。③ 早期食管癌多原发,或并发贲门癌。对于前者,可为多发早期食管癌病灶,也可为早期食管癌合并各期食管不典型增生病灶。④ 黏膜切除后有少许残留或黏膜切除后局部复发者。

(2)禁忌证:① 凡不适合消化内镜检查的均不适宜 APC 治疗。② 出血伴休克或消化道积满血液影响视野;食管及胃底静脉出血,Mallory-Weiss 综合征引起的广泛出血。③ 合并急性或慢性心肌缺血、严重心律失常、严重肺部疾病、出血性疾病、其他严重的全身性疾病及不合作者。

2.术前准备

术前首先要明确诊断,所有病例必须进行活检病理学及内镜超声等检查,上述检查证实该病例为早期食管癌,且无淋巴结转移等征象,方可进行 APC 治疗。治疗当日禁食水超过 8 小时以上。

3.麻醉与体位

治疗术中左侧卧位。进镜前 2 分钟缓慢静脉注射咪唑安定 2mg,治疗期间维持静脉通道,持续吸氧,持续心电、血压及血氧饱和度监护。

4.手术步骤

(1)进镜后首先全面检查食管,然后 1.2%碘染色,确定病变的距离与位置。

(2)明确病灶范围、数目后,将 APC 探头由活检钳管道插入,导管以伸出内镜前端 1cm 左右为宜,应用 APC 在病变周围标上标志,将 APC 探头置于距离病变部位 2~3mm 以内,由远及近沿食管走行反复退进做"刷墙"样动作,进行烧灼凝固治疗(功率 28W,氩气流量为 0.4L/min),病变组织逐步发白直至变成棕黑色颗粒状,治疗时食管黏膜表面由白色至黄色,直至变成棕黄色或棕黑色。一般来说,每个部位每次至少要进行反复 3 遍的 APC 治疗(图 7-37 和图 7-38)。

5.组织缺损的处理与立即整复

APC 治疗后形成的组织缺损无需特殊处理与整复。APC 治疗 2 周后溃疡表面多由再生的与原病理类型相同的上皮覆盖,4 周多可完全愈合,形成瘢痕。

6.术中术后并发症的诊断和处理

(1)穿孔、狭窄:穿孔发生率很小。多与操作时氩离子束导管前端与病灶组织接触,功率过大及作用时间过长有关。另外,内镜注气过多和吸气较少也可能

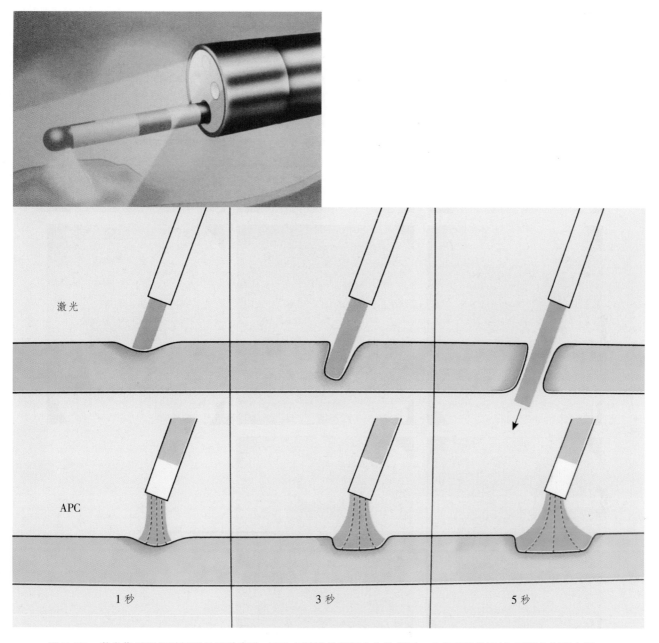

图 7-36 激光作用组织时间过长导致穿孔,APC 在同样的时间内会作用于一个较广泛的区域,而损伤深度有限。

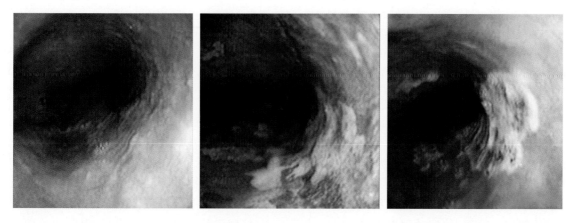

图 7-37 食管黏膜表面粗糙,病灶部位稍隆起,碘染色后不着色,APC 治疗病变至棕黄色,局部呈黑色颗粒状。

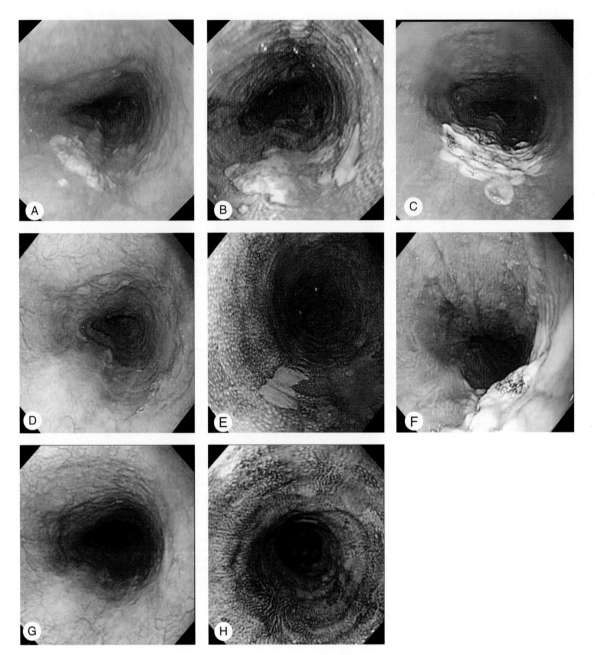

图7-38 男性,75岁,内镜下检查发现食管黏膜粗糙斑块样改变,活检病理检查为早期食管癌,拒绝黏膜切除术,遂行氩离子凝固术。治疗2个月后内镜下复查及病理证实,发现病变复发,再次对病变做APC治疗,治疗12个月后内镜复查,提示病变消失,为治愈。(A)早期食管癌治疗前内镜下表现,表面不光滑,组织僵硬,白斑,局部食管壁略僵硬。(B)病变碘染色后不着色,染色后病变边界清楚、锐利,病变有隆起感。(C)应用APC治疗,治疗后病变处黏膜凝固、干燥。(D)APC治疗2个月后内镜下复查,APC治疗处呈瘢痕样改变,瘢痕周围即食管时钟位5点位黏膜糜烂。(E)APC治疗2个月后内镜复查碘染色情况,可见食管不着色面积明显缩小,糜烂处碘染色阳性,经活检病理证实局部有病变残留。(F)应用APC治疗残留病灶,治疗处食管黏膜凝固、干燥。(G)APC治疗12个月后内镜复查,治疗处食管黏膜瘢痕样改变,局部未见明显异常。(H)APC治疗12个月后内镜复查碘染色情况,碘染色后未见明显阳性病灶。

导致穿孔。而狭窄的发生则可能是热效应损伤到固有肌层或作用面积过大所致。操作时应避免氩离子束导管前端与病灶组织接触;控制热效应对组织部位凝固的深度,避免使用大功率;治疗过程中不要对某一点

作用时间过长,最好保持在3秒钟以内。大功率下超过5秒钟,凝固的深度就会大于3mm,穿孔及术后狭窄即可能发生。部分直径较小的穿孔,可以通过禁食水、抗感染等保守方法治愈,如保守治疗无效或孔径

较大时则需外科手术治疗(图 7-39)。

(2)出血:早期癌病变多表现为黏膜糜烂、出血且病变较为广泛,病变组织血管丰富且较脆,在行 APC 治疗时容易产生出血及血肿等情况,多为创面渗血,应用肾上腺素盐水冲洗创面及内镜压迫,一般可以成功止血。

(3)发热:多为低热,应用抗生素治疗 1 周可治愈。

(4)其他:如吞咽疼痛、咽下困难、胸骨后疼痛、黏膜下血肿等,后者禁食水 3 天及对症治疗可治愈。胃肠胀气也较常见,所以,APC 治疗后应多吸气。

7.经验和评述

对于早期颈段食管癌,单独应用 APC 治疗的复发率和并发症发生率较高,故首选内镜下食管黏膜切除术,并尽可能地彻底切除癌组织,但是在以下情况下可联合 APC 治疗:①在 EMR 治疗过程中,当切除大部分癌组织后出现出血、患者不配合等情况时;②EMR 治疗后,对切除标本进行碘染色,同时经内镜下再染色,当证实食管病变有少量残留时;③经研究证实,大约有 15%的早期食管癌为多发病变,食管癌病灶多原发或者同时合并不同阶段的食管癌前病变,可应用 APC 治疗不同阶段的不典型增生病变;④EMR 治疗后复查,经病理确诊有复发病灶。

另外,黏膜切除后都需要复查和随访,复查时,若经内镜下碘染色及活检病理证实有局部复发,均再进行内镜下 APC 治疗。

APC 治疗过程中有以下注意事项:①在 APC 治疗中,必须使 APC 电极与组织之间保持适当的距离,以保证氩气的有效电离。不可将已启动的电极与食管壁密切接触,否则会导致气肿或食管壁的损伤。②在 APC 治疗时,应注意随时进行负压吸引,以避免大量

氩气吹入引起胀气。③根据病变部位、早晚和大小等选择合适的输出功率,早期食管癌及其癌前病变主要位于食管的上皮层,上皮全层的厚度仅为 0.3～0.4mm,因此,应用低能量低流量(功率 28W,流量为 0.4L/min)的氩气流即可,而晚期食管癌可以选择较高能量和流量的氩气流。

(三)光动力疗法(PDT)

光动力疗法又称光敏疗法、光化学疗法,是一种微侵袭性、引起局部组织破坏的、非产热性治疗手段。其作用原理为:光敏剂经人体吸收后特异地在肿瘤组织中高浓度分布,经一定波长的光激发后,通过产生氧自由基或单价态氧等活性氧中间体导致细胞毒性作用,以促使肿瘤细胞发生坏死,从而杀伤肿瘤细胞。

PDT 具有选择性微创治疗的特点,主要应用光源、氧和光敏剂。目前光源多用 630nm 的红光,有较强的组织穿透能力,完全可以穿透食管黏膜达到黏膜下层组织,配合光敏剂在肿瘤中的高浓度分布,可以特异性地杀伤肿瘤细胞而不影响周围正常组织。新一代光敏剂的应用有效地克服了第一代光敏剂的缺点(如药物纯度低、长时间的皮肤光敏反应等),尤其是 5-氨基酮戊酸(5-ALA),光敏剂分布更加集中于黏膜组织中,治疗特异性更高,同时体内清除时间缩短,大大降低了光敏副作用。因此,PDT 是一种适合于早期食管癌的治疗方法。

1.适应证与禁忌证

(1)适应证:病理诊断为早期食管癌甚至更晚期的食管癌,拒绝手术者。

(2)禁忌证:除一般内镜检查禁忌证外,还包括:对

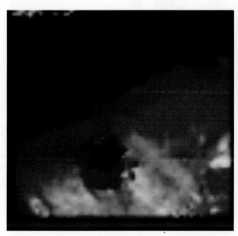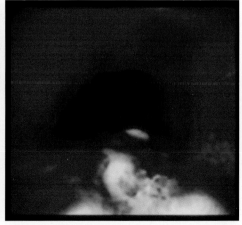

图 7-39 APC 治疗后,食管壁有一直径约为 5mm 的穿孔,经禁食、抗感染等保守治疗后,穿孔处愈合。

光敏剂过敏者;白细胞<2.5×10⁹/L;血小板<50×10⁹/L;凝血酶原时间大于正常值的1.5倍;心、肝、肾功能差者。

2.术前准备

口服、静脉或局部注射光敏剂,同时避光保护2~3天,待机体肿瘤组织充分吸收光敏剂后准备进行内镜下治疗。

3.麻醉与体位

治疗术中左侧卧位。进镜前2分钟缓慢静脉注射咪唑安定2mg,治疗期间维持静脉通道,持续吸氧,持续心电、血压及血氧饱和度监护。

4.手术步骤

不同光敏剂治疗程序不尽相同,光敏剂的用量及光照时间也不一样。大致操作过程为:患者做避光保护后,光敏剂经口服、静脉或局部给药,待机体吸收光敏剂一定时间后,局麻或全麻下行内镜检查,通过光纤将光引至病变处进行照射治疗,也有应用特殊的PDT透明帽配合可见光直接进行内镜下治疗(图7-40)。

5.术中术后并发症的诊断和处理

(1)皮肤光敏反应:典型的反应为皮肤轻、中度红斑,重者可发生肿胀、瘙痒、烧灼感或产生水泡,可有不适感。应注意避光防护,室内微光可起到光漂白效应,促发残存的光敏剂灭活。光敏反应严重者,可给予抗组胺药物治疗。应用高代谢新型光敏剂有助于避免发生皮肤光敏反应。

(2)局部照射反应:照射治疗初期可出现一过性的胸骨后疼痛、上腹部疼痛、恶心以及转氨酶升高,通过对症治疗均可缓解;大面积治疗病变时,由于组织坏死可能导致食管腔狭窄,一般扩张治疗后狭窄的症

状均可缓解甚至消除。

6.经验和评述

PDT对肿瘤组织的选择性较强,很少发生严重并发症。不足之处在于患者易发生皮肤光敏反应,需避光一段时间。另外,PDT需要光纤对肿瘤组织定位准确,如果肿瘤浸润较深,则不易受到光照,对疗效将有所影响。

目前,关于早期颈段食管癌的PDT治疗文献报道较少,远期疗效仍有待进一步评价。

可用于早期颈段食管癌治疗的其他内镜方法,目前应用不多,现简要介绍如下。

(1)激光治疗:激光照射可使活体组织蒸发、凝固及蛋白质变性,高功率激光尚能使活体组织炭化。目前多用于消化道晚期肿瘤的姑息性治疗,用于治疗消化道早期肿瘤的报道较少。

(2)局部注射治疗:经内镜机械管道插入注射针,对准癌灶及其边缘部分注射95%酒精,对黏膜内癌的疗效显著,治疗后病灶缩小、局限、纤维化。肿瘤内局部注射抗癌药物具有操作简便、瘤体局部药物浓度高、作用时间长、疗效高、全身反应轻等特点,而且抗癌药物可通过淋巴管引流至区域淋巴结,对转移淋巴结亦有作用,但应注意避免药物注入黏膜引起局部坏死。

上述内镜下治疗早期颈段食管癌的各种方法,拓宽了临床上对早期颈段食管癌的治疗途径,但对于早期颈段食管癌根治率的提高,仍需提倡准确的食管癌早期诊断以及内镜技术的逐步改进。随着内镜治疗方法的不断发展与完善,内镜下治疗将成为治疗早期颈段食管癌的一种理想手段。

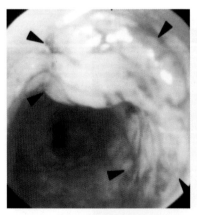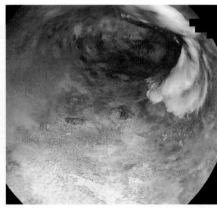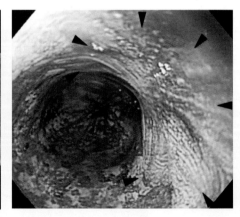

图7-40 左:内镜下所见早期食管癌病变区域碘染色不着色。中:PDT治疗后1周复查,见溃疡形成。右:PDT治疗3个月后复查,瘢痕形成,碘染色未见病变残留。

(姚汉青 王贵齐)

七、保留喉的颈段食管癌切除术

颈段食管癌累及喉或病变上界较高,邻近环后而无法留喉的病例,需要切除全下咽及全喉,同时需要切除部分或全部食管。对于病变上界距环后有一定距离,可以保留喉的病例可采用颈段食管切除术或全食管癌切除术,切除后需要利用修复手段重建咽与消化道之间的通路。

1.手术指征

单纯颈段食管肿瘤,上端在环后区以下。下端在胸锁关节,胸腔入口水平。

禁忌证,有严重心肺或内脏疾患。颈段食管癌,已侵犯喉、气管。颈段食管癌已侵犯胸段食管或合并胸段食管癌。对于单纯因进食困难而有消瘦、营养不良患者不是禁忌证,可以在短期内(约2周)加强高营养、改善全身状况后手术。

2.术前准备

同梨状窝切除术。

3.麻醉与体位

患者全麻,气管插管。患者取仰卧位。

4.手术步骤

(1)颈部在胸锁乳突肌前斜切口,下颈部可做领式切口,上端到舌骨水平。

(2)切断带状肌,切开甲状腺峡部,保护甲状腺上下血管,将左侧甲状腺与气管分离,解剖喉返神经,使神经紧贴气管,将甲状腺连同甲状腺上、下血管与食管分离,向外侧推移,可以置于拉钩下。

(3)游离颈段食管,与气管分开。在食管左侧解剖到椎前筋膜,用手指在食管后、椎前筋膜前分离,向上至舌骨水平,向下手指贴胸椎,分离食管至胸内,直至手指无法再深入。食管与气管分离时小心不要损伤气管膜样部。

(4)在颈部食管肿瘤下端切开食管,经食管腔送下1cm宽的布带,等腹腔手术组在食管下端缝住带子,将食管内翻逆行剥脱,从颈部拉出。

(5)在环咽肌下缘切断食管,颈段食管连同肿瘤即取出。在环状软骨处找到环咽肌,纵行切开环咽肌(图7-41),将环后黏膜与喉分离(图7-42),环状软骨后附着环杓后肌,小心不要损伤。替代脏器从后纵隔送上后,将脏器与环后黏膜吻合(图7-43)。如果颈段食管上切缘不够,可以将环后黏膜切除,在杓状软骨下吻合。

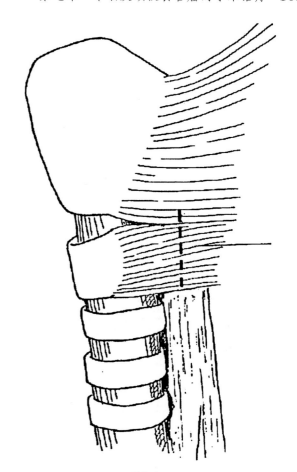

图7-41　纵行切开环咽肌。

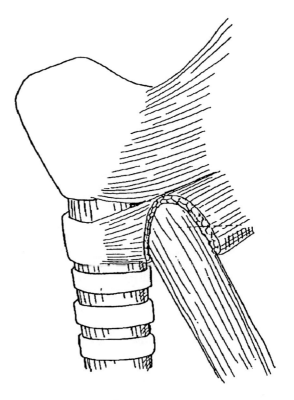

图7-42　分离环后黏膜。

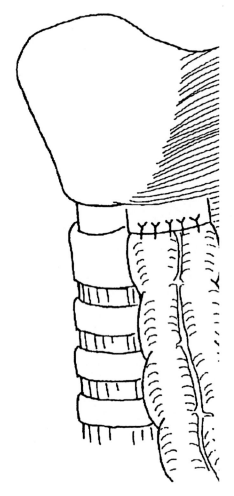

图 7-43 将脏器与环后黏膜吻合。

如有颈部脏器受侵或喉返神经麻痹,准备切除喉及气管,由于颈段食管和气管相邻,气管要多切除几环,气管造瘘水平要低。气管处如有外侵,切除同侧甲状腺。用一段游离空肠来修复颈段食管缺损,在颈部做血管吻合,这是一个较好的选择。适用于肿瘤局限的病例,最好在 2~3cm,因为颈段食管不长,要将肿瘤切净,上下在肿瘤边缘至少要切除 2~3cm,还要留有足够的组织做吻合,肿瘤太长了就不适宜。空肠代食管术最好用于下咽癌侵犯食管入口的病例,这时喉及下咽已切除,食管入口切除后下端尚有一部分食管留下可以吻合。利用全胃从后纵隔拉到颈部,与下咽做吻合是比较安全的方法。

八、下咽及颈段食管术后缺损整复术

下咽肿瘤广泛切除以后,需要下咽重建。重建方

法取决于手术缺损的范围以及喉的处理。下咽部分缺损的修复,首选肌皮瓣,其次可用小血管吻合的游离皮瓣。下咽全周缺损,首选小血管吻合的游离空肠。优点是手术死亡率低,手术不经过胸腔及纵隔,腹部操作也相对简单,手术危险性较小,吻合口瘘发生率低,术后吞咽功能恢复好。适合身体条件差,不能承受胸腹部手术的患者。缺点是需要小血管吻合的训练,食管上、下切缘可能不足。如果缺乏小血管吻合技术,也可用肌皮瓣卷成皮管,虽然不增加手术死亡率,但容易出现吻合口狭窄。对保留喉的下咽全周缺损及同时切除食管的病例,可选用带血管蒂的结肠移植修复。可大大减少误吸性肺炎的发生率。全喉、全下咽、全食管切除,胃上提胃咽吻合,虽然手术时间长,风险大,但仍然是很多地方治疗下咽癌的主要外科手段。

(一)游离空肠移植

主要适用于下咽癌,侵犯颈段食管,病变非常局限(如 1.0cm 以内)的下咽癌。由于需要考虑空肠与食管的吻合受到胸骨和锁骨的限制,因此不能保证下切缘的安全范围,使得这类手术的适应证受到一定限制。

手术步骤:上腹部正中纵切口开腹,提起空肠起始部。逐渐向远端伸展空肠及其系膜,离 Treitz 韧带至少 15cm 以远,选择一段空肠段。重建颈段食管,需要的空肠段应当比较直顺,为避免空肠过于弯曲,一般选择小肠动脉的第二或第三分支所供空肠段,此肠系膜一般只有一级血管弓,适合空肠展开。切断所需空肠段的两端,并沿两侧切开肠系膜,到达肠系膜根部,使此段空肠游离。呈扇形展开该段肠系膜。辨认并解剖出供血血管,于血管根部切断肠系膜血管,其动、静脉将与颈部的血管吻合(图 7-44)。将该段空肠移交至颈部待吻合。将留在腹腔的空肠行端端吻合,关闭肠系膜切口,逐层关腹。

在颈部,解剖、游离出甲状腺上动脉或面动脉,与空肠动脉吻合;解剖、游离颈内静脉或颈外静脉与空肠静脉吻合(图 7-45)。为使空肠蠕动方向与进食方向一致,将空肠近端同口咽吻合,远端同颈段食管吻合。一般先将空肠与咽、食管吻合固定后,再进行小血管吻合,有利于血管吻合的操作。

(二)胃上提咽胃吻合术

全下咽切除,胃上提,胃咽吻合术在 20 世纪 60 年代初次报道。该手术因胃血运丰富,吻合口瘘很少

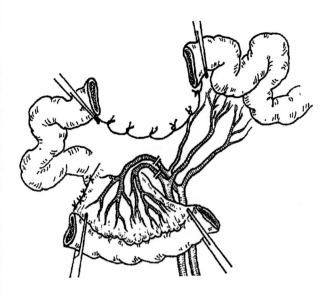

图 7-44 游离空肠,血管根部切断肠系膜血管。

将胃与大网膜间血管逐一切断结扎,仅保留胃网膜右动静脉至其根部。沿胃大弯向左游离,切断结扎胃网膜左动静脉至接近胃脾韧带处。胃脾韧带中有胃短动静脉从脾向胃走行。此时可以在脾后垫纱布垫,使脾脏下移,容易操作。逐一将胃短动静脉切断结扎。游离膈肌下胃顶部的胃膈肌韧带直到贲门处。将贲门上方的腹膜反折分离开,钝性游离食管下段,并钝性扩大膈肌的食管裂孔,以利于食管的剥脱和胃上提。这一方向的操作结束,下一步游离胃小弯。解剖保留胃右动静脉,解剖出胃左动静脉,结扎切断胃左动静脉(图 7-46)。切断贲门,食管下段用止血钳夹闭,胃贲门断端分两层缝合关闭。在幽门部位行幽门成形,即垂直于肌肉纹理方向切断幽门括约肌,然后再把括约肌与肌肉纹理一致方向缝合,即纵切横缝,以延长括约肌,减轻幽门括约肌对胃排空的限制。切开幽门括约肌的过程中不要切开胃黏膜,一旦切开胃黏膜要立即缝合。经食管上端通下胃管,放开食管下段的血管钳,找到送下的胃管头,将一条食管布带一端与胃管用丝线系牢,从颈部抽回胃管,将食管布带通过食管带到颈部,布带的另一端仍留在食管内,与食管下段全层缝合、捆牢。用另外一条纱布条分别与食管下段和胃底缝合。从颈部上提食管布带,将食管内翻拔脱至颈部,连同下咽全喉标本一同切除。食管与胃之间已经有纱布条相连,从颈部继续牵引纱条,将胃经后纵隔食管床上拉至颈部(图 7-47)。在颈部切开胃底,造成胃的开口,将胃的开口同咽部切口分两层缝合(图 7-48)。

发生,且术后进食恢复快,所以为应用最多的重建下咽全食管的方法。其缺点是纵隔创伤及胃肠功能因迷走神经切断而生理扰乱较大。手术死亡率在 10%~16%,各种并发症发生率 31%。尽管近年来国内死亡率有所降低,但全身情况差,心肺功能差的患者应慎用。

手术操作:上腹部正中纵形切口,切口上端到达剑突下,下端到达脐上方。如切口限制腹腔操作,可以绕脐延长切口。开腹后保护两侧腹膜及腹壁。常规探查腹腔后进行游离胃的手术。先将胃提起,沿胃大弯

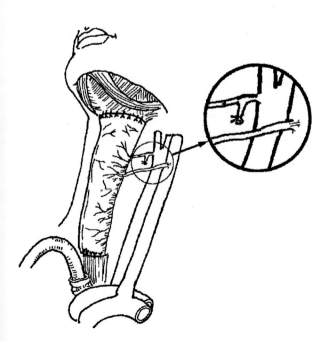

图 7-45 吻合消化道,吻合血管。

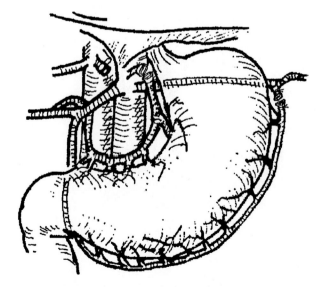

图 7-46 保留胃网膜右动静脉、胃右动静脉,结扎切断胃网膜左动静脉、胃左动静脉。

(三)带血管蒂结肠代食管术

主要用于不适合胃代替食管的病例(如胃已经有严重疾患,或者已行胃大部切除病例,以及保留喉进行环后吻合的病例,为避免胃反流造成严重误吸,用结肠代食管)。

手术操作:上腹部正中切口至脐,再向左绕至脐下开腹。常规探察腹腔后,将大网膜同结肠分离。由于腹腔内常有粘连,在掀离大网膜时,注意辨认,不要误伤结肠系膜,影响结肠血供。分别切断胃结肠韧带,肝结肠韧带和脾结肠韧带。检查结肠系膜内血管解剖情况。特别是血管弓吻合情况。通常一条动脉干通过动脉吻合弓,即足以维持被移植结肠的血供。传统上常用结肠中动脉为血管蒂行左半结肠移植,为保证结肠的血供,先用无损伤血管钳暂时夹闭结肠右动脉和结肠左动脉,观察结肠中动脉通过动脉吻合弓在所需结肠各分支的搏动情况。若动脉搏动良好,则可决定用结肠中动脉为血管蒂。根据所需长度开始游离结肠。

剪开升降结肠的腹膜反折,切断、结扎结肠右动脉和中动脉的交通支和结肠左动脉。根据所需长度(测量游离结肠范围须以结肠系膜长度为准),分别在拟移植结肠的近远端切断结肠及其系膜。实际上,结肠中动脉主干的位置常不恒定于横结肠的中部,可以根据该动脉偏右或偏左的位置,分别采用两根动脉(结肠中、右动脉或结肠中、左动脉)为血管蒂,以保证所需结肠段有良好的血供。结肠段与咽吻合的方式,理论上以顺蠕动吻合为好。结肠的生理蠕动方向与食物通过的方向一致为顺蠕动。将结肠近端与咽吻合,远端与胃吻合即为顺蠕动。但是实际上结肠段在术后一定时间因为与纵隔组织粘连,已失去蠕动功能,因此并不具有实际意义。此外,结肠段的选取受结肠中动脉位置的影响,多数情况下结肠中动脉位置偏右,故需以结肠右、中动脉为蒂,所取结肠段只能按逆蠕动方向吻合(图 7-49)。游离结肠完成后,切断贲门,胃的贲门口分黏膜、肌肉浆膜两层缝合关闭。食管的贲门口与一条食管布带缝合、捆牢,食管布带的另一端经

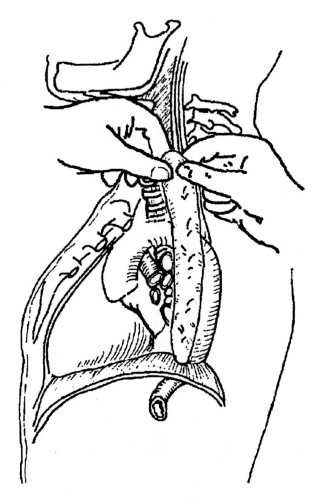

图 7-47 将胃经后纵隔食管床上拉至颈部。

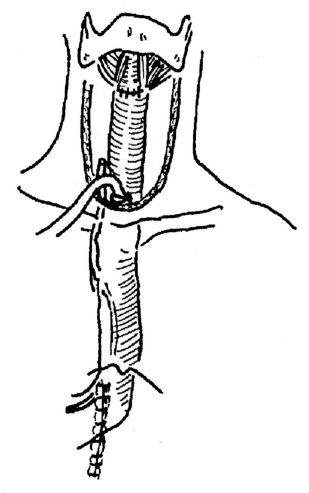

图 7-48 咽胃吻合。

食管引出到颈部,预备食管内翻拔脱。用另外一条纱布带分别与食管贲门口和游离结肠的一端缝合、捆牢。为避免结肠血管蒂绕经胃前,要切开肝胃韧带,将游离的结肠从胃后方通过到达膈下,以使血管蒂贴近脊柱,不受胃膨胀的影响。从颈部牵引食管布带,将食管内翻拔脱切除。食管与结肠之间的纱布带牵引结肠经食管床(或胸骨后)上提至颈部,将移植结肠腹腔端同胃前壁吻合,颈端同咽吻合。再将腹腔结肠行端端吻合,如有必要,可以行幽门成形术(图7-50)。

(四)胸大肌肌皮瓣修复下咽

下咽癌的外科治疗常需要切除全喉及一侧梨状窝,保留对侧梨状窝黏膜作下咽修复。如黏膜已少,需要用胸大肌肌皮瓣修补。积极应用胸大肌肌皮瓣修复下咽,不仅增强了伤口的愈合能力,降低了咽瘘的发生率,还提供了对颈总动脉的保护,减少了术后颈总动脉破裂的发生率。

胸大肌肌皮瓣的供血血管主要为胸肩峰动静脉的胸肌支和胸外侧动静脉。胸肌支走行于胸大肌和胸小肌之间。其体表投影是,从肩峰至剑突之间画一连线,从锁骨中点画一垂直线与前一线相交,胸肩峰动脉胸肌支先走行于垂直线,经过相交点后沿前一线走向剑突(图7-51)。该肌皮瓣皮肤的血供主要来自其深面的胸大肌的皮肤穿支。

胸大肌肌皮瓣修复下咽之前要先确定下咽缺损的面积以及肌皮瓣蒂的长度。蒂长度的设计是:以锁骨中点下缘稍外侧为中心点,从该点量至缺损区下缘,该长度即为肌皮瓣蒂的长度。切取肌皮瓣时,宜从下向上解剖。先切开胸部皮肤及皮下组织,掀开胸大肌表面的皮瓣,仅保留岛状皮瓣于胸大肌之上。在胸大肌深面将胸大肌深筋膜同胸小肌分离。蒂血管束位于胸大肌深面和其深筋膜之间,可在直视下解剖制作肌血管蒂。将胸大肌及其岛状皮瓣从肋骨转移移动到颈部,预备修复下咽。

胸大肌肌皮瓣修复下咽属于皮肤与黏膜的愈合。具体修复是,将胸大肌肌皮瓣的皮肤缘与下咽切缘全周缝合,恢复下咽的圆桶状结构。黏膜与皮肤缝合之后,由于下咽黏膜下肌层不足利用,因此要利用咽缩肌、喉外肌及带状肌与胸大肌缝合以加强修补。

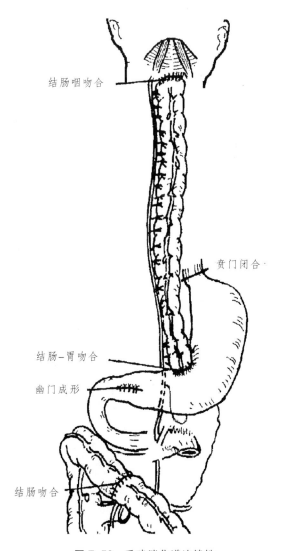

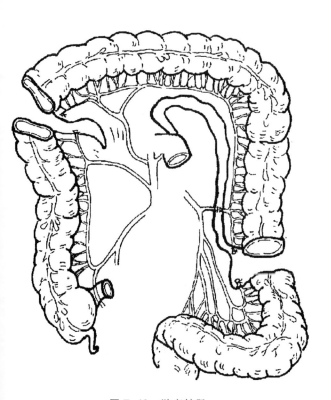

图7-49　游离结肠。

图7-50　重建消化道连续性。

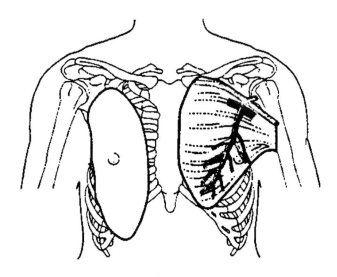

图 7-51 胸大肌肌皮瓣的供血血管。

利用胸大肌肌皮瓣修复下咽的优点是,其供血血管解剖较恒定,血供可靠,成活率高;皮瓣切取面积大,可供修复较大面积缺损,肌肉组织量大,可供填塞死腔;血管肌肉蒂较长,转移灵活;可折叠修复下咽与颈部皮肤缺损;不需更换手术体位,和原发灶手术同时进行,缩短手术时间;供区创面可直接拉拢缝合,不需植皮。其缺点有,胸壁遗留切口瘢痕,影响美观;若皮瓣较大时,无法避免切取部分乳房,对女性患者造成明显畸形;较肥胖或胸大肌很发达的患者,有时该皮瓣显得过于臃肿。由于胸大肌肌皮瓣的方法相对简单、可靠,特别适合于高龄、体质差,不宜接受腹腔脏器修复下咽及食管的病例。胸大肌肌皮瓣一般不适合修复全周性缺损,因其过于臃肿,吻合口常易狭窄。

(五)主要并发症和处理

1.食管内翻拔脱常见并发症及处理

气管膜样部撕裂:气管膜样部与食管前壁紧密相贴,其间只有潜在的间隙可供分离。在内翻拔脱食管时,如果没有正确进入到此间隙,或这一间隙被肿瘤侵犯形成局部粘连不能分离,或术前没有发现的食管憩室与气管粘连,都可能造成气管膜样部撕裂。如能在食管拔脱时及时发现气管膜样部撕裂,应立即停止食管拔脱。2~3cm 以上的撕裂,经气管简单缝合,很难成功。手术后出现纵隔气肿将造成致命性后果。对于较长和较低位的膜样部撕裂,要立即侧位开胸,游离气管膜样部进行缝合。对于较短和较高位的膜样部撕裂,如果经气管缝合比较容易,可以进行缝合,然后利用上提的胃,依托在其后方。由于胃在纵隔的依托作

用,胃的浆膜层可以与气管膜样部逐渐粘连,膜样部不致坏死,撕裂处可以愈合。

2.游离空肠并发症及处理

空肠坏死:游离空肠由于血管吻合技术的原因或血管自身的原因,因动脉不通或静脉阻塞,最终造成空肠坏死,是一个严重并发症。为监视空肠成活情况,可以将一小段空肠显露在颈部皮肤切口外,术后 3 天,估计空肠已经成活,再截除此段空肠,缝合皮肤切口。如果发生空肠坏死,将坏死空肠切除,颈部清创,造咽瘘、食管瘘及气管瘘三个瘘口,待患者身体情况好转,再考虑其他修复办法,例如再次游离空肠或胃上提胃咽吻合。

3.胃咽吻合术及结肠移植术后常见并发症及处理

(1)胃壁坏死

胃壁坏死分为胃壁部分坏死和全部坏死。主要是因为胃的局部或全部的血供障碍造成。胃坏死的发生率一般不高,特别是全胃壁坏死更为少见。主要原因是在腹部操作时,游离胃的血管时处理不当。例如游离结扎胃网膜血管时过于贴近胃大弯,误伤胃网膜右脉等。术后一周至两周内,有持续性低热,颈部胃相应区域的颈部皮肤颜色发红且较暗,皮下的弹性较差,胃管中可有深咖啡色或黑色的液体吸出,胃壁局部或全部颜色发黑,或黑红相间,呈花斑状,胃弹性差,剪开不出血,应当考虑胃坏死。胃壁坏死带来的问题主要是咽瘘,纵隔感染,大血管出血等。前壁坏死,如位置较高可发生咽瘘,如位置较低,不仅发生咽瘘,胃液可以腐蚀位于胃前的气管和前纵隔结构,继发纵隔感染。后壁坏死,胃液直接流入后纵隔,引起后纵隔感染。全胃坏死,是最为严重的并发症,可继发咽瘘,纵隔感染,纵隔大血管出血等。全胃坏死常致命,患者体质常常急剧下降,选用另外的脏器替代坏死胃的手术也不易成功。

(2)结肠坏死

带血管蒂的结肠移植偶然可发生坏死。主要原因是上拉结肠时,血管弓或血管蒂损伤,压迫或扭转。发现结肠坏死,应立即开颈、开腹,去除坏死的结肠,纵隔充分引流,控制感染,加强全身营养。移植的结肠全部坏死后,后果严重。

(3)咽瘘

胃的血运较好,与咽部的吻合口较易缝合,一般不易发生咽瘘。结肠移植后,比胃容易出现局部缺血坏死而出现咽瘘,常见吻合口后壁瘘。咽瘘多发生在根治性放疗失败的病例。

咽瘘一般出现在术后一到两周内。表现为患者体温升高,血象升高。颈部皮肤发红色,局部可及波动感。伤口出现异味,甚至有液体或脓液流出。如有吻合

口出血,可以伴有咽部引流物红染或黑便。吻合口后壁瘘,咽部内容物和感染物质会沿椎前向下到纵隔,患者吞咽时出现剧烈胸痛,提示吻合口瘘,漏出物到达纵隔。纵隔感染可以伴有一侧或两侧脓胸。消化道造影可以看见钡剂流入颈部、纵隔或胸腔。

一旦发生咽瘘,应当立即切开伤口,充分引流,剪除坏死组织及更换敷料。较小的咽瘘经换药多能自行愈合,大的咽瘘常需修复。胃咽吻合术后咽瘘,由于胃酸的刺激和腐蚀作用,要注意预防胃酸流向气管及气管造口,防止出现肺炎、哮喘及气管前大血管出血。对于结肠移植术后出现的吻合口瘘特别是后壁瘘,应及早经颈部切开探查,或消化道造影证实。出现纵隔感染,应及时在纵隔放置引流管和冲洗管,同时进行纵隔引流和冲洗。力争引流充分,控制感染。如果出现脓胸,应立即放置胸腔闭式引流。全身应用抗生素。

预防措施:吻合时黏膜层要对合准确,避免张力,有效引流并消灭死腔。

(4)颈总动脉出血

多发生在根治性放疗失败进行手术挽救且术后发生较大咽瘘的病例。颈总动脉出血是一个凶险的并发症。若抢救不及时或措施不当,可因失血过多,或因血流入气管而窒息死亡。一旦发生出血,应当立即打开伤口敷料,用手指压迫动脉壁破口止血。若用手掌捂盖止血,常因压迫不到具体出血点而效果不好。同时迅速吸出流入气管内的血,维持呼吸道通畅。待血容量补足,血压升至正常或略高于正常水平,再进行颈总动脉结扎。术后应使血压维持在正常或略高水平,以保障结扎侧大脑血流灌注。给予吸氧,应用激素,甘露醇,减轻脑水肿。另外还应使用抗凝药物,防止血栓形成。临床实践证明,以上措施可以大大降低颈总动脉结扎后的死亡率和偏瘫率。

(5)胸腔合并症

主要有肺炎、气胸、胸腔积液及纵隔感染等。肺炎主要发生在肺功能差的患者。术后应加强吸痰。气胸主要由于食管内翻拔脱时胸膜损伤。少量胸腔积气可行抽吸,量较大时,应行胸腔闭式引流。胸腔积液多为反应性渗出,可行穿刺抽吸,一般不需胸腔闭式引流。纵隔感染较严重,可用纵隔引流及负压吸引,应用大量抗生素下进行救治。

(6)甲状腺及甲状旁腺功能低下

由于手术前放射治疗及手术中切除甲状腺、甲状旁腺,部分患者出现甲状腺及甲状旁腺功能低下。甲状腺功能低下,患者表现为面色苍白,全身水肿,体温下降,食欲下降,有时伴有间断性昏迷,血清甲状腺素水平降低,严重者可伴有水电平衡紊乱。甲状旁腺功能低下,患者出现手足抽搐。治疗可以口服甲状腺素片,纠正水电平衡,长期补充钙剂和维生素 D。

(7)气管造瘘口坏死

全喉全下咽及全食管切除后,气管造瘘口有时会出现坏死。主要由于分离气管过多,局部缺血所致。特别是颈部足量放疗过的患者,更容易出现气管造瘘口坏死。术后一天或两天,气管壁特别是两侧壁折皱,有痰痂且不易清除,颜色发黑,都是气管壁坏死的迹象。气管造瘘口坏死可以引起局部感染,前纵隔血管暴露、出血等致命性并发症。如果是前壁坏死,因伤口感染会波及气管前的无名动静脉,因此要特别注意观察。如坏死进行性发展,估计动静脉血管的暴露在所难免,应积极进行手术切除坏死气管,利用胸大肌肌皮瓣进行修复,可以避免大血管出血。如果是后壁坏死,可以剪除坏死,局部换药。因气管后壁之后是胸胃,一般术后两周后胸胃与气管后壁形成粘连,不致产生大的并发症。两侧壁坏死,如无继续发展可以如上处理。发展缓慢的坏死,临床处理一方面积极换药,一方面可以局部进行红外线加温处理,促进局部血液循环,加快修复过程。一般可以等待重新上皮化。

(8)胃反流

胃反流属于手术后遗症。大约25~50%的患者,手术后经鼻饲管或经口进食后,立即或移动体位后会出现胃内容物经口流出,称为胃反流。发生的原因是:术后胃动力学受影响,食物潴留;消化道括约肌消失。胃代食管后,胃的容积比食管的容积大,食物可以暂时停留在胃代食管中,如果同时有幽门开放障碍,食物的下行速度较慢。如果一次进食量较大,或进食较多液体食物,就会向上反流出来。减少每次进食量,直立体位进食,进食后不要立即平卧,都可以减轻或避免胃反流。但是部分患者的胃反流可能存在很长时间。

九、下咽及颈段食管癌的综合治疗原则及生存率

下咽癌的治疗应当是手术、放射及化疗的综合治疗。下咽癌病变部位隐蔽,早期不容易发现;病变即使很小,却容易发生淋巴结转移;肿瘤沿黏膜下蔓延,手术确定安全切缘困难。因此,只有发挥放射线消灭亚临床灶及外科局部切除及修复的各自优势,才是合理的选择。从实践上看,单纯放射治疗,其 5 年生存率为

18%。据美国 2939 例下咽癌治疗结果统计,外科手术加放疗的 5 年生存率达到 48%,而同期单纯放疗(主要为早期病例)仅达到 25.8%。

目前外科手术切除仍然是治疗下咽癌的主要手段之一。外科治疗的目的主要有以下几个方面:彻底切除肿瘤并提供适当的安全界,适当的保留喉功能,重建咽腔及上消化道,清除颈部淋巴结转移灶。当然,外科切除只是综合治疗方案的内容之一,放射治疗是另一个重要内容。放射治疗的作用有以下几个方面:消灭较小的、敏感的下咽肿瘤;在手术切缘以外提供更广泛的安全范围;控制颈部亚临床病灶,可以避免颈清扫手术;对于难以手术切除的病灶,放射后可能切除;对拒绝手术或不能手术的患者采取姑息性放疗。放疗与外科手术的结合,在放疗的时间安排上,目前多数为术后放疗,然而 Spector 报道,其 1964~1991 年 408 例梨状窝癌治疗结果统计显示,术前或术后放疗,生存率并无明显差异。1964~1978 年为术前放疗量 3000~3500cGy,1978 后,为手术后放疗 6000~6500cGy。

在综合治疗的原则下,也不排斥利用单一手段达到根治肿瘤的目的。例如,对于 T1N0 的梨状窝或咽后壁癌,特别是外突型病变,采用单纯放射治疗,局部控制率达到 79%,5 年生存率 60%,临床效果也满意。

淋巴结转移率高是下咽癌的一个特点,下咽癌的治疗应当包括对颈部淋巴结的治疗,既包括对已经出现的转移淋巴结的治疗,也应当包括对 N0 的治疗。下咽癌于就诊时颈部淋巴结转移率可以达到 50%~60%。下咽癌容易出现双侧颈部先后出现淋巴结转移。因此,下咽癌治疗的开始,就应当包括颈部淋巴结的治疗,既应当治疗患侧,也应当对对侧有适当的治疗。考虑到淋巴结转移的具体分布,对下咽癌 N0 病例,可以行颈部放射或颈侧清扫术,对 N1 也可以如此处理。对 N2、N3,应当行根治性颈清扫。颌下区较少出现淋巴结转移,一般不必手术清除。

下咽癌治疗的另一个原则应当是尽可能保留喉功能。过去,甚至在现在在部分地区仍然有这样的认识:喉构成下咽前壁,当下咽原发病灶紧靠喉时,应将喉一并切除。甚至病变局限于咽后壁,从肿瘤根治考虑,可以保留喉时,也应牺牲喉。如果保留喉,在重建下咽时,由于局部无感觉,可以引起严重食物吸入。因此,在进行各种各样的下咽切除手术时,均须喉全切除。然而,从病理分析,梨状窝癌对喉的侵犯方式有直接接触式侵犯和沿黏膜下浸润扩展,除少数扩展到环后区外,对喉的侵犯一般局限于半侧喉软骨支架和喉内结构,这就为保留部分喉,保存喉功能提供了组织基础。以往切除部分下咽及全喉,以简化喉的修复、减少术后误吸并发症的做法,不应当继续应用了。

采用单一手段治疗下咽癌的预后较差。如果单纯放疗,5 年生存率一般为 10%~20%。综合治疗为主的下咽癌,生存率有明显的提高。5 年生存率在计划性综合治疗患者为 48.9%,放疗失败后挽救性手术患者为 25.0%,而单纯手术的患者仅为 20%。Triboulet 统计 209 例下咽癌及颈段食管癌治疗结果,手术采用下咽全切除、喉全切除、食管部分或全切除,胃咽吻合(127 例)、游离空肠移植(77 例)及结肠移植(5 例)修复,术后放疗,其手术死亡率 4.8%,1 年及 5 年生存率分别为 62% 及 24%,认为肿瘤位于下咽较颈段食管预后差,术后并发症、肿瘤残留都是预后不良的因素。颈部淋巴结转移与复发常常是治疗失败的重要原因。

不同的手术方式主要取决于病变的部位与大小,因而其生存率不具备可比性。

表 7-1 下咽癌不同手术方式与生存率

术式	生存人数/患者数	5 年生存率(%)
梨状窝切除术	22/44	50.0
咽后壁切除术	1/3	33.3
全喉及部分下咽切除术	8/25	32.9
全喉,全下咽及食管切除术	60/161	37.3
胃代食管术	42/117	36.0
结肠代食管术	15/34	44.1
空肠游离移植术	3/10	30.0
总计	78/200	39.0

(唐平章 王晓雷)

第八章
口腔颌面部肿瘤

第一节　口腔颌面部应用解剖

　　口腔颌面部由成对的上颌骨、鼻骨、颧骨、泪骨、腭骨、下甲骨和单独的下颌骨、犁骨等14块骨构成的骨性支架支撑软组织构成。与此相关的还有颅骨中的颞骨、蝶骨和颈部的舌骨。其不但显示人的容貌，而且担负着重要的生理功能。口腔是消化道和呼吸道的起始端，具有咀嚼、吞咽、味觉、辅助发音和呼吸等主要功能。其上面由硬腭，下面由口底，两侧和前面由颊和唇围成，口腔向后下方与口咽部通连，向前借口裂与外界相通(图8-1)。

　　口腔由牙弓分隔为外侧的口腔前庭和内侧的固有口腔，二者间在咬合位时借磨牙后三角区相通，牙关紧闭、颌间结扎时可以经此间隙给以食水。

一、骨性结构

　　口腔是以一对上颌骨，一对腭骨和一块下颌骨为骨性支架围以唇、颊和口底软组织构成，其内含有一重要的肌肉器官——舌。

　　上颌骨位于面部中央，左右各一且对称，其腭突与腭骨水平部构成口腔顶壁的前2/3部，还与泪骨、筛骨、犁骨、下鼻甲骨、额骨、颧骨等相连参与眼眶底、鼻腔底及侧壁、颞下窝和翼腭窝前壁、翼上颌裂及眶下裂的构成。

　　下颌骨位于面部的下1/3，是由两侧部分在面中线处联合而成，其每侧各有一个体部和一个升支部，二者相连处形成下颌角，其不仅构成口腔骨性支架，还由其髁状突参与颞下颌关节的构成。

二、舌

　　舌是口腔内重要的器官，参与语言、感受味觉、协助咀嚼和吞咽。其上面称为舌背，其下面称为舌腹，其前2/3为舌体，后1/3为舌根。舌体位于口腔内，能自由活动，又称为舌的游离部，完成舌的各种功能。舌根

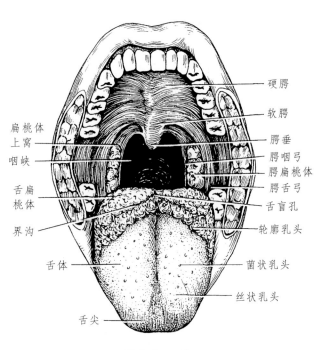

图8-1　口腔。

向后下方和两侧参与构成咽的口咽部,舌体与舌根以"V"字形沟为界。

(一)舌黏膜

舌背黏膜粗糙,与舌肌紧密粘连,其前 2/3 遍布有多种味觉乳头。舌腹黏膜薄而平滑,与舌下区的口底黏膜相延续,在中线下呈纵形增厚形成舌系带。舌系带两侧的口底处各有一条横行的黏膜皱襞,称为舌下皱襞,其深面有颌下腺导管,开口于舌系带两旁的舌下肉阜。在舌下皱襞、舌系带和舌腹面之间的三角区内,走行有舌神经和舌深血管,其距舌腹较近,距舌背较远。因此,在行口底切开时,应在舌下皱襞外侧进行,以免伤及神经和血管。

(二)舌肌

由舌内肌和舌外肌组成,舌内肌收缩时改变舌的形态, 舌外肌收缩时依肌纤维方向改变舌的位置,舌内肌与舌外肌的协同收缩使舌进行复杂而灵活的运动。舌肌主要为横纹肌,由一纤维性中隔将其分为左、右两半。舌的一侧切除即沿该中隔将患侧半舌切除而不会有明显的出血。

(三)舌的血管、淋巴管及神经

1.舌动脉
为舌的主要供血来源, 在平舌骨大角处由颈外动脉分出, 也有约 1/5 在下颌角水平与面动脉共干由颈外动脉分出或在甲状软骨大角水平与甲状腺上动脉共干自颈外动脉发出者, 舌动脉分出后先形成一弓形向上的弯曲,继向前下行经二腹肌及其中间腱的深面,经舌骨舌肌深面入舌,其主要分出舌背动脉(舌动脉弓背支),舌深动脉和舌下动脉,舌背动脉有 2~3 支,起始于舌骨舌肌后缘的深面,上行分布于舌根,腭扁桃体,舌深动脉在舌骨舌肌前缘处分出, 在颏舌肌外侧曲行至舌系带供应舌肌,舌下动脉也在舌骨舌肌前缘处分出,行于舌下腺内侧, 沿途发出小的分支到舌下腺, 舌下面,口底黏膜和颏舌肌,并与对侧同名动脉吻合。

2.舌的静脉
舌的静脉除有舌动脉伴行舌静脉外,还有舌下神经伴行静脉,会厌谷静脉,舌神经伴行静脉、舌根静脉,上述诸静脉最终汇入颈内静脉。

3.舌的淋巴
舌的淋巴管极为丰富, 多起于黏膜下层和肌层

内,经过不同的途径最终汇入二腹肌后腹与肩胛舌骨肌之间沿颈内静脉排列的颈深上淋巴结(Ⅱ区),舌的淋巴引流有一定的规律性即近舌尖的淋巴管注入较低位的颈内静脉淋巴结,反之,近舌根的淋巴管则注入较高部位的颈内静脉淋巴结,舌的淋巴管引流可分为 4 组:①舌尖淋巴管大部分至颏下淋巴结,少部分至颈肩胛舌骨肌淋巴结。②舌前 2/3 的侧份的淋巴管一部分至颌下淋巴结,另一部分至颈总动脉分叉处的颈深上淋巴结。③舌中央淋巴管可向左、右汇入颈深上淋巴结, 也可穿过下颌舌骨肌注入颌下淋巴结,并可交叉引流到对侧。④舌后 1/3 的淋巴管至两侧颈深上淋巴结(图 8-2)。

因此,舌侧缘的癌肿转移到同侧颈淋巴结,而中央区的癌肿可能转移到两侧的颈淋巴结,而舌尖部的癌肿也可能转移到双侧颈淋巴结。

舌的淋巴管极为丰富且引流广泛,血液供应充足且舌的活动频繁,促使舌癌较多、较早地发生颈部淋巴结转移。

4.舌的神经
舌的神经支配较明确,舌前 2/3 的一般感觉由舌神经支配,味觉由舌神经内的鼓索的味觉纤维支配; 舌后 1/3 的一般感觉和味觉均由舌咽神经支配,但舌根中部则由迷走神经支配,除腭舌肌的运动由迷走神经咽支支配外,舌的肌肉运动由舌下神经支配。

三、唇

唇包括上唇和下唇,其共同围成口裂,二者在口

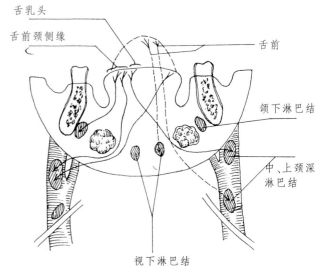

图 8-2 舌的淋巴引流。

裂的两端汇合成口角。唇的游离缘为皮肤与黏膜的移行部,因色泽红润而称为唇红,唇红与皮肤的交界处隆起,称唇红缘。

(一)唇的形态

上唇的全部唇红缘呈弓背状称为唇弓,唇弓在中线处稍低并稍突向前称为人中切迹,两侧唇弓的最高点为唇峰。上唇皮肤正中处由鼻小柱向下至唇红缘的纵行浅沟为人中,上唇两侧以鼻唇沟与颊部分界。唇的构造由外向内分为5层:①皮肤层较厚,与浅筋膜和表情肌紧密结合。因口轮匝肌呈椭圆状,故唇部手术宜少做直切口,并应将切开的口轮匝肌缝合,以防愈合后形成明显的疤痕。②浅筋膜层较薄而疏松。③肌层主要为口轮匝肌。④黏膜下层富含黏液腺,上、下唇动脉在此层内形成冠状的动脉环,离黏膜近而距皮肤远。唇部手术时,用唇夹或手指捏住口唇,可阻断唇动脉的出血。⑤黏膜层有众多的黏液腺开口,故易发生黏液囊肿。

(二)唇的血管、淋巴和神经

唇的血液供应主要来自上下唇动脉,眼动脉和眶下动脉也有供血到唇。唇的静脉与同名动脉伴行,主要经面静脉回流。唇的淋巴管较丰富,主要汇入颌下淋巴结和颏下淋巴结,下唇中份的淋巴管可交叉汇入对侧淋巴结,故下唇癌可发生双侧颌下淋巴结转移。唇的感觉由三叉神经的上、下颌神经支配,唇的运动由面神经支配。

四、颊

颊构成口腔前庭的外侧壁,是颜面的一部分。从外面观察,其上界为颧弓下缘,下界为下颌骨下缘,前界为鼻唇沟,后界为嚼肌前缘。从口腔内观察,颊的上、下方为口腔前庭沟,后方为翼下颌皱襞,颊自外向内分为六层:①皮肤;②皮下组织;③颊筋膜;④颊肌;⑤黏膜下层;⑥黏膜。颊部的皮下脂肪组织较面部其他部位丰富,在颊肌表面、颊肌和嚼肌之间呈团状分布并包以菲薄的筋膜,称为颊脂垫,其内有颊神经、血管和腮腺导管穿行,近年来被用来做口腔软组织缺损的填充材料。皮下组织中,有面神经和三叉神经分支、面动脉和面前静脉通过。颊肌的内面衬以致密的黏膜下组织与黏膜,三者联结紧密,在颊黏膜内有众多小黏液腺和小混合涎腺。腮腺导管开口于正对上颌第二磨牙的颊黏膜处,该处黏膜突起,称为腮腺导管乳头。

颊部的血液供应主要来自面动脉、眶下动脉和面横动脉的分支,其静脉回流至面前静脉。淋巴管主要注入颌下淋巴结。颊的感觉由三叉神经上颌支和下颌支支配,运动则由面神经支配。

五、牙龈

牙龈为覆盖于牙槽突边缘区和牙颈部的口腔黏膜,其边缘呈波浪状称为龈缘,其伸入牙间的部分称为龈乳头。牙龈无黏膜下层而直接与骨膜相连,故坚韧而不能移动,手术时须将牙龈与骨膜做一层切开。

六、腭

腭构成口腔的顶部,其向后延伸至咽峡,向前和向两侧呈弧形与牙槽突相连。腭分为前2/3的硬腭和后1/3的软腭,前者有骨支撑,后者为肌肉等软组织。

(一)硬腭

由上颌骨腭突和腭骨水平板构成其骨性部分,除腭中缝处外,表面覆盖着一层黏膜下层和黏膜,黏膜下层在硬腭前部仅含有少量脂肪而无腺体,其后部则有较多的小黏液腺(腭腺)。临床上将硬腭的骨膜与黏膜视为一层而称为黏骨膜。黏骨膜不易移动,手术时须将其一起切开而从骨面分离,分离腭黏骨瓣从两侧向中线分离较易,否则易将黏骨膜瓣撕裂。在上颌第三磨牙腭侧,约相当于腭中缝至龈缘之外、中1/3界处有一黏膜稍显凹陷处,其深面即为腭大孔,有腭大神经血管出此孔向前分布于硬腭部,此处为腭大孔阻滞麻醉的部位。切开腭侧黏骨膜时,应尽量靠近龈缘,以免损伤腭大神经和血管。硬腭中央处有一纵行的黏膜隆起,其近切牙的末端有一黏膜隆起点,称为腭乳头,其深面有切牙孔,有鼻腭神经、血管由此孔出入,向两侧分布于硬腭的前1/3,此处为鼻腭神经阻滞麻醉处。在上颌最后磨牙后内侧的1~1.5cm处有一骨性隆起即翼突钩,其前方即为上颌骨切除时分离上颌骨后缘之凿断处。

(二)软腭

为由肌肉和黏膜及黏膜下层组织构成的肌肉膜

样隔,其附着于硬腭后缘并向后下延伸。软腭的后缘游离,斜向后下,称为腭帆,其中央有一指状突起伸向下方,称为悬雍垂。软腭后部向两侧形成两条皱襞,前方者向下移行于舌根部称为舌腭弓。后方者移行于咽侧壁,称为咽腭弓。两弓之间的凹陷处为扁桃体隐窝,腭扁桃体位于其内。腭扁桃体、舌根、舌腭弓和腭帆共同围成一拱形的咽门。软腭主要由黏膜、黏膜下层、腭腱膜和腭肌组成,黏膜下组织中含有较多的小黏液腺,腭腱膜位于软腭前 1/3,构成软腭的支架,其向前附着于硬腭后缘,有腭肌附着其上。

腭部血液主要由颌内动脉的分支腭降动脉供应,其静脉回流至翼丛。淋巴主要引流至颈深上淋巴结。腭部的感觉由三叉神经之上颌神经支配,但软腭部分也由舌咽神经的分支支配。软腭的运动主要由副神经的延脑根经迷走神经咽支支配,但腭帆张肌由三叉神经支配。

七、颌骨

颌骨包括上颌骨和下颌骨,其分别是面中 1/3 和下 1/3 的最大骨。

(一)上颌骨

上颌骨是面中 1/3 区最大的骨,左右各一,互相对称,上颌骨的形态不规则,由上颌骨体和四个突(额突、腭突、齿槽突、颧突)组成。上颌骨体位于四个突的中心,有前(前外)、后(后外)、上、内四个面,其中心部为一巨大空腔即上颌窦。

上颌骨的血液供应极为丰富,主要来自颌内动脉的分支如上齿槽动脉、腭大动脉和蝶腭动脉,彼此间相互吻合。神经由三叉神经的分支上颌神经支配,淋巴回流至颈深上淋巴结、颌下淋巴结和咽后淋巴结。

(二)下颌骨

下颌骨是面部下 1/3 唯一能活动的颅骨,呈弓形,由水平的下颌体与垂直的下颌支组成,可分为一个体、一个角、一个支和两个突。下颌体呈弓形,又称为下颌骨水平部,有内、外两面和上、下两缘。

1.外面

正中有直嵴称为正中联合,正中联合之下份处骨质增厚、坚硬,形成一隆起的颏隆凸,在颏隆凸左右

各有一隆突,称为颏结节。成年人在下颌第 1、2 双尖牙之间的下方或第二双尖牙的下方,下颌骨体上、下缘之间有一开口朝向后上方的骨孔,称为颏孔,有颏神经和血管经此孔穿出。有一坚硬的骨嵴从颏结节经颏孔下方斜向后上与下颌支前缘相连,称外斜嵴或外斜线。

2.内面

正中联合两侧有上、下两对骨性突起,称为上颏棘和下颏棘,自颏棘下方斜向后上有与外斜嵴相对应的一条骨嵴称为内斜嵴或内斜线,或称为颌舌骨线(Mylohyoid line),有下颌舌骨肌附着。

3.上缘

又称为齿槽缘,内有齿槽窝容纳牙根,其内、外侧壁均为致密而厚的皮质骨,而且颊侧的骨壁更厚,除了切牙区外,很少有小的骨孔通入骨松质。因此,下齿槽骨手术时,局部浸润麻醉难以奏效。但下颌第 3 磨牙的舌侧骨板较薄,其表面有舌神经经过,神经即位于黏膜下,手术时慎勿损伤之,也可在此处行局部浸润麻醉舌神经。

4.下缘

又称下颌缘或下颌底,外形圆钝而厚,主要由骨密质构成,是下颌骨最坚硬的部分。下颌骨发生囊肿或肿瘤时,下缘的破坏比其他下颌骨部分来得晚。

5.下颌支

又称下颌升支,为一块几乎与下颌体垂直的长方形扁平骨板,其上缘较薄,分为内、外两面和前、后两突。内面中央稍偏后上方处有一个骨孔,称为下颌孔。下颌孔之后方有一纵行浅沟称为下颌神经沟,沟内有下齿槽神经和血管通过。在下颌孔的前上方,有由喙突和髁状突汇合成的骨嵴即下颌隆凸,此处由前往后有颊神经、舌神经和下齿槽神经越过。下颌孔向前下通入位于下颌体骨松质内的硬骨质管道即下颌管,其内走行有下齿槽神经、血管,当其经过下颌诸牙齿槽窝的下方时,发出小管至各齿槽窝,其前行至下颌体前份时止于颏孔。升支的外面有粗大的嚼肌附着。前突又称喙突或肌突,呈三角形,很薄,其上有颞肌和嚼肌附着。上颌骨切除术中如将该突去除,常能避免发生术后张口受限。后突又称髁状突或关节突,也有称之为下颌小头。其可分为髁与颈两部分,与颞骨的关节凹组成颞下颌关节。髁状突的下部明显变细,称为髁状突颈部,其上部前方有一小的凹陷,称为关节翼肌凹,有翼外肌附着。前突与后突之间借一"U"字形的乙状切迹(或称下颌切迹)相连,切迹处有嚼肌神

经、血管通过。

6.下颌角

下颌体与下颌支连接处称为下颌角,有茎突下颌韧带附着。术中将茎突下颌韧带切断,可使颌后间隙明显增大。颌后咽旁间隙肿物切除时,可先切断此韧带扩大颌后间隙,如间隙仍不够大,再在下颌角处截断下颌骨或切除下颌角作为手术的入路。

下颌骨的神经支配为下齿槽神经,血液主要由下齿槽动脉供应,故血供来源较单一。下颌骨的淋巴回流至颌下和颈深上淋巴结。

八、涎腺

涎腺又名唾液腺,是分泌唾液的器官,包括三对大唾液腺和众多的分布于唇、颊、舌、腭和口底的小唾液腺。

三对大唾液腺为腮腺、颌下腺和舌下腺,有完整的包膜和唾液分泌管,腮腺导管开口在正对上颌第二臼齿的颊黏膜上,颌下腺导管开口于舌系带的两侧的乳头,而舌下腺部分唾液经颌下腺导管排出,部分经其表面的口底黏膜排出。

腺泡是腺体的基本单位,由单层腺细胞围成泡状或管状,所分泌的唾液由与腺泡通连的腺导管导入口腔。大涎腺的导管系统呈树枝状,初始为小叶内导管,到小叶间导管,最终汇集成主导管开口于口腔内。小涎腺由黏液细胞组成,没有包膜,也无导管系统,其分泌液直接经腺体表面的口腔黏膜的开口排出。

腮腺分泌稀薄清亮的浆液性唾液,舌下腺分泌黏稠的黏液性唾液,而颌下腺分泌由浆液和黏液组成的混合性唾液。众多的小涎腺分泌黏液性唾液。

涎腺的血液由颈外动脉的分支颌内动脉、颌外动脉供应,其分泌由植物神经的鼓索支(面神经)和颌下神经节发出的颌下神经(舌神经)支配。

九、血管

(一)动脉

1.颈总动脉

颈总动脉左右各一,左侧直接起自主动脉弓,较长,平均12.5cm,经胸锁关节的后方上升达颈部。右颈总动脉较短,平均长约9.54cm,起于无名动脉,经胸锁关节后面上升达颈部。双侧颈总动脉均沿气管和喉上升,约有一半在甲状软骨上缘水平分为颈内动脉和颈外动脉。其余一半的颈总动脉在或高或低的水平分叉,最高者在舌骨水平,最低者在环状软骨水平。偶有颈外动脉、颈内动脉直接起于主动脉弓,而无颈总动脉。

颈总动脉的前面除皮肤和颈阔肌覆盖外,其下段还有胸锁乳突肌和颈前带状肌遮盖。其内侧有气管、甲状腺、喉,外侧稍浅处有颈内静脉,外后方有迷走神经,后方有椎前肌和斜角肌。

颈总动脉被包裹于颈鞘内,在颈鞘内还有颈内静脉和迷走神经与其伴行,在颈鞘内颈总动脉居内侧、颈内静脉居外侧、迷走神经居二者之间的后方。三者之间隔以薄层结缔组织。

在肩胛舌骨肌平面以下的颈总动脉的表面有舌下神经降支下行、有甲状腺的静脉横过汇入颈内静脉。在肩胛舌骨肌上方有甲状腺上动脉的胸锁乳突肌支横过,再往上一些有甲状腺上静脉横过。

颈总动脉分叉处有颈动脉窦和颈动脉体,前者是分叉处或颈内动脉起始部的膨大处,为机体的压力感受器,能反射性地调节血压;后者为位于颈动脉窦后内方的一颗米粒大小的结构,借结缔组织紧密地贴附在动脉壁上。是机体的化学感受器,能感受血液中CO_2浓度的变化,反射性地调节呼吸。因此在颈总动脉分叉处附近手术时,如结扎颈外动脉时,宜先用1%普鲁卡西封闭该处,以避免颈动脉窦综合征。

2.颈外动脉

约有半数的颈外动脉在甲状软骨上缘水平(C3~C4)自颈总动脉发出,刚分出时位于颈内动脉的前内侧,上行到髁状突颈部时分成两支终末支即颌内动脉和颞浅动脉。颈外动脉的分支如下:

(1)甲状腺上动脉:在甲状软骨稍上方分出,也有自颈总动脉分叉处或自颈总动脉分出的。

(2)舌动脉:在舌骨大角水平分出,先上行,再弯向下到二腹肌后腹的深面,再向前上方行,在舌骨舌肌深面入舌。其有三个分支即舌背动脉(弓背支)、舌深动脉和舌下动脉。

(3)颌外动脉:又名为面动脉,在舌动脉起点稍上方(二腹肌后腹下缘)分出,或与舌动脉共干分出,稍向上方横过颌下间隙到嚼肌前下角处(此处以后又称为面动脉),再经口角外侧斜向上内达内眦成为内眦动脉。在颌下间隙处走行于颌下腺体表面或穿行于腺体内。其分支有颏下动脉、下唇动脉、上唇动脉、鼻外侧动脉、腭升动脉、扁桃体动脉。

(4)颌内动脉:又称为上颌动脉,在髁突颈部水平的腮腺内分出,经髁突颈部深面向前行到颞下窝,再经翼外肌深面或浅面到翼腭窝。其分支有上齿槽后动脉、眶下动脉、腭降动脉、蝶腭动脉。

(5)颞浅动脉:自髁突颈部分出后,上行越过颧弓根部约2~3cm处分为额支和顶支,供应头皮。其有两个较大的分支即面横动脉和颧眶动脉。面横动脉走行于颧弓和腮腺导管之间,供应腮腺和嚼肌及其表面的皮肤。颧眶动脉终止于眼轮匝肌。

(6)枕动脉:与颌外动脉同一水平自颈外动脉后壁发出,经颞骨乳突内侧面的枕动脉沟行向后上,穿出到枕部皮肤。其与颞浅动脉、耳后动脉的分支吻合。

(7)耳后动脉:在枕动脉起点的稍上方发出,经腮腺深面行向后上到耳廓后方,供应邻近的皮肤、肌肉、腮腺。

3. 颈内动脉

在甲状软骨上缘水平自颈总动脉分出,初位于颈外动脉的稍外侧深面,而后即转入颈外动脉的内侧。因此,在动脉的起始处,颈内动脉和颈外动脉的实际位置与它们的名称不一致,在颈外动脉结扎时应十分注意。其辨别要点如下:①颈内动脉在颈部无分支。②压迫颈外动脉,同侧的颞浅动脉和面动脉的搏动消失。

颈内动脉一直上行到颅底,经颈动脉管入颅内,分为眼动脉、大脑前动脉、大脑中动脉。眼动脉供应眼球、眶内结构和额部头皮。

4. 颈外动脉和颈内动脉的侧副吻合

(1)颌外动脉——眼动脉——颈内动脉。

(2)甲状腺上动脉——甲状腺下动脉——锁骨下动脉——颈内动脉。

(3)枕动脉——椎动脉——锁骨下动脉——颈内动脉。

(二)静脉

1. 面部的静脉

口腔颌面部的静脉都可以结扎,但颈内静脉的结扎需谨慎。面部静脉分为面部浅静脉和面部深静脉,其血流途径如下:

(1)浅静脉:内眦静脉——面前静脉——颞浅静脉、颌内静脉——面后静脉——面总静脉——颈内静脉。

(2)深静脉:面后静脉——上颌静脉——翼丛——面深静脉——面前静脉。

2. 颈部的静脉

(1)浅静脉:颈外静脉(耳后静脉、面后静脉的后支在下颌角水平汇合成),在锁骨中点上方穿过颈深筋膜注入锁骨下静脉,也有分支或直接注入颈内静脉者。

(2)颈前静脉:颏静脉——颈前静脉(双侧各一)——颈外静脉或锁骨下静脉(单根)——颈内静脉或颈外静脉。

(3)深静脉:颈内静脉(始于颅底的颈静脉球)接纳面总静脉、咽静脉、舌静脉、甲状腺上静脉、椎脉、(颈外静脉),与锁骨下静脉汇合(胸锁关节深面)。

锁骨下静脉:始于腋静脉,与颈内静脉汇合成无名静脉(胸锁关节深面)汇合处称为颈静脉角,左侧颈静脉角收纳胸导管,右侧收纳右淋巴导管。

(三)淋巴结

1. 环形链

位置表浅,包括:枕淋巴结群、耳后淋巴结群、耳前淋巴结群、耳下淋巴结群、眶下淋巴结群、颊及颌上结群、腮腺深淋巴结群、颌下淋巴结群、颏下淋巴结群。

2. 纵行链

位置深在,包括:咽后淋巴结群、颈前淋巴结群、喉前淋巴结、气管前淋巴结、气管旁淋巴结、颈浅淋巴结群、颈深上淋巴结、颈深下淋巴结、脊副淋巴结、锁骨上淋巴结。

(四)颈部淋巴结分区

Ⅰ区:颌下和颏下。

Ⅱ区:从颅底到二腹肌下缘,前从胸骨舌骨肌外缘,后到胸锁乳突肌后缘。

Ⅲ区:从二腹肌下缘到肩胛舌骨肌下腹与颈内静脉交叉处。

Ⅳ区:从肩胛舌骨肌下腹到锁骨上缘,前为胸骨舌骨肌外侧缘,后到胸锁乳突肌后缘。

Ⅴ区:从胸锁乳突肌后缘到斜方肌前缘,包括锁骨上窝。

Ⅵ区:两侧颈总动脉之间,从舌骨水平到胸骨上窝。

(赵文川)

第二节 口腔颌面部肿瘤的概论

一、发病概况

我国幅员广大，在不同的地区，口腔颌面部恶性肿瘤的发病率也有不同。据全国肿瘤防治研究办公室 1988~1992 年的统计，北京市、天津市和哈尔滨市口腔颌面部恶性肿瘤的发病率分别为 2.4/10 万、2.5/10 万和 2.5/10 万，而我国南方的上海市、武汉市和江苏启东县，发病率分别为 3.3/10 万、2.9/10 万和 1.0/10 万。口腔颌面部恶性肿瘤与全身其他恶性肿瘤的构成比也有不同，在我国北方的天津市和北京市，口腔癌分别占全身恶性肿瘤的 1.3% 和 1.5%；而在上海市和广西扶绥县，则分别为 1.2% 和 0.4%。天津医科大学附属肿瘤医院 1980~2000 年间住院治疗的口腔癌约占同期诊治的全身恶性肿瘤的 1.65%（590/35799）。

在全身肿瘤中，良性和恶性肿瘤比例约为 1:1。口腔颌面部肿瘤中尚包括囊肿，因此良性肿瘤多于恶性肿瘤，其比例大致为 2:1。

二、性别和年龄

口腔颌面部肿瘤中，恶性肿瘤男性较女性多发，据前述统计资料，男女性口腔颌面部肿瘤的发病率之比在天津市为 1.4:1（2.5:1.8），上海市为 1.2:1（3.3:2.8），哈尔滨市最高，为 2.3:1（2.5:1.1）。

口腔颌面部癌以 40~60 岁为发病高峰，而肉瘤则最常发生于 15~20 岁的青少年。

（赵文川）

第三节 口腔颌面部肿瘤的一般表现

口腔颌面部肿瘤组织来源多样，种类繁多，以上皮来源者占大多数。其可分为良性肿瘤和恶性肿瘤两大类。有学者提出还应有介于良性和恶性二者之间的临界瘤（Border-line tumor），如涎腺混合瘤、造釉细胞瘤、皮肤隆突性纤维肉瘤。这些肿瘤在一定的条件下如长期不治、治疗不当，可以恶变，如手术切除不彻底，可以复发，有些甚至可以发生远处转移。

一、肿瘤分类

（一）良性肿瘤

良性肿瘤是口腔颌面部最多发生的肿瘤，约占全部口腔颌面部肿瘤的 60%。可以发生于口腔颌面部的各种软、硬组织。一般生长缓慢，病程较长，可达数年以至数十年，因而瘤体积较大，可达数千克。有些可以间歇性地生长或停顿，也有发生退化，如血管瘤、脂肪瘤。一般其呈膨胀性生长，推开挤压邻近的组织，体积缓慢增大，压迫邻近组织器官使其变薄、变形和移位而引起相应的症状，多呈圆形，也可为分叶状、扁圆或椭圆形。良性肿瘤一般都有完整的包膜而与邻近的组织分界清楚，推之可以移动。除骨肿瘤质地硬外，一般较软或中等，如发生坏死或液化，可以触及波动感。发生于面部或口腔黏膜深面者，一般不会累及其表面的皮肤或黏膜。

良性肿瘤一般无临床症状，也不发生颈部淋巴结和远处器官的转移，对人的危害较小，如压迫邻近的感觉或运动神经，可以引起疼痛、感觉异常或组织器官的功能障碍。继发感染或发生恶变，可以发生疼痛。但是，如瘤体积过大或生长于重要的功能部位，可能引起进食、呼吸、语言障碍，甚至危及患者的生命。口腔颌面部良性肿瘤多为牙源性和上皮性肿瘤，如造釉细胞瘤、混合瘤等；而来自间叶组织的淋巴管瘤、脂肪瘤、神经鞘瘤则较少见。口腔颌面部囊肿多为牙源性囊肿和潴留囊肿，而鳃裂囊肿、甲状舌管囊肿较少见。

（二）恶性肿瘤

口腔颌面部恶性肿瘤主要是来源于鳞状上皮和腺上皮的鳞癌和腺癌，占男性癌的 4%、女性癌的 3%。鳞癌多生长较快速，病程一般在一年之内，腺癌的进展稍慢些，病程也稍长些。另有一些来源于间叶组织的肉瘤，癌较多见于中老年人，肉瘤常发生于青少年人。口腔癌有三种生长方式：浸润性、外生性和溃疡性生长。较晚期可多种生长方式并存，但以一种生长方式为主。

与良性肿瘤不同，恶性肿瘤边增大边破坏其邻近的软硬组织结构，无包膜或有不完整的包膜，有些有纤维性假包膜。肿物表面可以发生坏死、溃烂、出血，如有继发感染，可有恶臭、疼痛，肿瘤邻近的感觉神经和运动神经可以受到浸润破坏，发生疼痛、感觉异常和运动障碍。肿瘤破坏颌骨组织使牙齿松动、移位和脱落，甚至发生病理性骨折。肿瘤侵犯翼腭窝、颞下窝、颞颌关节、嚼肌、颞肌和翼肌时，引起张口受限。肿瘤侵入血管、淋巴管引起肿瘤的远处器官和淋巴结转移。不同的恶性肿瘤的转移的早晚、多少和靶器官也有不同。癌，除腺样囊性癌外，颈部淋巴结的转移发生较多、较早，而某些高恶性癌如未分化癌、低分化黏液表皮样癌、涎腺导管癌等在早期可以同时发生淋巴结转移和远处器官转移。腺样囊性癌、肉瘤则少经淋巴结转移，多发生血行远处器官转移。远处器官转移的靶器官有一半以上是肺，其他还有骨，主要是椎骨、肋骨、肝，少数为脑。

恶性肿瘤生长过程中产生的毒性物质可以引起宿主机体的代谢紊乱，营养摄入不足和精神的压力摧残，消耗过度使宿主晚期出现消瘦、贫血、衰竭等恶病质表现。

(三)临界瘤

所谓临界瘤是指一类组织学上划定为良性的肿瘤，一般进展缓慢，病程较长，患者多无器官和功能的毁损和障碍，如不及时治疗或治疗不当可以发生恶变、复发，有些可以发生远处器官转移，但其转移瘤仍呈良性的组织学和临床表现。涎腺混合瘤、造釉细胞瘤均属临界瘤。

二、好发部位

口腔颌面部良性肿瘤以大小涎腺尤以腮腺多发，其次是颌骨、牙龈、口腔黏膜和颜面部；恶性肿瘤则以舌、牙龈、唇、上颌窦、腭部和颊部黏膜多发，而颌骨、颜面皮肤癌少见。

三、口腔颌面部肿瘤的病因

口腔颌面部肿瘤的致病因素虽然还没有被彻底揭示，但目前已发现了与口腔癌发生相关的一些因素，其可分为外在因素与内在因素。

(一)外在因素

烟酒嗜好、生物致癌因素如病毒，尤为人乳头状瘤病毒(Human papilloma Virus, HPV)和单纯疱疹病毒(Herpes simplex virus,HSV)，化学性致癌因素如芳香胺类化合物、煤焦油、烟草和槟榔中所含的某些物质、二甲基苯并蒽(DMBA)，某些金属和非金属如镍、铬、砷、亚硝胺类，某些药物如硫唑嘌呤、环磷酰胺、氮芥等。局部刺激因素如局部外伤、不良修复体和残坏的牙齿、不良习惯如咬唇、咬颊和慢性炎症、瘘管和窦道等。此外，局部接受多量的放射线照射或紫外线照射均与口腔癌的发生有关。某些癌前病变，尤其口腔黏膜病变如红斑、扁平苔藓、白斑等长期不治或治疗不当也可恶变为口腔癌。

(二)内在因素

虽然大量的临床和基础研究发现上述诸多外在因素与人类口腔癌的发生有密切关系，但并不是全部在上述外在因素作用下的人都会发生口腔癌，显然每个人的本身内在因素也在口腔癌的发生中发挥了重要作用，其包括神经精神因素、内分泌因素、自身免疫状况、遗传因素、口腔卫生状况和自身的营养状况等。

总之，除上述外在与内在因素外，人的年龄、生活的地区、环境、风俗习惯等也与口腔癌的发生有着一定的关系。

四、癌前病变

癌前病变是指一些良性病变长期不治或治疗不当，有可能转变为恶性肿瘤。其包括白斑、红斑、乳头状瘤、黑色素斑痣、黏膜下纤维性病变、上皮萎缩性病变和慢性溃疡等。

(一)白斑

最常见，可以发生于任何部位的口腔黏膜，以颊和舌最多发，也可发生于唇、腭、磨牙后区牙龈和口底。病因尚不明确，烟酒嗜好、局部慢性持久性刺激、不良修复体和残坏牙齿等均可能与白斑的发生有关。此外，念珠菌感染、维生素 A、维生素 E 和雌激素缺乏也与白斑的发生有关。

白斑初期表现为口腔黏膜的局限性的乳白色、灰白色或灰褐色的斑块，也有呈弥漫性的，不能被擦掉，时间久后其颜色可以加深，表面可以增厚、变硬而稍隆出于黏膜表面，此时称为均质性白斑(Homogeneous leukoplakia)，如病变区出现皱纹状斑块或隆起，表面粗糙，呈绒毛状、角刺状、疣状或乳头状的白色小结节时则称为疣状白斑(Verrucous leukoplakia),病变区内可出现糜烂、溃疡、龟裂或硬结。

临床上可将白斑划分为三型,Ⅰ型为病变初起时,Ⅱ型为均质白斑期,Ⅲ型为疣状白斑期。

白斑病情进展缓慢,病程长达数年至数十年,除了感觉局部黏膜粗糙和进食刺激性的食物有不适外,一般无何症状。颊黏膜白斑常出现于自口角内侧至磨牙后区的颊黏膜上,呈斑状或带状;舌白斑常位于舌背,斑块状或弥漫布于舌背的大部或全部,表面常有沟纹,也可有疣状或乳头状增生;腭部白斑表现为在发白的腭黏膜上的许多微凸的小环,环的中央为红色内凹的小点;唇白斑为存在于唇黏膜上的白色斑块。

疣状白斑或白斑病变发生溃疡、龟裂和硬结时应切取活检排除癌变。

组织病理学上白斑可以分为四个阶段:单纯性增生、癌前病变、原位癌和早期浸润癌。

白斑能发生癌变已成定论,关于其癌变的发生率报道不一,约为5%,一般疣状白斑易于发生癌变。

(二)红斑

又称奎莱特红斑,或称为颗粒型红斑(Granular erythroplakia)(Speckled erythroplakia)。

红斑好发于口底、舌腹侧缘、颊、龈、腭及口咽处的黏膜,临床上可分为两种即均质性红斑和颗粒性红斑,前者表现为黏膜存在的鲜红色病变,表面光滑、质地柔软,不突出于黏膜表面;或在白色病变的基底上有红色的或在红色病变的基底上有白色的病变。后者表现为红色病变稍隆出于黏膜表面,其边缘不规则,表面有细小的颗粒样结节而不平整,小的结节可以为红色也可以为白色。

一般无何临床症状,在进食刺激性食物时可有不适。

红斑是比白斑更易恶变的口腔黏膜病,有些红斑(颗粒性红斑)本身就是原位癌或浸润癌。

组织病理上均质性红斑表现为黏膜上皮的不典型增生或原位癌,颗粒性红斑大多为原位癌或浸润癌,只有少数为上皮的不典型增生。

(三)扁平苔藓

扁平苔藓为较常见的黏膜病,是一种慢性非感染性炎症。病因不清,可能与精神神经因素,血管因素有关。此外,局部刺激、消化道疾病、肝脏病变、高血压、糖尿病、自身免疫病和内分泌功能的异常变化都可能与其发生有关。其可以分别或同时发生于皮肤、生殖器、指甲和趾甲。女性较男性多见。30岁以上多见,也可发生于少年儿童。

扁平苔藓最多见于颊和口腔前庭,其次为舌、唇、龈,在唇、颊和龈表现为白色线状条纹,互相交织为网状或环状;在舌部表现为不突出于黏膜表面的白色斑块,但十分浅淡而可以与白斑相鉴别。黏膜的病变也可以伴有皮肤的病变,皮肤损害常表现为浅紫色或红色的多角形丘疹,扁平而有光泽,色泽渐变淡,最后形成褐色斑块。临床上有许多分型,如网状型、斑点斑块型、丘疹型、水疱型、萎缩型、糜烂型等。网状型最常见,发生于颊和前庭沟处的网状型扁平苔藓最易发生糜烂,且常对称发生。

应密切随访扁平苔藓,发现病变发生黏膜浸润、硬结或增厚而突出于黏膜表面时,应即切取活检。斑块型和糜烂型易于发生癌变。

(四)乳头状瘤

常见,多为单发,多发则称为乳头状瘤病。某些病毒感染、慢性机械性刺激均与乳头状瘤的发生有关。乳头状瘤可以发生于唇、颊、舌、腭和龈,呈球状突出于黏膜悬垂于口腔内,有蒂与黏膜相连。其周围黏膜色泽与正常黏膜无异。患者无何症状,瘤可因咬伤而破溃出血,继发感染发生疼痛。

(五)色素痣

是一种十分常见的皮肤病,又称为痣细胞痣,可以发生于任何年龄,面部皮肤多发,其次是足部。痣大小不一,小者仅有针头大小,大者可占到体表的大部。边界清楚,表面多平滑,不隆出体表,也有隆出呈丘疹样、疣状、结节状或乳头状,也有生有毛发,痣的颜色从黄褐、深褐到黑色,也有不含色素而呈白色。痣的生长有自限性,不会自行消失,绝大多数对人无害,无何临床症状,极少数(交界痣)可以恶变为恶性黑色素瘤。

五、口腔颌面部肿瘤的诊断

口腔颌面部肿瘤多位置较表浅,因而较易于早期发现和得到治疗。但是,口腔颌面部结构复杂、组织多样,几乎各种肿瘤都可以发生。外科手术切除是其主要的治疗方法,如何缩小手术切除的组织器官缺损、减少容貌和功能损伤和手术切除后的功能和容貌的修复是十分重要的。口腔颌面部肿瘤易于影响到机体的呼吸、进食等功能和容貌,不及时的、错误的诊断和治疗有时会给患者带来终生的痛苦。口腔颌面部肿瘤的诊断方法包括病史采集、临床体检、病理学和其他专科检查。

(一)病史采集

应特别关注某些肿瘤相关症状如涕血,面部尤为唇、颌骨的异常感觉、麻木、疼痛、面瘫和伸舌歪斜等。

(二)体格检查

检查口腔时应有充足的光线和照明,患者取正确的体位和姿势时进行,尤其当肿物位于口咽部和鼻腔后部等较深远的部位时。望诊和触诊是最常用的检查方法。在检查口底和颌下区时必须口内外双合诊,不能仅从颌下或颏部触摸。望诊是检查肿物的生长部位、形态大小及有无功能障碍如张口受限、伸舌偏斜、舌活动不利、眼睑下垂、面瘫、眼球活动障碍等。借助触诊可以了解肿物的边界是否清楚、质地的软硬和是否囊性、肿物的活动度、与邻近组织结构有否粘连、侵犯、有无触压痛、有无搏动。对颈部淋巴结的触诊可以初步判断有无淋巴结转移。转移淋巴结多呈圆形或卵圆形,质地较硬韧,无触压痛,边界清楚或不清楚,活动差或完全固定,应与炎性肿大的淋巴结相鉴别。后者可有明显的触压痛,常可发现其原发炎性病灶的存在或有近期肿大淋巴结相应引流区的感染史。肿物的形态方面应了解肿物是否外凸,是圆形还是结节状、分叶状、乳头状还是不规则形,是否溃疡型。肿物的大小方面,圆形肿物以其最大直径为表达标准,非圆形肿物以长×宽×高来表达,扁圆形肿物则以其最大径×厚度来表示其大小。肿物的边界以清楚、不清楚、整齐和不整齐来表示。肿物的质地以坚硬>硬>硬韧>中等硬度>软>囊性来表示。

此外,体检有时需要对肿物听诊,如蔓状血管瘤、颈动脉体瘤听诊时可听到吹风样杂音。全身检查包括患者的精神状态、营养状态、有无恶液质及其他器质性疾病,心脏、肺脏、肝脏等主要器官的功能状态,这些资料在处置患者时有重要的价值。

(三)X线检查

X线平片是骨组织肿瘤检查诊断中最基本的检查方法,口腔颌面部的骨骼结构是人体结构中显示密度最高的骨骼系统的一部分,其与周围组织结构有鲜明的对比,其本身的骨皮质和骨松质之间也有明显的对比。骨肿瘤和瘤样病变引起的骨质破坏和增生都能在X线平片上显示出来,并能对多种骨肿瘤作出定性诊断。但是,口腔颌面部骨性结构最为复杂,由于重叠结构的影像掩盖,较小的病灶或结构过于复杂的部位在X线平片上可能难以显示或显示不清,有时需配合CT、MRI或造影检查才能做出准确的诊断。

常用的检查位置如下:

1.上颌前部咬合片

用于显示上颌骨前部的骨质变化。

2.上颌后部咬合片

用于显示一侧上颌骨后部的骨质变化。

3.下颌前部咬合片

用于显示下颌骨颏部的骨质变化。

4.下颌横断咬合片

用于显示下颌骨体颊、舌侧骨板有否膨隆,有无颌下腺导管结石。

5.下颌骨侧位片

用于显示一侧下颌骨体、升支有无骨质破坏、占位病变,有无骨膜反应。

6.下颌骨后前位片

用于显示双侧下颌升支、喙突和髁突、下颌体部有无骨质破坏、占位病变、骨膜反应,能清楚地显示上下颌的颌间间隙。

7.下颌骨开口后前位片

用于显示双侧髁状突病变,也可显示双侧下颌体部病变。

8.下颌升支切线位片

用于显示下颌升支部病变,观察升支外侧骨皮质的膨隆、增生和破坏。

9.下颌骨颏部上下斜位片

用于显示颏部的骨质变化。

10.鼻颏位片(华特位,Water position)

用于显示鼻副窦、眶、颧骨颧弓及上颌骨的病变。

11.颧骨后前位片

用于显示颧骨、颧弓及上颌骨外后部与下颌升支间的病变。

12.鼻窦侧位片

用于显示蝶窦、额窦、蝶鞍、软腭硬腭和鼻咽后壁的病变。

13.颞下颌关节侧位片(薛氏位,Schuller' position)

用于检查颞下颌关节的病变。

14.髁状突经咽侧位片

用于显示髁状突病变。

15.颅底位片(颏顶位片、克氏位片)

用于显示颅底、上颌骨后部和颞下窝病变。

16.颧弓位片

用于显示颧骨颧弓病变。

17.翼腭窝位片

用于显示上颌窦后壁、翼腭窝病变。

18.头颅后前位片

用于显示颅底病变。

19.头颅侧位片

用于显示颅底病变。

除了上述的平片检查外,还有其他的X线检查方法如口腔体层摄影(Panagraphy)、曲面体层摄影(Pantomography)、瘤腔或窦道造影、涎腺造影、颈动脉造影。

(四)CT、MRI 和其他

近些年来,CT、MRI 检查也在口腔颌面部肿瘤的诊断中发挥着不可替代的作用。超声检查在涎腺、软组织肿物和颈部淋巴结的诊断中具有无创、简便的优势。此外,活组织检查、针吸细胞学和组织学检查及某些化验室检查在口腔颌面部肿瘤的诊断中都具有一定的价值。

(五)口腔颌面部恶性肿瘤的临床分期

临床分期是临床上对某个恶性肿瘤的发展程度的较为客观的评价,常可作为制订治疗方案、选择治疗方法的参考。一般早期患者可选择多种治疗方法,均可取得较好的疗效,而晚期患者多以综合治疗为主。目前较为通用的临床分期标准是以国际抗癌协会设计的 TNM 分类法制定的。

口腔颌面部恶性肿瘤临床分期(TNM 分类及分期):

T——原发灶,N——区域淋巴结,M——远处转移

T 系:口腔癌:包括唇、龈、颊、腭、舌体和口底。

Tx——原发肿瘤无法评估。

To——原发灶隐匿。

Tis——原位癌。

T1——肿瘤直径≤2cm,限于黏膜层。

T2——肿瘤直径≤2cm,已浸润黏膜下组织。

T3——肿瘤直径≥2cm、≤4cm,或肿瘤不论大小已侵及肌肉或骨质。

T4——肿瘤直径>4cm,或肿瘤不论大小已扩展到邻近一个或一个以上解剖区。

口咽癌:包括咽侧壁、咽后壁、软腭、舌根、会厌和梨状窝区。

T1——肿瘤直径≤2cm。

T2——肿瘤直径≤2cm,已浸润黏膜下组织。

T3——肿瘤直径>2cm,或肿瘤不论大小已侵及两个解剖区。

T4——肿瘤已超越了口咽范围。

上颌窦癌:

T1——肿瘤局限于窦内,X 线无骨质破坏,经病理检查证实。

T2——肿瘤局限于窦内,X 线有骨质破坏,周围组织无浸润。

T3——肿瘤已穿破窦壁骨质,侵犯牙龈或腭部。

T4——肿瘤已超越中线,或浸润皮肤,或视力、眼球活动障碍,或明显张口受限,或 X 线检查有颅底骨质破坏。

涎腺癌:腮腺、颌下腺

T1——肿瘤直径≤2cm,活动无粘连。

T2——肿瘤直径>2cm,≤5cm,活动无粘连。

T3——肿瘤直径>5cm,活动无粘连,或肿瘤不论大小,已与周围组织粘连,或神经损害症状(面瘫、舌麻木、舌活动障碍)。

T4——肿瘤不论大小已浸润、穿破皮肤、黏膜,或固定不能推动,或已侵犯骨质、颅底。

皮肤癌:

T1——肿瘤直径≤2cm,限于表皮层。

T2——肿瘤直径>2cm,≤5cm,限于表皮层,或肿瘤直径≤2cm,但已侵及真皮层。

T3——肿瘤直径>5cm,或肿瘤不论大小已侵及皮下组织。

T4——肿瘤不论大小,已侵及肌肉、骨膜或骨组织。

中央性颌骨癌:

T1——临床检查阴性,有神经症状,X 线显示中

心性骨质破坏,骨皮质完整。

T2——临床检查阴性,有神经症状,X线显示中心性骨质破坏,骨皮质已受累。

T3——肿瘤已穿出颌骨,临床呈现肿块,其直径<2cm,X线显示颌骨中心及边缘均有明显骨破坏。

T4——肿瘤直径>2cm,或已浸润皮肤,或已超越中线,或张口受限,或伴病理性骨折。

骨源性和牙源性肿瘤:

T1——临床无明显症状,X线有骨质破坏。

T2——肿瘤直径>2cm、≤5cm,尚局限于骨内,X线有显著骨质破坏。

T3——肿瘤直径≤5cm,已穿出颌骨。

T4——肿瘤直径>5cm,或肿瘤不论大小,已有明显张口受限,或已有眼球活动障碍、移位、复视,或已侵犯颅底。

软组织肉瘤:

T 系与原发部位相应的癌相同。

恶性黑色素瘤:

T 系与原发部位相应的癌相同。

N 系:所有的恶性肿瘤通用。

N0——未触及淋巴结。

N1——同侧淋巴结触及。

N1a——估计无转移。

N1b——估计有转移。

N2——双侧或对侧淋巴结触及。

N2a——估计无转移。

N2b——估计有转移。

N3——同侧或双侧或对侧确定有淋巴结转移。

M 系:全部通用。

M0——临床未发现远处转移。

M——临床已发现远处转移,在 M 后用( )注明转移的部位。

说明:

1. TNM 分类适用于初发病例,不适用于复发病例。

2. N1\N2\N3 术后均应在出院病史中注明病例检查结果,阳性者为 M(+),阴性者为(-),尚在观察未作处理者为(?)。

TNM 分期划分如下:

0 期:TisN0M0

Ⅰ 期:T1N0M0

Ⅱ 期:T2N0M0

Ⅲ 期:T3N0M0, T1N1M0, T2N1M0

Ⅳ 期:T4N0M0, 任何 TN2M0,任何 TN3M0,任何 T,任何 NM(+)

六、治疗方法

(一)手术治疗

彻底切除原发瘤灶和颈部淋巴结是口腔颌面部肿瘤的主要治疗方法。

原发瘤的切除:手术切除是绝大多数良恶性瘤的主要治疗方法,良性瘤一般是在包膜外切除,临界瘤则应在肿瘤周围的正常组织中切除以减少术后复发。低恶性瘤一般在距肿瘤边缘 1~2cm 的正常组织内切除。发生于大涎腺如腮腺、颌下腺的良恶性瘤,应将大部分或全部腺体切除, 发生于颌下腺的癌还应将颌下三角内容一并切除。肿瘤切除后所遗的组织缺损可以植皮、转移组织瓣修复。高恶性肿瘤的切除范围要更加广泛。晚期恶性瘤不宜做根治性手术切除时,可采用姑息性切除以减轻症状、缓解患者的痛苦。已经发生了远处器官转移并非手术切除的禁忌,某些恶性肿瘤如腺样囊性癌、恶性黑色素瘤虽已发生了远处转移, 如能切除原发瘤灶有时也能获得较满意的疗效。多年来的临床研究证明一味地扩大手术的切除范围不一定能提高生存率。多种口腔颌面部癌的扩大切除和根治性颈清术不仅不能提高患者的生存率,反而缩短了患者的生存期。手术治疗失败的主要表现为复发,为了减少术后复发,除了彻底切除癌灶外,还应在术中严格执行无瘤的操作原则,避免术中瘤细胞的种植。

区域转移淋巴结的处置:目前已有多种颈清术,口腔恶性肿瘤常用的为肩胛舌骨肌上颈清术、功能性颈清术和传统颈清术。N0 期病例是否需行颈清术仍是一个有争议的问题。有研究指出肿瘤的浸润深度能提示隐匿的颈部淋巴结转移,原发瘤灶的浸润深度测量可使用目测微计观察瘤组织的石蜡切片从瘤灶表面至其深部的垂直距离,其精确度可达 0.1mm,原发灶浸润深度<1.5mm 者, 颈部淋巴结转移率为 2%,浸润深度为 1.6~3.5mm 者, 其颈淋巴结转移率为 33%,如浸润深度>3.6mm,其颈部淋巴结转移率增至 60%。一般认为颈部淋巴结转移率超过 15%即应在切除原发灶同时行颈清术。

(二)放疗

口腔颌面癌的大多数是鳞状细胞癌, 其对放射线中度敏感。近来的临床研究表明过去认为不甚敏感的腺癌，随着放疗的发展有了一定的敏感。口腔颌面部面积狭小、结构复杂，维持着人的容貌和多种重要的功能。外科手术的切除要受到解剖条件的限制，因此，放射治疗就成为某些口腔颌面肿瘤的重要治疗方法。

临床上，根据其对放疗的敏感性，可将口腔颌面肿瘤大致分为三类：

对放射线敏感者：霍奇金病、浆细胞肉瘤、网织细胞肉瘤、淋巴肉瘤、未分化癌、淋巴上皮病、尤文肉瘤、嗜伊红细胞增生性淋巴肉芽肿。

对放射线中度敏感：鳞状细胞癌。

对放射线不敏感：骨肉瘤、纤维肉瘤、平滑肌肉瘤、脂肪肉瘤、恶性黑色素瘤。临床研究表明如能大部切除涎腺癌灶，其残剩的癌予放疗，也可以控制癌灶的复发。某些涎腺癌的晚期病例的放疗也可以取得一定的疗效。放疗同时予以放射增敏剂、高压氧、激素和某些中草药可以提高放射线对瘤体内乏氧细胞的杀伤力，提高疗效。在放疗开始前、中、后给肿瘤局部加温也可以提高放射线对瘤细胞的杀伤力，即为所谓热放疗。热生物学研究证实，加温至 42℃~45℃，放射线对瘤细胞有选择性的杀伤作用。而正常细胞可以耐受这一加温。

（三）化疗

口腔颌面部鳞癌对化疗有一定的敏感性，较常用的化疗药物有紫杉类、铂类、博莱霉素、5-Fu 等。化疗仅作为术前或术后的辅助治疗手段，或晚期病例的综合治疗。由于口腔颌面部肿瘤位置较表浅，化疗药物的局部应用有时可以取得十分满意的疗效。如血管瘤、淋巴管瘤的平阳霉素局部注射可以使瘤灶部分甚至完全消退。

（赵文川）

第四节　牙龈癌

一、流行病学

龈癌常见，其发生率在口腔癌中仅次于舌癌居第二位，约占全身恶性肿瘤的 0.3%~0.7%，口腔癌的25%；天津医科大学附属肿瘤医院诊治的龈癌约占全身癌的 0.23%（81/35799），全部口腔癌的 15.9%（81/510）。近些年来，龈癌的发病率有下降的趋势。

二、病因

确切病因不清，目前认为龈癌的发生可能与长期口腔卫生不良，口腔内残坏牙齿和不良修复体的慢性机械性刺激和损伤，某些黏膜病如白斑、红斑、糜烂型扁平苔藓和某些癌前病变有关。

三、临床表现

龈癌多发生于 50 岁以上的中老年人，男性较女性多发，下颌牙龈较上颌牙龈多见，多发生于双尖牙和磨牙区，前牙区很少见，癌灶常位于颊侧，偶尔也有发生于上颌腭侧龈者。一般为单发病灶，癌灶呈浅的溃疡，红色，无疼痛，进展缓慢，病程多为半年至 1 年以上，癌灶发展形成菜花样肿物，即可突出于口腔内，其表面可有溃烂。癌灶也可形成一边缘不齐的深溃疡灶。癌灶可侵犯牙槽骨和颌骨使其吸收、破坏，致使受累区牙齿疼痛、松动、移位和脱落。癌灶可继发感染，少量出血和有腥臭味。下颌龈癌较上颌龈癌的颈淋巴结转移发生得早，转移率较高，多转移至颌下、颏下及颈深上组淋巴结，发生于前牙区龈癌可转移至双侧颈部淋巴结。下颌龈癌的颈部淋巴结转移率为 35%。少数病例晚期可以远处转移到肺、肝、骨（尤为椎骨）等处组织器官。

四、检查

应常规行癌灶钳取或切取活检以确定诊断，怀疑颌骨受累者，应摄颌骨 X 线片和以明确颌骨是否受累及其范围，受龈癌累及的颌骨可呈现压迫性吸收或浸润性破坏。癌灶较大者应摄 CT、MRI 以了解癌灶侵及范围。常规颈部 B 超检查了解有否颈部淋巴结转移。

五、诊断

根据病史、临床表现和活组织检查不难作出龈癌的诊断，但早期应与龈瘤相鉴别。上颌龈癌应与上颌窦癌累及牙龈或腭癌累及牙龈相鉴别（表 4-1）。

六、治疗

手术彻底切除癌灶、受累及的牙槽骨和颌骨是龈癌的主要治疗方法，早期病例（T1、T2）和晚期病例以

表 8-1　上颌龈癌侵犯上颌窦与上颌窦癌累及牙龈之鉴别	
上颌龈癌侵犯上颌窦	上颌窦癌累及牙龈
病史　先有牙龈的表现,晚期出现鼻塞、先有鼻塞、涕血等表现 涕血表现,	中晚期出现牙龈表现,部分上颌窦底壁癌也可早期同时有鼻部和牙龈表现
表现　早期可见口腔内溃疡性或外生性癌灶,晚期才有上颌窦破坏	早期多不见癌灶,可见眶下区肿胀,偶可见无肿物的上颌齿槽破坏、牙齿松动、脱落
影像　癌灶可破坏上颌窦底,窦内无肿物	窦腔有肿物、窦壁破坏
病理　分化较好的鳞癌,偶见低分化癌腺癌	不同分化的鳞癌,少数腺癌或其他恶性肿瘤

放疗为主的综合治疗也有一定的疗效。早期龈癌应行距癌灶 1cm 以上的牙龈及齿槽突切除、颌骨矩形切除或上颌骨次全切除。下颌龈癌已侵犯下颌骨者应做患侧下颌骨半侧切除或超越中线的下颌骨切除。上颌龈癌已侵入上颌窦者,应行患侧上颌骨切除。如癌灶已侵及邻近组织,应视情况行扩大的根治性切除,术前可予紫杉醇、顺铂、5-Fu 或平阳霉素(160~200mg)化疗,也可予术前放疗(4000~5000rad),待癌灶控制缩小后再手术切除。临床未发现颈部肿大淋巴结时,下颌龈癌应同期行选择性颈淋巴结清除术,上颌龈癌也可严密观察。怀疑或证实有颈部淋巴结转移,应同时行选择性或治疗性颈淋巴结清除术。中晚期的前牙区龈癌,应考虑行双侧颈淋巴结清除术。

体质较差,癌灶较小(T1)无淋巴结转移者也可予放射治疗和化疗。

晚期病例、因癌灶累及广泛或体质不能耐受手术者,予放疗和化疗。为防止发生放射性骨髓炎,放疗前应检查口腔、治疗或拔除龋坏牙齿,清除牙垢、牙石,控制消除牙根和牙周的炎性病变。

七、预后

下颌龈癌的预后好于上颌龈癌,其治疗后 5 年生存率分别为 53.3% 和 40.2%。下颌龈癌如有颈深上组淋巴结转移,则该率降至 33.3%,无颈淋巴结转移的 T1、T2 期下颌龈癌,单纯放疗后 5 年生存率为 60%,而 T3、T4 期则降为 23.1%。

八、牙龈癌局部切除术

1.适应证

位于口腔前方的未累及颌骨、无颈部淋巴结转移的局限性牙龈癌。

2.术前准备

口腔清洁。

3.体位和麻醉

坐位或仰卧头高位,齿槽神经传导阻滞麻醉,辅以舌、腭侧局部浸润麻醉,或局部浸润麻醉。

4.手术步骤

(1)距癌灶 1~2cm 切开龈组织,直达骨膜下。

(2)拔除病变区牙齿,咬除或凿除邻近病变部位的牙槽骨。

(3)舌、颊侧黏膜对位间断缝合,消灭创面。

5.术后处理

(1)清洁口腔,每日口腔护理。

(2)进流质或鼻饲。

(3)术后 5~7 天拆线。

九、牙龈癌局部扩大切除术

1.适应证

癌灶较大,已侵犯邻近骨质和软组织,但无颈淋巴结转移者。

2.术前准备

术前 3 天清洁口腔,去除病灶牙。

3.体位和麻醉

仰卧垫肩头低位,经鼻插管全身麻醉。

4.手术步骤

(1)下唇切开入路:中线切开下唇,沿唇颊沟和舌侧固着龈,距肿瘤 0.5~1.0cm 切开龈黏骨膜直达下颌骨表面, 翻起龈黏骨膜连带肿瘤切除范围内的牙槽骨,用电锯呈方形整块切除,修整骨创缘后骨蜡止血。创腔内填以碘仿纱条并行颊舌侧缝线固定之,间断缝合口内伤口再分层缝合下唇及颏部。

(2)颌下切开入路:距下颌下缘下方 2~2.5cm 弧形切开患侧颌下区达颏下部,沿颈深筋膜浅层分离皮瓣达下颌下缘,切开下颌骨膜,紧贴下颌骨面,在口内距肿瘤约 1cm 以上的黏膜处切开黏骨膜,拔除位于切口两端的牙齿。

用拉钩拉起颊组织瓣,充分显露肿瘤区颌骨骨面,用摇摆锯沿黏膜切口截除与肿瘤相连的颌骨上 1/2 的部分,连同肿瘤一并切除,骨创面涂骨蜡止血。冲洗伤口,将颊黏膜与口底舌侧黏膜对位缝合,缝合下颌骨膜,再逐层缝合颈部,放置橡皮引流条,局部加压包扎。

5.术后处置

注意口腔卫生护理,应用抗生素预防感染,48 小时后拔除引流条。

注意:

(1)对病灶较大,下颌骨受累范围广泛,颈部已有淋巴结转移者,须行全身麻醉下的龈、颌、颈联合根治术。

(2)怀疑或确定有颈淋巴结转移者,须同时行根治性或功能性颈清术。如病灶较小、转移淋巴结较少且患者体质较差者,也可合并第二种术式行肩胛舌骨肌上颈清术,但其颌下之切口下端应向下延至甲状软骨下方水平,切口上端应达对侧颏下区。

(3)上牙龈癌灶较大者,可做 Weber 式面部切口,行上颌骨部分切除,可不做眶下的横切口。

(赵文川)

第五节 口底癌

一、流行病学

口底癌较少见,约占全部口腔癌的 2.8%~3.46%,口腔鳞状细胞癌的 8%。天津医科大学附属肿瘤医院资料口底癌约占全身癌的 0.9%(32/35799),占全部口腔癌的 6.27%(32/510)。

二、病因

口底癌可以由口底黏膜白斑、红斑或糜烂型扁平苔藓恶变而来,咀嚼烟叶和槟榔、口腔内不良修复体的长期慢性刺激、口底黏膜的慢性炎症和长期口腔卫生不良可能与口底癌的发生有关。

三、临床表现

口底癌好发于中老年人,以 40~60 岁为发病高峰,无明显的性别差异。常发生于口底舌系带的两侧,多单侧发生,偶有双侧发生者。口底癌常为溃疡型生长,少数也可以为外生型生长,病情进展较快,病程多不足半年。溃疡型初起为口底黏膜的白色小圆形病灶,无疼痛,溃疡边缘隆起,基底硬韧,底部布满了肉芽,触之易出血;外突型则长成位于舌系带侧方的菜花状肿物,表面有溃烂。口底癌初起常无何症状,癌灶发展侵入黏膜下组织会发生疼痛、流涎、舌活动受限、影响咀嚼、吞咽和语言。稍晚些,癌肿即可侵犯舌系带蔓延到对侧口底前部,其向内可侵犯舌体,向后可侵犯咽侧壁,向外扩展可侵犯牙龈、牙槽骨和下颌骨。癌肿还可侵犯同侧颌下腺或舌下腺,甚至侵及颌下区和颏下区形成一贯通口腔内外的巨大肿块。口底癌常易继发感染而有恶臭,伴有少量出血,累及口咽部可致进食和呼吸困难。发生于口底后部的口底癌易早期侵犯下颌骨、舌、舌下腺和口咽部。口底癌常早期发生同侧颌下、颈深上、中组淋巴结和颏下淋巴结转移,也可转移至对侧颌下及颈深淋巴结,T1 期淋巴结转移率达 27.8%,T2 期为 48.2%,有 24.1% 的病例有隐性淋巴结转移。Ⅰ区转移率为 46.9%,Ⅱ区为 75.3%,Ⅳ区为 6.5%,Ⅴ区为 2%。发生于口底前部的口底癌其恶性程度低于发生口底后部者。口底癌较少发生血行远处器官转移到肺、肝、骨等处。

四、检查

应常规钳取或切取癌组织送组织病理检查以确定诊断,癌灶较大可疑累及下颌骨者应进行颌骨 X 线检查,以明了下颌骨是否受到侵犯及其受到侵犯的范围,X 线片上受癌灶侵犯的下颌骨呈蚕食状溶骨性破坏。行 CT、MRI 检查以明了癌灶的侵犯范围。

五、诊断

根据病史、临床表现和活组织检查不难做出口底癌的诊断,早期口底癌应与发生于口底黏膜的复发性口疮、褥疮性溃疡相鉴别,中晚期口底癌应与口底蜂窝织炎相鉴别,后者常伴有全身衰弱、发热、白细胞升高等急性炎性表现,检查口底部常无明显的溃烂,而表现为口底组织明显肿胀和舌体抬高,经有效抗感染治疗或切开引流后,肿胀迅速消退。此外,口底癌还应与舌下腺癌相鉴别,后者肿物常位于口底深部,其表面黏膜常无异常,极少出现溃烂。

六、治疗

除早期(T1)口底癌可采用放射治疗外,均应以手术治疗为主,应强调根治性切除才能取得较好的局部控制效果。口底癌易早期侵犯下颌舌侧牙龈和骨板,为确保癌灶切除的彻底和易于关闭创口,早期癌灶一般应同时切除癌灶邻近的舌侧龈、舌侧下颌骨板和齿槽骨,而不必切除未受累及的舌下腺。如癌灶已与下颌骨舌侧骨膜粘连,影像检查未发现颌骨破坏,须行下颌骨矩形切除;如下颌骨已受侵犯并发现可疑或确定的颈部淋巴结转移,应行切除包括口底、下颌骨和颈淋巴结的联合根治术。所遗组织缺损转移组织瓣即刻修复。N0期同期行肩胛舌骨肌上颈清术,N+期应行功能性或根治性颈清术。癌灶过大也可以予术前放疗或化疗(紫杉醇、顺铂、5-Fu 或平阳霉素),使其缩小后再手术切除。晚期不宜手术的病例予放化疗。

七、预后

口底癌多为中等分化的鳞癌,偶有腺癌,男性的预后较女性差,腺癌的预后较鳞癌差。口底癌手术切除的局部控制率为 82.6%,口底癌的预后与治疗前有无颈淋巴结转移有密切的关系,无颈淋巴结转移者,5 年生存率为 51%。如术前已有颈淋巴结转移,则治疗后的 5 年生存率仅为 29%。

八、口底癌局部切除术

1.适应证

早期口底癌(T1~T2 期),无下颌骨累及,癌灶与舌侧龈之间尚有正常黏膜者。

2.术前准备

术前 3 天开始清洁口腔。

3.体位和麻醉

仰卧垫肩头低位,鼻腔插管全身麻醉。

4.手术步骤

患者取仰卧头低位,如气管插管不带套囊,应填塞咽腔纱条,准备吸引器,电刀距肿瘤边界约 0.5~1cm 完整切除肿瘤,术中如有出血,可边吸引边切除,术中所遗口底缺损不能拉拢缝合者,应游离全层皮瓣修复,打包加压。

如癌灶较大,口底缺损较大切除后即不宜游离植

皮修复,宜转移颈前肌皮瓣额瓣等修复。

如癌灶已累及下颌骨或舌,可疑或确定有颈淋巴结转移则应行口底颌颈或舌口底颈联合根治术,手术方法参见舌颌颈联合根治术。所遗组织缺损,以胸大肌皮瓣、颈前肌皮瓣修复。

5.术后处置

(1)保持口腔卫生,每日口腔护理。

(2)予抗生素预防感染。

(3)口底部植皮 7~10 天后打开拆线,移植的肌皮瓣应注意其色泽,温度,如有皮色变暗、皮温变冷常示其血供不良,应及时采取措施。

(赵文川)

第六节　舌癌

一、流行病学

舌癌是我国最多发的口腔癌,约占口腔癌的 35.5%~37.2%,天津医科大学附属肿瘤医院诊治的舌癌占口腔癌的 39.8%(203/510),占同期诊治的头颈癌的 5.8%(302/3499)。

二、病因

舌癌的相当多的病例有较明显的诱因,如长期吸烟、过量饮酒、残坏牙齿或不良修复体对舌的长期创伤,或在黏膜白斑、红斑、糜烂型扁平苔藓和红斑等黏膜病变的基础上发生,偶有自乳头状瘤恶变而来。青少年的免疫功能低下和缺陷、器官移植后长时间应用免疫抑制剂也可能与舌癌的发生有关。

三、临床表现

舌癌多发生于中老年人,40~50 岁为发病高峰,40 岁以下人群舌癌发病率不足 5%。约 3/4 的舌癌发生于舌体,约 70% 发生于舌中 1/3 侧缘处。此外,舌癌还可以发生于舌腹、舌背和舌根处,而舌体前 1/3 和舌尖处极少发生。癌灶一般为单发,早期为无何症状的小结节或溃疡,逐渐浸润增大发生疼痛。随后癌灶以以下三种生长方式:溃疡型、浸润型和外生型生长。浸润型和溃疡型多见,浸润型仅见病变处增厚变硬而不

见肿物；溃疡型则形成一个边缘稍隆起的深在溃疡灶，溃疡灶边缘硬韧，底部有污秽物覆盖，触之易出血；外生型少见，癌灶呈乳头状或不规则形肿块突出于口腔内，表面有轻度溃烂和出血。无论哪一型舌癌均伴有舌活动受限、流涎和疼痛，有程度不等的口臭。随着癌灶的增大疼痛加重，尤以夜间疼痛难忍使患者不能入睡。晚期癌灶可以蔓延到口底、下颌骨和口咽部，影响语言、进食和呼吸，患者呈衰竭状态。

有些病例以舌疼痛为首发症状而不见舌的肿物。舌根癌早期无症状或有口咽不适而易被误诊为慢性咽炎，癌灶隐蔽而不易被发现，一般浸润性生长，癌灶呈弥漫结节状，而非突出于舌表面的肿块，临床上应提高警惕。

舌癌是最早和最易发生颈淋巴结转移的口腔癌，其转移率高达50%~80%，约有40%的患者就诊时已有颈淋巴结转移，多转移至同侧颌下、颏下和颈深上淋巴结。约12.2%的病例有跳跃性转移到颈内静脉下组、锁骨上或副神经链淋巴结。约30%的病例有隐性而不能经术前临床检查发现的淋巴结转移。舌癌淋巴结转移的发生与患者的性别、年龄、分期、癌灶发生的部位、癌灶的神经、血管侵犯、癌细胞的分化程度、癌灶的厚度均无密切的关系。一般在较晚期，舌癌可经血行转移到肺、骨、肝脑等器官。有报道指出舌癌灶厚度是唯一与隐性淋巴结转移、局部复发和存活期长短有关的因素。癌灶厚3mm时，其隐性淋巴结转移率为8%，局部复发率为0，5年生存率为100%；超过3mm时，其上述三率分别为44%、7%和76%；超过9mm时，上述三率则分别为53%、24%和66%。

四、检查

应常规行癌灶钳取或切取活检以确定诊断，常规行B超、CT、MRI肺的X线和CT检查，明了颈部淋巴结状况、癌灶的侵犯范围和有无肺的转移。怀疑有颌骨、上颌窦累及者应行颌骨的X线检查。

五、诊断

依据病史、临床表现和组织活检报告不难作出诊断，对不明原因的舌和口咽部疼痛、时间较久的舌侧缘溃疡、舌白斑等黏膜病变和反复复发的舌乳头状瘤均应及时钳取活检，排除舌癌的可能。舌根癌应与舌根部的异位甲状腺和其肿瘤相鉴别。后者虽任何年龄都可

以发生，但多见于15~35岁的女性，临床可见舌根中央相当于舌盲孔和会厌之间有呈半球状隆起的暗红色肿物，表面黏膜无异常或有轻度糜烂，也可见怒张的静脉，肿物与舌根组织分界清楚，大小不等，小者不足厘米，大者可达3cm以上，实性，中等硬度而有弹性，压之不变色也不变小，不活动，无压痛，无较严重的舌活动障碍。^{131}I扫描可以做出诊断。此外，舌癌还应与舌叶状乳头炎、舌结核、创伤性溃疡、口疮相鉴别。

六、治疗

舌癌应予外科手术为主的综合治疗，视癌灶的大小和厚度、组织分化程度、临床分期和患者的身体状况具体分析后决定其治疗策略。除晚期不宜手术切除的病例和癌灶较大的舌根癌外，均以手术切除癌灶及其转移淋巴结为主，辅以放疗和化疗。早期较小的癌灶也可选择单纯手术切除、单纯放疗、化疗后手术切除或冷冻治疗，晚期病例予综合治疗。小于2cm的舌体癌、舌根癌可予组织间放疗（6000~8000rad）和外照射放疗。手术方面，较小的癌灶可以切除后直接缝合，癌灶较大，须行半舌切除直至全舌切除，术前予颞浅动脉插管化疗或静脉化疗后手术切除。颞浅动脉插管化疗的反应率有报道达100%，癌灶和转移淋巴结可有明显缩小而有利于被彻底切除，是一种十分有效的术前化疗方法。

舌癌易于发生颈淋巴结转移，在切除原发癌灶的同时行选择性、功能性或根治性颈清术。未发现转移或可疑淋巴结，可行肩胛舌骨肌上颈清术；已有转移或可疑转移的，行功能性或根治性颈清术，同时还应仔细检查和处理对侧颈淋巴结。除T1期和部分T2期的舌部分切除术可以在口腔内进行外，其余均需行下唇或下颌骨中线切开进行手术，以彻底切除癌灶。舌癌未累及口底，可以保留患侧下颌骨；癌灶已累及口底，但未侵犯下颌骨舌侧黏膜，可行下颌骨矩形切除，保留下颌骨的连续性；已侵犯舌侧黏膜时行患侧下颌骨切除。

舌癌累及口底应将口底一并切除，所遗组织缺损可直接缝合舌断缘和颊或转移组织瓣修复。

舌癌对化疗有一定的敏感性，一般作为术前的辅助治疗或失去了手术机会的晚期病例的姑息性综合治疗。年老体弱或不宜手术的病例，可予冷冻治疗结合放疗或化疗。青少年患者应避免放疗，以免引发其他恶性肿瘤。

较早期的舌根鳞癌可予手术切除，术后辅以放疗。

切除舌根癌灶同时行同侧颈清术，如癌灶位于舌根中央部位，或对侧颈部发现转移的淋巴结，也应行对侧颈清术，术后放疗。如有多个淋巴结转移或有淋巴结包膜外侵犯，再加化疗。经治疗87例舌根鳞癌，5例局部复发，12例颈部淋巴结复发，22例远处转移。5年生存率Ⅰ期100%、Ⅱ期86%、Ⅲ期62%、Ⅳ期48%。

七、预后

治疗后约有一半病例局部或（和）颈部淋巴结复发，多发生于治疗后一年之内。其5年生存率为22%~70%。影响其预后的主要因素有癌的组织类型和组织病理分级、临床分期和癌灶切除是否广泛彻底。癌灶切除不够广泛彻底常是复发的主要原因。

八、舌体部肿瘤切除

（一）舌体肿物楔形切除术

1.适应证

（1）发生于舌尖或舌侧缘直径<3cm的良性瘤。

（2）位于舌侧缘的T1舌癌，癌灶边界较清楚，无颈部淋巴结转移，无远处器官转移。

2.术前准备

清洁口腔。

3.体位和麻醉

仰位垫肩头正中位，鼻腔插管全身麻醉或基础加局部麻醉。

4.手术步骤

（1）手术切口：良性瘤切口距瘤边缘约0.5~1cm，

恶性瘤切口距瘤边缘至少要在1.0~1.5cm以上（图8-3）。

（2）肿瘤切除：在舌尖部缝穿两条粗线将舌牵出口外，按切口线切开舌黏膜后，稍偏向舌肌深面切开舌肌，再切开舌腹黏膜，将肿瘤及其邻近的舌组织一并切除。

（3）"8"字缝合舌肌后间断缝合舌黏膜(图8-4)。

5.术后处置

（1）鼻饲进流质7~10天后改为经口进流质、半流质。

（2）清洁口腔。

（3）予抗生素预防继发感染。

（二）舌背部肿瘤切除术

1.适应证

（1）舌背部良性瘤，直径<3cm。

（2）T1、T2舌癌，边界较清楚，癌灶距舌中线尚有1.5~2cm以上的正常舌组织。颈部无转移淋巴结，无远处器官转移。

2.术前准备

同舌肿瘤楔形切除术。

3.体位和麻醉

同舌肿瘤楔形切除术。

4.手术步骤

同舌肿瘤楔形切除术（图8-5和图8-6）。

5.术后处置

同舌肿瘤楔形切除术。

6.手术经验和技巧

（1）舌的血液供应十分丰富，为减少术中出血，可

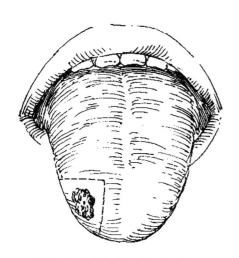

图8-3　舌体肿瘤楔形切除术切口。

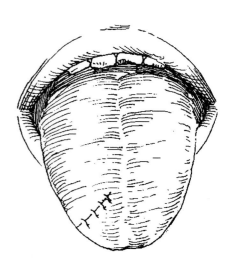

图8-4　缝合伤口。

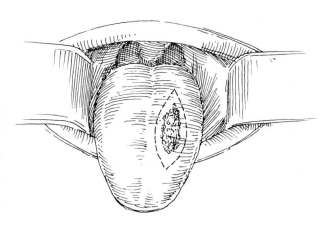

图 8-5 舌背肿瘤切除术切口。

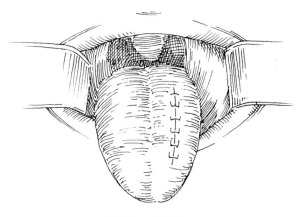

图 8-6 缝合伤口。

选用以下方法。

用电刀完成舌切除可明显减少出血,对术后伤口愈合无影响。切除肿物前,在人字沟处大针粗线贯穿缝扎患侧半舌,肿物切除缝合后拆除。边切除舌肿物边缝合。

(2)舌切口边缘缝合进针距切缘应在 0.5cm 左右,粗线,缝合黏膜时应连带一些舌肌才能牢固。

(3) 有条件时如癌灶较大,术中冰冻切片以保证切缘阴性。

(三)半舌切除术

1.适应证

(1)除位于舌缘的外凸癌灶,T1~T2 鳞癌和低恶性腺癌,而且癌灶边缘距舌中线尚有 1.5~2cm 以上的正常舌组织,可做癌灶的局部切除外,其他舌癌均为半舌切除的适应证。

(2)一侧舌体的较大的良性瘤。

2.术前准备

同舌肿瘤楔形切除术。

3.体位和麻醉

仰卧垫肩,头正中位。鼻腔插管全身麻醉。

4.手术步骤

(1)半舌切除:舌尖穿线将舌牵出口外,从对侧舌尖部弧形切开舌黏膜和舌肌至舌中线,沿舌中线向后切开舌黏膜达舌盲孔前方,转向外与人字沟平行切至舌后 1/3 外侧缘。再沿舌系带向下切开舌腹黏膜至口底,转向后平行于舌外缘切开口底黏膜使之与舌体的黏膜切口相连。从舌尖向后沿舌中线切断舌内肌,在舌前中 1/3 交界处的舌肌内寻出舌动脉,分离结扎之,将半舌切下(图 8-7)。

(2)缝合:自舌尖开始,大针粗线由前向后 8 字或褥式缝合舌内肌,间断缝合舌背、舌腹和口底黏膜(图 8-8)。

5.术后处置

同舌肿瘤楔形切除术。

6.手术经验和技巧

如癌灶位于舌体后部近舌根处,不能经口内途径被彻底切除。可经颌下和下唇切开后再切除之。颈部切口不宜呈直线而应呈弧形,以减少愈合后的瘢痕挛缩。

(四)半舌切除、肩胛舌骨肌上颈清术

1.适应证

(1)T1~T2 舌侧缘鳞癌,向内未达舌中线,向后未达人字沟,向下未达口底。

(2)无颈部淋巴结转移,无远处器官转移。

2.术前准备

清洁口腔,颈部皮肤备皮。

3.体位和麻醉

仰卧垫肩头后仰,头偏向健侧,完成颈清术后再转至头正中位。 鼻腔插管全身麻醉。

4.手术步骤.

(1)切口:肩胛舌骨肌上颈清术的颈部皮肤切口始自患侧乳突下约 2cm,沿斜方肌前缘弧形向下达肩胛舌骨肌下腹后折向上达对侧颏下。将 Ⅰ 、Ⅱ 、Ⅲ 区的淋巴结、颌下腺和脂肪结缔组织整体切除,也可包括舌骨上肌群和口底肌。

(2)半舌切除

5.术后处置

同舌肿瘤楔形切除术。

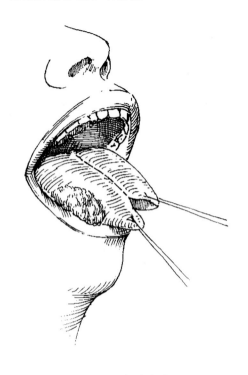

图 8-7 切除半舌。

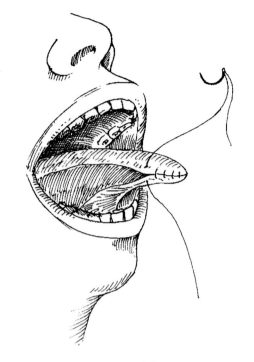

图 8-8 缝合伤口。

(五)保留下颌骨下缘的舌颌颈联合根治术

1.适应证

(1)累及口底的 T2、T3 期舌体癌,但未累及下颌骨舌侧黏膜。

(2)有同侧上颈部淋巴结转移,无远处器官转移。

2.术前准备

同半舌切除、肩胛舌骨肌上颈清术。

3.体位和麻醉

同半舌切除、肩胛舌骨肌上颈清术。

4.手术步骤

(1)常规完成颈清术:颈部皮肤切口始自患侧乳突下约 2cm,沿斜方肌前缘曲形向下达锁骨上窝后折向内, 平行并距锁骨上缘约 1~2cm 向前达胸骨上窝后折向对侧胸部。在切口上部再画一横行切口线,其平行并距下颌骨下缘约 2cm 向前达对侧颈下。完成功能性颈清术,使颈清术切除的组织标本连于颌下口底部。

(2)切除下颌骨体上 1/3:将患者头部摆至仰卧正中位,正中切开下唇和颈部,使切口与颈下切口联通。口内偏向颊侧由前向后切开前庭沟,紧贴下颌骨骨膜表面锐性分离颊部组织瓣达升支前缘处。再仔细剥离下颌骨体舌侧黏骨膜,保护口底软组织。线锯或电锯切除下颌骨体上 1/3 的牙槽突,颌骨创面敷骨蜡止血。

(3)半舌切除:操作与前述的半舌切除相同,唯在切除舌时将患侧口底软组织连同半舌一并切除。妥善止血后将切下离断的半舌、部分颌骨从口底经下颌骨下缘内侧向下拉至颌下,与颈清术标本一并整体切下(图 8-9)。

(4)口腔重建:粗线间断缝合舌背、舌腹的黏膜、舌肌以重建舌尖部,将舌侧缘黏膜和部分舌肌与面颊部组织瓣的黏膜、黏膜下和颊肌分层间断缝合重建口底。对齐唇红后分层间断缝合下唇的黏膜、肌层和皮肤。

(5)在颌下和颈根部分别置入负压引流管后分层缝合颈部伤口,加压包扎。

5.术后处置

同舌肿瘤楔形切除术。

(六)舌颌颈联合根治术

1. 适应证

累及口底、下颌骨黏骨膜和下颌骨的 T3、T4 期癌,有患侧颈部淋巴结转移(N2~N3),无远处器官转移。

2.术前准备

同半舌切除、肩胛舌骨肌上颈清术。

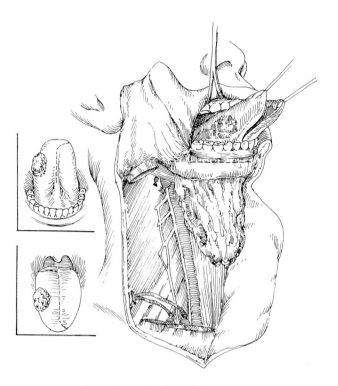

图 8-9 切除半舌和部分下颌骨。

3.体位和麻醉

同半舌切除、肩胛舌骨肌上颈清术。

4.手术步骤

（1）皮肤和口内黏膜切口：同保留下颌骨下缘的舌颌颈联合根治术。

（2）常规完成功能性或传统颈清术：手术切除的组织块连于颌下部(图 8-10)。

（3）下颌骨切除：正中切开下唇，紧贴颌骨表面分离面颊部组织瓣达下颌角处，拔除患侧中切牙，电锯或线锯切断下颌正中联合、下颌骨体与升支的结合处,骨蜡涂覆止血(图 8-11)。

（4）半舌切除：从健侧舌尖健侧弧形切开舌背黏膜，沿舌中线切开至人字沟前方，再横行切开至舌侧缘与下颌升支前缘的颌骨截断处的切口相连。切断大部分舌肌，组织剪剪开舌腹和口底黏膜，提起已离断的半舌从前向后剪断颏舌骨肌、舌骨舌肌、下颌舌骨肌和茎突舌骨肌。再剪断口底后部的黏膜和黏膜下组织,将组织标本整块切下。

（5）舌及口腔重建：间断分层缝合舌体的舌背和舌腹黏膜重建舌尖部,将舌切缘黏膜与颊组织瓣黏膜

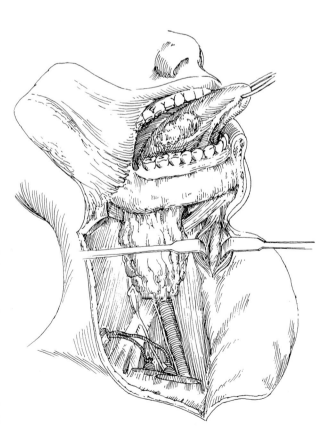

图 8-10 颈清术切除的组织块连于颌下部。

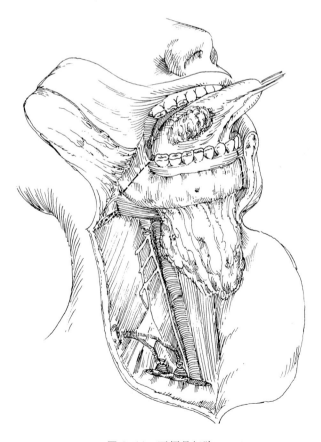

图 8-11 下颌骨切除。

间断缝合后,再缝合黏膜下层、残舌的肌层与颊肌,间断分层缝合下唇重建口腔。

(6)颌下和锁骨上窝处分别置入负压引流管,分层缝合颈部后加压包扎。

5.术后处置

同舌肿瘤楔形切除术。

6.手术经验和技巧

(1)术后造成严重的颌面部外形和功能损伤,应严格其适应证。

(2)可以通过转移组织瓣即刻修复颜面部缺损,如自体骨移植、胸大肌肌皮瓣、颈前肌皮瓣、游离前臂肌皮瓣等。

(3)老年患者应注意术后的气道通畅,必要时行预防性气管切开或紧急气管切开。

九、舌根肿瘤切除术

(一)口腔内直接切除术

1.适应证

舌根部直径不足 2cm 的良性肿瘤,或恶性肿瘤边界清楚,分化良好者。

2.术前准备

术前 3 天开始口腔清洁。

3.体位和麻醉

仰卧垫肩头低位,气管切开全麻,使用肌松剂使口咽部肌肉松弛、吞咽反射消失。

4.手术步骤

(1)取仰卧头低位,用开口器撑开口腔,粗丝线将舌牵出口腔,如肿瘤显露不好,可切断舌系带,术毕再予缝合。

(2)沿舌癌灶一侧的安全边界(良性肿瘤可距肿物不足 1cm,恶性肿瘤须距肿瘤 1~2cm),电刀切开肿瘤周边的正常舌黏膜和肌肉,边切开,边粗线缝合,保留缝线以作牵引,将患侧舌切除。也可先切开肿瘤前部的黏膜,分离切断舌肌,寻出舌动脉,予以切断结扎,应注意保留舌神经,将肿瘤前端完全掀起上提,逐步向后下切断舌黏膜和舌肌,直至肿瘤前端和深层肌肉完全离断,然后向上前牵拉肿瘤,显露其后界,整块切除之。褥式缝合舌肌,间断缝合舌黏膜,如术中切断了舌系带,应予间断缝合。

5.术后处置

(1)全麻清醒前应注意保持呼吸道通畅,及时清除口腔分泌物。

(2)行气管切开者注意气管切开护理,术后 7~10 天行堵管后无呼吸困难再拔除气管套管。

(3)鼻饲进流质 7~10 天后改为经口进流质、半流质。

(4)术后注意口腔卫生和护理,予抗生素预防感染。

(5)术后 10 天左右拆线。

(二)经舌咽切开进路切除术

1.适应证

(1)较大的舌根的良性肿瘤,舌根的异位甲状腺需切除者。

(2)放射治疗不能控制者。

2.术前准备

(1)行甲状腺同位素扫描,确定是否异位甲状腺。

(2)同舌颌颈联合根治术。

3.体位与麻醉

患者取仰卧垫肩头低位,鼻腔插管全身麻醉,或低位气管切开全身麻醉。

4.手术步骤

(1)手术切口,在舌骨下缘水平取弯曲向上的弧形切口,两端达胸锁乳突肌前缘,沿颈深筋膜浅层分离皮瓣至舌骨上方 2~3cm,途中钳夹切断颈前静脉和面静脉加以结扎。

(2)显露舌骨,紧贴舌骨切断二腹肌中间腱和茎突舌骨韧带之附着,如会厌受累,则行舌骨下咽切开;如会厌谷无累及,则行舌骨上咽切开进入口咽部。在此步骤时,应避免损伤行走于舌骨上缘之舌下神经(舌骨上咽切开)和经舌骨大角穿入甲状舌骨膜之喉上神经(舌骨下咽切开)。

(3)进入咽腔,显露舌根部,在一侧近舌骨大角处的咽黏膜上做一小切口,将食指伸入后放置于会厌谷上,以此食指为引导,横行切开黏膜,直至对侧舌骨大角。至此口咽腔可完全显露,用拉钩上下拉开观察舌根部肿物。

(4)直视下在安全边界处切除舌根部肿瘤,应注意保留舌动脉深支和舌下支、舌神经和舌下神经,将切除肿瘤后之舌体沿中线纵行全层切开,使患侧剩余舌的活动部分后移与舌根残部分层严密缝合。将术中切断的舌骨上、下肌肉间断缝合于舌骨上,切口两侧分别放置引流后,逐层缝合伤口。术毕做预防性气管切开。

5.术后处置

(1)行预防性气管切开或气管切开全身麻醉者应注意气管切开之护理。

(2)鼻饲流质 7~10 天。

(3)予抗生素预防感染。

(4)注意口腔清洁护理。

(三)咽侧入路切除术

1.适应证

(1)已累及舌根深部或舌侧缘、咽侧壁者。

(2)经口腔入路切除后复发者。

(3)舌根巨大的良性肿瘤。

2.术前准备

同舌颌颈联合根治术，如需同时切除一侧颌骨，应于术前制作斜面导板。

3.体位和麻醉

同舌颌颈联合根治术。

4.手术步骤

(1)自患侧乳突尖下方约 1~2cm 至下唇中部做弧形大切口，距下颌骨下缘应达 1.5~2cm。沿颈深筋膜浅层分离皮瓣达下颌骨下缘，注意寻找并保护走行于此的面神经下颌缘支，途中切断面静脉、面动脉并予结扎。正中切开下唇，术者与助手各捏紧下唇切口之两侧，切开后寻出下唇动脉并予结扎，在患侧龈颊沟处切开黏骨膜深达下颌骨表面，遂紧贴下颌骨面分离颊部全厚组织辨直至嚼肌前缘处。

(2)在嚼肌前缘处用线锯截开升支与下颌体，如保留下颌骨则须先在下颌骨离断处之两侧的下颌骨面处钻 4 个骨孔，以备术终结扎重新连接下颌骨。将下颌升支连同附着其上的嚼肌、翼内肌掀起，以充分暴露口咽部。

(3)以食指深入二腹肌深面触及颈内动脉，并探测肿瘤的边界以明了肿瘤与动脉之关系，确定切除范围(图)。

(4)在二腹肌深面寻出舌动脉，钳夹切断并结扎之，紧贴下颌骨切断茎突卜颌韧带，以向外牵拉茎突舌骨肌和二腹肌后腹，如仍感口咽暴露不满意，可电刀切断该二肌。游离并保护走行于此的舌下神经和颈内动脉，以防损伤。由前向后电刀切除舌根部肿瘤及受累及的咽侧壁组织。

(5)间断缝合口咽侧壁之黏膜和舌根部创口后，不锈钢丝线结扎或钛板固定复位的下颌骨，在创腔内置入负压引流后分层缝合颈部伤口。

5.术后处置

同舌颌颈联合根治术。

(四)经下唇、下颌骨正中切开切除术

1.适应证

(1) 舌根部较大的良性肿瘤。

(2) 无咽侧壁累及者。

2.术前准备

术前 3 天清洁口腔。

3.体位和麻醉

仰卧垫肩头低位，鼻腔插管全身麻醉，或低位气管切开全身麻醉。

4.手术步骤

(1) 沿面部中线切开下唇、颏部及颏下软组织直达舌骨水平，拔除一侧下颌中切牙后沿中线锯开下颌骨，锯开下颌骨之前，先于中线两侧下颌骨钻孔。

(2) 切断舌系带后将舌粗线牵出，如暴露不满意，可沿中线切开口底组织和舌体，直达舌根部。

(3) 在安全边界外电刀切除肿瘤，充分出血，分层缝合肌肉和黏膜，不锈钢丝线缝扎固定下颌骨。

5.术后处置

同口腔内直接切除术。

(赵文川)

第七节　颊癌

一、流行病

颊黏膜癌较常见，约占口腔的 22.5%，天津医科大学附属肿瘤医院诊治的颊黏膜癌占全身癌的 0.1%(37/35799)，口腔癌的 7.3%(37/510)。

二、病因

颊黏膜癌可在颊黏膜白斑、红斑、糜烂型扁平苔藓和盘状红斑狼疮等黏膜病变的基础上发生，口腔卫生长期不良、慢性感染和对颊黏膜的长时间机械性刺激和损伤也与其发生有关。

三、临床表现

颊黏膜癌多发生于中老年人，男性较女性多

发,男女性发病率之比为 2:1~3:1,如以上、下颌第一磨牙连线的延长线为界,可将颊部分为前、后两部分,颊黏膜癌常发生于颊黏膜的后份或后份与前份交界处。癌灶呈现溃疡型或外生型,生长较快,以溃疡型最多见,癌灶常垂直向深层侵犯,累及颊部全层,并可穿破颊部皮肤,侵犯上下颌牙龈、齿槽骨、颌骨、唇及软腭,并可侵及咽侧壁和翼颌间隙,发生逐渐增重的疼痛,牙齿松动、称位和脱落,张口受限,进食和吞咽困难,约 2/3 的颊癌发生颌下、腮腺区和颈深上组淋巴结转移,少见血行远处器官转移。

四、检查

应常规行癌灶钳取或切取活检以确定诊断,怀疑有颌骨、上颌窦累及者应行 X 线检查。

五、治疗

颊黏膜癌除浸润表浅而局限的早期病变(T1)可考虑单纯放射治疗外,中晚期病例均应采用以手术切除为主的综合治疗。

六、预后

颊黏膜癌治疗后的预后有较大差异,其 5 年生存率为 22%~70%。影响其预后的主要因素有癌的组织类型和组织病理分级、临床分期和切除癌灶是否广泛彻底。癌灶切除不够广泛彻底不仅易于术后复发,且其预后也比彻底切除者差。

七、颊癌局部切除术

1. 适应证
未累及颊肌的早期病变。
2. 术前准备
术前 3 天开始清洁口腔。
3. 体位和麻醉
坐位或仰卧头低位,颊神经阻滞麻醉,可辅加上、下齿槽神经阻滞麻醉。
4. 手术步骤
用开口器张开口腔,在距肿瘤边界 2cm 以外的正常黏膜做切口,将肿瘤及其深面的黏膜下及部分颊肌一并切除,所遗创腔妥善止血后,游离植入全层皮片,打包,加压,固定(图 8-12 和图 8-13)。

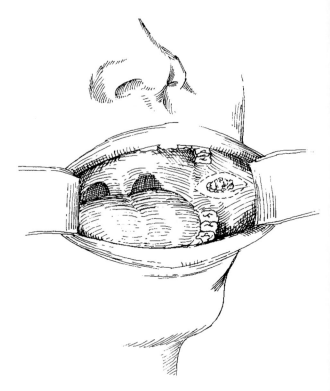

图 8-12 肿瘤切除范围。

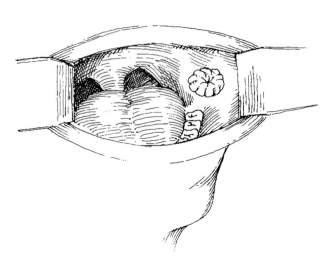

图 8-13 植皮修复颊部缺损。

5. 术后处置
注意清洁口腔护理,术后 10 天左右拆除缝线。

八、颊癌广泛切除术

1. 适应证
癌灶不论大小已伤及颊肌者。
2. 术前准备
术前 3 天开始清洁口腔。

3. 体位和麻醉

仰卧垫肩头低位,经鼻腔插管全身麻醉。

4. 手术步骤

(1)病灶切除之入路如无开口障碍则从口内开始,如有开口障碍则从颊部皮肤开始,开口内牵开口腔,准备吸引器,在瘤灶边界2cm以外的正常颊黏膜上边吸引边切开黏膜,肌层皮肤将癌灶及周边组织整块切除,在颊部形成一个洞穿性缺损。

(2)如果不立即修复颊部缺损,则将缺损之黏膜和皮肤对位缝合。如立即修复则可选用以下方法修复。

(3)局部皮瓣修复,如洞穿性缺损较少,可转移局部邻近的颊黏膜、颊肌,皮瓣修复颊部,分别分层缝合。如颊部皮肤移位后张力过大,也可以转移皮瓣覆盖于缺损处修复(图8-14至图8-17)。

(4)颈肌颈部皮瓣修复,在颈部按颊部所损之大小,形状切取一块稍大些的肌皮瓣细心剪去肌皮瓣部的皮肤,形成一以皮下组织和颈阔肌为蒂的肌皮瓣,另取一与颊部缺损等同的中厚层皮片缝合于颈部肌皮瓣的创面上,形成一双面均为皮肤的肌皮瓣,经下镫骨浅局的隧道移至颊部缺损处,将颊黏膜创缘与皮瓣创面上的皮片边缘间断缝合,不剪断缝线,填入磺仿纱条打包加压固定,将肌皮瓣的皮肤与缺损皮肤创缘间断缝合,在颊部与颈部分别置入橡皮片引流,颊部稍加压包扎(图8-18至图8-20)。

5. 术后处置

(1)注意口腔卫生清洁护理,予抗生素预防感染。

(2)鼻饲流质7~10天。

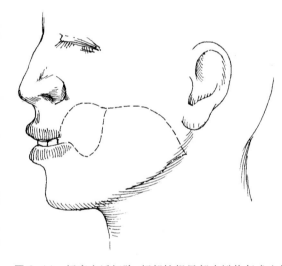

图 8-14 颊癌广泛切除,颊部缺损局部皮瓣修复术之切口。

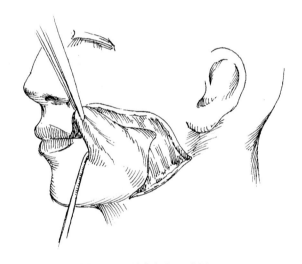

图 8-16 缝合颊部肌皮瓣。

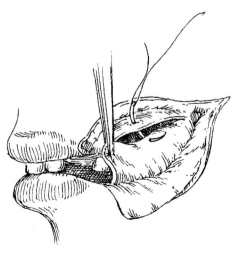

图 8-15 缝合颊黏膜。

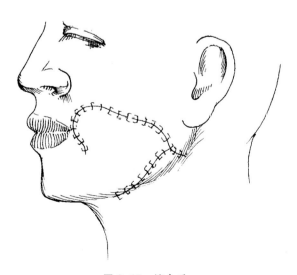

图 8-17 缝合后。

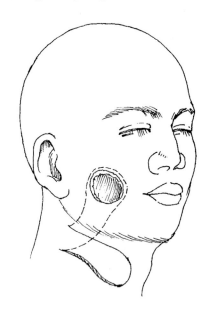

图 8-18 颊癌广泛切除,颈部肌皮瓣修复术之肌皮瓣切口。

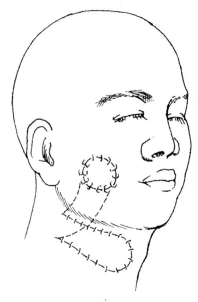

图 8-20 转移肌皮瓣修复颊部缺损。

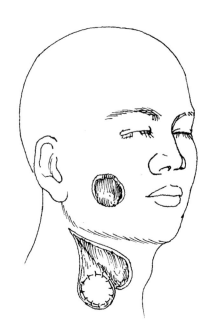

图 8-19 颈部肌皮瓣游离植皮。

(3)术后 48~72 小时拔除引流质。

(4)术后 10 天拆除口内外缝线。

6.手术经验和技巧

(1)颊癌治疗的失败多归因于癌灶切除的不彻底,故其切除安全边界至少应不少于 2cm 且其切除的深度也应足够。

(2)腮腺导管开口于颊部,常可受到累及,术中切断之导管应将其移位。

(赵文川)

第八节　唇癌

一、流行病

唇癌较常见,其发病率为 1.8/10 万,约占全部恶性肿瘤的 0.6%,口腔颌面部鳞状细胞癌的 9.57%,天津医科大学附属肿瘤医院资料表明唇癌约占全身癌的 0.12%(44/35799),全部口腔颌面部癌的 8.6%(44/510)。

二、病因

确切病因不清,目前一般认为长期接受紫外线照射是唇癌最重要的病因,动物实验证实 2900~3300A 的紫外线可以致癌。某些口腔黏膜病如白斑、糜烂型扁平苔藓、红斑和癌前病变如乳头状瘤、皲裂、慢性溃疡也与唇癌的发生有关。此外,口腔内不良修复体对唇的长期刺激和咬唇的不良习惯,吸烟者唇部反复发生的单纯疱疹病毒感染、口腔卫生长期不良,局部使用唇膏、口红等化妆品也可能与唇癌的发生有关。

三、临床表现

约 90% 以上的唇癌发生于 40 岁以上的中老年

人,其中约一半以上发生于60岁以上;男性较女性多发,约90%以上的唇癌发生于下唇,最常见于下唇中、外1/3界处的唇红缘部黏膜,偶见发生于口角处者。多为分化较好的鳞癌,极少数为来源于小涎腺的腺癌或基底细胞癌。单发,病变进展缓慢,病程一般在半年或一年以上。初起为小的疱疹、硬结、久治不愈的溃烂或局限的唇红黏膜增厚变硬,常无何不适症状。病灶缓慢增大并向邻近的黏膜和皮肤扩展,形成边缘外翻的菜花状肿物或"火山口"样溃疡,表面被覆有灰黑色的痂皮,撕去痂皮可见糜烂创面和少量出血,偶有疼痛和少量渗血。常发生疼痛而且逐渐增重。晚期病变可蔓延至唇之大部甚至全唇、口腔前庭和颌骨,发生流涎、进食障碍和较剧烈疼痛。唇癌的区域淋巴结转移发生的较少,也较晚,约有10%~20%的病例初诊时已有颈淋巴结转移。上唇癌的淋巴结转移较下唇癌发生得早,转移率高,上唇癌多转移到患侧耳前、颌下及颈深上组淋巴结,下唇癌多转移到颏下、患侧颌下淋巴结,唇癌少见血行远处器官转移。

四、检查

应常规行肿物钳或切取活检以明确诊断,怀疑累及颌骨时行颌骨X线检查。

五、诊断

根据病史、临床检查和活组织检查不难做出唇癌的诊断。但是,临床上唇癌应与发生于唇的角化棘皮瘤、梅毒性下疳、慢性唇炎、盘状红斑狼疮和口疮相鉴别。

六、治疗

手术彻底切除癌灶是唇癌的主要治疗方法,癌灶切除后所遗的唇组织缺损如不超过唇宽度的1/4~1/3时,可直接拉拢缝合;如超过此大小,则应转移唇、颊部组织瓣修复,以恢复唇之外形和功能,如癌灶较大,已累及口腔前庭和颌骨,应做包括部分受累颌骨的组织大块切除,所遗缺损也可转移组织瓣修复。也可先行术前化疗,待癌灶缩小后再手术切除。常用的化疗药物有紫杉醇、铂类、5-Fu、平阳霉素等。单独放疗和冷冻治疗适用于癌灶较小、较浅的早期病例,有时也可取得较好的疗效。晚期病例给予放化疗的综合治疗。

关于唇癌的颈淋巴结清除术,当癌灶不足1cm时,其淋巴结转移率仅为2%左右,癌灶直径在1~2cm时,其淋巴结转移率为7%,当癌灶大于2cm时,其颈淋巴结转移率上升为18%~20%。临床应予注意的是唇癌可以继发感染,引起上颈部的淋巴结肿大,勿误认为转移的淋巴结。不应单纯以颈部可否触到肿大的淋巴结作为是否同时行颈清术、行何种颈清术的标准,一般来说发生于上唇、组织病理分级Ⅱ级或以上者或癌灶大于2cm者应常规行选择性或功能性患侧颈淋巴结清除术。

七、预后

唇癌彻底切除后较少复发,其复发率约为5%,复发常发生切除后2年内。唇癌的预后与原发癌灶的大小有关,癌灶不足1cm时,治疗后其3年、5年治愈率分别高达97%和95%;当癌灶直径在1~2cm时,该二率则分别为85%和80%;癌灶直径在2~3cm时,该二率则分别为64%和59%;如癌灶直径超过3cm,则该二率下降为49%和41%。

唇癌切除后之缺损修复,因缺损大小而不同,除了简单拉拢缝合外,对较大的缺损有多种转移组织瓣修复术式,以下仅介绍几种。

八、唇癌"∨"形切除术

1. 适应证

唇部良性瘤和局限的癌灶,其直径小于2cm或其切除范围不超过全唇的1/3,未累及口角者。

2. 术前准备

下齿槽神经或眶下神经阻滞麻醉。

3. 体位和麻醉

坐位或仰头位。

4. 手术步骤

(1)美兰标出唇部肿瘤切线,良性肿瘤可沿肿物边缘,恶性肿瘤应距肿物边缘至少0.5cm,切口线呈现∨字形。

(2)助手和术者各用手指紧捏住唇切除两侧,用手术刀与唇部皮肤呈现直角,沿切口线全层切开唇部,在唇黏膜与唇肌交界处钳夹结扎正切断的唇动脉。

(3)细丝线分层(黏膜层、肌层、皮肤)间断缝合,应确使唇红缘对合准确,如所遗唇组织拉拢缝合时张力较大，可先于缝合前切开唇龈沟直达颌骨表面,减少唇组织的张力。

(4)唇部伤口之皮肤侧敷以纱布,24小时后清除。

5.术后处置

(1)每日清洁口腔,每日清擦保持术创干净(H_2O_2和75%酒精)。

(2)如予抗生素预防感染。

(3)术后1周拆线。

九、唇颊组织瓣修复术

1.适应证

唇部良恶性瘤,直径>2cm或其切除范围超过了全唇的1/3,未及口角。

2.术前准备

术前3天开始清洁口腔。

3.体位和麻醉

全麻时取仰卧垫肩头低位,局麻时取坐位。一般以鼻腔插管全身麻醉为宜,也可行双侧眶下神经,下齿槽神经,颊神经,舌神经传导阻滞麻醉。

4.手术步骤

(1)呈 V 字形切除唇部癌灶并结扎唇动脉,妥善止血。

(2)测得唇缺损之长度,后以双侧口角之水平延长线为底边,其长度相当于唇部缺损之1/2,做一向上(下唇缺损)或向下(上唇缺损)的等边三角形(图8-21)。

(3)全层切开该等边三角形之两边,保留口角延长线边,并将所切得的三角形组织瓣之皮肤和肌层去除,仅留下黏膜层作唇红,逐层间断缝合所遗的唇颊部创口, 同法制作另一侧口角处的唇红黏膜瓣(图8-22)。

(4)切开唇缺损区两侧之前庭沟的黏骨膜,深达颌骨表面, 并紧贴以能使唇之两侧缺损无何张力地在近线处缝合。颌骨表面行分离并填以纱条止血(图8-23)。

(5)将缺损两侧之唇红在近中线处拉拢缝合后,分层缝合其黏膜,肌层和皮肤,将唇红黏膜瓣翻向下前方,与口角开大处之黏膜、皮肤间断缝合形成新的唇红部,间断缝合前庭沟之松弛切口(图8-24)。

(6)术毕唇伤口处敷料覆盖,为减轻术后水肿对伤口愈合的影响,将唇弓固定于两侧颊部,也可用蝶形黏膏。

5.术后处置

(1)术后24小时去除唇颊部敷料,暴露之,每日以1~2次H_2O_2和75%酒精清洗口内外伤口,保持其洁净,唇弓和蝶形黏膏于72小时后去除。

(2)鼻饲流质5~7天。

(3)术后7~10天拆除口内和面部缝线。

十、阿贝工皮瓣修复术(Abbe-Esthandar 手术)

1.适应证

同唇颊组织瓣修复术。

2.术前准备

同唇颊组织瓣修复术。

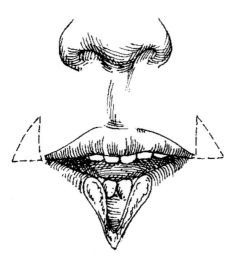

图 8-21　切口。

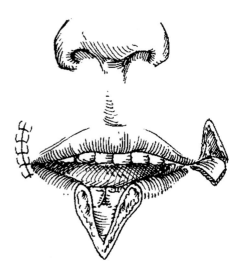

图 8-22　切口深面及缝合后图示。

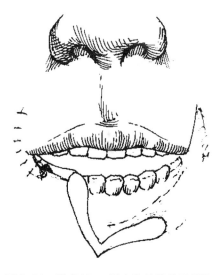

图 8-23　游离切口,深达黏骨膜暴露颌骨。

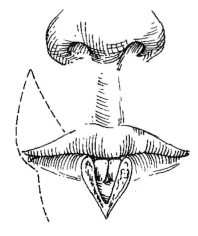

图 8-25　切口图示。

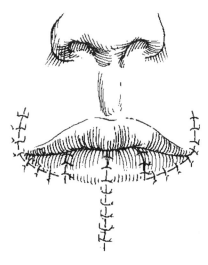

图 8-24　伤口缝合后图示。

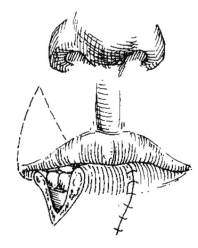

图 8-26　基底宽度约为缺损宽度的 1/2~2/3。

3.手术步骤

(1)∨字形切除瓣修复术。

(2)在健唇区切除患唇区缺损相应的部位切取高度相等,底部宽度约为缺损宽度的 1/2~2/3 的三角形唇组织瓣。术中应注意勿损伤唇动脉(图 8-25 和图 8-26)。

(3)将健唇的三角形唇瓣向下或向上旋转 180°,分层与缺损部缝合,一边与唇缘相缝合(图 8-27 和图 8-28)。

(4)术后 3~4 周,再行口角开大术,使唇两侧对称。

4.术后处置

同唇颊组织瓣修复术。

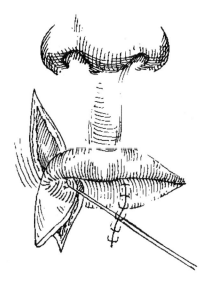

图 8-27　将三角形唇瓣向下旋转 180°。

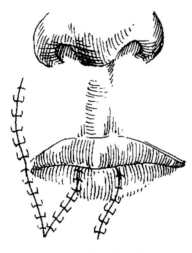

图 8-28 缝合后图示。

(赵文川)

第九节 腭癌

一、流行病

腭癌较少见，约占口腔颌面部鳞状细胞癌的 5.32%，占小涎腺肿瘤的 54%，天津医科大学附属肿瘤医院资料腭癌约占口腔癌的 14.9%(76/510)、全身癌的 0.21%(76/35799)。

二、病因

确切病因不清，嗜好烟酒可能与腭癌发生有关。也可以由某些黏膜病如白斑、糜烂型扁平苔藓等恶变而来。硬腭癌中约 1/4 为来自黏膜上皮的鳞癌，3/4 为来自小涎腺的腺癌。极少数为恶性淋巴瘤或恶性肉芽肿。软腭癌多为分化较好的鳞癌。

三、临床表现

硬腭癌中的腺癌多发生于 40 岁以下的女性，鳞癌多发生于 50 岁以上的男性，软腭癌也多发生于 50 岁以上的男性。腭癌常发生于腭之一侧，单发，初起为小的乳头状肿物或局限性溃疡，无疼痛和其他不适症状。肿物呈外生性或溃疡性缓慢增大，病程一般在半年或一年以上，发展成一突出于口腔内的菜花状或乳头状肿物，表面常有溃烂、少量出血，或成为一个深在

的溃疡灶，边缘稍突出于黏膜，质地硬韧，基底部满布肉芽，触之易出血，上覆污秽的分泌物，常有疼痛、少量出血和口臭。晚期癌灶可侵犯腭部骨质并穿通，致口鼻交通。可侵入上颌窦引起鼻塞、涕血、头痛和复视。也可向外侵犯牙龈和齿槽骨导致牙齿松动、移位和脱落。软腭癌可向后下侵犯口咽部，造成进食和吞咽困难，可向前侵犯蔓延到硬腭。一般来说，软腭癌的恶性度高于硬腭癌，其淋巴结转移发生较早、较多。硬腭癌中的腺癌为涎腺癌中恶性度最低者，较少发生转移。腭癌主要转移到颌下和颈深上组淋巴结，少见血行远处器官转移。

四、检查

应常规行肿物钳或切取活检以明确诊断，发生于硬腭者应摄腭骨 X 线片以明了有否骨质破坏，腺癌压迫腭部致骨质凹陷和吸收，晚期才有骨质破坏；鳞癌早期可有腭部骨质破坏。软腭癌灶较大时应行 CT、MRI 检查，了解其侵犯范围。

五、诊断

根据病史、临床检查和活组织检查不难做出腭癌的诊断。但是，临床上腭癌应与晚期梅毒、恶性肉芽肿相鉴别。晚期梅毒的腭部病变为组织坏死呈树胶样肿，坏死灶脱落后致腭穿孔，口鼻腔交通，其边缘整齐，暗灰黄色，患者有不洁性接触史，血清学检查阳性。

六、治疗

因发生的部位不同，腭癌的治疗方法也不同，手术彻底切除癌灶是硬腭癌的主要治疗方法，软腭癌如对化疗和放疗敏感，可作为术前或术后的辅助治疗。癌灶切除应在距癌灶边缘至少 1cm 的正常组织进行，同时应去除部分腭骨板。如癌灶较大应行上颌骨次全切除，如上颌窦已受累及，应切除全部上颌骨，所遗缺损用人工修复体或转移组织瓣修复。腭缺损较小时可经腭成形术封闭缺损。软腭癌的淋巴结转移较早、较多，宜术前放疗或化疗使癌灶局限化后再手术切除。切除后的组织缺损视其大小可不予修复或转移组织瓣修复。T1 期硬腭癌无淋巴结转移时，既可以同时行选择性颈清术，也可以先不做颈清术，密切观察，待以后发现转移后再

行颈清术。癌灶较大,怀疑或证实有淋巴结转移时,行功能性或根治性颈清术。对放化疗敏感的软腭癌在手术切除的同时予放、化疗,行功能性颈清术。怀疑或证实有淋巴结转移时,行根治性颈清术。腺样囊性癌很少经淋巴转移,除非怀疑或已证实有淋巴结转移,可不行颈清术,但切除的范围应更加广泛,术后再辅以放疗。

七、预后

硬腭癌的预后一般好于软腭癌,除腺样囊性癌外,腺癌预后好于鳞癌。硬腭癌的 5 年生存率为 66%,晚期及已有淋巴结转移则降为 25% 左右。

八、硬腭癌切除术

1.适应证
硬腭的良性瘤、直径<4cm 的恶性肿瘤。

2.术前准备
清洁口腔。

3.体位和麻醉
仰卧垫肩头正中位,鼻腔插管(带气囊)全身麻醉。

4. 手术步骤
(1)切口:良性瘤切口距瘤缘 0.5cm,恶性肿瘤切口距瘤缘 1cm。

(2)瘤灶切除:电刀沿切口全层切开腭黏膜达腭的骨面,用骨膜剥离子紧贴骨面将肿瘤翘起切除。去硬腭骨膜已受侵犯,则用骨凿或电锯将硬腭骨板沿切口线凿开,慎重分离鼻底黏膜后与瘤灶一并切除。如鼻底黏膜破裂,应即刻缝合。

(3)游离植皮或转移邻近腭黏骨膜瓣封闭伤口:将从前臂、前胸部切取的中厚皮片间断缝合于腭部缺损处,碘仿碎纱条打包加压固定于植皮处(图 8-29 和图 8-30)。也可以就近转移一稍大于骨缺损的腭黏骨膜瓣覆盖缝合与缺损处,供瓣区碘仿纱条打包固定覆盖之(图 8-31 至图 8-33)。

5.术后处置
(1)每日清洁口腔,予抗生素 3~5 天预防感染。

(2)术后鼻饲 7~10 天,术后 7~10 天拆除口内的纱条和缝线。

6.手术经验与技巧
(1)无论植皮还是转移腭瓣,其均应稍大于骨缺

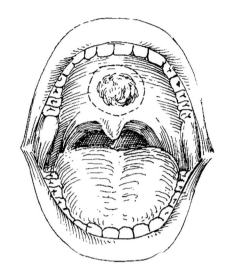

图 8-29　切除癌灶。

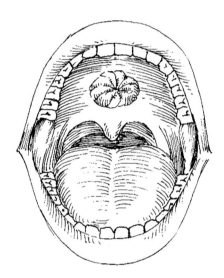

图 8-30　游离植皮覆盖腭缺损。

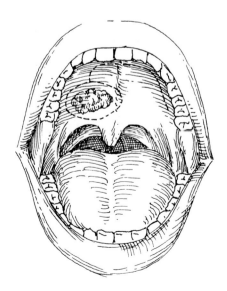

图 8-31　切除癌灶。

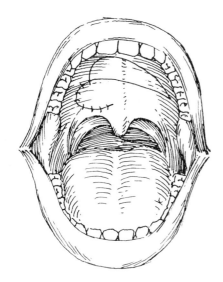

图 8-32 转移腭黏骨膜瓣。

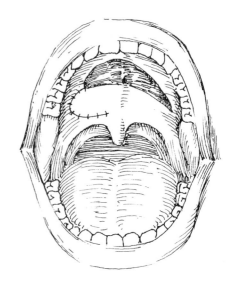

图 8-33 缝合后封闭腭缺损。

损处。

（2）切开硬腭时，应直接切到腭骨表面，将腭的黏膜和骨膜作为一层分离。不能分层切开和分离，以减少出血、避免撕裂。

九、软腭癌局部切除术

1.适应证

软腭良性肿瘤、直径<3cm 的恶性肿瘤。

2.术前准备

清洁口腔，如有口腔内炎性病变，须先控制后再进行手术。

3.体位和麻醉

仰卧垫肩头后仰，鼻腔插管（带气囊）全身麻醉。

4. 手术步骤

（1）切口：良性瘤切口距瘤灶边缘 0.3~0.5cm，恶性肿瘤切口距癌灶边缘为 0.5~1.0cm.

（2）沿切口切开软腭黏膜，贯通切到软腭背部，将瘤灶连同其邻近的正常组织一并整块切除。所遗软腭缺损用以下方法修复：

1）转移硬腭黏骨膜瓣：在毗邻缺损区的硬腭黏膜做一个以腭大动脉供血走向为蒂的硬腭黏骨膜瓣，其应稍大于软腭缺损区，将已经分离下的硬腭黏骨膜瓣旋转到软腭缺损区，与软腭切缘的黏膜间断缝合。硬腭供瓣区碘仿纱条填塞后荷包结扎固定。

2）颊脂体转移：在缺损区的一侧或两侧做纵向切口，从切口向颊部钝性分离，将自切口膨出的颊脂体组织转移到缺损区内后分层间断缝合腭肌和软腭

黏膜以固定之，在纵向切口内填塞碘仿纱条。

3）颊脂体颊黏膜瓣转移：如缺损区邻近一侧软腭边缘，将同侧颊脂体转移到缺损区后间断缝合以固定之，再在颊部取一黏膜瓣转移到软腭缺损区间段缝合之。

5.术后处置

同硬腭癌切除术。

（赵文川）

第十节　涎腺肿瘤

一、涎腺肿瘤概论

（一）流行病学

涎腺癌为常见的恶性肿瘤，其发病率约为(1~3)10万，约占全身恶性肿瘤的 0.7%~1.6%，头颈部恶性肿瘤的 2.3%~10.4%，口腔颌面部肿瘤的 22.7%。90%以上的涎腺恶性肿瘤来源于腺上皮，其他还有来源于间叶组织的肿瘤和偶然发生的转移瘤。约 36.1%的涎腺肿瘤为恶性肿瘤。虽然任何年龄均可发生涎腺肿瘤，但青少年儿童较少发生。良性涎腺肿瘤多发生于较年轻的患者，恶性涎腺肿瘤多见于中老年人。良性涎腺肿瘤女性多于男性，恶性涎腺肿瘤则男性多于女性。

（二）病因

涎腺肿瘤的病因尚不清楚，研究发现吸烟、病毒、

感染和接受放射线照射与某些涎腺肿瘤如腺淋巴瘤、未分化癌、混合瘤、黏液表皮样癌的发生有关。

(三)临床表现

三大涎腺(腮腺、颌下腺、舌下腺)所发生的肿瘤明显多于小涎腺,占到全部涎腺肿瘤的绝大多数。三大涎腺中,腮腺发生的肿瘤最多,约占全部涎腺肿瘤的80%以上。有5%~10%的涎腺肿瘤发生在颌下腺,而舌下腺发生的肿瘤最少,仅占全部涎腺肿瘤的1%左右。腮腺发生的恶性肿瘤约占三大涎腺全部恶性肿瘤的70%,全部小涎腺发生的肿瘤约占全部涎腺肿瘤的10%~15%。不同部位的涎腺发生的肿瘤的良性和恶性肿瘤的比率也有不同,在腮腺大约为70%和30%,颌下腺为50%和50%,舌下腺为30%和70%,小涎腺为40%和60%。腭部小涎腺良性肿瘤在硬腭前部、后部和软腭的发生率之比为1:3.5:1,恶性肿瘤则为1:4:0.6,恶性肿瘤多发生于硬腭后部和软硬腭交界处。

某些类型的涎腺肿瘤多发生于某些腺体,如腺淋巴瘤和腺泡细胞癌的绝大多数发生于腮腺,多形性低度恶性腺癌则几乎全部发生于小涎腺。涎腺恶性肿瘤中,腮腺最常发生的是腺泡细胞癌,其次是黏液表皮样癌和腺样囊性癌,而其他涎腺最常发生的是腺样囊性癌、黏液表皮样癌,其次是腺癌。

不同涎腺发生的恶性肿瘤的生物学行为也有不同,颌下腺癌最易发生转移,腭部小涎腺癌最少和最晚发生转移。

小涎腺癌大多发生于腭部,其他部位如唇、颊、舌、口底和磨牙后区较少发生,在唇部的腺癌多发生于上唇。硬腭是小涎腺肿瘤最多发生的部位,良性的瘤体位于表浅的黏膜下而突出于口腔内,易受到摩擦等损伤而破溃和继发感染,易被误认为恶性肿瘤。

涎腺在肿瘤的组织病理类型众多,各种类型之间常有组织学上的重叠现象,有时难以做出准确的诊断。此时需依靠免疫组化染色来帮助鉴别。依照光镜下组织病理学表现,可以划分为分化较好的低度恶性癌和分化较差的高度恶性癌。但是这种分类并不能正确反映某些癌的生物特性如腺样囊性癌,虽组织分化较好,但术后经常复发,可以血性转移到远处器官而患者的预后仍较差。

多数良性和恶性涎腺肿瘤生长较缓慢,无何特异性的临床症状和体征,各种组织类型的肿瘤的临床表现常有相似之处。一般表现为缓慢增大的无何不适的肿物,除腭部因解剖条件的限制,肿物的活动较差和固定、因受食物摩擦有时破溃外,一般都有一定的活动度,表面光滑或呈结节状,无触压痛,肿物表面的皮肤或黏膜多无异常改变。少数高度恶性的肿物则生长快速或在原缓慢增大的基础上突然快速增大,发生疼痛、面部感觉异常如麻木和蚁走感,可出现面瘫、伸舌偏斜和舌活动不利。肿物多呈球形或不规则形,边界不甚清楚,随着肿物的发展可累及邻近的组织结构和其表面的皮肤、黏膜而破溃,可有少量的出血或血性液体流出。中晚期可以发生颈部主要是Ⅰ区、Ⅱ区的淋巴结转移,并可以远处转移到肺、骨,主要是颈胸椎骨、肝和脑。

涎腺肿瘤的临床检查方法有多种,如涎腺造影、超声波检查、CT、MRI 细针吸细胞学检查、放射性药物显像等。

(四)检查方法

1. 涎腺造影

涎腺造影是适用于三大涎腺主要是腮腺和颌下腺病变的经典检查方法,简便易行,费用低廉。近些年来因 CT、MRI、B 超的应用使其有些被忽视。其影像的特异性不足,当肿物较小,直径不足 1cm 且位于腺体内或表面时,涎腺造影平片很难发现。涎腺造影不能显示腺体内的瘤灶与邻近组织结构的毗邻关系。此外,有些非瘤病变如结核病、炎症、淋巴上皮病等较难与涎腺的恶性肿瘤相鉴别。有些恶性肿瘤也可以表现为良性肿瘤的影像特征。涎腺造影仍不失为涎腺肿瘤初步诊断筛查的有用方法。

2. 超声波检查

自 20 世纪 70 年代应用超声回声图检查涎腺病变以来,许多学者已经对涎腺及其病变的声像图进行了研究。近年来随着超声检查仪器的改进、临床经验的积累,尤其是高频探头和彩色多普勒超声的应用,在涎腺肿瘤的超声诊断和鉴别诊断方面有了一套比较完整准确的方法和诊断标准。如配合涎腺造影,可使涎腺肿瘤的术前定性诊断符合率达到 90%以上。

3. CT

CT 检查在涎腺肿瘤的诊断方面具有超声和普通 X 线检查所不能比拟的优点,其包括 CT 平扫和增强 CT,不仅能清晰地显示肿物的形状、大小、质地和其内部结构,而且能清楚地显示肿物与其邻近结构如大血管的关系。但是,其在鉴别涎腺肿瘤和炎性病变方面的特异性不高。

4. MRI

像 CT 一样,MRI 在显示涎腺肿物的形态、大小、质地和内部结构及其与邻近结构的关系方面有其他影像学检查所不能比拟的优势,尤其对位于咽旁间隙的腮腺深叶肿瘤的术前定位十分清晰。

对于位置较深在的、较大的、累及较广泛的和毗邻颈部大血管的涎腺肿瘤应术前进行 CT 或 MRI 检查,以指导手术切除。

5. 细针吸细胞学检查

细针吸细胞学检查是目前普遍认可的涎腺肿瘤的术前诊断方法,在鉴别腮腺下极和颌下腺的肿瘤与颈深上组淋巴结病变、鳃裂囊肿和神经鞘瘤方面,发生于大涎腺的肿瘤与非肿瘤性肿块方面颇具价值。但是,由于涎腺肿瘤的细胞形态和成分的多样性,加之细针吸所能取得的标本很少,所以以细针吸细胞学检查的术前诊断符合率为 78.38%~91.9%,其中良性瘤为 83%,对恶性瘤仅为 27%。在鉴别不同组织类型的涎腺瘤如黏液表皮样癌、淋巴瘤方面的准确性尚不高。超声指导下的粗针吸组织活检不但较细针吸活检更加准确,而且能提供更多的检测标本,因此能确定涎腺肿瘤的组织类型;其标本还可以进行免疫组化染色、DNA 倍体分析等检查大大提高了涎腺肿瘤术前诊断的水平。应该强调的是针吸检查后应尽快手术切除肿瘤及针吸时针道部位的组织或进行其他的治疗。

6. 术中冰冻活检

术中冰冻活检是涎腺肿瘤常规的切除前诊断方法,对良性涎腺肿瘤诊断率为 92.3%,恶性肿瘤的诊断率为 65.2%;良性肿瘤误诊为恶性率为 1.3%,恶性肿瘤误诊为良性率为 9.7%,具有很高的可信性。但是,如有误诊有时也会造成严重的后果。因此,对冰冻活检报告为恶性者,还应结合其临床表现和其他检查结果综合分析,不宜仅根据此报告做根治性手术或面神经切除。

7. 其他检查

大部分涎腺良性和恶性肿瘤都发生于腮腺,有报道腮腺涎液的分泌型 IgA 单项琼脂扩散分析结果:正常的 IgA 值为 1.3mg%~10.4mg%,发生良性肿瘤时为 0.8mg%~21mg%,发生恶性肿瘤时此值上升为 4mg%~24.6mg%,在进行此项检测的 40 例恶性涎腺肿瘤中,有 34 例(85%)患者的腮腺涎液中所含 IgA 值超过了 11mg%。因此检测腮腺涎液分泌型 IgA 含量可能有助于成年人腮腺肿瘤的术前诊断。儿童腮腺涎液所含的分泌型 IgA 的正常值范围有较大的离散度,因此此项

检查不适于少年儿童。

有报道混合瘤和恶性混合瘤细胞的增殖细胞核抗原(PCNA)表达有明显差异,前者的 PI 值低于 12,后者的 PI 值则为 23~39;高分化黏液表皮样癌的 PI 值为 4~18,低分化黏液表皮样癌 PI 值为 23~41;涎腺导管癌的 PI 值为 16.5~91.0,平均值为 49.5。不同恶性程度的涎腺癌的 P53 蛋白的表达也有不同,10 例恶性混合瘤中 6 例有 P53 蛋白阳性表达,30 例黏液表皮样癌中仅有 6 例有 P53 蛋白阳性表达,高恶性的涎腺导管癌 P53 蛋白阳性表达率达到了 63%。对 96 例涎腺肿瘤组织的肿瘤相关糖蛋白 (Tumor associated glycoprotein, TAG-72)进行了检测,53% 的恶性肿瘤和 17% 的良性肿瘤有阳性表达。如果以有弥漫性 TAG-72 表达作为判定恶性肿瘤的指标,其特异性可达 80%。

8. 组织病理诊断

涎腺肿物的组织病理诊断在涎腺肿瘤的临床诊断治疗中具有举足轻重的地位,但是,为了防止瘤细胞的种植和播散,涎腺肿瘤不宜在术前为诊断的目的切取活检,已有报道术前做过切取活检的涎腺癌术后远处器官转移的发生率为 27.71%(46/166),而术前未做过切取活检的涎腺癌术后远处器官转移率仅为 4.82%(8/166),有显著的差异。目前,一般术前可行细针吸活检或术中冰冻活检以获得诊断。在针吸活检后应尽快进行手术切除,而且针吸处的皮肤和其他组织也应一并切除。有些晚期涎腺癌已无手术可能,而针吸活检又不能提供确切的诊断时,为了给放疗和化疗提供诊断依据,也可以进行切取或钳取活检。

(五)鉴别诊断

除了肿瘤外,一些其他的病变也可以表现为涎腺肿物,如腮腺内淋巴结炎、结核病、肿瘤型舍格林氏综合征、嗜酸细胞增生性淋巴肉芽肿、涎腺退行性肥大等。

1. 腮腺内淋巴结感染

可以破溃侵犯腺实质,造影片上可见有大量造影剂外溢,应与恶性肿瘤相鉴别。腮腺内慢性淋巴结炎造影可显示局限性的腺泡充盈缺损、分支导管移位,应与良性肿瘤鉴别。

2. 腮腺淋巴结核病

目前已十分少见,仅根据临床表现和腮腺造影很难与肿瘤鉴别,要依靠组织病理检查确定诊断。如淋巴结发生干酪样坏死、液化、破溃并累及腮腺实质,应与腮腺低恶性肿瘤鉴别。

当然，腮腺的炎性病变与肿瘤还是有很多不同的，如发热、疼痛、经抗炎或抗结核治疗后迅速变小和消退，患者可有反复肿大史、结核病史或接触结核病史，如有坏死液化常可抽出脓液，几乎不会侵犯面神经，肿物表面的皮肤可有红肿，可伴有肿大的颈部淋巴结等。

3.肿瘤型舍格林氏综合征

是一种主要发生于腮腺的慢性自身免疫性疾病，以口干、眼干和全身结缔组织病变为其临床特征，可单发也可多发，化验室检查可以发现血清抗核抗体、蛋白电泳异常、类风湿因子阳性和涎液分泌量明显减少。

4.嗜酸细胞增生性淋巴肉芽肿

是一种病因不清的非瘤性病变，除了在腮腺区出现肿物外，上臂、面部等部位也可有肿物出现。肿物表面的皮肤常有瘙痒，变红变厚变粗糙，肿物时大时小、时软时硬，并可以自行消退。化验室检查外周血嗜伊红细胞分类及绝对数升高。

5. 涎腺退行性肥大

常发生于中年男性的双侧腮腺，腺体渐渐地弥漫性肿大，无疼痛，局部有胀感，触之较柔软，无压痛。B超检查仅见腺体肥大，涎腺造影基本上属正常腺体影像。

(六)治疗

1. 外科手术切除

外科手术切除肿瘤及其发生的部分或全部腺体、邻近受到侵犯或可疑的软硬组织是涎腺肿瘤的主要治疗方法，要十分强调首次手术切除的彻底性，这是除肿瘤组织类型之外的最重要的影响预后的因素。因为大多数涎腺恶性肿瘤对放疗和化疗都不那么敏感。为了达到切除的彻底性而一般不应行肿瘤的包膜外切除。涎腺肿瘤手术切除的基本原则如下：

(1)良性肿瘤在大涎腺应将浅叶腮腺、颌下腺、舌下腺一并切除，在小涎腺也应在距瘤边缘至少0.5cm的正常组织内切除肿瘤。

(2)术中不应暴露、挤压肿瘤，如术中瘤体破溃，应在关闭伤口前彻底冲洗术区，以免肿瘤种植、复发。

(3)根据涎腺癌的组织分化程度和局部侵犯能力确定手术切除的范围：某些低恶性的癌如高分化黏液表皮样癌、腺泡细胞癌、分化较好的乳头状囊腺癌、多形性低度恶性腺癌切除范围可以较为保守，在腮腺是根据癌灶的发生部位切除腮腺浅叶或深叶，而腺样囊性癌、腺癌、未分化癌、恶性混合瘤、导管癌、低分化黏

液表皮样癌、肌上皮癌等高侵袭性癌则应行全腮腺切除；在颌下腺应行颌下三角内容廓清，一并切除二腹肌；在舌下腺应行口底内容廓清，在小涎腺应在距癌灶边缘至少1.5~2cm的正常组织内切除癌灶。此外，如术前已有面瘫、伸舌偏斜，在低恶性癌，如面神经、舌下神经尚未直接被侵犯而可以自癌灶分离，则应保留神经，术后辅以放疗；在高恶性癌则不应保留神经。高恶性癌和腺样囊性癌应同时切除邻近的部分肌肉、肿瘤表面的皮肤和黏膜、颌骨的骨膜，如颌骨可疑或已经受到侵犯，应同时切除部分或全部颌骨。过于巨大的癌灶也可以予术前放疗(4000~6000rad)和化疗，待其缩小后再手术切除。如癌灶已破溃并继发感染，应先控制感染后再手术切除。

(4) 涎腺癌是否同期行颈清术，选择何种术式，目前意见仍不一致。应根据癌的组织类型、分化程度、癌灶大小和发生的部位来决定。涎腺癌的颈部淋巴结转移率由高至低依次排列为：未分化腺癌(91.66%)、低分化黏液表皮样癌(60%)、鳞状细胞癌(58.33%)、腺癌(34.06%)、乳头状囊腺癌(29.76%)、恶性混合瘤(17.64%)、腺样囊性癌 (14.93%)、腺泡细胞癌(13.63%)、高分化黏液表皮样癌Ⅰ级(6.89%~17.02%)、Ⅱ级(10.0%~32.0%)。小涎腺癌，不同部位的癌灶的颈部淋巴结转移率也有不同，由高至低依次排列为：舌根、下颌骨中央、唇、颊、磨牙后区、口底、腭。发生于不同大涎腺癌的颈淋巴结转移率也有不同，由高至低依次排列为：舌下腺癌、颌下腺癌、腮腺癌。当癌灶体积超过4cm时，尽管临床检查尚未发现颈部转移或可疑的淋巴结，但大多数病例已有隐匿性颈淋巴结转移。一般来说，未发现可疑转移淋巴结的腺样囊性癌、腺泡细胞癌、高分化黏液表皮样癌、多形性低度恶性腺癌可不必行预防性颈清术。体积较小的、未发现可疑淋巴结的腭癌也不必行预防性颈清术。关于颈清术式的选择一般多为选择性颈清术即肩胛舌骨肌上颈清术、舌骨上颈清术，对易发生颈淋巴结转移的涎腺癌和怀疑或证实有全颈淋巴结转移的病例，施行全颈功能性或根治性颈清术。

(5)不同组织类型、不同部位发生的涎腺癌的血行远处器官转移率也有不同，由高至低依次排列为：未分化腺癌、腺样囊性癌、涎腺导管癌、低分化黏液表皮样癌、恶性混合瘤、腺癌、鳞状细胞癌、乳头状囊腺癌、基底细胞腺癌、腺泡细胞癌、高分化黏液表皮样癌、多形性低度恶性腺癌，其中，高分化黏液表皮样癌和多形性低度恶性腺癌罕见血行转移。舌下腺癌最易

发生血行转移，其转移率为26.92%，以下由高至低排列为：口咽部小涎腺癌、颌下腺癌、腭部小涎腺癌、唇部小涎腺癌，腮腺癌的血行转移率最低，为8.91%。涎腺癌的血行转移部位最多的是肺，其次为骨(尤为颈、胸椎骨)、肝和脑。涎腺癌虽已发生了肺、肝转移，但常能带瘤生存多年，而发生了骨和脑转移，患者常在短期内死亡。已经有远处器官转移的患者，如局部和全身状况允许手术，应积极切除原发癌灶。

2.化疗

涎腺癌对化疗不甚敏感，对化疗药物的反应率不足20%，因此化疗一般不作为涎腺癌的主要治疗方法，仅作为手术治疗的辅助治疗和晚期失去手术机会的病例的姑息性治疗。

迄今尚未发现针对涎腺癌的特效化疗药物和经过单纯化疗得到根治的涎腺癌病例，只是对切除不满意和高恶性癌通过化疗试图减少局部复发、防止发生血行远处器官转移，以提高生存率或作为晚期病例的姑息性综合治疗的一部分以延长患者的生存期。有报道对腺样囊性癌、腺癌、鳞癌、未分化癌和肌上皮癌等易于复发和转移的涎腺癌除术后辅以放疗外，术前予化疗可以减少术后发生的转移。传统有效的药物有喜树碱、氟尿嘧啶、环磷酰胺，多柔比星、甲氨蝶呤，还有一些新的药物如铂类、紫杉类。上述药物常联合用药以减少药物毒性、增加疗效。目前较成熟的化疗方案有CVF方案(环磷酰胺+长春新碱+5-Fu)、CAP方案(环磷酰胺+多柔比星+顺铂)、CA方案(环磷酰胺+多柔比星)和TF方案(紫杉醇+顺铂+5-Fu)。有临床研究将涎腺癌分为腺癌组和鳞癌、黏液表皮样癌组，结果发现腺癌组对多柔比星、顺铂和5-Fu的反应较好，而甲氨蝶呤和顺铂对鳞癌和黏液表皮样癌的疗效较好。

化疗作为涎腺癌的辅助治疗方法可以采用术前化疗和术后化疗。

涎腺癌易于术后复发，如何治疗复发癌是一个困难的问题，除少数复发癌可以再次手术切除外，大部分病例就只能予放疗和化疗的保守性治疗，很难取得令人满意的结果。

3.放疗

近些年来的研究发现随着放疗技术的发展，某些涎腺癌对放疗的敏感性有所提高，如快中子放疗治疗腺样囊性癌已取得了较好的疗效。临床经验证实涎腺癌广泛切除后辅以放疗可以有效地减少术后的复发。一般认为术中癌灶破溃、切端阳性、术前有神经症状和复发的病例，术后应常规辅以放疗。有报道涎腺癌

切除后局部控制率在单纯手术组为46%，术后辅以放疗组则上升为86%。

放疗是除手术切除外较有效的涎腺癌治疗方法，术后放疗可以防止和减少涎腺癌的复发。过去认为高恶性癌和已有面神经侵犯的低恶性癌均应牺牲面神经，以减少术后的复发。但随着放疗技术、理论的发展，其对涎腺癌的疗效也有了一定的提高。目前，没有神经侵犯的高恶性癌、术中发现神经与癌灶粘连而无侵犯的低恶性癌，均应术中保留面神经，术后放疗。这提高了患者的生存质量。混合瘤术后复发常为多灶，手术切除很难不损伤面神经，有些不宜手术切除的病例可予小剂量放疗，不全切除后放疗可减少再次复发。涎腺术后发生的涎瘘，可经小剂量放疗后痊愈。快中子放疗对易于复发和血行转移的腺样囊性癌有一定的治疗作用。

4. 基因靶向治疗

基因靶向治疗为涎腺癌开辟了一条有希望的治疗方法，涎腺位置表浅，易于获取腺泡细胞和导管细胞，而且已有成熟的涎腺细胞体外培养技术，体外培养的涎腺细胞不但保持了涎腺细胞合成、分泌和排除涎液的功能，而且容易接纳多种核苷酸片段的载体尤为腺病毒载体。因此，涎腺可能成为理想的基因治疗的靶器官。已经通过基因治疗，使受到过放射线照射或因患淋巴上皮病而失去了分泌涎液功能的涎腺转化成重新具有分泌功能的涎腺。通过基因治疗有可能改变涎腺组织中不同类型细胞的功能而达到治疗涎腺肿瘤的目的。还可以将IL-2、IL-4、GM-CSF基因转移到涎腺肿瘤患者的涎腺中，诱发宿主的强烈的肿瘤免疫反应。动物实验证实将IL-2基因转移到荷瘤鼠的颌下腺中后，荷瘤鼠的肿瘤明显消退，而且没有明显的毒副作用。然而，将基因治疗用到涎腺肿瘤的临床治疗还有很长的路要走。

(七)预后

光镜下肿瘤的组织病理类型和分化程度是影响涎腺肿瘤预后的首要因素。依据瘤细胞的分化程度可将涎腺癌划分为癌细胞分化较好的低恶性癌和癌细胞分化较差的高恶性癌。前者包括：腺泡细胞癌、多形性低度恶性腺癌、高分化黏液表皮样癌、腺样囊性癌、乳头状囊性癌；属于高恶性的癌有未分化癌、腺癌、低分化黏液表皮样癌、肌上皮癌、涎腺导管癌、鳞癌、恶性混合瘤等。上述涎腺癌中以多形性低度恶性腺癌和高分化黏液表皮样癌的预后最好，手术切除后很少复发，其5年、10年、15年生存率均达到了90%以上。有

报道涎腺癌按生存率排列由高至低为：腺泡细胞癌、乳头状囊腺癌、恶性混合瘤、腺癌、腺样囊性癌、鳞状细胞癌、未分化癌、低分化黏液表皮样癌、涎腺导管癌、肌上皮癌。另一个影响预后的重要因素是就诊时的临床分期，早期涎腺癌（Ⅰ期、Ⅱ期）的生存率明显高于较晚期（Ⅲ期、Ⅳ期）涎腺癌。因此早期发现和治疗是改善患者预后的关键。第三个影响患者预后的因素是涎腺癌发生的部位，一方面是不同部位的癌的转移率有高低差异，另一方面是有些部位的癌灶受解剖条件限制难以或几乎不能被彻底切除，如舌根、口咽部和口底，癌灶既无包膜又与其他组织结构紧邻，因而易于早期侵犯这些组织结构，难以被彻底切除。因此，术后易于复发和转移预后较差。同为小涎腺癌的腭癌则不同，癌灶深面有坚硬的骨板阻挡，周围又不与其他组织结构紧邻，较易被彻底切除，因而术后较少复发和转移，预后较好。第四个预后影响因素是首次治疗的措施是否得当即癌灶是否已被彻底切除，第一次手术切除不彻底导致的局部复发常伴有癌细胞对邻近组织结构的隐匿性侵犯，再次手术已很难做到彻底切除而更加易于复发和转移。应对每一个初诊患

表 8-1　涎腺肿瘤组织病理分类（WHO 试行）

1.	腺瘤	2.13	癌在多形性腺瘤中
1.1	多形性腺瘤		—非侵袭性
1.2	肌上皮细胞瘤		—侵袭性
1.3	基底细胞腺瘤		—癌肉瘤
1.4	腺淋巴瘤		—转移性多形性腺瘤
1.5	嗜酸粒细胞瘤	2.14	肌上皮细胞癌（恶性肌上皮细胞瘤）
1.6	小管腺瘤	2.15	未分化癌
1.7	皮脂腺瘤		—小细胞癌
	皮脂淋巴腺瘤		—未分化癌伴淋巴样基质
1.8	导管乳头状瘤	2.16	其他类型癌
	—内翻型导管乳头状瘤	3.	非上皮细胞瘤
	—导管内乳头状瘤	3.1	血管瘤
	—乳头状涎腺瘤	3.2	脂肪瘤
1.9	囊腺瘤	3.3	神经元瘤
	—乳头状囊腺瘤	3.4	其他良性间质肿瘤
	—黏液状涎腺瘤	4.	恶性淋巴瘤
2.	癌	4.1	涎腺实质内结外淋巴瘤
2.1	腺泡细胞癌	4.2	涎腺淋巴结结淋巴瘤
2.2	黏液表皮样癌	5.	继发肿瘤
	—高分化	6.	未分类肿瘤
	—低分化	7.	肿瘤样疾病
2.3	腺样囊性癌	7.1	涎腺退行性肥大
	—腺样/管状	7.2	嗜酸细胞增生症
	—实体	7.3	坏死性涎腺化生
2.4	低度恶性多形性腺癌	7.4	良性淋巴上皮病
2.5	上皮-肌上皮细胞癌	7.5	涎腺囊肿
2.6	涎腺导管癌		—小涎腺黏液囊肿
2.7	基底细胞腺癌		—涎腺导管囊肿
2.8	皮质腺癌		—淋巴上皮性囊肿
2.9	嗜酸粒细胞癌		—发育不全（多囊）疾病
2.10	乳头状囊腺癌	7.6	慢性硬化性颌下腺炎
2.11	腺癌	7.7	艾滋病的囊性淋巴样增生
2.12	鳞状细胞癌		

表 8-2　涎腺癌 TNM 分类

上海市口腔颌面肿瘤协作组根据国际抗癌协会的 TNM 分类,制定了涎腺恶性肿瘤的临床分期标准。

T——原发瘤灶　　　　N——区域淋巴结　　　　M——远处器官转移

1. 腮腺癌、颌下腺癌

Ⅰ期(T1 N0 M0, T2 N0 M0):肿瘤直径<5cm,活动,无粘连,无区域淋巴结转移,无远处器官转移。

Ⅱ期(T1 N1 M0, T2 N1 M0):肿瘤直径<5cm,活动,无粘连,同侧颈淋巴结触及肿大,无远处器官转移。

Ⅲ期(T3 N 2 M0, T4 N2 M0):肿瘤直径>5cm,活动,无粘连,或肿瘤不分大小,与周围组织粘连固定,已浸润、穿破皮肤、黏膜,或已有神经损害症状[面瘫、舌麻木和(或)运动障碍],对侧或双侧颈淋巴结触及肿大,无远处器官转移。

Ⅳ期(T4 N3 M 与任何 TNM 的组合):肿瘤直径>5 cm,活动,无粘连,或肿瘤不分大小已浸润、穿破皮肤、黏膜,肿物固定,或已侵犯骨质、颅底等,或同侧、对侧或双侧确定有颈淋巴结转移,或已有远处器官转移。

2. 舌下腺及小涎腺癌

Ⅰ期:肿瘤直径<2cm,未浸润或浸润黏膜下组织,无区域淋巴结肿大,无远处器官转移。

Ⅱ期:肿瘤直径<2cm,未浸润或浸润黏膜下组织,同侧颈淋巴结触及肿大,无远处器官转移。

Ⅲ期:肿瘤直径>2cm,但<4cm,已侵及黏膜下组织,或肿瘤不论大小已侵及肌肉或骨,对侧或双侧颈淋巴结触及肿大,无远处器官转移。

Ⅳ期:肿瘤直径>4cm,或肿瘤无论大小以扩展到邻近一个或一个以上解剖区,或同侧、对侧或双侧确定有颈淋巴结转移,或已有远处器官转移。

者审慎地制定手术方案、切实执行无瘤原则。

二、涎腺良性肿瘤

(一)混合瘤

混合瘤又称为多形性腺瘤(Pleomorphic adenoma),是最常见的涎腺肿瘤。因其组织中不仅含有肿瘤上皮,还可见黏液样成分和软骨样组织 而得名。为生物学行为介于良性瘤和恶性瘤之间的临界瘤,一般将其视为良性瘤。

1. 流行病学

最多见,约占全部涎腺肿瘤的一半以上,占涎腺良性瘤的 90% 以上、腮腺肿瘤的 63.3%、颌下腺肿瘤的 59.5%、小涎腺肿瘤的 42.9%。

2. 病因及组织来源

病因不清,儿童期接受局部放射线照射可能与混合瘤的发生有关。关于其组织来源说法不一,较普遍的看法是其各种组织成分均来源于外胚叶腺上皮及其异常化生。

3. 临床表现

任何年龄均有发生,以 30~50 岁多发,女性稍多于男性,大小涎腺均可以发生。在大涎腺中少见于舌下腺,小涎腺中多见于腭部和上唇,偶见异位发生于颌骨内。一般发生于一侧腺体,单发,偶有一侧多发或双侧同时发生者。肿物生长缓慢,无疼痛和神经功能障碍,病程多较长,可达数年、数十年。肿物大小不等,从直径数厘米至数十厘米,大者可重达数千克,悬挂于一侧面颈部,呈圆形或不规则形,表面凹凸不平呈结节状,质地中等,体积较大时可以发生局灶性囊性变而产生波动感。肿物边界清楚,与邻近组织无粘连而推之活动,复发的或发生于腺体深部、颌后间隙内的混合瘤移动差或固定。肿物无触压痛,其表面皮肤和黏膜无异常。腮腺深叶的混合瘤可绕过下颌后缘和茎突下颌韧带长入咽旁间隙, 混合瘤是咽旁间隙中除神经鞘瘤以外的第二常见良性肿瘤。此时,因咽旁肿物的挤压,腭扁桃体和悬雍垂偏向对侧,吞咽和发音受到影响,行走于该间隙内的颈内动脉、颈内静脉和迷走神经被肿物推挤向内移, 在口腔内咽旁的肿物表面有时即可扪及动脉的搏动。在腭部,混合瘤常见于硬腭后部和软腭前部,呈半球状或结节状隆起,推之不动,表面光滑,偶可因遭受创伤致肿物表面黏膜破溃和继发感染。病程较长腭部骨质可见压迫性吸收缺损。

混合瘤如突然生长加快、发生疼痛、面瘫、伸舌偏斜活动不利,应考虑到其已发生恶性变。

4.检查

涎腺造影可见一充盈良好的腺体内有一近似圆形的充盈缺损区,边界清楚,周围的涎腺导管受压弯曲呈"抱球状",无涎腺导管中断、造影剂外溢。如肿瘤较小则造影片上可无明显的肿物出现。B超检查见肿物呈圆形、椭圆形或分叶状的异常回声,轮廓界限清晰,包膜完整,肿物内部呈均匀分布的低回声或等回声,无后方回声增强或减弱。如有囊性变,可在均匀分布的低回声中出现不规则的无回声区,边界清楚、光滑。细针吸细胞学检查可见成熟的腺细胞成团聚集于稀疏的基质中,或仅见纤维状黏液。侵入咽旁间隙的混合瘤,CT 和 MRI 显示肿物突入咽侧呈哑铃状,与邻近组织分界清楚,颈内动静脉被肿物推向内侧,与肿物分界清楚。发生于腭部者,X 线片有时可见肿物深面的腭骨质吸收、凹陷,边界清楚。

5.诊断

根据病史、临床表现和检查不难作出混合瘤的诊断,但肿物较小时诊断困难,难以与低恶性的涎腺癌相鉴别,需行术中冰冻活检协助诊断。腮腺深叶混合瘤应与第一颈椎横突肥大相鉴别,后者在乳突尖至下颌角连线的中点处可扪及一固定的硬块,用力扪压时有轻度疼痛,可摄取颈椎 X 线片显示肥大的横突。腮腺、颌下腺混合瘤应与慢性淋巴结炎鉴别。发生于咽旁间隙的混合瘤应与神经鞘瘤鉴别,后者可有不同程度的局部疼痛、声音嘶哑、进食呛咳或霍纳氏综合征等神经症状。此外,混合瘤还应考虑到与较少见的副神经节瘤、转移瘤相鉴别。

6.治疗

手术切除是混合瘤的治疗方法,发生于腮腺浅叶者约占 80%,应行肿物及浅叶切除,保留面神经。发生于深叶者行保留面神经全腮腺切除。发生于颌下腺、舌下腺的混合瘤应行腺体及肿物切除,发生于小涎腺的混合瘤应在距肿物边缘 0.5~1cm 的邻近正常组织内切除,包括黏膜和骨膜,如骨膜已受侵犯,也应同时去除贴近肿瘤的一层骨质。术中不应刻意暴露肿瘤,如术中肿瘤已破,应于术毕彻底冲洗伤口后再关闭术创,以免肿瘤种植复发。

绝大多数腮腺深叶的混合瘤可经耳前 S 形切口切除,但突入咽旁间隙者常不能经此切口安全彻底切除,可经颌下切口较为方便和安全。先摘除颌下腺,从下颌骨体的深面入路摘除肿瘤,暴露较好。也可以切除腮腺浅叶后横断下颌升支,剪断茎突下颌韧带,颌下和颌后会出现较大的间隙,摘除肿瘤后再将离断的下颌升支结扎固定。术中应紧贴肿瘤的包膜钝性分离,如遇条索样物,应在明视下认清后再予剪断。如此即不易伤及颈部大血管、神经而引发严重的并发症。曾有从口内途径切除咽旁的混合瘤,不但术中显露肿瘤困难、不易控制术中的出血、易损伤面神经总干和颈部大血管,而

且易将肿瘤的碎块遗留在咽旁间隙内。

传统的腮腺混合瘤切除术不保留耳大神经,术后患侧耳廓及颌后区长期麻木、感觉缺失,如术中能保留耳大神经的后支,即可避免此缺憾。

7.预后

混合瘤为临界瘤,包膜发育较差,有芽生。故单纯的包膜外肿物切除术后极易复发,其复发率为 30%~50%,临床并不少见。而包括腮腺浅叶或全部腺体的切除术后极少复发,其复发率仅为 0~3%。术中瘤体破溃或刻意显露肿瘤可以使瘤体内的黏液样成分、部分侵入和侵出包膜的瘤细胞、瘤芽遗留在术区是引起术后复发的主要原因,多次复发可有恶性变,复发的次数越多,越不容易切除干净,越容易发生恶变。混合瘤恶变率为 2%~4%,其恶变后是否发生转移与原发瘤的大小无关。多次复发的混合瘤偶见发生远处器官如骨、肺、颈部淋巴结、头皮和肝转移,但转移瘤仍为良性的混合瘤样表现。目前认为发生血行转移的原因为肿瘤切除术中,瘤体的碎屑进入了局部血管,循血液循环到达了远处。一般说来,混合瘤经规范切除很少复发,预后良好。

(二)腺淋巴瘤

Hildebrond(1895)首先描述了腺淋巴瘤,Warthin(1929)将其命名为乳头状囊腺瘤(Papillary cystadenoma lymphomatosum),Martin(1944)将该瘤更名为沃尔辛瘤(Warthin's tumor),世界卫生组织(WHO,1972)将此瘤定名为腺淋巴瘤,目前欧美文献仍常称之为沃尔辛瘤。

1.流行病学

较常见,约占全部涎腺瘤的 1%~5%,腮腺原发肿瘤的 5%~14%。

2.病因及组织来源

病因不清,基础研究发现吸烟可能是腺淋巴瘤的病因之一,香烟烟雾中的刺激物直接接触和作用于涎腺导管内膜,引起涎腺的腺体、包膜及间质中的淋巴成分增多,导致了腺淋巴瘤的发生。临床调查发现吸烟者发生腺淋巴瘤的危险比不吸烟者高 8 倍。放射线照射也可能是腺淋巴瘤的病因之一。关于腺淋巴瘤的组织来源说法不一,有认为其来自胚胎时期异位于腮腺区淋巴结内的涎腺上皮。也有认为其来源为涎腺导管上皮的异常增殖。还有认为腺淋巴瘤不是真性肿瘤,而是因迟发型变态反应的淋巴基质积聚和腺导管上皮增生导致受累导管发生阻塞和

漏出而形成的肿物。

3.临床表现

任何年龄均可以发生腺淋巴瘤，但40岁以上的中老年男性多发，男性明显多于女性，男性与女性的发生率之比为5:1。此瘤绝大多数发生于腮腺的后下极和浅叶，偶见于颌下腺紧邻腮腺下极的部位，也偶见于腭、唇颊部小涎腺和颈上部淋巴结。多单侧发生，约有10%的病例一侧腺体内可发现多个瘤灶，约有6%~12%的病例双侧腺体均可以发生，腺淋巴瘤是最常见双侧腺体发生的涎腺肿瘤。此外，淋巴瘤也可以与其他涎腺肿瘤如混合瘤、恶性混合瘤、腺癌、腺泡细胞癌、黏液表皮样癌等结伴发生。肿瘤呈圆形或卵圆形，生长缓慢而有自限性，虽生长多年但瘤体不大，约半数以上的瘤体直径不足3cm，表面光滑或微呈分叶状，边界清楚，活动无粘连，质地软或有囊性感，一般无疼痛，仅约1/5的病例可有轻度的胀痛感，无面瘫等神经症状，但可因继发感染而发生瘤体积的大小变化和疼痛。肿瘤发生囊性变时可抽出黄棕色的黏稠纵隔液体。

4.检查

涎腺造影显示腮腺良性占位，与混合瘤相似。B超可见肿物边界清楚，内部呈均质低回声，或正常增益下无回声，开大增益后出现回声，肿物后壁回声增强。⁹⁹ᵐ锝扫描肿物区核素浓聚，也有少数病例无此表现的报道。应同时检查双侧腺体以排除双侧发病的可能，仔细检查排除多发瘤灶的可能。细针吸细胞学检查见成片分布的成熟小淋巴细胞中有片块状的嗜酸性腺上皮。

5.诊断

根据病史、年龄、性别和临床表现不难作出腺淋巴瘤的诊断，尤为⁹⁹ᵐ锝扫描所见的核素浓聚是腺淋巴瘤的特异表现。细针吸细胞学检查可协助诊断。腺淋巴瘤应与腮腺的慢性淋巴结炎、淋巴结结核病相鉴别，还应与混合瘤和腮腺囊肿相鉴别，腮腺混合瘤发生的部位较靠上，为不规则的圆形，表面结节状，质地中等；腮腺囊肿可触及波动感，B超呈囊性表现，穿刺可抽出淡黄色的稀薄液体。

6.治疗

保留面神经的腮腺浅叶切除术是治疗腺淋巴瘤的传统方法，近来有主张在排除了多灶性之后，仅切除肿瘤及其邻近的腮腺组织，而不必全部解剖面神经和切除全部浅叶腮腺。既简化了手术、保留了腺体功能、减少了面神经损伤的风险，又避免了Frey综合征

的发生。

7.预后

彻底切除后一般不会复发，其复发率为5%~12%，多因为肿瘤的多灶性而非肿瘤的真正复发。有报道极少数病例肿瘤的上皮成分恶变为癌、淋巴样成分恶变为恶性淋巴瘤。

（三）嗜酸细胞腺瘤

Jaffe（1932）首先报道并命名，称为大嗜酸粒细胞瘤（Oncocytoma），为涎腺良性肿瘤。

1.流行病学

很少见，约占全部涎腺肿瘤的1%，涎腺上皮性肿瘤的3%，在全部腮腺肿瘤中所占比例不足1%。

2.病因及组织来源

病因不清，关于该瘤是单纯由大嗜酸粒细胞构成的真性肿瘤还是为腺体中的大嗜酸粒细胞增生而形成的结节，看法不一。目前多认为该瘤为一种完全由大嗜酸粒细胞构成的真性肿瘤。

3.临床表现

嗜酸细胞腺瘤多发生于50岁以上的中老年人，尤以70岁以上更为多见，女性较男性多见，大多数发生于腮腺，少数发生于颌下腺和颊、腭部的小涎腺，也有发生于口腔颌面部以外的组织器官如甲状腺、甲状旁腺、肾上腺、肾脏和脑垂体。在腮腺一般为单侧发生，偶可同时发生于双侧腮腺。肿物无症状地缓慢长大，圆形、卵圆形或结节状，边界清楚，瘤体积一般不大，直径多不超过3cm，质地稍软或中等，与周围组织无粘连而活动，其表面皮肤和黏膜无异常。

4.检查

涎腺造影显示良性占位病变，边界清楚，圆形或卵圆形，其周边涎腺小导管受压弯曲，移位，无导管中断、造影剂外溢。B超显示肿物为均质低回声，边界清楚，包膜完整，后方回声无增强和衰减。

5.诊断

嗜酸细胞腺瘤无临床特异性表现，甚难与混合瘤、腺淋巴瘤鉴别，需依靠组织病理检查作出诊断。

6.治疗

手术彻底切除肿物是大嗜酸细胞腺瘤的治疗方法，因其多发生于腮腺浅叶，一般行保留面神经腮腺浅叶切除术。

7.预后

彻底切除后不会复发，预后良好。

(四)单形性腺瘤

Goilin(1970)首先提出单形性腺瘤这一名称,作为除混合瘤以外的其他涎腺良性上皮性肿瘤的名称。此后,曾将基底细胞腺瘤与单形性腺瘤的名称混用。目前,已将易于识别的腺淋巴瘤、嗜酸细胞腺瘤从单形性腺瘤中划分出来。因此,单形性腺瘤是指一组除混合瘤、腺淋巴瘤、嗜酸细胞腺瘤之外的其他各种良性涎腺上皮性肿瘤的总称,而与多形性腺瘤相对。意指该组肿瘤在光镜下不含软骨样、黏液样成分,肿瘤成分单一,形态结构单纯,无多形性腺瘤组织学上的多样性、混合性。目前,单形性腺瘤包括基底细胞腺瘤、肌上皮瘤、乳头状囊腺瘤和皮脂腺腺瘤。

单形性腺瘤较少见,多发生于腮腺和小涎腺,约占全部小涎腺肿瘤的10%。

1.基底细胞腺瘤

Kleinsassar(1967)首先报道,曾被称为单形性腺瘤,为涎腺良性肿瘤。

(1)流行病学:少见,约占全部涎腺肿瘤的2%。

(2)病因与组织来源:病因不清,来源于涎腺上皮或闰管的有多种分化潜能的储备细胞。

(3)临床表现:好发于50~60岁的老年人,无性别差异,病程较长,多在一年以上。好发于腮腺和上唇小涎腺,也可见于腭部。在腮腺可以发生于浅叶或深叶,在上唇多见于上唇中部。一般为单侧发病,偶有腮腺双侧发生者。肿物呈圆形或卵圆形,边界清楚,表面光滑,生长缓慢,虽生长多年但瘤体不大,直径多不超过2~4cm,除发生于腭部者较固定外,一般活动,无触压痛,质地中等有弹性或较软,无疼痛和神经功能障碍,表面皮肤和黏膜无异常。发生于唇和腭部者可因创伤致其表面黏膜破溃,继发感染发生疼痛。少数病例近期生长加快,瘤体较大者可发生囊性变,扪压时有波动感。约25%~38%的基底细胞腺瘤,主要是膜型基底细胞腺瘤可与皮肤圆柱瘤同时发生,偶可与汗腺腺瘤、毛发上皮瘤同时发生于同一个涎腺组织内,此时的基底细胞腺瘤常为双侧腮腺同时发生。

(4)检查:涎腺造影和B超检查显示腮腺内一良性占位病变。

(5)诊断:无明显的临床特征而难以与其他良性肿瘤鉴别,需依靠组织病理检查作出诊断。

(6)治疗:发生于腮腺者行保留面神经腮腺浅叶或深叶切除,发生于唇腭部者在距肿物边缘0.5cm的正常组织内切除。

(7)预后:彻底切除后不复发,少数病例尤为膜型基底细胞腺瘤可能恶变为基底细胞腺癌。

2.肌上皮瘤

Sheldon(1943)首先报道并命名,其他名称有肌上皮细胞腺瘤(Myoepithelial cell adenoma)、富含糖原的腺瘤(Glycogen rich adenoma)。

(1)流行病学:罕见,约占全部涎腺肿瘤的不足1%。

(2)病因及组织来源:病因不清,一般认为肌上皮瘤可能来源于涎腺闰管的多潜能的储备细胞,或来源于腺泡-腺管单位复合体。

(3)临床表现:儿童期以后的任何年龄均可发生,目前报道的发病年龄为14~86岁,中位发病年龄为53岁。无性别差异,多发生于腮腺,其次为腭部小涎腺,也可发生于颌下腺和颊部小涎腺。肿物呈圆形或椭圆形,无症状地缓慢长大,虽然肿物可以长至很大,但不会发生面瘫、破溃,肿物大小相差悬殊,从不足1cm到数十厘米,边界清楚,活动,质地中等或较软,发生于腭部者可较固定,肿物表面的皮肤和黏膜无异常。

(4)检查:涎腺造影和B超检查均表现为涎腺内良性实性占位病变。

(5)诊断:其缺乏特异的临床表现需依靠组织病理检查作出诊断。

(6)治疗:发生于腮腺者行保留面神经腮腺浅叶切除术,发生于腭部、颊部小涎腺者在距肿物边缘0.5cm的正常组织内切除,发生于颌下腺者行颌下腺切除。

(7)预后:肌上皮瘤的生物学行为与混合瘤相似,切除不彻底和术中瘤细胞种植可能复发,彻底切除后不会复发,预后良好。

三、涎腺恶性肿瘤

(一)腺样囊性癌

1.流行病学

较常见,占全部涎腺肿瘤的5%~10%,涎腺恶性肿瘤的21.9%,全部腮腺肿瘤的1.2%~5%,全部颌下腺肿瘤的10%~17%,全部小涎腺肿瘤的15%~25%。

2.病因及组织来源

病因不清,可能来源于闰管和导管-腺泡单位的多潜能储备细胞。

3.临床表现

少年时期以后的各个年龄均可发生,以35~45岁的中年人多发,女性多于男性,男女性发病率之比为1:1.1。除可以发生于涎腺外,还可以发生于鼻腔鼻窦、外耳道、胃肠道、胰腺、呼吸道。大涎腺中以颌下腺和舌下腺较多见,腮腺最少发生;小涎腺中以腭部小涎腺多发,如以腮腺腺样囊性癌的发生频度为1,则颌下腺和腭部小涎腺的发生频度分别为8和12。有报道225例涎腺腺样囊性癌中,发生于腭部者占38.7%,以下依次为腮腺15.6%、颌下腺10.7%、口底小涎腺10.7%、颊部小涎腺8.9%、舌下腺6.7%、上颌窦2.7%、舌小涎腺1.8%、唇小涎腺1.8%。早期为无何症状的单发肿块,缓慢长大,病程多在一年以上,约有一半的患者会出现程度不同的局部疼痛,间断性或持续性,也可以发生局部的神经感觉和功能障碍如麻木感、面瘫、舌偏斜。极少数的患者仅以神经症状就诊,临床检查并无明显的肿块。肿块呈不规则的圆形或结节状,体积一般不大,其直径多在2~4cm之间,有不十分清楚的边界,质地中等或较软,活动或活动较差,其表面的皮肤或黏膜均正常无异,少数病例可有突然生长加快、出现疼痛和神经功能障碍。肿块长大可有表面黏膜溃烂,临近骨组织可有破坏,发生于鼻腔鼻窦可有鼻塞、涕血、偏头痛,如肿物累及颅底、眶可有头痛、复视、视力减退和脑神经症状。

腺样囊性癌很少经淋巴结转移,其颈部淋巴结转移率不足10%,有认为其淋巴结的转移其实是癌侵犯了颈部淋巴结。但其易于早期发生血行远处器官转移,转移率为38%,最多转移到肺,其次有椎骨、肝、脑等处,有报道肺部转移占全部转移的89%。肺和肝转移一般为多灶性,常无症状,生长缓慢,患者黏稠纵隔可带瘤生存多年。椎骨和脑转移会引起严重的疼痛和脑症状,病情进展较快速,患者多于短期内死亡。

4.检查

涎腺造影检查见恶性占位病变,有导管中断、变形,腺内造影剂外溢,也有颇似良性肿瘤者。B超检查肿物边界一般不太清楚,呈实性不均匀回声,后壁回声不清晰或减弱。细针吸细胞学检查见癌细胞呈黏液球或树枝状排列。

5.诊断

发生于涎腺的肿物如有疼痛、麻木或神经功能障碍如面瘫、舌偏斜和活动不利,应首先考虑腺样囊性癌。大多数不伴有上述症状的腺样囊性癌易被误诊为混合瘤。

6.治疗

广泛彻底地切除癌灶是腺样囊性癌的有效治疗方法,如癌灶较大还应切除部分邻近的软硬组织。发生于腮腺者行全腮腺切除,如有面神经受累应一并切除。如术前无面瘫,术中未发现面神经受累或与癌灶紧密粘连,可保留面神经。发生于颌下腺者行颌下三角内容清除术,术前已有舌偏斜或术中发现舌下神经与癌灶紧密粘连应将舌下神经一并切除。如肿物累及下颌骨,应同时切除部分或一侧下颌骨。唇、颊、舌、腭和口底的腺样囊性癌应在距癌灶至少1cm以上的正常组织内切除癌灶,有条件时应即刻行切除标本的切端组织冰冻活检以确保切端阴性。如有累及颌骨应同时行颌骨切除。有报道光镜的癌灶侵犯范围是临床上癌灶大小的1.5~3.5倍。如切除不满意可于术后2~4周给予局部放射治疗(4000~70000rad)。手术切除应包括癌灶可能累及的血管、神经和筋膜等结构,以减少复发。腭部癌灶应将腭骨板甚至部分或一侧上颌骨一并切除。

临床术前检查未发现颈部淋巴结转移或可疑转移,不必行预防性颈清术。

放射治疗对腺样囊性癌有一定的控制作用,术后放疗有减少术后复发的作用。临床研究证实单独放疗对晚期的、已发生了远处器官转移的病例,其反应率为50%,CR为33.3%,复发病例的反应率为100%,CR为60%。放疗剂量为4000~7000rad。快中子外照射、组织间照射或二者结合的疗效优于常规放疗。

腺样囊性癌的化疗药物的反应率仅为20%~30%,临床很少单独应用。有报道钙拮抗剂维拉帕米可增强米托蒽醌对腺样囊性癌细胞的体外杀伤作用,对小鼠的腺样囊性癌移植瘤有一定的抑瘤作用。有报道术前应用小剂量氟尿嘧啶和阿司匹林可以减少腺样囊性癌的术后复发和转移。以肿瘤坏死因子和干扰素作为增强剂的外源性LAK细胞免疫过继治疗对腺样囊性癌体外培养细胞有杀伤作用。

7.预后

腺样囊性癌手术切除后较易复发,且易经血行转移,复发和转移多发生在治疗后的3年之内。不同部位的癌灶的复发率不同,腮腺腺样囊性癌的复发率最低为21.4%,舌下腺腺样囊性癌复发率最高为66.7%。血行转移率也因发生部位不同而不同,最低在腮腺为14.3%,舌下腺最高为66.7%。少数病例既无淋巴结转移,又无局部复发,但发生了血行转移。治疗前有无神经症状与癌灶的术后复发、转移无关,手术切除是否彻底与术后复发有密切的关系。治疗后涎腺腺样囊性癌的 5 年生存率为 58.5%,10 年生存率为 20.7%,5 年无瘤生存率为 41.5%。有报道 242 例的 10 年无瘤生存率在腮腺为 29%、口内小涎腺为 23%、颌下腺为 10%、鼻腔鼻窦为 7%。

影响预后的因素有多种,癌灶的组织病理类型、第一次手术切除的彻底性、临床分期是主要的因素。在组织病理分型中(筛孔型、小梁条索型、实体型),筛孔型预后最好,其进展缓慢,复发和转移发生的较晚,其平均存活期可至 5~10 年之久;实体型预后最差,从治疗到因癌死亡的平均存活期仅 1.67 年;小梁条索型预后居中,术后最易发生复发,但其从治疗到因癌死亡的平均存活期为 3.2 年。

如果能彻底切除癌灶,大多数筛孔性病例可以无瘤生存 10 年甚至更长。如手术切除不彻底,则术后 1~2 年内一定数目的病例就会复发,再次手术后更加易于复发。但是,有相当部分的病例(腮腺除外)无论手术切除彻底与否都会发生远处器官转移,这可能与癌灶的生物学特性有关。

有报道原发癌灶越大,发生远处器官转移的危险也越大。

总之,目前仍不清楚究竟哪一种或哪几种因素对涎腺腺样囊性癌的预后有决定性的作用。只有早期发现、广泛彻底地切除癌灶及部分邻近正常组织是防止术后复发和转移的有效方法。除了癌灶很小的病例,一般应术后辅以局部放疗。

(二)黏液表皮样癌

Stewart(1945)首先报道并命名为黏液表皮样瘤(Mucoepidermoid tumoe),世界卫生组织(WTO,1991)将其命名为黏液表皮样癌。其组织分化好的为低恶性癌,组织分化差的为高恶性癌。

1.流行病学

常见,约占全部涎腺肿瘤的 15.7%,全部恶性涎腺恶性瘤的 34%。

2.病因及组织来源

病因不清,基因研究发现 Ha-ras 癌基因点突变与黏液表皮样癌的发生和发展有关。来源于涎腺导管上皮,发生于颌骨内的黏液表皮样癌可能来源于牙源性囊肿衬里上皮的黏液化生、异位的颌下腺和舌下腺的涎腺组织或胚胎发育期间陷入颌骨内的磨牙后腺。

3.临床表现

任何年龄均可以发生,约 11.6%发生于儿童和青少年,其多为分化好的低度恶性黏液表皮样癌。一般以 30~50 岁的中年人多发,女性多于男性,绝大多数(约 90%左右)发生于腮腺,是腮腺最常见的恶性肿瘤。约 10%发生于颌下腺,偶见于舌下腺、腭部和下颌磨牙后区的小涎腺。也有发生于睑板腺的报道。发生于腮腺和腭部的一般分化较好,恶性度较低;发生于颌下腺和舌下腺的黏液表皮样癌多分化较差,恶性度较高。一般单发,低恶性者与混合瘤的临床表现相似,为缓慢增大的肿物,无疼痛和其他神经功能障碍如面瘫、舌偏斜等,瘤体不大,呈圆形或椭圆形,直径从数毫米至数厘米,多不会超过 4cm,表面光滑或结节状,边界清楚,活动,质地中等或伴有部分囊性感或为囊性,其表面皮肤和黏膜无异常。分化较差的黏液表皮样癌则生长快速,或原增长缓慢而近期突然增长快速,病程较短,常伴有锐性疼痛、面瘫、舌偏斜和舌活动不利,癌灶实性,质地中等或硬韧,边界不甚清楚,与邻近组织粘连和侵犯而推之不动,触之疼痛。晚期,癌灶可向其表面的皮肤和黏膜溃破,破坏涎腺形成涎瘘。发生于硬腭处可以破坏腭部骨质,常伴有颈部淋巴结肿大。偶见发生于颌骨内,常发生于下颌骨的骨体后份和下颌升支部,此多见于老年男性,表现为下颌骨的局限性膨隆,伴有牙齿和面部的进行性加重的疼痛、下唇麻木、张口受限,癌灶较大可使双侧面部不对称,X 线片显示颌骨蚕食状溶骨破坏,甚至可见病理性骨折。低恶性者很少发生颈部淋巴结和血行远处器官的转移。高恶性者,常见颈部淋巴结肿大和血行远处器官转移。

4.检查

涎腺造影低恶性的黏液表皮样癌的表现与混合瘤相似而不能鉴别,高恶性者则呈恶性占位的表现,肿物边界不齐、导管像腊肠样粗细不均、导管中断、造影剂外漏和腺泡破坏等。B 超检查低恶性者肿物边界整齐、实性均质低回声;高恶性者边界不整齐、轮廓不清晰、与邻近组织结构无清楚的分界、实性不均质回声,后壁回声减弱。颌骨中心性黏液表皮样癌 X 线片显示颌骨内局限性骨破坏,边缘光滑颇似囊肿或造釉细胞瘤,或骨破坏呈边缘不齐的蚕食状。癌灶为单房或多房的透光区,有明显的骨膜新生骨反应。新生的肿瘤骨有呈放射状排列的骨小梁而与骨肉瘤相似,骨皮质虽吸收变薄但仍保持了其连续性。细针吸细胞学检查可见黏液样细胞和表皮样细胞,并可见云团状分布的黏液。

5.诊断

黏液表皮样癌缺乏特征性的临床表现而难于作出临床诊断,低恶性者易误诊为混合瘤,高恶性者难以与其他高恶性涎腺癌鉴别。发生于颌骨内者易误诊为颌骨囊肿、造釉细胞瘤和骨肉瘤。细针吸细胞学检查有一定的诊断价值,需依靠组织病理学检查作出诊断。

6.治疗

彻底切除癌灶和颈部转移淋巴结是黏液表皮样癌的主要治疗方法,决定手术切除的范围时应充分考虑癌组织的分化程度。如为低分化的高恶性癌则切除应稍彻底和扩大,以免术后复发。一般来说,发生于腮腺者行全腮腺切除,如术前无面瘫,应保留面神经;如已有面瘫,且术中见面神经受到压迫或与癌灶粘连尚能分离,也应保留面神经。发生于颌下腺和舌下腺者行颌下三角或口底内容廓清,如术前已有舌偏斜和活动不利,将舌下神经一并切除。口底黏膜缺损可植皮,缺损较大者转移颈前肌皮瓣等修复。癌灶累及邻近组织结构时应在距癌灶边缘至少1cm以上的正常组织内切除,发生于颌骨者应部分或全部切除一侧颌骨,发生于硬腭者切除癌灶深面的腭骨板保留鼻侧黏膜,如已累及鼻侧黏膜则行上颌骨部分切除。上述切除后的组织缺损转移组织瓣和植骨修复。低恶性黏液表皮样癌如临床检查未发现颈部转移的或可疑的淋巴结,且癌灶不大,不必行颈清术。高恶性者,应同期行选择性、功能性或根治性颈清术。面神经已与癌灶粘连而保留、受解剖条件限制癌灶切除边缘不安全和较晚期患者应术后辅以放疗(4000~60000rad)。

7.预后

黏液表皮样癌的预后与其组织分化程度有十分密切的关系,分化较好的低恶性黏液表皮样癌是全部分化型涎腺癌中预后最好的,切除后很少局部复发,更鲜见转移,预后较好;分化较差的高恶性者是所有分化型涎腺癌中预后最差的,虽经彻底切除,常有复发和转移,预后很差。有报道低恶性黏液表皮样癌治疗后局部复发率不足10%,5年、10年和15年生存率分别为92%、90%和88%。高恶性者局部复发率为40%,颈部淋巴结转移率为29%以上,远处转移率为35%,5年、10年和15年生存率分别为49%、42%和33%。发生于颌下腺和舌下腺的黏液表皮样癌无论其分化程度如何,预后均较差。

(三)腺泡细胞癌

Buxton(1953)首先将腺泡细胞癌作为一种独立病变提出,还有一些其他的名称如腺泡细胞瘤(Acinic cell tumor)、浆液细胞腺癌(Serous cell adenocarcinoma)、透明细胞腺瘤(Clear cell adenoma)、浆细胞癌Serous cell carcinoma),为低恶性的涎腺癌。

1.流行病学

少见,占全部大涎腺肿瘤的1%~4%,全部大涎腺恶性肿瘤的7%~15%,全部腮腺肿瘤的2%~5%,全部腮腺恶性肿瘤的7%~19%。

2.病因及组织来源

病因不清,双侧发生的腺泡细胞癌可能与家族遗传有关。可能来源于腺泡的浆液细胞,目前认为其来源于涎腺闰管或导管-腺泡单位的多潜能储备细胞。

3.临床表现

各个年龄均可发生,是少年儿童最多见的涎腺恶性肿瘤。其好发于40~60岁的中老年人,女性多于男性,男女性发病率之比约为1:3。绝大多数发生于腮腺的浅叶和下极,也有发生于颌下腺和舌下腺,偶见于唇、颊、舌、腭和龈的小涎腺。也有发生于鼻腔的报道。一般单侧发生,约有3%为双侧发生;多为单发,也有多发。肿物缓慢增大而无何临床症状,少数有疼痛和压痛,偶有面瘫,也有生长快速伴有面瘫者,病程长短不一,相差悬殊,从数个月至十余年。癌灶呈圆形,表面结节或分叶状,活动,质地中等或较软,偶有囊性者,边界清楚,体积大小不等,直径从不足1cm至十余厘米,一般不超过2~4cm,肿物长大或发生于小涎腺者其表面的皮肤或黏膜偶有溃破、继发感染和少量出血。晚期偶有区域淋巴结转移和远处转移到肺、椎骨和肝等器官。

4.检查

涎腺造影和B超检查与分化好的黏液表皮样癌相似,细针吸细胞学检查可见与浆液性细胞相似的癌细胞,不见腺叶结构。

5.诊断

腺泡细胞癌缺乏特征性的临床表现而难于作出临床诊断,细针吸细胞学检查有助于诊断,需依靠组织病理检查作出诊断。

6.治疗

腺泡细胞癌如发生于腮腺浅叶且癌灶直径不足1cm,可行保留面神经腮腺浅叶切除。癌灶较大或癌灶位于腮腺深叶,行保留面神经全腮腺切除。发生于颌下腺或舌下腺者行颌下三角或舌下三角内容廓清,发生于小涎腺者在距癌灶边缘 1cm 的正常组织内切除癌灶。颈部无转移或怀疑转移的淋巴结可以不行颈清术,否则同期行选择性或功能性或根治性颈清术。术中切除不满意者、复发的或组织分型为实体型者术后辅以放疗。

7.预后

腺样细胞癌彻底切除后一般不会复发,切除方法不正确如包膜外切除,术后可以复发,其复发率为 66%。而腮腺浅叶及肿物一并切除后的复发率为 28%,腮腺全叶切除后复发率仅为 10%。此外,术后复发也与癌灶的组织病理分型有关,实体型最易复发,有 15.7%复发,滤泡型的复发率为 9.1%。术中切除标本的切端冰冻活检阴性可明显减少复发。5 年治愈率为 90%,20 年生存率为 56%,甚少发生颈部淋巴结转移和血行远处器官转移,两者转移率分别为 4%和不足 3%。其最常转移的部位为椎骨和肺。

(四)乳头状囊腺癌

Blask(1971)首先将乳头状囊腺癌作为一种独立的涎腺恶性肿瘤加以报道,命名为产黏液腺样乳头癌(muces-producing adenopapillary carcinoma),世界卫生组织(WHO,1991)命名为乳头状囊腺癌。国内常将乳头状腺癌(papillary adenocarcinoma)也归入其中,为低恶性涎腺癌。

1.流行病学

少见,约占全部涎腺肿瘤的 3.7%,全部涎腺恶性肿瘤的 4.9%~9.1%。

2.病因和组织来源

病因不清,来源于涎腺闰管上皮细胞。

3.临床表现

青少年以后的各个年龄均有发生,男性较女性多发,其发病率之比为 2.1~3.4:1。多发生于腮腺,其次是颌下腺和舌下腺,偶可发生于唇、颊、舌和口底的小涎腺。多单发,表现为缓慢增大的无何临床症状的肿物或局部膨隆,少数病例可有程度不等的局部疼痛、面颊部感觉异常、麻木、面瘫和张口受限。少数病例可有近期肿物快速增大。局部皮肤和黏膜无异常,但如肿物过大或发生于小涎腺,其表面皮肤或黏膜可发生溃烂,继发感染和少量血性渗液。肿物呈不规则结节状或分叶状,小者不足厘米,大者可达 10cm 以上。边界不甚清楚,质地较硬或较软,或为囊性,与邻近组织结

构粘连而固定。约 1/3 的病例伴有同侧颈部淋巴结肿大和触痛。晚期可发生颈部淋巴结转移,也可血行转移到肺和椎骨。

4.检查

影像学检查与高恶性黏液表皮样癌相似,肿物囊性区穿刺可抽出血性囊液。

5.诊断

乳头状囊腺癌较易于累及其表面的黏膜和皮肤,此是与其他涎腺癌的不同之处,但缺乏特异性临床表现而难于术前作出诊断,需依靠组织病理检查作出诊断。

6.治疗

广泛彻底切除癌灶是乳头状囊腺癌的主要治疗方法,发生于腮腺者视肿瘤大小和发生部位行保留面神经腮腺浅叶或全腮腺切除,发生于颌下腺和舌下腺者行颌下或舌下三角内容清除。发生于小涎腺者在距癌灶边缘 1cm 以上的正常组织内切除癌灶及部分邻近组织结构。发生于硬腭者去除局部硬腭腭骨甚至部分上颌骨。同期行选择性、功能性或根治性颈清术。切除不满意或复发病例予术后放疗。

7.预后

根据组织病理形态乳头状囊腺癌可以分为低恶性的高分化和高恶性的低分化两种,前者临床上进展缓慢,少有疼痛和神经功能障碍,彻底切除后很少复发,其复发率为 20%左右,少有转移,预后较好。后者则进展较快速,常伴有疼痛和神经功能障碍,早期即有区域淋巴结转移,其转移率为 40%~70%,晚期可发生血行转移,癌灶切除后易于复发和血行转移,其转移率为 10.7%~15.83%,其 5 年生存率为 47%,预后较差。

(五)恶性混合瘤

Foot(1954)首先将恶性混合瘤从涎腺癌中划分出来作为一种独立的病变。其他名称有多形性腺瘤内癌(Carcinoma in pleomorphic adenoma),恶性多形性腺瘤(Malignant pleomorphic adenoma),癌肉瘤(Carcinosarcoma),为高恶性的涎腺癌。

1.流行病学

不少见,约占全部涎腺肿瘤的 1.5%~6%,全部涎腺癌的 15%,涎腺混合瘤的 2%~10%。

2.病因及组织来源

病因不清,接受放射线照射与其发生有关,多数病例由混合瘤恶变而来。其可能来源于涎腺的外胚叶

上皮及其异常化生。

3.临床表现

好发于中老年人,女性多于男性,常发生于腮腺,其次是腭、唇、颊和龈部小涎腺,也可发生于颌下腺。单侧发生,单发,表现为快速增大的肿物,常伴有局部疼痛、面瘫、伸舌偏斜和活动不利,病情进展快速,数周和数个月内肿物即可长至数厘米。可侵犯表面的皮肤和黏膜使之破溃、少量出血和继发感染。常伴有同侧颈部淋巴结肿大。由混合瘤恶变者,在原来多年无症状的缓慢增大的基础上突然快速生长,发生疼痛和神经功能障碍。检查肿物呈不规则的圆形或不规则形,表面呈结节状,体积一般较大,直径多在数厘米至十余厘米。肿物与邻近组织结构粘连而固定,质地中等或硬韧,其表面组织可有红肿易误诊为急性炎性病变。肿物可侵犯其深面的骨组织,可以转移到颈部淋巴结和远处的器官如肺、椎骨、肝。有些病例的临床和组织形态表现与临界的混合瘤完全相似,只是可以转移到远处的肺等器官,转移灶的组织形态学表现仍为混合瘤。恶性混合瘤可早期发生颈部淋巴结和远处器官转移。

4.检查

影像学检查与低分化黏液表皮样癌相似,细针吸细胞学检查除了有临界的混合瘤表现外,还可见涎腺恶性肿瘤或鳞癌、肉瘤的成分。应对肺、骨和肝等器官进行影像学检查以排除可能发生的转移。术前应进行CT、MRI检查确定癌灶与邻近组织结构和大血管的关系。

5.诊断

对于缓慢生长多年而近期突然增大明显、发生疼痛、面瘫和舌偏斜的混合瘤应立即进行细针吸活检,如肿物已破溃,可钳取或切取活检。无论针吸还是切取活检均应多处取材,以免遗漏灶性癌变。临床上应与涎腺急性感染相鉴别。后者常伴有发热、白细胞升高等全身反应,一般不会发生面瘫、伸舌偏斜等神经功能障碍。细针吸细胞学检查有助于鉴别。

6.治疗

广泛彻底切除癌灶及其转移的颈部淋巴结是恶性混合瘤的主要治疗方法,发生于腮腺者,要全腮腺切除,术前如无面瘫,于术中未见癌灶累及面神经,可保留面神经。发生于颌下腺或舌下腺者行颌下三角或口底内容廓清,视情况切除或保留二腹肌、口底肌,如术前伸舌偏斜术中见舌下神经受累,应将舌

下神经一并切除。发生于小涎腺者在距癌灶边缘至少1cm的正常组织内切除癌灶,如有颌骨粘连或受累,应一并切除部分或一侧颌骨。癌灶累及皮肤或黏膜应一并切除,植皮或转移组织瓣修复。同期行选择性、功能性或根治性颈清术。如有条件应术中冰冻活检切端组织以确保切端阴性。切除不满意或复发的病例,术后应辅以放疗。晚期病例予放疗和化疗为主的综合治疗。

7.预后

恶性混合瘤甚易术后复发和转移,其发生率分别为35%和26%,多数病例在2~3年内死于本病。术前有无神经侵犯和颈部淋巴结转移、癌灶切除是否彻底、癌灶的恶性成分的组织类型和发生的部位均对患者预后有一定的影响。有报道术前已有神经侵犯者有50%术后复发,有35%发生远处器官转移;而术前无神经侵犯者,上述二率则分别为16%和16%。术前已有淋巴结转移者,术后局部复发率为89%,远处转移率为44%;术前无淋巴结转移者,该二率分别为30%和10%。癌灶切端阳性者,术后复发率为54%,远处转移率为31%;切端阴性者,该二率分别为14%和7%。发生于小涎腺尤其是腭部者,一般癌灶较小,易于做到彻底切除,其预后多好于发生于大涎腺者。恶性混合瘤中恶性成分的组织学类型不同,患者的预后也不同,真性恶性混合瘤的预后最差,约有54%的病例术后局部复发和(或)远处转移,58%的患者死于本瘤,其平均生存期为29.3个月,其5年生存率为0。其他类型的患者预后稍好一些,未分化癌的5年生存率为30%、肌上皮癌为50%、导管癌为62%,以多形性低度恶性腺癌的预后最好,其5年生存率高达96%。

(六)涎腺导管癌

Kleinsasser(1968)首先报道,由Garland(1984)详细描述并命名。其他名称还有侵袭性涎腺癌(Invasive salivary carcinoma)、外导管筛状涎腺癌(Outer-duct salivary adenocarcinoma of the cribiform pattern),为高恶性涎腺癌。

1.流行病学

少见,仅占全部涎腺肿瘤的0.5%,全部涎腺恶性肿瘤的0.9%,腮腺全部恶性肿瘤的6%。

2.病因及组织来源

病因不清,可能由混合瘤恶变而来,其来源于涎腺的小叶间导管和排泄管的上皮细胞。

3.临床表现

发生于中老年人，约80%发生于60~65岁，男性较女性多见，男女性发病率之比为5.5:1。约90%的病例发生于腮腺，少数发生于颌下腺，偶有发生于腭部小涎腺。单侧发生，表现为快速增长的肿物，常伴有局部疼痛、面瘫、伸舌偏斜和活动不利，同侧颈部淋巴结肿大。病情进展快速，病程多不足一年，就诊时一半的患者已为晚期。部分病例病程较长，在较长时期缓慢增大的肿物近期突然快速增大，并出现上述的一系列表现。肿物呈圆形或卵圆形，质地硬韧，边界不清，固定，同侧颈部常可触及肿大的淋巴结。就诊时约有58%的病例已有颈部淋巴结转移，30.5%的病例有面瘫，少数病例已有血行远处器官转移。

4.检查

影像学检查与低分化黏液表皮样癌相似，应常规检查肺、骨和肝等远处器官排除癌转移。

5.诊断

涎腺导管癌多进展迅速，具有明显的恶性肿瘤的表现，不易与其他的高恶性涎腺癌临床鉴别，需依靠组织病理学检查作出诊断。

6.治疗

广泛彻底切除原发癌灶及其颈部转移淋巴结是涎腺导管癌的主要治疗方法。术中不但切除全部腺体，而且应视情况切除部分与癌灶相邻的颌骨、肌肉、外耳道、乳突，面神经除远离癌灶者外，均不应保留。术后辅以放疗和化疗，以减少复发和转移。同期行功能性或根治性颈清术。晚期病例不宜手术切除者，予放疗和化疗为主的姑息性综合治疗。

7.预后

患者一般预后不良，术后易局部复发和远处器官转移，其局部复发率为39%，区域淋巴结转移率为60%，远处转移率为57%。术后复发和转移常发生于治疗后4年之内，55%的病例生存期不足3年，5年生存率为30%。治疗前癌灶的大小、有无颈部淋巴结转移是影响预后的重要因素，原发灶直径不足2cm时，治疗后2年生存率为62.5%，如直径大于2cm，则仅为25%。术前无颈部淋巴结转移时治疗后2年生存率为60%，已有转移时为33.3%。有报道C-erb2基因产物表达的水平与其预后有关，无该产物表达者平均生存期为15个月，有该产物表达者则平均生存期仅为9个月。涎腺导管癌患者的3年生存率为0。

(七)未分化癌

Hilderman(1962)首先报道，其他名称有小细胞癌(Small cell carcinoma)，为高恶性的涎腺癌。

1.流行病学

少见，占全部涎腺恶性肿瘤的4%，大涎腺肿瘤的1%，小涎腺肿瘤的2.8%。

2.病因及组织来源

各个年龄均可以发生，但多见于中老年人，女性多发，主要发生于腮腺和小涎腺，偶见于颌下腺。病情进展快速，多在一年之内。癌灶体积一般不大，直径多不超过5~6cm，圆形或不规则形，单发，肿物生长快速，数个月内就可长大至数厘米。质地硬韧，肿物与其表面的皮肤黏膜和邻近组织结构粘连而边界不清，推之不动，颇似急性炎症。伴有或不伴有面瘫、疼痛、伸舌偏斜，皮肤黏膜受侵犯可以破溃，有少量出血或流出血性液体。因早期可发生颈部淋巴结转移在同侧颈部可以触到肿大的淋巴结。稍晚，可发生远处器官转移。

3.检查

影像学检查与低分化黏液表皮样癌相似，应常规检查肺、骨、肝等器官，排除癌转移。

4.诊断

根据肿物增大快速、累及周围组织和常伴有颈部肿大淋巴结等表现易于诊断为高恶性肿瘤，但难于与其他高恶性涎腺癌鉴别，需依靠组织病理检查作出诊断。

5.治疗

广泛彻底切除癌灶及其转移淋巴结是未分化癌主要的治疗方法，除切除全部腺体及其紧邻的软硬组织外，应同期行功能性或根治性颈清术。术中见面神经、舌下神经远离癌灶且术前无面瘫或舌偏斜可以保留神经。发生于小涎腺者应在距癌灶至少1cm以上的正常组织内切除。有条件时术中活检切端以保证切除彻底。所有受到累及的皮肤、黏膜和颌骨均应同时切除，所遗缺损植皮或转移组织瓣修复。癌灶切除不满意或复发的病例，术后应辅以放疗。晚期不宜手术的病例予放疗和化疗为主的姑息性综合治疗。

6.预后

患者预后较差，术后易复发和转移，其远处转移率居全部涎腺癌之首，高达63.6%，治疗后2年生存率仅为70%，5年生存率为46%。影响患者预后的主要因素是原发癌灶的大小,癌灶直径达到或超过4cm者的预后明显劣于癌灶较小者,有报道4例癌灶大于等于4cm者术后全部复发和转移,其平均生存期为7.7个月;10例癌灶较小者,术后复发率为40%,颈淋巴结转移率为50%,远处器官转移率为30%,平均生存期为46个月。

(八)腺癌

Spiro(1982)将在组织学上有腺样和导管样分化但缺乏涎腺恶性肿瘤如乳头状囊腺癌、腺样囊性癌、恶性混合瘤、黏液表皮样癌、肌上皮癌、皮质腺癌、腺泡细胞癌、未分化癌的组织形态特征的涎腺上皮恶性肿瘤定义为腺癌。根据腺癌的组织分化程度被分为高分化的低恶性腺癌和低分化的高恶性腺癌。

1.流行病学

较少见,约占全部涎腺肿瘤的9%。

2.病因及组织来源

病因不清,来源于涎腺上皮。

3.临床表现

多发生于40岁以上的中老年人,女性较男性多发。多为单侧生发,偶有双侧发生。好发生于腮腺和腭部小涎腺,约有10%发生于颌下腺。高恶性腺癌的肿物增大快速,初期即可有局部疼痛、面瘫、伸舌偏斜;但也有少数病例没有明显的肿物,以局部疼痛或神经功能障碍为就诊的原因。低恶性腺癌则生长较缓慢,病程较长,多在一年以上;一般无疼痛和神经功能障碍,待肿物生长到较大时才出现这些临床症状。肿物一般呈圆形或不规则形,体积不大,直径多在2~4cm,质地硬韧或较软,边界不清,固定,肿物可侵犯邻近组织和颌骨,使其破坏和吸收,易发生颈部淋巴结转移而常有颈部肿大的淋巴结,晚期可发生远处器官转移。

4.检查

影像学检查同低分化或高分化的黏液表皮样癌,细针吸细胞学检查见癌细胞有明显的异型性,散在排列,核大,核浆比例增大,有多个明显的核仁,并可见呈颗粒状的粗大染色质,偶见瘤巨细胞。高分化腺癌的癌细胞异型性较不明显,核浆比例为1:1。应常规检查肺、骨、肝以排除转移。

5.诊断

高恶性腺癌有明显的恶性临床表现,但难以与其他高恶性的涎腺癌鉴别,而低恶性腺癌不具有明显的恶性表现而难以与混合瘤鉴别,细针吸细胞学

检查有助于其鉴别诊断,需依靠组织病理学检查作出诊断。

6.治疗

广泛彻底切除癌灶及其转移淋巴结是腺癌的主要治疗方法,术前已有面瘫,术中见面神经虽与肿物粘连但较易于分离时应保留面神经。如术前无舌下神经功能障碍,且术中舌下神经只是受压或与肿物粘连,可保留舌下神经,术后辅以放疗。发生于小涎腺者应在距癌灶边缘至少1cm以上的正常组织内切除癌灶,在硬腭应去除部分腭部骨板,术中应进行切缘冰冻活检以达到切缘阴性。如切除不满意或复发病例,术后应辅以放疗。应同时行功能性或根治性颈清术。晚期不宜手术的病例,予放疗和化疗为主的姑息性综合治疗。

7.预后

低分化的高恶性腺癌的预后差,其切除后局部复发率为30.9%,远处器官转移率为16.2%,其中一半转移到肺,15年生存率为3%。高分化的低恶性腺癌的预后较好,经彻底切除后较少复发,也甚少远处器官转移,15年生存率为54%。发生于颌下腺者预后最差,腭部者预后最好。

(九)肌上皮癌

Donath(1972)首先报道,其命名为上皮–肌上皮癌(epithelial-myoepithelial carcinoma),其后有零散的个案报道。WHO(1992)将其列为一类独立的涎腺肿瘤。其他名称有恶性肌上皮瘤(malignant myoepithelial tumor)、富含糖原的腺癌(glycogen rich adenocarcinoma)。为中度和高度恶性的涎腺癌。

1.流行病学

少见,占全部涎腺肿瘤的0.5%。好发于老年人,女性少见于男性。

2.病因及组织来源

病因不清,可能由良性肌上皮瘤恶变而来,也可能来源于涎腺闰管的多潜能干细胞,或起源于导管–腺泡单位,也可能来源于涎腺的外胚层上皮。

3.临床表现

儿童期以后各个年龄均可以发生,多发生于老年人。女性稍多见,最常发生于腮腺,也有发生于颌下腺、腭部、鼻腔上颌窦小涎腺,单发,病程长短不一,长者可达10余年,短者仅为数个月,一般在一年之内。肿物生长快速或在多年缓慢生长的基础上近期突然生长加快。常伴有局部疼痛、面瘫、伸舌偏斜

和活动不利等神经功能障碍。肿物一般为圆形、椭圆形或不规则形，大小相差很大，从直径不足厘米至20余厘米，一般在4~5cm，表面不平滑呈结节状，质地硬韧或中等，固定，可以与表面皮肤和黏膜粘连，边界不清，易侵犯邻近的组织结构如咀嚼肌、上颌窦、下颌升支等并可向后累及咽旁、翼颌间隙、颞下间隙和颞部，甚至累及颅底，而发生张口受限、脑神经症状，肿物可自其表面的皮肤或黏膜破溃，少量出血和继发感染。因早期的淋巴结转移可触及肿大的颈部淋巴结，并可远处转移到肺、骨、肝和脑。但有少数病例的临床表现颇似混合瘤，彻底切除后不会局部复发和转移。

4.检查

影像学检查与低分化黏液表皮样癌或混合瘤相似，应常规检查肺、骨和肝等器官以排除转移。

5.诊断

大多数肌上皮癌病情进展快速，侵犯邻近组织结构而引发疼痛和神经功能障碍，不难作出涎腺高恶性肿瘤的诊断，有少数病例缺乏上述临床特征而易误诊为混合瘤及其他涎腺良性肿瘤，需依靠组织病理检查作出诊断。免疫组化染色有一定的诊断意义，细胞角蛋白、S-100蛋白和肌动蛋白为阳性，波形蛋白、calponin、SMA可呈局灶性阳性，此可作为与其他涎腺肿瘤的鉴别诊断标志物。

6.治疗

手术广泛彻底切除癌灶及其转移颈部淋巴结是肌上皮癌的主要治疗方法，发生于腮腺者行全腮腺切除，如术前无面瘫、癌灶较小、面神经与癌灶无粘连的要于术中保留面神经；如神经与癌灶有粘连，也可保留面神经术后辅以局部放疗。发生于颌下腺者行颌下三角内容廓清，发生于硬腭者应去除部分腭骨甚至切除部分上颌骨。术中应切缘组织冰冻活检确保切缘阴性。同期行选择性、功能性或根治性颈清术。除少数无高恶性临床表现者外，术后应辅以放疗。晚期病例予姑息性放化疗。有报道环磷酰胺、多柔比星、顺铂等药物的新辅助化疗取得了一定的疗效。因此，外科手术为主的综合治疗有助于减少术后的复发和转移、提高患者的生存质量和生存率。

7.预后

肌上皮癌切除后甚易复发，其局部复发率达40%~68%，均超过了其他涎腺癌如黏液表皮样癌、腺样囊性癌、乳头状囊腺癌和腺泡细胞癌；一般晚期也易于发生血行远处器官转移，其转移率为26.3%。

虽有复发和转移，患者仍能带瘤生存一段时间，约25%的病例可存活7年以上。少数病例预后甚差，短期内死于广泛的侵犯和转移。光镜下的组织病理分型与预后有密切的关系，浆细胞样型预后较好，透明细胞样型和上皮细胞样型预后较差，而梭形细胞样型预后居中。那些临床缺乏高恶性表现的病例在彻底切除后既无局部复发又不会发生远处转移，预后良好。

(十)鳞状细胞癌

鳞状细胞癌为原发于涎腺的高恶性涎腺癌。

1.流行病学

罕见，约占全部涎腺肿瘤的1%。

2.病因及组织来源

病因不清，来源于涎腺导管上皮的鳞状化生。

3.临床表现

常发生于老年人，无性别差异，大小涎腺均可以发生，单发，病情进展快速，病程一般不超过一年。表现为快速增大的肿物，伴有局部感觉异常、麻木、疼痛、面瘫、伸舌偏斜和舌活动不利。肿物呈不规则圆形或不规则形，质地中等或硬韧，体积较大一般直径在数厘米，侵犯邻近的组织结构而边界不清，固定，累及表面的皮肤和黏膜颇似急性炎症，后可自皮肤和黏膜破溃，有少量出血或血性液体，还可继发感染。如侵犯了咀嚼肌和面部深间隙可有张口受限。有少数病例肿物可呈囊性，穿刺可抽出血性液体和灰白色坏死物。早期即可转移到同侧颌下及颈部淋巴结，较晚期可发生血行远处器官转移。

4.检查

影像学检查显示为恶性肿物，常有邻近组织和结构的侵犯。

5.诊断

不难作出高恶性涎腺癌的诊断，尚需组织病理学检查与其他涎腺癌鉴别。此外，应与皮肤鳞癌和其他部位鳞癌的涎腺内转移癌相鉴别。

6.治疗

广泛彻底切除癌灶包括涎腺、受侵犯的邻近软硬组织，同期行功能性或根治性颈清术。术前可予紫杉醇、顺铂、5-Fu等辅助化疗，常可使癌灶缩小而利于切除。术前无神经功能症状且中见面神经、舌下神经未受侵犯应予保留，仅与癌灶相邻或粘连也应保留，术后辅以放疗，切除所遗组织缺损转移组织瓣修复。如切除不满意可予术后放疗和化疗。

7.预后

涎腺鳞癌预后差,术后易局部复发,易发生远处器官转移,治疗后只有不足 1/3 的患者能存活达 5 年。术前的新辅助化疗和术后放疗能提高疗效,改善患者的预后。

(十一)恶性淋巴上皮病

Hilderman(1962)首次报道了恶性淋巴上皮病,又称为涎腺淋巴上皮癌(Salivary lymphoepithelial carcinoma),为发生于大涎腺的高恶性肿瘤。

1.流行病学

罕见,仅有少数病例报道。

2.病因与组织来源

病因不清,EB 病毒感染与其发生有关。电镜下在恶性淋巴上皮病变细胞内发现了 EB 病毒颗粒,并发现了 EB 病毒 mRNA 的异常高水平表达,患者外周血内发现了抗 EB 病毒抗体。但尚不能确定其是原发还是从良性淋巴上皮病恶变而来,但确有一些病例在发病前有良性淋巴上皮病史。

3.临床表现

儿童期后各个年龄均可以发生,以中老年人多发,女性较男性多发,男女性发病率之比为 1:2~3。主要发生于腮腺下极,少数发生于颌下腺。单侧发病,表现为原腺体内缓慢增大的肿物突然生长加快,伴有或不伴有良性淋巴上皮病的临床表现如口干、眼干、肿物体积大小不等,直径从不足厘米至数厘米,圆形或不规则圆形,边界清楚或不清楚,质地硬韧而有弹性,表面不平滑或呈结节状,活动,少数病例与周围组织广泛粘连而固定,肿物表面可有溃烂,无或伴有局部疼痛、感觉异常、麻木和面瘫。肿物可侵犯表面的皮肤和邻近的软硬组织结构。约有近一半的患者颈部有肿大的淋巴结和远处器官的转移。某些有良性淋巴上皮病史者常有全身淋巴结肿大、肝脾肿大、恶性贫血、非血小板减少性紫癜、类风湿性关节炎及结节性动脉炎,晚期患者呈衰竭状态。

4.检查

涎腺造影显示为一伴有良性上皮病变的涎腺内恶性肿物,CT 显示肿物边界不清, 广泛侵犯邻近的软硬组织结构。细针吸细胞学检查见孤立的或多个紧密粘连的癌细胞团与成熟的淋巴细胞混合存在。应进行肺、骨、肝和脑等器官检查以除外转移。化验室检查外周血清 EB 病毒阳性,EBV-EA-IgA、EBV-DNA 酶水平升高。免疫组织化学染色角蛋白和 S- 100 蛋白阳性。

5.诊断

根据临床表现难于作出诊断,对伴有疼痛、面部感觉异常、麻木、面瘫、伸舌偏斜和活动不利、并有口干、眼干的增大较快的或在原长期缓慢增大的基础上突然增大加快的涎腺肿物应考虑到本病的可能。其与其他涎腺癌的区别在于其他涎腺癌一般不伴有口干和眼干。而慢性腮腺炎无面瘫的表现。此外,本病还应与鼻咽癌的颈淋巴结转移相鉴别,后者不伴有口干和眼干、局部疼痛和面瘫,但一般有涕中带血、鼻出血、鼻咽部影像和内镜检查易于诊断。

6.治疗

恶性淋巴上皮病的主要治疗方法是彻底切除原发癌灶和颈部转移淋巴结,保留面神经全腮腺切除,如已有面瘫和面神经受累应一并切除。发生于颌下腺者行颌下三角内容廓清, 如有术前伸舌偏斜,舌下神经应一并切除。术后辅以放疗。受到侵犯的皮肤应一并切除,术创直接缝合、植皮或转移组织瓣修复。应同期行性功能性或根治性颈清术。临床未发现转移或可疑转移淋巴结者也有主张可不行预防性颈清术。本病对放疗有一定的敏感性,肿瘤侵犯过于广泛、术后肿瘤残留、病理证实有颈部淋巴结转移、不宜手术的病例予放疗。有报道术前已有淋巴结转移者,宜放疗前予新辅助化疗可以减少远处转移。晚期病例予放疗和化疗为主的综合治疗也可得到改善症状的效果。化疗药物有紫杉醇、顺铂、5-Fu、平阳霉素。

7.预后

本病早期不易发现,临床所见多为中晚期,预后较差,常在术后 2~3 年内复发和转移,5 年生存率为 22.2%。死亡率为 17%~86%,相差悬殊,生存期最短者仅 6 个月。治疗的早晚、肿物对邻近组织侵犯的程度和能否被彻底切除是影响预后的重要因素。近年来,由于治疗方法的发展,患者预后有了明显的改善。有报道手术切除为主的综合治疗已明显增强了治疗效果、减少了复发和转移、提高了患者的生存率。

(十二)大嗜酸粒细胞腺癌

Bauer(1953)首先报道,其命名为恶性大嗜酸粒细胞瘤(Malignant oncocytoma),为高恶性的涎腺癌。

1.流行病学

罕见,目前报道仅百例,约占涎腺大嗜酸粒细胞肿瘤的 5%,涎腺肿瘤的 0.05%。

2.病因及组织来源

病因不清，部分病例由大嗜酸粒细胞瘤恶变而来，可能来源于涎腺闰管的多潜能储备细胞。

3.临床表现

发生于中老年人，平均发病年龄约60岁左右，无性别差异，多发生于腮腺，也可发生于颌下腺和腭部、颊部的小涎腺，也有发生于涎腺以外的甲状腺、肾上腺、胸腔、卵巢、鼻腔。单发，初期多无何症状而偶然发现，肿物增大快速或初期生长较缓慢而后生长加快。病情进展较快速，发生疼痛、面瘫、伸舌偏斜和舌活动不利，随着肿物的增大疼痛加重。肿物呈圆形、卵圆形或不规则形，表面不平滑呈结节状，边界不甚清楚，质地中等或硬韧，与邻近组织粘连而活动差或固定，发生于口内者表面黏膜可有溃烂、少量出血和其深面骨质的破坏吸收，稍晚些50%~60%的病例发生颈部淋巴结转移，可经血行转移到远处器官。

4.检查

影像学检查显示同黏液表皮样癌相似。

5.诊断

根据临床表现难以做出诊断，需依靠组织病理检查作出诊断。

6.治疗

彻底广泛的癌灶切除和转移淋巴结清除是主要的治疗方法，手术应尽量彻底，术前无面瘫、术中见面神经未受侵犯应保留面神经切除全腮腺。发生于颌下腺应行颌下三角内容廓清，发生于小涎腺者应在距癌灶边缘1~1.5cm的正常组织内切除癌灶，腭部应同时去除部分腭部骨板甚至部分上颌骨。术中如有条件应行切缘冰冻活检以保证切缘阴性。同期行选择性或全颈清术。切除不满意或复发病例应术后辅以放疗。晚期病例予放疗和化疗的姑息性综合治疗。

7.预后

临床疗效较差，术后约有25%~52%的病例局部复发，近期疗效尚可，远期疗效很差，约20%~40%病例死于本病。原发癌灶的大小、手术切除是否彻底是影响预后的重要因素，癌灶直径小于2cm，行全腮腺切除的预后好于仅行癌灶剜除或腮腺浅叶切除，癌灶小的预后好于癌灶较大者。癌灶的组织病理表现与患者的预后无明显的相关性。

（十三）基底细胞腺癌

Klima(1978)首先报道，命名为基底细胞癌(Basal cell carcinoma)，Ellis(1990)将其更名为基底细胞腺癌。世界卫生组织(WHO,1991)将其划为独立病变，命名为基底细胞腺癌。其他名称还有非典型性单性腺瘤(Atypical variant of monomorphic adenoma)、恶性基底细胞样瘤(Malignant basaloid tumor)、基底样涎腺癌(Basaloid salivary gland carcinoma)、癌在单形性腺瘤中(Carcinoma in monomorphic adenoma)，为低度恶性涎腺癌。

1.流行病学

少见，仅占涎腺肿瘤的不足1%，全部大涎腺肿瘤的0.6%。

2.病因与组织来源

病因不清，约有23%的病例由基底细胞腺瘤恶变而来。来源于涎腺闰管多潜能储备细胞，或来源于涎腺上皮。

3.临床表现

发生于成年期，最小的年龄有报道为27岁，最大者为92岁，尚未见青少年儿童发生的报道。好发生于60~70岁，多数发生于腮腺，其次是颌下腺，还有一小部分(约16%)发生于腭部和颊部小涎腺。单侧发生，单发，无明显的性别差异。肿物缓慢长大，无疼痛和神经功能障碍，部分病例可有肿物增大快速、伴有疼痛、面瘫、伸舌偏斜等。肿物呈圆形或结节状，一般体积不大，直径多为2~4cm，边界清楚，质地中等，无触压痛，活动差或固定，腭部发生者肿物表面可有溃烂。很少发生颈部淋巴结转移和血行远处器官转移。约有14%的患者伴发皮肤圆柱瘤、毛囊纤维上皮瘤或皮肤附件瘤综合征，其中1/3~1/2的病例为膜型基底细胞腺癌。

4.检查

影像学检查和超声检查。

5.诊断

难于作出临床诊断，需依靠组织病理检查获得诊断。

6.治疗

局部切除后易复发，这是基底细胞腺癌的一个临床特点。因此手术切除应做到广泛彻底，而且术中应冰冻活检保证切除边缘阴性。在腮腺行全腮腺切除，颌下腺行颌下三角内容廓清。不必常规行预防性颈清术。手术切除不满意或术后复发予以术后放疗。

7.预后

术后常见复发，其复发率约为37%，可多次切除，多次复发。其复发时间从术后几个月到十余年。反复的复发常成为患者死亡的原因。基底细胞腺癌很少发生淋巴结和血行转移，有报道其淋巴结转移率仅为

8%,血行转移率仅为 4%。治疗后预后较好,10 年生存率可达 75%。

四、涎腺肿瘤手术

(一)腮腺浅叶切除术

1.适应证
(1)腮腺浅叶的混合瘤及其他良性肿瘤。
(2)某些腮腺浅叶内的低恶性肿瘤。

2.术前准备
术区备皮,局麻或全麻术前准备。

3.体位和麻醉
仰卧垫肩,头偏向健侧,局部浸润麻醉或气管插管全身麻醉。

4.手术步骤
(1)手术切口:一般采用耳前 S 形切口,自耳屏前垂直向下达耳垂根部,绕过耳垂达乳突尖部弧形向下,绕过下颌下角,距下颌下缘 2cm 向前向上达舌骨大角处(图 8-34)。

(2)分离面颊部皮瓣:沿切口线切开面颈部皮肤、皮下,沿腮腺筋膜表面锐性分离皮瓣达腮腺前缘处,分离颈后皮瓣达胸锁乳突肌后方。

(3)解剖显露面神经、切除腮腺浅叶:显露面神经达途径有两种即先显露面神经分支和先显露面神经总干。如肿瘤位于颌后区,应选择先显露面神经分支;如肿物位置较靠前,以先显露面神经总干为宜。

显露面神经分支:一般为保持肿瘤切除的无瘤,多线先暴露面神经下颌缘支。在下颌角下缘的上、下 0.5cm 的区域内,嚼肌表面或颈深筋膜浅层下钝性分离寻找细而白亮的横行的下颌缘支。在下颌角下方,该神经支位于面后静脉的前面或深面(图 8-35)。再沿其表面边分离、边切断和结扎腮腺组织,自前向后解剖分离至面神经总干,再逆行如此操作将腮腺浅叶和气馁的瘤体自面神经诸分支的浅面整体切下。也可以先以腮腺导管为表面标志寻出面神经颊支,再沿其逆行显露其他分支,切除腮腺浅叶和肿瘤。腮腺导管横行走行于颧弓下缘下大约 1~1.5cm 处(图 8-36)。

先显露面神经总干:将腮腺后缘与胸锁乳突肌前缘锐性分离并向后拉开,钝性分离乳突尖稍上方的腮腺组织深达二腹肌后腹表面,在二腹肌后腹与外耳道软骨之间所成的交角的分角线上钝分寻出白亮的

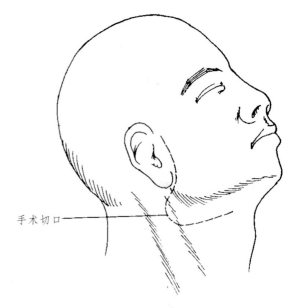

图 8-34 手术切口。

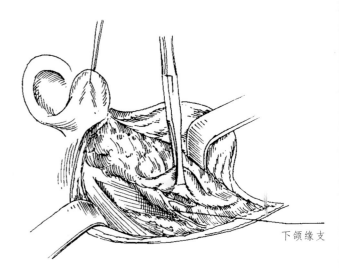

图 8-35 解剖显露面神经下颌缘支。

面神经总干或颈面干、颞面干,沿其表面边分离边钳夹切断腮腺组织,由后下向前上逐步将浅叶腮腺和肿物切下(图 8-37 至图 8-39)。

(4)检查伤口无出血,NS 冲洗,置入负压引流管,分层缝合伤口,加压包扎。

5.术后处置
(1)抗生素预防感染 2~3 天。
(2)禁食辛辣酸甜咸等刺激性食物。
(3)引流液少于 10mL 后拔除引流管。
(4)7 天拆线。

6.并发症及处置
(1)神经损伤:最常见的并发症是面神经损伤,

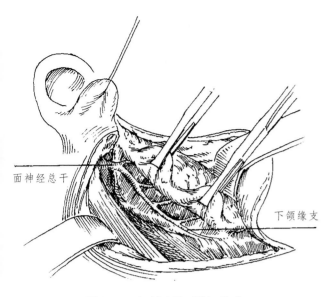

图 8-36 解剖显露面神经总干。

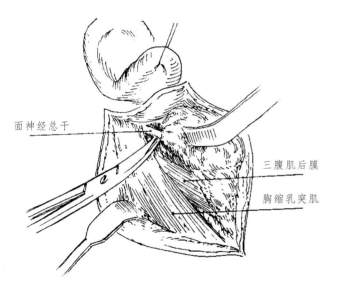

图 8-37 解剖显露面神经总干。

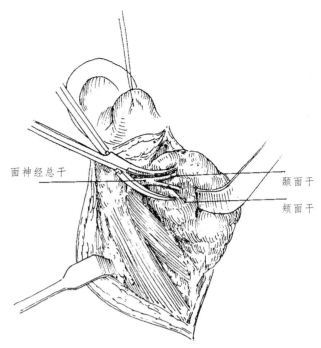

图 8-38 解剖显露面神经诸分支。

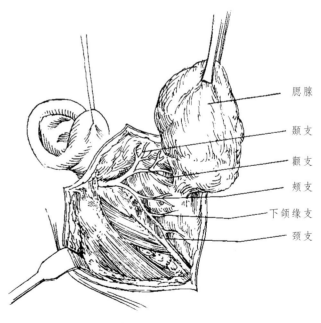

图 8-39 将腮腺浅叶切除。

术后可有不同程度的术侧颜面麻痹,一般在 3~6 个月后可以自行恢复或因神经功能代偿而麻痹程度减轻。术者应熟悉面神经的局部分布,术中尽量减少对神经的骚动,操作轻柔,多可减少或避免此并发症的发生。

(2)伤口积液:较易发生,积液量少时可吸出或戳口排出后置入橡皮条,加压包扎。积液量较多时,应在原切口较低处置入引流管后加压包扎,均可经几次换药后愈合。为避免发生,不要过早拔除引流管或引流条,伤口的包扎要有一定的压力。术中腮腺切

缘的结扎或缝扎应牢靠。极少数积液,多次换药不见减少,可经局部小剂量放射线照射(1000~2000rad)而愈。

(3)混合瘤复发:极少见,一般因术中瘤细胞种植所致。术中不应刻意暴露瘤灶,如瘤体破溃,应即刻冲洗并用纱布包裹,不使其再暴露于术创内。术毕,再多

次冲洗术区和皮瓣后关闭伤口。

(二)全腮腺切除术

1.适应证

(1)腮腺深叶的良恶性肿瘤。

(2)腮腺低恶性肿瘤。

2.术前准备

术区备皮,全身麻醉准备。

3.体位及麻醉

仰卧垫肩,头偏向健侧,气管插管全身麻醉。

4.手术步骤

(1)按照腮腺浅叶切除术的步骤完成浅叶切除。

(2)在腮腺实质内解离面神经主干及其各分支并轻轻牵起,将位于翼内肌、胸锁乳突肌、二腹肌后腹和茎突舌骨肌之间的腮腺深叶组织和肿瘤切除(图8-40)。为避免伤及颌后凹深面的大血管,也可以将深叶腮腺分块切下取出。

(3)深叶肿瘤的切除:一般分离肿瘤时将瘤体牵向外侧,边牵拉边紧贴瘤体分离,将其从咽旁间隙中摘除。如瘤体过大过深,可由助手从咽侧壁处向外推挤肿瘤以配合。如瘤体为较大的哑铃形或过于凸向咽侧,勉强经颌后区切除不易或不能,且有损伤咽侧大血管和神经的风险,可在解剖面神经切除腮腺浅叶后切除颌下区内的颌下腺,使颌后与颌下两区相通,扩大了肿瘤切除的通道。如还嫌间隙不够,可再切断位于下颌骨后

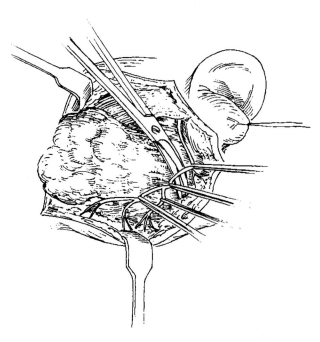

图8-40 牵起面神经,切除深叶腮腺组织。

缘的茎突下颌肌和韧带。将下颌角向上前方牵起,助手从咽侧壁向外推挤肿瘤以配合,在此形成的间隙中切除腮腺深叶组织和瘤体。如瘤体巨大且靠近颅底或瘤体与邻近咽旁组织粘连严重,摘除肿瘤时有可能损伤颈内大血管造成致命的大出血,可在保留面神经、切除了腮腺浅叶后,在下颌升支与下颌体交界处离断下颌骨体,将下颌升支骨板和附丽的肌肉韧带一并向上前方牵起,直视下切除肿瘤后复位固定下颌骨。

(4)检查伤口无活跃出血,NS冲洗伤口,置入负压引流管,分层缝合伤口,加压包扎。

5.术后处置

(1)注意患者的呼吸道通畅,如有咽旁和颌骨的损伤,应有紧急气管切开的准备。

(2)术中下颌骨切开者应予鼻饲或颌间结扎的下颌骨制动。

(3)术后2~3天内应注意包扎纱布的浸血、伤口血肿,如有明显的出血应尽快打开伤口检查和处理出血处。

(4)术中和术后可予佛美松预防喉痉挛引起的呼吸困难。

(5)抗生素预防感染3~5天。

(6)术后引流液少于10mL后拔除引流管。术后7天拆线。

(三)腮腺癌联合根治术

1.适应证

高恶性腮腺癌、颈部有可疑转移的肿大淋巴结。腮腺癌伴有颈部淋巴结转移,无远处器官转移,全身状况能耐受手术。

2.术前准备

术区备皮,全身麻醉准备。如术中可能与口腔相通,术前应清洁口腔。如术中需切除部分或一侧下颌骨,应做好术后颌间固定或植骨准备。如术中需植皮或转移组织瓣,也应做好供区的准备。视情况备血。

3.体位及麻醉

仰卧垫肩头偏向健侧,气管插管全身麻醉。

4.手术步骤

(1)常规完成肩胛舌骨肌上颈清术或全颈清术。不在颌下缘切断颈清标本,使其连于腮腺嚼肌部。

(2)腮腺常规切口线与颈清术皮肤切口线的上端相连,常规在颈深筋膜浅层分离皮瓣,切除全腮腺,保留或不保留面神经。在低恶性癌,术前没有面瘫,应保留面神经。术中发现面神经与癌灶粘连,可分离保留

之。在高恶性癌，术前没有面瘫，术中发现面神经与癌灶粘连，也可分离保留之，术后放疗。

(3)如下颌升支受累及，应将其切除。在完成颈部和腮腺软组织切除后切开下颌骨下缘的骨膜，沿骨膜深面分离升支内侧面达磨牙后区。在下颌骨外侧面的嚼肌前缘处切开并分离骨膜，使下颌前下角处的骨膜下颌骨内外侧相通，引入线锯断升支与骨体的连接。向外下牵拉离断的升支，显露并电刀切断喙突的肌附丽。向外旋转升支显露其内侧面，电刀切断肌肉和韧带的附丽，在下颌孔处切断结扎下颌神经血管束，紧贴骨面分离髁突表面的肌附丽，切开颞颌关节囊，将颈部、面部切下的组织块连同下颌升支一并整体取下。也可在髁突颈部横断后将标本切下，以保留未受累及的髁突。

(4)如癌灶累及颧弓或上颌骨，可将颧弓或部分上颌骨一并切除。如癌灶累及面部的皮肤、颊肌，应一并切除后转移组织瓣如颈阔肌皮瓣、胸大肌皮瓣等修复。

(5)在颞下颌间隙内8字缝合离断的肌肉控制翼静脉丛的出血，消灭死腔，也可转移胸大肌皮瓣填塞创腔、修复缺损的软组织。

(6)如果术创与口腔相通，翻转缝合使黏膜缝合的线结朝向口腔侧，间断缝合黏膜下组织，妥善关闭口内外的交通，避免口腔瘘的发生。

(7)妥善止血、NS冲洗创腔后置入负压引流管，分层缝合伤口，加压包扎。

5.术后处置

(1)待引流液少于10mL后拔除引流管。

(2)应用抗生素预防感染5~7天。

(3)局部加压包扎7~10天。

6.并发症及其处置

(1)关于颈清术的并发症及处理参见颈清术相关内容。

(2)如发生术后口腔、颌下或颈部瘘，系因口腔创口关闭不严继发感染所致。应彻底冲洗瘘管，视情况修补、搔刮，应用有效抗生素控制感染，以免因颈部感染而造成致命的颈动脉破裂。

(3)因包括面神经在内的癌灶及邻近组织的切除，术后可有因闭眼障碍继发的暴露性角膜炎，应行上下睑缘融合术。

(四)颌下腺切除术

1.适应证

颌下腺良性肿瘤和囊肿。

2.术前准备

术区备皮。

3.体位和麻醉

仰卧垫肩，头偏向健侧，局部麻醉或气管插管全身麻醉。

4.手术步骤

(1)手术切口：距下颌骨下缘约2cm并平行于下颌骨下缘的弧形皮肤切口，长约6~8cm，如肿物较大可适度延长皮肤切口。

(2)分离颌下肌皮瓣：沿切口线切开皮肤、皮下和颈阔肌，在颈阔肌深面向上锐性分离颌下皮瓣达下颌骨下缘，途中注意寻出面神经下颌缘支，妥善保护勿损伤之。

(3)切除颌下腺及肿瘤：在嚼肌前下角处寻出面前静脉和位于其深面的面动脉，将从其前面横过的下颌缘支分离开，分别切断并妥善结扎之。切开颈深筋膜浅层即颌下腺包膜显露颌下腺，沿颌下腺包膜分离颌下腺浅份，先分离其下缘、前缘和后缘，将腺体向后上方提起与舌骨上肌分离，显露其深面的下颌舌骨肌。此时，腺体已大部从颌下间隙中解离。分离后缘时应避开或结扎从腮腺下极穿出的面后静脉，注意勿损伤二腹肌深面的舌下神经。将颌下腺牵向前上方以寻找位于其深面的颌外动脉近心端，可用手指触摸到动脉的搏动。钝分离一段动脉后切断之，近心端应妥善结扎或缝扎。解离颌下腺上缘将其与下颌骨下缘分离至口底，将颌下腺牵向下外方以显露白色粗大的舌神经。切断舌神经向颌下腺发出的分支，分离并结扎颌下腺导管，将腺体和肿瘤一并切下，结扎或缝扎延伸部断端。

(4)NS冲洗伤口后，置入负压引流管，间断缝合伤口，加压包扎。

5.术后处置

抗感染用药2~3天，引流液少于10mL后拔除引流管。

6.并发症及处置

(1)神经损伤：面神经下颌缘支、舌神经和舌下神经有可能术中受到损伤，尤其面神经下颌缘支最易受到损伤，导致术后下唇歪斜。要求医生不但熟悉颌下间隙的解剖，而且操作要娴熟、稳妥和轻柔，偶有因舌神经、舌下神经被切断造成术后舌的外形和功能损伤。在切除颌下腺延伸部时，一定要明了舌神经对颌下腺导管的自外下向内上的勾绕关系。除手术中神经被切断外，一般神经损伤症状多可在术后3~6个月消失。

(2)术后出血和积液：偶有因术中血管结扎不牢而发生术后伤口出现血肿，尤以颌外动脉近心端出血凶险，偶有致死的病例。如血肿较明显和增大较快，应即刻打开伤口寻找出血的血管断端结扎之。伤口积液多因引流管放置不当或拔除过早所致，如积液量较少，可在原切口较低处戳一小口放置橡皮条引流，加压包扎，如引流量较多，则需重新放置引流管，应用抗生素预防继发感染。

(五)颌下腺癌联合根治术

1. 颌下腺切除+肩胛舌骨肌上颈清术

适应证：

临床无颈部淋巴结转移或有可疑转移的肿大淋巴结，有Ⅰ、Ⅱ区淋巴结转移、颈部其他区域未发现可疑淋巴结的低恶性癌。

其他各项参见颌下腺切除术、半舌切除+肩胛舌骨肌上颈清术。术中发现口底肌受累应一并切除。

2. 颌下腺切除+全颈清术

适应证：

颈部有转移或可疑淋巴结的高恶性颌下腺癌。

除上颈部以外，颈部其他区域有转移或可疑转移淋巴结的低恶性颌下腺癌。

其他各项参见颌下腺切除、舌颌颈联合根治术。

(六)舌下腺囊肿摘除术

1.术前准备

清洁口腔，幼儿做全麻准备。

2.体位及麻醉

端坐体位，如手术从口外入路，取仰卧垫肩头低位。舌神经传导阻滞麻醉或局部浸润麻醉，幼儿鼻腔插管全身麻醉。

3.手术步骤

(1)切口：患者大张口，用口镜或压舌板将舌推向对侧，沿患侧舌下皱襞外侧或囊肿表面与下颌弓平行切开口底黏膜，直达囊肿的前后缘，慎勿切破囊壁。

(2)分离：剥离子或小弯钳深入切口，钝性分离黏膜和囊壁向后达第二磨牙水平，手术剪剪开已分离的口底黏膜显露囊肿和舌下腺，弯钳从下颌骨内侧向内仔细分离囊肿和舌下腺的外侧和底部。寻出颌下腺导管，剪断与之相连的舌下腺主导管和舌下腺上方通向口底黏膜的小管。推开颌下腺导管和舌神经，继续剥离舌下腺达下颌舌骨肌后缘。

(3)摘除：向前方牵拉已游离的囊肿和舌下腺，在舌下腺与颌下腺延长部相连处钳夹切断，断端结扎。将囊肿及舌下腺切下。

(4)关闭伤口：仔细结扎活跃的出血点，置入橡皮引流条后由后向前间断缝合口底黏膜，局部用棉球或纱条压迫1小时。

4.术后处置

(1)引流条放置2~3天，每日清洁口腔，流质。

(2)予广谱抗生素2~3天，术后6~7天拆线。

5.并发症及处置

(1)神经损伤：偶有舌神经、舌下神经损伤，致术后舌麻木、偏斜，久后发生患侧舌萎缩。为避免神经损伤应注意口底切口一定要在舌下皱襞的外侧，不可在皱襞上或其内侧切开。术中要有良好的照明和满意的止血，在直视下进行手术。

(2)出血：术后可发生口底血肿、舌静脉出血，系因术中血管结扎不妥，严重的出血可致患者窒息，应即打开伤口查找出血点并重新结扎之。

(七)舌下腺癌联合根治术

1.适应证

(1)舌下腺癌。

(2)无远处转移。

(3)全身状况能耐受手术。

2.术前准备

(1)检查血尿常规、肝肾功能、出凝血时间、心电图、胸片。

(2)患侧头面颈部备皮。

(3)清洁口腔。

(4)全麻术前准备。

3.体位及麻醉

仰卧垫肩头偏向健侧，鼻腔插管全身麻醉。

4.手术步骤

(1)常规完成肩胛舌骨肌上颈清术或全颈清术，将切除的组织块连于下颌下缘处，自颈部皮肤切口的上端向健侧颌下做一横行的皮肤切口，平行于下颌下缘并距其约2cm，将此切口上延达下唇红正中。切开下唇和颏部直达下颌骨表面，稍偏向颊侧切开口腔前庭的黏膜达磨牙后三角处，如癌灶未累及下颌骨，紧贴颌骨表面分起唇颊瓣达嚼肌前缘处，如下颌骨已受累及则在下颌骨膜浅面分离唇颊组织瓣。

(2)部分或一侧下颌骨切除：如下颌骨膜未受累及，在拔除了术区牙齿后线锯或电锯矩形切断下颌骨牙槽突。如癌灶已累及了下颌骨膜和下颌骨,则拔除患侧中切牙后锯断下颌骨正中联合处及升支和下颌体连接处离断下颌骨体,颌骨断端骨蜡涂敷止血。

(3)口底切除:将离断的下颌骨部分牵向外侧暴露患侧口底的癌灶,距癌灶>1cm,电刀整块切除患侧口底黏膜、肌肉、舌下腺,与颈部切除的组织块和离断的下颌骨整体取下。此时口内外已完全交通,妥善止血,冲洗伤口。

(4)修复口底:如不行下颌骨再植,即可将颊部黏膜、黏膜下组织与残剩的口底黏膜、黏膜下组织间断缝合,重建口底。如转移颈部肌皮瓣,可将颊部黏膜、口底或舌腹黏膜与肌皮瓣的皮肤间断缝合重建口底。此时可将移植的骨块与离断颌骨的两端结扎固定在颌骨上。

(5)冲洗伤口,颌下和颈部分别置入负压引流管,缝合颈部皮下和皮肤。颈部加压包扎。要准确对位缝合唇红部。

(赵文川)

第十一节 颌骨肿瘤

颌骨内可以发生囊肿,良性瘤,骨肉瘤和癌,下颌骨较上颌骨多发,牙源性囊肿是一组发生于颌骨内的来源于牙源性上皮的囊肿,其包括始基囊肿,含牙囊肿,根端囊肿和角化囊肿,造釉细胞瘤是颌骨最常发生的良性肿瘤。囊肿和造釉细胞瘤最有效的治疗方法是手术切除,如手术切除彻底,一般不会复发,骨肉瘤和颌骨癌的治疗均是以手术切除为主的综合治疗。

一、颌骨应用解剖

颌骨包括上颌骨和下颌骨,其分别是面中 1/3 和下 1/3 的最大骨。

(一)上颌骨

上颌骨是面中 1/3 区最大的骨,左右各一,互相对称,上颌骨的形态不规则,由上颌骨体和四个突(额突、腭突、齿槽突、颧突)组成。上颌骨体位于四个突的中心,有前(前外)、后(后外)、上、内四个面,其中心部为一巨大空腔即上颌窦。

上颌骨的血液供应极为丰富,主要来自颌内动脉的分支如上齿槽动脉、腭大动脉和蝶腭动脉,彼此间相互吻合。神经由三叉神经的分支上颌神经支配,淋巴回流至颈深上淋巴结、颌下淋巴结和咽后淋巴结。

(二)下颌骨

下颌骨是面部下 1/3 唯一能活动的颅骨,呈弓形,由水平的下颌体与垂直的下颌支组成,可分为一个体、一个角、一个支和两个突。下颌体呈弓形,又称为下颌骨水平部,有内、外两面和上、下两缘。

1.外面

正中有直嵴称为正中联合,正中联合之下份处骨质增厚、坚硬,形成一隆起的颏凸,在颏隆凸左右各有一隆突,称为颏结节。成年人在下颌第 1、2 双尖牙之间的下方或第二双尖牙的下方、下颌骨体上、下缘之间有一开口朝向后上方的骨孔,称为颏孔,有颏神经和血管经此孔穿出。有一坚硬的骨嵴从颏结节经颏孔下方斜向后上与下颌支前缘相连,称外斜嵴或外斜线。

2.内面

正中联合两侧有上、下两对骨性突起,称为上颏棘和下颏棘,自颏棘下方斜向后上有与外斜嵴相对应的一条骨嵴为内斜嵴或内斜线,或称为颌舌骨线(Mylohyoid line),有下颌舌骨肌附丽。

3.上缘

又称为齿槽缘,内有齿槽窝容纳牙根,其内、外侧壁均为致密而厚的皮质骨,而且颊侧的骨壁更厚,除了切牙区外,很少有小的骨孔通入骨松质。因此,下齿槽骨手术时,局部浸润麻醉难以奏效。但下颌第 3 磨牙的舌侧骨壁较薄,其表面有舌神经经过,神经即位于黏膜下,手术时慎勿损伤之,也可在此处行局部浸润麻醉舌神经。

4.下缘

又称下颌缘或下颌底,外形圆钝而厚,主要由密骨质构成,是下颌骨最坚硬的部分。下颌骨发生囊肿或肿瘤时,下缘的破坏比其他下颌骨部分来得晚。

5.下颌支

又称下颌升支,为一几乎与下颌体垂直的长方形扁平骨板,其上缘较薄,分为内、外两面和前、后两突。内面中央稍偏后上方处有一骨孔,称为下颌孔,下颌孔之后方有一纵行浅沟称为下颌神经沟,沟内有下齿槽神经和血管通过。在下颌孔的前上方,有由喙突和髁状突汇合成的骨嵴即下颌隆凸,此处由前往后有颊神经、舌神经和下齿槽神经越过。下颌孔向前下通入位于下颌体骨松质内的硬骨质管道即下颌管,其内走行有下齿槽神经、血管,当其经过下颌诸牙齿槽窝的下方时,发出小管至各齿槽窝,其前行至下颌体前份时止于颏孔。外面有粗大的嚼肌附着。前突又称喙突或肌突，呈三角形，很薄，其上有颞肌和嚼肌附丽。上颌骨切除术中如将该突去除，常能避免发生术后张口受限。后突又称髁状突或关节突，也有称之为下颌小头。其可分为髁与颈两部分，与颞骨的关节凹组成颞下颌关节。髁状突的下部明显变细，称为髁状突颈部，其上部前方有一小的凹陷，称为关节翼肌凹，有翼外肌附着。前突与后突之间借一"U"字形的乙状切迹（或称下颌切迹）相连，切迹处有嚼肌神经、血管通过。

下颌角：下颌体与下颌支连接处称为下颌角，有茎突下颌韧带附丽。术中将茎突下颌韧带切断，可使颌后间隙明显增大。颌后咽旁间隙肿物切除时，可先切断此韧带，如间隙仍不够大，再在下颌角处截断下颌骨或切除下颌角作为手术的入路。

下颌骨的神经支配为下齿槽神经，血液主要由下齿槽动脉供应，故血供来源较单一。下颌骨的淋巴回流至颌下和颈深上淋巴结。

二、中央型颌骨癌

（一）流行病学

中央型颌骨癌是一类发生于颌骨内的上皮性恶性肿瘤，罕见，天津医科大学附属肿瘤医院资料表明其约占口腔癌的 4.3%（22/510）。

（二）病因

病因不清，目前认为中央型颌骨癌的鳞癌来源于牙源性上皮剩余和牙源性囊肿的恶变，腺癌可能来源于胚胎发育期间陷入颌骨内的磨牙后腺。

（三）临床表现

中央型颌骨癌好发于 40~70 岁的中老年人，男性多于女性，男女性发病率之比为 3:1。下颌骨较上颌骨多见，下颌骨和上颌骨的发病率之比为 3:1。多见于下颌骨的骨体后部和下颌角处，其次为下颌升支和双尖牙区。在上颌骨以上颌窦易见，偶见于上颌骨前牙区。一般呈隐袭性发病，单发，早期无任何表现，癌灶在颌骨内生长，病情进展快速，因而病程多不足半年，待癌灶增长到一定程度足以引发症状而就诊时已为中晚期。临床表现因癌灶发生的部位、大小、侵袭力不同而不同，累及三叉神经可引起疼痛、面颊部感觉异常和麻木，这常是中央型颌骨癌的首发症状。初期疼痛较轻、发作间隔时间较长，患者尚能忍受而误认为牙疼。经牙科治疗后疼痛不见减轻，反而加重，间隔时间缩短，发作时间延长。随着癌灶发展，颌骨出现局限性膨隆，病变区牙槽骨破坏，牙齿松动脱落。拔除牙齿后的槽窝不愈合，出现腐烂污秽的肉芽，易出血。而后，出现了颌骨肿物并逐渐增大，肿物表面的黏膜正常。晚期，肿物从破坏的颌骨内长出，形成面部肿物。肿物可因创伤而出血、溃烂、坏死，还沿着下颌管在下颌骨内蔓延，自下颌孔穿出侵入翼颌间隙，侵犯咀嚼肌和面部皮肤，致张口受限。发生于上颌骨者可侵及鼻腔和上颌窦，出现鼻塞、涕血、头痛和眼部症状。

中央型颌骨癌可以发生颈部淋巴结转移，少见血行远处器官转移。

（四）检查

1. 常规颌骨 X 线检查，早期中央型颌骨癌仅表现为牙根尖区局限性皮质骨的不规则的虫蚀状破坏，此表现甚易被忽略。而后发展成为颌骨的局限性溶骨破坏，病变区骨皮质不规则的膨隆，边界清晰或不清晰，呈蜂窝状或蚕食状，骨小梁消失，下颌管可有破坏，牙根有不规则的吸收；或表现为囊肿样改变，病灶边缘光滑，可见切迹。骨皮质完整或不完整，无骨膜新生骨反应，偶可见病理性骨折。病灶大小不一，小者仅约厘米，大者可达一侧颌骨的大部分。虽然中央型颌骨癌的 X 线表现多样，但其共同的特点是颌骨的破坏是由颌骨中心向外周皮质扩展。^{99m}锝扫描显示病变区核素浓聚。

2. 自槽窝中刮取部分肉芽组织，或拔除一颗牙齿后刮取槽窝软组织活检，也可切除病灶区部分骨皮质后切取部分代替了骨组织的实性癌灶软组织活检。

（五）诊断

早期无特异性表现而难以诊断，易被误诊为牙齿病变进行牙科治疗。下颌骨局限性疼痛伴有同侧下唇麻木是本病的早期特征。40 岁以上的中老年男性发生牙疼、下唇麻木，经牙科多次治疗和拔牙后不见减轻反而逐渐加重，这常是中央性颌骨癌的早期表现。即应进行颌骨 X 线检查排除本病，有疑问时可征得患者同意拔除病变区一颗牙齿，从槽窝中部刮取组织送病理活检。

(六)治疗

扩大或根治性的切除辅以放疗和化疗的综合治疗是中央型颌骨癌的治疗方法，手术切除的范围应较广泛和彻底，病变限于一侧的行患侧颌骨切除术，病变超出了一侧者行超出一侧甚至双侧颌骨切除术。发生于上颌骨者，术前予以放疗（4000~6000rad），或术后予以放疗和化疗。怀疑或证实右颈淋巴结转移时同时行颈淋巴结清除术，即颌颈联合根治术，术后辅以放疗。不宜手术或病变过于广泛不能手术切除者，予以放疗和化疗为主的综合治疗。较有效的化疗药物有铂类、环磷酰胺、5-Fu、伯莱霉素和多柔比星等。

(七)预后

首次治疗后约有一半以上的患者复发，如果因复发癌灶过于广泛而无法手术切除则在复发后数个月内死亡。晚期老年患者经积极治疗虽可以控制局部病变，但常死于肺炎等并发症。中央型颌骨癌治疗后的5年生存率为30%~40%，患者的预后与癌灶的组织类型、分化程度、临床分期和手术切除是否彻底有密切的关系。

三、颌骨骨肉瘤

(一)流行病学

骨肉瘤较常见，约占全部骨肿瘤的20%。我国的发病率为0.23/10万人，城市人较乡村人多发，大多数的骨肉瘤发生于肢体长骨和盆骨，而发生于颌骨者仅占全部骨肉瘤的6.5%。

(二)临床表现

任何年龄均可以发生骨肉瘤，但一般发生于11~20岁的青少年，其次也可见于30~40岁的中年人，如此形成了两个发病高峰。男性较女性多见，男女性发病率之比约为2:1。下颌骨较上颌骨多发，上下颌骨发病率之比约为1:2。在下颌骨常发生于下颌体部，也可以发生于正中联合部、下颌角部、升支部及颞下颌关节。在上颌骨则多见于上颌窦和齿槽嵴。除了颌骨外，骨肉瘤也偶见于颌面部软组织如腮腺内，其约占全部骨肉瘤的1%、全部软组织肉瘤的1.2%，

常发生于50岁以上的老年人。口腔颌面部骨肉瘤一般为单发，病情进展快速，病程较短，平均病程为6~8个月。早期仅表现为病变处的感觉异常如蚁走感、患侧纯的麻木感和不断加重的疼痛，常被误认为牙病，经一段时间的牙科治疗疼痛和异常感觉反而增重，由隐痛变为令患者难以忍受的向耳颞部放射的持续的剧痛、搏动性疼痛，此时病变区颌骨可以并无膨隆和肿物。而后，颌骨病变区出现膨隆甚至肿物，迅速增大，齿槽突破坏，牙齿松动、移位和脱落。再后，肿物可穿出颌骨侵入邻近软组织形成一软组织肿物。病变区皮温升高，表浅静脉怒张而呈暗红色，颌面部变形。如果拔除牙齿则遗留的槽窝不会愈合，肉瘤可自槽窝长出到口腔内。

上颌骨肉瘤可引起进行性加重的鼻塞、涕血、和鼻出血。也可以因眼眶受累引起眼球突出、复视，如肉瘤穿出腭部即形成一突出于口腔内的肿块，其可因咀嚼遭受创伤而破溃、出血和继发感染。下颌骨肉瘤可使患侧咽侧壁和悬雍垂偏移向健侧、张口受限，进食、吞咽障碍。如骨破坏严重可以发生病理性骨折。发生于软组织内的骨肉瘤表现为快速增大的肿物，边界不清，质地中等，固定，与发生于颌骨内者不同，仅有约20%~30%的患者伴有局部疼痛。一般来说，早中期骨肉瘤患者的全身情况尚较好，晚期可呈消瘦衰竭状态。

骨肉瘤较少发生淋巴结转移，但可经血行转移远处器官如肺、肾、骨。

(三)临床检查

1. 颌骨 X 线片

骨肉瘤的影像表现多样，其基本表现可以概括为颌骨病变区溶骨性破坏、骨膜反应、肿瘤新骨生成和软组织内肿物。下颌管可以变粗，其皮质管壁消失。初期骨肉瘤可仅表现为牙齿根尖片的一个或多个牙齿的牙周膜的对称性增宽，此点应引起牙科医师的注意。上述影像表现因瘤细胞分化程度、病情进展和病期阶段的不同而有所不同，据影像学的表现而将其划分为三种类型:成骨型、溶骨型和混合型。

（1）成骨型:肿瘤新生骨明显，可见斑片状或日光放射状排列的肿瘤新生骨，而溶骨性破坏较轻微，溶骨区内的牙齿可见锯齿状根吸收。此型常见于上颌骨。

（2）溶骨型:以颌骨大片的骨破坏为主要的影像表现，而肿瘤新生骨的形成较少。肿瘤可以穿出颌骨

皮质骨出现袖口征(codman triangle),广泛的溶骨性破坏可以发生病理性骨折。

(3)混合型:介于成骨型与溶骨型之间,肿瘤新骨的生成与溶骨性破坏大致相当。在溶骨区内可见相当数量的肿瘤新骨生成,其密度不均匀,无一定的形态,肿物周边可见宽窄不等的层状或放射状骨膜新骨。

2. ^{99m}锝扫描

病变区放射性核素浓聚。

3. CT 或 MRI

可以清楚地显示瘤灶的位置、大小及其与邻近组织结构的关系。

4. 血清碱性磷酸酶升高

血钙值升高,Ca/P 比值异常,但早期病例常不会出现此异常。

四、颌骨手术

(一)经口外颌骨囊肿摘除术

1.适应证

颌骨内较大的囊肿,位于下颌升支或下颌骨下方的囊肿,经口内手术不便者。

2.术前准备

(1)术前须行 X 线检查,如根尖片,咬牙合片,下颌骨正侧位片,下颌全景片,瓦氏位片等,以明了囊肿的部位、大小,其与上颌窦、牙齿、下颌骨的关系。

(2)囊肿部位的牙齿,如根尖暴露于囊腔内,且欲保留,则应于术前作好根管治疗,以备术中根管空填及根尖切除。

(3)已有病理骨折或估计术后易发生病理骨折者,应手术前做好斜面导板或上下颌牙弓夹板以备术中行上下颌牙弓结扎。

(4)术前 3 天清洁口腔。

3.体位和麻醉

仰卧头高位,如全麻仰卧头低位,可采用上、下齿槽神经阻滞加局部浸润麻醉,囊肿较大或小儿须行全身麻醉。

4.手术方法

(1)下颌骨囊肿如位于下颌骨体,其手术切口位于颌下区,距下颌骨下缘 1.5~2cm,切口长度依囊肿大小而定,如位于下颌角部及升支部,切口始自颌后耳垂下,沿颌后缘向下,绕过下颌角后折向前,平行并距下颌骨下缘的 1.5~2cm 达舌骨大角水平 (图 8-41)。上颌骨较大囊肿可上唇至鼻翼旁切开,附加上颌前庭沟切开。

(2)按皮肤切口切开皮肤,皮下,颈阔肌,沿颈深筋膜浅层向上分离皮瓣达下颌骨表面,注意寻出保护面神经下颌缘支,沿下颌骨下缘切开骨膜稍加分离,显露囊肿之骨壁(图 8-42)。

(3)如囊肿骨壁较薄可用剪刀剪开,否则须用骨凿凿开一条骨壁后用咬骨钳扩大骨孔,以暴露位于颌骨内的囊肿(图 8-43)。

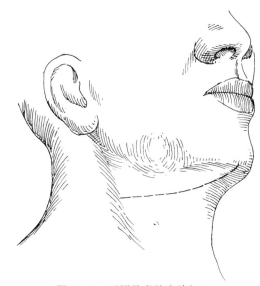

图 8-41 下颌骨囊肿皮肤切口。

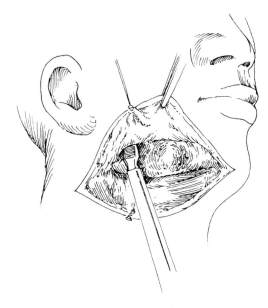

图 8-42 显露囊肿之骨壁。

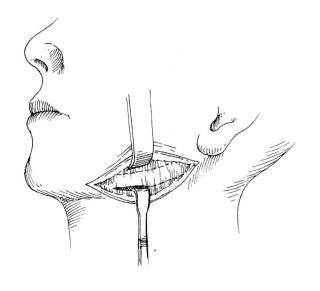

图 8-43 骨凿凿开囊肿表面骨壁。

(4)以宽大的骨膜剥离子紧贴囊肿骨壁完全剥除囊肿,拔除不须保留的受囊肿累及的牙齿(图 8-44)。

(5)用骨蜡或烧灼法妥善止住骨创腔内的出血,放置引流,严密缝合口内的拔牙创、分层缝合口外伤口,加压包扎。

5.术后处理

(1)保持口腔清洁,注意每日的口腔护理。

(2)予以抗生素预防继发感染。

(3)术后流质或半流。

(4)48~72 小时后拔除引流。

(5)7~10 天后拆除口内外缝线,半年后 X 线复查。

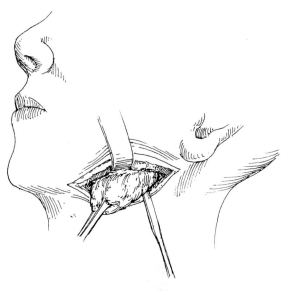

图 8-44 摘除囊肿。

(6)囊肿过大,摘除后有发生颌骨病理性骨折者,须于手术后清醒后行颌间结扎,予鼻饲或经磨牙后三角区吸管进流质。

6.注意

(1)摘除囊肿后的骨创腔有提出填入羟基磷灰石,碎的囊壁骨片,更有利于骨创的填复。

(2)囊壁的去除必须彻底,有些囊肿有骨隔或子囊,务必于术中注意,打开骨隔去除子囊,否则易术后复发。

(3)上颌前牙,双尖牙区囊肿,如骨壁消失变薄,囊壁与周围组织粘连不易分离时,摘除后可形成与鼻腔口腔相通,一经发现应缝合鼻腔底部或转移腭黏骨膜修复封闭之。

(4)上颌骨后部囊肿摘除后如创腔与上颌窦相通,则需在下鼻道做对孔引流,窦腔内填入碘仿纱条,严密缝合关闭口内伤口,术后 3~5 天逐步撤出碘仿纱条。

(5)下颌骨囊肿摘除时应填勿损伤下颌神经管以免遗留术扣下唇麻木和发生多量出血。

(二)经口内颌骨囊肿摘除术

1.适应证

(1)位于上、下颌骨前部的较小囊肿。

(2)颌骨巨大囊肿,且患者体质较差者。

2.术前准备

术前准备同口外法。

3.体位和麻醉

一般为坐位,全麻仰卧头低位,采用神经阻滞加局部浸润麻醉,如韦肿巨大,可用全身麻醉。

4.手术方法

(1)在口腔前庭处行弧形切口,无牙颌或术中须拔牙时采用梯形切口,无论何种切口其蒂部均应位于口腔前庭移行部,且蒂应宽以保证黏骨膜瓣的血液供应,切口长度依囊肿大小而定,供黏骨膜瓣在囊肿摘除后应有骨壁支撑,切开黏骨膜直达骨面,骨面分离黏骨膜瓣显露囊肿区(图 8-45)。

(2)在囊肿区骨壁最薄处开一小窗后用骨凿或咬骨钳扩大,但应尽量保存牙槽突骨质,梯形切口时先拔除囊肿区的牙齿,咬除部分牙槽突骨质,显露囊肿(图 8-46 和图 8-47)。

(3)紧贴囊壁与骨壁之间隙逐步剥离囊肿,完全摘除之,勿遗留部分囊壁以免日后复发,剥离时应慎勿伤及牙根端,上颌窦底和颌神经管,囊肿内含的牙齿应一并拔除,骨创腔内的出血经压迫多可自行止

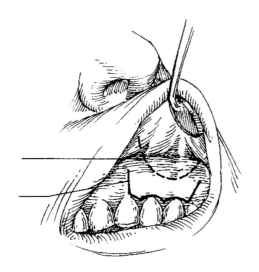

图 8-45 上颌骨囊肿之口内切口。

住,如有囊壁残留,在彻底去除韦壁后出血多会停止,如有活跃出血或骨缘出血,可电灼或涂以骨蜡止血。

(4)较小的囊腔可严密缝合口内黏膜,较大的囊腔可填入羟基磷灰石,严密缝合黏骨膜,在口外相对应区加压包扎。

(5)对巨大的囊肿、高龄且患者不能耐受较长时间手术者可剪除囊肿的唇颊侧黏骨膜,将变薄的骨壁和囊壁一并剪除,使囊腔完全开放,摘除或不摘除剩余的囊壁后填以碘仿纱条,丝线固定,此称为袋形术。

5.注意

(1)囊肿袋形术的囊肿的开放应足够大。

(2)如囊腔过大,应慎防术后的颌骨骨折。

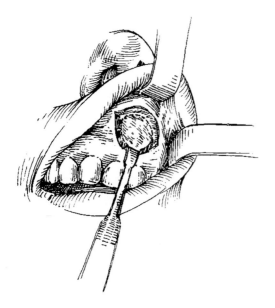

图 8-46 暴露囊肿。

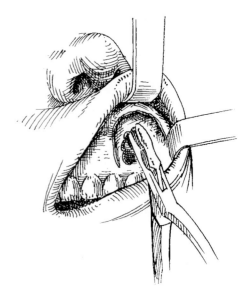

图 8-47 暴露囊肿。

(3)腭部较大囊肿,其下方腭骨骨质压迫吸收已消失,囊肿向上颌窦腔内膨出,可经唇侧做切口,摘除囊肿后之巨大空腔内填以碘仿纱条,唇侧黏骨膜瓣增加缝合,术后 3~5 天将纱条分次撤出。

6.术后处理

(1)注意口腔卫生和口腔护理。

(2)予流质或半流质饮食。

(3)口内创口不能初期缝合而行开放填塞者,应在术后 3~5 天逐步撤除填塞的纱条,不要一次撤出,直至囊腔骨壁有肉芽生长,上皮覆盖为止。

(4)口外压迫的敷料,于 72 小时后去除。

(三)造釉细胞瘤剥除术

1.适应证

(1)体积较小,颌骨破坏较少,有完整包膜的造釉细胞瘤。

(2)颌骨尚未发育成熟的青少年儿童。

(3)体质较差,不能耐受颌骨较大手术者或高龄者,体位和麻醉,同经口途径摘除颌骨囊肿。

2.术前准备

同经口外途径摘除颌骨囊肿,但术毕骨腔应电灼或 3%碘酒,石碳酸等涂缺骨腔,也可用无水酒精灌满骨腔后灌注 20~30 分钟,也可用液氮冷冻骨腔 2 次,每次不少于 5 分钟。

3.术后处理

同口外途径摘除术。

4.注意事项

(1)上颌骨造釉细胞瘤尽量不用本术式。

(2)如囊肿已与骨膜粘连,应将粘连处之骨一并切除,以减少术后复发。

(3)必须彻底去除囊壁,且在可疑的部位应在囊壁去除后电灼之。

(4)本术式尽量不用于多房性造釉细胞瘤,如必须用之,则应去除房间骨隔,将各个子房的囊壁及肉芽组织去除干净。

(5)术后4~6个月复查。

(四)下颌骨矩形切除术

1.适应证

(1)下颌骨造釉细胞瘤,体较小而局限者。

(2)口腔癌累及下颌骨骨膜,X线片上无明显颌骨骨质破坏者。

(3)原发于下颌骨的较大的其他良性肿瘤,X线片上下颌骨下缘距肿瘤边缘有1.5cm以下正常骨质者。

2.术前准备

(1)术前指X片,决定颌骨切除范围。

(2)术前3天清洁口腔。

(3)如肿瘤伴有感染,术前须予抗生素待感染控制后再进行手术。

3.体位和麻醉

仰卧垫肩头后仰,小儿用全身麻醉,成人一般经鼻腔插管全身麻醉,也可用下齿槽神经,颊神经,舌神经阻滞麻醉。

4.手术方法

(1)切开及翻瓣:自下颌骨稍下方弧形向下,距下颌骨下缘约1.5~2cm稍向上弯曲达颌下部切开皮肤,皮下及颈阔肌,沿颈深筋膜浅层分离皮瓣达下颌骨下缘,在颈阔肌深面与颈深筋膜浅层之间可见面神经下颌缘支由后向前行走于面动脉,面静脉之间,注意保护之,分别切断,结扎动静脉。

(2)显露肿瘤,沿下颌骨下缘切开骨膜,以骨膜剥离子紧贴骨面分离,如为恶性肿瘤则不应保留肿物处之骨膜,向上达齿槽嵴,充分暴露肿瘤,途中在颏孔处切断结扎颏神经血管束。

(3)切除肿瘤,根据肿瘤的大小确定颌骨切除安全边缘后,拔除截骨线上的牙齿,用线锯或电锯做包含肿瘤在内的下颌骨矩形切除,骨蜡涂抹骨创缘止血,修整锉平骨创缘。

(4)缝合,间断拉拢缝合颊舌侧黏膜,NS冲洗术创,缝合骨膜,置入橡皮条引流,分层缝合皮下组织皮肤,创口加压主扎。如骨缺操作较大有发生颌骨骨折可能者行颌间结扎。

5.术后处理

(1)予鼻饲流质2~3天后改为流质。

(2)注意口腔卫生护理。

(3)予抗生素预防感染。

(4)术后72小时去除引流条,术后7天拆线,行术后颌间固定者4周后去除,2个月之内禁止食用较硬食物。

6.术后并发症及处理

(1)面神经下颌缘支损伤,下颌缘支损伤,可致同侧下唇歪斜,为避免损伤该神经,分离皮瓣时应在颈深筋膜浅层及其深面进行,且分离过程中注意识别纤细的白色神经。

(2)感染,如口腔内黏膜缝合不严密,术后有可能因口腔与骨创相通而发生感染,故应在关闭伤口前注意修平突出不平的骨缘,严密缝合伤口。

(五)下颌骨部分切除术

1.适应证

(1)累犯了下颌骨全厚层的下颌角、下颌体、正中部及下颌升支部的良性肿瘤或造釉细胞瘤。

(2)口腔癌累及了下颌骨表层且下颌骨质破坏较局限者。

2.术前准备

同下颌骨矩形切除术。

3.体位和麻醉

同下颌骨矩形切除术。

4.手术方法

(1)切口和翻瓣与下颌骨矩形切除术相似。

(2)显露肿瘤:在下颌骨下缘的骨膜下(良性肿瘤)或骨膜上软组织内(恶性肿瘤和造新细胞瘤)分离皮瓣直达龈缘,如肿瘤位于下颌角部则应用电刀切断咀嚼肌附丽,途中须切断结扎颏神经血管束。同法分离下颌骨舌侧,如为无牙颌,且无后牙区皮质骨折和黏膜侵犯,则可以分离完唇颊侧皮瓣后继续自下颌骨下缘分离舌侧黏膜,使唇颊侧与舌侧黏膜保持连续,避免了术创与口内的交通。

(3)切除下颌骨,将要切除部分下颌骨与软组织完全分离后,拔除截骨线上的牙齿,用电锯或线锯分别在截骨区的两边锯断下颌骨,断端涂抹骨蜡止血,截骨线一般距瘤灶 1.5~2cm,缺损之下颌骨根据病情可立即重建,如不行重建,可以安装金属不锈钢板或钛极于面骨断端,恢复颌骨原来的长度,支撑颌骨缺损之间隙(图 8-48)。

(4)下颌骨重建,待病变颌骨部分切除后,取适当大小的身体髂骨或肋骨,钻孔不锈钢缘或钛板固定于颌骨适于颌骨两断端之间,恢复正常下颌骨的长度(图 8-49)。

(5)缝合,间断缝合口内黏膜,黏膜下层和肌层,颌下创腔内放置橡皮引流条,分层缝合皮下,皮肤,加压包扎。

5.术后处理

(1)保持口腔卫生,注意口腔护理。

(2)鼻饲 1 周。

(3)注意保持患者呼吸道通畅,切除部位包括颏部且未做术中颌骨整复者,应于术毕做预防性气管切开,以防因舌后坠致窒息,也可用粗线将舌体牵出并固定于面部。

(4)术后 7 天拆除缝线,口内缝线可同时拆除或稍晚些拆除。

6.手术并发症及处理

同下颌骨矩形切除术。

(六)下颌骨一侧切除术

1.适应证

(1)侵犯下颌骨全厚层的下颌升支,下颌体的大部但未越过中线的良性肿瘤如造釉细胞瘤。

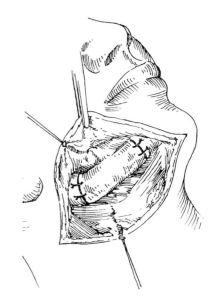

图 8-49 下颌骨部分切除后植骨修复。

(2)下颌骨复发恶性肿瘤,未超过中线者。

(3)口腔癌侵犯了下颌骨。

2.术前准备

(1)术前进行影像学检查了解肿瘤的范围,复查组织病理诊断,如性质不能确定者可术中冰冻检查。

(2)术前清洁口腔,清除残坏牙齿,控制口腔感染。

(3)术前牙周洁治。

(4)术前 3 天始予抗生素。

(5)如术中行颌骨缺损即刻修复,应准备好,不欲行即刻修复者应准备好斜面导板。

(6)如颌骨切除的范围有要能越过中线,应作好术毕预防性气管切开的准备。

(7)术前应向患者家属说明手术方案,术后对饮食、语言、容貌的影响,征得其同意。

3.体位和麻醉

取仰卧垫肩头偏向健侧,一般行经鼻腔插管全身麻醉,可用卵圆孔下颌神经阻滞麻醉加局部浸润麻醉。

4.手术方法

(1)皮肤切开翻瓣:设计皮肤切口线,始自乳突尖沿下颌后缘向下绕过下颌角,平行并距下颌骨下缘约 2~3cm 向前达颏中部,继向上达下唇正中,沿切口线切开反肤、皮下颌阔肌,沿颈深筋膜浅层之深面向上分离皮瓣达下颌缘处,术中须注意辨认横行走行于颌下区颈深筋膜浅层与颈阔肌之间的面神经下颌缘支,慎勿伤之。如为良性肿瘤可在骨膜下翻瓣,如为恶性肿瘤,应在骨膜上软组织内锐性向上分离皮瓣达牙龈缘,在口腔内距病灶 1~2cm 切

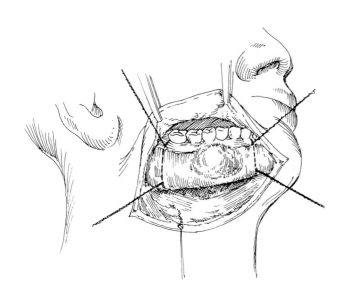

图 8-48 截断切除下颌骨。

开唇龈沟、唇颊沟黏膜，并在双尖牙下方颌骨区寻出颏神经血管电刀切断或结扎之(图 8-50)，继将皮瓣向后方分离达嚼肌前下角处，寻出并切断结扎面动静脉，注意保护走行于附近的面神经下颌缘支，电刀切断下颌升支外侧面附丽的嚼肌，继续向上分离达乙状切迹。

(2)截断下颌骨，拔除同侧下颌中切牙，用大弯止血钳从下颌骨下缘紧贴其内侧骨壁将线锯导入口内，再从拔牙处引出到口外颌下切口处，用宽的骨膜剥离子保护颌骨内外侧软组织，用线锯锯断下颌骨正中部，断端涂以骨蜡止血(图 8-51)。

(3)切除下颌骨，将已离的患侧下颌骨拉向外，沿瘤灶安全边界切开舌侧黏膜直达窦下颌皱襞处，电刀切断二腹肌，下颌舌骨肌和颏舌骨肌在下颌骨内侧面的附丽，向后达升支内侧面时切断翼内肌的附丽，剪断下颌升支后缘附丽的茎突下颌韧带和附丽于升支内侧中央处的蝶下颌韧带，在下颌孔处钳夹切断结扎下颌神经血管束后向上分离至喙突，切断附丽于喙突和升支前缘的颞肌(图 8-52)，剪断踝状突颈部附丽的翼外肌，剪开并分离关节部，将半侧下颌骨游离切除，如有踝状突受累，应将关节囊一并切除。

(4)关闭缝合伤口，创腔妥善止血后，间断缝合口内黏膜，NS 冲洗创腔，间断缝合黏膜下层，以缩小创腔，关闭口内外通道，此时如欲即刻修复即要植入替

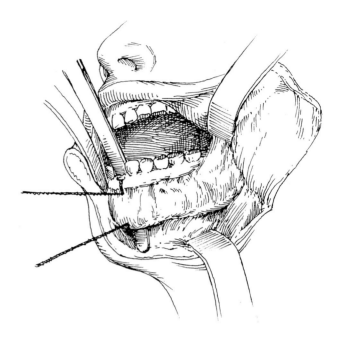

图 8-51　截断下颌骨体。

代骨或金属板，分层缝合肌肉，皮下组织和皮肤，创腔内置入负压引流管，加压包扎。

(5)缺损下颌骨修复，良性瘤，临界瘤切除后可即刻植入自体髂骨、肋骨或金属板，近些年有进行带血管蒂的自体腓骨、肋骨和髂骨瓣即刻修复下颌骨缺损，如为恶性肿瘤，应在追踪 2 年无复发和转移后，再行整复术。

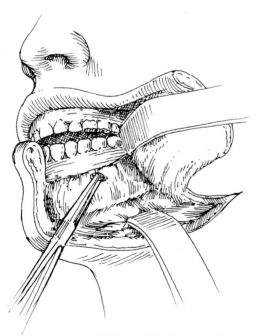

图 8-50　切断结扎或电灼颏神经血皮术。

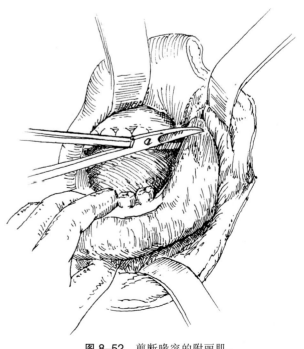

图 8-52　剪断喙突的附丽肌。

5.术后处理

(1)一般不需做预防性气管切开,可于术中和术后即给予氟美松以防因咽喉部水肿导致窒息,但对高龄体弱患者应有术后床旁紧急气管切开的准备。

(2)给予抗生素预防感染,如植骨患者发生感染,不要急于取出植入骨,可适当扩大颌下区引流口,并每日冲洗伤口,刮除肉芽,植入骨常可存活。

(3)术后可有单侧或双侧眼睑水肿,多不需处理,数日后常可消失。

(4)术后清醒后应尽早戴入斜面导板,已做即刻修复者应行颌间结扎,以维持正常的牙合关系,斜面导板应维持至半年以上,颌间结扎一般维持4~6周,未做即刻修复者,余同下颌骨部分切除术。

6.注意事项

(1)颌下切口应距下颌骨下缘约1.5~2cm,且分离皮瓣时应在颈深筋膜浅层之深面分离,向上方牵拉皮瓣时勿用力过猛,勿在一个部位长时间牵拉,以避免损伤面神经下颌缘支。

(2)在保证肿瘤切除安全边界的前提下,尽量保留口腔黏膜以利关闭口内创面。缝合口腔黏膜时应分别缝合黏膜和黏膜下层,且应严密以防口内外交通,尔后再冲洗创腔以避免术后继发感染。

(3)应紧贴骨面切断喙突和髁状突颈部的肌肉,以免损伤颌内动脉和翼静脉丛。

(4)如髁状突无侵犯,应在髁状突茎部截断下颌骨,如髁状突必须切除,也应注意保留关节束和关节盘,以利植骨后下颌关节功能恢复。

(七)颌骨缺损修复术

1.下颌骨植骨术

(1)适应证

1)因良性肿瘤切除下颌骨,应术中即刻植骨修复缺损。

2)因恶性肿瘤切除下颌骨,应观察2年以上无复发转移,再行修复。

3)因良恶性肿瘤的广泛软组织及下颌骨切除,软组织需进行修复。

4)一般状况良好,植骨区有良好的血液供应和足够的软组织覆盖。

(2)术前准备

1)进行全面体检,试验室检查包括血尿常规和肝、肾功能检查。

2)进行X线检查明了骨缺损的范围,邻近骨组织是否健康。

3)术前3天给予抗生素,消除口腔炎症。

4)去除口腔内病灶,做牙周洁治,保持口腔卫生。

5)设计和制作好植骨后的固定装置。

(3)体位和麻醉

植骨区的体位同下颌骨切除术,供骨区则不同,如取髂骨,则患者仰卧,于缺损下颌骨同侧臀部垫沙袋,使髂背部充分外突(图8-53),如取肋骨则于下颌骨缺损之对侧腰背部垫以沙袋,使患者黏稠纵隔躯干略向对侧侧转,以显露腋中线(图8-54和图8-55)。

可选择局麻和全麻,颌骨缺损较小者可予局麻,否则应以鼻腔骨全身麻醉为宜。

(4)手术方法

以一侧下颌骨切除,髂骨移植修复为例。

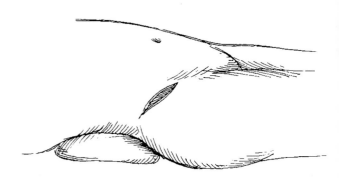

图8-53 切取髂骨之体位和皮肤切口。

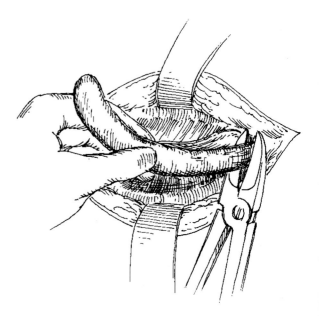

图8-54 切取肋骨骨块。

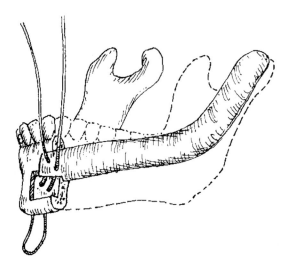

图 8-55 下颌骨切除后植入肋骨修复。

1)切除下颌骨,严密缝合口腔黏膜、黏膜下层,修整颌骨断端处,即咬除部分牙槽骨使颌骨断面呈一斜行坡状,并锉平骨尖,骨缘,使口腔黏膜能在无张力情况下紧密接触后缝合。

2)切取髂骨骨块,助手将髂背处之腹壁向内压迫后在髂前上棘处标出皮肤切线,其长短依需要切取的骨块大小而定,一般为 8~10cm,沿切线切开皮肤皮下直达髂骨表面,并切开骨膜后紧贴骨面分离骨膜和附丽的肌肉。用骨凿或电锯按需要的大小、形状,长度自髂峰的内侧切取包括皮质和松质骨的骨块(图 8-56),骨创面涂以骨蜡止血后,置入橡皮引流条,分层间断缝合骨膜肌肉,皮下组织和皮肤,加压包扎伤口。

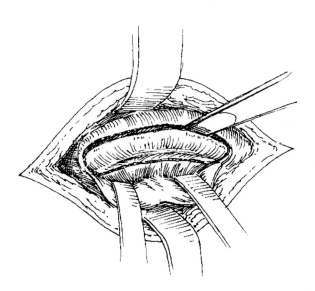

图 8-56 切取髂嵴内侧骨块。

3)将取下的骨块按损部位的大小形状,长短进行修整,使受植区颌骨端与骨块紧密贴合后钻孔栓丝结扎固定,或用不锈钢板固定。

4)NS 冲洗创口后将骨膜肌肉环绕颌骨及骨块间断缝合,放入引流管后分层缝合皮下组织及皮肤,加压包扎,双端植骨者牙弓夹板颌间结扎固定,单端植骨者可用斜面导板加颅颌弹性绷带固定。

(5)术后处理

1)全麻患者黏稠纵隔,清醒前注意保持呼吸道畅通。

2)每日清洁口腔,注意口腔护理。

3)予抗生素预防继发考察。

4)鼻饲 7~10 天,增加蛋白质,维生素等营养的供应。

5)切取髂骨者,髂部放置沙袋压迫防止出血,切取肋骨的患者黏稠纵隔胸部用多头带固定。

6)植骨区引流管 48~72 小时后取出,保持加压包扎。

7)术后 7 天拆除皮肤缝线。

8)颌间结扎须维持 4~6 周,随后拍 X 线片如有骨痂形成方可拆除之。斜面导板应维持 3~6 个月以上。

(6)术后并发症及处理

1)骨外露感染:如因口腔黏膜过少而张力缝合可致术后创缘裂开,骨块暴露于口腔内而发生坏死,因此,在颌骨切除后准备植骨床时,一定要有足够的黏膜下组织。而且,黏膜和黏膜下层组织的缝合一定要严密包绕骨块,如有植骨区骨块暴露,口内黏膜不宜再缝合,将外露的死骨部分咬除后伤口敷以碘仿纱条,如死骨部分较大。可经口外咬除已有的死骨部分,建立通畅的引流,常可部分存活,植入骨,经拆药而愈合。

2)伤口继发感染:常因口腔内缝合不严密而致,在予抗生素的同时,经口外建立通畅的引流,不必急于取出植入骨,逐日冲洗、换药,适当时候刮除肉芽组织,植入骨仍多有成活的可能,如经过一段时间观察伤口仍不愈合,可拍 X 线片,确定有死骨形成后,手术取出。

3)假关节形成:因植入骨块与下颌骨断端贴合不紧密可形成假关节,可因骨端黏膜损伤,继发感染致植骨失败,其处理基本上与伤口感染相同。

4)气胸:取肋骨时不慎损伤胸膜,一经发现即应缝合修补,如已发生气胸应行胸腔闭式引流。

(7)新的进展

近些年来，用于颌骨缺损修复的移植物除了传统的髂骨，肋骨外也有利用胫骨骨膜骨片，其可带有大于骨块的骨膜以利于用骨膜完全包绕骨片，其他还有自体肿瘤骨经煮沸、冷冻、射线照射处理后再植回原处。带血管蒂的软组织及骨组织复合瓣（肋骨、髂骨、腓骨、锁骨）和非生物制品如金属钛板。虽然有上述诸多修复材料，但仍需以患者自身的体质条件和经济能力为选择之标准，不应一味追求新奇。

（赵文川）

第九章

甲状腺肿瘤

第一节　甲状腺的应用解剖

甲状腺是人体重要的内分泌器官之一,由两个位于气管侧方的椎体形的侧叶构成,两叶之间有发育不等的峡叶相连接。甲状腺叶的形态和大小有较多变异,侧叶的上端一般达甲状软骨的侧面,下端达第五或第六气管环,也有向下延伸到胸骨后者。峡部有或无锥状的腺叶向上延伸,一般位于第二至第四气管环水平,也有上达舌骨下方者。甲状腺侧叶环抱着气管软骨和环状软骨的侧面,紧邻下咽和食管,后面紧邻颈总动脉。气管前筋膜包绕着甲状腺形成了其包膜,甲状腺包膜有两层,紧贴腺体的内层包膜为甲状腺固有包膜,很薄,外层包膜又称为甲状腺外科包膜,将甲状腺固定于气管和环状软骨上。两层包膜之间有疏松结缔组织,手术时的甲状腺分离即在这两层包膜之间进行。在侧叶背面的两层包膜间的疏松结缔组织内一般分布有上下各一对甲状旁腺。固定甲状腺的还有与甲状腺上极相连的悬韧带,使吞咽时甲状腺随着上下移动。在两层包膜间的疏松结缔组织内分布有血管和神经。

甲状腺是人体血液循环最丰富的器官,主要有两侧的甲状腺上动脉和甲状腺下动脉供应,有时还有起自于头臂干或主动脉弓的甲状腺最下动脉。甲状腺的静脉起自甲状腺表面,分别汇聚成甲状腺上、中、下静脉,甲状腺的上静脉与上动脉伴行,汇入面静脉或颈内静脉;中静脉变异较多,有时缺如,其可随着甲状腺的肿大而变得很粗,横过甲状腺外侧间隙汇入颈内静脉;下静脉由数条细小的静脉组成,汇入头臂静脉。有时两侧的下静脉在胸骨上窝处汇成一条甲状腺最下静脉注入左头臂静脉。有时在胸骨上窝处两侧的下静脉之间有一条横行的静脉连接,或形成静脉丛。因此,在低位气管切开时需注意其存在并先行结扎之。

与甲状腺外科关系密切的神经有喉上神经和喉返神经。

喉上神经发自迷走神经的结状神经节,在颈内动脉和咽侧壁之间下行,在舌骨大角水平分成两支:喉上神经内支和喉上神经外支。内支与喉上动脉伴行,在甲状软骨上方穿过甲状舌骨膜入喉,传导咽、会厌、声间襞以上的黏膜的感觉。外支较细,与甲状腺上动脉伴行,近甲状腺上极时弯向内侧经甲状腺悬韧带进入环甲肌。喉上神经外支支配环甲肌的运动,如受到损伤可因环甲肌麻痹而松弛导致发音低沉。喉上神经内支损伤发生饮水呛咳。为防止损伤喉上神经,切除甲状腺时应紧贴甲状腺上极处。

喉返神经发自迷走神经,左侧喉返神经分出后下行勾绕主动脉弓后上行,走行于气管食管沟内。右侧喉返神经则勾绕右锁骨下动脉后斜向上行,常向外偏离气管食管沟,位置较左侧喉返神经浅。在环甲关节处入喉支配声带运动。喉返神经损伤造成其支配的声带麻痹,且不似喉上神经损伤那样经过一段时间后损伤症状可以自行消失。如双侧喉返神经损伤可造成完全发音障碍、严重呼吸困难和窒息。

甲状腺的淋巴引流十分丰富,其淋巴液汇入喉前、气管食管沟的淋巴结,终汇入颈部Ⅱ、Ⅲ区和Ⅴ区淋巴结。甲状腺上部的癌常经Ⅵ区的淋巴结转移到Ⅱ区淋巴结,而甲状腺下部的癌可转移到Ⅲ、Ⅳ和Ⅴ区淋巴结。此外,甲状腺下部癌也可以经气管两侧的淋巴网转移到对侧的Ⅳ区淋巴结(图9-1)。

第二节　甲状旁腺应用解剖

甲状旁腺是紧贴在甲状腺侧叶背面的内包膜上的扁圆形小体,上下各一个,橙黄色或棕黄色,质地软,表面光滑,其薄的包膜深入到腺体内。上甲状旁腺位于侧叶后缘中点相当于环状软骨下缘处,甲状腺手术不易伤及。少数上甲状旁腺的位置可稍高于此点,而易于在甲状腺手术中被切除。下甲状旁腺的位置变异较大,半数以上者位于甲状腺侧叶后缘中下1/3界以下至下极的后外侧,一般手术中不易被伤及。也有位于甲状腺下端或下极稍外方的脂肪组织或结缔组织内、甲状腺侧叶下部的前外侧面等,易于在甲状腺手术中误被切除。甲状旁腺的血供大多来自甲状腺下动脉的分支,仅少数上甲状旁腺的血供来自于甲状腺上动脉。此外,位于气管、食管及甲状腺后包膜的众多微小血管网也有供血到甲状旁腺。在甲状腺手术中尽量不要结扎甲状腺下动脉,如

必须结扎也要只结扎其分支,保留主干,以保证甲状旁腺的血供(图9-2)。

第三节　甲状腺良性肿瘤

甲状腺良性肿瘤是甲状腺腺瘤,约占甲状腺良性上皮性肿瘤的60%以上。女性较男性多发,女性与男性发病率之比约为3:1。临床上分为滤泡状和乳头状囊性腺瘤两种。多为单发,多发者约占17%。青少年至老年均可发生,但以30~50岁的中年人多发。甲状腺瘤可伴有其他甲状腺的非瘤性疾病如桥本氏病、结节性甲状腺肿。其有癌变倾向,有报道其癌变率为6%~10%,偶可伴有微小癌。约有1/6~1/5的腺瘤有甲状腺功能亢进,即为功能自主性甲状腺瘤。最常见的甲状腺良性肿瘤为腺瘤,较少见的有畸胎瘤、神经鞘瘤、血管瘤、脂肪瘤、平滑肌瘤等。

一、甲状腺腺瘤

(一)病因

确切病因不清,作为人体代谢、发育的内分泌器官,甲状腺肿瘤的发生可能与体内碘的水平、雌孕激素水平、饮食习惯、个人的情绪、感情刺激、地理环境和家族遗传有关。

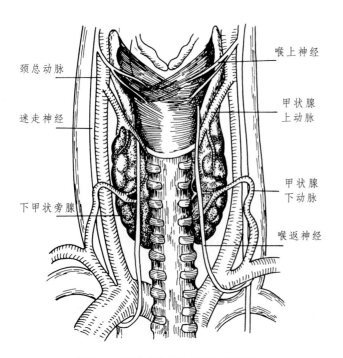

图9-1　甲状腺血管和神经(后面观)。

喉上神经
颈总动脉
甲状腺上动脉
迷走神经
甲状腺下动脉
下甲状旁腺
喉返神经

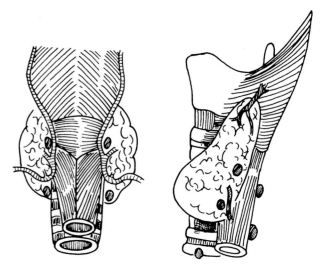

图9-2　甲状旁腺。

(二)临床表现

一般无临床症状而被偶然发现，圆形或卵圆形，边界清楚，表面光滑，大小不等，小者不足厘米，大者直径可达 10 余厘米；与邻近组织相比较质地稍硬韧，无触压痛，肿瘤缓慢增大，瘤体较大时可发生囊壁破裂、囊内出血而突然快速增大并疼痛；可随吞咽而上下活动。如发生恶性变可致发音嘶哑，偶因瘤体过大将气管推向健侧，发生呼吸不利，但甚少造成呼吸困难。绝大多数的病例甲状腺功能正常，在极少数功能自主性腺瘤伴有甲状腺功能亢进。但是，此种甲亢的表现要较普通的甲亢轻微，常在检查甲状腺功能的化验指标时发现。实体型腺瘤约占全部甲状腺瘤的28%，类囊肿型腺瘤约占11%，其他大多数为囊实性混合型腺瘤。实性腺瘤有潜在的恶变倾向，而囊性型不会发生恶变。

(三)临床检查和诊断

临床体检、B超、放射性同位素扫描、细针吸细胞学检查是甲状腺瘤较常用的检查方法。如瘤体较大还可进行 CT、MRI 检查。

1. 体检

一般为单侧甲状腺内触及的圆形或卵圆形单发结节或肿物，大小不一，小者不可或勉强触及，大者可致患侧颈部膨大，其边界清楚，表面光滑，质地稍硬韧，无压痛，可随吞咽上下活动，瘤体过大可使气管偏向健侧。

2. B超扫描

B超扫描已经成为甲状腺肿瘤最简便和准确的检查方法。其可以发现不足厘米的微小瘤灶，其不仅可以明确肿物是实性还是囊性，边缘是否清楚，单发还是多发，有无包膜，有无钙化、瘤内出血、局灶性癌变，而且可以判断肿物的性质，其准确性有报道高达90%以上。

腺瘤的超声声像图为甲状腺内的局灶性肿物，边界清楚，边缘光滑，有完整的包膜，内部为散在的均匀回声或有稍强的或减弱的回声，部分呈强回声团块，肿物内部及其周围无丰富的血流。乳头状腺瘤的囊壁上有乳头状回声图像伸入囊腔，滤泡状腺瘤可见晕环征。囊腔内可有出血、沙粒样或斑块状钙化的强回声。放射性同位素扫描：依据肿物对同位素摄取能力的大小，甲状腺肿物可被划分为温结节、热结节、凉结节和冷结节。甲状腺瘤多为温结节、凉结节，功能自主性腺瘤为热结节。

(三)鉴别诊断

某些甲状腺非瘤性疾病如结节性甲状腺肿、部分桥本病和甲状腺癌都表现为甲状腺的肿块，结节性甲状腺肿有时临床很难鉴别，结节性甲状腺肿和桥本病的结节不像腺瘤那样，在体积增大的同时压迫临近的腺体组织使其萎缩吸收，因而腺体仍肥大，且其结节常为多个，桥本病伴有甲状腺功能的异常和外周血中抗甲状腺球蛋白抗体、抗微粒体抗体水平的升高(表9-1)。

(四)治疗

甲状腺瘤虽发展缓慢，但有恶变倾向，发现后应尽早手术切除。手术切除后不易复发，预后良好。如术中能确定为良性可行患侧腺叶部分切除，否则应行患侧腺叶切除。术中应探查对侧腺体排除肿瘤多发的可能。目前单纯的腺瘤剜出术已被摒弃。有报道在直径不超过 4~5cm 的腺瘤内注入无水乙醇也取得了令人满意的效果。

二、功能自主性腺瘤

(一)病因

病因不清，有报道此瘤的发生可能与甲状腺细胞表面的 TSH 受体基因突变有关，使腺细胞摆脱了

表9-1　甲状腺腺瘤鉴别诊断			
结节性甲状腺肿	多发,大小不等	缺碘地区	常伴有腺体的增大 单个瘤灶轮廓不明显	易致呼吸不利
腺瘤	单发,甚少 多于2个	缺碘或非缺碘区	瘤灶区域腺体萎缩 瘤体轮廓明显	极少影响呼吸

TSH 的调控而自行增殖,瘤细胞具有正常甲状腺细胞的合成分泌甲状腺激素的功能。

(二)临床表现

较少见,多为单发,偶有多发者,多见于 30~50 岁的成人,肿瘤生长缓慢,在颈部形成一个生长多年的肿物,除偶有自觉心悸之外多无何甲亢症状。仅于同位素扫描时为热结节,甲状腺功能检查发现甲状腺激素水平轻度或中度升高。如肿瘤内发生出血、坏死、钙化,可使甲亢的程度减轻。

(三)临床检查和诊断

早期不易与甲状腺瘤鉴别,仅在化验发现了甲亢后或同位素扫描后才能确诊。

(四)治疗

尽早手术切除,尤其是较大的腺瘤或青少年患者,术前应给予抗甲状腺药物使甲状腺功能恢复正常,不必予碘剂准备,因为其甲状腺并无弥漫性充血。也有提出可予无水酒精瘤体注射或 ^{131}I 治疗。

(赵文川)

第四节　甲状腺癌

一、流行病学

世界各地的发病率不同,我国较低,1988~1992 年天津市的发病率为男性 0.81/10 万,女性 1.98/10 万。甲状腺癌的发病率居我国头颈部癌的首位,天津医科大学附属肿瘤医院 1954~1984 年间共收治恶性肿瘤 28 519 例,而甲状腺癌 1261 例(4.42%),占同期诊治的全部头颈部恶性肿瘤的 34.2%(1261/3691)。美国发病率较高,女性约为 5.2/10 万,男性 2.2/10 万。甲状腺癌约占甲状腺肿瘤的 14%。

二、病因

病因不清,目前较为公认与甲状腺癌发生相关的因素是放射线照射、家族遗传,近代研究发现某些原癌基因的异常表达和抑癌基因的失活导致了甲状腺癌的发生。第 10 号染色体的异常、雌激素和雌激素受体水平异常、食物中碘的含量异常也与甲状腺癌的发生有关。桥本病和极少数的腺瘤也可以恶变为甲状腺癌。

三、临床表现

甲状腺癌早期常无何临床症状,常因偶然或体检发现的颈部无痛肿块就诊。一般为单发,肿块增长较快,圆形或不规则形,边界不甚清楚,质地较硬韧,常与气管粘连较紧,伴有或不伴有圆形肿大的颈部淋巴结,少数患者可有发音嘶哑。也有表现为颈部肿大淋巴结而患侧甲状腺未触及肿块的病例,极少数的滤泡癌和未分化癌可以仅表现为远处器官如肺、骨、肝、脑的转移癌灶。晚期颈部的肿块与邻近的组织结构广泛粘连而固定,伴有声音嘶哑、霍纳氏征、吞咽和呼吸困难。癌灶可侵犯气管、食管、喉,可转移到颈部和纵隔淋巴结,并可血行转移到肺、骨、肝、脑等器官。甲状腺癌可以分为分化癌和未分化癌,分化癌又再分为乳头状癌和滤泡癌,还有隶属于神经内分泌肿瘤的甲状腺髓样癌。以上诸种癌的临床表现多有不同。

(一)乳头状癌

为最多发生的甲状腺癌,约占全部甲状腺癌的 80%,其生物学行为最为温和。好发于 40 岁以下的女性,男女性发病率之比大致为 1:3,单侧发生,约 12% 的病例为双侧发生。癌灶大小不一,小者不足厘米,大者直径可达 10 余厘米。边界清或不清,圆形或不规则形,质地较硬韧,较固定,约一半以上的病例伴有同侧肿大的颈部淋巴结。晚期发生血行转移。

(二)滤泡癌

多发于中年人,女性较男性多见,男女性发病率之比约为 1:2.1,其生物学行为劣于乳头状癌,因为可早期侵犯邻近的血管和组织结构,通过血行转移到远处器官,而少经淋巴途径转移到颈部淋巴结。

(三)髓样癌

可发生于各个年龄,生长缓慢,生物学行为介于乳头状癌和滤泡癌之间,较乳头状癌更易早期发生颈部淋巴结甚至纵隔淋巴结转移,且更多双侧多灶发生。约占全部髓样癌 10%~20% 的家族性髓样癌常发生于青少年，其中 5%~10% 有明显的家族史。癌灶常呈多灶性和双侧发生，为常染色体显性遗传。而占髓样癌 80% 的散发性髓样癌多发生于中年人。多为单侧发生。髓样癌患者常伴有双侧肿大的圆形转移淋巴结。患者可伴有颜面潮红、大便次数多或水样腹泻、心悸、血钙降低等类癌综合征表现。髓样癌如伴有其他神经内分泌的增生或肿瘤，如单侧或双侧肾上腺的嗜铬细胞瘤、甲状旁腺增生和甲状旁腺腺瘤，即为 MEN2A 型。此外，本型还可伴有皮肤苔藓淀粉样病变。如伴发嗜铬细胞瘤及多发神经节瘤综合征包括舌背或眼结膜的神经瘤、厚唇、Marfanoid 体型、胃肠道多发神经节瘤即为 MEN2B 型。MEN2B 型的髓样癌常于儿童期发病，病情进展较快，预后不良。

(四)未分化癌

未分化癌很少见，生物学行为十分恶劣，约占全部甲状腺癌的 2%~3%，也有报道占 5%~14%。天津医科大学附属肿瘤医院收治的病例中，未分化癌占全部甲状腺癌的 6.6%。其可为原发，也有自多年的甲状腺肿块如实体型腺瘤、普通型乳头状癌、滤泡癌等低恶性癌恶变而来者。多发生于老年人，其发病年龄多在 40~60 岁以上，男性多于女性，男女性发病率之比为 2:1，天津医科大学附属肿瘤医院收治的病例中，男女性发病率之比为 1.3:1。未分化癌大致包括发生于甲状腺的大细胞癌、鳞状细胞癌、小细胞癌、梭形细胞癌、圆形细胞癌、透明细胞癌、多形性腺癌、巨细胞癌、腺样囊性癌、黏液腺癌等高恶性癌。约 3/4 的患者可有颈部甲状腺肿块多年，近期突然快速增大，形成一占据双侧甲状腺甚至下颈部的巨大肿块，少数患者发病前并无甲状腺肿块。肿块边界不清楚，固定，表面凹凸不平，质地硬韧，气管和食管可被推挤偏离和狭窄导致呼吸不畅、呼吸困难和进食困难。患者呈急性病容，常有发音嘶哑、局部疼痛。癌灶侵犯邻近的组织结构和器官如气管、食管、喉、颈部的神经和血管，可向后长入气管和食管之间，造成呼吸和进食障碍。肿块表面的皮肤有时受累及，甚至破溃。就诊时绝大多数的患者伴有颈部和纵隔肿大的淋巴结。严重者胸骨上窝也因肿物占据而消失，并可发生上腔静脉综合征。约有半数的患者就诊时就已发生了远处器官如肺、骨、脑和肝的转移。病情进展快速，预后恶劣。

四、临床检查和诊断

大部分甲状腺癌早期无症状，难以根据主诉、体检、影像学检查结果做出诊断。临床体检、B 超、放射性同位素扫描、细针吸细胞学检查、CT、MRI 是甲状腺癌较常用的检查方法。某些以转移灶就诊的患者，PET-CT 是发现甲状腺原发癌灶的有效方法。

(一)体检

癌灶较小时，其虽也呈圆形或卵圆形，但触之质地较良性的甲状腺结节硬韧，边界不那么清晰，活动度也较差，有时同侧或双侧颈部可伴有圆形的肿大淋巴结。随着癌灶的增大，可出现发音嘶哑，癌灶可呈不规则形，表面不平滑，质地硬韧，活动度差或固定于气管表面上，部分患者可有呼吸和进食障碍，极少数患者可有颈部不适、疼痛。

(二)影像学检查

CT、MRI 可以显示甲状腺的肿块的大小、其对邻近组织结构的侵犯，有利于指导手术治疗。

(三)超声检查

B 超可以发现甲状腺内的不足 1cm 的肿物，CDFI(彩色多普勒成像)可以显示肿瘤内部和周围的血流状况，甲状腺癌一般可见有较丰富的瘤内和(或)瘤周血流。癌灶内还可见细小的沙粒样钙化。实性、CDFI(彩色多普勒成像)的瘤内和(或)外周血流丰富、沙粒样钙化、无完整包膜常是甲状腺癌的表现。

(四)^{131}I 扫描

大约 25% 左右的冷结节为甲状腺癌，而滤泡癌因有一定的摄碘能力，而显示为温结节或凉结节。亲瘤性核素 ^{131}Cs、^{75}Se 容易被甲状腺癌细胞所摄取。因此，在扫描时表现为热结节的病例中，约有 50% 为甲状腺癌。

(五)细针吸细胞学检查(FNAC)

随着技术和细胞形态诊断准确性的发展和提高，FNAC 已被作为甲状腺癌术前诊断的重要手段，其诊断的准确率已达 90% 以上。

五、手术治疗

(一)甲状腺叶切除术

1.适应证

(1)占据一侧腺叶的结节性甲状腺肿。

(2)单发的甲状腺瘤。

(3)φ<2cm 的分化型甲状腺癌。

2.体位及麻醉

仰卧垫肩头后仰,颈丛麻醉,针刺麻醉或气管插管全身麻醉(图9-3)。

3.手术步骤

(1)切口:颈前正中弧形切口,两端达胸锁乳突肌前缘,距胸骨切迹约 2cm(图9-4)。

(2)分离皮瓣:沿切口线切开皮肤,皮下和颈阔肌,沿颈深筋膜浅层分离皮瓣上达喉结,下达胸骨上窝,慎勿损伤颈前静脉,如有损伤,即应结扎或缝扎(图9-5)。

(3)分离颈前肌:沿颈白线锐性分离双侧颈前肌达甲状腺真被膜,紧贴甲状腺表面,在假性和真被膜的间隙内钝性游离甲状腺体(图9-6)。

(4)处理甲状腺上极:小纱球推挤上极区甲状腺上韧带,使之聚拢,寻出甲状腺上极血管,将其切断双

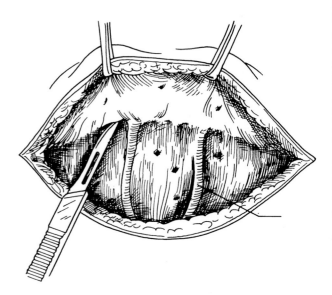

图9-5 分离皮瓣。

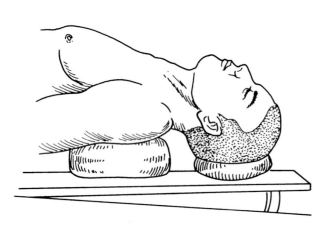

图9-3 甲状旁腺。

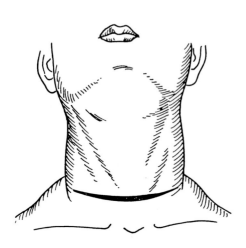

图9-4 甲状腺手术体位。

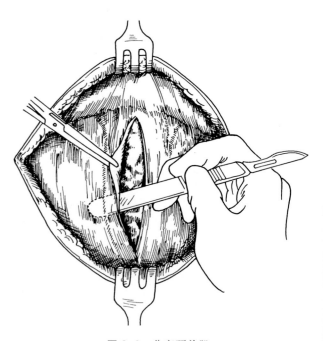

图9-6 分离颈前肌。

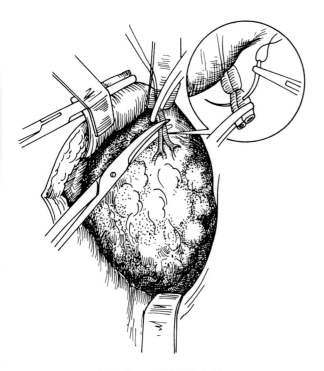

图 9-7 处理甲状腺上极。

重结扎(图 9-7)。剪断上极悬韧带,将甲状腺牵向气管表面。途中切断结扎甲状腺中静脉。

(5)解离喉返神经:将甲状腺牵向气管表面,充分显露甲状腺侧方和下极外侧的间隙,寻找沿气管食管沟自外下向内上走行的喉返神经并显露其达环甲关

节入喉处。

(6)处理甲状腺下极:近下极腺体表面处切断结扎下极血管,注意保留位于此区的甲状旁腺。将腺体轻轻提起,紧贴气管表面钳夹切断下极,钳夹切断与峡叶的连接,峡叶断端缝扎。紧贴气管将腺叶自气管表面切下(图 9-8 和图 9-9)。

(7)关闭伤口:检查甲状腺上极,中静脉和下极处无出血,喉返神经无损伤,创腔内置入引流管,分层缝合伤口,加压包扎。

4.注意事项

(1)颈前切口尽量与颈部皮纹一致。

(2)如喉返神经有分支,应保护勿损伤。一般,左侧喉返神经走行于气管食管内,右侧喉返神经的行径多向外偏离气管食管沟。如在下极外侧区和腺叶侧方中静脉处未发现神经,应考虑到喉不返神经的可能,仔细在上极处的软组织内寻找自迷走神经分出后即横行达甲状腺上部侧方的白色神经,以免误断神经。

(3)环甲关节喉返神经入喉处常伴有一纤细的血管,几乎垂直于神经,应妥善处置,以免损伤出血后止血造成神经损伤。

(4)如肿物过大,可适当向外侧延长皮肤切口,分离胸锁乳突肌后切断颈前肌,或切断部分胸锁乳突肌,以扩大术腔,术毕再予缝合。

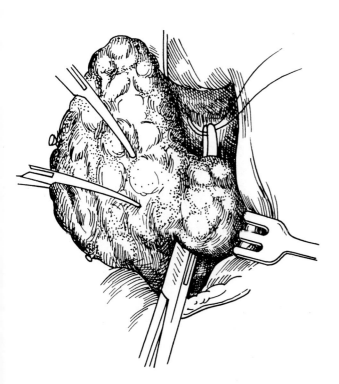

图 9-8 处理甲状腺下极。

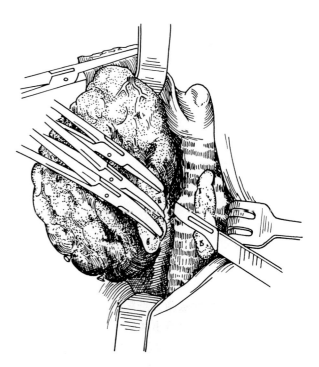

图 9-9 将右侧甲状腺叶切下。

(5)巨大的甲状腺肿物,不宜过早地开始切除操作,应在充分游离可自瘤床内托起整个肿物后再进行切断悬韧带和血管的操作,以策安全。注意此时喉返神经常被牵拉向上移位或紧贴于肿物表面,慎勿损伤之。整个手术操作不应拘泥于常规程序,一定紧贴肿物进行解离操作、谨慎妥善处理好怒张的血管是防止损伤喉返神经、避免发生气胸的关键。

(二)甲状腺叶及峡叶切除术

1.适应证

(1)T1、T2 分化型甲状腺癌,癌灶局限于一侧腺叶,无包膜侵犯,无颈淋巴结转移。

(2)分化型甲状腺癌局限于一侧腺叶,对侧腺叶合并有桥本病。

2.术前准备

同腺叶切除术。

3.体位与麻醉

同腺叶切除术。

4.手术步骤

步骤 1~6 同腺叶切除术。

步骤 7 将已离断的腺叶提向前上方,紧贴气管表面分离峡叶达对侧腺叶,边钳夹边切断将患侧腺叶连同峡叶整体切下,健侧腺体断端缝扎。

5.术后处置

同腺叶切除术。

(三)甲状腺次全切除术

1.适应证

(1)结节性甲状腺肿。

(2)较大的峡叶腺瘤,累及一侧或双侧腺叶。

(3)分化型甲状腺癌 T1~ T3。

2.术前准备

同腺叶切除术。

3.体位及麻醉

同腺叶切除术。

4.手术步骤

术式一:

步骤 1~3 同腺叶切除术。

步骤 4 解离甲状腺侧方悬韧带,在甲状腺下极、颈总动脉之间的间隙内寻出喉返神经,紧贴神经向上方切断韧带,切断结扎甲状腺中静脉,切断悬韧带的长度决定于计划保留的腺体的多少,明视神经,切除

中下分腺体,残端内翻缝合。

术式二:

步骤 4 分别解离腺体的上级和下极,寻出甲状腺上、下极血管分别切断结扎,切断结扎中静脉,寻出喉返神经并全程显露达环甲关节入喉处,明视神经,钳夹切断大部分腺体组织,保留侧叶背后部的 1/4 腺体,将大部分侧叶和部分峡叶一并整块切除,内翻缝合残留的腺体组织(图 9-10)。

以后的步骤同腺叶切除术。

5.术后处置

同腺叶切除术。

(四)全甲状腺切除术

1.适应证

(1)分化型癌累及双侧腺体。

(2)发生了远处器官转移的滤泡癌。

(3)家族性髓样癌。

(4)双侧髓样癌。

(5)滤泡癌复发,手术不能彻底切除者。

(6)对放射碘敏感的乳头状癌复发、手术不能彻底切除者、有远处器官转移者。

2.术前准备

同腺叶切除术。

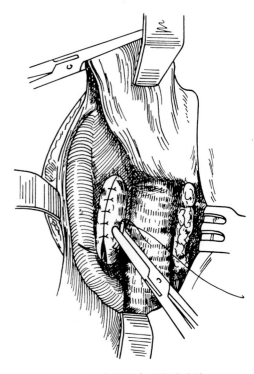

图 9-10　内翻缝合甲状腺残端。

3.体位及麻醉

同腺叶切除术。

4.手术步骤

同腺叶切除术,应注意保留位于环甲关节附近后被膜和下极外侧软组织内的甲状旁腺。如必须或不慎切下了旁腺,应立即再植。

(五)甲状腺癌联合根治术(功能性颈清)

1.适应证

(1)分化型甲状腺癌怀疑或确定有颈部淋巴结转移。

(2)无远处器官转移。

(3)能耐受手术。

2.术前准备

(1)患侧颈部备皮,全麻术前准备。

(2)视情况备血。

3.体位及麻醉

仰卧垫肩头偏向健侧,完成颈清术后头转至正中位。气管插管全身麻醉。

4.手术步骤

(1)皮肤切口:单臂弧形切口线,即始自乳突尖下方约2cm,沿斜方肌前缘曲形向下达锁骨上窝,平行并距锁骨约1~2cm折向内横过锁骨上窝达胸锁关节折向前下达对侧前胸。如甲状腺肿物需术中冰冻活检,则此横切口线一直达对侧胸锁乳突肌前缘。

(2)沿切口线切开皮肤、皮下和颈阔肌,沿颈深筋膜浅层向内向上分离颈部皮瓣,上达下颌下缘、下达锁骨、内达颈中线,外达斜方肌前缘,解离颌下区显露二腹肌中间腱和颌下腺表面,翻滚解离胸锁乳突肌前缘、在下颌下缘和锁骨上缘水平分别切断、结扎颈外静脉。

(3)在胸锁乳突肌后缘上、中1/3或斜方肌前缘下、中1/3处寻出副神经,全程显露游离神经上达胸锁乳突肌深面、下达斜方肌前缘,妥为保护勿损伤之。翻滚解离胸锁乳突肌后缘,将该肌向上方提起,以解离其内面使之完全游离。

(4)将胸锁乳突肌牵向内侧,自锁骨上窝和斜方肌前缘向上、向内切除椎前筋膜浅面的软组织,途中在锁骨上缘处切断肩胛舌骨肌下腹,保留端结扎。注意钳夹切断并妥善结扎颈横动静脉,不要打开椎前筋膜,更不要损伤位于筋膜深面的臂丛神经。沿椎前筋膜浅面解离达颈内静脉外侧,注意保护自上向下走行于筋膜深面的膈神经。紧贴静脉边切断边缝扎,将外片组织整块切下。

(5)将胸锁乳突肌牵向外方—充分显露颈内侧部分,切开颈鞘,解离颈内静脉、颈总动脉、迷走神经,气管食管沟内寻出喉返神经并全程解离保护之。将颈内静脉的诸多分支切断结扎,在甲状软骨稍上方寻出甲状腺上动脉,钳夹切断、双重结扎。保护喉返神经、迷走神经和颈部大血管,将颈内静脉、气管食管、胸骨上窝和舌骨之间区域的软组织沿椎前筋膜浅面解离并牵向内上方。

(6)沿颈中线分离双侧颈前肌达甲状腺真被膜,在胸骨上缘处切断患侧颈前肌向上提起,钳夹切断甲状腺下极血管、中静脉、上极血管,将患侧气管前、气管旁的淋巴结和软组织、甲状腺侧叶、峡叶和部分对侧腺叶在舌骨下缘水平切断颈前肌取下整体切下。

(7)检查创腔妥善止血,冲洗后,颈前部和锁骨上窝处分别置入负压引流管,分层缝合伤口,加压包扎。传统的甲状腺癌联合根治是甲状腺切除+传统颈淋巴结清除术,其与功能性颈清术的区别是术中不再保留颈内静脉、副神经和胸锁乳突肌,相对要简单一些。其适应证有胸锁乳突肌、颈内静脉等组织器官被累及的中晚期分化型甲状腺癌。

(六)甲状腺癌中央区淋巴结清除术

所谓中央区的解剖范围上达舌骨下方,下达胸骨上窝底,外侧为颈总动脉和颈内静脉,内侧为气管食管,底面为椎前筋膜。此区内包含有Ⅵ区和部分Ⅶ区的淋巴结,此术是清除此区内的全部淋巴结、脂肪软组织、部分和全部颈前肌。

1.适应证

未发现颈部淋巴结转移的分化型甲状腺癌。

2.术前准备

1.颈前术区备皮。

2.全麻术前准备。

3.体位及麻醉

仰卧垫肩头后仰,气管插管全身麻醉。

4.手术步骤

(1)皮肤切口:颈前弧形切口,距胸骨上窝约1~2cm,两端达胸锁乳突肌前缘或中部,长约8~10cm。

(2)沿切口线切开皮肤、皮下及颈阔肌,沿颈深筋膜浅层分离皮瓣,上达喉结,下达胸骨上窝。

(3)沿颈白线分离双侧颈前肌,如因癌灶过大或可能已侵及颈前肌,需切除部分或全部颈前肌时,沿胸锁乳突肌前缘分离颈前肌和胸锁乳突肌,在胸锁关节和锁骨上缘的附丽处切断颈前肌并向上提起分离直达舌骨下水平切断取下。显露甲状腺及其下极的三角区,在该三角区内仔细分离寻出喉返神经并向上显露神经达入喉处,向下显露神经达胸廓上口处。

(4)显露甲状腺的上极和下极的血管,分别切断结扎,切断结扎中静脉,紧贴气管将甲状腺侧叶、峡叶和部分对侧腺叶一并切下。对侧甲状腺断端缝扎。

(5)直视喉返神经,将气管食管侧方、颈总动脉、胸骨上窝底之间的淋巴结、脂肪和结缔组织切除,切端缝扎。

(6)检查创腔无出血,喉返神经无损伤,置入负压引流管,分层缝合伤口,加压包扎。

(赵文川)

第五节 喉不返神经外科识别技巧

喉返神经在甲状腺手术中的重要性不言而喻。喉不返神经(又称喉直神经),作为喉返神经解剖上的变异特例,临床上虽然不常见,但术者若对其解剖特征及临床特点没做到了然于胸,手术中造成其损伤的可能性就会很大。

迷走神经是植物神经系统最粗大的副交感神经,也是交感神经系统最重要的拮抗因子,迷走神经经颈静脉孔出颅后在颈部走行于颈动脉鞘内,位于颈内静脉和颈总动脉之间的后部。

左右喉返神经走行不同。右侧迷走神迷下行勾绕右侧锁骨下动脉后折返向上行,至气管食管沟,发出气管支和食管支(分别入气管和食管,支配黏膜),其终端支,又称喉下神经,与喉下血管(inferior laryngeal vessels)伴行,继续走行于下咽缩肌的深面,在环甲关节处入喉支配声带运动。喉下神经为运动支,支配除环甲肌以外的所有喉内肌,感觉支纤维支配声门下的黏膜。喉返神经损伤造成其支配的声带麻痹,且不似喉上神经损伤那样经过一段时间后损伤症状可以自行消失。如双侧喉返神经损伤可造成完全发音障碍、严重呼吸困难和窒息。

左侧喉返神经返折处位于主动脉弓,向下、向后、向上勾绕主动脉,走行于气管食管沟,与左侧的喉下血管(inferior laryngeal vessels)伴行,继续走行于下咽缩肌的深面,在环甲关节处入喉。

一、术中注意事项

1. 左侧喉返神经走行于气管食管内,比较紧贴气管;右侧喉返神经的行径多向外偏离气管食管沟。如在下极外侧区和腺叶侧方中静脉处未发现神经,应考虑到喉不返神经的可能。

2. 离断结扎甲状腺上极血管后,在未找到喉返神经之前,不要盲目离断甲状腺周围血管,尤其是甲状腺中静脉。从图一中可见喉直神经从解剖分布到外形都极易与甲状腺中静脉混淆(图9-11)。笔者体会:在上极离断后,未找到喉返神经时,即便遭遇甲状腺中静脉周围小静脉血管出血,也不可贸然结扎血管,用纱布加压止血,直到发现喉返神经。

3. 在分离解剖寻找喉返神经时,无任何征兆,术中突然出现患者的心率下降的情况,在短时间内心率可迅速下降至每分钟30~40次,停止手术操作,心率迅速回升,如此提示术者,该病例可能出现喉返神经的解剖变异,因喉不返神经直接从迷走神经分出,在解剖中,机械性的牵拉可刺激迷走神经,导致副交感神经兴奋,心率下降(图9-12和图9-13)。

本例患者术中两次出现心率下降至每分钟40次左右,每当术者停止操作,心率就会很快达到正常。经此提示后,从入喉处逆行寻找喉返神经,发现为喉不返神经变异特例。

4. 常规的右侧喉返神经,经锁骨下动脉勾绕上行后,走行于气管食管沟,逐渐向气管和食管发出分支,但在喉不返神经的病例,气管支和食管支可经迷走神

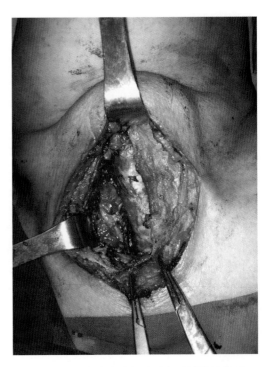

图9-11 甲状腺腺叶切除后喉不返神经位置。

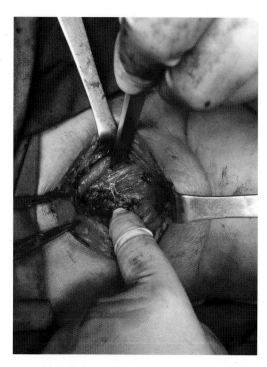

图 9-12　呈牵拉状态的喉不返神经。

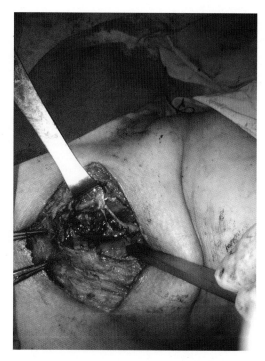

图 9-13　喉不返神经及食管支。

经直接发出至气管和食管(图 9-3)。

　　因为喉不返神经的病例非常罕见,十万分之三四,往往手术中发现解剖变异时,大多数病例的喉不返神经都当成甲状腺中静脉提早结扎了,导致患者术后声音不可逆性的嘶哑,造成终身遗憾。

(程俊萍)

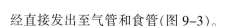

第六节　胸骨后甲状腺肿

　　胸骨后甲状腺肿通常是由颈部甲状腺肿向胸骨后突出而形成:甲状腺体积一半以上位于胸骨上缘以下,或全部位于胸骨入口以下至少 3cm 的甲状腺肿。目前,对于胸骨后甲状腺中的诊断无统一的标准,一般分为 3 种类型:①为不完全胸骨后甲状腺肿物;②为完全型胸骨后甲状腺肿物;③为胸内迷走甲状腺肿物。胸骨后甲状腺肿的发病率,因各报道资料的诊断标准不同,差异较大,约占全部甲状腺切除病例的 1%~15%。综合文献报道的 2973 病例,胸骨后甲状腺肿占纵隔肿物的 5.7%。95%的胸骨后甲状腺肿是颈部甲状腺肿增大后,沿筋膜向下坠入胸膜腔形成。少数病例肿瘤来源于胸腔内异位甲状腺或迷走性甲状腺,可出现在舌至横膈的任何部位。

　　大多数胸骨后甲状腺肿可由颈部领状切口用手指将其从胸骨后分离、剥出。当术中肿物与纵隔内组织粘连严重,钝性剥离困难时,再行胸骨劈开或开胸手术。

一、非开胸胸骨后甲状腺肿物切除术

　　附一例病例:

　　吴 XX,女,65 岁,患者入院前一周,因窦性心动过缓在外院行心脏起搏器植入时发现左颈及上中纵隔肿物,无发热、咳嗽、憋气等不适,查胸 CT 示:左颈及上中纵隔肿物(图 9-14 和图 9-15),为进一步治疗,来天津市肿瘤医院耳鼻喉颌面肿瘤科诊治。

　　颈部 B 超:

　　左锁骨上见低回声反射区,边界不清,不规则,最大 3.4cm×2.1cm,内可见血流信号丰富。甲状腺右叶内可见大小为 1.9cm×1.9cm 低回声结节,不规则,边界清楚,内部回声不均匀,可见强回声钙化。CDFI:瘤体内血流信号较少。颈部淋巴结扫查:双颈部可见多处淋巴结影,边界清楚,回声不均匀,最大左侧 1.5cm×0.8cm,右侧 1.0cm×0.5cm。

　　B 超诊断:

　　左锁骨上实性肿物——考虑①异位结节性甲状腺肿;②胸腺瘤。

　　甲状腺右叶实性肿物——考虑结节性甲状腺肿。

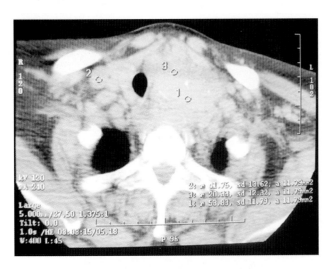

图 9-14 影像学轴位显示胸骨后甲状腺肿。

双颈部淋巴结肿大——考虑炎性。

术式：左甲状腺叶+中上纵隔肿物切除术+右甲状腺肿物切除。

肉眼病理：左侧甲状腺肿大，呈哑铃形。左甲状腺肿大约 10cm×8cm×5cm，质脆，触及大小不等、实性多枚结节，最大约 1.5cm×1cm×1cm，包膜完整；向下延续至中上纵隔，为实性，12×10×6cm 大小，包膜完整，质脆，含大小不等多枚结节（图 9-16 和图 9-17）。

组织病理：（左胸骨后）异位结节性甲状腺肿。

手术要点：

1. 垂头仰卧位，取领形切口，长约 18cm。

2. 切开皮肤、皮下、颈阔肌；于颈阔肌深面游离皮瓣，上至甲状软骨下缘，下至锁骨上窝，两侧至胸锁乳突肌前缘；沿颈中线切开颈前肌，暴露甲状腺。

3. 术中结扎并切断甲状腺左叶上、下极动静脉及

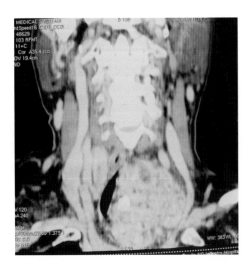

图 9-15 影像学冠状位显示胸骨后甲状腺肿。

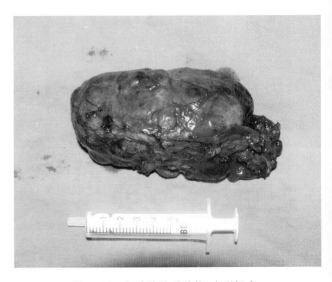

图 9-16 切除胸骨后肿物，肉眼标本。

甲状腺中静脉，暴露并保护喉返神经，用手指沿上纵隔肿物四周分离，将其提出，与甲状腺左叶一同沿气管表面完整切除（图 9-18），残端缝线止血（图 9-19）。

4. 常规方法切除甲状腺右叶肿物。

5. 确切止血，于甲状腺窝置入橡胶引流管一枚，自切口下方另戳口引出，缝合固定，清点纱布、器械无误后，逐层缝合、关闭伤口。以无菌纱布加压包扎。

二、开胸行胸骨后甲状腺肿物切除术

附一病例：

杨XX，女，53 岁，患者于 34 年前发现颈前肿物，

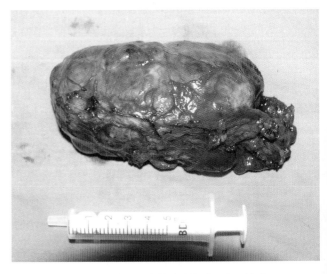

图 9-17 胸骨后肿物肉眼标本，呈哑铃形。

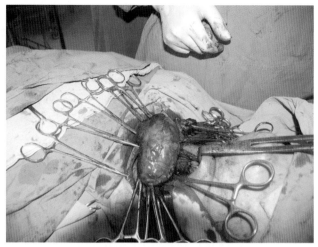

图 9-18　整体切除胸骨后甲状腺肿物。

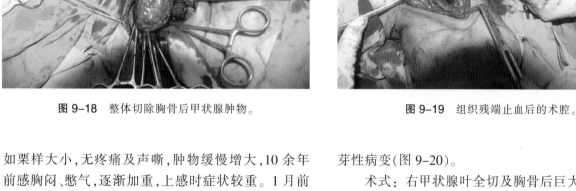

图 9-19　组织残端止血后的术腔。

如栗样大小,无疼痛及声嘶,肿物缓慢增大,10 余年前感胸闷、憋气,逐渐加重,上感时症状较重。1 月前突发意识不清,小便失禁,到当地医院就诊行胸部 CT 及 MRI 检查发现纵隔肿物,近 10 余天感声嘶。来天津市肿瘤医院就诊以 "颈部及前上纵隔巨大甲状腺癌?"收住院治疗。

颈部 B 超:甲状腺右叶增大,形态失常,内可见多个低回声、无回声结节,边界清楚,内部回声不均匀,最大 6.6cm×5.4cm,位于气管前及胸骨后,CDFI:瘤体内血流信号较少。双颈部未见明显肿大淋巴结影。

甲状腺右叶多发囊实性肿物——考虑结节性甲状腺肿。

胸强化 CT:双颈至前上纵隔肿物,考虑恶性,来自甲状腺可能性大;右下肺纤维条索及结节,考虑肉

芽性病变(图 9-20)。

术式:右甲状腺叶全切及胸骨后巨大肿物切除+胸骨劈开术。

肉眼病理:右甲状腺巨大肿物突入胸腔上纵隔,右叶增大约 30cm×15cm×10cm 大小,质韧,包膜完整(图 9-21)。

组织病理:(右叶及胸骨后)结节性甲状腺肿。

手术要点

1. 垂头仰卧位,肩部垫高,头部正中位。

2. 取颈前领形切口,自横弧形切口中点处,沿正中线经胸骨向下至剑突下 1cm(图 9-22)。

3. 逐层切开皮肤、皮下组织、颈阔肌,达颈阔肌深面,游离皮瓣,上达舌骨水平,下至胸骨上窝,术中见甲状腺右叶弥漫性增大,向下经胸廓上口突入前上纵

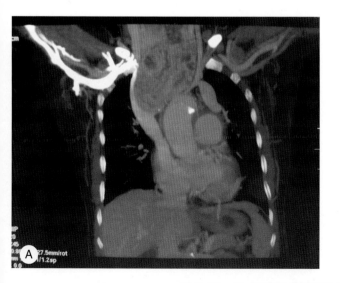

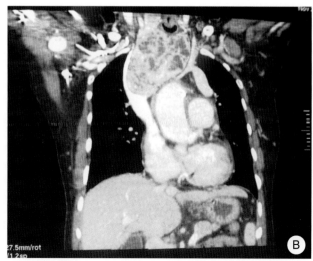

图 9-20　(A,B)影像学冠状位显示胸骨后甲状腺肿。(待续)

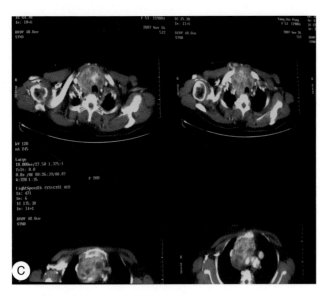

图 9-20(续) (C)影像学轴位显示胸骨后甲状腺肿。

隔(图 9-23),结扎、切断右甲状腺上动静脉及甲状腺中静脉,暴露甲状腺下极内侧,气管食管沟内喉返神经,保护喉返神经。

4. 沿胸骨正中逐层切开皮肤、皮下组织、肌层,将胸骨沿正中劈开(图 9-24),胸骨断面涂以骨蜡止血。

5. 用胸骨撑开器将胸骨打开(图 9-25),仔细分离,保护锁骨下动静脉无损伤,见肿物占据前上纵隔大部将气管挤压向左侧,向左下压迫无名静脉,右下极部分骑跨腔静脉入右心室处,包膜完整,未见周围血管及脏器侵犯。沿肿物包膜分离肿物,边分离边结扎,结扎、切断甲状腺下动静脉,将肿物完整分离(图 9-26)。大小约 30cm×15cm×10cm,质韧,包膜完整(术中诊断:右叶结节性甲状腺肿并胸骨后巨大甲状腺肿)。

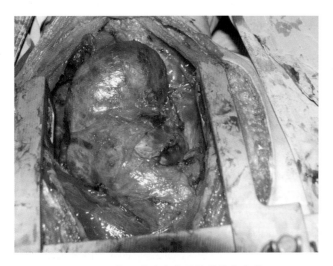

图 9-21 位于胸腔内的甲状腺肿物全貌。

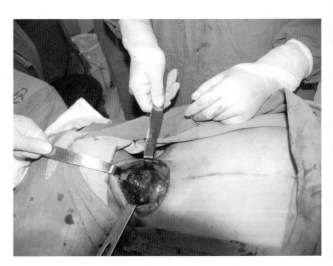

图 9-23 位于胸骨上部分的肿大甲状腺。

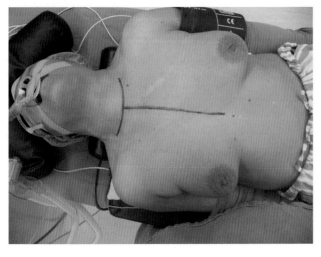

图 9-22 胸骨后甲状腺肿劈胸术切口。

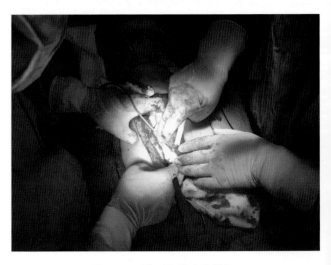

图 9-24 劈开胸骨中的操作。

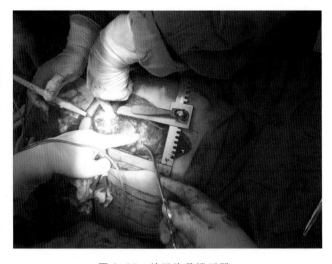

图 9-25　放置胸骨撑开器。

6. 创面仔细止血(图 9-27),清点器械敷料无误,于前上纵隔置负压引流管一根,自胸骨剑突左下方引出皮肤。右锁骨上窝置负压引流管一根,平行于锁骨,经斜方肌穿出皮肤。

7. 距胸骨劈开处旁开 0.5cm,两侧打孔贯穿胸骨,置入钢丝拉拢固定(图 9-28),逐层缝合伤口。

术后无音哑,无喝水呛,无手足麻木。

三、胸骨后甲状腺肿物切除术的临床特征

1. 由于胸骨后解剖结构的特点,左侧有主动脉弓和左侧颈总动脉,甲状腺肿不易向下生长。所以临床所见右侧胸骨后甲状腺肿要比左侧多,且平均位置低。

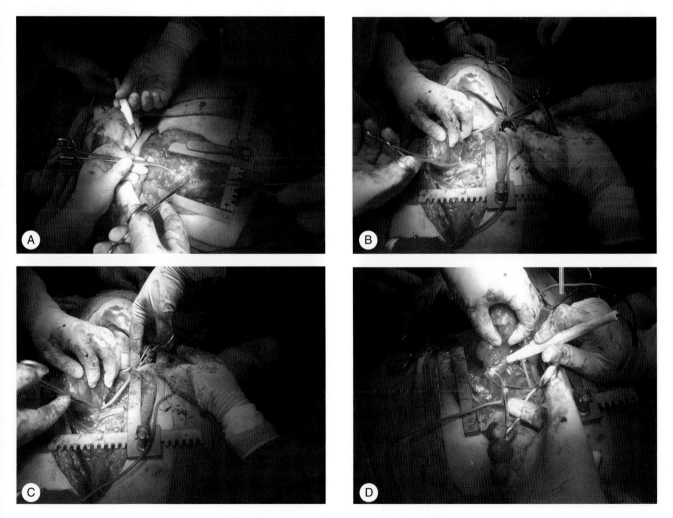

图 9-26　(A~D)结扎切断甲状腺下极血管。

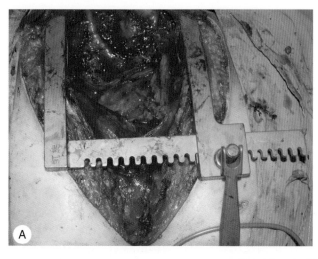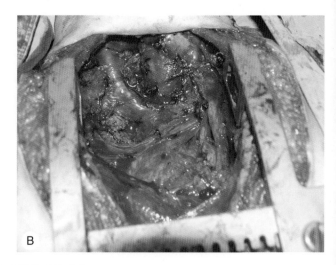

图 9-27 （A,B)取出肿物后的术腔。

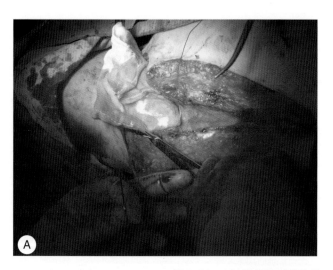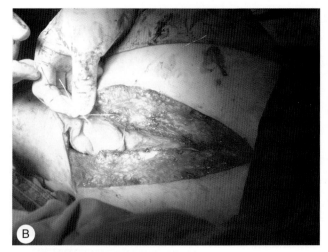

图 9-28 （A)用钢丝贯穿胸骨。(B)用钢丝贯穿胸骨,拉拢固定。

2. 胸骨后甲状腺病变,早期无症状,比较隐匿,一旦发展到对气管造成压迫而导致呼吸困难,就会变成急症,故胸骨后甲状腺肿诊断一经确立,如无其他禁忌证,均应积极手术治疗

3. 即使采用颈部低领切口,术前仍应做好胸骨劈开的准备,以防术中出现难以控制的大出血,若发现腺叶与纵隔重要血管、神经有不易分离粘连,应果断地劈开胸骨,充分暴露,直视下切除。

4. 对于复发病例或少数肿物较大者,将胸骨后甲状腺肿提拉到颈部有一定困难,可以先切断甲状腺峡部,将甲状腺组织与气管分离后,向外翻转,在甲状腺与气管食管沟内解剖游离患侧喉返神经后,再逐步游离甲状腺肿物后切除。

5. 胸骨后甲状腺肿往往患侧腺叶较为巨大,增大腺体的推挤作用导致邻近血管位置发生改变,甚至喉返神经也可远离气管食管沟,走行于巨大肿物的上表面,极易误伤,故而术中必须注意颈部大血管和喉返神经的保护。

6. 对于胸骨后甲状腺腺体合并有囊性变者可以做囊肿穿刺,适当吸出囊液,以缩小腺体,增加操作空间。

7. 小范围的气管软化多不需处理,较大范围的软化可用悬吊气管外筋膜的方法,避免气管切开。

8. 术中应警惕哑铃状或葫芦形胸骨后甲状腺存在,防止残留远端腺肿造成日后再次手术。

(陶英杰 程俊萍)

第七节 甲状旁腺癌

一、介绍

甲状旁腺癌是一种罕见的内分泌肿瘤,其发病率占全身肿瘤的 0.005%,占原发甲状旁腺机能亢进患者的 0.5%~5%[1,2]。男女发病比例为 2.25:1。自 1904 年 de Quervain 首先报道一例非功能性甲状旁腺癌,1933 年 Sainton 和 Millot 首次报道一例功能性甲状旁腺癌以来,至今世界上文献报道总计约 700 例[3]。因病例罕见,前瞻性的报道几乎没有,对该病的认识大多来源于个案报道及阶段性的回顾性分析总结。

二、病因

尽管多篇文献报道均就甲状旁腺癌病因学方面进行论述,以期发现该病病因,但迄今为止,发生甲状旁腺癌的确切病因仍不明。虽然未肯定,但多项高风险因素仍提示可能与甲状旁腺癌的发生有关。高危因素包括放射线的接触,家族性甲状旁腺亢进,遗传性因素,HPT-JT(Hereditary Hyperparathyroidism-Jaw Tumor Syndrome,遗传性甲状旁腺-颌骨肿物综合征)[3]。虽然过度暴晒可能是甲状旁腺功能亢进的诱发因素,但是并不能引起甲状旁腺癌[4,5]。Koea 和 Shaw 在回顾性总结的 358 例甲状旁腺癌中发现,先前颈部接受过放射性治疗的患者,仅占 5 例(1.4%)[2]。常染色体异常的家族性甲状旁腺亢进的患者,则是发生甲状旁腺癌的高危因素[2,6]。HPT-JT 则属于常染色体异常疾病,在已报道 7 例的 HPT-JT 中,1 例发生了甲状旁腺癌[3]。

三、临床特征

发生于单个腺体的甲状旁腺癌最常见,但累及多个腺体的肿瘤,确实也有发生[7]。Koea 和 Shaw 观察到左下极甲状旁腺癌发生率较高[2],但也有学者报道右下极更优先发生[8]。原发的异位甲状旁腺癌最常发生的部位见于纵隔[3]。

大多数的甲状旁腺癌是功能性的,产生高甲状旁腺素(PTH)和高钙,但也有少数是非功能性的,PTH

和血钙正常。症状和体征常继发于高钙血症,而非因肿瘤本身的生长所致[9]。患者最常见的一般临床症状:食欲不振,体重下降,疲劳,虚弱,恶心,呕吐,尿频,多饮。特异性临床症状包括:骨骼疼痛,病理性骨折,复发性肾绞痛,复发性坏死性胰腺炎,消化性溃疡,贫血[9]。这些特异性症状,甲状旁腺癌的患者比良性甲状旁腺功能亢进的患者更常见。

甲状旁腺癌常常更容易、更频繁、更严重地侵及甲状旁腺素的靶向器官,即肾脏和骨骼[10,11,12]。在原发性良性甲旁亢的患者中,累及肾脏的概率不到 20%[11];然而 Wynne 等[13]报道甲状旁腺癌发生肾石病的达 56%,且发生肾功能障碍者达 84%。放射学检查高甲状旁腺功能骨骼特征:例如纤维性囊性骨炎,骨膜下侵蚀和"盐 & 胡椒"颅骨('salt and pepper' skull)在甲状旁腺癌中更常见(占 44%~91%),而在甲状旁腺腺瘤中则不到 5%[3]。

临床检查很少能经颈部触诊触摸到甲状旁腺良性肿瘤,而甲状旁腺癌颈部触诊率可达 30%~76%[11]。甲状旁腺癌偶伴喉返神经麻痹,15%~20% 的病伴发颈淋巴转移,最常见的转移部位为肺和骨[1,4,5]。虽然罕见发生高钙危象,但在甲状旁腺癌的患者中,还是比甲状旁腺瘤的患者更常见[5];合并高钙危象患者中大约 75% 的患者中合并肾脏及骨病,可以触摸到肿瘤的患者占 40%~50%[5]。

四、病理

(一)肿瘤的大体特征

与甲状旁腺腺瘤的质地柔软,卵圆形,呈红棕色不同的是,甲状旁腺癌表面不规则,质地坚硬,灰白色。恶性肿瘤常常较大,直径超过 3cm,颈部触诊时,常常能触摸到,重量 2~10g 不等[13]。肿瘤内常有纤维及局部软组织浸润。术中常可以看到,癌肿可侵犯同侧甲状腺,带状肌,喉返神经,食道和气管[3,9]。

(二)显微镜下特征

Schantz 和 Castleman[14]是在 1973 年从组织病理学上率先提出甲状旁腺癌和甲状旁腺瘤的鉴别标准的作者。按照这一鉴别标准:甲状旁腺癌内纤维小梁的形成,核分裂象及纤维小梁和血管侵入瘤体非常常见,其中实质细胞内的有丝分裂是最具有价值的诊断标准。

一般情况下,甲状旁腺癌由纤维包膜包绕,包膜纤维(纤维隔)伸入到肿瘤内将瘤体分成数个区域,形成典型的叶状外观。肿瘤细胞排列成梁状或腺泡状。病理性核分裂常见,灶性钙化,囊性改变,凝固性坏死也时常可以观察到。瘤细胞中度异型,散在巨核细胞或多核瘤巨细胞[3]。

五、诊断

甲状旁腺癌术前诊断极其困难,主要依据临床症状,生化检查和影像学检查。各种辅助检查如超声、CT、磁共振和放射性同位素显像术(Sestamibi Scan,即 MIBI)可以用来帮助诊断甲状旁腺癌,虽说这些检查不能确诊甲状旁腺癌,但能对其大小,异位甲状旁腺的位置的确定提供帮助。超声检查和 99mTc-Sestamibi 显像检查是评估甲状旁腺癌的最基本的手段,对确定异位甲状旁腺组织是非常有效的,其敏感性和特异性分别为 84.4% 和 95.5%[15,16]。

临床上若原发性甲状旁腺机能亢进伴颈部触诊包块的患者,要高度怀疑甲状旁腺癌;类似情况还有甲旁亢伴有喉返神经麻痹的患者,也应高度怀疑甲状旁腺癌。

良性甲旁亢的患者常常有血清 PTH 和血钙水平的增高,但很少有临床症状,高 PTH 和高血钙常常在其他不相关的其他临床症状的检查中而发现,然而甲状旁腺癌 PTH 也高出正常值 3~10 倍,甚至高达 75 倍的 PTH 也有发生[11,17]。当临床上发生严重的高血钙症状时,生化检查可超出 3.5mmol/L(14g/dL)。或者超出正常上限值的 3~4mg/dL,碱性磷酸酶也增高。

细针吸活检不宜作为诊断甲状旁腺癌的组织病理学手段,因其诊断极其困难,并且可产生假阴性的结果[15],细针吸活检有潜在皮下种植瘤细胞的可能,Spinelli 等[18]已经报道细针吸活检出现甲状旁腺癌皮下传播的病例。

术中若看到坚硬肿瘤,灰白颜色,叶状肿物被坚韧的纤维层包绕,应高度怀疑为恶性。另外,增大的淋巴结并且侵入临近的结构,也应高度怀疑甲状旁腺癌,冰冻病理价值不大,因为区分腺瘤和分化良好的癌瘤是非常困难的。

六、临床分期

迄今为止,还未建立甲状旁腺癌的临床分期标准,常用的 TNM(Tumor-lymph-metastasis)分期类型不适用于甲状旁腺癌,原因有两个:①甲状旁腺癌不是常经淋巴途径转移的肿瘤;②甲状旁腺癌的大小在评估其预后时无意义[1,9,19]。Koea 和 Shaw 对 372 例患者进行回顾性研究,发现只有 10 例局部转移,9 例远处转移[2]。Hundahl 等对美国国家癌症资料库 1985~1995 年的 286 例甲状旁腺癌病例的研究发现,在 105 例报有淋巴结肿大的病例中,只有 16 例(15.2%)存在淋巴结转移[9]。

美国 M.D. Anderson 癌症中心使用的分期标准则是依据于临床和组织病理学肿瘤的侵袭性来评估。分析该中心 1983~2002 年所有甲状旁腺癌的研究结果显示,75% 的肿瘤存在局部侵袭[20],Chow 等也得到了与其类似的研究结果[21]。

七、手术治疗

怀疑甲状旁腺癌的患者,术中应探查四个甲状旁腺,因为腺瘤及腺体增生与甲状旁腺癌常常共存[3]。最初大部分患者均以良性甲状旁腺机能亢进经历手术,因此在术中对大体标本的识别辨认,除外甲状旁腺癌尤其重要。手术中外科医生不能识别的甲状旁腺癌占据 25%[1]。

甲状旁腺癌最基本的治疗是手术治疗。最简单有效的治疗就是在首次手术时,对原发病变进行 en bloc 切除。En bloc 的切除包括:累及肿瘤的全甲状旁腺腺叶切除,同侧甲状腺切除[4]。Holmes 等早在 1969 年[3]提出了一个更广泛的切除范围,包括:同侧甲状腺及峡叶切除术,气管旁组织切除术,邻近带状肌切除。如果喉返神经受累,则应连同喉返神经一并切除。

虽然目前国外相当多数外科中心,不采取 Holmes 扩大范围的切除[22],但 M.D. Anderson 癌症中心依据其对 1983~2002 年所有甲状旁腺癌的研究资料分析,总结其临床经验,认为术前怀疑甲状旁腺癌,影像学提示有局部软组织受累者,应行甲状腺叶、带状肌、气管旁淋巴组织及邻近软组织切除;除非喉返神经被肿瘤包绕,否则应予以保存[20]。此外,Hundahl[9] 和 Chow 等学者[21]也秉持这种治疗理念。

全甲状腺腺叶切除术的目的是为了获得清楚的安全切缘。尤其重要的是:在术中要避免损伤包膜,因为细胞溢出与多病灶的复发和持续性高钙血症直接相关。若颈部淋巴结受累,应采取选择性颈淋巴清扫术。预防性和根治性颈部淋巴结清扫术并不能改善生存率,并且还会产生手术并发症,不宜采纳[19]。

术中做了 en bloc 切除术的患者比那些不规范(或不采取 en bloc)切除的患者有更长的总体生存率[2,19]。Koea 和 Shaw 对 104 例行 en bloc 切除的患者和 179 例行单纯局部切除的患者进行比较,远期生存分别为 89%(en bloc 切除)和 53%(单纯切除),统计学存在显著性差异[2]。

八、争议问题

甲状旁腺癌争论的焦点在于如何对手术后经组织病理确诊为甲状旁腺癌的患者进行进一步治疗。Fujimoto 等建议对这组患者术后随访三个月。因为组织病理学证实低恶度的肿物,有潜在的低侵袭性,并不总是有复发,真正的恶性肿瘤的播散转移,也并非全是由肿瘤的侵袭性决定的[23]。

Shane 认为[11],假如大体标本特征提示,随后并由病理证实为恶性的肿瘤,血管受累或包膜受侵,或假如患者存在持续性高血钙,那么重新探查颈部则为其适应证。如果以上标准均不存在,那么在随访期间应密切监测 PTH 和血钙的变化[11]。

所有的患者应进行行术后的长期监测。术后的早期,低钙可能因继发于钙重新在骨上的沉积而再次发生(骨质饥饿综合征),这组患者需静脉输钙治疗;口服补充钙和骨化三醇以保持血钙水平[11]。一旦受抑制的甲状旁腺功能恢复,并且钙在骨质的适当沉积也已发生,那么可逐渐停止使用口服钙和骨化三醇,因此血钙及 PTH 应每 3 个月监测一次。

九、复发肿瘤的处理

甲状旁腺癌的复发率高达 50%[4]。颈部转移的患者中约有 45% 可以在颈部触诊时检查出来[24]。大多数复发的病例发生在首次手术后的 2~3 年内,但是也有长达 23 年未复发的病例报道[4,11]。因此对行甲状旁腺切除的恶性病例,坚持随访是非常重要的。如果肿瘤在很短的时间内就复发了,则提示预后较差。复发的病例常伴有血清钙和 PTH 增高,严重的高钙血症则很罕见。

Kebebew 等报道甲状旁腺癌复发的病例,平均复发次数为三次,并且每次复发后均行手术治疗,术后并发症为 6.2%(这一数字不包括术中人为牺牲喉返神经)[4]。

甲状旁腺癌是一种生长缓慢,潜在低恶性度的肿物。它可以浸润周围肌肉、甲状腺、喉返神经、气管、和食管,经由淋巴向邻近的淋巴结播散,经血液向远处转移。颈部淋巴结(30%)和肺(10%~40%)是最常累及的部位,其次是肝(10%),不常见的累及部位包括骨、盆腔、脑、心包和胰脏[11]。死亡常常因为高钙血症和其他相关的代谢结果(肾病,心动过速和胰腺炎)而非由于肿瘤本身。

最初应用非侵袭性的影像学检查,除外局部复发和远处转移。超声检查最快,价格低廉,并能检测出颈部是否有复发。 放射性同位素显像术 MIBI 能检测局部复发和远处转移,MRI 和 CT 对检测纵隔和胸腔的复发很有帮助,假如以上手段均为阴性或不能作出判断, 那么则应考虑应用静脉插管测定 PTH 的办法来检测[25]。

对复发的甲状旁腺癌行外科手术治疗是最有效的[4,11,15,25]。外科手术的目的是切除肿物,使血清钙恢复正常。对于局部复发的肿物,应对颈部及纵隔广泛切除,包括胸腺的切除[4]。对于远处转移的病例,也应考虑外科切除。

十、化疗和放疗

甲状旁腺癌属于罕见病例,阻止了任何放化疗的前瞻性的研究, 目前这方面的知识均来源于个案报道。到目前为止, 认为单纯的放疗或手术前后放疗是无效的[2,13]。然而最近, 有三例报道激发了人们对辅助放疗的兴趣[20,26,27]。Munson 等报道平均随访 4 年的四个术后接受过放疗的甲状旁腺癌患者,均未复发[26]。美国 M.D. Anderson 经验提示,假如术后辅助放疗则可以降低局部复发率(这组患者与术式及手术分期无关)[20]。这些研究提供了这样一些证据,甲状旁腺癌也许对放疗敏感,辅助放疗对控制局部复发也许起到一些作用。

各种组合药物的化疗, 也很令人失望[10,13]。但 Bukowski 等[28]报道一例未切除的肺癌转移灶化疗(环磷酰胺,5-Fu,达卡巴嗪)取得成功的病例。Eurelings 等[29]报道非功能性甲状旁腺癌对采取放疗+化疗的反应良好的患者。

十一、药物处理

药物处理适用于继发甲状旁腺癌的高钙血症患

者，以及等待检查和手术的患者或肿瘤无法切除或广泛转移的患者。甲状旁腺癌患者几乎总是死于不能控制的高钙血症而非肿瘤本身[13,15]。这些患者常有广泛转移或不能切除的局部肿物，对这种患者的治疗，主要目的是控制高钙血症。

在急性高钙血症危象时，必须用强效利尿剂快速清除血中的钙，以恢复到正常血钙水平，长期有效的控制血钙需要辅以其他药物以干扰破骨细胞为介导的骨吸收，最常用的为二膦酸盐。光辉霉素虽然不是很有效，且毒性较大，但当静脉输注二膦酸盐无效时，也可作为拮抗威胁生命的高钙血症的逆转药物[11]。

十二、预后

尽管手术疗效不错，复发率在33%~78%之间，平均复发时间为3~5年（时间跨度1~20年）[19,25]。Kebebew等报道甲状旁腺癌复发的病例，平均复发次数为3次[4]。

Hundahl等[19]1999年关于286例甲状旁腺癌的患者的研究显示，5年和10年生存率分别为85.5%和49.1%。Clayman等[20]2004年从MD Anderson癌症中心报道：小于45岁的年轻男性，同时伴有高钙血症（>13/dL），病程更具侵袭性。5年和10年生存率分别为85%和77%。10年存活率后者比前者高，可能是因为随着医疗条件的日趋改善，支持、护理措施也相应得到改善，尤其是对高钙血症的控制。

十三、非功能性的甲状旁腺癌

非功能性的甲状旁腺癌极其罕见，文献报道只有14例[3]。患者PTH和血清钙不高，无症状，到医院检查时，常常已为晚期。有非功能性的甲状旁腺癌患者，常常表现为颈部触诊肿物、吞咽困难以及因累及喉返神经而造成的声音嘶哑[30]。En bloc切除仍为治疗首选，因为长期预后依据于是否将肿物组织完整切除。因为，缺乏特异性血标记物，使得检测复发变得很困难，并且总的治疗效果也不是很理想。非功能性的甲状旁腺癌的患者的死亡主要是因为局部肿物的增长和远处的转移[31]，很少有存活超过2年的患者[30]。

（程俊萍 李崴）

参考文献

卢秀波，殷德涛，王庆兆，等.胸骨后甲状腺肿的诊断与治疗[N].郑州大学学报（医学版），2002，37：419-421.

吕勇，袁时芳，姚青，等.巨大甲状腺肿合并胸骨后病变或气管软化的外科处理[J].现代肿瘤医学，2011，19（3）：452-453.

张志庸，崔玉尚，周易东，等.胸骨后甲状腺肿的诊断和治疗[J].中华外科杂志，2001，39：291~293.

Agha A，Glockzin G，Ghali N，et al. Surgical treatment of substernal goiter：an analysis of 59 patients [J]. Surg Today，2008，38（6）：505~511.

Aldinger Ak，Hickey RC，Ibanez ML et al. Parathyroid carcinoma：a clinical study of seven cases of functioning and two cases of nonfunctioning parathyroid cancer [J]. Cancer，1982，49：388-397.

Brown JJ，Mohamed H，Smith L et al. Primary hyperparathyroidism secondary to simultaneous bilateral parathyroid carcinoma[J]. Ear Nose Throat J，2002，81：395-401.

Bukowski RM，Sheeler L，Cunningham J et al. Successful combination chemotherapy for the metastatic parathyroid carcinoma [J]. Arch Intern Med，1984，114：399-400.

Candela G，Varriale S，Di Libero L，et al. Surgical therapy of goiter plunged in the mediastinum[J].Considerations regarding our experience with 165 patients.Chir Ital，2007，59（6）：843~851.

Castellani M，Reschini E，Longari V et al. Role of Te-99m sestamibi scintigraphy in the diagnosis and surgical decision-making process in primary Hyperthyroid disease [J]. Clin Nucl Med，2001，26：139-144.

Chow E，Tsang RW，Brierley JD et al. Parathyroid carcinoma- the Princess Margaret Hospital experience [J]. Int J Radiat Oncol Biol Phys，1998，41：569-572.

Clayman Gl，Gonzalez HE，El-Naggar A et al. Parathyroid Carcinoma：evaluation and interdisciplinary management [J]. Cancer，2004，100：900-905.

Cohn K，Silverman M，Corrado J et al. Parathyroid carcinoma：the Lahey Clinic experience[J]. Surgery，1985，98：1095-1100.

Dubost C，Jehanno C，Lavergne A et al. Successful re section of intrathoracic metastases from two patients with parathyroid carcinoma[J]. World J Surg，1984，8：547-551.

Eurelings M，Frjins CJM，Jeurissen FJF. Painful ophthalmoplegia from metastatic nonproducing parathyroid carcinoma：case study and review of the literature[J]. Neuro-oncol，2002，4：44-48.

Flye MW，Brennan MF..Surgical resection of metastatic parathyroid carcinoma. Ann Surg，1981，193：425-435.

Fujimoto Y,Obara T,Ito Y et al. Localization and surgical resection of metastatic parathyroid carcinoma [J]. World J Surg, 1986,10:539-547.

Fujimoto Y,Obara T. How to recognize and treat parathyroid carcinoma[J]. Surg Clin North Am,1987,67:343-357.

Giessler GA,Beech DJ. Nonfunctional parathyroid carcinoma[J]. J Natl Med Assoc,2001,93:251-255.

Hundahl SA,Flemming ID,Fremgen AM et al. Two hundred eighty-six cases of parathyroid carcinoma treated in the US between 1985-1995:a National Data Base Report. The American College of Surgeons Commission on Cancer and the American Cancer Society[J]. Cancer, 1999,86:538-544.

Kebebew E. Parathyroid carcinoma[J]. Curr Treat Options Oncol, 2001,2:347-354.

Kebebew E,Arici C,Duh QY et al. Localization and reoperation results for persistent and recurrent parathyroid carcinoma[J]. Arch Surg,2001,136:878-885.

Kebebew E,clark OH. Parathyroid adenoma,hyperplasia,and carcinoma:localization, technical details of primary neck exploration,and treatment of hypercalcemic crisis [J]. Surg Oncol Clin N Am,1998,7:721-748.

Kirby-bott J,Lewis P,Harmer CL et al. One stage treatment of parathyroid cancer[J]. Eur J Surg Oncol,2005,31:78-83.

Koea JB,Shaw JHF. Parathyroid cancer:biology and management. Surg Oncol,1999,8:155-165.

Munson ND,Foote RL,Northcutt RC et al. Parathyroid carcinoma:is there a role for adjuvant radiation therapy [J]. Cancer, 2003,98:2378-2384.

Obara T,Fujimoto Y. Diagnosis and treatment of patients with parathyroid carcinoma. An update and review [J]. World Journal Surg,1999,15:738-744.

Rao SR,Shaha AR,Singh B et al. Management of cancer of the parathyroid[J]. Acta Otolaryngol,2002,122:448-452.

Rawat N, Khetan N,Williams DW et al. Parathyroid carcinoma [J]. British Journal of Surgery Society,2005,95:1345-1353.

Sandelin K,Thompson NW,Bondeson L. Metastatic parathyroid cancer:dilemmas in management[J]. Surgery,1991,110:978-988.

Sandelin K,Auer G,Bondeson L et al.. Prognostic factors in parathyroid cancer:a review of 95 cases [J]. World J Surg, 1992,16:724-731.

Schantz A,Castleman B. Parathyroid carcinoma. A study of 70 cases[J]. Cancer,1973, 31:600-605.

Shaha.AB. Substernal goiter:what is definition of Surgery [J]. 2010,147(2):239-240.

Shane E. Clinic review 122:parathyroid carcinoma [J]. 2001, J Clin Endocrinol Metab,86: 485-493.

Spinelli C,Bonadio AG,Berti P et al. Cutaneous spreading of parathyroid carcinoma after fine needle aspiration cytology[J]. J Endocrinol Invest,2000,23:255-257.

Thompson SD,Prichard AJN. Curr Opin Otolaryngol [J]. Head Neck Surg,2004,12:93-97.

Wassif WS,Minoz CF,Friedman E et al. Familial isolated hyperparathyroidism:a distinct genetic entity with an increased risk of parathyroid cancer [J]. J clin Endocrinol Metab,1993,77: 1485-1489.

Wynne AG,van Heerden J,Carney JA et al. Parathyroid carcinoma:clinical and pathologic features in 43 patients [J]. Medicine,1992,71:197-205.

第十章

头颈修复手术

Reconstruction 由 re + construere(拉丁文)组成,意思为重建;恢复到其原始状态;改善。

头颈部修复手术的目的有两个:一是恢复功能;二是从因肿瘤、创伤、先天性或其他原因所致的缺陷状态下复原。正如"修复"(reconstruction)英文词原意所提示,目的就是达到与原来最匹配的状态。

在对头颈肿瘤和创伤的治疗过程中,大多数的修复技术得到了发展。大多数肿瘤切除后遗留巨大的外科缺损,导致身体缺陷,功能受影响,致使患者痛苦、残疾、虚弱、毁容。基本上,这种疾病需要多学科参与治疗,包括外科医生、肿瘤学家、各领域的联合健康团队,如语言学、营养学、心理学家和社会工作者。

头颈肿瘤治疗的目的不仅要根治性或治疗性切除肿瘤和局部转移病灶,还应重建改善缺损部位,恢复功能,提供最佳生活质量,并将发病率控制在最低水平。在挽救性外科手术中,患者很可能以前接受过大剂量放射治疗,这类手术目的在于缓解病情、优化生活质量。术前、术后还应将肿瘤学方面的治疗因素考虑进去,如放疗和化疗,这些可影响修复的时机选择(选择立即、延迟或挽救手术)和外科入路。

因此,头颈修复应该被认为是外科切除步骤的延伸,而不应该被当做是分开的过程,应包括在手术前初期拟订方案内。这些原则在头颈创伤的治疗中也适用。

第一节 修复的技术和选择

修复外科的实践据说是因需要应运而生的。如那些在古老的 Sanskrit 和 Susruta Samhita 书中描写的（公元前 1000~公元前 800 年）,还有那些从印度 Koomas 城堡内的家族内历代传承下来的秘密,在 18~19 世纪,尤其是在鼻修复的发展过程中,整形外科的早期技术被西方世界重新发现。从那以后,这些修复技术一直被不断更新改善,尤其是在 20 世纪,随着显微外科的出现,新的技术也层出不穷地被"开拓"发展出来,并且发展进入医疗设备时代,如在修复阶梯结构表格所阐述的(表 10-1)。

阶梯表格的要义为:表格的底端表示,在伤口进一步发展至具有更高风险、需要使用更复杂的技术之前,利用最简单、最不具侵袭性的步骤,直接关闭伤口。阶梯表格的顶端则为游离皮瓣修复。

虽然修复阶梯表是一个很有用的构思,但它只是个框架,对于复杂缺损,绕过阶梯表底端的步骤,直接使用更复杂的步骤也许更合适一些,例如游离组织的移植。同样重要的是,在某些情况下,很有用的简单技术也不应该被忽视。对每个病例都应该使用量体裁衣

表 10-1 修复阶梯表
显微血管游离组织移植
远端皮瓣
区域皮瓣
局部皮瓣
皮移植片
延迟原位缝合
原位缝合
自愈

式的修复技术和审慎的皮瓣选择，这是最基本的，如此可预见性地避免可能在短期和长期发生的并发症。如果原先的步骤不成功或疾病复发，那么术前准备防止意外发生的计划，并且考虑替代选择，这些均是必不可少的。

一、皮移植片

皮移植片可用于原位不能对位缝合的缺损。这涉及从供区采集皮肤，将其从有血液供应处移走，接着将移植皮片放置在受区皮床上。

大约在 18 世纪末，Baronio 成功地在绵羊身上完成了自体皮片移植。人类的全层皮移植片，首先由 George Lawson 于 1870 年和 Louis Ollier 于 1872 年在成功移植并覆盖小的表面缺损后进行阐述。虽然 Wolfe——一个 Glaswegian 的眼科学家，在 Larwson 之后 5 年也有文章发表，其贡献也常被提及，但是 Ollier 是最先发表使用厚层皮移植片的学者。

皮移植片是头皮和鼻部这类区域小块皮肤和黏膜缺损的首选，并且也常用于覆盖无皮肤的游离皮瓣和游离皮瓣供区，如前臂游离皮瓣、游离腓骨瓣。根据移植皮片内所含真皮成分的多少分两类：分层皮（部分真皮）和全层皮（全部真皮）。分层皮移植片可用皮刀采集，取皮常在患者的大腿或臀部进行，并且供区常在取皮后的 2 周内又重新上皮化。对于稍大面积的皮肤缺损，需将分层皮移植片制成网状，再加以覆盖，但其美容效果往往差强人意。全层皮移植片常用手术刀来切取，一般来说，与分层皮移植片相比，全层皮片色泽和质地均有所改善。

皮移植片需要黏结在一个血管化的移植床以便存活；在瘢痕形成处、已放疗部位或感染部位，则常常无法存活。皮移植片逐渐生长、成功存活的阶段包括血浆浸渗（24~48 h 内来自移植床下的营养物）、血管吻合连接（受区和供区面的毛细血管相衬排列）和毛细血管向皮内生长。稍厚点的移植片更易于存活，但是挛缩的概率也较大；口内皮移植片存活稍差，但由 McGregor 所描述的"被状"技术（quilting technique），也许对术后不需要放疗的口内较小的缺损的修补有益处。

二、皮瓣

皮瓣有它自己的血液供应，并且有助于覆盖修复血运差的缺损部位，覆盖重要结构，修复全层缺损处，如唇、耳、鼻、颊、眼睑。对于复杂的缺损，游离组织移植是首选，因为它能带来高度血管化和特殊化的组织，修复外形，恢复功能。

对于皮瓣的描述有多种方法，但都基于如下参数：

位置（如局部、区域、远端、游离组织移植）；

动脉供应或肌肉来源。在动脉肌皮穿通支基础上，仅仅由皮肤、皮下脂肪组成的穿通支皮瓣，最近以来发展较快；

组织成分。如复合物（由一种以上组织构成，如肌肉皮肤、筋膜皮肤、骨皮肤），嵌合物（比较复杂的缺损通常需要大范围的复合修复，并且复合成分是由不同的皮瓣组成，每种皮瓣的血液供应彼此独立，但是所有均来自同一来源的血管）。

三、皮肤瓣

皮肤瓣常需解剖掀起舌下的皮肤，从黏膜下移动并置于原始的缺损处，修复原始缺损。这种组织移植常常会导致继发的缺损，而这一继发缺损需要原位缝合或用皮片覆盖。皮肤瓣可以是局部的，也可以是远端的。

重温文献，可重新发现历史时期整形的外科技术，如 1794 年发表在孟买的 *Madras Gazette* 和伦敦的 *Gentleman's Magazine* 上，利用额正中皮瓣修复鼻的"印度方法"。然而，直到 McGregor 和 Morgan 在近代（1973）发现随机皮瓣和轴性皮瓣的血液供应，具有解剖基础和可信赖的修复方法才被充分利用。

随机皮瓣的长度:宽度比例大约限制为 1:1，因为血供的血管形式比较随机，不具备有意义的轴性倾向。随机皮瓣常用于覆盖修复较小的缺损，修复较大的缺损则不具备足够的可靠性。

与此相反，轴性皮瓣则因血管向沿着长轴分布，皮瓣的长度就可因长轴动脉的长度而定，而不取决于皮瓣的宽度，这样，轴性皮瓣就直接由带蒂血管供应。

选用皮瓣也许优先考虑皮瓣产生的美容效果，而非皮瓣本身。有两种局部皮瓣：①能沿轴点转动的皮瓣（如旋转皮瓣、移位皮瓣、移植皮瓣）；②改良皮瓣（单蒂、Y-V 改良、双蒂改良皮瓣）。

局域皮瓣的例子包括基于角动脉的鼻唇沟皮瓣，因为所要修复的鼻或软组织的缺损位于前鼻底，鼻底修复需要两个步骤。其他区域皮瓣的使用还包括额侧皮瓣和胸三角肌皮瓣。

四、轴性肌瓣和肌皮瓣

肌瓣和肌皮瓣的基础是可靠的轴性血管的供应。在 20 世纪七八十年代，带蒂皮瓣修复较大的软组织缺损非常盛行。Mathes 和 Nahai 根据血管解剖的 5 种形式，对肌瓣进行了分类，其中蒂指的是动脉和其伴行的一对静脉，在起始部位和插入处之间进入肌肉。

1.单血管蒂（如阔筋膜张肌）；

2.主要血管蒂和次要血管蒂（如股薄肌）；

3.主要血管蒂（如臀大肌）；

4.节段血管蒂（如缝匠肌）；

5.主要血管蒂和辅助节段血管蒂（如背阔肌、胸大肌）。

Geddes 等在 2003 年阐述了肌皮瓣的优势和不足。优势特征包括可靠的血液供应、大范围的修复、块状的软组织填塞缺损；与此相反的，大体积的软肌皮瓣组织可影响受区的功能和美容效果，不确切的修复可致使供区大范围失去原有功能。肌肉可被制成管状、带状或切成片状用以减少皮瓣的体积，但是任何无神经支配的肌肉以不可预料的方式导致肌萎缩，从而影响修复的体积和修复效果，结果也无法预料。

在头颈部位的修复中，最常用的肌瓣、肌皮瓣包括胸大肌肌皮瓣和背阔肌皮瓣。由 Ariyan 所阐述的带蒂胸大肌肌皮瓣是大体积瓣，可用来修复口腔和颈部的缺损。以胸肩峰动脉为基础，皮瓣可被抬起，由于锁骨头包括肱骨附着处的保护，也保护了腋前皱褶。一直以来，都有对胸大肌连同肋骨一起解剖下来，制取皮瓣，修复下颌骨的报道，但是这种情况逐渐中止，并由其他对放疗有耐受作用的皮瓣所替代。作为有蒂的背阔肌皮瓣，与胸大肌肌皮瓣一样，有类似的应用范围，但是背阔肌皮瓣可用作游离皮瓣，在随后的章节会对此加以讨论。

五、胸三角肌瓣

在 20 世纪 80 年代后期，发展出来的穿通支皮瓣是由皮肤和皮下脂肪组成的，基础是肌肉皮下穿通支动脉。原则如下：轴性动脉提供分支血管的血供达肌肉，在血管向浅表行进之前，有时穿入并通过肌肉，供应肌肉上面的皮下组织和皮肤。这样，在制取皮瓣时，将肌肉保留下来，降低了供区发病的风险，并加速了术后恢复。

穿通支血管需要用显微外科技术从肌肉中解剖出来，这样制取产生穿通支皮瓣，可以是带蒂皮瓣或游离皮瓣，用于移植覆盖缺损。

如前所述，有许多种方式描述皮瓣，这样的话，对于皮瓣的分类有时会产生混乱。在第五届国际穿通支皮瓣会议（5th International Perforator Course）中，就穿通支皮瓣进行了讨论并规范了命名标准，Geddes 等于 2003 年提议用如前所述的方式来规范穿通支皮瓣。

穿通支皮瓣目前普遍用于乳房的修复再造，但是在一些医疗中心，用于头颈部的修复也变得非常流行，尤其是用 DIEAP 皮瓣，修复如舌和口底的缺损，就更是如此。

第二节　游离皮瓣修复的一般原则

修复技术的选择，依赖于缺损的形状和功能的考虑。对于头颈部修复再造，应用游离皮瓣在显微技术下进行修复，已经变成金标准。

Lutz 和 Wei 已为这类皮瓣列举出其理想特征：设计的多样性、合适的组织大小、优良的质地、大且长的血管蒂、容易且安全的皮瓣解剖、两组团队合作的可行性、微不足道的供区的发病率。

随着个人血管吻合技术的发展，例如 Alexis Carrel，因"血管的三角剖分"（Triangulation of vessels）于 1912 年获得医学和生理学诺贝尔奖，在 19 世纪 80 年代后期和 20 世纪初，显微血管外科成为可能。随着外科显微镜、显微外科器械和缝合技术的发展，这种可能性才变成了现实。

无菌技术、轻柔处理组织、细致入微对细节的关注，这些均为原则的事情。第 1 例用游离皮瓣成功修复头颈部缺损报道于 1959 年，其使用带血管的空肠游离皮瓣对原发食管的缺损进行修复。

在头颈部移植游离组织的优点为：

1. 游离瓣修复，可为受区带来高度血管化的组织，因为患者常接受过大范围的放射治疗，并且营养不良；

2. 使大块的组织具有较大的移动性；

3. 因其具有的可塑性，使一个蒂的皮瓣能有多个组织块，如嵌合型皮瓣；

4. 在影像学检查如 CT 血管检查和多普勒超声的帮助下，术前计划决定皮瓣和受区血管是可行的。并不是仅仅解剖时翻起皮瓣，而且还能对受区血管进行计划。

游离皮瓣修复头颈区的特殊考虑如下：

1.所修复的区域位于何处？

2.这一区域的解剖特征是什么？

3.这一区域的功能是什么？

4.受区所能提供的血管是什么？

5.供区所致的缺损是怎样的？

6.需具备口腔关闭的密闭性；

7.预防瘘的形成。

第三节　头颈区缺损修复瓣的选择

修复头颈区缺损可用局部、区域和远端皮瓣，常由外科医生的偏好来决定如何选择皮瓣。以下例子反映的是作者较频繁使用的皮瓣类型，选择是基于受区的位置及缺损的组成、供区相对的发病率和制取移植皮瓣的难易程度。

一、局域皮瓣

局域皮瓣所具有的优势为可避免技术上的难度和显微外科相关的并发症。有许多可用的区域皮瓣，当这些皮瓣为头颈缺损区提供不同成分的组织的同时，与选择远端皮瓣相比，这些皮瓣也受限于其组织多样性和供区的发病率。

胸大肌肌皮瓣和(或)胸三角皮瓣，是一类专门应用于复杂的不适用于显微血管移植的病例,这类复杂病例,包括因放疗或清创术所致区域血管供应受限的病例,或因为全身因素所致排除使用显微血管外科的病例(如姑息性手术、贫血)。

二、胸大肌肌皮瓣

胸大肌是位于胸前壁的扁平状肌肉，起始于锁骨的两个头，上面 7 个肋软骨和外斜肌腱膜，插入肱骨的结节间沟的外唇，胸大肌可制成肌肉瓣或肌皮瓣。

胸大肌有一个占支配性地位的、明显的蒂，其内有胸肩峰动静脉的胸支穿行；还有一个占次要地位的蒂，其内有胸外侧动静脉的胸支穿行；内乳动静脉和肋间动静脉的穿通支。皮穿通支供应皮肤达中线和乳晕下皮肤。

作为一个肌皮瓣，胸大肌肌皮瓣对颈部(图 10-1)、面部、口内修复有其实用性。先设计皮岛，皮瓣的皮肤部分经由切口解剖分离获得 (图 10-2 和图 10-3)。在锁骨下行第 2 个切口，用以帮助识别皮瓣的蒂，且皮瓣经由这一切口取出(图 10-4 和图 10-5)。解剖游离皮瓣的蒂，以达到能移动皮瓣的最大长度时，将皮瓣从"隧道"下运达到受区(图 10-6)。供区原位缝合，根据需要使用或不用皮肤瓣覆盖皮肤缺损处(图 10-7)。

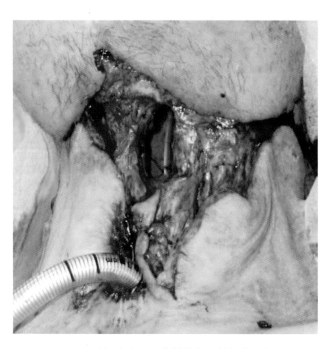

图 10-1　需行胸大肌肌皮瓣修复的颌部伤口断面。

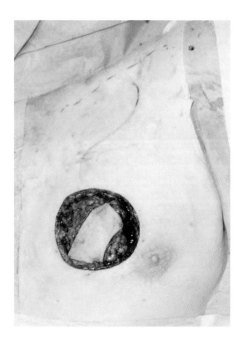

图 10-2　胸大肌肌皮瓣皮岛部分切口,分离。

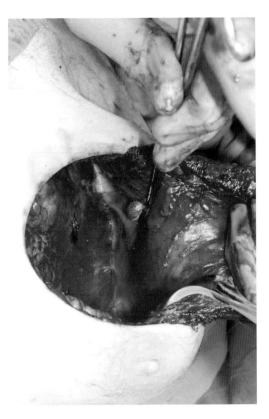

图 10-3 解剖步骤一、步骤二。

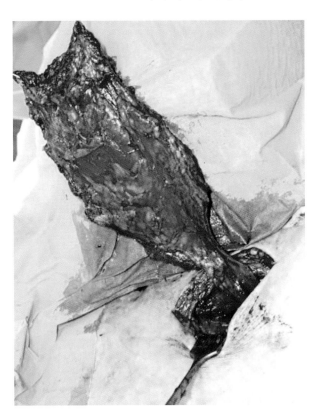

图 10-5 胸大肌肌皮瓣经锁骨下切口翻向锁骨上。

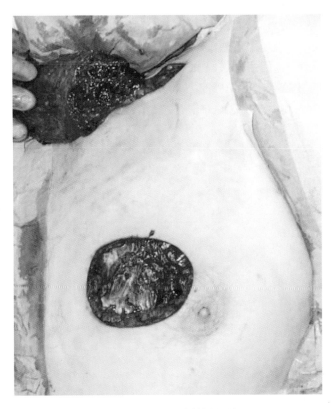

图 10-4 胸大肌肌皮瓣锁骨下切口。

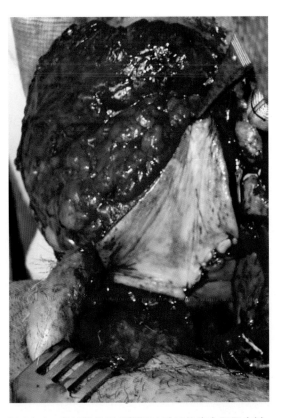

图 10-6 穿过锁骨下"隧道"达受区的胸大肌肌皮瓣。

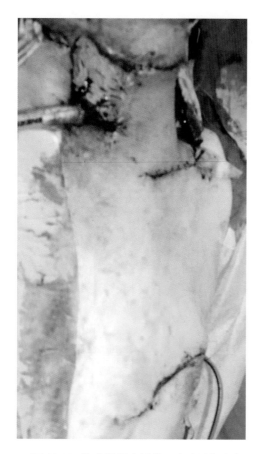

图 10-7　胸大肌肌皮瓣供区皮肤原位缝合。

皮瓣还可以和骨性成分一起制备，肋骨或胸骨都可以包括在其内，通过保留第 5 或第 6 肋骨上附着的肌肉得以制备骨肌皮瓣。

女性患者皮岛可以低于乳房下皱襞，或者比之更低一些(图 10-8 和图 10-9)。

第四节　远端显微血管游离组织的移植瓣

一、前臂游离皮瓣

众所周知的中国皮瓣就是宋儒耀等在 1982 年所描述的前臂游离皮瓣。其最初的设计是在 1972 年，以沈阳军区总医院为基础，杨国凡等率先提出的。宋儒耀等阐述了用前臂游离皮瓣治疗颈面部严重烧伤所致瘢痕收缩。1983 年，Soutar 等报道了使用这种皮瓣进行口腔内修复的一系列病例。浅表静脉的双流向的静脉系统–头静脉和伴随静脉(venae commitantes)几乎可以保证很少发生并发症。拥有长的血管蒂，也有益于允许皮瓣在远端受区具有更好的适应性和更大的活动度。皮瓣宽度的灵活度具备很大的优势，因为它不会干扰舌的运动，并能很好地适应修补口内的缺损。

前臂游离皮瓣的制备，可以包括桡骨和掌长肌腱，也可以不包括。供区缺损可以用尺侧瓣直接缝合关闭，或使用全层或分层皮移植瓣覆盖。

这种带有筋膜皮下组织的移植瓣，是以桡动静脉为基础，是修复口内缺损最常用的皮瓣之一(图 10-10 至图 10-13)。前臂游离皮瓣常被制备成骨皮瓣用

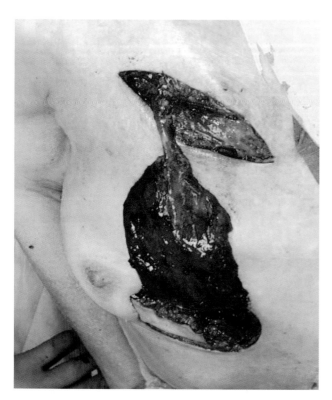

图 10-8　女性患者胸大肌肌皮瓣的皮岛可以低于乳房下皱襞。

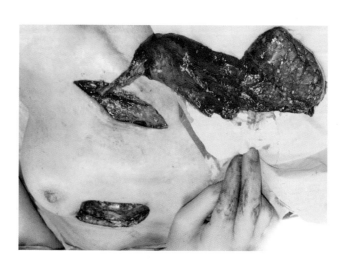

图 10-9　皮岛低于乳房下皱襞。

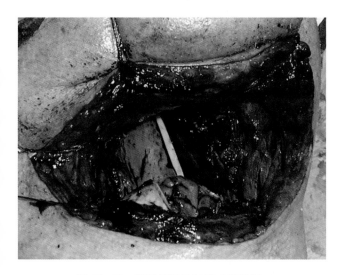

图 10-10　需行修复的口腔术后缺损。

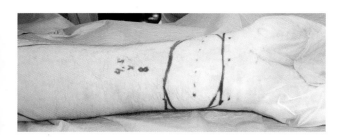

图 10-11　前臂游离皮瓣供区缺口。

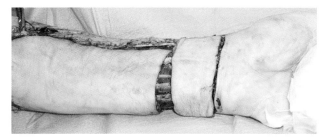

图 10-12　制备前臂游离皮瓣切开、解剖、分离。

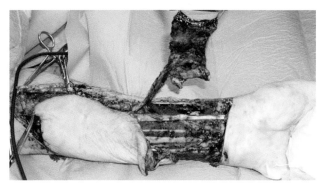

图 10-13　解剖、分离制备供区前臂游离皮瓣。

于修复下颌骨缺损，神经支配也自然得到恢复。供区缺损，用分层或全厚层皮移植瓣覆盖。

虽然存在自发的神经感觉，但是经由前臂外侧皮神经的支配，这种皮瓣能提供神经感觉。

在过去，前臂游离皮瓣修复头颈部的缺损是一种流行的选择。因为供区受损所致相关的疾病，并需用皮移植瓣加以修复缺损，目前已逐渐被大腿前外侧皮瓣所替代。

二、股前外侧皮瓣

股前外侧皮瓣首先由 Song 等在 1984 年报道，并随后由 Koshima 推广应用。因为筋膜移植瓣很薄，这种可作为替代前臂外侧游离皮瓣使用的皮瓣使用得较为频繁。事实上，在很多医疗中心，因其供区较低的发病率，尤其是供区伤口长度达 13 cm，能够直接关闭伤口，股前外侧皮瓣已经比前臂游离皮瓣使用得更加频繁。

尽管存在穿通支解剖的变异度，但是术前用多普勒超声或 CTA 评估能够制定安全可靠的术前计划。如图 10-14 至图 10-21 所示，股前外侧皮瓣的设计是以穿通支动脉的解剖特点为基础，按照穿通支动脉的走行，或者作为肌皮穿通支，或者作为膈皮（septocutaneous）穿通支，沿侧面肌间隔的血管蒂的走行，将其解剖分离出来。

血管蒂，股侧动脉环的降支，是一可靠的血管，并能被解剖游离出足够的长度。

三、腓骨皮瓣

腓骨皮瓣可以单纯作为骨瓣、肌骨瓣或肌皮瓣，在对下颌骨的修复中，尤其有用。带蒂皮瓣的使用是很安全的，尤其是应用影像学术前对腓动脉穿通支加以评估更是如此。

腓骨皮瓣是以腓骨动静脉为基础，于膝下 10 cm 处发出胫腓血管，在区域内上行，发出腓骨动静脉。腓骨皮瓣所致供区的低发病率使这种皮瓣被"高度采用"，在多种骨凿的帮助下，修复各类的下颌骨缺损，包括区段的、半下颌骨的或全下颌骨的缺损（图 10-22 至图 10-28）。

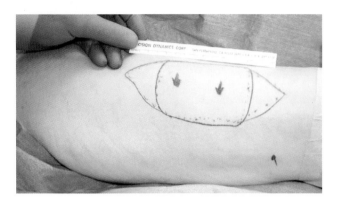

图 10-14　股前外侧皮瓣的切口。

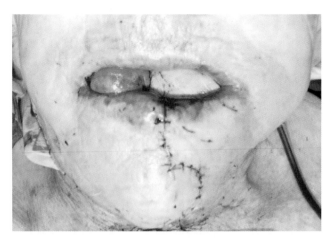

图 10-17　用股前外侧游离皮瓣修复，口腔术后缺损。

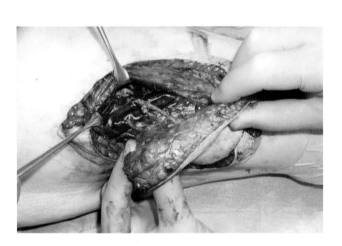

图 10-15　制备股前外侧皮瓣，显示穿通支。

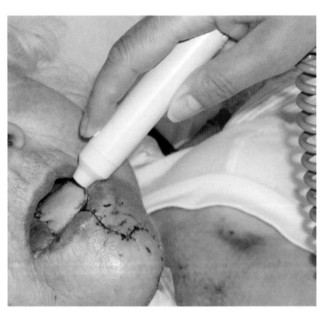

图 10-18　用笔式超声多普勒探头检查皮瓣血流情况。

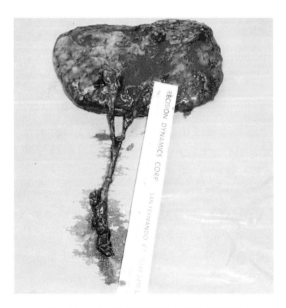

图 10-16　制备股前外侧游离皮瓣离体图示。

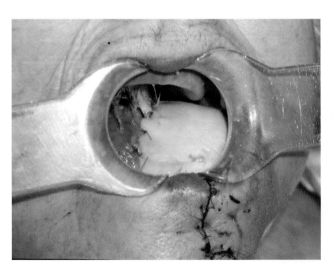

图 10-19　股前外侧皮瓣修复受区缺损缝合后图示。

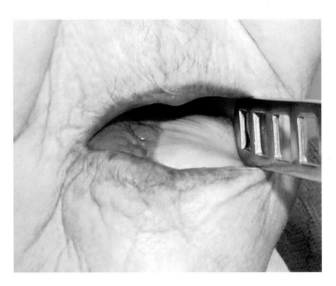

图 10-20 伤口完全愈合后受区图示。

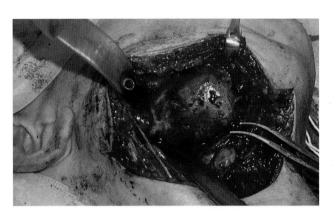

图 10-23 肿瘤在术中的显示。

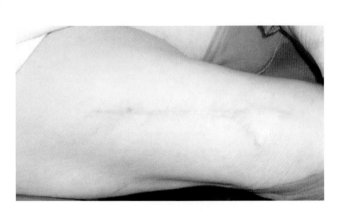

图 10-21 供区伤口完全愈合图示。

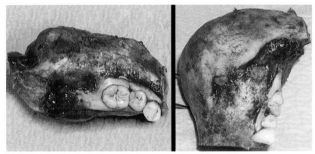

图 10-24 切除后的肿瘤标本。

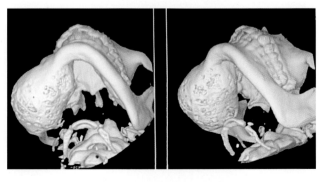

图 10-22 三维影像图中肿物模型。

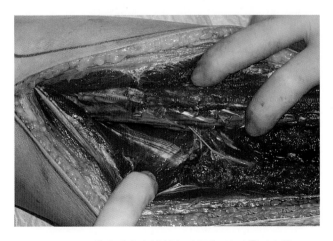

图 10-25 腓骨游离皮瓣制备过程中,显示供区血管。

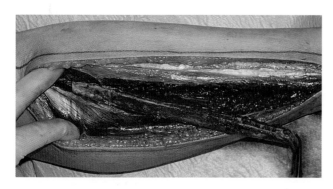

图 10-26　腓骨游离皮瓣制备过程中，切取的腓骨图示。

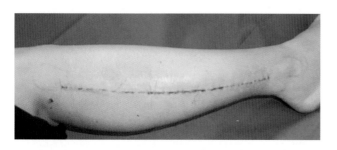

图 10-27　供区皮肤切口愈合后的图示。

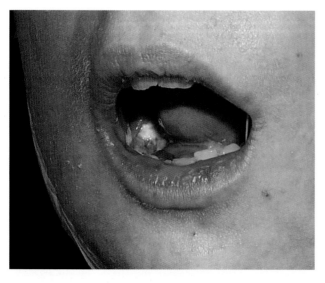

图 10-28　受区伤口愈合后的图示。

四、空肠瓣

空肠是腹腔内脏组织，可以被制成足够长度的游离组织移植瓣（图 10-29 至图 10-31）。基于单血管蒂的、长达 25 cm 的空肠移植瓣已有报道。以来自肠系膜上动脉的空肠动脉为基础，因需行剖腹术或腹腔镜来制备该皮瓣，所以其使用常常受到限制。然而作为管状内脏，空肠瓣常常用于修复管状缺损，如咽部缺损。

作为局部和远端的移植术式，任一整形中心都能够安全、有效地完成头颈修复。随着术前影像诊断技术和诊断水平的不断发展，微血管 U 形钉和吻合器以及现代皮瓣监测技术如内置多普勒探头的发展，基于皮瓣修复的效率有望进一步提高。

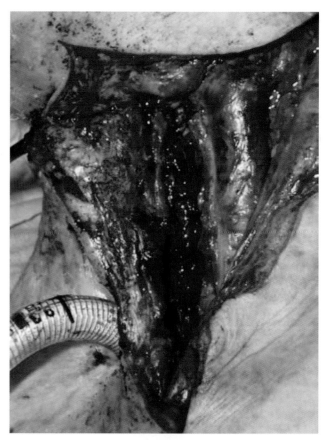

图 10-29　需行空肠游离皮瓣修复的受区术后缺损图示。

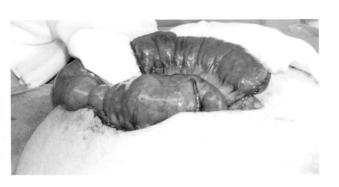

图 10-30　制备空肠游离皮瓣图示。

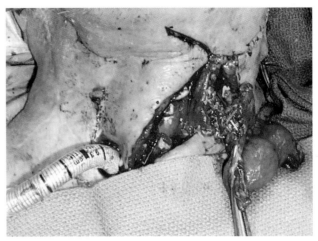

图 10-31　用空肠瓣修复咽部缺损图示。

(Rafael Acosta Warren M Rozen. Ian Holten. Junping Cheng G. Gleda Ang 编　高子璐译　程俊萍校)

第五节　岛状胸大肌肌皮瓣在头颈部肿瘤切除术后颈部大面积组织缺损中的应用

一、概述

头颈部肿瘤术后组织缺损的修复中,胸大肌肌皮瓣是一个可靠而多用途的皮瓣。1978年Ariyan创造了胸大肌肌皮瓣,并首先应用于临床,使其整复的效果更趋完美,手术既可以一次完成,又能达到消除或减轻晚期癌症患者的痛苦,提高生活质量和延长寿命的目的,实为较理想的手术方法。本术式是以神经血管束为蒂的轴形胸大肌肌皮瓣,血液供应充足,有足够长的蒂可以转移至远距离的创面且能一期提供大面积的皮肤和较深的肌组织,在晚期头颈肿瘤广泛的切除后遗有较大创面和洞穿性缺损的整复中是一个应用十分广泛的肌皮瓣。目前在头颈部整形与重建中,这种肌皮瓣的应用最为广泛。

其适应证包括:①晚期或术后复发喉癌切除术后的颈部缺损;②扁桃体癌切除术后的咽峡部缺损;③眼眶、副鼻窦恶性肿瘤切除后的颜面部缺损;④口腔癌(包括舌、峡部、口底硬腭等)切除后的缺损;⑤颞骨根治术后、下颌骨部分切除术后的组织缺损;⑥大的咽瘘、颈部瘢痕切除术后,下颈部及上纵隔癌肿切除术后的缺损;⑦喉咽颈段食管切除后的食管重建。

胸大肌肌皮瓣在咽喉晚期肿瘤术后一期修复有它的优点:①支配胸大肌的胸肩峰动静脉及胸外侧动静脉较粗,血供可靠,成活率高,组织容量大,可提供足够的肌肉和皮肤组织,用来修复大型的黏膜、皮肤缺损,肌肉组织可以填塞死腔。②该瓣可形成较长的蒂,可转移修复任何头颈部位的缺损;肌蒂通过颈部转移,可免去二期断蒂,同时覆盖保护颈清术后颈部大血管,减少颈清扫术后的颈部畸形。③该瓣血供良好,抗感染能力强,受植床要求低,对口、鼻腔及咽腔这些潮湿细菌易滋生的环境仍能适应;对术前曾放疗的患者仍有很好的修复作用,对术后放疗有良好的耐受性。可预见皮岛的存活程度。④术中无须更换患者的体位,供皮区部位隐蔽,宽度如不超过8 cm,其创面可直接拉拢缝合,几乎均能一期关闭,不带来新的外露畸形,对供皮区的功能影响也较小。不需要血管吻合。可分两组手术,缩短手术时间。

胸大肌肌皮瓣移植术也有其自身的缺点:①有明显的胸部手术瘢痕,在妇女,手术侧的乳房水平向上移位;②手术侧胸大肌的功能可能减退;③皮瓣的肌蒂在皮下使颈部膨隆,特别在保留胸锁乳突肌的颈清扫患者身上表现更为突出,胸大肌过厚可使该手术受到一定影响;④用于修补黏膜时可产生毛发。

胸大肌肌皮瓣在头颈部的整形及重建外科中占有相当重要地位。随着这一手术方法的广泛应用及改进,在标准式皮瓣的基础上又演化出扩大式皮瓣、长蒂皮瓣、双蒂皮瓣、双岛皮瓣、骨肌皮瓣及复合式皮瓣(与其他皮瓣联合应用)。可根据修复部位、缺损大小及形状来选择皮瓣的形式。本节重点讨论经典的胸大肌肌皮瓣移植术、双岛胸大肌肌皮瓣折叠后修复洞穿性组织缺损及筒状胸大肌肌皮瓣咽喉环形缺损修复中的临床应用。

二、胸大肌的应用解剖

胸大肌是位于前胸上部的扇形肌肉，按起始部位不同分为3部：上部为锁骨部，起自锁骨内侧1/2的前面，肌纤维斜向下外；中部为胸肋部，起自胸锁关节到第6肋软骨的胸骨前面板侧和上6个肋软骨的前面，肌纤维大部分横行向外；下部为腹部，起自腹直肌鞘，肌纤维斜向外上。这3部的肌纤维均嵌于胸深筋膜的深浅两层筋膜内，向外移行于坚韧的腱膜，止于肱骨的二头肌沟中。胸大肌的主要作用是使肱骨外展及内旋。

营养胸大肌的血管通常有4条：胸肩峰动脉胸肌支、胸外侧动脉、胸廓上动脉和胸廓内动脉。由于切取胸大肌肌皮瓣时须切除后两者，故胸大肌肌皮瓣的营养血管只剩下胸肩峰动脉胸肌支和胸外侧动脉。腋动脉借助于胸小肌分为3段，自胸小肌上缘至第1肋骨缘为第1段，被胸小肌遮盖部分为第2段，胸小肌下缘至大圆肌肌腱下缘为第3段。经研究，有74.5%的胸肩峰动脉起自腋动脉的第2段，25.5%起自腋动脉的第1段。胸肩峰动脉自腋动脉发出，穿过胸锁筋膜后分成4个支：胸肌支、肩峰支、锁骨支和三角肌支。

胸肩峰动脉的胸肌支包在胸大肌深层的筋膜袋内，它与同名静脉及胸前神经的外侧支在胸大肌膜深面呈束状伴行。一般有2~3个主要分支，各分支末梢与乳房内动脉、胸外侧动脉及胸廓内动脉的分支相吻合。胸肌支其走行先于锁骨中部与之垂直向下2~4 cm，而后循肩峰与剑突连线斜行向下内。向下行于胸大肌的深面营养此肌，并经穿通支营养其表面皮肤。少数人（19.1%）的胸肌支末梢直接穿过胸大肌达表面的皮肤，多数人的胸大肌本身发出许多细小的穿支供应胸廓表面皮肤的血液。胸肌支营养胸大肌的范围主要位于胸大肌外侧半及锁骨下区。胸外侧动脉自腋动脉发出后穿过胸锁筋膜，沿胸小肌外侧缘下行，供给两个胸肌、前锯肌和肩脚下肌的血液。

胸肩峰动脉、胸肌支和胸外侧动脉均发出皮肤穿支供给胸壁皮肤的血液。胸肩峰动脉的胸肌支与伴行静脉及发自臂丛的支配胸大肌的胸外侧神经组合成血管神经束。有研究表明，在少数情况下，胸肩峰动脉（或胸肌支）可因先天性变异或血管病变发生缺如或完全闭塞。这种情况在女性和老年人中较多见。尸体解剖发现，在部分老年人，胸肩峰动脉的起始部可因动脉粥样硬化斑块阻塞而发生闭塞。术前可采用多普勒超声探测胸大肌的供应血管及其走行情况。有条件的情况下，术前行动脉造影，查明有无血管病变及变异，从而确保皮瓣的存活。

三、手术技巧

（一）皮瓣的设计

手术前和手术中应根据要修补的部位、缺损的形状和大小来设计胸大肌肌皮瓣的大小、形状、走行方向（血管的方向），并根据缺损下缘到锁骨平面的距离决定蒂的长度。

胸大肌的血液供应主要来自胸肩峰动脉的胸肌支，故设计胸大肌肌皮瓣时应以该血管轴为蒂。常规设计是：从肩峰至剑突画一直线，再于锁骨中点向外下方做一条垂直于锁骨的直线与前一条线相交，此即胸肩峰动脉胸肌支血管轴的体表投影。画出血管的轴向后，根据要修复部位的大小及形状，合理地在血管的轴线上画出所要切取的皮瓣轮廓，常为方形或椭圆形。皮瓣的大小以不超过胸大肌的限界为宜，其内侧可达中线，外侧达乳头，下界可达第6肋。当需要修复的缺损较大时，可采用扩大式皮瓣，最大可达12cm×18 cm，下界可超出肋缘或肌肉边缘6 cm，外侧可超过乳头，此时应注意将胸外侧血管一并带入肌皮瓣以利胸大肌肌皮瓣的存活。但是这种皮瓣血液供应较差，远端部分容易坏死。肌蒂的长度以缺损的边缘到锁骨中点之间的距离为准（在肩峰与剑突的连线上，画出与受区缺损形状相似并稍大的皮瓣，并使其尾端等于或稍长于受区缺损头端距锁骨中点的距离）。胸大肌皮瓣的皮肤成分对修复肿瘤切除后的缺损十分重要，应该在切除肿瘤后再设计皮瓣。皮瓣切取过小或距离过远，勉强修复缝合可导致张力过大，引起皮瓣远端的坏死。肌皮瓣携带的肌肉过多过厚会导致修复区的窒塞和形成管腔狭窄。为了使肌蒂的长短适合，转移到修复部位时避免过度紧张，肌蒂的长度以此缺损近侧创缘到锁骨中点的距离长2~3 cm为宜。由于皮瓣切取后可出现部分回缩，故设计皮岛的大小应比实际缺损大1 cm更为适合。

对于胸大肌肌皮瓣皮岛大小的确定有一定要求，一般来说，半舌缺损修复时皮岛大小约为5cm×7cm，修复全舌缺损的皮岛大小约为7cm×9cm，对环咽缺损时皮岛大小约为10cm×12cm，对于洞穿性组织缺损，采用折叠瓦合式修补则需长或宽二倍于受区缺损形状相似的皮瓣。

修复环咽缺损时,可把胸大肌肌皮瓣皮岛设计成下宽上窄的梯形,形成皮管后与喉咽断端和颈段食管断端的直径相对应,便于吻合又可防止术后狭窄的形成。具体设计如下:胸大肌肌皮瓣的下边朝向咽端,上边朝向食管端。如果下边约等于12 cm,上边约等于10 cm,则咽吻合侧和食管吻合侧的皮管直径可分别达4 cm和3 cm,这样很适合端对端为胸大肌肌皮瓣皮管的长度。胸大肌肌皮瓣肌蒂的长度以比食管断端至锁骨中点的距离长2 cm为宜。在喉咽颈段食管全切后,如果胸大肌本身和(或)其皮下脂肪较厚时,则不适于管状胸大肌肌皮瓣修复。此时则可采用椎前筋膜游离植皮+胸大肌肌皮瓣覆盖。根据缺损的长度和喉咽后壁及食管后壁的宽度,在股内侧取一块上宽下窄的梯形中厚游离皮片,并将其与喉咽断端和食管断端后端黏膜及椎前筋膜缝合固定。胸大肌肌皮瓣的宽度应根据游离皮片的宽度适当变窄。如果肿瘤切除后允许保留部分后壁黏膜,在切除肿瘤后可直接用胸大肌肌皮瓣半卷曲覆盖形成新管腔。

(二)皮瓣切取、肌蒂的处理

沿划出的皮瓣周切开皮肤,并向肩峰方向延长。自尾端沿切口切开胸大肌形成肌皮瓣,切取肌皮瓣时稍向外倾斜,以便包括尽量多的皮下组织和肌肉,有利于皮岛成活。切开皮下组织、肌肉达肋骨骨膜平面,以保证血管深部的固有膜完整,一般不宜连同骨膜掀起,以免肋骨出现坏死。术中切勿牵拉揉搓皮岛,肌皮瓣提起后,将肌肉与皮下缝合,做暂时固定,防止皮瓣与深层组织发生相对移位,以免肌肉自皮岛上脱落和损坏皮下疏松组织的一些微细血管,保护穿通支不受损伤。在胸大小肌之间分离、探查胸肩峰血管,掀起胸大肌即能触及或者看到血管束的走行。术中如果发现胸肩峰动脉胸肌支特别细小且触摸时无搏动,则应把胸肌支和胸外侧动脉同时作为胸大肌肌皮瓣的血管蒂。在胸大肌的胸肋部和锁骨部之间有间隙可行潜行钝性分离至锁骨,直视下在神经血管蒂两侧各2~3 cm切断多余的胸大肌胸肋部纤维,将残留的胸大肌断端关闭后缝合固定于胸小肌表面,不仅可止血,还有利于保留胸大肌的功能,且可消除供区缝合后的局部隆起。

沿其两侧切取适当宽度的肌蒂,在胸与颈或缺损区缘尾端之间制作皮下隧道,将肌皮瓣经皮下隧道移植于缺损处。隧道大小以能通过皮瓣并能宽松容纳肌蒂为最佳。若患侧同时行颈淋巴结清扫术时,肌蒂适当增宽即可保护颈部大血管,又可纠正外形上的缺损。肌蒂达锁骨附近,尽量减少肌肉,使之仅保留血管束及部分结缔组织,以便在越过锁骨时不致过分膨隆,及减少因皮下隧道和锁骨对血管束的压力而引起的痉挛缺血。当蒂部分离到锁骨后把皮瓣静置10 min左右,以使血管痉挛得以解除。

(三)皮瓣转移及供皮部位的处理

皮瓣的转移有3种方式,即经锁骨上、锁骨下和锁骨中段部分切除部位将胸大肌肌皮瓣转移至所需修复的区域。锁骨上的方法是在胸大肌锁骨部的浅面、锁骨的表面向上制作胸颈的皮下隧道和颈部隧道直到待修复区。锁骨下的方法是在颈胸部制作同样的皮下隧道,切开锁骨骨膜并剥离,在骨膜与锁骨之间进行分离达胸大肌锁骨部的深面,在锁骨深面形成肌皮瓣转移隧道。在所需的组织瓣较大,又需要延长肌蒂的情况下,可采用切除部分中段锁骨的方法制作胸颈皮肤隧道。一般采用的是简便的锁骨上方法,但术后可能形成颈部条索状隆起。锁骨下方法不仅术后较美观,而且可使肌蒂比锁骨上转移法延长2~3 cm,但在要转移的皮瓣过大或肌蒂较宽时,通过锁骨下隧道转移皮瓣较为困难。锁骨下间隙较窄时也不适宜。应当指出,皮下的浅层通道可避免对颈深部组织的损伤,但可对血管蒂产生一定的压力,在某些情况下则不能应用。

供区止血应彻底,一般情况下,当皮瓣的宽度不超过8 cm时,通过充分游离创缘皮肤减小张力,采用双层缝合的办法使供皮处一期缝合,皮下放置负压引流,无菌敷料覆盖后用胸带包扎。如供皮区拉拢后张力太大,可采取充分减张缝合或分次缝合,一般不需要创面植皮或转移其他皮瓣修补。胸部伤口须延迟拆线,一般以术后12~14 d为宜,以避免伤口裂开。

(四)缺损区的修复缝合

缺损区的修复缝合一般将皮瓣通过皮下隧道转移至需修补区,与缺损部位的边缘组织逐层缝合即可。根据组织缺损的性质和部位,修复时尚有各自的缝合方法和技巧。在修复黏膜缺损时,应将皮肤和黏膜对位缝合,尤其在修复口腔和咽喉部缺损时,缝合要求有严格的密封性,即防止唾液经缝合的伤口或吻合口渗入或漏出到周围深层术腔。

对于下咽及颈段食管缺损特别是在修复环周缺损时，切取和提起胸大肌肌皮瓣后，将其翻卷，在皮肤及皮下纵行缝合两层做成皮管，此时不应缝合肌层，以免引起术后狭窄。将矩形岛状胸大肌肌皮瓣卷成筒状，食管断端切成斜行，将皮管经皮下隧道转移至颈部，分别在咽端和食管断端通过皮肤对黏膜或皮下对黏膜下的缝合完成端对端吻合，并将肌层与椎前筋膜和颈部创缘的肌肉缝合加固。在采用椎前筋膜游离植皮+胸大肌肌皮瓣覆盖修复喉咽环周缺损时，须将胸大肌肌皮瓣的皮肤与食管、喉咽黏膜断端及椎前筋膜缝合，再将肌层与椎前边缘、颈侧肌肉、舌根肌肉及气管断端周围肌肉相互缝合。术后管腔内可放置一根粗细适度的硅胶管扩张并压迫局部，以防止游离植皮处皮下血肿及吻合狭窄。

对于肿瘤大块切除后产生颈前软组织及皮肤较大面积的洞穿性缺损，如通过减张缝合不能关闭时，可采用游离植皮来修补。此时皮片一般能较好地存活。若不希望用游离植皮修补颈前皮肤缺损，则可采用双岛式胸大肌肌皮瓣，即在设计胸大肌肌皮瓣时，设计出两个上下相邻的皮岛。将胸大肌转移后，将其上下或左右自行折叠，折叠处皮肤去除上皮组织，形成两个皮岛，一叶肌皮瓣做衬里用于修复喉咽黏膜内衬缺损，另一叶肌皮瓣修复颈前软组织及皮肤缺损。皮岛大小仍依据缺损大小来定。

四、术后处理

1.按全身麻醉术后常规护理，除了静脉应用抗生素、营养支持外，常规应用血管扩张药物，局部加温（红外线灯照射），还须注意口腔护理，可用甲硝唑漱口。

2.转移后的胸大肌肌皮瓣蒂部应防止过度压迫。

3.移植肌皮瓣皮肤面在体外的，包扎敷料时应预留观察窗口，注意皮瓣的血运观察。查看皮瓣的色泽、温度，一般在术后48 h内每2小时观察1次，皮瓣血运正常时呈现粉红色或淡红色，动脉供血不足时颜色苍白，静脉回流不畅时则呈紫红色或紫黑色，并可出现细小水泡。另外可采用简单的指压试验观察皮瓣的血供情况：指压皮瓣后的充盈时间正常时在5~10 s之间，≥10 s为动脉供血不足，<5 s则可能存在静脉回流不畅。有条件时可采用超声多普勒监测皮瓣的动脉搏动。对于皮瓣深在无法直接观察的患者，如喉癌、喉咽癌、颈段食管癌等胸大肌肌皮瓣修复术后的患者，可

在术后12 h、24 h、48 h进行导光纤维喉镜观察。同时密切观察伤口情况，如出现红肿、渗液，则可能存在感染，如出现袭击液样漏出液则为唾液漏的表现。在用胸大肌肌皮瓣修复颈部缺损并覆盖大血管时，如术后患者出现持续性高热伴颈部肿胀和喉咽分泌物带有新鲜血液，可能为颈部大血管破裂的先兆，应及时发现及时处理。

五、注意事项

1. 岛状胸大肌肌皮瓣制作成功的关键在于保护好胸肩峰动脉的胸肌支、静脉及胸外侧神经共同在胸大肌膜深面形成的神经血管束。因而要求操作过程中确认血管束准确、动作轻柔，切忌过分牵拉，以避免血管的严重损伤甚至断裂或刺激引起痉挛、缺血使皮瓣远端坏死或全部坏死。术中肌皮瓣分离后应将皮肤和其下的肌肉妥加缝合固定，这样可避免皮瓣下脂肪层和肌肉之间较大的移动而造成直径在0.5 mm以下肌皮瓣血管的撕断和扭曲。

2.肌皮瓣的蒂要有足够的长度，皮瓣转移后，不应有任何张力，不应有血管扭曲；皮瓣通过皮下隧道时要舒展，不可过紧，以免影响远端血运；勿使各种条索或骨骼压迫血管，以免造成血管痉挛、栓塞。因而在制作肌蒂达锁骨附近时，应尽量减少肌肉，使之仅仅保留血管束及部分结缔组织，以便在越过锁骨时不致过分膨隆及减少因皮下隧道或锁骨对血管束的压力而引起的痉挛、缺血。

3.为了分散和减少肌皮瓣修复后重力下垂，可将肌蒂上提，并与附近的肌肉或骨膜分别缝合固定。肌皮瓣的两个皮岛折叠后亦不应有张力，折叠处的表皮切除的量应视皮瓣厚度而定，一般不少于2 cm。

4.同期行颈淋巴结清扫术时，沿血管两侧应切取适当宽度的肌蒂，此肌蒂埋藏在颈淋巴清扫术后的颈部，即可保护颈部大血管，又可纠正外形上的缺损。

5.折叠瓦合及筒状胸大肌肌皮瓣的适应证广泛，可用于任何头颈部癌瘤切除术后的重建。短期内可见有颜色及温度与周围组织有所区别，很少皮瓣受唾液浸泡而出现异常改变。

6.术后置负压引流减少积液，观察积液多少，于第4天拔除。颈部伤口勿加压包扎，胸部伤口用胸带包扎。足量抗生素的应用及血液制品是手术成功的保证。

7.术前行放射治疗并非本术式禁忌证，虽有因放疗后颈部组织部分血管闭塞而血供减少，伤口不能一

期愈合,但经局部换药后,一般可延期愈合。但为提高手术成功率,放射治疗结束2~3个月后手术为宜。但术后放疗应慎重,如无必要术后不宜再做预防性放疗。

(全国威 张建新)

第六节 应用自体肋软骨——微创技术耳廓重建

一、前言

很多原因均可致单侧耳廓畸形或缺如:外伤、肿瘤手术切除、先天性畸形或耳整形术后并发症等。在临床实践中我们发现,无论是先天性畸形还是后天获得的单耳缺如,均可引起患者的心理和情绪改变。本章主要介绍先天性耳廓畸形的手术重建。

大部分真正的小耳畸形患者需要耳廓重建。外耳、中耳和下颚骨由胚胎时期的鳃弓发育而来,所以出生后发现有耳廓畸形的患者常伴有外耳道闭锁和听骨链异常,有时因下颚骨的发育不良导致不同程度的一侧颜面短小畸形,由于内耳发育不同的胚胎来源,因此内耳畸形大多与此分开,这就意味着小耳畸形患者常伴有传导性聋。

小耳畸形发病率为1/8000~1/6000,亚洲人种略有高发。右侧畸形发病率比左侧高,为2:1,男性:女性为2:1,双侧小耳畸形发病率几乎占所有畸形的10%。

除了与手术相关的Nagata分型以外,小耳畸形还可以分类为:

1.耳垂型

拥有耳的基本形状,耳垂位置异常。

2.耳廓型

拥有耳廓残余的形状,有屏间切迹,耳屏和对耳屏,耳垂位置异常。

3.小耳廓型

仅有一个凹陷代替了耳廓。

4.无耳畸形

无耳廓形态。

5.非典型小耳畸形

其他各种畸形。

接受外科治疗的年龄取决于患者的生理和心理发育情况,一般小耳畸形的患儿常于3岁左右时注意到了他的患耳与众不同,但是以我们医生经验来看,患儿在2~3岁时就已经有真正意义上的心理意识了,虽然我们必须等到患儿的肋骨发育到足够可提供软骨来修成耳廓支架大小的时候,那也有必要在手术前做些有创测试,一般来讲,在7~8岁时可考虑手术治疗。

二、历史

自20世纪以来,应用各种材质重建耳廓形态均经历了建议、评估和遗弃的过程。自尸体上截取肋软骨移植也应用了一段时间,但是他们几乎都是以软骨被吸收而结束,有些医生也从患者亲属的纤维软骨异体移植实践中得到了相同的经历,甚至应用牛软骨异体移植也没有得到满意的结果,其技术也被放弃。

各种植入材料,如象牙、聚乙烯、丙烯酸塑料、聚酯纤维和硅胶材料等都有近期或远期被排斥的倾向,目前有报道应用通透性比较好的聚乙烯材料具有最好的远期效果。虽然Medpor所写文章中显示有良好的远期效果,但是很多耳整形医师已经注意到了应用硬性塑料整形材料所带来的远期不良影响。有文章报道移植的硬性材料被自体排斥的发生率为13.5%。

近10年开始应用生物组织学材料雕塑耳廓进行整形重建,其结果如何有待观望。大量的由细胞培养来源的软骨组织将有可能代替从胸部截取软骨块。而自体肋软骨不仅有很低的再吸收消融,而且几乎没有被排斥的风险。是一种更值得信赖的整形材料。1920年Harold Gilles先生是第一个应用肋软骨作为整形材料的学者。1959年Tanzer详细描述了应用自体肋软骨进行耳廓重建的过程,他对所取的支架软骨进行了改革,不仅修理出耳廓的形态,而且提出了不同的整形步骤。近40年来也有文章描述了Tanzer和Brent的整形和改进技术。他的4步技术法建立了耳廓整形的新标准。Brent和Tanzer对耳廓整形重建的发展迈出了重要的一步。1992年,Nagata发表了两步耳廓重建方法,虽然与Bernt技术相比,较少的步骤变得更为复杂和有更高的潜在并发症的发生率,其先进性在于对整形耳廓的外观进行了很多的美观上的处理,最常见的就是软骨支架的暴露。采用Nagata技术手术时间和住院时间都比较长。Firmin又改进了Nagata技术并发表了关于Brent和Nagata技术差别的分析文章。

三、外科技术

对先天性小耳畸形和由于各种原因所致的耳廓

异常的患者,有3种选择:第一,不做任何治疗,虽然有这样患者,但是很少有这样的患者不进行任何治疗;第二,应用附加在硅胶上的钛合金等非自体材料或像Medpor所报道的那样应用人工材料进行耳廓重建,应用这些技术的利弊需要认真地向患者或其父母解释。

最后我们重点讲述应用自体材料耳廓重建,如上所述,虽然选择的各种技术方法有所不同,但是它们的相同之处就是应用患者自体组织。由于技术选择不同重建有很多不同点。虽然比较少的外科措施常常意味着更长时间的手术和较长的住院时间,根据所选择的技术由Nagata的两步操作到Brent的四步操作也有各种变化。本章我们将重点描述三步,即"微创技术",此方法由瑞典马尔默的斯堪堤内维亚内耳重建中心的作者创造描述,此方法受Brent和Nagata技术的影响有较少的并发症和优秀的审美效果。

耳廓的整形对外科医生来说是一个最大的挑战,意识到这点非常重要,若欲获得较好的整形效果,外科医生师雕塑设计技术是必不可少的。对这个外科医生来讲,在做第一例手术前均需要必要的学习和培训练习。

术前计划:一般来讲,在患儿6~7岁时基本上具有了可提供三步技术所需要的足够用的自体肋软骨。患儿也具有心理上的成熟,良好的准备和希望手术解决的意愿。在胸部下水平的胸围至少应该达到60 cm,手术之前,根据对侧耳的大小做一个卷曲的模型,这个卷曲的模型在直径上略小,仅数毫米,即覆盖支架的皮肤厚度。此卷曲模型的大小与对侧正常耳的大小一致。有研究显示,在青春期时期手术,被植入的肋软骨有可能会增大,因此当患儿长大之后此重建耳的大小需与正常对侧耳的大小基本一致。

整形耳的位置在患者头颅上画线,其具体标示如下:

1.眼角的距离。

2.耳垂位置常位于畸形小耳的靠近头颅后侧。

3.耳轴位于正常耳相比与鼻部的轴位相关。

这些操作对一个单纯小耳畸形的患者是简单明确的,但是对合并有一侧半面小颌畸形的患者便有所不同,最好的办法是从耳的上极线,要与对侧正常耳的上级在同一平面。与对侧眼角的距离也须根据受累侧面的大小和形态进行调整。

第一步:截取软骨,雕塑、放置并旋转耳垂截取软骨,我们在同侧肋缘平面做一个3~4 cm短的斜行

切口,分离皮下组织使此切口可给任何方向提供一个良好的通道,包括向中间和对侧,分离腹部肌肉,去除腹直肌,应用卷曲模型寻找到可截取的肋软骨。在解剖和分离腹部和肋间肌肉时,应用烧灼消毒的剪子是很有帮助的。这些组织具有很好的血管,易出血致使手术时间延长。在尽可能靠近骨缘的地方分离出第1、第2游离软骨,截取的软骨需带有软骨膜,较长的一块软骨用做耳轮,较短小的软骨需要时可用于对耳轮或用于缝合到支架的下方以提高耳廓的厚度。

在第6和7,有时7和8软骨区可提供较好的软骨用于雕琢耳廓支架。消毒后的卷曲模型常用来限定所需软骨块的大小,建议截取的软骨要在标定边缘靠中间和侧边略大些。要掌握切除软骨的原则,即在软骨膜下截取所需要的软骨,尽可能保留软骨膜的完整,截除软骨后连接软骨段端到胸骨,这样可避免当患儿成长后由于手术可能造成的胸部畸形。截取软骨前方的软骨膜,也要保留完整,胸壁应用可吸收肠线逐层缝合。皮下可放置引流管,并且于术后2~3 d定期给予罗呱卡因局部麻醉以减轻术后胸部切口的疼痛。这样很少出现胸壁切口区域或提供软骨区域的长期并发症。

耳廓整形成功的基础是植入具有良好雕琢的软骨支架。应用卷曲的模型,便把软骨的外形予以轮廓化,应用弧形凿子在软骨上凿出三角窝和耳舟的形状,这两个脊状突出便形成了两个耳轮,耳轮便从较长的游离软骨中雕成,软骨的厚度也要修剪成容易打弯的酷似有耳轮边缘的耳廓形态。我们试着根据正常人的耳轮结节在软骨上雕琢出一个小突出的结节。即使游离软骨较短小,这样做也就有机会造出较长的耳轮形状,我们应用不锈钢丝缝合线束紧耳轮。当在软骨雕琢出对耳轮平面上看到明显的缝隙时,我们就人为地雕琢成一个薄的移植体。此移植体被切到顶部并缝合上,便形成了对耳轮的两个分叉,再缝合一片小软骨到对耳轮的后边以增加耳廓后壁的高度。第2片截取的软骨被雕琢成耳屏对耳屏,这时所有截取的软骨均被利用。

放置雕琢完毕的支架并水平旋转耳屏应用卷曲模型标示出植入耳的位置。在耳垂的上2/3部位切口并水平旋转用于形成新耳廓的下半部分,于耳垂上部平面切开乳突部皮肤再缝到乳突皮肤上,从而在耳垂部位形成一个袋状。

通过V型切口的微创技术便形成了一个皮下囊

袋，非常重要的一点是囊袋皮肤要足以能够遮盖的三维成形的支架软骨，而皮下的血管丛又不能被损害，由于一个正常耳廓皮肤是比缺陷耳廓处扁平的皮肤区域要大两倍多，故皮下游离的范围一定要超过所标记的耳廓轮廓线，为了提供足够的血液供应，我们常在耳屏区域的后方留有蒂。任何无用的软骨残余物均需去掉，此时应用硅胶管作为手术区域组织扩张器进行真正的皮肤扩张，要进行20~30 min的连续不断的膨胀和紧缩操作，然后将雕琢好的支架软骨插入于皮下。二次负压吸引形成一个真空状态，它能够使雕琢成形的软骨支架与皮肤紧密相贴，并且固定植入耳的位置，这种负压状态至少需要维持4 d，此时患者需要全身应用抗生素。整个手术过程很少超过3 h。

切口需要用6-0的缝合线缝合，缝合口边缘应用生物胶以维持皮下束袋的真空状态。应用硅胶充填到植入耳皮肤前面的隙缝中，以防止术后的水肿和出血。这种硅胶充填物在前3分钟是柔软的，3 min便会变得坚硬。放置硅胶充填时不允许加压，填充物也仅需要用小的柔软的绷带覆盖。负压和绷带需要保留4~5 d，仅用小卷形敷料覆盖切口患者便可出院。由于胸部有伤口，故在术后4周内患者需要避免跑跳和剧烈运动。

第二步：调整耳角度和建立耳后沟。第一步骤完成3个月后患者需再次住院调整植入耳的角度。在植入耳的后方周围颅骨皮肤上做弧形切口，将耳以前方为基瓣向前方分离和调整，乳突部表面由全厚游离皮瓣覆盖缝合。此游离全厚皮瓣约3 cm×7 cm的大小，可取自近腹股沟上方的下腹部，也可用臀部皮肤替代。

第三步：设计和修整。

设计：3个月后可进行第三步，将第二步骤中置于皮下的软骨现在取出并雕琢成耳廓后壁的形状。在耳后移植皮瓣的边缘做一切口，分离皮下成袋状并将软骨插入，分离的囊袋大小正好是移入软骨的大小以防止植入耳异位，根据植入软骨片高度决定耳的设计。

修整：耳廓前面的任何多余的皮肤均需去除。在女孩中耳垂的前面突出软骨可较后面短一些，一般的耳科整形对侧耳不予处理。

手术前我们必须告知患者和患儿父母，整形后的耳廓在手术后都会水肿，也不会像对侧耳那样柔软和有弹性。因为取材于肋软骨就比较硬，当术后数月水肿完全消退后才可能看到最后的整形效果，如果还需要进一步的精细修整，都可在局麻下进行。

四、双侧小耳畸形

双侧小耳畸形发生率在10%，重建双耳畸形需要4个步骤。

首次的手术，移植软骨支架都需要间隔2~3个月，第二和第三步骤可以双侧一起实施，由于没有对侧耳可对比匹配，外科医师便可根据自己的审美来决定人双耳的外形、大小和位置。若遇到此情况，提醒和建议医师千万不要将重建的整形耳过于大。

五、外耳道整形和中耳整形

外耳道和中耳的整形在某些情况下可明显改善听力。其成功率取决于手术前中耳的情况。因此CAT的扫描（计算机轴位成像）可提供中耳情况很好的图像。

单侧小耳畸形在青少年之前很少做，但是双侧的小耳畸形可在早期手术。

耳廓整形总是在任何听力改善手术之前进行。

六、提前叠压游离皮瓣技术

当早期耳整形术失败，患者整形效果不满意和较差的局部皮肤质量，我们便可做常规的整形。有时局部软组织扩张到足以覆盖软骨支架便可解决此问题，因此，在大部分较困难的二次手术病例中，尤其是暂时缺少弹性的情况下，我们也可考虑其他的办法。

一个新技术就是以前臂皮肤为基础，形成植入耳游离皮瓣的形状。前臂游离皮是一种很好的材料，尤其是应用于患有口腔癌肿瘤切除术后的重建。此技术应用于口腔科有几十年，而应用于耳整形仅有4~5例。第一步骤是在前臂的内面剖开一个皮下囊带，通过邻近的切口插入一个可渗透的扩张子，最好能容纳60 mL。

4~6周后取出扩张子再插入已雕琢好的软骨，排净空气维持3~4 d后使皮肤能很好地覆盖软骨支架。在6~8周后的第三次手术中，已被叠压的皮瓣处便有动脉、静脉和神经纤维的生长，此时将耳置入适当位置，应用微创外科技术，将植入耳的动脉和静脉分别与面动脉和面静脉的末端相吻合，并将其神经与耳大神经相吻合。

在如下的手术中，如果需要整形耳较大，皮瓣也可在后面。在后期手术中主要对整形耳的前面形状进行修整。由于静脉和淋巴的回流尚未建立，植入耳术后难免会水肿,患者和医师需要耐心等待,数月后水肿消退方可见到最后的整形效果。

七、其他原因所致的畸形

多与外伤或肿瘤术后所致的耳畸形,整形更具有挑战性。正如以上所述,可以视为二次整形,本章所述的三步操作技术也可适应于这些患者,常需要在整形外科领域中有经验的医师来完成。

(S.O. Wikström 编　路虹 译)

参考文献

Brent, B. The correction of microtia with autogenous cartilage grafts:I. The classic deformity. Plast [J]. Reconstr. Surg, 1980, 66:1.

Brent, B. The correction of microtia with autogenous cartilage grafts:II. Atypical and complex deformities [J]. Plast.Reconst, 1980, Surg. 66:13.

Brent, B. Auricular repair with autogenous rib cartilage grafts:two decades of experience with 600 cases[J]. Plast Reconstr Surg.. 1992, 90 (3):355-374.

Brent, B. Technical advances in ear reconstruction with autogenous rib cartilage grafts: personal experience with 1200 cases [J]. Plast Reconstr Surg, 1999, 104 (2):319-34.

Nagata, S. Modification of the stages in total reconstruction of the auricle: Part I. Grafting the three-dimensional costal cartilage framework for lobule-type microtia [J]. Plast Reconstr Surg. 1994, 93(2):221-30.

Nagata, S. Modification of the stages in total reconstruction of the auricle:Part II. Grafting the three-dimensional costal cartilage framework for concha-type microtia [J]. Plast Reconstr Surg. 1994, 93(2):231-242.

Nagata, S. Modification of the stages in total reconstruction of the auricle:Part III. Grafting the three-dimensional costal cartilage framework for small concha-type microtia [J]. Plast Reconstr Surg. 1994, 93(2):243-253.

Nagata, S. Modification of the stages in total reconstruction of the auricle: Part IV. Ear elevation for the constructed auricle[J].

Plast Reconstr Surg., 1994 Feb, 93(2):254-266.

Siegert R. Combined reconstruction of congenital auricular atresia and severe microtia [J]. Laryngoscope, 2003 Nov, 113 (11): 2021-2027.

Öberg M. -Becker M. -Arktander M. -Centerman M, et al. Thermosensitivity in a reconstructed microtic ear [J]. Scand J Plast Reconstr Surg Hand Surg, 2003, 42(4):190-193.

Brent, B. The correction of microtia with autogenous cartilage grafts:I. The classic deformity. Plast.Reconstr. Surg. 66:1, 1980

Brent, B. The correction of microtia with autogenous cartilage grafts:II. Atypical and complex deformities. Plast.Reconstr. Surg. 66:13, 1980

Brent, B. Auricular Repair with Autogenous Rib Cartilage Grafts: Two Decades of Experience with 600 cases. Plast Reconstr Surg. 1992 Sep;90(3):355-74

Brent, B. Technical advances in ear reconstruction with autogenous rib cartilage grafts: personal experience with 1200 cases. Plast Reconstr Surg. 1999 Aug;104(2):319-34;

Nagata, S. Modification of the stages in total reconstruction of the auricle: Part I. Grafting the three-dimensional costal cartilage framework for lobule-type microtia.

Plast Reconstr Surg. 1994 Feb;93 (2):221-30;Nagata, S. Modification of the stages in total reconstruction of the auricle: Part II. Grafting the three-dimensional costal cartilage framework for concha-type microtia.

Plast Reconstr Surg. 1994 Feb;93(2):231-42;

Nagata, S. Modification of the stages in total reconstruction of the auricle: Part III. Grafting the three-dimensional costal cartilage framework for small concha-type microtia.

Plast Reconstr Surg. 1994 Feb;93(2):243-53;

Nagata, S. Modification of the stages in total reconstruction of the auricle: Part IV. Ear elevation for the constructed auricle. Plast Reconstr Surg. 1994 Feb;93(2):254-66;

Firmin, F. Ear reconstruction in cases of typical microtia. Personal experience based on 352 microtic ear corrections. Scand J Plast Reconstr Surg Hand Surg. 1998 Mar;32(1):35-47.

Siegert R. Combined reconstruction of congenital auricular atresia and severe microtia.

Laryngoscope. 2003 Nov;113(11):2021-7;

Öberg M;Becker M;Arktander M;Centerman M;Svensson H; Wikstr m S O, Thermosensitivity in a reconstructed microtic ear. Scand J Plast Reconstr Surg Hand Surg. 2008, 42(4): 190-193

第十一章
化学感受器肿瘤

第一节 颈动脉体瘤

一、概述

颈动脉体瘤亦称颈动脉体副神经节瘤,属化学感受器肿瘤。颈动脉体、颈静脉体、迷走神经体、睫状神经体及主动脉体等均属化学感受器。临床上起源于化学感受器的肿瘤比较少见,头颈部肿瘤大多数发生于颈动脉体。颈动脉体瘤仅占头颈部肿瘤的0.22%,多数属良性肿瘤,偶见恶性。该肿瘤常缺乏典型的临床特征,且多包绕动脉生长、血运丰富,给临床诊断与治疗带来很大的困难。

二、病因

颈动脉体呈卵圆形,灰色或暗红色,最大直径5 mm,质实或韧,位于颈动脉分叉后壁外膜下。其借Mayer韧带与分歧部动脉外膜相连,两侧各一,血运主要来自颈外动脉,少数亦可来自颈内或颈总动脉,通过咽喉和舌静脉回流;神经主要来自舌咽神经降支及颈上交感神经节,少数来自迷走神经及舌下神经。通过感受血液成分如氧分压、二氧化碳分压和酸碱度改变来调节机体的呼吸、循环系统。颈动脉体瘤由其增生衍变而来,属化学感受器瘤或非嗜铬神经节瘤。组织学上除非嗜铬性外,与嗜铬细胞瘤相似。颈动脉体

增生在高海拔地区的人群中几乎普遍存在,这可能是一种适应性机制。Saldana等报道居住于高原的秘鲁人,颈动脉体瘤发病率为居住于海平面秘鲁人的10倍,而且观察到颈动脉体体积和重量的增加及主细胞内分泌颗粒的减少与高原慢性缺氧刺激有关。Lack发现发绀性先天性心脏病大多有颈动脉体增大。提示慢性缺氧引起颈动脉体细胞增生,在增生基础上有可能发展成为颈动脉体瘤。颈动脉体瘤多数散发,亦可有家族性。有文献报道,颈动脉体瘤10%~50%具有家族性,是一种外显率与年龄相关的常染色体疾病,非遗传性患者中,女性占绝大多数,而遗传性患者中性别差异无显著性。许多临床资料研究显示,颈动脉体瘤可合并MEN ⅡA和ⅡB、von-Hippel-Lindau、Carney等多种具有家族遗传倾向内分泌综合征。近年来,许多学者围绕颈动脉体瘤的病因进行了许多有益的探索,研究结果表明, 颈动脉体瘤与SDH (succinate dehydrogenase)基因的突变有关。SDH是一种线粒体酶的复合体,在氧化磷酸化和细胞内氧的感知及传导过程中起重要作用。SDHB、SDHC、SDHD编码线粒体复合体Ⅱ的三种特异性亚单位,是线粒体电子传导链和三羧酸循环的重要成员。SDHB(1p35-36)和SDHD(11q23)的突变可导致家族性颈动脉体瘤的发生。与家族性颈动脉体瘤相似, 散发颈动脉体瘤亦与11q13和11q22-23染色体缺失有关。Bikhazi等报道在8例散发颈动脉体瘤中,3例有11q染色体缺失, 其中2例11q22-23缺失及1例11q13缺失。因此推测,散发和家族性颈动脉体瘤具有相似的分子发病机制。

三、病理

副神经节由上皮样主细胞构成,排列成巢或细胞球,亦称"器官样结构"。主细胞又有亮、暗两种细胞之分,可能反映不同的功能状态。主细胞巢周边还有支持细胞,间质窦状扩张的毛细血管丰富,尚含神经纤维和Schwann细胞,有时也可见交感神经节细胞。电镜下,主细胞胞浆内含有许多膜包颗粒,与传入神经末梢有突触联系,突触小泡内可含有去甲肾上腺素、肾上腺素等递质。

1.大体形态

直径2~12 cm,多数直径约为5 cm,表面光滑,但与血管壁紧密相贴,包膜不甚完整,切面灰红色。

2.镜检

典型者与副神经节的正常结构相仿,由上皮样主细胞排列成巢,由丰富而又扩张的血管及纤维所分隔形成特征性网格状。肿瘤性主细胞为椭圆形或多边形,胞浆少量至中等,多数胞浆浅染或透明,部分胞浆为嗜酸性细颗粒状。核圆形或椭圆形,中等大小,常呈现不同程度的多形性,出现多少不等的巨细胞,根据多形性由轻度到重度组织学分为Ⅰ、Ⅱ、Ⅲ级,Ⅰ级指多形性细胞<10%,Ⅲ级>30%,Ⅱ级介于二者之间。核分裂象常缺如或极少见,间质多少不等,由少量扩张血管及纤维分隔,至大片胶原化纤维组织填充钙化。

3.组织学分型

(1)经典型:似正常副神经节组织,瘤细胞形成实性巢,由毛细血管及少量纤维围绕。

(2)腺样型:除含有经典型结构外,大部分形成腺泡样结构,细胞巢中央松散,状似腺泡,间质很少。

(3)血管瘤样型:除含经典型成分外,大部分形似血管瘤或血管外皮瘤。

(4)实性型:上皮样细胞形成大片状,间有丰富的血管或血窦,似嗜铬细胞瘤。

(5)纤维硬化型:除含有经典型结构外,肿瘤以大片胶原化纤维组织为主,时有钙化形成。

颈动脉体瘤多为良性,恶性颈动脉体瘤少见,占6%~10%。在5种不同组织学类型中,腺样型恶性概率大一些(1/3恶性),血管型较好,经典型、实性型及明显纤维化型也有恶性的可能性。目前,在颈动脉体瘤良、恶性诊断上存在一定的分歧,多数学者认为单纯依靠组织病理学上的细胞形态难以诊断恶性,颈动脉体瘤的病理形态与其生物学行为不一定相平行,形态学上分化良好的颈动脉体瘤亦可发生转移。有些学者从形态学角度,即以瘤体大小、核的多形性、有丝分裂象、坏死、DNA指数核型分析等为指标来预测其临床进程,未有满意结果。目前,临床通常根据转移作为诊断恶性的可靠依据,恶性颈动脉体瘤以局部巴结转移为主,偶可经血流转移至肺、骨、肝脏等部位。Kumaki研究结果显示MIB-1可作为颈动脉体瘤恶性生物学行为的预测指标,其准确率和特异性有待进一步临床观察。

四、诊断

(一)临床检查

颈动脉体瘤通常表现为缓慢生长的上颈部肿物,多位于下颌角下方,少数向咽旁膨出。肿物直径2~12 cm,平均5 cm,多呈圆形或卵圆形,质地中等或硬韧,少数较软,表面光滑,边界较清。肿物左右可推动,而上下不能推动。仔细触诊,有时具有压缩感及搏动感,部分病例有时可听到血管杂音。肿物压迫迷走神经,触压时可引起反射性咳嗽;少数舌下神经受压出现患侧舌肌萎缩及运动障碍。由于缺乏典型的临床表现,易于误诊,临床上需与神经鞘瘤、神经纤维瘤、转移瘤、鳃裂囊肿、淋巴结结核相鉴别。李树玲教授总结临床经验,提出诊断颈动脉体瘤的3个主征:①颈前三角区肿物,长期缓慢生长的肿物,部位恒定于下颌角下方。②颈动脉向浅层移位,颈动脉体位于颈动脉分歧部的后内侧,当肿物增大到一定体积,势必将颈动脉向浅层挤压而发生移位。因此,在肿瘤表面可触及搏动的动脉。颈部的其他病变多在颈动脉浅侧(颈迷走及交感神经鞘瘤除外),一般不会产生此征。③颈内与颈外动脉分离,颈动脉体瘤可跨过分歧部向浅层生长,将颈内与颈外动脉推向两侧。临床仔细触诊,循其搏动可触到两个动脉的大致走向,但因瘤组织包绕动脉壁,故不能清楚触知动脉的轮廓。此点可与发生自颈部迷走或交感神经的神经鞘瘤鉴别。后者仅将动脉推向浅侧移位,但较少出现动脉分离,又因无瘤组织包绕,故可较清楚触及动脉轮廓,且可左右稍稍移动。

(二)影像学检查

如果临床初步诊断为颈动脉体瘤,应进一步行影像学检查以明确诊断。切忌盲目穿刺活检,以避免严重并发症的发生。影像学检查对颈动脉体瘤的诊断非常重要,彩色多普勒超声、CT、MRI/MRA检查均可提供一定的诊断依据，数字减影血管造影(digital subtraction angiography, DSA)检查是诊断颈动脉体瘤的最佳手段。

1.彩色多普勒超声检查

彩色多普勒超声检查诊断颈动脉体瘤的特异性和敏感性均较高，被认为是目前确诊颈动脉体瘤最好的非创伤性的检查措施。颈动脉体瘤典型的超声特征为颈动脉分叉处单侧或双侧低回声肿块，内部回声不均，边界清晰，边缘规则，肿物内丰富彩色血流信号，且多为搏动性动脉频谱，动脉波形呈低阻、快血流；颈内及颈外动脉间距增大，颈内动、静脉移位(图11-1和图11-2)。报道应用超声特别是彩色多普勒观察瘤体及外周血管血流来诊断化学感受器瘤，准确率达到90%以上。超声检查具有准确率高、无创伤、价格低的优点，但不能提供多方位的图像以了解肿物与血管的关系，且易受下颌骨的影响。

2.CT检查

CT检查具有无创性、可重复性、多方位扫描的优点，通过强化CT的扫描可判断颈动脉与肿物的关系，有助于观察肿瘤向颅底的侵犯情况，对诊断有一定价值(图11-3和图11-4)。

3.MR/MRA检查

MR/MRA检查显示化学感受器瘤所具有的特征性的"盐和胡椒征"，表现为瘤体内出现迂曲点、线状流空信号伴点状高信号所形成。MRI/MRA与CT相比，可多轴向成像及三维血管成像，立体、直观地显示肿物与血管的关系,准确率较高且无放射性损伤。

4.DSA

自20世纪80年代广泛应用于临床以来,颈动脉体瘤诊断的准确性得以有效提高,DSA诊断颈动脉体瘤的准确率可达100%。颈动脉体瘤的DSA特征性征象表现为：①颈动脉分叉处多血管网状影，显像早，排空延长至静脉期；②侧位片可见颈动脉分叉角度增大；③颈外动脉前内移位或前外移位，颈内动脉后外移位；④瘤体供血动脉主要来源于颈外动脉或颈内外动脉起始处发出的异常小动脉；⑤肿瘤包绕颈动脉；⑥肿瘤直接侵袭血管，管壁可不规则或管腔狭窄。DSA检查对于诊断颈动脉体瘤、评估肿瘤累及血管的程度，尚可直接观测双侧脑动脉前后交通吻合及患侧大脑前、中动脉显影情况，对评估脑侧支循环建立有重要意义。

5.PET/CT检查

最新的研究表明,PET/CT检查可应用于颈动脉体瘤的诊断且对<10 mm的肿瘤的诊断准确率优于其他的检查手段。

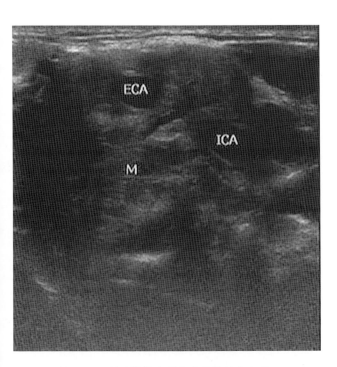

图 11-1　颈动脉体瘤彩色多普勒超声表现。

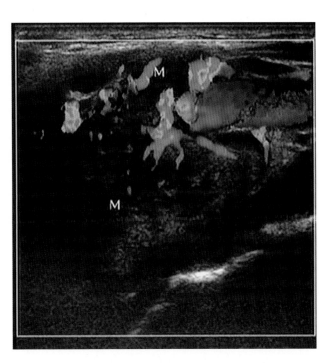

图 11-2　颈动脉体瘤彩色多普勒超声表现。

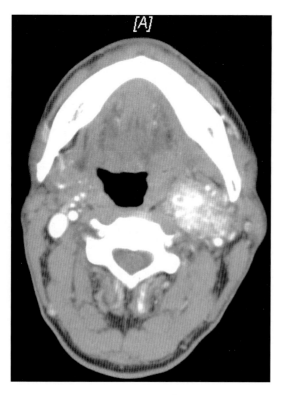

图 11-3　颈动脉体瘤。

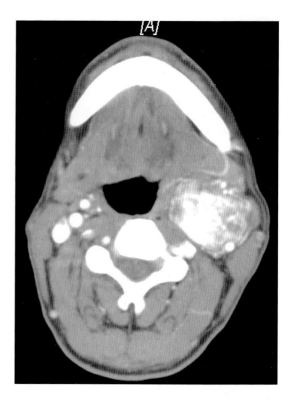

图 11-4　颈动脉体瘤。

五、治疗

(一)手术治疗

手术切除是颈动脉体瘤最有效的治疗方法。诊断越早,肿瘤越小,越容易处理,手术并发症尤其是脑神经损伤的概率越低;病程愈长,与动脉的粘连愈紧密,从而增加手术切除的难度,损伤颈动脉的可能性也愈大。

1.术前准备

颈动脉体瘤的术前准备非常重要,应充分了解肿瘤累及颈动脉的程度,正确进行脑缺血耐受功能锻炼并综合评估脑侧支循环建立情况。

(1)Shamblin 分型:根据肿瘤累及颈动脉的程度将颈动脉体瘤分为三种临床类型:Ⅰ型局限型,肿瘤位于颈总动脉分叉的外鞘内,有较完整的包膜,但与颈总动脉分叉部常有较紧密粘连;Ⅱ型包裹型,比较多见,肿瘤位于颈总动脉分叉部,围绕颈总、颈内及颈外动脉生长,将血管包裹,但不累及血管壁的中层和内膜;Ⅲ型巨块型,肿瘤生长已超出颈动脉分叉范围,可使颈内和颈外动脉向外移位或受压,甚至压迫气管和食管,引起呼吸和吞咽困难。Luna报道69例颈动脉

体瘤,Ⅰ型和Ⅱ型占45%,Ⅲ型占55%。天津医科大学附属肿瘤医院总结85例(87个)颈动脉体瘤及迷走神经体瘤,根据肿瘤与动脉粘连情况分为Ⅰ型29例,Ⅱ型19例,Ⅲ型39例。

(2)脑血流图检测(rheoencephalogram, REG):通过描记脑组织内血流时间–容量变化所引起的导电性波形改变,来反映脑血液循环机能状态,包括血流供应强度、血管紧张度、血管弹性及血管解剖状态等,已广泛应用于临床脑血管疾病的诊断。天津医科大学附属肿瘤医院将其应用于预测阻断颈总动脉后脑侧支循环的供血状况,通过比较阻断前后脑血流图的变化,可了解脑侧支循环的供血状况,具有较好的临床应用价值。

(3)颈动脉临时球囊阻断试验(temporary balloon occlusion, TBO):目前,TBO是预测脑对颈动脉阻断耐受性的较合理方法。在局部麻醉下经股动脉穿刺行选择性全脑血管造影(患者保持清醒有利于临床神经系统检查),将双腔球囊阻断导管放置到阻断部位后,在其近端置一4F导管。在透视下向球囊内缓慢注入造影剂。球囊充盈后,经4F导管行同侧颈动脉造影,以证实颈动脉已完全阻断(图11-5和图11-6)。整个过程中,只要临床神经系统检查有阳性发现,就立即排空球囊,停止试验,即认为该患者为TBO阳性。如无临床神经系

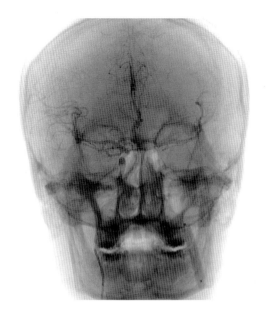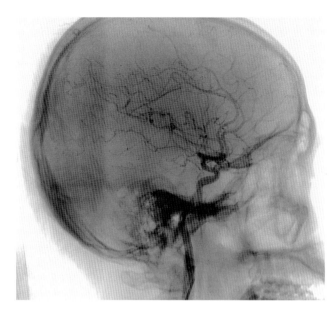

图 11-5 和图 11-6　颈动脉临时球囊阻断试验。

统功能缺损表现,球囊将维持45 min。最初15 min后,开始行椎动脉及对侧颈总动脉造影（了解Willis环沟通情况）。

（4）其他的评估方法:为提高预测脑侧支循环建立的可靠性,有学者建议在行DSA和临床神经系统评价的同时进行经颅多普勒(transcranial Doppler, TCD)和颈动脉残端压(stump pressure, SP)监测及单光子发射型计算机断层扫描(SPECT)脑显像。

（5）Matas法:如术前评估显示脑侧支循环未能有效建立,则需进行颈动脉压迫锻炼以促进脑侧支循环的有效建立。Matas法即患侧颈动脉压迫法是术前脑缺血耐受功能锻炼的有效手段,方法是每次自5 min开始,逐渐增至每次20~30 min,直至在压迫颈动脉全过程中患者无头晕、眼发黑等脑缺血症状。REG检查可作为脑缺血耐受功能锻炼的监测手段。颈动脉压迫初期,REG表现波幅下降,下降支搏动消失,两侧波幅差明显;颈动脉压迫至相应时REG无明显缺血改变时即可择期手术。李树玲总结术前颈动脉压迫试验结合REG检查的临床经验,制定出双侧REG波幅差不大于30%的安全值,较客观地反映了脑侧支循环建立情况,对术中安全阻断颈内动脉有一定参考价值。

（6）术前栓塞治疗:为减少术中失血,达到彻底根除肿瘤的目的,有学者主张术前栓塞治疗,但有的学者认为术前栓塞对颈动脉体瘤的根除没有任何帮助,栓塞治疗除具有DSA一般危险性外,还有可能出现栓塞物反流到大脑或眼的微血管中,主张颈动脉体瘤的术前栓塞治疗应慎重考虑。

2.手术方式

手术应根据肿瘤大小及累及颈动脉的程度及脑侧支循环建立情况选择不同术式:①颈动脉体瘤剥离术;②颈动脉体瘤及颈总动脉切除术;③颈动脉体瘤及颈总动脉切除重建术。

（1）颈动脉体瘤剥离术

1）颈动脉体瘤剥离术是最理想的手术方式,适于:①Shamblin Ⅰ型,或肿瘤不大、血供不丰富的病例;②颈部CT或MR检查,提示肿瘤部分包绕颈内、外动脉或颈总动脉,但与动脉分解尚清楚,且与颈椎分界清楚;③DSA检查,提示肿瘤压迫推移颈总动脉或颈内、外动脉,但动脉壁狭窄部明显。

2）麻醉:一般采用全身麻醉,有些学者主张低温全身麻醉,以降低脑氧需要,便于术中延长阻断血运时间,减少脑损伤的发生。天津医科大学附属肿瘤医院早期使用复合针刺麻醉,术中患者始终清醒,阻断颈动脉血流后,患者可随时反应有无脑缺血的一些自觉症状,为决定手术的进行与否提供参考。

体位:肩部垫高,仰卧,头偏向健侧位。

3）手术步骤

A.切口:可采用斜行切口,即上方始自乳突下一横指,沿胸锁乳突肌前缘向下至环状软骨水平。必要时可由此向下延长切口,以扩大术野(图11-7)。

B. 分离并保护瘤体周围组织。由于肿瘤血运丰

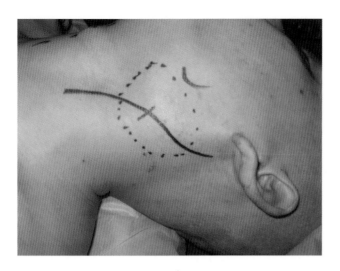

图 11-7 颈动脉体瘤剥离术手术切口。

颈动脉体瘤的血运主要来自颈外动脉,且与颈外动脉粘连最紧,为减少术中出血,应争取尽早将颈外动脉的远段及近段完全切断。首先在颈外动脉的瘤体远段进行切断,然后将肿瘤基底分离。此后,术者可将肿瘤握在手中,随时根据需要进行解离,有利于控制出血。然后在附着于颈总动脉的肿瘤边缘,切开颈动脉鞘,注意寻找肿瘤与动脉壁间的解剖间隙,以便循此进行分离。

分离瘤体应按以下步骤进行:分离颈外动脉远心端(无法分离则切断)→分离颈总动脉→分离颈外动脉近心端(无法分离则切断)→分离颈内动脉→分离分歧部。

4)手术要点

A.手术操作应尽量轻柔,避免粗暴的手术操作,控制出血保证清晰的手术视野以免动脉的损伤是手术成功的关键。

B.掌握手术的先后顺序,首先分离并保护瘤体周围组织,切不可贸然进行瘤体的分离,造成难以控制的出血。瘤体的供血大多来自颈外动脉,分离瘤体应从颈外动脉开始,而将分歧部肿瘤的分离放在最后。

C.注意寻找瘤体与动脉之间的解剖间隙,有学者认为,动脉体瘤与动脉壁之间存在解剖间隙,沿此间隙进行分离,可减少出血,避免动脉损伤。如分不出间隙,只有沿肿瘤内面慢慢进行分离。如分离顺利,能暴露出颈外动脉的起始部,可在分歧部稍上方(距分歧部约1.0 cm)切断颈外动脉,则肿瘤出血将可大为减少。

(2)颈动脉体瘤及颈总动脉切除术

1)适于:①颈部CT或MRI检查提示,肿瘤已包绕颈内、外动脉或经总动脉且与动脉壁分界不清;②患

富,极易出血,一旦开始解离肿瘤,繁多的止血操作将使术者难以摆脱困境。为了保障手术的顺利实施,应先将周围的重要组织与肿瘤分离,如颈内静脉、迷走神经、舌下神经、交感神经、副神经等(图11-8A~D),然后再集中精力进行肿瘤切除,切除后标本如图11-11E、F所示。如肿瘤与颈内静脉、迷走神经粘连紧密,无法分离,可一并予以切除。

C.分离并切除瘤体。首先探查瘤体与颈总动脉或颈内、外动脉的关系,一部分患者(大多数是Shamblin Ⅰ型)肿瘤与颈动脉各支均粘连较轻,瘤体与颈动脉壁之间存在解剖间隙,可沿解剖间隙分离、钳夹、缝扎,可逐渐将肿瘤切除,未损伤颈动脉各分支;部分患者瘤体与颈外动脉粘连较紧,无法将瘤体与颈外动脉分离,切除肿瘤时合并颈外动脉一并切除(图11-10)。

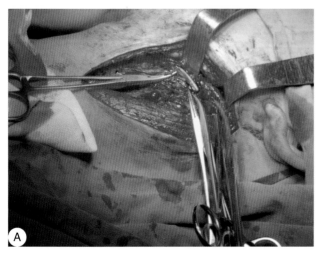

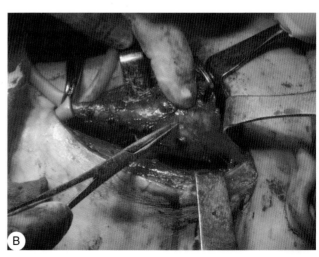

图 11-8 颈动脉体瘤与周围组织分离。(待续)

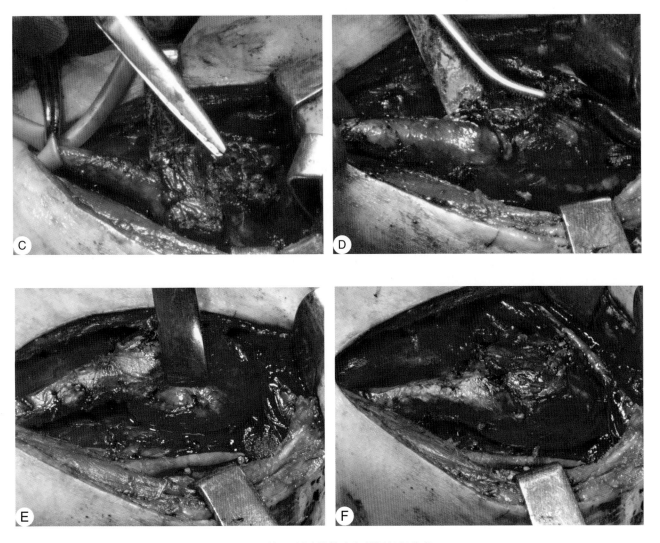

图 11-8(续)　颈动脉体瘤与周围组织分离。

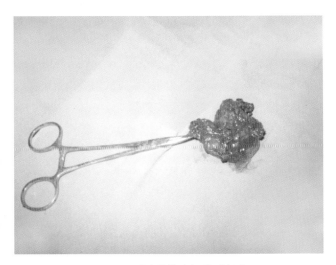

图 11-9　颈动脉体瘤切除后标本。

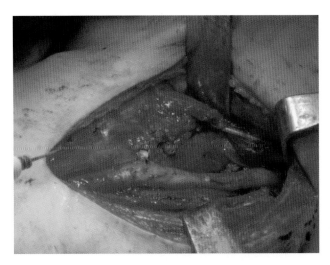

图 11-10　颈动脉体瘤切除瘤体后的颈外动脉残端。

侧颈动脉DSA检查提示肿瘤压迫推移颈总动脉或颈内、外动脉,动脉管腔狭窄甚至闭塞;③患侧颈动脉TBO阴性,且颈动脉脑血管造影显示大脑侧支循环已建立。

2)麻醉、体位及手术步骤基本与颈动脉体瘤剥离术相同。不同之处在于:分离瘤体时,颈动脉破裂出血,已无法缝合,除非切除颈动脉否则无法切除肿瘤。首先血管夹住颈总动脉,然后进行脑血流图及残端动脉压的检测,如脑血流图正常、残端动脉压大于9.33 kPa(70 mmHg),则可将瘤体及颈总动脉一并切除,否则只能行颈动脉体瘤及颈总动脉切除重建术。

3)手术要点

A.术前应充分评估大脑侧支循环的建立情况,如大脑侧支循环未充分建立,则需提前进行颈总动脉的体外压迫实验来促进侧支循环的建立,以确保手术的安全性。

B. 术中切除颈总动脉前要对大脑侧支循环的建立情况进行再次评估,如脑血流图及残端动脉压检测不能达标,则需考虑对颈总动脉进行切除重建。

(3)颈动脉体瘤及颈总动脉切除重建术

1)适于:①颈部CT或MR检查提示,肿瘤已包绕颈内、外动脉或经总动脉且与动脉壁分界不清;②患侧颈动脉DSA提示肿瘤压迫推移颈总动脉或颈内、外动脉,动脉管腔狭窄甚至闭塞,或对侧颈总动脉、颈内动脉明显狭窄;③患侧颈动脉TBO阳性,且颈动脉脑血管造影显示大脑侧支循环未建立。

2)麻醉、体位及手术步骤基本与颈动脉体瘤及颈总动脉切除术相同。不同之处在于:在切除颈总动脉前,要在瘤体下端的颈总动脉和瘤体上端的颈内动脉插入动脉分流管,分别在分流管两端的上方或下方用血管夹夹住动脉。切除瘤体及受累的颈总动脉,可采用自体的大隐静脉或人造血管与颈总动脉、颈内动脉断端用6-0的无损伤线行端端连续缝合,一般先吻合近心端,再吻合远心端。移去血管夹,观察吻合口有无渗血及血流通过情况,确定情况良好后,拔出分流管。

3)手术要点。

A.术前要做好切取大隐静脉的准备,要选取管径相匹配的人造血管(一般为6 mm),当创面受到污染时,最好选用自体的大隐静脉。

B.进行血管吻合前应静脉用肝素5000 U,吻合时肝素生理盐水冲洗吻合口,术后使用静脉抗凝剂,以防止血栓形成。

C.放置分流管和进行血管吻合时需注意排空气体,以避免空气栓塞的发生。

3.术后并发症及处理

脑损伤是主要的并发症,Anand总结1181例手术切除的颈动脉体瘤,124例重建颈内动脉,9.7%脑损伤,2.4%死亡;89例结扎颈内动脉,66%脑损伤、死亡。因此,围术期间应积极预防脑缺血引起的脑损伤的发生:①术前用Matas法压迫患侧颈动脉,自促进脑侧支循环;②术中可先分离出颈总动脉,在其近侧间断性地做5~10 min的阻断,可减少术中出血,促进大脑William环;③行血管移植阻断颈动脉前应给予全身肝素化,可防止颈动脉及其分支血栓形成,必要时也可应用颈动脉内转流管;④术中保持血压稳定,避免低血压,保证一定的脑灌注压;⑤冰帽降温,甘露醇、类固醇激素减轻脑水肿,并在扩容的基础上给予尼莫地平、罂粟碱等解除脑血管痉挛、扩张脑血管的药物。脑神经损伤亦较常见,主要发生于舌下神经及迷走神经,亦可引起面神经下颌缘支和交感神经的损伤,其发生率为13%~71%。脑神经损伤主要原因是由于脑神经被肿瘤累及所致,颈动脉出血导致术野不清,手术中过度牵拉、术后水肿及瘢痕粘连也可引起脑神经损伤。汪忠镐强调熟悉肿瘤与邻近脑神经的解剖关系、掌握手术操作细节、保持术野的暴露清楚和注意肿瘤切除过程中脑神经的保护。

(二)放射治疗

长期以来多数学者认为化学感受器瘤对放射治疗不敏感。近年来,有许多学者致力于化学感受器瘤放射治疗的研究,随着放射技术的进步和放射方案的优化,放射治疗对头颈部化学感器瘤的局部控制率已达95%左右。Kawecki等应用⁶⁰Co对6例头颈部化学感受器瘤行放射治疗,3例完全消退,3例部分消退,经超过5年的随访肿瘤无复发或进一步生长。放疗的不良反应包括急性皮炎、脱发、外耳炎、中耳炎、味觉改变及口干等。Foote等报道采用Gamma Knife治疗25例化学感器瘤(靶周剂量12~18 Gy),随访10~113个月(平均35个月),所有肿瘤未见生长,17例变化,8例缩小,无严重并发症发生。Pollock采用Gamma Knife治疗19例原发及23例复发化学感器瘤(靶周剂量14.9 Gy),随访6~149个月(平均44个月),12例(31%)缩小,26例(67%)无变化,1例(2%)生长,6例(15%)出现听力减退、眩晕等轻度不良反应。Sheehan等采用伽玛刀治疗8例术中残留或术后复发的化感器瘤

(靶周剂量15 Gy),无明显并发症发生。因此,放射治疗仍不失为治疗颈动脉体瘤的有效手段,对不能耐受手术、术中残留、术后复发或病理证实恶性的病例应考虑行放射治疗。

(三)预后

天津医科大学附属肿瘤医院总结治疗的85例颈动脉体瘤及迷走神经体瘤患者,术后随诊0.5~36年,平均11年。87个肿瘤(2例为双侧,各行2次手术)共行手术88例次,肿瘤动脉外膜下切除57例中完全切除的48例术后均未见复发;肿瘤大部切除的9例中5例术后未见病变增长,2例肿瘤增大带瘤生存,1例术后9年复发再次手术,行肿瘤合并颈动脉切除术,1例为功能性颈动脉体瘤,术后6年复发,第7年死于儿茶酚胺分泌引起的高血压心脏病。肿瘤合并颈动脉切除术31例,29例术后无复发,2例全身转移死亡,为临床恶性者。85例患者死亡3例,死亡率为3.53%。

颈动脉体瘤是临床少见的肿瘤,多数为良性,恶性率不超过10%。诊断恶性的标准为局部淋巴结或远处转移。10%~15%的病例可多中心发病且有家族遗传倾向。颈动脉体瘤的发生与SDH基因的突变有关。应根据详细的临床检查结果和特征性影像学表现作出诊断,DSA检查可作为诊断颈动脉体瘤的金标准。一旦诊断为颈动脉体瘤,应积极采取手术治疗,术前应充分了解肿瘤累及颈动脉的程度、正确进行脑缺血耐受功能锻炼并综合评估脑侧支循环建立情况,术中要清楚暴露术野、保持正确的手术操作顺序,以减少并发症的发生。近年来,放射治疗对颈动脉体瘤的局部控制率已达到95%,似可作为治疗颈动脉体瘤的有效手段。

(王旭东)

第二节　头颈部副神经节瘤

一、总论

(一)概念

副神经节瘤是指发生于肾上腺外自主神经系统副神经主细胞含有丰富血管的肿瘤,可分为交感神经和副交感神经两类。头颈部副神经节瘤主要起源于颈动脉体、颈静脉孔、迷走神经等头颈部各处的副神经节,根据肿瘤的部位不同而命名,分别称为颈动脉体瘤、颈静脉球瘤、鼓室球瘤和迷走神经节瘤等,文献报道大约80%头颈部副神经节瘤发生在颈动脉体和颈静脉球,位于迷走神经者约占5%。亦可发生于耳、喉、鼻腔等部位。

(二)概述

头颈部副神经节瘤具有化学感受功能,以颈动脉体瘤最多,其次为迷走神经节瘤,喉部发生极少见。头颈部副神经节瘤在临床上少见,据统计,头颈部副神经节瘤占该肿瘤发生率的3%,占头颈部肿瘤的0.6%,全部肿瘤的0.03%。大多数病变为良性,术后病理见细胞呈明显异型性,包膜外广泛浸润诊断为病理恶性,但这些病变临床上多无局部及远处侵犯,预后良好;如出现淋巴结转移、周围器官受侵或远处转移时,诊断为临床恶性,此类病变预后不良。大多表现为生长缓慢的无痛性肿块,少数病例为多中心发生,有些有家族史。

(三)发病机制

副神经节瘤是在胚胎发育过程中,由神经嵴细胞分化、聚集后形成的一组对体内血氧、二氧化碳分压和pH值均非常敏感的化学感受器,它可发生于副神经节的胚胎移行通路,从颅底到盆底。

(四)病理学

1.组织学

瘤细胞排列成界限清楚的特征性的巢状结构(Zellballen结构)或条索状、腺样结构,由纤细的纤维血管间质包绕,胞浆含嗜碱性或双色性颗粒,胞核大小不一,可出现巨核及奇异型核,但核分裂不易见到。

2.免疫组化特点

同一般神经内分泌肿瘤,神经内分泌标记物如CgA、Syn、NSE、NF等阳性,CK多阴性,支持细胞S-100阳性。

3.良恶性判断

副神经节瘤的组织形态与生物学行为的不一致性较高,目前提倡以"肿瘤发生转移"作为判断恶性的唯一可靠指标,而肿瘤大小、坏死,核的异型、核分裂,卫星结节,局部包膜及血管侵犯都只能作为可疑恶性指征。

(五)临床表现

颈部副神经节瘤患者常表现为颈侧无痛缓慢生长

肿块。分泌儿茶酚胺的功能性副神经节瘤文献早有报道,但临床少见,其发病率仅占副神经节瘤的1%~3%。

(六)检查

头颈部副神经节瘤多为非特异性,血供丰富,随着肿瘤不断增大,后期可侵犯和破坏周围结构。肿瘤其特定的解剖位置及富血供这一特点,使影像学对于肿瘤的诊断具有重要的意义。B超可清楚显示该肿瘤供血丰富,颈内、外动脉的走行改变。B超价格低廉,简便易行,可作为初步的筛查手段。更加详细的信息则需进一步检查。

CT检查是一种有效的方法,CT显示,副神经节瘤呈圆形或类圆形,增强扫描多呈均匀性显著强化。

由于肿瘤与颈部血管关系密切,血管造影检查具有极其重要的临床价值,可为肿瘤诊断、术前准备、危险评估及手术方案的制订提供依据。DSA是检查与血管有关的肿瘤的重要手段,其血管造影效果肯定,成像清晰、细小血管显影良好,具有较高的血管分辨率,可清晰显示病灶与颈部大血管的关系及主要供血来源。另外,DSA清楚显示颈动脉体瘤典型性特征,同时DSA在观察Willis环及颅脑血管侧支循环等方面具有明显的优势。DSA可提供一个动脉"地图"以识别肿瘤血供和血流动力学。由于多发病灶易被忽略和漏诊,对双侧颈部、颅底、颞骨、中耳、纵隔及肾上腺进行全面检查是必要的。DSA是诊断的金标准,但是此方法为有创检查,有造成患者脑血管栓塞出现偏瘫的可能,现在已逐渐被其他无创检查所代替。

64-MSCTA不仅可立体显示肿瘤形态,生长方向,并且可通过三维图像旋转功能,任意角度生动立体地反映病灶的形态及与颈部血管的关系。颈静脉球瘤位于颅底,从血管造影看,肿瘤的滋养血管来自颈外动脉,肿瘤将颈内动脉推移向前方,并包绕颈内动脉。同样,64-MSCTA生动立体地显示颈动脉体瘤的特征性影像学表现。而迷走神经副神经节瘤主要是推移颈动脉移位。故有人认为就头颈部血管成像方面,多层螺旋CT血管成像结果毫不逊色于DSA。且CTA具有操作简便、费用低、相对风险及痛苦性小等特点。

(七)诊断

头颈部多发性副神经节瘤罕见,人们往往对其缺乏认知,且其部位深在、隐蔽,不易发觉,早期诊断较困难。临床上遇到以搏动性耳鸣或听力下降为主的可疑病例,应尽早进行影像学检查。

(八)鉴别诊断(病理学方面)

1.类癌

细胞较小,体积和形态相当一致,呈多边形或立方形,排列为比较一致的团块状、条索状、小梁状,并见菊形团,呈浸润性生长,CK(+),而副神经节瘤细胞体积大,巢状分布,间质有丰富血窦,NSE(+)。

2.腺泡状软组织肉瘤

曾被称为恶性非嗜铬性副节瘤,形态与腺泡型副神经节瘤非常相似,但肿瘤细胞体积大,巢中央细胞排列松散,核更具异型性,核仁明显,肢体多见,多数表达CK、EMA、Vim等,不表达神经内分泌标记。

3.恶性黑色素瘤

部分副神经节瘤含黑色素颗粒可误诊为恶性黑色素瘤,但恶黑的组织结构多样,瘤细胞多形及异型性明显,多见明显突出的核仁,核分裂多,S-100(+),HMB45(+),神经内分泌标记阴性。

(九)治疗

1.手术治疗

因为副神经节瘤的富血管特性,不应进行穿刺和活检。头颈部副神经节瘤的主要治疗手段是手术,手术目标是完全切除肿瘤,一旦确诊应及时手术,病期越长,肿瘤与动脉粘连越密切,增加手术切除难度及损伤颈动脉的机会。手术方式的选择取决于肿瘤数目、位置、大小、扩展范围,这有赖于术前CT、MRI等正确评估。手术中仔细分离肿瘤与动脉,控制出血及保证脑组织供血是手术的关键。

2.放射治疗

本病对放疗敏感性较低,效果不如外科治疗,但安全性较大,对全身情况欠佳,不适于手术治疗者可试用。现已有报告认为放疗可使一些病变长期稳定,少数可收到使病变缩小,甚至全部消失的疗效,放射治疗剂量以40~50 cGy(4~5周)为宜。因肿瘤对放射治疗不敏感,且放疗可导致肿瘤恶变,因此只有当患者无法耐受手术时作为控制肿瘤生长的手段之一。

3.栓塞治疗

术前行肿瘤介入栓塞可使肿瘤供血减少及肿瘤缩小,从而减少术中出血量,为手术切除创造有利条件。李松奇等认为术前1天行栓塞治疗既可减少出血,又可避免栓塞治疗造成周围组织水肿,不失为一种较好的配合手术的治疗方式。对于不能手术的患者,有学者提出通过血管栓塞减慢肿瘤生长。

由于颈外动脉与颈内动脉、椎动脉之间存在吻合支,在使用液体栓塞剂时,栓塞剂可能通过吻合支而造成颈内动脉或椎动脉分支误栓而导致严重的并发症。因此,多选用大于吻合支直径的明胶海绵或真丝线段作为栓塞剂。明胶海绵具有很大的可塑性及吸水性,栓塞效果好,来源及使用方便。另外,明胶海绵于栓塞后7~10 d开始吸收,即使颈外动脉的大分支被栓塞,还可再通。因此,主张头颈部副神经节瘤的栓塞治疗采用明胶海绵作为栓塞剂,既可避免严重的并发症,也可达到术前栓塞的目的。手术应在栓塞后7 d以内施行。

栓塞后的并发症主要有:①手术区域供血动脉的皮支栓塞致术后伤口愈合困难;②下组颅神经瘫痪及休克等。邓钢等认为,在栓塞过程中,尽量超选择性插管,减少正常血管的栓塞,可减少术后伤口愈合困难的发生率;尽量选用可吸收性栓塞剂,栓塞剂的直径应大于危险吻合支的直径;栓塞过程中应缓慢注射栓塞剂,严密监测肿瘤血管的栓塞情况及有无反流,从而可避免颅神经的损害及休克等严重并发症。

总之,以往认为头颈部副神经节瘤,尤其是颈静脉球瘤的治疗一直是很棘手的问题。随着显微外科技术的发展,神经血管介入放射学的不断进步,栓塞后行手术治疗,可明显减少术中出血,缩短手术时间,减少并发症,为切除肿瘤提供了条件。目前认为,栓塞结合手术为颈静脉球瘤的首选治疗方法。因头颈部副神经节瘤多由颈外动脉分支供血,行超选择供血动脉插管注射栓塞剂可安全、有效地阻断肿瘤的供血动脉。

二、颈动脉体瘤

(一)概述

自1950年Mulligan提出化学感受器瘤这一名称后,临床病理报告逐年增加,早在1743年VonHaller就已描述过颈动脉体组织,但直到1880年Giegner首次切除颈动脉瘤,经过百余年的演变,人们对化学感受器瘤(简称为化感瘤)的认识是从早期的形态变化到生物学特征研究,经历了一个深化过程。在国内1959年黄志强首次报告颈动脉体瘤后,这方面的报告也逐年增加。颈动脉体瘤也称为"动脉体副神经节瘤",此病是公认的最典型的化感瘤之一,发病率明显高于其他化感瘤。

颈动脉体瘤生长缓慢,可长达数年,极少发生恶变。恶性颈动脉体瘤国内外文献报道极少,占颈动脉体瘤的比例,文献报告为2%~30%,多为10%。国外文献1961~2004年报道100余例转移性恶性颈动脉体瘤患者,国内1994~2004年报道25例恶性颈动脉体瘤患者。

(二)定义

颈动脉体瘤是一种化学感受器肿瘤,临床较为少见,发生在颈总动脉分叉处,以渐进性无症状颈部包块为主要临床表现。可压迫交感神经和第9~12对颅神经,食管,气管而引起Horner综合征、声嘶、呛咳、伸舌偏移、舌肌萎缩、吞咽或呼吸困难等症状。因其部位特殊,血管丰富,损伤或被迫结扎颈内动脉从而易引起偏瘫、失语等严重并发症,手术难度大,风险高,死亡率高。

(三)发病机制

对此病的病因不清,但Arias-Stella等发现,高原动物颈动脉体主细胞有不同程度的增生,颈动脉体重量和体积明显增加,发展到颈动脉体瘤的程度Saldnan等报道,居住在高原的秘鲁人颈动脉体瘤发病率10倍于居住海平面的秘鲁人,而且观察到增加的颈动脉体的体积、重量和减少的主细胞内分泌颗粒与高原慢性缺氧刺激有关。Lack也发现,发绀性先心病大多有颈动脉体增大,故Reberson等认为颈动脉体增生是慢性缺氧长期作用于靶组织所引起,颈动脉体在增生基础上发展为颈动脉体瘤,提示了颈动脉体瘤发生与环境因素有关。Perchett报道7例颈动脉体瘤同时发生嗜铬细胞瘤,说明颈动脉体瘤常伴随其他肿瘤的发生而发生。

(四)临床表现

颈动脉体瘤生长缓慢,初发现时多为颈侧有无疼痛性的包块,患者一般无自觉症状,肿瘤可循动脉壁发展,逐渐包绕颈总动脉分叉部,颈内、外动脉与动脉外膜紧密粘连,并向颅底咽侧、颌下生长,压迫颈内静脉、迷走神经、舌下神经、舌咽神经和交感神经,出现颅神经受压或呼吸吞咽不适、昏迷、声音嘶哑等症状。颈动脉体瘤呈圆形或卵圆形,质硬韧,可向左右活动,不能上下活动,血管丰富者可有传导性搏动和震颤,压迫颈总动脉后肿块可略缩小。本病多数为良性,少数为恶性可能。因手术困难,术后并发症多。

功能性颈动脉体瘤,症状除颈部肿物外,尚有持续性高血压,压迫肿物时血压骤升,头痛、多汗、心悸,血浆及24 h尿中儿茶酚胺含量明显升高。

Shamblin将颈动脉体瘤分成3型:Ⅰ型是局限性肿瘤,易于切除;Ⅱ型肿瘤附着并部分包绕血管,手术切除困难;Ⅲ型肿瘤完全包绕血管,需行血管移植术才能切除肿瘤。

(五)特殊检查

1.颈动脉造影DSA是诊断本病必不可少的重要检查,可了解颈动脉通畅程度和脑侧支循环是否良好等情况,有助于制定手术方案,凡造影显示病变规则地局限在颈动脉分叉内而颈动脉外形正常者提示肿瘤可切除,无需进行颈动脉重建术,如果瘤体已越出移位的颈内、外动脉边界,则表示瘤体已将颈动脉包绕,术前应做颈动脉重建准备。造影显示颈内、外动脉管腔"不规则"者提示肿瘤有恶性可能,应做根治性切除的准备。

2.多项无创伤性检查的临床应用。诸如放射性核素、血管扫描、B超、数字减影血管造影、X线诊断、CT以及MRI等手段均已广泛应用于颈动脉体瘤的临床诊断,颈动脉体瘤,B超特征是颈动脉及分叉部明显增宽,常被肿块包绕,血供极为丰富。B超还可揭示颈动脉分叉处有无动脉粥样斑形狭窄。

(六)诊断及鉴别诊断

颈动脉体瘤是头部较常见的一类肿瘤,位于颈动脉三角区前上方颈总动脉分叉处,胸锁乳突肌深面,颈动脉体瘤术前诊断较困难,易误诊为颈动脉瘤、颈部结核、恶性淋巴瘤或转移性肿瘤等,文献报道误诊率高达41%~51%。

彩色多普勒B超对颈动脉体瘤的诊断有重要价值。颈动脉体瘤的CT影像主要为颈动脉分叉处圆形及类圆形软组织影,肿块位于颈内、外动脉之间,将颈内、外动脉撑开。

(七)治疗

1.手术治疗

因颈动脉体瘤血管丰富,极易出血,而出血后很不容易控制,所以多年来治疗中最棘手的问题是如何处理肿瘤和颈动脉的关系,术后可能出现严重的脑部并发症。虽然近年来对颈动脉体瘤的手术治疗结果令人满意,但仍存在一些不容忽视的问题,如手术中的神经损伤并发率仍较高。彻底切除肿瘤是治疗本病的

最理想的方法,但是此类肿瘤所处位置结构复杂,病变多呈浸润性生长,病程长,肿瘤血运丰富,很难达到完全切除肿瘤的目的。

(1)术前准备

颈动脉压迫锻炼是重要的术前准备,有利于术中、术后脑供血的代偿,减少术后脑缺血并发症发生的概率。对于肿瘤与颈动脉关系密切、包绕或粘连颈动脉,不能确定在术中完全保全颈动脉的病例,为了减少手术的危险性,术前均要行颈动脉压迫训练,以促进大脑血管侧支循环的建立。手术的术式根据肿块的位置有所不同,但是手术视野清晰,术中操作仔细、严谨,尽量保护颈动脉等是手术成功的关键,不能随意牺牲颈动脉。术前准备主要包括颈动脉压迫训练和确认侧支循环是否建立。颈内动脉供应脑组织85%的血流,结扎或切除颈总动脉和颈内动脉主要危险是可能导致严重脑缺血、脑水肿、偏瘫、失语乃至死亡。研究表明,间断阻断颈总动脉后大脑对缺血可逐步耐受,Matas试验可促进患侧脑动脉侧支循环的建立。由于术前难以准确估计颈动脉体瘤切除术中能否分离、保留颈总和颈内动脉,若无法分离,需将一段颈总动脉或和颈内动脉与肿瘤一并切除,故术前做颈动脉压迫训练,以期建立大脑的侧支循环。

检测侧支循环是否建立的方法和指标很多,训练前后的健侧颈动脉造影、脑电图、脑血流图、多普勒超声等方法观察有利于客观、综合地评估。压迫前后双侧颈总动脉造影,压迫患侧颈总动脉做健侧造影,观察大脑前后动脉有无交通支,试验有助于估计颈总动脉永久性结扎的预后及结扎的可行性。实践证明,颈动脉压迫训练是有效的,也是值得肯定的,特别是对于一部分病例因肿瘤范围大、切除动脉长度过长或者肿瘤波及颅底无法进行任何一种形式的血管修复时,术前进行确实可靠的颈动脉压迫训练更有重要临床意义。

手术切除的困难愈大损伤颈动脉的可能愈大。颈动脉体瘤的手术方法有以下几种:①瘤体剥离一般主张诊断明确后应尽早手术,病程愈长,与动脉的粘连愈紧密,从而增加手术困难。病变早期,瘤体在颈动脉外鞘内生长,但与颈动脉的粘连不甚紧密,容易分离切除。②颈内动脉结扎术,由于病程太长或肿瘤已恶变,肿瘤已与颈内动脉紧密粘着,勉强剥离,可能损伤颈内动脉,从而把颈内动脉远端结扎,近端颈内动脉与部分颈总动脉连同肿瘤一并切除。

(2)术中注意

手术中肿瘤与各段动脉壁之间粘连程度并不完全

相同:分歧部粘连最紧,颈外动脉次之,颈内动脉最轻。解剖分歧部时有时可见从分歧部向肿瘤发出的滋养血管,因此张艳建议分离瘤体按以下顺序进行:切断颈外动脉远段→分离颈总动脉→切断颈外动脉近段→分离颈内动脉→分离分歧部。将分歧部分离放在最后,在分离分歧部之前,应充分做好阻断血流及修复血管的准备,此点是手术成败的关键。如肿瘤与分歧部粘连甚紧,确难分离时,根据具体情况,决定是否切除动脉分歧部。本病甚少恶性,切除分歧部后所造成的危险性远远大于肿瘤本身的危害性。如无充分把握,宁可残留少量瘤组织,争取保留分歧部。

颈内动脉和颈总动脉修补术:颈动脉体位于血管中膜与外膜之间,较小体积的肿瘤一般只在颈动脉分叉深面与颈总动脉或颈内动脉粘连较紧,多可完整切除肿瘤。即使剥破血管,修补也比切除血管、吻合血管、重建血管安全。手术方法,经过Matas试验,Willis环建立的病例可耐受阻断单侧颈动脉血流40 min;局麻下在肿瘤部位的上下端的颈总动脉和颈内动脉各上血管夹,同时阻断颈外动脉相关分枝;在40 min内沿颈动脉壁表面分离肿瘤到颈动脉分叉处;将肿瘤连同颈动脉体一并切除;颈动脉破损处用5-8/0无创缝线做血管壁外翻间断缝合;用胸锁乳突肌瓣骑跨包缝颈动脉分叉以加强修补。尽量避免颈动脉的切除、吻合、重建及颈内动脉和颈总动脉的修补术以减少颅脑并发症的发生。

(3)局麻的安全性

局麻下直接钳闭颈总动脉监测脑血管代偿情况对估计手术的安全性是非常有效的。如肿瘤较小,手术可显露和控制肿瘤上下的颈内动脉和颈总动脉,局麻手术也非常安全。本组有3例局麻下完成手术,3例局麻下阻断颈总动脉40~50 min,后改为全麻,这样阻断颈动脉时,患者神志清醒,可随时反映出脑缺血的一些症状,便于掌握阻断颈总动脉的时间,尤其对于术前颈动脉造影侧支循环建立不确实的病例更有意义。解决了全麻下意识丧失对术中可能发生的脑部并发症或偏瘫难以监护的缺点。

2.介入栓塞技术的术前应用

介入放射治疗学赋予外科治疗新的内涵,术前1天选择性颈动脉体瘤滋养血管的栓塞,减少了术中出血,缩短了手术时间,提高了肿瘤切除率。

3.预后

颈动脉体瘤及迷走神经体瘤若能将病变全部切除,预后良好。

二、颈静脉球瘤和鼓室副神经节瘤

(一)概述

鼓室副神经节瘤(简称鼓室副节瘤)又称为鼓室球瘤,是起源于鼓室内副神经节细胞的少见肿瘤。肿瘤小、部位深、隐匿,临床症状不典型,术前容易误诊漏诊。肿瘤血供丰富,如术前准备不充分,易引起大出血。少数具有内分泌功能者,容易引起麻醉意外危及生命。

(二)流行病学

鼓室副神经节瘤绝大多数为生长缓慢的良性肿瘤,仅2%~4%为恶性,可转移至颈部淋巴结、肺、肝等。好发于女性,男女比率为1:6~1:4。多为非功能性肿瘤。可为散发性或家族遗传性,家族遗传性约占10%,多中心副节瘤在散发病例中占10%~20%,而在家族性病例中占80%。鼓室副神经节瘤者应全面检查,避免漏诊,以防手术麻醉意外。其更易发生于右耳,这可能与右侧颈静脉裂比左侧高且大有关。

(三)发病机制

鼓室副节瘤沿着Arnold神经和Jacobson神经走行分布。鼓室副节瘤起自舌咽神经鼓室支 (Jacobson神经),可发生于神经走行的区域,包括面神经管、下鼓室,但最常发生于鼓岬部的黏膜。舌咽神经鼓室支(Jacobson神经)起自舌咽神经下神经节,也叫岩状神经节(petrous ganglion),通过岩小窝(fossulapetrosa)、鼓室小管(tympanic canaliculus),即位于颞骨岩部下面边缘颈动脉管和颈静脉窝之间的分隔小管,到达鼓室内,并分支形成鼓室丛分布在鼓岬部。Arnold神经是迷走神经的另一分支,起自颈静脉孔的后部,通过颈静脉窝外侧壁的乳突小管进入鼓室内。

鼓室体副神经节瘤外观与血管肉芽组织相似,色深红,质较脆,易出血。镜下副神经节组织具有3个基本特征:副神经节多位于毛细血管丰富的疏松间质内;有上皮样主细胞及外绕的支持细胞构成;间质内尚有神经纤维、Schwann细胞等。

(四)临床表现

颈静脉球瘤患者早期表现有搏动性耳鸣和进行

性听力减退,球瘤起源在颅底颈静脉球附近,由于不断生长,常引起颅神经Ⅶ~Ⅻ机能障碍和进一步骨质破坏。

鼓室副节瘤典型临床症状为搏动性耳鸣伴或不伴听力下降,但也可出现其他症状,使临床诊断困难。如耳痛、耳流脓、流血性分泌物,甚至面瘫等症状,耳镜检查由于分泌物多,耳内结构无法窥视,而被临床误诊为慢性中耳炎、胆脂瘤等其他疾病,需引起重视。这类患者应尽早接受影像检查,帮助诊断。

郑少燕等报道的1例恶性鼓室副节瘤,术后复发并出现颈部淋巴结、双肺部及脊髓、脊膜转移。因此,鼓室副神经节瘤与其他肿瘤一样,应早期诊断早期治疗。对于耳鸣、听力下降、耳流脓等患者,临床诊断不明时,应进一步行影像学检查,协助诊断,以免延误诊治。

(五)检查

颈静脉球瘤平扫呈等密度或不均匀质地,增强后呈高密度,颈静脉孔扩大。如果周围组织破坏,CT可显示以颈静脉孔为中心的颅底骨质破坏。

小的鼓室副神经节瘤通常位于中下鼓室、鼓岬上,大小仅数毫米,随着肿瘤的生长,肿瘤充满鼓室,呈铸形,甚至超出鼓室,向周围结构浸润和侵犯。根据肿瘤的位置和侵犯范围,肿瘤可大数厘米甚至超过10 cm。

(六)CT和MRI表现

由于副节瘤为富血供肿瘤,术前活检为禁忌证,因此CT和MRI检查在鼓室副节瘤的术前诊断起重要作用。

CT可了解肿瘤的骨质破坏情况、病变范围等。

Ⅰ期:鼓室副节瘤通常较小,为局限在中下鼓室内,表现为鼓岬边缘呈扇形改变的中等密度软组织肿块,较均匀,增强扫描可见中度均匀强化;听小骨受推压移位,鼓室各壁尚完整。Ⅱ期:鼓室副节瘤表现为软组织肿块充满鼓室,引起鼓膜隆鼓,可引起听小骨破坏、移位,并有鼓室底板破坏。Ⅲ期:肿瘤充满鼓室和乳突,骨质破坏不明显。Ⅳ期:表现为颞骨岩部、乳突部不规则溶骨性骨质破坏,边界不清;肿瘤向外耳道发展,表现为外耳道内软组织肿块影;向前、上累及中颅窝、颈动脉岩内段、海绵窦段;向内前通过咽鼓管蔓延,表现为鼻咽部肿块,向后累及面神经、前庭窝神经,通过颈静脉孔进入后颅窝等;向下

累及腮腺等结构。

Ⅰ期肿瘤小时,CT如层厚较厚容易漏诊,如合并出血时可能仅表现为积液,小结节可能被掩盖。由于CT软组织分辨差,颞骨CT高分辨扫描时软组织肿块、出血、积液、肉芽肿等难以区分,Ⅱ、Ⅲ期肿瘤易误诊为中耳炎,尤其是部分病例有流脓、流血时更易误诊。Ⅳ期骨质破坏明显,可能误诊为胆脂瘤型中耳炎或其他恶性肿瘤等。

MRI表现:由于鼓室球瘤为富血供肿瘤,增强扫描肿瘤明显强化,有利于诊断。MRI具有高的软组织分辨力,有利于观察细微病变,提高病变的检查率。增强扫描肿瘤明显强化。Ⅰ、Ⅱ期的肿瘤较小,T1WI及T2WI均呈均匀等信号,增强扫描呈显著强化。复发的肿瘤表现类似。文献报道起源于Arnold的鼓室副节瘤常容易并发颈静脉球瘤,这或许与肿瘤沿着神经扩展有关,而不一定是多中心起源。

Jackson将其分为4期。局限在鼓室内小结节为Ⅰ期,肿瘤充满鼓室为Ⅱ期,充满中耳腔并长入乳突者为Ⅲ期,如果肿瘤超出鼓室累及周围其他结构时为Ⅳ期。肿瘤的形态:Ⅰ期肿瘤多为类圆形,Ⅱ、Ⅲ期多在鼓室内呈铸形生长,Ⅳ期肿块呈球形。肿块分叶明显,肿瘤越大,分叶越明显。

(七)诊断与鉴别诊断

1.诊断

鼓室副神经节瘤血供丰富,邻近或侵及大血管,如术前评估不足,往往会造成术中大出血,因此术前诊断非常重要。鼓室副神经节瘤具有典型临床症状和体征,如搏动性耳鸣并听力下降,耳镜发现有紫红色肿块患者,应高度怀疑本病可能,CT和MRI的检查可以进一步确定诊断和显示肿瘤侵犯范围及肿瘤与周围重要结构、颈内动脉、颈内静脉关系。对临床症状不典型者,耳镜观察不清者,CT和MRI检查可帮助确定诊断,尤其是MRI检查。鼓室副神经节瘤CT和MRI表现具有一定的特点,如鼓室内肿瘤富血管的结节或肿块,增强扫描明显强化。MRI上肿块内可见多量的小条状流空血管影,具有典型"盐和胡椒征"表现可以明确诊断。

随着免疫组织化学的发展,为本病的正确诊断提供了有力的帮助。神经元特异性烯醇化酶(NSE)是神经元和神经内分泌细胞所特有的一种酸性蛋白酶,嗜铬粒蛋白A(CgA)是神经内分泌细胞分泌的一种特异性蛋白,多在神经内分泌肿瘤中有表达,此两者可作

为副神经节瘤主细胞最敏感的标志物。S-100蛋白是一种酸性钙结合蛋白,主要存在于中枢神经系统各部的星状神经胶质细胞的胞液中,主要用来标记支持细胞标记,故借助免疫组织化学技术可提高病理诊断的准确性。外耳道肿物通过病理免疫组织化学可帮助明确诊断,但是实际情况不易取活检,此时则主要依靠CT和MR影像帮助诊断。

2.鉴别诊断

(1)高位颈静脉:属先天性变异,颈静脉窝内容纳颈静脉球,颈静脉球向上隆起与鼓室下壁毗邻,二者间仅隔有一层骨板。颈静脉球有内移、外移、高位等解剖变异,正常颈静脉窝不超过蜗窗水平。高位颈静脉在CT中可颈静脉窝扩大,内见软组织密度影,颈静脉窝边缘骨质光滑,无骨质破坏,采用动态CT增强扫描或行颈静脉造影可明确诊断。

(2)中耳癌:可原发于中耳也可继发于外耳道或鼻咽部等。大多数有慢性中耳炎的病史,以鳞状细胞为多见。表现为外耳道出血或有血性分泌物,常伴有面瘫、眩晕,晚期可侵犯第Ⅴ、Ⅶ、Ⅹ、Ⅺ、Ⅻ颅神经而引起相应症状,并可向颅内转移。检查可见肉芽,质脆易出血。单纯CT平扫,由于颞骨CT平扫,软组织密度小结节,与慢性炎症的肉芽肿、液体分辨不清,鼓室内Ⅰ、Ⅱ及Ⅲ期CT亦误诊为中耳炎、胆脂瘤、肉芽肿。尤其是鼓室副节瘤合并中耳炎、出血,小结节被掩盖,此时应行增强扫描或MRI检查有助于鉴别。而薄层、3D容积扫描可提高其发现微小病变的敏感性。Ⅲ型和Ⅳ型鼓室副节瘤CT表现为乳突及岩部不规则骨质破坏及软组织肿块影时,易误诊为中耳癌等恶性肿瘤,增强扫描两者可鉴别。中耳癌肿瘤中心坏死明显、静脉注射对比剂后多为边缘强化,而鼓室副节瘤血管丰富、坏死少,增强扫描显著强化。由于MRI软组织分辨率高,MRI征象有一定特点。因此,鼓室球瘤应首选MRI检查,提高术前诊断的敏感性和准确率。

(3)胆固醇肉芽肿:胆固醇肉芽肿是由于引流受阻与颞骨气房细胞之间换气不足引起的机体对胆固醇结晶和破裂红细胞血铁异物刺激的巨噬细胞反应。耳镜检查可见鼓膜呈淡蓝色或棕褐色耳溢液,患者多有耳闷胀感,伴耳鸣及听力下降。CT影像学检查可见乳突气房模糊,鼓室内可见无特异性、无增强的软组织阴影,难以与副神经瘤、胆脂瘤等鉴别。而通过其在MR的T1和T2加权均可表现为高信号强度可相鉴别。

(八)治疗

1.颈静脉球瘤的治疗

(1)手术治疗:颈静脉球瘤位置较高,位于颅底,手术切口采用T形切口,为了手术视野清晰,术中可行下颌骨角部锯开,以充分暴露肿瘤。值得一提的是由于颈静脉球瘤位置高,对于肿瘤与颈内动脉粘连严重的患者,促使颅脑血管侧支循环的建立尤为重要,因为一旦颈动脉不能保全而切除颈内动脉,局部血管重建非常困难。

(2)放射治疗:颈静脉球瘤分类按Fisch提出的方法分为A、B、C、D 4型。对部分晚期肿瘤,尤其是D型病例,近年有人提出立体定向放射治疗,Foote等报道25例颈静脉球瘤患者经受过立体定向放射处理,在平均随访37个月之后,所有患者肿瘤均未生长。但副神经节瘤本身生长缓慢,对其疗效评价需通过长期随访研究。对于大多数颈静脉球瘤,血管栓塞可减少术中出血,应在术前72 h内完成。但对颈动脉体瘤和迷走神经节瘤是否予以栓塞,仍有争议。

(3)栓塞治疗:有报道在术前行肿瘤介入栓塞可使肿瘤供血减少及肿瘤缩小,从而减少术中出血量,为手术切除创造有利条件。李松奇等认为术前1天行栓塞治疗既可减少出血,又可避免栓塞治疗造成周围组织水肿,不失为一种较好的配合手术的治疗方式。对于不能手术的患者,有学者提出通过血管栓塞减慢肿瘤生长。

颈静脉球瘤的供血动脉主要来自颈外动脉分支,如咽升动脉、耳后动脉、枕动脉。当肿瘤侵犯后颅凹、硬膜外时,椎动脉之脑膜支参与供血;如肿瘤破坏硬脑膜生长入后颅凹内,小脑后下动脉及前下动脉也可参与供血;若肿瘤向上生长侵犯斜坡,颈内动脉脑膜垂体干之脑膜支参与供血。根据肿瘤的供血动脉及染色范围,可明确确定肿瘤的部位、大小、侵犯范围。

2. 鼓室体副神经节瘤的最佳治疗方法还存在一定争议,放疗外科学使用外线束治疗该肿瘤被认为是安全有效的新方法。手术切除也是一种选择,但它可能带来较多的并发症,充分做好术前的准备,如术前介入栓塞,以减少术中出血,确保术野清晰,对提高治愈率有一定作用。放疗是化学感受器瘤的常用治疗手段,特别适用于鼓室内、颈静脉球的肿瘤,有岩骨、枕骨、颈静脉窝破坏或出现颈静脉窝综合征的患者,放疗也是化学感受器瘤的有效治疗手段,对于有颅神经麻痹、颅底骨破坏或肿瘤邻近重要结构(如大血管)的患者，单纯放疗或术后放疗的疗效优于单纯手术，而且并发症较少。放疗后肿瘤体积稳定和临床症状好转是判定肿瘤局部控制的主要指标。目前化学感受器瘤的常用放疗剂量是45~50 Gy,1.8~2 Gy/f,推荐采用放疗计划系统进行剂量优化，以尽量降低周围正常组织并发症。

三、迷走神经副神经节瘤

(一)概述

迷走神经副神经节瘤(vagal paraganglioma)仅占头颈部副神经节瘤的5%,文献只见其个案报道。以女性患者较多，男女比例为1:2.7,高峰发病年龄为45~50岁。多数为单发性,10%~25%为多发性，可为双侧性或与其他部位的副神经节瘤同时存在。该肿瘤可位于沿迷走神经走行的任何部位，其中以颈静脉神经结和结状神经节区域最为多见。肿瘤常为非功能性，表现为上颈部缓慢生长的无痛性肿块,83%的病变位于下颌角后方，在颅底和舌骨之间，位于下颈部者罕见。

迷走神经副神经节瘤的恶性率高达10%~21%,肿瘤可发生局部侵袭和转移，经常转移至区域淋巴结，少数转移至骨骼、肺和肝脏等部位。

(二)发病机制

迷走神经副神经节瘤一般认为来自颈段迷走神经内结状节水平的副神经节细胞小团，这些副节组织分布于迷走神经下节(结状神经节)以及沿迷走神经散在分布的神经束衣或神经纤维小束间。

(三)临床表现

迷走神经副神经节瘤表现为无痛性、缓慢生长的肿块，常位于颈动脉分叉处上方，咽旁间隙内。病变在后期大约30%患者会出现迷走神经、舌下神经、副神经和舌咽神经等颅神经的受累征象，最常见的症状是:声带麻痹、声嘶、舌运动无力或由于迷走神经损伤所致的吞咽困难。约25%的患者伴有颈部交感链的压迫或侵犯，出现霍纳综合征。功能性肿瘤可分泌过多的儿茶酚胺产物，引发阵发性的高血压，并可有易怒、心悸等表现。如为恶性迷走神经副神经节瘤，可观察到附近肿大的淋巴结，位于颈静脉孔区者可以侵犯邻近的斜坡、寰椎和中耳等骨性结构。但是来源于结状

神经节的恶性肿瘤却很少破坏颅底骨质，少数可跨过颈总动脉分叉向下发展。

迷走神经副神经节瘤的MRI表现：大多数迷走神经副神经节瘤位于上颈部的咽旁间隙，在颈总动脉分叉水平以上，呈类长圆形，轮廓有时不规则，边界则较清楚，肿瘤向上发展可到达颅底区域，甚至可经过颈静脉孔进入后颅窝，呈哑铃状，形似来源于颈静脉孔的肿瘤。位于中颈部和下颈部的肿瘤非常少见。功能性和非功能性迷走神经副神经节瘤的MRI信号无明显差别。肿瘤的信号可以均匀，在T1WI经常呈中等信号,在T2WI呈较高信号到高信号。当肿瘤较大时,信号常不均匀，可以出现液化、坏死及出血。纤维组织丰富者可以在T2WI出现低信号区。副神经节瘤的血供非常丰富，肿瘤内常有粗大的动静脉血管，当合并缓慢的血流或出血时,在MRI上经常可表现为"盐和胡椒征",该征象最初为1987年Olsen等在T2WI上描述，后来发现在T1WI和增强T1WI上也可以出现。不过，该征象一般只见于较大的肿瘤，直径小于1 cm的肿瘤一般不会出现。Gd-DTPA增强扫描后，该肿瘤早期即有快速的明显强化，因对比剂廓清很快，其强化程度迅速下降，较大的肿瘤因常有坏死和出血，强化多不均匀。

迷走神经副神经节瘤紧邻颈部大血管，应用MRA技术可无创性地观察肿瘤的血供情况及其与大血管的关系，有助于对病变的定性诊断。在MRA上，该肿瘤经常导致颈动脉向前、内或前内侧移位，并与颈内静脉分离，颈总动脉分叉则无扩大。

(四)诊断及鉴别诊断

如患者有声音嘶哑、声带麻痹或进食时呛咳、按压肿块引起咳嗽等迷走神经受累症状和体征，影像学显示颈动脉分叉以上颈内动静脉之间的占位时，则可支持确诊为迷走神经副节瘤。

应与转移癌相鉴别，术前空芯针穿刺活检有助于明确诊断。超声检查具有准确率高、无创伤及价格低的优点，但不能提供多方位的图像以了解肿物与血管的关系,CT或MRI检查与彩超检查可互为补充,CT扫描检查定位最为确切，能显示肿瘤大小、边界与毗邻脏器关系，对术前估计能否切除肿瘤有特别重要的意义，同时提示神经源性肿瘤或颈动脉体瘤。

(1)颈动脉体瘤和颈静脉球瘤(表11-1):都属于副神经节瘤，也经常出现"盐和胡椒征",但前者位于颈总动脉的分叉部，分叉的角度明显增大，肿瘤位置

表11-1 迷走神经副节瘤与颈动脉体副节瘤的主要鉴别点
参数
迷走神经副节瘤
颈动脉体副节瘤
肿瘤起源
迷走神经内的副神经节组织
颈动脉体内的副神经节组织
部位
颈动脉分叉以上
颈动脉分叉夹角内
CT或MRI表现
颈内动、静脉内、外分开
颈内、外动脉后、前分开,包绕肿瘤呈"抱球状"
声音嘶哑
术前可能有术后必定有
术前不会有,术后不应有
术中处理
需要切除迷走神经
可能需要切除颈动脉
巨检
应能见到迷走神经
可能见到颈动脉

相对较低,很少生长到颅底区域;后者在侵犯中耳和颈部之前,通常已经侵蚀了颈静脉孔,并可生长进入颈内静脉。迷走神经副神经节瘤只有很大时才会侵蚀颈静脉孔结构,颈内静脉只会受压移位,而不会被肿瘤长入。

(2)神经源性肿瘤:为最常见的颈部肿瘤,来源于颅神经或颈部的交感干,其中约半数的神经鞘瘤来源于迷走神经,肿瘤常呈卵圆形,可位于咽旁间隙,也可贯通颅底的神经通道,瘤内一般不会出现"盐和胡椒征",其强化程度也常相对较低。

(3)肿大的淋巴结:结节病、淋巴瘤和转移瘤等病变经常引起颈部淋巴结肿大,但其位于颈动脉鞘外,数目经常较多、相互分离、围绕血管分布,很少引起血管的显著推移。另外,除转移性甲状腺癌等个别肿瘤可出现"盐和胡椒征"外,淋巴结内一般不会出现血管流空信号。

(五)治疗

头颈部副神经节瘤治疗方式的选择取决于肿瘤

的大小、患者的年龄、健康状况、治疗前的症状和体征、治疗的并发症和手术的难易程度。最有效的治疗是手术切除。

与颈静脉球瘤及颈动脉体瘤相比,迷走神经副神经节瘤主要是推移颈动脉,手术分离相对容易,但注意尽量减少损伤周围组织。颈侧入路简单且能充分暴露肿瘤,适合于原发于迷走神经的副神经节瘤。手术切口一般采用颈侧斜切口,即使是多灶性发病,亦应尽量争取手术切除。

有研究显示放疗也可获得有效的局部控制,术后选择放疗可在一定程度上巩固疗效,提高远期存活率。对于无法切除的肿瘤也可采用放疗,对恶性者可辅以放疗和化疗。

预后:迷走神经副神经节瘤若能将病变全部切除,一般预后良好。

四、甲状腺、甲状旁腺副神经节瘤

(一)概述

甲状腺副神经节瘤相当罕见,所有病例均发生在女性,平均年龄48岁(9~73岁)。可能由甲状腺包膜内的副神经节细胞形成。甲状旁腺副神经节瘤见于老年患者,可能与"异位"有关。以下甲状旁腺发病更为多见。甲状旁腺位置变异较大,可发生在第4、5鳃囊器官,如胸腺、纵隔、邻近食管、大血管等处。

(二)临床表现

大多数患者表现为无症状的颈部肿块。

(三)病理

肉眼所见,典型的甲状腺内副神经节瘤界限清楚,包膜完整,灰褐色至棕褐色。平均3 mm大小。

镜检及免疫组化,与其他部位典型副节瘤一致。

(四)治疗

手术治疗是最佳方法。

(陶树东 闫朝晖)

参考文献

邓钢,黄祥龙,沈天真,等.头颈部副神经节瘤的术前栓塞治疗[J].临床放射学杂志,1997,(16)3:167-169.

段京彦,石胜军,王作刚.肺副神经节瘤误诊结核瘤1例分析[J].中国误诊学杂志,2007,7(2):296.

范螂绨,张宝麟,李涤臣.王德延肿瘤病理诊断学[J].天津:天津科学技术出版社,1999.

范钦和.软组织病理学[M].南昌:江西科学技术出版社,2003:399-408.

韩德民.头颈外科学与肿瘤学[M].于振坤主译.3版.北京:人民卫生出版社,2005:475-511.

韩月东,宦怡,激扬.迷走神经副神经节瘤的MRI诊断(附6例报告及文献复习)[J].中华放射学杂志,2006,12:1273-1275.

郝希山.肿瘤手术学[M].北京:人民卫生出版社,2008:208-219.

胡志勇,邓云特.副神经节瘤误诊3例分析[J].中国误诊学杂志,2009,10(9)30:7409.

回允中.ROSAI&AC KE RMAN外科病理学[M].9版.北京:北京大学出版社,2006:1115-1146,1326.

惠周光,肖建平,徐国镇.放射治疗化学感受器瘤1例并文献复习[J].中国神经肿瘤杂志,2004,2(2):118-120.

李树玲.新编头颈肿瘤学[M].北京:科学技术文献出版社,2002:1011-1025.

李松奇,叶财盛,林勇杰,等.超选择性动脉栓塞后手术切除颈动脉体瘤11例的体会[J].中华普通外科杂志,2002,17(4):236.

刘遗德.颈动脉体瘤采用神经阻滞的临床总结[J].中华麻醉学杂志,1997,17(10):629-630.

秦瑞峰,毛天球,顾晓明等.25例颈动脉体化学感受器瘤的手术治疗[J].临床口腔医学杂志,2003,7(19):422-424.

邱蔚六,张震康,王大章.口腔颌面外科理论与实践[M].北京:人民卫生出版社,1998:623-625.

王敏,王弘士,朱雄增.迷走神经副神经节瘤的临床病理学研究[J].中华病理学杂志,2006,(6):348-351.

汪忠镐.颈动脉体瘤的外科治疗69例分析[J].中华普通外科杂志,2002,17(1):9-12.

汪忠镐,朱预,赖钦声.颈动脉体瘤的外科治疗经验[J].中华外科杂志,1988,26(1):6-9.

乌仁套迪,础鲁.颈动脉体瘤的研究进展[J].内蒙古农业科技,2005,(3):11-12.

肖金刚,刘磊,田卫东,等.颈动脉体瘤的诊断和治疗[J].口腔医学研究,2006,22(6):639-641.

徐坚民,杜牧,李莹,等.头颈部副神经节瘤影像学诊断[J].放射学实践,2006,21(10):1003-1006.

徐欣,杨钰,陈斌,等.颈动脉体瘤的治疗——附111例手术报告[J].中国临床医学,2005,12(3):478.

荀文兴,郭庆科,邹敬才,等.数字减影血管造影在颈动脉体瘤术前的应用[J].口腔颌面外科杂志,2003,13(1):14-16.

荀文兴,邹敬才,杜娟,等.头颈部副神经节瘤64-MSCT、CTA及DSA诊断和手术治疗[J].口腔医学研究,2009,6(25):308-311.

杨智云,孙木水,钟运其.头颈少见部位副神经节瘤[J].中华放射学杂志,2005,39(4):409-412.

虞梅宁,郑肇巽.膀胱嗜铬细胞瘤临床病理分析[J].临床与实验病理学杂志,2002,18(2):222-223.

袁荣涛,郑家伟,胡宇华.恶性颈动脉体瘤#例报告及文献复习[J].中国口腔颌面外科杂志,2005,6(3):171-174.

张艳.86例头颈部副神经节瘤诊治分析[J].天津医科大学学报,2007,6(13)2:201-292,291-292.

赵福运,曾祥辉,马大权,等.颈动脉体瘤10例外科治疗经验[J].现代口腔医学杂志,1990,4(1):30-31.

郑家伟,邱蔚六,张志愿.头颈部肿瘤累及颈动脉的外科治疗[J].口腔颌面外科杂志,1998,8(2):112-113.

郑少燕,杨智云,李树荣,等.鼓室副神经节瘤CT和MRI诊断[J].中国肿瘤影像学,2009,4(2):118-122.

周树夏.颌面颈部化学感受器瘤的诊断治疗体会[J].实用口腔医学杂志,1987,3(1):3-5.

Anand VK,Alernar OO,Sanders TS. Management of the intenal carotid artery during carotid body tumor surgery [J]. Laryngoscope,1995,105(3):231.

Arslan H,Unal O,Kutluhan A,et al. Power Dopper scanning in the diagnosis of carotid body tumors [J]. J Ultrasound Med,2000,19(6):367-370.

Badenhop RF,Jansen JC,Fagan PA,et al. The prevalence of SDHB,SDHC,and SDHD mutations in patients with head and neck paraganglioma and association of mutations with clinical features[J]. J Med Genet,2004,41(7):99.

Barich F,Karnell LH,et al. National cancer data base report on malignant paragangliomas of the head and neck.[J]. Cancer,2002,94:730‐737.

Baysal BE. Hereditary paraganglioma targets diverse paraganglia [J]. J Med Genet, 2002,39:617-622.

Bikhazi PH,Messina L,Mhatre AN,et al. Molecular pathogenesis in sporadic head and neck paraganglioma [J]. Laryngoscope,2000,110(8):1346-1348.

Boedeker CC,Ridder GJ,Schipper J. Paragangliomas of the head and neck:diagnosis and treatment [J]. Fam Cancer,2005,4(1):55-59.

Boedeker CC,Ridder GJ,Schipper J. Paragangliomas of the head and neck:diagnosis and treatment,Review [J]. Fam Cancer,2005,4(1):55-59.

Braun S,Riemann K,Kupka S,et al. Active succinate dehydrogenase(SDH)and lack of SDHD mutations in sporadic paragangliomas[J]. Anticancer Res,2005,25(4):2809-2814.

Daramola OO,Shinners MJ,Levine SC.Secreting jugulotympanic

paraganglioma with venous involvement into the thorax [J]. Laryngoscope,2008,118(7):1233–1235.

Fisch V,Mattox D. Microsurgery of the Skull Base [J]. Stuttgart, Germany:Thieme Ver lag,1988,149-153.

Foote RL,Pollock BE,Gorman DA,et al . Glomus jugulare tumor:tumor control and complications after stereotactic radio surgery[J]. Head Neck,2002,24:332-338.

Foote RL,Pollock BE,Gorman DA,et al. Glomus jugulare tumor: tumor control and complications after stereotactic radiosurgery [J]. Head Neck,2002,24(4):332-338.

Giovagnorio F,Martinoli C. Sonography of the cervical vagus nerve:normal appearance and abnormal findings [J]. AJR, 2001,176:745-749.

Heis HA,Bani-Hani KE. Carotid body tumors [J]. Int Surg, 2003,88(4):226-230.

Hesselink JR,Davis KR,Taveras JM. Selection arteriography of glomus tympanicum and jugulare tumors:Techniques,normal and pathologic arterial anatomy[J]. AJNR,1981,2:289.

Horowitz M,Whisnant RE,Jungreis C,et al. Temporary ballon occlusion and ethanol injection for preoperative embolization of carotid body tumor[J]. Ear Nose Throat J,2002,81(10):536.

Isik AC,Imamoglu M,Erem C,et al.Paragangliomas of the head and neck [J]. Med Princ　Pract,2007,16(3):209–214.

Gujrathi CS,Donald PJ. Current trends in the diagnosis and management of head and neck paragangliomas[J]. Curr Opin Otolaryngol Head Neck Surg,2005,13(2):339-342.

Katie FE,Freisehlag JA. Carotid body tumors:The role of preoperative embolization. Ann Vase Surg,2001,15(2):237-242.

Kawecki A,Szutkowski Z,Bujko K,et al. Radiation therapy for chemodectomo of the head and neck region: long term results [J]. Radiotherapy,1997,16:107.

Kehagias DT,Bourekas EC,Christoforidis GA. Schwannoma of the vagus nerve[J]. AJR,2001,177:720-721.

Knight TT,Gonzalez JA,Rary JM,et al. Current concepts for the surgical management of carotid body tumor [J]. Am J Surg, 2006,191(1):104-110.

Lack EE. Tumors of the adrenal gland and extra-adrenal paraganglia In:Rosai J,ed.Atlas of tumor pathology [M]. Wanshington DC:AF IP,1997:355.

LaGuette J,Matias-Guiu X,Rosai J. Thyroid paraganglioma:a clinicopathologic and immunohistochemical study of three cases [J]. Am J Surg Pathol,1997,21:748-753.

Larson TC,Reese DF,Baker HL Jr. Glomus tympanicum chemodectomas:radiographic and clinical characteristics [J]. Radiology,1987,163:801-806.

Lawson W. Glomus bodies and tumors [J]. N Y State J Med, 1980,80:1567-1575.

Lawson W. The neuroendocrine nature ofthe glom us cells:an ex-

perim ental ultrastrctural,and histochem ical tissue culture study [J]. Laryngoscope,1980,90(2):120.

Liapis CD,Evangelidakis EL,Papavassiliou VG,et al. Role of malignancy and preoperative embolization in the management of Carotid body tumors [J]. World J Surg,2000,24 (12): 1526-l530.

Li G,Chang S,Adler JR Jr,et al.Irradiation of glomus jugulare tumors:a historical perspective [J]. Neurosurg Focus,2007,23 (6):E13.

Luna K,Rascon M,Villavcencio V,et al. Carotid body tumors:review of a 20-year experience [J]. Oral Oncol,2005. 41(1): 56-61.

Martin N,Sterkers O,Mompoint D,et al.Cholesterol granulomas of the middle ear cavities:MR imaging [J].Radiology,1989,172 (2):521-525.

McCluggage WG,Cameron CH,Brooker D,et al. Paraganglioma: an unusual tumour of the parathyroid gland [J]. J Laryngol Otol,1996,110:196-199.

Mhatre AN,Li Y,Feng L,et al. SDHB,SDHC,and SDHD mutation screen in sporadic and familial head and neck paragangliomas[J]. Clin Genet,2004,66(5):461-466.

Michael T.Levy,John T.Braun,Marjorie Pennant,et al. Primary Paraganglioma of the Parathyroid:A Case Report and Clinicopathologic Review[J]. Head and Neck Pathol,2010,4:37-43.

Murphy TP,Brackman DE . Effects of preoperative embolization on glomus jugular tumors[J]. Laryngoscope,1989,99:1244.

Neto ME,Vuono IM,Souza LR,et al. Tympanic paraganglioma: casesreports[J]. BrazJ Otorhinolaryngol. 2005,71(1):97-100.

Olsen WL,Dillon WP,Kelly WM,et al. MR imaging of paragangliomas[J]. AJR,1987,148:201-204.

PACHECO-OJED A L. Malignant caro tid body tumor:report of three cases [J]. Ann OtolRhinol Laryngol,2001,110:36-40.

Phi Persky MS,Setton A,Niimi Y,et al. Combined endovascular and surgical t reatment of head and neck paragangliomas-a team approach [J] . Head Neck,2002,24:423-431.

Pllip K,Alessandra R,David M,et al. Paragangliomas of the head and neck [J]. Oral Oncology,2004,40(6):563–575.

Pollock BE. Stereotactic radiosurgery in patients with glomus jugulare tumors[J]. Neurosurg Focus,2004,15(2):17.

Rao AB,Koeller KK,Adair CF. Paragangliomas of the head and neck:radiologic-pathologic correlation [J]. Radiographics, 1999,19:1605-1632.

Rinaldo A,Myssiorek D,Devaney KO,et al. Which paragangliomas of the head and neck have a higher rate of malignancy [J]. Oral Oncol,2004,40(5):458-460.

Shamblin WR,ReMine WH,Sheps SG,et al. Carotid body tumors (chemodectoma): clinical pathologic analysis of 90 cases[J]. Am J Surg,1971,122(12):732-739.

SNIEZEK J C,NETTERVILLE J L,SABRI A N. Vagal paragangliomas [J]. Otolaryngol Clin North Am,2001,34:925-939.

Sheehan J,Kondziolka D,Flickinger J,et al. Gamma knife surgery for glomus jugulare tumors:an intermediate report on efficacy and safety[J]. J Neurosurg,2005,102(1):241-246.

Som PM,B raun IF,Shap iro MD,et al. Tumors of the parapharyngeal space and upper neck:MR imaging characteristics[J]. Radiology,1987,164:823-829.

Takayama M,Konishi K,Kishimoto C,et al. A case of cervical paraganglioma:usefulness of FDG-PET imaging and possibility of rare origination [J]. Acta Otolaryngol Suppl,2004,554:81-85.

Tasar M. Glomus tumors:therapeut ic role of select ive embolization [J] . J Craniofac Surg,2004,15(3):497-505.

Vaiavanis A. Preoperative embolization of the head and neck:indications,patient selection,goals,and precautions [J]. AJNR,1986,7:943.

Vogl TJ,JuergensM,Balzer JO,et al. Glomus tumors of the skull base:combined use of MR angiography and spin-echo imaging [J]. Radiology,1994,192:103-110.

Wang SJ,Wang MB,Barauskas TM,et al. Surgical management of carotid body tumors [J]. Otolaryngol Head Neck Surg,2000,123(3):202-206.

Weissman JL. Case 21:glomus vagale tumor [J]. Radiology,2000,215:237-242.

Yano Y,Nagahama M,Sugino K,et al. Paraganglioma of the thyroid:report of a male case with ultrasonographic imagings,cytologic,histologic,and immunohistochemical features [J]. Thyroid,2007,17:575-578.

Yumoto E,Nakamura K,Mori T,et al. Parapharyngeal vagal neurilemomas extending to the jugular foramen [J]. J Laryngol O tol,1996,110:485-489.

Zheng J W,Zhu H G,Yuan R T,et al. Recurrent malignant carotid body tumor:report of one case and review of the literature [J]. Chinese Medical Journal,2005,118(22):1929-1932.

第十二章

头颈部恶性淋巴瘤

淋巴瘤是头颈部常见的恶性肿瘤之一,有学者认为恶性淋巴瘤(malignant lymphoma,ML)为头颈部第二常见恶性肿瘤。近年来头颈部恶性淋巴瘤发病率有上升趋势,其中非霍奇金淋巴瘤(non-Hodgkin lymphoma,NHL)在头颈部的发生率远高于霍奇金淋巴瘤(Hodgkin lymphoma,HL),且早期无特殊体征,容易误诊,预后较差。现就HL和NHL的流行病学、病因学、分子生物学等方面进行阐述。

第一节　恶性淋巴瘤流行病学

恶性淋巴瘤(ML)是对淋巴系统肿瘤的统称,可分为两大类:霍奇金淋巴瘤(HL)和非霍奇金淋巴瘤(NHL)。两组又进一步分为若干亚型。ML约占美国全部恶性肿瘤的5%,居肿瘤发病率的第11~13位。HL的高发区为北美、西欧,NHL的高发区为西欧(发病率>10/10万)、美国(发病率>15/10万)及中东,中国和日本为低发区(发病率5/10万)。近年来,总的趋势是HL的发病率略有下降,NHL的发病率明显上升,尤其是在经济发达地区。城市的发病率高于农村,男性高于女性。同欧美国家相比,我国结外受侵者占全部患者的30%以上,高于欧美国家,且我国ML的恶性程度高于欧美国家。

关于HL和NHL的发病因素目前还不是很明确。流行病学调查认为,恶性淋巴瘤的发病与感染、免疫缺陷、遗传倾向有关,其他可能的危险因素包括社会经济地位、受教育程度、住所的大小及小型家庭、职业

和环境因素、饮食吸烟及血液输注等。正是由于多种因素的共同作用导致了不同阶段的免疫活性细胞分化和增殖异常,从而引起疾病。随着分子生物学技术的进步,人们对ML的复杂病因的研究取得了一些进展。然而,由于对ML尤其是对NHL的复杂病理分型、不同生物学行为、流行病学及风险因素的认识有限,导致其病因目前尚不明确。尽管如此,宿主免疫功能、感染性因素及其他环境因素的相互作用,似乎是所有ML发病的共同因素。

一、霍奇金淋巴瘤

(一)流行病学

霍奇金淋巴瘤的流行病学较为复杂,主要因地域、性别、年龄、种族不同而有所差异。总之,与发展中国家相比,在发达国家霍奇金淋巴瘤更易发,且好发于年轻女性,结节硬化型最常见。在西方国家,霍奇金淋巴瘤具有明显的年龄双峰特征,第一个峰在15~40岁,第二个峰在55岁之后。而在发展中国家,好发于男性,混合细胞型最常见,我国亦如此。第一个高峰不太明显,一般在5~15岁,第二个高峰也在55岁之后,这种流行病学特点提示第一个高峰可能与一种病毒感染因素有关。在发展中国家这种病毒感染发生较早,而在发达国家由于社会经济等多种原因使得初次感染发生延迟。中国的流行病学与西方国家是不同的,中国的发病率较低,约占所有淋巴瘤的10%,但儿童的霍奇金淋巴瘤发病率较高,占所有淋巴瘤的33%~

53%,好发于男孩。混合细胞型和淋巴细胞消减型的侵袭性较强。出现这种现象的原因至今仍解释不清楚。另外,霍奇金淋巴瘤的组织学类型也与年龄有关,如在发达国家,结节硬化型主要见于15~34岁,而在发展中国家,混合细胞型主要见于5~15岁。

(二)病因学

1.感染因素

在病毒因素方面,病毒病因学说认为,HL是感染普通病毒一段时期以后所发生的一种疾病,同时感染病因学与HL的临床特征有关,例如发热、盗汗、体重减轻和血沉增加等。

1)EB病毒(EBV):在一部分HL患者的Rs细胞中可以检测到EBV的核酸和蛋白。发展中国家EBV DNA患者的检出率比发达国家的要高,发达国家的贫穷人群和儿童HL患者EBV的阳性率与发展中国家的检出率一样。在美国和北美洲有30%的HL患者EBV核酸和蛋白(+),以及在一些发展中国家,如非洲、亚洲和拉丁美洲EBV核酸和蛋白的阳性率接近100%。但是EBV好像只与儿童和老年HL患者有关,而在年轻HL患者中很少检出。在西方国家,经典型HL患者约5%为EBV(+),结节硬化型中15%~30%为EBV(+),混合细胞型70%可检测到EBV的DNA。Alexander等认为,EBV可能是HL的转化因素,与EBV相关的传染性单核细胞增多症(infectious mononucleosis,IM)患者发生HL的危险性增加了2~3倍,IM病史与HL的发病危险性存在正相关联系[比值比(OR)=2.43,95%可信区间(CI)=1.10~5.33],而且与EBV(+)的HL呈正相关(OR=9.16,95% CI=1.07~78.31)。虽然在HL患者肿瘤细胞中可检测到EBV,但是并非所有HL患者均EBV(+),所以EBV感染只是部分HL的危险因素。

2)人类免疫缺陷病毒(HIV):在感染HIV的患者中,HL的发病率呈上升趋势。旧金山最近的一项以人群为基础的关于HIV-HL的研究发现,HIV-HL患者中90%是EBV(+)。HIV导致淋巴瘤是仅仅与普通的免疫缺陷有关,还是HIV特殊的蛋白所致,还是HIV导致的免疫失调引发的淋巴瘤目前还不是很清楚。

3)麻疹病毒(MV):有报道发现,在HL患者组织中可找到MV抗原和MV RNA。最近的关于在怀孕期间或围产期暴露于MV与HL发病的流行病学研究证实了MV和HL之间有关的假设。

2.遗传倾向

最近的一项研究分析了瑞典癌症登记处的统计数据,并与健康人群作配对比较,发现HL在家族遗传性肿瘤中位居第四。Mack等发现,在179例同卵双胞胎HL患者中有10对双胞胎同时患有HL。家族中有NHL或慢性淋巴细胞白血病病史的人群中,HL的发病危险性增加。

3.社会经济学地位

长期以来研究者发现,HL的发病率与较高的社会经济学地位有关:某人的社会经济学地位越高,患HL的危险性越大,但还没有得到确证。加利福尼亚的一项研究调查了HL各亚型的发病率与患者所在生活地区的社会经济学地位的关系,发现两者的相关性只见于年轻人(15~44岁)结节硬化型HL和白种人及西班牙男性老年人(≥45岁)的混合细胞亚型。

4.其他

HL的发病可能还与小型家庭、居住在独幢房屋、受过相对较高的教育有关,可能的机制是因为这样的人群在儿童时期患病毒感染性疾病要迟于一般人群。另外,也有报道认为男性农民是HL的高危人群,但没有证实特异的致病因素。该职业所接触的除草剂、杀虫剂和微生物可能是发病的主要因素。同样,有研究发现木工患HL的危险性增加,明确的病因尚不明了。

二、非霍奇金淋巴瘤

(一)流行病学

在美国,NHL约占年新发肿瘤病例的4%,不同于HL,NHL的年龄-发病曲线成指数上升,10岁以下相对少见,发病率在10~25岁间缓慢上升,其后开始急剧上升,55岁之后上升最为显著。

在美国,1993~1997年间,NHL的总年龄调整发病率是16/10万人年,年龄调整死亡率6.9/10万人年。以年龄分层时,各年龄组间有很大差异:65岁以下的发病率是9.3/10万人年,而65岁以上是77/10万人年。1989~1996年,年龄调整的5年相对生存率是51.6%。年轻患者生存率是55.1%,年长患者生存率是47.1%,男性发病率高于女性,男性死亡率也略高于女性。

NHL的发病率存在显著的地域差异,发达国家高于不发达国家。HL的发病率在过去的10年间基本保持稳定,但NHL的发病率在最近25年间有很大程度的上升。1973~1997年,美国的NHL发病率共增加了81%,平均每年增长3%~4%,男性每年增加3.35%,女性每年增加2.4%。同期美国NHL的年死亡率也有显著上升,男性每年上升2.0%,女性每年上升1.85%。发病率的增长一方面与诊断方法的改进有关,更多的解释是获得性免疫缺陷综合征(acquired immuno deficiency syndrome,AIDS)引起了相关淋巴瘤的增加,尤其是中枢神经系统淋巴瘤的发病率明显提高,但更加广泛的研究表明上述原因只能解释50%的发病率增加。

东南亚国家的NHL发病率相对较低,多为侵袭性或高度侵袭性淋巴瘤。外周T细胞淋巴瘤及原发结外的淋巴瘤更多。滤泡性淋巴瘤少见。我国NHL的发病率明显低于欧美国家,根据全国肿瘤研究办公室与卫生部统计信息中心公布的部分试点市县恶性肿瘤的发病情况,大城市中NHL占全部恶性肿瘤的1.5%~2%,1988~1992年发病率为2/10万~5/10万,1993~1997年发病率为3/10万~6/10万,有较明显的增加,男性发病率高于女性,各年龄组的发病率随着年龄的增加逐渐升高。

(二)病因学

1.遗传因素

对于家族中有恶性血液病史者,其NHL的发病危险性明显高于普通人群2~4倍,其他肿瘤的家族史似乎并不增加NHL的易感性。这种家族性的NHL可能与各种免疫机制异常有关,所以遗传易感性也可能是一种危险因素。

2.免疫因素

免疫抑制包括先天性免疫缺陷和后天获得性的以及药物治疗引起的免疫抑制。

1)先天性免疫缺陷:约有25%的先天性免疫缺陷患者可发生肿瘤,其中50%为NHL。

2)获得性的免疫缺陷:最好的证据是AIDS患者NHL的发病率增高。

3)自身免疫性疾病:干燥综合征患者患NHL的危险性是一般人群的40~44倍;也有报道类风湿关节炎患者的NHL发病危险性增加,其可能与免疫功能的变化有关。意大利的一项研究提出NHL的发病率增加与腹部疾病有关,例如肠炎患者NHL发病危险性略增加,这种现象同样被美国的一项研究所证实,并说明NHL的发病危险性增加了9倍,可能与肠黏膜对环境中致癌因素渗透性增加、抗原刺激、慢性增生、细胞因子的释放、免疫抑制等有关。

4)免疫抑制治疗:随着免疫制剂的发展和在组织器官或干细胞移植及自身免疫性疾病中应用的增加,NHL的发病率也增加。小肠炎患者应用免疫制剂治疗后比未使用者的发病危险性增加了5倍,比普通人群

增加了10倍。器官移植术后的人群患NHL的危险性增加了6倍。

3.感染因素

1)EB病毒(EBV):引起淋巴系统恶性肿瘤的主要病原体EBV,不仅与HL的发病有关,而且也与NHL的许多亚型有关。与EBV有关的NHL包括Burkitt淋巴瘤、淋巴瘤样肉芽肿病、NK/T细胞淋巴瘤、某些血管免疫母细胞淋巴瘤及肠道T细胞淋巴瘤等。在AIDS患者继发的NHL中,尤其是中枢神经系统淋巴瘤,绝大多数呈现EBV(+)。器官移植后的患者也容易发生B细胞肿瘤。EBV不仅见于这些免疫缺陷的人群,而且几乎100%的地方性Burkitt淋巴瘤机体中可检测到EBV。但是在地方性区域之外散发性的淋巴瘤患者中很少检测到EBV。

2)人类T细胞淋巴瘤/白血病病毒(human T-cell lymphotropic virus type 1,HTLV-1):HTLV-1可以引起人类T细胞发生瘤样转化而导致成人T细胞淋巴瘤/白血病(adult T-cell lymphoma and leukemia,ATL),是ATL的病因。但是绝大多数HTLV-1感染的个体是无症状携带者,仅1%~5%发展为ATL,如此低的发病率和相当长的潜伏期表明可能还有其他因素与ATL的发病有关。HTLV-1也与皮肤T细胞淋巴瘤(cutaneous T-cell lymphoma,CTCL)有关。大量的研究在CTCL患者的肿瘤组织样本中找到了HTLV-1相关的前病毒序列。一项在巴西东北海岸的研究,通过Southern Blot方法在一些蕈样霉菌病(mycosis fungoides)样皮肤淋巴瘤中找到了结合有HTLV-1的前病毒序列。但是,也有研究不能证实在蕈样霉菌病和干燥综合征患者中可检测到HTLV-1的序列,所以HTLV-1是否为CTCL的病因尚有争议。

3)HIV:NHL是AIDS相关性肿瘤之一。AIDS患者患NHL的危险性是普通人群的60~100倍。在旧金山,80年代,25~44岁男性NHL的发病率明显增高,与HIV流行相平行;在采取了有效的预防和保护措施及抗病毒治疗后,到90年代,HIV的感染和AIDS的发生有所下降。但是,由于长时间的免疫缺陷(因为高效抗反转录病毒治疗使AIDS患者的生存期延长),约10%的AIDS患者发生了NHL。HIV与男同性恋当中NHL发病率增加有关,所有肿瘤的标化发病率(standardized incidence ratio,SIR)是1.6(95% CI:1.4~1.8),而NHL的发病率则大幅上升(SIR=12.7,95% CI:11.0~14.6),HL的也有所增高(SIR=2.5,95% CI:1.5~3.9)。AIDS相关的NHL大部分是结外病变,几乎可以累及所有的结

外部位,且预后不佳。

4)丙型肝炎病毒(HCV):HCV感染可能是Ⅱ型原发性混合型冷球蛋白血症的致病因素。Ⅱ型原发性混合型冷球蛋白血症是一种免疫复合物介导的B细胞克隆增殖性病变。HCV与B细胞、T细胞淋巴瘤的OR值分别是6.2和16.4,可以表明HCV在淋巴瘤病因学中的作用。在意大利的B细胞肿瘤的患者中HCV的感染率为20%~40%。

5)幽门螺杆菌(HP)和空肠弯曲杆菌(campylobacter jejuni):黏膜相关性淋巴瘤(mucosa associated lymphoid tissue,MALT-NHL)是发生于淋巴结结外黏膜或上皮组织的B细胞恶性肿瘤,以胃肠道黏膜相关性淋巴瘤最常见。大量的病例-对照研究已经证实HP感染与胃的NHL(MAL Toma)发病有关。Wotherspoon等报道450例HP相关性胃炎患者,其中125例显示有淋巴组织增生,B淋巴细胞浸润上皮,具有MALT淋巴瘤的特点,同时检测110例胃MALT淋巴瘤,发现92%有HP感染。而且新近研究提示胃低级MALT淋巴瘤可以通过杀灭HP后达到完全消退。同样,与空肠弯曲杆菌有关的小肠免疫增殖性疾病,在早期可见小肠淋巴结增生肥大,在疾病的后期很有可能转变为恶性NHL。

6)最近发现鹦鹉衣原体与眶部淋巴瘤的发生有关,在这些淋巴瘤患者的肿瘤组织和外周血的单核细胞中普遍存在该衣原体的感染。对该病原体行根除性治疗的临床疗效观察结果也支持该观点,也有关于人类疱疹病毒(human herpesvirus-8,HHV-8)与NHL发病有关的报道,在所有的kaposis肉瘤和部分NHL的体内可检测到HHV-8的序列。

4.环境和职业因素

通过对各种职业和环境中可能存在的危险因素的观察分析,发现如下因素为NHL发病的危险因素。

1)染发剂:一些研究报道使用染发剂的人群是NHL的高危人群。美国在1996~2002年开展了一项以人群为基础的病例-对照研究来检验终身使用染发剂与NHL关系,发现1980年前使用染发剂的女性是NHL的高危人群(OR=1.3,95% CI=1.0~1.8);通过对所使用染发剂的类型和1980及其后才开始使用染发剂的女性的疾病类型的分析,发现那些使用持久深色染发剂超过25年的人(OR=2.1,95% CI=1.0~4.0)和使用200次以上者(OR=1.7,95% CI=1.0~2.8),其滤泡型、B细胞型和低度恶性淋巴瘤的发病危险性明显增加。到目前为止还不知道为什么只有在1980年之前开始

使用染发剂的女性的NHL的发病危险性增加,更进一步的研究需要说明上述现象是反映了过去20年染发剂的成分发生了改变,还是现在仍在使用染发剂的女性只是处于疾病的潜伏期。但也有研究不支持该观点。

2)多数研究表明农业工作者比其他职业患NHL的危险性要高,可能与他们接触除草剂、杀虫剂及某些微生物有关。由于除草剂的广泛使用,尤其是2,4-二氯苯氧基乙酸的使用,致使NHL的发病危险性增加了2~8倍。而且经研究证明接触农药的残余物也是NHL潜在的高危因素,因为这些组分是亲脂性的且可残存很长的时间。因此经过长期接触,即使接触量很小也会在体内不断蓄积,从而产生慢性毒性作用。

3)关于接触苯与NHL发病危险性之间的关系的研究大概是从1979年的一篇文章开始的。该文章认为,接触苯可以使NHL发病危险性增加,此后也有大量的研究报道接触苯可以增加NHL的发病危险性。但是最近的两项研究表明,接触苯并不能增加NHL发病危险性,而接触除苯之外的其他溶剂可以使NHL的发病危险性增加30%,并且存在剂量-效应关系。

4)激素:最近的研究发现激素替代治疗(hormone replacement therapy)与NHL 发病危险性有轻微的正相关性,是滤泡型NHL尤其是淋巴结的滤泡型NHL的高危因素,但不是弥漫型或小细胞型NHL的高危因素。无论曾经使用或目前正在使用激素替代治疗者,长时间使用均可使滤泡型NHL发病危险性增加,虽然还没有证实,但有一些证据支持该观点:除滤泡型NHL之外的各亚型发病率均是男性比女性高,而滤泡型则是男女发病率大致相等;1978~1997年美国某州的女性滤泡型NHL的发病率与乳腺癌的发病率相似,来自SEER的关于白种女性乳腺癌的发病率的数据也显示了相似的情况。可能的机制是卵巢激素,尤其是雌激素,影响到免疫机制进而影响到淋巴细胞生成。

5.生活习惯

1)饮食:Grant关于饮食结构、吸烟与淋巴瘤的研究发现,脱脂牛奶与淋巴瘤的发病危险性的关联性最强,并且经过病例对照研究和挪威的前瞻性研究所证实,发现该类NHL患者存在异常的钙代谢,从而认为从牛奶中摄入过多的钙是淋巴瘤的高危因素。但也有研究证实这种关系仅限于女性,对于男性没有意义。其他相关研究则发现老年人摄入过多的动物蛋白和动物脂肪可增加NHL的发病危险性,而通过对于385例白种NHL患者和1432例对照人群消费的30多种食

物的研究发现,男性摄入较多的维生素C、胡萝卜素、柑橘和深绿色蔬菜可以降低NHL的发病危险性,但是对于女性没有意义。同样,也有研究发现摄入较多的水果和蔬菜可以降低NHL的发病危险性。

2)吸烟:最近来自美国、欧洲和澳大利亚的关于吸烟与NHL发病危险性的研究,通过对6594例病例和8892例对照的研究发现吸烟与NHL的发病危险性存在轻微的关系(OR=1.07,95% CI=1.00~1.15),主要是与滤泡型NHL的关系密切,而且发现正在吸烟者(OR=1.31,95% CI=1.12~1.52)比曾经吸烟者(OR=1.06,95% CI= 0.93~1.22)患滤泡型NHL的OR值要高;与不吸烟者相比,吸烟者患滤泡型NHL的OR值增加了45%。另外三项病例–对照研究联合分析得出,对于妇女来说,吸烟与患NHL的危险性成正相关关系,但是没有明确的证据说明男性吸烟与患NHL的关系。

3)饮酒:一项在女性中开展的病例对照研究分析了NHL发病危险性与饮酒之间的关系,结果显示,与不饮酒者相比,每年至少饮用12瓶任何类型酒的女性,其NHL的发病危险性略微降低。进一步对酒的类型分别研究证实主要是与葡萄酒饮用量有关,且饮用量越多,危险性越小,饮用40年以上者发病危险性可降低40%。

6.其他

如紫外线照射、有输血史也被认为是NHL的危险因素。但是关于紫外线照射可增加NHL的发病危险性的研究结果并不十分一致,一般认为放射线接触不会增加NHL的发病危险性,诊断或治疗时接触的放射线也不会导致NHL,HL放疗后继发的NHL似乎也与放疗无关,更有可能是由于治疗所引起的免疫抑制所致。

第二节　恶性淋巴瘤的病理分类

一、霍奇金淋巴瘤的病理分类

1996年Rye国际会议根据病变组织学特点、淋巴细胞以及R-S细胞的数量等将HL分为淋巴细胞为主型、结节硬化型、混合细胞型和淋巴细胞消减型四个亚型。1994年修订的欧美淋巴瘤分类(Revised-European-American Lymphoma Classification,REAL分类)提出了一个新的亚型,即富于淋巴细胞的经典型HL(暂定型)。2001年WHO在这一分类基础上将HL分为结节性

淋巴细胞为主型和经典型HL,共两类五型(表12–1)。

表 12–1　HL的病理分类源

REAL分类	WHO分类
Ⅰ 结节性淋巴细胞为主	Ⅰ 结节性淋巴细胞为主型
Ⅱ 结节硬化型	Ⅱ 经典型
Ⅲ 混合细胞型	1.结节硬化型
Ⅳ 淋巴细胞消减型	2.混合细胞型
Ⅴ 富于淋巴细胞的经典型	3.淋巴细胞消减型
	4.富于淋巴细胞的经典型

(一)结节性淋巴细胞为主型

此型HL的淋巴结结构基本消失,但可以找到少数残存滤泡的情况并不少见,病变在低倍镜下呈红蓝斑状,位于淋巴细胞和组织细胞比较集中的部位,淋巴细胞和组织细胞分化基本良好,有些稍大不规则,核仁比较明显,与单核型R-S细胞变异似有移行。此型特征性的细胞为变异型的R-S细胞,称"爆米花样细胞",表达B细胞抗原(CD20+),经典型R-S细胞的抗原阴性。背景细胞主要为淋巴细胞,嗜酸性细胞、浆细胞和成熟的中性粒细胞为数不多,基本看不到纤维。这些都显示淋巴细胞为主型HL是成熟B细胞肿瘤,预后较好。结节性淋巴细胞为主型HL占HL的5%~6%,临床特点主要有:中位发病年龄30岁,青年和老年人均可发病;男性多见,男女之比为3:1或更高;肿瘤常侵犯周围淋巴结,纵隔受侵极少见;临床上病变局限,病期较早,80%的患者为临床Ⅰ期或Ⅱ期,常无B症状;单纯放疗有效,但可后期复发,15年生存期>90%;死亡率低,死亡原因主要为NHL,其他肿瘤、治疗并发症,死于HL极少见,较易转变为B 细胞NHL(2%~6.5%)。

(二)富于淋巴细胞的经典型

此型HL形态学与以结节性淋巴细胞为主型的HL相似,但R-S细胞有经典HL的形态学和免疫表型(CD30+,CD15+,CD20–),周围的淋巴细胞为反应性T细胞,此型无后期复发特点,处理上类似其他经典型HL。

(三)结节硬化型

本型HL好发于女性,发病年龄多为20~40岁,纵

隔受侵比例高,这些特点有别于其他亚型。此型HL发病率在西方国家居4个亚型之首,占50%~70%,预后相对较好。

(四)混合细胞型

此型HL病变介于淋巴细胞为主型和淋巴细胞消减型HL之间,病变组织内存在多种成分。小淋巴胞、组织细胞、嗜酸性细胞、浆细胞、中性粒细胞等易于见到,变异型单核R-S细胞数量不等,典型R-S细胞也能见到,小坏死灶、纤维化可有可无。此型HL较多见,占25%~35%,预后一般。

(五)淋巴细胞消减型

病变中淋巴细胞显著减少,低倍镜下病变淋巴结内细胞成分稀疏而呈"荒芜"图像,肿瘤细胞与其他细胞的比例高于淋巴细胞为主型和混合型HL,肿瘤细胞间变明显,R-S细胞多见,单核或多核,有时候与典型的R-S细胞及单核型R-S细胞相距甚远。背景细胞少,坏死灶和纤维化均不少见。此型HL可能与HIV感染有关,可见于老年患者和发展中国家患者,常为晚期,结外受侵,病情进展迅速,组织嗜酸性细胞增多与不良预后相关。此型HL少见,约占5%,预后差。

二、非霍奇金淋巴瘤的分类

NHL的病理分类经历了漫长的历史演变,20世纪70年代,随着免疫学的发展,认识到淋巴系统是由B细胞、T细胞和NK细胞组成的,淋巴细胞是终末分化细胞,受到抗原刺激时,可以发生增生和转化,这些淋巴细胞具有不同的生物学行为和功能。据此提出了多种NHL的分类方法。近20年来,随着对淋巴瘤认识的深化,免疫学、细胞遗传学和分子遗传学的发展发现和认识了以往未能发现的具有独特病理形态、免疫表型基因特征和临床特点的新类型淋巴瘤,因此在Kiel和WF分类的基础上提出了结合病理形态学、免疫学表型、遗传学特征、肿瘤的相应正常组织细胞来源和临床特点的REAL分类(表12-2)。

自2001年发表WHO肿瘤分类的《造血和淋巴组织肿瘤的病理学和遗传学》分册以来,我国病理医师和临床医师已广泛接受和应用这一分类作为恶性淋巴瘤诊断的标准(表12-3)。淋巴瘤病理WHO分类总的原则(2001年):①形态学是最重要的但不是决定性的;②免疫表型是必要的;③有用的分子生物学指标应被引用;④临床特征被引入一些亚型;⑤背景的正常细胞被包括入某些亚型。

WHO分类特点:

(1)WHO分类是一个将形态学、免疫表型、遗传

表12-2　WHO的2000年分类(结合侵袭程度,能更好地理解分类)		
惰性淋巴瘤	B细胞肿瘤	T和NK细胞肿瘤
	B-CLL/小淋巴细胞淋巴瘤	蕈样霉菌病
	淋巴浆细胞性淋巴瘤	成人T细胞白血病(慢性)
	滤泡性淋巴瘤(Ⅰ、Ⅱ级)	T细胞颗粒淋巴细胞白血病
	MALT型结外边缘区淋巴瘤	
	毛细胞白血病	
侵袭性淋巴瘤	B细胞前淋巴细胞白血病	外周T细胞淋巴瘤,非特异
	滤泡性淋巴瘤(Ⅲ级)	性血管免疫母细胞淋巴瘤
	套细胞淋巴瘤(MCL)	肠道T细胞淋巴瘤
	弥漫性大B细胞淋巴瘤	结外NK/T细胞淋巴瘤,鼻
	(DLCL)	型间变性大细胞淋巴瘤
	浆细胞瘤/骨髓瘤	肠变型T细胞淋巴瘤
		皮下脂膜炎样T细胞淋巴瘤
		成人T细胞白血病(急性)
高度侵袭性淋巴瘤	前B淋巴母细胞性	前T淋巴母细胞性
		伯基特淋巴瘤

表12-3 WHO造血和淋巴瘤组织肿瘤分类

B细胞肿瘤	T细胞/NK细胞肿瘤
前体B细胞肿瘤	前体T细胞肿瘤
前体B淋巴母细胞白血病/淋巴瘤	前体T细胞淋巴母细胞淋巴瘤/白血病
成熟(外周)B细胞肿瘤	成熟(外周)T细胞/NK细胞肿瘤
慢性淋巴细胞白血病/小淋巴细胞淋巴瘤	T细胞幼淋巴细胞白血病
淋巴浆细胞淋巴瘤	T细胞颗粒淋巴细胞白血病
滤泡淋巴瘤	侵袭性NK细胞白血病
套细胞淋巴瘤	成人T细胞淋巴瘤/白血病
结外黏膜相关淋巴瘤	结外NK/T细胞淋巴瘤,鼻型
淋巴结边缘带B细胞淋巴瘤	肠病型T细胞淋巴瘤
脾边缘带B细胞淋巴瘤	肝脾γδT细胞淋巴瘤
毛细胞白血病	皮下脂膜炎型T细胞淋巴瘤
精细胞瘤/浆细胞骨髓瘤	蕈样霉菌病/Sézary综合征
弥漫大B细胞淋巴瘤	原发皮肤型间变性大细胞淋巴瘤
原发纵隔大B细胞淋巴瘤	外周T细胞淋巴瘤,非特指型
血管内大B细胞淋巴瘤	血管免疫母细胞T淋巴瘤
原发渗出性淋巴瘤	原发系统型间变大细胞淋巴瘤 (T细胞/裸细胞型)
伯基特淋巴瘤/白血病	
恶性潜能未确定的B细胞增殖性疾病	恶性潜能未确定的T细胞增殖疾病
淋巴瘤样肉芽肿病	淋巴瘤样丘疹病
移植后淋巴增生病变	

学特征、临床特点相结合的分类,不同于以往依据形态学加上免疫表型特征进行分类。病理形态是分类的基础, 大多数淋巴瘤仅靠病理形态就能做出诊断:免疫表型和遗传学特征是确定每一个淋巴瘤的重要指标,是达成共识的客观依据,有助于提高诊断的可重复性,具有鉴别诊断和预后判断的辅助作用,但在淋巴瘤诊断中并非必不可少;临床特点,特别是肿瘤原发部位,是确定某些淋巴瘤的重要资料。形态学和免疫表型相同或相近的淋巴瘤, 由于原发部位不同,其临床表现和肿瘤的生物学特征不同,治疗和预后也不同。例如:边缘区B细胞淋巴瘤最常发生于黏膜相关的组织,命名为黏膜相关淋巴组织(MALT)型结外边缘区B细胞淋巴瘤。相似的肿瘤也可发生于脾脏和淋巴结,新分类根据临床、预后和分子遗传学将这几种淋巴瘤分为独立疾病。又如:原发于皮肤的间变性大细胞淋巴瘤,临床经过缓慢,可长期局限于皮肤,属低度恶性肿瘤;相同形态的间变性大细胞淋巴瘤如原发于淋巴结或其他部位,临床经过具较强的侵袭性,属高度恶性肿瘤。WHO分类将原发于皮肤和其他部位分别列为二种独立类型的淋巴瘤,临床治疗和预后均不

同。虽然定义淋巴瘤是综合考虑的结果,但在具体确定一种淋巴瘤时其侧重点有所不同。

(2)每一类型都作为独立疾病。传统上人们将淋巴瘤看作是一种或两种疾病,即淋巴瘤或霍奇金和非霍奇金淋巴瘤。而WHO淋巴瘤分类将每一类型的淋巴瘤均定义为独立疾病。这是此分类最主要的特点。现在B细胞淋巴瘤包括13种疾病,T/NK细胞淋巴瘤包括15种疾病,霍奇金淋巴瘤包括两种疾病,总共30种疾病。每一种独立的淋巴瘤都有其独自的定义,具有独特的病理、免疫、遗传和临床特征。新的分类看起来十分复杂,但在新的分类中又以下划线的形式将常见类型标出来,便于掌握。

(3)淋巴细胞性白血病和淋巴瘤为同一种疾病。传统上淋巴瘤和白血病是两种不同的疾病,现在从形态、免疫和遗传学来看,淋巴瘤和白血病是同一疾病的不同时相(瘤体期或弥散期,循环期),将它们分开纯粹是人为因素。

(4)明确细胞是起源于B细胞、T细胞还是NK(自然杀伤)细胞。

(5)将淋巴瘤分为两个主要分化阶段:发生于前

驱细胞的淋巴瘤和发生于成熟(周围)细胞的淋巴瘤。如:前驱B淋巴母细胞白血病/淋巴瘤,前驱T淋巴母细胞白血病/淋巴瘤和母细胞性NK细胞淋巴瘤。

(6)包含了淋巴瘤的发病机制及相关因素如成人T细胞白血病/淋巴瘤与人类亲T淋巴细胞病毒Ⅰ型(HTLV-Ⅰ)感染有关,鼻型T/NK细胞淋巴瘤与EB病毒(EBV)感染或遗传易感性有关,胃MALT淋巴瘤与幽门螺杆菌或遗传因素有关,伯基特淋巴瘤与EBV感染有关,滤泡性淋巴瘤与bcl-2异位有关。

(7)WHO分类的另一特点是引入亚型和变型的概念。亚型(subtype)指有独特的临床病理、免疫组织化学以及分子遗传改变的类型,是独立的实体。不同亚型在治疗上不同。而变型指在形态学上有可以识别的特点,而在临床、免疫表型和分子遗传学上无独特之处的类型,在治疗上变型与其归属的亚型并无不同。例如:弥漫性大B细胞淋巴瘤在形态学上有4个变型:中心母细胞性、免疫母细胞性、富于T细胞或组织细胞性、病变性大B细胞性;3个亚型:纵隔(胸腺)大B细胞淋巴瘤、血管内大B细胞淋巴瘤和原发性渗出性淋巴瘤。成人T细胞白血病/淋巴瘤在临床上分为4个亚型:急性、淋巴瘤性、慢性和焖燃性(smoldering)。周围T细胞淋巴瘤分2个变型:淋巴上皮样淋巴瘤和T区淋巴瘤。间变性大细胞淋巴瘤,原发全身性分2个变型:淋巴组织细胞性和小细胞性。这些形态学和临床表现等方面的差异可影响患者对治疗的反应和预后,故在分类时应注意这些变型。然而,这些差异属于同一独立疾病内的变异,不应与"不同疾病"混淆。变型和亚型解决了病理形态和临床表现之间的不一致问题,也减少了淋巴瘤的亚型,使得WHO分类能够得到临床肿瘤学家的认同。

(8)放弃了以往将淋巴瘤分为低度恶性、中度恶性、高度恶性的分级方法,WHO临床顾问委员会认为将B细胞和T/NK细胞肿瘤放在一起分成不同的预后组其目的性明确,而且可能会阻碍对某些类型淋巴瘤特殊特点的了解;同一独立疾病在分级和侵袭上存在差异,这可能影响患者的治疗和预后;将不同的独立疾病归在同一组也容易误导临床医师,认为同临床组的淋巴瘤需要用相同的治疗。例如,套细胞淋巴瘤与其他小B细胞淋巴瘤(小淋巴细胞淋巴瘤、滤泡性淋巴瘤和边缘区B细胞淋巴瘤等)归入低度恶性淋巴瘤组。最近临床研究显示套细胞淋巴瘤具有很强的侵袭性,预后差,平均存活期不超过3年,属高度恶性。又如,滤泡性淋巴瘤依据肿瘤性滤泡的多少可分为滤泡为主,滤泡弥漫混合和弥漫为主;又可按类别依据滤泡内中心母细胞的数量分为Ⅰ、Ⅱ和Ⅲ级;Ⅰ级为0~5个中心母细胞/高倍视野;Ⅱ级为6~15中心母细胞/高倍视野;Ⅲ级为多于16个中心母细胞/高倍视野;肿瘤内还可伴有弥漫大B细胞淋巴瘤的区域。这些形态学上的差异直接影响患者对治疗的反应和预后的好坏,不能简单归到某一临床分组,如滤泡性淋巴瘤中,滤泡为主型比滤泡弥漫混合和弥漫为主型的预后要好;Ⅰ级的比Ⅲ级的预后要好。

第三节　恶性淋巴瘤的分子生物学

一、霍奇金淋巴瘤的分子生物学

霍奇金淋巴瘤(HL)是造血系统肿瘤和淋巴组织肿瘤中重要的类型之一。WHO在2001年版的"造血系统肿瘤和淋巴组织肿瘤病理学分类"中突出了淋巴组织肿瘤免疫表型及遗传学特点。HL的特点是在混合性细胞浸润的组织中见到少量典型的R-S细胞,根据HL不同的细胞成分及其组织学图像,WHO分类将HL分为结节性淋巴细胞为主型霍奇金淋巴瘤(NLPHL)和经典型霍奇金淋巴瘤(CHL)两大类,这种分类反映了两类肿瘤在临床表现、生物学行为、病理形态学、免疫表型及分子生物学方面的差异。其中CHL又分为4个亚型:结节硬化型CHL(NSHL)、混合细胞型CHL(MCHL)、富于淋巴细胞型CHL(LRCHL)及淋巴细胞消减型HL(LDHL)。各亚型肿瘤发生部位、临床特点、生长方式、纤维变性与否、背景细胞成分、瘤细胞数量和(或)异型程度以及EB病毒(EBV)感染状况等方面均存在差异。

在HL的诊断和鉴别诊断中,最为有用的免疫组化标记是CD30和CD15。Reed-Sternberg细胞(R-S细胞)又称镜影细胞,双核和多核的R-S细胞是诊断HL的重要依据。对于R-S细胞,80%的病例CD15阳性,90%的病例CD30阳性。在结节硬化型和混合细胞型中,R-S细胞和Hodgkin细胞为CD45RB(LCA)阴性、CD30阳性、CD15阳性。淋巴细胞为主型的R-S细胞为CD45RB(LCA)阳性、CD15阴性、CD30阳性和CD20阳性,所以淋巴细胞为主型的HL实际上是B细胞来源的,部分病例可以在数年后转为大细胞性B淋巴瘤。

1.CHL

几乎所有病例R-S细胞CD30阳性,75%~85%病例CD15阳性,CD45通常阴性。目前认为,CD15可作为HL的预后指标,唾液型的CD15表达提示预后不良;另一预后不良的指标是CHL出现bcl-2表达,对117例bcl-2、P53、P21表达的研究显示,bcl-2表达是一独立的预后不良标志。40%的病例可检测出CD20,但表达强度不定,且阳性细胞数量很少。约90%病例表达BSAP,R-S细胞的BSAP免疫染色较反应性B细胞弱,故容易鉴别BSAP+的R-S细胞。EBV编码的潜伏期膜蛋白1(LMP1)随着组织病理亚型和流行病因素的不同,其表达强度也有所差异。如NSHL LMP1的表达为10%~40%,MCHL LMP1的表达可高达75%。某些病例少数R-S细胞可出现一种或多种T细胞抗原表达,表达强度较弱。少于5%的病例可弱表达EMA。Oct2和(或)BOB.1阴性。大宗CHL病例的组织芯片研究显示,84%的CHL可有Cyclin E1的过表达。

超过98%的病例存在R-S细胞单克隆性Ig基因重排,而单克隆TCR基因重排者少见。原位杂交和单个细胞研究显示,所有病例R-S细胞都缺乏Ig mRNA转录。

通常认为CHL特征性的细胞遗传学改变是2号染色体短臂的获得,但通过激光微切割技术对20例CHL CD30阳性的HRS细胞进行比较基因组杂交,结果显示17q获得的频率最高(70%),而2p、12q、17p仅为40%。认为CHL与17q获得有关。

2.NLPHL

大多数病例L&H细胞CD20、CD79a及BCL-6阳性,对60例NLPHL的研究显示,CD20、CD79a、BCL-6的阳性率分别为98%、87%和83%;上皮膜抗原(EMA)、CD30及BCL-2的表达率分别为21%、7%及5%,所有CD10阴性病例可见CD3阳性T细胞排列的玫瑰花结样结构,约50%的病例可见CD57阳性细胞排列的玫瑰花结样结构。

Oct2(octamer-binding transcription factor 2)是一种转录因子,通过结合Ig基因活化因子(B细胞Oct活化因子1,BOB.1)激活免疫球蛋白基因启动子,从而诱导Ig合成。Oct2能选择性标记L&H细胞,因此可作为确认该细胞的一项有用的标记手段。采用Oct2、BOB.1和B细胞特异性活化蛋白(BSAP)对鉴别NLPHL与CHL方面有重要意义。Oct-2(-)或BOB.1(-)提示CHL,而BSAP(+)/Oct-2(+)/BOB.1(+)则提示为NLPHL。对59例CHL及20例NLPHL进行c-REL蛋白染色,发现两型HL的表达率有明显差别,NLPHL与CHL

c-REL蛋白表达率分别为86.4%及25%,提示c-REL可能在CHL的发病机制中起重要作用。

已经明确NLPHL L&H细胞呈单克隆性Ig基因重排,但这种重排通常只有从单个L&H细胞中提取出的DNA中才能检测到。Renne等应用荧光原位杂交技术对24例NLPHL Ig基因的IgH、IgK、IgL位点及bcl-6基因进行检测,发现5例IgH及bcl-6存在断裂点,而IgK、IgL位点未见明显异常。细胞遗传学证实5例均有t(3;14)(q27;q32)易位。Wlodarska等观察到,bcl-6重排频繁发生(48%)在NLPHL,而CHL无一例有bcl-6重排。

以往认为,NLPHL通常L&H细胞EBV阴性,但Chang等采用原位杂交技术对44例NLPHL病例进行研究,发现41例(93.2%)肿瘤细胞EBV RNA阳性,其中3例NLPHL全部阳性。

二、非霍奇金淋巴瘤的分子生物学

(一)B细胞淋巴瘤

1.遗传学特征

B细胞淋巴瘤:大多数情况下,B细胞系淋巴瘤CD19、CD20阳性,分化早期CD20阴性,CD10、CD34阳性;分化晚期CD5、CD23阳性,成熟为浆细胞后以上标记均阴性。利用单克隆抗体κλ(正常时κ:λ=2:1)可检测免疫球蛋白轻链的偏移,推断是否克隆性增生免疫球蛋白。B细胞淋巴瘤按照免疫表型分为:前B淋巴母细胞性白血病/淋巴瘤(B-ALL)、慢性淋巴细胞性白血病/小淋巴细胞性淋巴瘤(B-CLL/ SLL)、前淋巴细胞性白血病(B-PLL)、淋巴浆细胞性淋巴瘤(LPL)、脾边缘区B细胞淋巴瘤(SMZL)、毛细胞白血病(HCL)、浆细胞骨髓瘤/浆细胞瘤(PCM/PCL)、黏膜相关淋巴组织(MALT)型结外边缘区B细胞淋巴瘤、边缘区B细胞淋巴瘤(MZL)、滤泡中心淋巴瘤(FL)、套细胞淋巴瘤(MCL)、弥漫性大B细胞淋巴瘤(DLBLC)、伯基特淋巴瘤(BL)。

(1)前驱B淋巴母细胞白血病/淋巴瘤(B-ALL/LBL):前驱B-ALL/LBL的细胞遗传学异常可分为单倍体、多倍体<50、多倍体>50、易位和假染色体等异常。染色体异位通常为12和22染色体易位t(12;21)(p12;q22)。有几种细胞遗传学异常通常预后不良,如:①染色体易位t(9;22);②4号和11号染色体易位,可见于早前驱B-ALL;③1号和19号染色体易位,见于有细胞质抗原μ链表达的B-ALL儿童病例;④单倍体染色体异常。

(2)B-细胞慢性淋巴细胞白血病/小淋巴细胞淋巴瘤(SLL/SLL):利用荧光原位杂交(FISH)技术分析显示80%的病例有核型异常,约20%的病例有12号染色体三体,20%的病例有11q22-23基因的缺失,而13q14缺失的病例可达50%。此外,6q21或17p13缺失的病例分别约占5%和10%。

(3)B细胞前淋巴细胞白血病(B-PLL):许多病例有14q32基因点的异常,尤其是t(11;14)(q13;q32)易位的病例占典型病例的20%左右。

(4)淋巴浆细胞淋巴瘤(LDL):发生t(9;14)(pl3;q32)易位和PAX-5基因重排病例可达到50%,而在有浆细胞分化异常的其他淋巴瘤中也可出现这两种细胞学异常。

(5)脾边缘区B细胞淋巴瘤(SMZL):约40%的病例有染色体7q21-32等位缺失。少部分出现bcl-1基因重排、11和14号染色体易位。3号染色三体和t(11;18)在SMZL中不常见。

(6)毛细胞白血病(HCL):还未阐明HCL有特殊的细胞遗传学异常。

(7)浆细胞骨髓瘤/浆细胞瘤(PCL):相当一部分浆细胞骨髓瘤病例由于低增殖的基因片段妨碍了对肿瘤的细胞遗传学分析。近来利用细胞因子刺激骨髓瘤细胞增殖以及利用原位杂交的方法增加了对瘤细胞基因信息的了解。多重染色体的获得和丢失是浆细胞骨髓瘤最常发生的异常核型,但易位、缺失和突变也都有报道。3、5、7、9、11、15和19号染色体的获得及8、13、14和X染色体的丢失最常见。已经明确最常见的染色体结构异常是1号染色体(15%)、11号染色体(10%)及14号染色体(10%)。而11和14号染色体易位即t(11;14)(ql3;q32)包括bcl-1区域的重排最为普遍。据报道25%的病例有17p13基因的缺失,而此基因的缺失和P53基因丢失有关,这可能预示该病预后不良。已证明7号染色体长臂的缺失和多重耐药基因的改变有关,在临床上这种耐药基因表型增加和骨髓瘤患者存有密切关系。

1)骨内孤立性浆细胞瘤:骨内孤立性浆细胞瘤遗传学特征和浆细胞骨髓瘤一致。

2)骨外浆细胞瘤:骨外浆细胞的遗传特征尚无更深入的研究,似乎与浆细胞骨髓瘤一致。

(8)黏膜相关淋巴样组织MALT型结外边缘区B细胞淋巴瘤(MALT-MZL):有60%的病例出现3号染色三体以及25%~50%的病例有11和18号染色体易位t(11;18)(q21;q21)。相比较而言,在原始大B细胞的胃淋巴瘤病例中还未发现有11和18号染色体易位的情况。

(9)淋巴结边缘区B细胞淋巴瘤(NMZL):该病的遗传学尚无更深入的研究资料,与MALT相关的t(11;18)(q21;q21)和3号染色三体的病例并不常见。

(10)滤泡性淋巴瘤(FL):事实上,所有的滤泡性淋巴瘤病例都有细胞遗传学异常,最常见的异常为t(14;18)(q32;q21)易位即bcl-2基因重排,可见于70%~95%的病例,这种病例预后中等。罕见病例可见t(2;18)(p12;q21)。10%的病例有单一t(14;18)易位;其他异常还可有染色体断裂和1、2、4、5、13和17及X、7、12、18染色体异常。在一些FL转变为弥漫大B细胞淋巴瘤的病例中可见9号染色体包括pl5和pl6基因区的缺失和其他改变。约15%的病例有3q27异常和(或)bcl-6基因重排,而约40%的病例有bcl-6基因突变。

(11)套细胞淋巴瘤:利用South斑点杂交技术或传统的细胞遗传学分析,发现70%~75%的病例有Ig重链基因与Cyclin D1基因的易位异常即t(11;14)(q13;q32)。如果利用荧光原位杂交技术则显示所有病例都有这种易位。许多病例还可见ATM(不协调性毛细血管扩张)基因的点突变和(或)缺失,小部分尤其是淋巴母细胞类型的病例以及其他更具浸润性的病例。还发现有细胞周期负调节蛋白(如TP53、P16和P18)基因的突变、缺失或其他异常。

(12)弥漫性大B细胞淋巴瘤(DLBCL):绝大部分病例可见Ig重链和轻链基因的重排以及可变区基因的体细胞突变。在20%~30%的病例中有bcl-2基因的易位即t(14;18),这是滤泡性淋巴瘤的一个特征性易位。约30%的病例有3q27区包括bcl-6的异常。许多病例显示有复杂的细胞遗传学异常。

1)纵隔(胸腺)大B细胞淋巴瘤(DLBCL):可见9号染色体长臂的获得以及REL基因扩增的多倍体核型,这种核型可将DLBCL亚型和发生在其他位置的淋巴瘤区分开来。近来发现相当部分的病例有MAL基因的过度表达,但缺少bcl-2、bcl-6和MYC基因的重排。

2)血管内大B细胞淋巴瘤:绝大多数病例有Ig基因重排。罕见病例有T细胞受体基因重排。已经阐明了一些核型异常。但没有几例核型异常的病例可持续出现以供研究。

3)原发性渗出性淋巴瘤(PEL):有Ig基因重排和突变,一些病例还可见T细胞受体基因的重排。目前还没发现有典型的染色体异常。对照基因组分析显示12

号和X染色体上有基因序列的获得，这和其他HIV相关性淋巴瘤一致。所有病例均出现HHV-8/KSHV病毒基因组。

(13)伯基特淋巴瘤(BL)肿瘤细胞显示Ig重链和轻链基因的克隆重排。已发现有Ig基因的体细胞突变和生发中心的分化阶段相一致。所有病例都有一个易位，即由8号染色体q24区的MYC基因易位到14号染色体q32区的Ig重链基因区[t(8;14)]或易位到2号染色体q11[t(2;8)]或22号染色体q11[t(8;22)]的轻链基因区。在地方性流行病例中，可见14号染色体包括重链连接区基因的断裂(早B细胞)；而在一些散发病例中多见包括Ig触发区基因的易位(后B细胞)。已证实EB病毒基因组出现于几乎所有的地方性流行病例及25%~40%的免疫缺陷相关病例中，但在散发性病例中EB病毒基因组并不常见(<30%)。EB病毒在BL发病机制中的确切作用尚未明确。

(14)恶性程度不明的B细胞增生：有两种恶性程度不明的B细胞增生称为淋巴瘤样肉芽肿病(lymphomatoid granulomatosis,LYG)及移植后淋巴组织增生性紊乱(post-transplant lymphoproliferative disorder, PTLD)。LYG是一种累及结外部位的，血管中心性或血管破坏性的淋巴增生性疾病，由EB病毒阳性的B细胞混合反应性T细胞组成。病变的组织学分级和临床严重程度与B细胞的数量有关。LYG可发展为EB病毒阳性的DLBCL，而PTLD是一种由于器官或骨髓移植后免疫抑制而导致的淋巴增生性疾病或淋巴瘤。PTLD的表现多样化，包括从早期的EB病毒感染导致类似于传染性单核细胞增生的多克隆增殖，到主要由B细胞和少量T细胞构成，EB病毒阳性或阴性的淋巴瘤。

1)LYG利用分子遗传学技术如VJ-PCR技术可在大多数2级或3级病例中检测到Ig基因克隆。一些不同解剖位置的病例可能出现不同的基因克隆家族。South斑点杂交技术分析显示细胞内有EB病毒基因组。

2)PTLD可分为多形性、单形性B细胞性、单形性T细胞性及霍奇金淋巴瘤(HL)和HL样PTLD 4类。涉及B细胞肿瘤的PTLD为单形性B细胞性PTLD。所有单形性B-PTLD病例遗传学分析显示有单克隆性Ig基因重排，大多数病例都存在EBV基因组。利用EBER的原位杂交检测EBV对于诊断不同的移植物排斥PTLD很有用。大多数多形性PTLD含大量EBER+细胞，如果只有极少的EBV阳性细胞的病例则不应诊断为PTLD。

2.免疫表型及基因表达

(1)弥漫性大B细胞淋巴瘤(DLBCL)：这是淋巴瘤中最常见的类型，占成人NHL的30%~40%。形态学上，DLBCL虽有多种变型，但WHO分类认为各变型与预后无明显关系。

Alizadeh等应用DNA微阵列技术将DLBCL分成两大类：生发中心B细胞(GCB)样和活化B细胞(ABC)样。GCB样DLBCL表达bcl-6和CD10，不表达MUM1和CD138。进一步研究显示，应用CHOP方案治疗这两类不同基因表达谱的DLBCL,5年生存率分别为70%和12%,GCB样DLBCL预后明显比ABC样DLBCL好。最近，分子生物学研究还证实了第三类DLBCL,即原发性纵隔DLBCL,其基因表达谱与CHL的关系更为密切。

WHO分类中还列出了DLBCL的原型——中心母细胞性淋巴瘤(最常见，占75%)和其他较常见变型(免疫母细胞性、富于T/组织细胞和间变性DLBCL)以及罕见变型(浆母细胞性和表达ALK的DLBCL)。其中浆母细胞变型在临床上有HIV感染背景，病变位于口腔，约60%患者同时有EBV感染，瘤细胞通常不表达CD20和CD45，但强表达VS38c和CD138。最近有证据显示：有浆母细胞分化的DLBCL是一组临床病理特征不同的淋巴瘤，分为两类：一类是具有浆母细胞特点和终末B细胞分化的DLBCL,包括口腔黏膜型浆母细胞性淋巴瘤(PBL)、有浆细胞分化的PBL、原发性渗出性淋巴瘤(PEL)、KSHV阳性实体性淋巴瘤/体腔外PEL/HHV8相关DLBCL和表达ALK的DLBCL;另一类虽然有浆细胞分化的形态特征，但仍维持成熟B细胞(CD20)表型的DLBCL,包括伴多中心性Castleman病的PBL、有分泌性分化的DLBCL、脓胸相关性淋巴瘤(PAL)和有浆细胞分化的非典型Burkitt淋巴瘤。

有浆细胞分化的DLBCL有时与浆细胞肿瘤在形态学和免疫表型上均有重叠，但最近研究显示DLBCL与浆细胞骨髓瘤中肿瘤性浆细胞的免疫表型有差异，DLBCL中的浆细胞表达CD19、CD45和sIg,不表达或弱表达CD56,而浆细胞骨髓瘤中通常不表达CD19,仅少数表达CD45和sIg,但常强表达CD56。此外，DLBCL还可表达PAX5,而浆细胞肿瘤PAX5阴性。

(2)套细胞淋巴瘤(MCL)：大多数MCL由典型的单一小至中等大小的淋巴细胞组成，少数为母细胞样、小细胞和多形性变型。最近研究发现，有些MCL是由典型和多形性两种成分组成的混合细胞型或移行型。以上各型之间与预后无关，但肿瘤生长方式(弥漫性或结节性)和Ki-67增殖活性指数与预后相关。MCL过度表达cyclin D1,细胞遗传学上存在t(11;14) (q13;q32),Fu等报道6例 cyclin D1阴性 MCL,所有病例都具有 MCL特征性形态学表现和独特的基因表达印记,但用FISH分析缺乏t(11;14)(q13;q32),这些病例cyclin D1(-),但cyclin D2 (2例)和 cyclin D3 (4例)阳性。基因表达分析进一步证实,cyclin蛋白表达与相应的 mRNA表达一致,研究表明确实存在一组 cyclin D1阴性的 MCL。需要注意的是,过去用鼠单抗 cyclin D1免疫组化标记诊断 MCL阳性率较低,现用兔单抗 cyclin D1标记,阳性率显著提高,且阳性反应强。

(3)Burkitt淋巴瘤(BL):WHO分类中的BL除典型BL,还包括非典型BL(Burkitt样淋巴瘤),尤其成人ABL与DLBCL不易区分。现诊断BL必须有严格的形态学、免疫表型和遗传学标准,包括瘤细胞中等,大小一致,核分裂象多,表达CD20、CD10、bcl-6、CD43和p53,不表达CD138、CD23、bcl-2,Ki-67≥90%,存在t(8;14)(q24;q32),无t(14;l8)(q32;q21)。这种典型BL患者对化疗反应好,经治疗后均存活,而 Burkitt样淋巴瘤和DLBCL具有异质性,预后不良。

(4)滤泡性淋巴瘤(FL):WHO分类中的 FL单独依据形态学诊断的准确率达93%,然而如按肿瘤性滤泡内中心母细胞(CB)数目分成1级(0~5/HPF)、2级(6~15/HPF)和3级(>15/HPF)三级,则分级的重复性较低,仅50%,这是因为 CB与间变性中心细胞不易区分,多叶核细胞不计入CB,而且日常工作中不同型号显微镜的视野大小不同。FL的瘤细胞通常表达bcl-6、CD10,不表达 MUM1,最近研究发现有一组FL除表达bcl-6和CD10,还表达MUM1和MUM1。阳性的FL的预后比MUM1阴性的FL差,且瘤细胞常呈边缘区B细胞分化。

(5)其他WHO分类已将B-小淋巴细胞性淋巴瘤/慢性淋巴细胞性白血病(B-SLI/CLL)中Ig重链基因可变区(IgVH)有无体细胞突变分为两个不同的遗传学亚型。最近研制出一种参与早期 B细胞分化、与IgVH基因未突变构型有关的单克隆抗体ZAP70,研究证实ZAP70阳性反应与IgVH基因未突变构型一致,且ZAP70阳性B-SLI/CLL与ZAP70阴性B-SLI/CLL相比,前者疾病进展快(分别为26个月和60个月),存活期短(分别为103个月和293个月)。在胃的MALT淋巴瘤研究中发现存在三种遗传学改变,即t(11;18)(q21;q21)、t(1;14)(p22;q32)和t(14;18)(q32;q21),t(11;18)导致AP12和MALT1基因嵌合。进一步研究显示,有幽门螺杆菌感染而无API2-MALT1融合基因的胃MALT 淋巴瘤患者与无幽门螺杆菌感染或存在API2-MALT1融合基因患者相比,前者临床分期较早,

胃壁浸润较浅,用抗生素治疗根治幽门螺杆菌感染。MALT淋巴瘤可缓解或稳定。

WHO分类中将t(9;14)(p13;q32)视为淋巴浆细胞性淋巴瘤(LPL)的特征性遗传学改变,可出现在约50%的LPL中。最近多项研究均显示涉及PAX5和IgH基因易位的t(9;14)在LPL中并不常见,以往许多诊断为LPL的t(9;14)病例实际上是有浆细胞分化的其他低度恶性B细胞淋巴瘤。

(二)T和NK细胞淋巴瘤免疫表型及基因表达

1.间变性大细胞淋巴瘤(ALCL)

WHO分类将系统性ALCL与皮肤原发性ALCL分为两种不同的独立病种,但对由于染色体 2p23易位而导致间变性淋巴瘤激酶(ALK)活性改变的ALK阳性淋巴瘤与该染色体无易位的 ALK阴性淋巴瘤均归入 ALCL。最近研究显示,ALK+ 和 ALK-ALCL在临床表现、免疫表型和遗传学特征上都有显著差别。应用DNA微阵列分级群集法分析发现ALK+ 和ALK-这两组ALCL的基因表达谱存在很大差异。ALK+ 肿瘤过表达编码信号传导分子(SYK、LYS、CDC37)和cyclin D3,低表达转录因子(HOXC6和HOXA3),而ALK-肿瘤细胞周期抑制物pl9INK4D减少,提示这两种肿瘤在促进G1/S转变的机制上不同。此外,ALK肿瘤中Janus激酶(Jak3)与ALK协同作用而激活Stat3,使细胞存活,进入细胞周期,促进肿瘤生长;ALK肿瘤的Stat3激活机制则与Jak3无关。因此,ALK+ALCL应作为一种独立病种,而ALK-ALCL可能是一组异质性肿瘤,应从ALCL中分出来。

2.血管免疫母细胞性T细胞淋巴瘤(AITL)

Ottaviani等详细描述了AITL的早期和晚期形态学表现,尤其是滤泡B细胞、淋巴窦、滤泡树突细胞(FDC)网和瘤细胞之间的关系和变化,对AITL的诊断和鉴别诊断很有帮助。最近研究显示,除发现AITL中FDC网不规则扩大外,还发现瘤细胞可表达CD10,而非特殊性周围 T细胞淋巴瘤、肠病型 T细胞淋巴瘤和结外鼻型 NK/T细胞淋巴瘤中均不表达CD10。因此,CD10表达不仅在结外AITL诊断上有价值,而且与FDC的相互作用在ALCL发病机制上也可能起作用。

3.非特殊类性周围T细胞淋巴瘤(PTCL-U)

PTCL-U是一组不能归入其他特殊类型 T细胞淋巴瘤的肿瘤,依据细胞毒性分子(CM)TIA-1和(或)颗粒酶表达与否,可将肿瘤分成CM+和CM-两个不同的

临床亚型。与CM-组相比,CMPTCL-U患者发病年龄轻(中位年龄分别为 55岁和 63岁),性别差异小(男女之比分别为1.05:1和2.93:1),临床上B症状常见,血清LDH高,结外累及多见,活动状态差、EBV感染率高、治疗缓解率低 (分别为30%和63%), 总存活率明显低。Ohshima等应用DNA微阵列和免疫组织化学研究技术研究PTCL-U的趋化因子及其受体的表达, 结果显示可将肿瘤分为 CCR4型、CXCR3型和CCR3型,分别与成人T细胞淋巴瘤/白血病(CCR4型)、AITL(CX-CR3型)和ALCL(CCR3型)的基因表达谱和预后相当。

4.其他

2006年,WHO/EORTC公布了皮肤淋巴瘤分类。在T和NK细胞淋巴瘤中,对一些淋巴瘤的诊断标准作了修改,并增加了一些特殊类型。

(1)皮下脂膜炎样 T细胞淋巴瘤(SPTCL)现仅指起自αβT细胞、具有细胞毒表型的皮肤淋巴瘤,新分类已将侵犯皮下组织的皮肤γδT细胞淋巴瘤从 SPTCL中区分出来。SPTCL弥漫累及皮下组织,但一般不累及真皮和表皮,瘤细胞大小不一,常围绕脂肪细胞。病变中可混有数量不等反应性组织细胞, 通常无浆细胞和反应性淋巴滤泡。瘤细胞常表达 CD8和细胞毒性分子(TIA-1、颗粒酶 B和穿孔素),但不表达颗粒酶 M。

(2)原发性皮肤非特殊性周围 T细胞淋巴瘤(cPTCL-U)少见,占所有皮肤 T细胞淋巴瘤的 10%以下,CD30阴性,大多数具有较强的侵袭行为,现至少可区分出三种暂定的类型。

皮肤γδT细胞淋巴瘤(CGD-TCL)好发于成人,无性别差异。肿瘤可累及表皮、真皮和皮下,瘤细胞中等至大,常侵犯血管,易见凋亡细胞和坏死。当肿瘤侵犯皮下组织时,可类似于 SPTCL,但常同时存在真皮和表皮累及。瘤细胞不表达CD4和CD8,TCRγ+,βF1-,CD56+/-,细胞毒性分子TIA-1、颗粒酶B和M以及穿孔素均阳性。肿瘤侵袭性强,对化疗和放疗不敏感,预后差,5年生存率为34%。

(3)原发性皮肤侵袭性亲表皮CD8+细胞毒性T细胞淋巴瘤(primary cutaneous aggressive epidermotropic CD8+ cytotoxic T-cell lymphoma)是一种CD8+、αβ型细胞毒性 T细胞淋巴瘤, 以亲表皮和具有较强侵袭行为为特征。临床上起病突然,表现为局限性或播散性发疹,可为丘疹、结节和肿瘤,病变中央常有溃疡和坏死。瘤细胞大小不一,多形性,表达βF1、CD8、TIA-1、颗粒酶 B和穿孔素。肿瘤侵袭性强,中位生存期仅 32个月。

(4)原发性小至中等大 CD4 T细胞淋巴瘤(primary cutaneous small-medium CD4+ T-cell lymphoma)表现为面部、颈部或躯干上部的孤立性斑块和肿瘤,肿瘤浸润真皮,也可累及皮下组织。瘤细胞小至中等大,可有少数大细胞,常混有许多反应性小淋巴细胞和组织细胞。瘤细胞表达 CD4,不表达CD8和细胞毒性蛋白。这些肿瘤预后较好,5年生存率60%~80%。

(5)母细胞性NK细胞淋巴瘤曾被认为是 NK前体细胞来源的侵袭性淋巴瘤,最近研究表明肿瘤起源于不成熟浆细胞样树突细胞,现命名为 CD4+ CD56+血源性皮肤肿瘤(CD4+CD56+haematodermic neoplasm)。肿瘤好发于中、老年人,表现为皮肤孤立性肿瘤、结节或斑块,可同时累及淋巴结、软组织、周围血和骨髓。肿瘤由类似淋巴母细胞或原粒细胞的中等大瘤细胞组成,瘤细胞单一,弥漫浸润真皮层,核分裂象多,病变内一般无坏死或血管侵犯,也无炎症细胞。瘤细胞表达 CD4、CD56、CD43和 HLA-DR,不表达 CD3和细胞毒性蛋白(TIA-1、颗粒酶B和穿孔素),此外还可表达树突细胞抗原 CD123、TCL-1和 BDCA-2(树突细胞抗原 2)。肿瘤对化疗有反应, 但常在 2年内复发,预后不良(表12-4)。

表12-4　NHL中常见的染色体易位及基因异常

淋巴瘤亚型	染色体易位	涉及的基因
小淋巴细胞淋巴瘤/慢性淋巴细胞白血病	t(11;14)(q13;q32)	bcl-1
	t(14;19)(q32;q13)	bcl-3
淋巴浆细胞淋巴瘤	t(9;14)(q13;q32)	PAX5
黏膜相关淋巴组织淋巴瘤	t(11;18)(q21;q21)	CLAP/MLT
	t(1;14)(q22;q32)	bcl-10
套细胞淋巴瘤	t(11;14)(q13;q32)	bcl-1
滤泡淋巴瘤	t(14;18)(q32;q21)	bcl-2
	t(3;14)(q27;q32);t(3q27)	bcl-6
弥漫大B细胞淋巴瘤	t(14;18)(q32;q21)	bcl-2
	t(8;14)(q24;q32)	myc
	t(8;12;24)(q24;q24;q32)	bcl-7
	t(3;14)(q27;q32);t(3q27)	bcl-6
	t(10;14)(q24;q32)	NFkB
	t(14;15)(q32;q11-13)	bcl-8
	t(1;14)(q21;q32)	MUCE
	t(1;22)(q121;q10)	FCGR2B
	t(1;14)(q21;q32)	bcl-9
伯基特淋巴瘤	t(8;14)(q24;q32)	myc
间变大细胞淋巴瘤	t(2;5)(q23;q25)	ALK/NPM

第四节　恶性淋巴瘤的分期

一、霍奇金淋巴瘤的分期

分期的依据:病史、体格检查、血液分析、影像学检查、初步的活检报告以及其他所需的活检结果。

1.结外病变(E)

(1)韦氏环、胸腺和脾脏,虽在淋巴结外,仍属于淋巴系统,不是结外病变。

(2)在Ann Arbor分期系统中,对淋巴系统外病变与Ⅳ期病变的一些区分不是十分清楚。

(3)修订的AJCC分期系统,将结外病变定义为邻近于受侵淋巴器官的淋巴系统外部位的侵犯,不必标明是直接侵及。

(4) 结外病变举例

1)肺门或纵隔淋巴结蔓延至肺实质;

2)大的纵隔包块蔓延至前胸壁和心包(两个淋巴系统外部位侵犯);

3)受侵髂淋巴结邻近的髂骨侵犯;

4)主动脉旁淋巴结受侵合并腰椎体的受侵;

5)内乳淋巴结蔓延至胸膜;

6)邻近于受侵颈部淋巴结的甲状腺受侵;

7)细胞学检查阴性或不明的胸膜腔积液或心包积液不属于结外病变。

2.淋巴结受侵

(1)诊断的依据可以是体检、影像学检查或活检。

(2) 对Ann Arbor分期系统的修改——锁骨下淋巴结区归为腋窝下淋巴结区的一部分,因这两个解剖学分界标志很难区分。

(3)其他淋巴结构:脾脏、阑尾Peyer集结、韦氏环和胸腺。

3.脾受侵

(1)影像学发现脾脏内任何大小的一个或多个结节。

(2)经活检、脾切除由病理证实的侵犯。

(3)体检或影像检查发现的单纯脾大不足以支持脾受侵的诊断。

(4)脾受侵用字母"S"表示。

4.肝受侵

(1)影像学发现肝内任何大小的一个或多个结节。

(2)经活检由病理证实的侵犯。

(3)体检或影像检查发现的单纯肝大不足以支持肝受侵的诊断。

(4)肝受侵用字母"L"表示。

(5)肝受侵为播散性的淋巴系统外病变(Ⅳ期)。

5.骨髓受侵

(1)疑有骨髓受侵时,必须进行活检证实。

(2)活检应选择临床或影像学认为未受侵的部位。

(3)骨髓受侵用字母"M"表示。

(4)骨髓侵犯为播散性的淋巴系统外病变(Ⅳ期)。

6.肺受侵

(1)由邻近的纵隔或肺门淋巴结直接蔓延导致的一叶或多叶肺受侵为结外病变。

(2)任何数目的肺内结节性病灶为播散性的淋巴系统外病变(Ⅳ期)。

(3)肺受侵用字母"L"表示。

7.侵犯部位的标示

侵犯部位用字母以下标的方式表示。

侵犯部位已由活检证实,下标字母后加(+)。

活检结果没有侵犯,下标字母后加(-)。

临床认为有组织或器官的侵犯,但没有活检证实,不用加任何符号。

(1)Ⅰ期

1)单一淋巴结区受侵(Ⅰ)。

2)单一结外器官或部位的局限受侵且无任何淋巴结受侵(ⅠE)。

(2)Ⅱ期

1)横膈同侧的两个或多个淋巴结区受侵(Ⅱ)。

2)横膈同侧的单一结外器官或部位的局限受侵伴有区域淋巴结受侵,可伴有或不伴;有其他淋巴结区受侵(ⅡE)。

3)受侵的区域数目可以用脚注标出,例如Ⅱ3。

(3)Ⅲ期

1)横膈两侧的淋巴结区受侵(Ⅲ)。

2)可伴有受侵淋巴结邻近的结外侵犯(ⅢE)。

3)或伴有脾脏受侵(ⅢS)。

4)或两者均受侵(ⅢE,S)。

(4)Ⅳ期

1)弥漫或播散性的一个或多个结外淋巴器官受侵,可伴有或不伴有相关淋巴结受侵。

2)孤立的结外淋巴器官受侵而无邻近区域淋巴结受侵,但是伴有远处部位的侵犯。

3)肝或骨髓的任何受侵,或肺的结节样受侵。

4）Ⅳ期的受侵部位可用前面所列的标记标出。

二、非霍奇金淋巴瘤的分期

Ann Arbor分期用于NHL时出现了许多问题，但Ann Arbor分期应用30多年，已被作为描述解剖学疾病范围的最好方法，AJCC和UICC把Ann Arbor分期作为适用于描述HL和NHL的解剖学疾病范围的正式分期系统。

1.淋巴结区的定义

（1）1965年在Rye会议上确定。

（2）该分区并不是基于任何生理学原则，而是由习惯而形成的共识。

（3）主要淋巴结区如下：颈淋巴结区（包括颈、锁骨上、枕后和耳前淋巴结），左、右腋窝淋巴结，左、右锁骨下淋巴结，纵隔淋巴结，左、右肺门淋巴结，主动脉旁淋巴结，肠系膜淋巴结，盆腔淋巴结，左、右腹股沟淋巴结。

（4）还可以侵犯滑车上淋巴结、腘窝淋巴结、内乳淋巴结、枕部淋巴结、颏下淋巴结、耳前淋巴结，以及其他很多小淋巴结区。

2.结外受侵的定义

有结外受侵的淋巴瘤分期时应使用"E"作后缀。例如：甲状腺淋巴瘤伴有颈部淋巴结受侵的分期为ⅡE期，而淋巴瘤仅侵犯颈部淋巴结为Ⅰ期。

3.淋巴结受侵

（1）临床发现淋巴结肿大，有合理原因可以不做病理学检查（如果可疑淋巴结的受侵与否决定了治疗策略，应当对其做活检）。

（2）X线平片、CT或者淋巴管造影发现淋巴结肿大。淋巴结大于1.5 cm则认为异常。

4.脾受侵

（1）有明确的可触及的脾肿大。

（2）或触诊可疑的脾肿大并有影像学检查证实（超声或CT）。

（3）或既有脾肿大又有非囊性和血管性的多发病灶（仅有影像学的脾肿大不能确诊）。

5.肝受侵

（1）非囊性和血管性的多发病灶。

（2）无论有无肝功能检查异常，仅有临床上的肝肿大则不能确诊。

（3）肝功能检查异常或影像学可疑时，可行肝活检以确定是否肝受侵。

6.肺受侵

（1）有肺实质受侵的影像学证据（排除其他可能的原因，特别是感染）。

（2）可疑病例可行肺活检证实。

7.骨受侵

采用适当的影像学检查证实。

8.中枢神经系统受侵

（1）脊髓硬膜内沉积物，或脊髓，或脑膜受侵，诊断依据临床病史和X平片、脑脊液、脊髓造影、CT和（或）MR检查的证据；

（2）在有其他结外受侵部位时，如有颅内占位病灶就应该考虑到中枢神经系统受侵。

9.骨髓受侵

采用骨髓穿刺和活检确诊。

10.侵犯部位的标示

脾——S

肺——L

骨髓——M

肝——H

心——Pcard

胸膜——P

韦氏环——W

骨——O

胃肠道——GI

皮肤——D

软组织——Softis

甲状腺——Thy

11.分期

（1）Ⅰ期

1）单一淋巴结区受侵（Ⅰ）。

2）不伴有任何淋巴结侵犯的单一淋巴系统外器官或部位的局限性受侵（ⅠE）（霍奇金淋巴瘤很少见）。

（2）Ⅱ期

1）横膈同侧的两个或更多淋巴结区受侵（Ⅱ）。

2）单一淋巴系统外器官或部位的局限性受侵伴有区域淋巴结受侵，伴有或不伴有横膈同侧其他淋巴结区受侵（ⅡE）。

3）受侵部位的数目可用下标表示，如Ⅱ3。

（3）Ⅲ期

1）受侵的淋巴结区位于横膈两侧（Ⅲ）。

2）可伴有受侵淋巴结邻近的淋巴系统外部位的侵犯（ⅢE）。

3）或者有脾受侵（ⅢS）。

4)或两者兼有(ⅢE,S)。

(4)Ⅳ期

1)一个或更多淋巴系统外器官的弥漫性或播散性受侵,伴有或不伴有淋巴结受侵。

2)孤立的淋巴系统外器官的侵犯而没有邻近区域淋巴结受侵,但是存在远处部位受侵。

3)肝脏或骨髓的任何侵犯,或肺的结节性侵犯。

4)Ⅳ期病变的部位按以上列出的标识表示。

12.大纵隔病变

(1)纵隔病变的范围定义为立位时后前位胸片上纵隔肿块的最大横径与最大胸廓内径的比值;

(2)比值≥1/3时,称为大纵隔肿块;

(3)大纵隔肿块用下标字母"X"表示;

(4)他部位的大肿块还没有确切的表示方法。

13.A和B分类(症状)

(1)各期还应根据有无特定的全身症状而分为A或B;

(2)症状

发热——无法解释的发热,体温超过38℃;

盗汗——需要更换床单或被罩的大汗;

体重减轻——诊断前6个月内无法解释的体重;减轻超过平时体重的10%。

(3)注意

单纯瘙痒、不能耐受饮酒、疲乏或与可疑感染有关的短暂发热不能视为B症状。

(4)举例

纵隔和双侧锁骨上区受侵,纵隔肿块的比值为0.25,体重减轻15磅(正常体重为125磅),骨髓活检证实有骨髓侵犯——Ⅳ3M期B。

14.Ann Arbor临床分期(1971)

(1)Ⅰ期:侵及一个淋巴结区(Ⅰ),或侵及一个单一的结外器官或部位(ⅠE)。

(2)Ⅱ期:在横膈的一侧,侵及二个或更多的淋巴结区(Ⅱ)或外加局限侵犯一个结外器官或部位(ⅡE)。

(3)Ⅲ期:受侵犯的淋巴结区在横膈的两侧(Ⅲ)或外加局限侵犯一个结外器官或部位(ⅢE)或脾(ⅢS)或二者(ⅢES)。

(4)Ⅳ期:弥漫性或播散性侵犯一个或更多的结外器官,同时伴有或不伴有淋巴结侵犯。

另外,分期还按症状分为A、B两类:

A:无症状。

B:无原因的发热>38℃,连续3天以上。盗汗。6个月内无原因的体重下降10%。

15.Cotswald分期(1989年)

(1)Ⅰ期:侵犯单个淋巴结区或侵犯一个淋巴组织(如脾脏、胸腺、韦氏环)。

(2)Ⅱ期:侵及二个或二个以上的淋巴结区,均位于横膈的一侧(如纵隔为一个部位,一侧的肺门淋巴结是一个部位),解剖部位的数目,应详细标明,如写为Ⅱ2。

(3)Ⅲ期:淋巴结区或淋巴组织的侵犯涉及横膈两侧。

Ⅲ1:有或无脾门、腹腔或门脉区淋巴结受侵。

Ⅲ2:有主动脉旁、髂部、肠系膜淋巴结受侵。

(4)Ⅳ期:淋巴结以外的部位受侵犯。

另外,分期还按症状分为:

A:无全身症状。

B:不明原因的发热>38℃连续3天以上,盗汗,在半年以内不明原因的体重下降10%。

X:大瘤块,大于胸廓宽度约1/3者,淋巴结融合包块的最大直径>10cm者。

E:单一结外部位受侵,病变侵犯到与淋巴结/淋巴组织直接相连的器官/组织时,不记录为Ⅳ期,应在各期后记入"E"字母(如病变浸润至与左颈部淋巴结相连结的皮肤,记录为"ⅠE")。

CS:临床分期。

PS:病理分期。

16.侵袭性NHL的国际预后指数

(1)危险因素:

年龄≥60岁　　LDH>正常

　　　　　　　一般状况(ECOG)≥2级

　　　　　　　临床分期(Ann Arbor)Ⅲ或Ⅳ期

　　　　　　　结外器官受侵数目>1个

60岁患者　　　LDH>正常

　　　　　　　一般状况(ECOG)≥2级

　　　　　　　临床分期(Ann Arbor)Ⅲ或Ⅳ期

(2)危险程度:　危险程度得分

　低危　　　　　0或1

　低中危　　　　2

　中高危　　　　3

　高危　　　　　4或5

三、恶性淋巴瘤的疗效评价标准

1987年Dixon提出NHL要用临床、实验室、影像学研究统一疗效评价标准,1998年取得共识,NHL疗效评价标准包括治疗后CT扫描正常LN长径可达1.5 cm,并提出了CR/CRU(unconfirmed/uncertain)的概念(表12-5和表12-6)。

(1)完整LN活检。

(2)双侧髂骨多部位活检有助于正确的骨髓评估。

(3)正常LN标准≤1.5 cm。

(4)采用CRU(可能CR)表示腹部或纵隔肿块缩小>50%并稳定>2个月,同时无其他可测量病变,则可评价为CR。

表12-5　IWC疗效评价表

疗效	体检	淋巴结	淋巴结肿块	骨髓
CR	正常	正常	正常	正常
CRU	正常	正常	正常	不确定
	正常	正常	缩小>75%	正常或不确定
PR	正常	正常	正常	阳性
	正常	缩小≥50%	缩小≥50%	无关
	肝/脾缩小	缩小≥50%	缩小≥50%	无关
SD				
Relapse	肝/脾增大	新病变或	新病变或	再发
PD	新病变	增大	增大	

表12-6　Cotwolds疗效评价标准

CR:没有临床上影像学或其他HD的症据
CRU:缓解情况不清楚,处于健康状况无临床上HD症据,但存在影像学异常
PR:所有可测量病变最大垂直直径乘积缩小≥50%,无法评价病变有改善,B症状缓解
PD:至少有一个可测量病变增大≥25%或出现新病灶,无法解释的B症状重新出现

第五节　恶性淋巴瘤的诊断

一、临床表现

恶性淋巴瘤是原发于淋巴结或结外淋巴组织的一类恶性肿瘤,根据病理组织学可分为霍奇金病(HL)及非霍奇金淋巴瘤(NHL)两大类,在我国该肿瘤的发病率居第11位,多发于青壮年,但也可见于任何年龄。病理学检查是恶性淋巴瘤最重要的诊断手段,恶性淋巴瘤诊断和分型必须依据病理形态和免疫表型,有时还必须有遗传学和临床资料。病理学检查还能为恶性淋巴瘤治疗选择和预后判断提供有重要价值的参数。当然,恶性淋巴瘤的诊治还需要依据体格检查、实验室资料、影像学、超声和放射性核素等检查提供各种有用的信息。

二、诊断要点

1.临床症状

(1)浅表淋巴结肿大:超过50%的病例以浅表淋巴结肿大为首发症状,常出现在颈部、腋下、腹股沟等淋巴结区域。一般为无痛性,质中度硬,多与皮肤不粘连,随病情发展可累及多处淋巴结,肿大淋巴结可以活动,也可相互粘连,融合成块,如果压迫神经,可引起疼痛。少数患者仅有深部而无浅表淋巴结肿大。两类淋巴瘤显示不同的特点,霍奇金淋巴瘤多侵及邻近淋巴结区,90%原发淋巴结肿大,非霍奇金淋巴瘤40%~60%原发淋巴结肿大(表12-7)。

表12-7 两类淋巴瘤的临床表现比较

	HD	NHL
临床特点		
首发表现	常为淋巴结肿大	常有结外病变的表现
发展速度	较慢	除低度恶性外均较快
扩散方式	主要通过淋巴道向邻近淋巴结扩散	通过淋巴道或血循环向邻近或远处组织扩散
侵犯范围	常局限于淋巴结	很少局限于某一淋巴区,侵犯较广
全身症状	30%~35%	10%~15%
全身衰弱	少见	多见
受侵部位		
咽淋巴环	很少	多见
滑车上淋巴结	很少	多见
纵隔	较多(约50%)	较少(约20%)(淋巴母细胞瘤除外)
结外病变	较少,发生较晚	较多,发生较早
肝	较少	较多
脾	较多	较少
肠系膜淋巴结	少见	多
腹部肿块	少见	多见
胃肠道	很少	常见
中枢神经系统	很少	有时
皮肤	很少	有时
对治疗反应	比较恒定	差异大,随恶性程度而定
放疗后失败	多由于邻近区域再发	多由于远处播散
预后	较好	视恶性程度和类型而定

(2)多样性的临床征象:恶性淋巴瘤可原发或侵犯内脏器官,如肝、脾、纵隔、肺、胃肠道、咽淋巴环、脑、脊髓、骨髓、肾、乳腺、卵巢等,而表现相应内脏器官的病理解剖及功能障碍,呈多种多样的临床表现:肝脾受累、肝脾肿大、肝脾区疼痛、恶心、厌食、腹胀、腹泻,少数可发生黄疸。纵隔及肺受累,可致咳嗽、胸闷、气促,出现肺不张、胸腔积液及上腔静脉压迫综合征等。侵及脑部,可出现头痛、恶心呕吐等颅内高压症状,同时,可伴有颅内占位相应部位的定位症状。侵及脑膜,可见颈项强直、头痛、恶心呕吐等脑膜刺激。侵犯骨骼,多表现为溶骨性骨破坏、骨痛或病理骨折。病变累及骨髓,经骨髓穿吸涂片或活检,多可证实。严重者,血液学检查可伴有淋巴细胞增多或(和)异常及幼稚淋巴细胞的出现,即所谓恶性淋巴瘤"白血病化",从而导致患者出现感染、出血等一系列危症。淋巴瘤侵犯胃肠道,可见腹部包块、腹痛、腹泻、消化道出血,

个别还可出现肠梗阻(表12-7)。

(3)全身症状:30%~50%的霍奇金病表现为持续发热、消瘦、盗汗、瘙痒、乏力等症状。非霍奇金淋巴瘤出现发热、消瘦、盗汗等全身症状较霍奇金淋巴瘤为少,大多为晚期或病变较弥散者,全身瘙痒很少见(表12-7)。

(4)头颈部淋巴瘤特点:局部组织溃疡坏死、软组织肿胀、黏膜增厚、肿块增大、骨质破坏、异常的牙齿松动、下唇麻木,部分患者伴发热、乏力盗汗等不适。患者的临床表现都不具有特异性,故初诊时常诊断为慢性淋巴结炎、慢性颌下腺炎、腮腺混合瘤、牙龈癌、颈部淋巴结转移性癌、颈淋巴结结核和慢性扁桃体炎等,最后均活检才明确诊断淋巴瘤,由于ML首发在头颈部者多,故多在口腔科或头颈科甚至外科首诊,因此需要临床医师提高警惕,以免漏诊。

2.实验室诊断

无特异性指标,仅作为治疗及预后的参考指标。

恶性淋巴瘤患者其血沉、血清碱性磷酸酶、乳酸脱氢酶、β2-微球蛋白等均可有不同程度的升高。ML的确诊主要依据组织病理学诊断，而病理检查手段并不能反映对ML的临床分期、肿瘤负荷情况、肿瘤的侵袭能力和浸润程度以及对治疗的反应等。所以，临床上除结合临床特征和影像学检查外，一些血清肿瘤标志物也越来越显示其在ML的早期诊断、监测治疗、评价疗效、判断预后、预测复发的临床意义。

（1）乳酸脱氢酶（1actate dehydrogenase，LDH）

1）LDH与NHL恶性程度有关：恶性程度高者，LDH值相应升高，这可能是因为恶性程度越高，其侵犯的范围越广泛、肿瘤进展迅速、肿瘤负荷较大的缘故。

2）LDH与NHL分期有关：对不同分期NHL患者分组测定LDH水平显示，分期越晚，血清LDH值越高，血清LDH升高的阳性率越高。另外统计显示，NHL侵犯肝、脾及骨髓患者血清LDH值，故对于LDH值异常升高者要注意有无肝、脾及骨髓侵犯存在。有发热、盗汗、体重减轻B症状患者，比同期无B症状者LDH水平升高。

3）LDH与NHL肿瘤负荷有关：治疗后肿瘤负荷明显减少者，血清LDH值降低明显，血清LDH可以作为监测NHL治疗效果的一项指标，在缓解期患者，LDH上升可能成为疾病复发的征兆。

（2）β2微球蛋白（β2-MG）

NHL患者血清β2-MG水平升高与疾病分期、恶性程度和细胞类型及增生活跃程度相关。文献报道血清β2-MG升高组在肿瘤的恶性度、复发率均高于β2-MG正常组，其结外浸润的倾向更大。多数学者认为β2-MG持续升高，提示病情恶化，无论是进展期或进展缓慢者对于治疗敏感性低，并且，出现治疗失败较快，患者生存期往往明显短于β2-MG水平正常者，β2-MG明显下降者往往病情稳定，在MM时β2-MG大量合成并进入血液循环，故在临床上作为判断MM病情及预后的指标，已经证实，β2-MG水平对于预测接受常规化疗或干细胞移植的MM患者总体生存率及无病生存率有重要意义，是一项独立的预后参数，其不受mIg浓度影响。

（3）糖蛋白CA125（carbohydrate antigen 125）

目前认为，在NHL最重要的血清学标志物中，β2-MG反映肿瘤负荷，LDH反映肿瘤增生活性，而CA125则反映肿瘤的侵袭潜能。最早Ravoet等报道NHL患者血清CA125水平亦增高，尤其是伴有腹部浸润的患者。钱思轩等报道结果表明，约1/2NHL患者

（42%）血清CA125阳性，而且CA125的升高与患者病变的范围、程度、治疗有关，即患者为晚期、病变浸润腹部和（或）纵隔、复发/进展型、高肿瘤负荷、巨块肿瘤时，CA125水平和阳性率显著升高；在化疗后则下降，当达到完全缓解时，CA125可降至正常。这些结果与Lazzarino等对157例NHL患者的研究报道一致。

（4）白细胞介素-2受体（SIL-2R）

SIL-2R是一种免疫抑制物，其可以由肿瘤细胞表达，分泌入血，也可由激活的免疫细胞释放高水平SIL-2R，并与免疫功能低下密切相关，几乎所有已发现的血液系统肿瘤均表达高水平的SIL-2R与血清SIL-2R，NHL患者的SIL-2R水平随NHL恶性度增高而升高，并在治疗显效时SIL-2R浓度降低，故SIL-2R可作为评价NHL恶性程度、治疗效果及预后的重要指标。

（5）白细胞介素-6及受体（SlL-6R）

IL-6在体内外可显著促进恶性浆细胞的增生，是MM发病的关键因子。MM是NHL浆细胞来源的一个独立亚型，IL-6水平与骨髓瘤细胞增生指数及骨髓瘤细胞中S期细胞所占比例呈正相关，是反映MM病情轻重的一个重要指标。Reisbach等发现大部分ML患者的血清IL-6较正常对照高，比有发热、消瘦、盗汗症状患者IL-6增高的水平更显著，临床症状缓解者的IL-6逐渐恢复。提示SIL-6R浓度检测可以作为一项判断ML病情和预后的良好指标。

（6）肿瘤坏死因子α（TNF α）

Sappino等报道恶性淋巴瘤的病理细胞表达TNF α-mRNA，表达程度与全身症状有关，并发现血清TNF α水平的升高与B症状（发热、盗汗、消瘦）的出现有关，但有少数患者具有B症状、未发现血清TNF α升高，估计B症状的出现还有其他细胞因子或因素的参与。血清TNF α水平与患者的Ann Arbor分期、肿块大小、B症状有关，与血清乳酸脱氢酶、β2-MG无关。血清TNF α升高患者的生存期显著低于未升高者，血清TNF α的水平与患者的高肿瘤负荷有关，尤其Ⅳ期患者，血清TNF α升高者3年全部死亡，血清TNFa不高者3年生存率达86%，表明血清TNF α的检测对判断NHL的预后有一定价值。

（7）血清铁蛋白（SF）、血清铜蓝蛋白（CER）、血清锌

SF是一种铁贮存蛋白，它随着疾病的进展而升高，升高的原因是由于受累的淋巴瘤细胞合成SF显著升高，化疗缓解后逐渐下降，接近正常，当疾病复发时再度升高。有一组57例ML血清铜蓝蛋白测定报道：33例HL患者CER水平明显高于正常对照组，24例NHL患

者CER水平无异常改变,提示测定血清CER可以作为鉴别HL与NHL的参考依据。郝吉庆等对68例恶性淋巴瘤组的铜/锌比值进行测定,与对照组比较明显升高(P<0.01),Ⅲ、Ⅳ期铜/锌比值高于Ⅰ、Ⅱ期,其差异具有统计学意义,并认为体内锌对防止恶性淋巴瘤的发生可能有保护作用,而铜/锌比值增高可能是危险指标。

(8)肿瘤相关物质群(tumor supplies group of factors,TSGF)

TSGF是与肿瘤生长密切相关的分子。TSGF主要应用于筛查高危人群的早期(亚临床期)恶性肿瘤。TSGF在本质上有别于以往的肿瘤标志物,并在多种恶性肿瘤早期的患者血液中出现含量升高明显,具有广谱性(各种恶性肿瘤)、高度特异性和高度敏感性,是一种用于早期诊断的标志物。有研究发现,检测血清TSGF水平可为NHL患者的临床诊断、判断疗效及复发提供辅助价值。血清TSGF水平随着肿瘤进展而升高,尤其是明显播散和多处转移者;经化疗后完全缓解者,其血清TSGF水平在1~2个月内可能正常,化疗后,如果血清TSGF水平持续升高或居高不下,则提示肿瘤耐药、严重扩散或多处浸润。

(9)血清脱氧胸腺嘧啶核苷激酶(S-thymidine ki-nase,S-TK)

TK是胸腺嘧啶核苷合成DNA的关键酶。在淋巴血液肿瘤患者体内存在高水平的TK,能够作为急性淋巴细胞性白血病(ALL)和非霍奇金淋巴瘤(NHL)的诊断指标,与淋巴瘤的恶性程度及预后有很好的相关性,高水平的S-TK是进展性疾病的特征,患者预期寿命要短于S-TK水平正常的患者,但S-TK水平正常并不排除进展期疾病的可能性。

(10)肿瘤转移相关蛋白(nm23-H1/NDPK-A)

nm23-H1/NDPK-A水平升高与淋巴瘤扩散相关,Niitsu等对大量NHL临床病例研究显示,侵袭型NHL nm23-H1蛋白水平明显高于惰性NHL和正常对照,患者LHL nm23-H1蛋白高于80 ng/mL预后不良,对此类患者采取强有力的治疗措施是很有必要的;在大样本惰性NHL患者血清nm23-H1蛋白测定显示,nm23 H1蛋白高者总体生存率(OS)与无进展生存率(PFS)低于nm23 H1蛋白低值者,nm23-H1/NDPK-A蛋白可以作为NHL一项有价值的预后因子来预测病情及指导治疗。

其他与淋巴瘤相关的血清肿瘤标志包括:血清免疫抑制酸性蛋白(IPA)、可溶性细胞间黏附分子21(sICAM21)、透明质酸(HA)、Ⅳ型胶原(Ⅳ-C)、层粘连蛋白(LN)、转化生长因子2(TGF2)等可溶性膜蛋白和细胞因子用于淋巴瘤辅助诊断,尽管还未成为临床常规,但是,随着免疫学、细胞遗传学、分子生物学的飞速发展,淋巴瘤WHO新分类对每个亚型临床特征、疗效监测及预后评估提出更高要求,新的定性定量检测技术不断改进,尤其是近年来兴起的蛋白芯片技术,具有一种高通量、高灵敏度、高特异性且微型化的分析特点,使一些过去未被重视潜在标志物的应用前景不可忽视。

3.骨髓穿刺检查诊断

有血象异常或晚期NHL患者应做骨髓检查,以明确临床分期。

常见淋巴瘤类型骨髓侵犯情况见表12-8和表12-9。

骨髓细胞学检查是恶性淋巴瘤(malignant lymphoma,ML)的病理诊断基础,淋巴瘤细胞的形态学观察和免疫组织化学及流式细胞术均为确诊的重要手段。由于ML的瘤细胞病理类型相当复杂,其恶性浸润程度各不相同,淋巴瘤细胞的骨髓侵犯(bone marrow involvement,BMI)的发生率也有差异。ML发展到Ⅳ期常出现BMI,HL的发生率为9%~14%,晚期少数进展为MLL;NHL更易侵犯骨髓,在初诊时BMI的发生率为20%~50%,其中16%~25%可并发MLL。故应常规做骨髓穿刺检查,多取双侧髂嵴进行。

4.影像检查诊断

(1)胸正侧位像及气管分叉体层像:主要了解纵隔、肺门、气管隆嵴下、内乳链区淋巴结是否受侵。

(2)消化道造影是咽淋巴环受侵者必做检查,以了解胃肠是否受侵。

(3)对怀疑骨骼受侵者应做骨骼像(ECT)。

(4)B超:上腹部及盆腔B超为常规检查,重点观察肝、脾、腹膜后及腹腔淋巴结、卵巢等受侵情况。恶性淋巴瘤淋巴结声像图多数表现为淋巴结多处肿大,

表12-8 霍奇金淋巴瘤骨髓侵犯的发生率	
类型	**发生率(%)**
淋巴细胞为主型(NLPHL)	< 1
经典型HL	
结节硬化型(NSHL)	< 10
混合细胞型(MCHL)	20
淋巴细胞消减型(LDHL)	> 50
所有HL	3~15

表12-9 非霍奇金淋巴瘤骨髓侵犯的概率及类型

淋巴瘤类型	发生率(%)	主要侵犯类型(次要类型)
前体B淋巴母细胞淋巴瘤/白血病(PB-LBL/L)	40~60	补丁型,间质型(弥漫、局灶结节)
小淋巴细胞淋巴瘤(SLL)	45~75	结节性非小梁旁型(间质型或弥漫消失型)
淋巴浆细胞淋巴瘤(LPL)	75~90	模糊结节性非小梁旁型(间质型或弥漫消失型)
套细胞淋巴瘤(MCL)	50~80	结节性非小梁旁型和局灶松散小梁旁型(间质型)弥漫消失型
滤泡淋巴瘤(FL)	40~70	紧密的小梁旁型(结节性或弥漫消失型)
脾边缘带B细胞淋巴瘤(SMZL)	≈100	结节性非小梁旁型和窦内型
弥漫大B细胞淋巴瘤(DLBCL)	8~35	结节破坏型和(或)弥漫消失型(间质型)
富含T细胞或组织的大B细胞淋巴瘤(TRBL/HRBL)	0~62	结节破坏型和(或)弥漫消失型
血管内大B细胞淋巴瘤(B-IVL)	10~20	聚集于血窦内的稀散大细胞
伯基特淋巴瘤(BL)	20~35	间质型(弥漫消失型)
前体T淋巴母细胞性淋巴瘤(T-PLL)	20~60	补丁型,间质型
蕈样真菌病/Sézary综合征(MF/SS)	20~25	补丁型,间质型
外周T细胞淋巴瘤,非特指型(PTCL)	30~75	局灶性,非小梁旁型
血管免疫母细胞T淋巴瘤(AITL)	50~80	局灶性,非小梁旁型
间变性大细胞淋巴瘤(ALCL)	10~20	独立的单个细胞
肝脾T细胞淋巴瘤	100	血管内/血窦内
侵袭性N/K细胞白血病	>90	间质型、弥漫实质性

淋巴结宽径增加明显甚至呈类圆形,淋巴门髓质部消失,内部血流分布紊乱。而良性反应性增生淋巴结常是局部病灶引流区淋巴结均匀性增大,绝大多数呈椭圆形,门髓质部回声存在且多数居中分布,皮髓分界清晰,血流呈淋巴门型,即血管主干沿淋巴结长轴分布并向周边皮质发出分支。这是因为恶性淋巴结因肿瘤细胞的非均匀性浸润破坏了原有正常结构,而良性肿大淋巴结有保持原有淋巴结形态的倾向,有学者认为良性肿大淋巴结淋巴门髓质内充血水肿,伴炎细胞浸润或纤维增生、脂肪沉积等。但值得注意的是,单纯以这样的淋巴瘤声像图表现是较难与转移性淋巴结区分的,此时应注意检查患者全身浅表淋巴结是否多处肿大,并结合病史全面考虑。浅表淋巴结恶性淋巴瘤声像图有特征性改变,尤其是声像图类似反应性增生的一类淋巴瘤,超声检查可提供较高的诊断价值,并且超声引导下穿刺或超声定位选择活检淋巴结可使淋巴结活检准确率提高,从而使恶性淋巴瘤患者得到早期诊断,为患者良好愈后治疗争取时间。

(5)CT扫描:经济条件允许者,应做胸部及腹部CT,以更详细观察淋巴结及器官受累情况。头颈部ML的CT检查有以下表现特点:①NHL病灶具有多发性;②结外NHL病灶除在部分Waldeyer环和上颌区表现为黏膜异常增厚外,其余多为软组织实性肿块;③结内NHL病灶多以坏死液化、边缘增强的表现为主。NHL病变可以单发或结内、外并发,只是前者常见颈淋巴结群的融合成块,后者则少有此表现。NHL有较高的全身播散倾向,影像学检查不应忽略对全身的检查。胸腹部的影像检查应作为常规。胸正侧位片可以发现较明显的纵隔、肺门淋巴结肿大和肺部、胸膜病变,对有疑似不清的病灶可加行胸部CT;腹部脏器应行B超检查,如B超检查发现无症状的肝脾肿大、占位灶,腹腔脏器肿块及后腹膜肿大淋巴结时,对NHL的正确临床分期和预后有显著意义。

(6)FDG-PET在恶性淋巴瘤分期中的作用:①霍奇金病FDG-PET基本上有100%的检出率,全部HD患者应作为检查的对象;② NHL侵袭型、弥漫性大B细胞淋巴瘤(DLBCL)基本上100%检出的敏感度,FDG-PET+CT对治疗前病变的评价是重要的,但是外周T细胞淋巴瘤检出率仅40%;③NHL(惰性淋巴瘤)检出率分别为滤泡型淋巴瘤约90%,边缘带淋巴瘤约70%,小淋巴细胞淋巴瘤<60%。对HD与NHL诊断分期和随访PET比Ga更为优越。Wirth等报道50例淋巴瘤(其中HD19例)回顾性研究,19例患者的PET比Ga检出更多病变部位。同样,Shen等报道30例淋巴瘤(其中

HD 14例)PET上调6例酏Ga闪烁成像的分期。Kostakoglu等报道51例淋巴瘤(NHL中度恶性35例,高度恶性3例,HD13例)进行FDG-PET和Ga闪烁成像相应显像部位的比较研究,Ga显像部位仅占PET的65%,PET上调病变分期25.5%(13例)。

5.病理诊断

病理诊断是恶性淋巴瘤的唯一依据。淋巴结、皮肤切取活检及内脏可疑处穿刺活检。怀疑为本病者,应取较典型的完整的淋巴结做活检。取活检时要注意避开坏死组织,尽量取到深部病变组织,选择丰满、质韧、具有淋巴瘤特点的淋巴结取活检,最好完整摘除淋巴结,以便观察到淋巴结结构,在病理诊断时淋巴结结构是否破坏具有重要诊断意义。不主张采用"试验性治疗",这样会使病变组织结构破坏,使得诊断更为困难,所以一定要在治疗前取活检明确诊断。对高度怀疑的病例可多处多次取活检,以免贻误病情。术中冰冻切片检查的应用有局限性,对ML的诊断难度较大。

细针抽吸细胞学(fine needle aspiration cytology,FNAC)检查对于淋巴瘤是一种方便、快速、微创、相对廉价的诊断方法,但需要形态学和免疫组化检查的配合。Daskalopoulouden等报道在Waldeyer环的病变采用此方法可达到93.1%的敏感度。针吸细胞学检查由于提供的材料有限,往往难以做出明确诊断,仅适于初筛判断良、恶性。病理上为霍奇金病和非霍奇金淋巴瘤两大类。

流式细胞仪检查可以发现细胞中异常DNA倍体比例和细胞增殖情况,对肿瘤性增生的细胞有鉴别意义,同时对NHL的预后有提示作用。Lackovska等应用流式细胞仪对117例的研究认为,较高的细胞S期比率及DNA倍体状况可以作为独立的判断其预后的因素。

(1)常用诊断方法及原则

1)必查项目

A.病史,特别要注意发热的出现和持续时间、盗汗,过去6个月内无法解释的体重下降超过10%。

B.体格检查。

C.实验室检查:全血细胞计数和血小板计数、血沉、肝功能检查。

D.影像学检查:胸部X线平片、胸部、腹部和盆腔CT、镓扫描。

E.活检,由一位有资格的病理学者做出诊断。

F.骨髓活检。

2)补充项目

A.如果可能影响治疗决策,行剖腹探查术和脾切除术。

B.如果有明显的肝受侵临床指征,行肝活检(针吸)。

C.有骨痛的患者选择性地行放射性同位素骨扫描。

D.头颈部有结外或结内受侵表现的,行头颈部CT检查以确定疾病范围。

E.有胃肠道受侵表现的,行胃镜和(或)胃肠道系统检查。

F.可疑有脊椎受侵的,行脊椎MR检查。

G.Ⅳ期患者和有骨髓、睾丸或脑膜受侵的患者,行脑脊液细胞学检查。

(2)非霍奇金淋巴瘤的分期检查,基本的分期检查包括:

1)体格检查、全血细胞计数、LDH、肝功能检查、胸部X线片,腹部、盆腔CT和骨髓活检。

2)通常颈部、胸部、腹部和盆腔都要做CT。

3)有结外受侵的淋巴瘤,需要做该区域的CT或MR检查以确定局部的疾病范围。

4)有中枢神经系统受侵危险的患者,要做脑脊液细胞学检查。

5)镓扫描通常用于确定肿瘤范围和镓的亲肿瘤性。

6)最初的临床分期检查可以对任何可疑病灶进行活检,特别是当其可能改变分期结果时。

7)骨髓活检是一项标准的临床分期检查。

8)肝活检无需作为临床分期的一部分,除非肿瘤局限而出现肝功能异常。

6.鉴别诊断

ML患者早期通常可表现为浅表淋巴结肿大,尤其是颈部淋巴结肿大,故诊断时应与急、慢性颈淋巴结炎、颈淋巴结结核、颈部转移癌、结节病等相鉴别。结外型NHL往往有一些非特异性的临床表现,需要和软组织炎症、癌性溃疡、肿瘤组织破坏骨组织、重型口疮等相鉴别,临床上应注意各病的主要特点。NHL在发展过程中常呈"跳跃"性播散,可以在局部症状不明显或基本稳定的情况下出现其他脏器受侵,因而患者出现一系列全身症状,如乏力,盗汗,不明原因的持续发热38℃以上,近期体重无原因的下降,肝、脾肿大,腹部扪及包块,血象异常等。如患者出现以上全身异常症状而又找不到其他病因时,应高度怀疑有患恶性淋巴瘤的可能。

第六节　头颈部淋巴瘤

一、原发性中枢神经系统淋巴瘤

恶性淋巴瘤晚期发生硬脊膜外受侵表现脊髓压迫症状者并不少见,文献报道其发生率为3.0%~78%,而原发性硬膜外恶性淋巴瘤则较为罕见。

(一)临床表现

最常见的首发症状为神经根受累产生疼痛并伴有紧缩感,沿神经走向呈放射性疼痛,部分患者仅表现为咳嗽或打喷嚏时背部不适,从症状发生到脊髓压迫征出现的时间可为数天至1年,中位时间为6个月。脊髓压迫阶段表现为病变以下的神经功能障碍,首先出现的是运动功能障碍,接着是浅感觉丧失,最后影响到括约肌功能;无论是硬膜外原发性恶性淋巴瘤还是继发性硬膜外受侵,其发生部位均以胸段最为多见,占全部病例的42%~69%,其次是腰骶段,颈段较少见。

常用检查:在胸腰椎X线平片检查中,1/3的病例表现为椎体压缩性骨折、附近侵蚀性改变或椎旁肿物,椎管造影显示不同程度的梗阻,多数为完全性梗阻,其显示的病变范围往往比实际病变范围小。CT和MR检查对明确诊断病变范围、有无椎体受侵和椎管外病变很有价值。脑脊液检查多表现为白细胞和蛋白升高。病理特征多为弥漫大细胞型。

PEL的诊断,应以硬脊膜外压迫症状为首发症状,经椎板切除术后明确诊断仔细体格检查及全面的分期检查后未发现其他部位的病变。

(二)治疗

以往主要以椎板切除和放疗为主要治疗手段,近年来化疗被公认为是有效的辅助治疗手段。

1.椎板切除术

有明显的脊髓压迫症状及影像学检查显示椎管内占位性病变,为行椎板切除术的指征:仅少数病例手术能够完全切除肿瘤,多数病例为肿瘤部分切除。因此,术后放疗是必须的。

2.放射治疗

放疗应在手术后尽早开始,在不影响切口愈合的情况下,甚至可以在拆线之前进行。明确诊断病变范围对确定照射野大小是必需的。CT和MR检查能够较准确地显示病变范围,在没有CT和MRI结果的条件下,可根据神经损伤平面确定病变的上界、下界或根据椎管造影片确定;照射野的上下界应在已知病变的上下极再向上下各外放4个椎体。侧界应包括椎旁组织,单次剂量为1.5Gy,共4~5周,总量为35~40Gy。

3.化学治疗

恶性淋巴瘤是一种全身性疾病,单纯局部治疗后许多患者因远处复发导致治疗失败,故局部治疗后应用化疗很必要。化疗宜采用含多柔比星的联合化疗方案,可应用3~4个周期,对化疗时间的选择,有人建议先化疗后放疗,以便尽可能早地杀灭远处的亚临床病灶,并且没有发现因放疗延迟而影响局部控制。PEL局部病变穿透硬脊膜进入蛛网膜下腔的情况非常少见,因此不提倡进行鞘内预防性化疗。

4.治疗结果

文献报道,对于淋巴瘤侵及硬膜外的患者,治疗后有33%~60%的病例神经功能恢复良好;PEL行椎板切除术后合并放疗和化疗可获得较高的长期生存期,其结果与其他部位局限性病变相似,可高达83%。而术后单纯放疗病例5年生存率为40%~50%。

二、原发性中枢神经系统恶性淋巴瘤

原发性中枢神经系统淋巴瘤是指发生于大脑、小脑、脑干、眼、软脑膜和脊髓等部位的非霍奇金淋巴瘤,并在明确诊断时,无中枢神经系统以外的淋巴结受累。

(一)流行病学

1.发病率

原发性中枢神经系统淋巴瘤是一种少见的颅内恶性肿瘤,好发于40~70岁。以往一直认为本病极为罕见,占颅内肿瘤的0.5%~1.2%,占结外淋巴瘤的1%~2%,占全部NHL的0.3%~3.8%。近年来,随着器官移植的广泛开展、免疫抑制剂和化疗药物应用的增多、ALDS患者发病率的升高,本病发病率增长迅速,尤以男性为主,已超过神经胶质瘤。美国国立肿瘤研究所的流行病学调查研究结果显示,1973~1991年PCNSL发病率由0.025/100 000增至0.3/100 000,已超过10倍,1992年增至0.43/100 000,2000年达0.5/100 000,

已显示出发病率超快增长的势头。如果按目前趋势继续上升，则在不久有可能成为最常见的脑肿瘤。

2.病因和发病机制

原发性中枢神经系统淋巴瘤可见于有免疫活性的人群以及免疫缺损者，前者常有恶性肿瘤家族史；O'Neill报道在有恶性肿瘤家族史的人群中，发生原发性中枢神经系统淋巴瘤的危险性增加30倍。原发性中枢神经系统淋巴瘤尚可继发于其他恶性肿瘤治疗后，可能与化、放疗的致癌作用或遗传因素有关。

免疫缺损患者发生原发性中枢神经系统淋巴瘤的病因与机制较为清楚，其发病与AIDS病毒、先天性或获得性免疫缺损有关。在HIV感染过程中原发性中枢神经系统淋巴瘤出现较晚，常常是在作出AIDS诊断以后发生。HIV感染患者的原发性中枢神经系统淋巴瘤发生率为2%~6%。随着AIDS患者的支持治疗增强、抗病毒治疗有效率的提高，AIDS患者生存期延长，原发性中枢神经系统淋巴瘤的发病率也在升高。Wiskott-Aldrich综合征、IgA缺失或接受器官移植后又用免疫抑制药物治疗的患者发生原发性中枢神经系统淋巴瘤的危险性明显增加。肾移位患者发生原发性中枢神经系统淋巴瘤的危险性增加100~350倍。另外，EB病毒、原癌基因、C-myc及染色体的易位也与原发性中枢神经系统淋巴瘤有关。应用原位杂交和PCR技术已在肿瘤组织中检测到EB病毒。

原发性中枢神经系统淋巴瘤在有免疫功能的人群多发生于55岁左右，在AIDS患者多发生于31岁。男多于女，男女比例为7.4:1。AIDS患者的免疫功能，特别是T细胞功能明显降低，所以推测在这些患者中，因染色体异常或病毒刺激所致的B淋巴细胞增殖，特别是在具有一定免疫学特征的结外区域，如中枢神经系统中B淋巴细胞增殖，由于缺乏T细胞的抑制作用，可能引起单克隆淋巴瘤的发生。

3.病理组织学特点

原发性中枢神经系统淋巴瘤可发生在脑和脊髓等部位，肿瘤无论单发还是多灶，大多位于大脑半球的深部，易侵及血管周围的脑组织。大体观察肿瘤组织呈褐色、灰色或黄色，与脑组织分解不清楚，切面成鱼肉状，通常无硬化、无出血。镜下瘤细胞以血管为中心呈花团状或簇状生长为其典型图像，但也可见弥漫分布，且疏密不均，多无滤泡形成。早或中晚期肿瘤边缘部分，瘤细胞围血管分布，在血管周围的vir-chow-Robin(v-R)间隙内松散聚集，形成血管周围细胞套，但间隙界限不清，瘤细胞出v-R间隙向脑实质侵

犯，瘤细胞逐渐变稀疏，此形态酷似脑炎，血管纵切面可见瘤细胞沿v-s间隙延伸。肿瘤细胞常与脑组织交错或呈多数小灶散于脑组织中。局部可有坏死出血、胶质细胞增生等。瘤细胞中常可见到浆细胞化倾向和星空现象。

大多数PCNSL病理类型为高度恶性，细胞分裂活跃。绝大多数PCNSL细胞表面CD19、CD20、CD79a表达阳性，提示为B细胞来源。细胞质内及细胞表面单克隆表达型为IgMk。CD3+T淋巴细胞、CD68+巨噬细胞及CD20+成熟小B淋巴细胞嵌于PCNSL肿瘤细胞间为其特征性表现。另外，在肿瘤细胞周围水肿的脑细胞中，小胶质细胞和星形胶质细胞明显活化，坏死偶有发生。

在CNS中，T细胞来源的淋巴瘤极其罕见，约占2%。与B细胞来源的PCNSL多发于小脑幕上脑组织不同，T细胞来源的PCNSL多发于小脑或软脑膜。近来的研究显示T细胞来源的PCNSL发病率在升高，这可能与检测手段的进步有关。

对于PCNSL的分类，多数学者沿袭颅外淋巴瘤的分类方法，这是不适宜的，不具有临床相关性。最近的REAL和WHO分类则使原发性中枢神经系统淋巴瘤的亚类趋于简单，但可靠性和临床意义有待实践证明。实际上，很少有文献报道原发性中枢神经系统淋巴瘤发生于脑外或此病是由脑内多克隆淋巴增殖性病变发展而来。癌基因和肿瘤抑制基因的突变仅在少数几个肿瘤中进行分析，并且其类型和频度尚未确定。比较其他肿瘤来说，原发性中枢神经系统淋巴瘤明显缺乏组织病理学共识和病理遗传学及分子遗传学资料。

原发性中枢神经系统淋巴瘤病理类型常为弥漫型，尚未见结节性淋巴瘤的报道。应用免疫组化技术能较容易地分辨出肿瘤组织的起源。LcA可鉴别肿瘤是否来源于造血组织，GFAP对鉴别肿瘤是否来源于神经上皮具有重要的意义。B淋巴瘤细胞一般不表达CD3，而90%的B淋巴瘤细胞表达L26。所有患AIDS的原发性中枢神经系统淋巴瘤患者都表达EB病毒相关性隐性蛋白，而对于有免疫功能的原发性中枢神经系统淋巴瘤患者，这种蛋白则很少表达。

原发性中枢神经系统淋巴瘤常浸润室管膜下组织，通过脑脊液向脑脊膜扩散。一组尸检结果表明100%病例均有脑脊膜受侵，但只有不到50%病例可在脑脊液中找到瘤细胞；显微镜下检查，80%病例表现为弥漫性血管周围增殖伴受累血管间的脑实质浸润，在血管周围形成肿瘤细胞套，其特征为肿瘤细胞

包绕血管基底膜增殖,以银盐染色时形成明显的网状结构,故又称为"网状肉瘤"。常可见到巨噬细胞浸润和星形细胞反应,偶见广泛坏死。

(二)临床表现

1.症状与体征

大多数PCNSL在诊断时多为单发病灶及幕上病变,至疾病晚期多表现为广泛的多病灶的播散。临床表现缺乏特异性,早期诊断较困难:典型病灶部位位于脑室深部结构内,易累及胼胝体、基底节和丘脑等。原发于脊髓和脑脊膜罕见,但波及至此者多见,并且是经治缓解患者复发的原因。常见的临床症状由脑实质或软脑膜局部浸润、颅内压增高、肿瘤压迫、肿瘤周围组织水肿或脑积水引起,可表现为颅内压增高症状(头痛、恶心、呕吐和视神经盘水肿)、个性改变,进一步则出现共济失调、轻偏瘫、癫痫发作和脑神经受损。从出现症状到确定诊断的个位时间在有免疫活力的患者为3~5个月,在免疫缺陷的患者为2个月,约有50%病例出现运动和感觉异常。对于具有缓慢发展的个性改变的患者或症状变化较大的患者其出于自发的或类固醇诱导的较小病变的消退,确诊时间可能会更长。

2.转移与扩散

原发性中枢神经系统淋巴瘤极少颅外蔓延或扩散,但其倾向沿v-s间隙侵犯,并沿蛛网膜下腔播散,局部脑脊膜侵犯也常见。有报道转移至肾上腺、肠、睾丸、淋巴结、骨髓、前列腺和肝等;约20%的原发性中枢神经系统淋巴瘤患者病变可累及眼后部。7%~8%的患者可有全身播散,眼淋巴瘤可经裂隙灯得到诊断,应用眼部放疗治疗。然而,对原发性中枢神经系统淋巴瘤全身播散(这在其他肿瘤病变意味着晚期)的临床意义尚有争议。多数研究认为从初始就诊对患者进行系统分期证明是没有意义的,因为目前仅有10例初诊的原发性中枢神经系统淋巴瘤患者合并有隐伏的全身淋巴瘤,并且这10例患者没有1例因为全身症状决定疾病进程的。因此,经活检证实原发性中枢神经系统淋巴瘤并一开始即对患者进行分期,主要应用于包括HIV检验的血液检验和裂隙灯眼部检查。

(三)诊断与鉴别诊断

原发性中枢神经系统淋巴瘤的诊断应结合临床表现和辅助检查综合考虑,以下是诊断原发性中枢神经系统淋巴瘤的重要检查。

1.放射影像学

(1)CT扫描:有免疫活性的患者90%的病例表现为单个或多个均一性或高密度肿块影,且多位于脑实质深部,特别是丘脑、基底节区、胼胝体和侧脑室周缘,肿瘤多呈类圆形或分叶状,边界比较清楚。以等密度或高密度多见,这不同于其他原发脑肿瘤或转移瘤。其他原发脑肿瘤或转移瘤CT平扫显示低密度影。单发病灶大多可见占位效应,病处周围大多可见一数厘米的低密度水肿带,注射造影剂后,病灶可见均匀一致的增强或不规则增强。而AIDS患者则表现为脑实质弥漫改变。

(2)MRI:除了能发现脑病变外,也能发现CT无法见到的脊髓占位病变。MRI表现T1为低信号,与周围的水肿带信号强度相仿,有时无法辨出原发灶。T2为高信号,或信号强度不一,增强后可见肿物强化,偶尔可见肿物突出脑室内。这些特征有助于与脱髓鞘病、神经胶质瘤、脑膜瘤、弓形虫病等的鉴别诊断。恶性胶质瘤可侵及脑室周围组织,CT扫描时呈"蝶形"影像,少突神经胶质细胞瘤和低度恶性星形细胞瘤常有钙化,而原发性中枢神经系统淋巴瘤一般无钙化;另外,多数恶性神经胶质瘤呈低密度影。

(3)血管造影:血管造影术有助于原发性中枢神经系统淋巴瘤的诊断。与神经胶质瘤不同的是,虽然原发性中枢神经系统淋巴瘤有广泛的小血管增生,并行丰富的血流灌注,但血管造影不能显示。在1/3病例,可观察到从毛细血管期至静脉期的持续弥漫和匀质变色或"发红"现象。脊管内原发性中枢神经系统淋巴瘤应与起源于脊神经根和脊膜的肿瘤(如神经纤维瘤、脊膜瘤)及转移癌等鉴别。神经纤维瘤与脊膜瘤等多为硬脊膜内髓外肿瘤,病变发展较缓慢,转移癌可有原发病灶。此外,应与急性脊髓炎等炎症疾病鉴别。在椎骨内淋巴瘤,脊椎X线片可发现椎弓根受压或破坏,椎骨碘油造影有不同程度阻塞。

(4)^{18}FDG-PET是目前最有前途的检查手段。PCNSL细胞紧密堆积,糖代谢旺盛,因此对于FDG的摄取远高于正常脑组织,也超过高度恶性的神经胶质瘤。对于无症状的PCNSL的局部病变,PET可提高检查灵敏度85%,尤其是对于鉴别治疗后残余的"冷"瘢痕组织,PET能增加检测的特异性90%以上。

(5)SPECT检查可发现几乎100%的PCNSL患者摄取^{99m}Tc增加。SPECT检查有助于PCNSL与感染性病变的区别,因为对于炎性病变,淋巴瘤组织中放射性同位素摄取增强并且停留时间延迟。

2.脑脊液检查

85%病例脑脊液中蛋白质浓度增加。糖含量一般正常,但在弥漫性脑膜浸润时降低。仅有0%~50%病例脑脊液细胞学检查阳性,而在全身淋巴瘤侵及中枢神经系统时,阳性率可达70%~95%。脑脊液细胞学检查出恶性B淋巴细胞可诊断原发性中枢神经系统淋巴瘤。现代免疫组织化学方法,例如k链和χ链分析,以及应用聚合酶链反应(PCR)方法检测B细胞免疫球蛋白基因重排,可帮助鉴别脑脊液中的淋巴瘤细胞和反应性淋巴细胞增生;同时免疫组化结果也证实如发现脑脊液淋巴细胞异常增多,即使细胞学未发现恶性细胞,易可认为是肿瘤生物学行为所致。

(四)治疗

PCNSL的治疗模式过去通常是配合皮质类固醇支持的单独放疗。目前多数患者接受放疗联合不同剂量强度化疗的治疗模式。联合放化疗可以改善生存,同时也增加了神经毒性反应,尤其是严重功能障碍的发生率。为了尽可能的保全患者的认知功能,改善其生活质量,目前建议将化疗作为一线治疗手段,力求达到完全缓解,而放疗仅用于复发治疗中。

1.激素治疗

PCNSL对糖皮质激素敏感。但激素对PCNSL的诊断和病理分析造成干扰。在确诊前尽量避免使用激素,而使用甘露醇控制颅内压。初治患者对糖皮质激素的有效率高达70%。对于一般状态差的患者可首先使用激素控制症状、改善状态后再综合治疗。单用激素的疗效维持时间短,一般在停药数月内复发。地塞米松为最常用的激素类药物。

2.外科治疗

有免疫功能和免疫缺损的原发性中枢神经系统淋巴瘤患者,单纯支持治疗的中位生存时间小于3个月和1个月,PCNSL具有病变广泛及深部浸润的特点,即使广泛切除的手术也达不到根治,对延长生存期、改善生活质量无益,并且可能引起严重的术后并发症。目前,手术的作用只是取样检查。由于开颅手术可引起神经损害,近来趋向于用定向活检术代替颅骨切开术。

3.放射治疗

原发性中枢神经系统淋巴瘤对放疗极为敏感,因而放疗一直是治疗原发性中枢神经系统淋巴瘤的最常用手段。全脑或脊髓放疗后大多数患者能取得完全缓解,但缓解期是短的,在有免疫功能的患者常常是

10~14个月。有学者查阅了1980~1994年各种治疗手段所占的百分率,发现单独放疗患者占46%。其次为放疗加化疗(29%),而单独手术、化疗、无任何其他治疗的患者分别为13%、3%和9%。

文献资料证实全脑照射剂量达到40Gy的患者生存时间较长,但超过50Gy并不能延长患者的生存时间。目前一般认为原发性中枢神经系统淋巴瘤的最佳放疗方法为全脑照射40Gy然后缩野加量,使肿瘤量达到45Gy,超过此剂量不能提高局部控制率或延长患者生存时间,但却增加脑坏死的危险性。

迄今尚未发现最佳分割照射方法。Davey等对8例原发性中枢神经系统淋巴瘤行超分割全脑放疗,总量64.8Gy,分割54次,每日剂量24Gy,结果中位生存时间24个月,但毒性发生率高。超分割全脑照射的急性、早期和后期神经毒性包括嗜睡综合征、脑垂体功能减退、识别障碍、精神错乱、双侧大脑功能异常、躯体运动失调加重、语言障碍、癫痫发作、轻偏瘫等。

对脊髓全长是否做预防性照射,目前尚无统一意见。原则上倾向不做;但对脑脊液有肿瘤细胞或肿瘤侵及脑室壁时,可作为全脊髓照射的适应证。全脊髓的靶区自第4颈椎延到骶骨腔,肿瘤量35Gy,每次1.8Gy,病灶区可达45~50Gy。放疗中对邻近放疗野的上下界,每周应移动一次,以防止上下野剂量重叠,致脊髓高量放射损伤。为减轻放疗反应,放疗同时加用甘露醇及口服泼尼松40~60mg,每天一次口服,当颅内压正常时可停用上述药物。

4.化学治疗

原发性中枢神经系统淋区瘤的化疗始于20世纪70年代中期。Herbst等首次证实原发性中枢神经系统淋巴瘤对化疗敏感,他们报道1例原发性脊髓淋巴瘤放疗后软脊膜复发的患者经椎管内注入MTX后仍生存4年。其后,Ervin和CameUors等报道用高剂量MTX治疗加CF解救,CR时间达12~62个月。越来越多的证据表明,化疗能延长患者的生存时间,特别是高剂量MTX($>1g/m^2$)的疗效较好,高剂量Ara-c、PcB、BCNU和CCNU也有效。

CHOP方案在全身性NHL的治疗取得成功,人们期望在PCNSL也会有效,但是结果令人失望。血-脑屏障(BBB)是影响PCNSL治疗的一个重要机制。治疗NHL的经典药物如多柔比星、环磷酰胺和长春新碱由于分子量大或有极性而难以通过BBB。尽管PCNSL血管的某些特性导致肿瘤内部分屏障的破坏,从而使正常情况下不能通过BBB的化疗药物可能会进入到肿

瘤细胞内。然而治疗的成功和皮质类固醇的应用可部分或全部恢复BBB,并可能阻止方案中大分子亲水性药物到达肿瘤并最终导致治疗的失败。

解决方法之一是破坏BBB。渗透性制剂进入脑动脉后可引起短暂的屏障破坏,这样循环中的药物就可以到达脑实质和脑肿瘤。经颈动脉给予甘露醇可引起短暂性血-脑屏障开放,似乎也是增加亲水性药物进入颅内的有效方法。Neuwelt等(1991年)用此方法,配合以CTX、高剂量MTX加CF解救、PcB和DXM等组成的方案化疗,30例中,CR达80%,17例以前未治疗患者的中位生存时间为44.5个月。迄今为止,Neuwelt等已治疗58例,有效率与中位生存时间与前相似。Neuwelt等认为该方法可治愈部分病例,但该治疗方法使大多数患者,尤其是60岁以上的患者产生了严重的神经毒性。50%的患者出现了严重的痴呆症,其死亡率高达10%。破坏BBB技术的复杂性及相关的急性毒性限制了此方法在PCNSL治疗中的广泛应用。

选择能透过BBB的药物是另一个解决方法。甲氨蝶呤(MTX)在高剂量静脉输注时能够透过BBB。第1个用MTX治疗PCNSL成功的报道见于1980年,1例51岁复发患者用此方法治疗后存活12个月。在一项研究中,31例患者接受单用MTX治疗,诱导治疗中MTX的剂量为8 g/m²,随后是不严格的每3周1次3.5g/m² MTX的维持治疗。每个患者接受中位10(3~30)周期的治疗。总有效率100%,CR 20例(65%),PR 11例(35.0%)。中位无进展生存期为16.7个月,总的中位生存期30.4个月。在375个周期的化疗中,仅有4个周期发生无发热的白细胞减少和3例可逆性的肾功能不全。一项Ⅱ期研究单用HDMTX治疗25例患者。诱导期每2周1次MTX(8 g/m²),随后的巩固治疗每2周2次,时间为1个月,然后为每4周1次持续11个月的维持治疗。总有效率74%(CR 52%,PR 22%),尚未结束的随访显示总的和无疾病进展的中位时间均超过14个月。经过270周期的化疗,毒性很低(2次4度毒性和14次3度毒性)。

对于复发和难治患者的治疗方案还没有进行深入的研究。对24个研究中复发或进展的173例患者进行回顾性分析显示,接受解救化疗患者的生存期(14个月)长于未治疗者(2个月)。但是,由于Kamofsky评分低的患者多不能接受解救化疗,因此影响了结果的评价。同时接受化疗的55例患者使用了26个不同的方案,因此无法对化疗方案进行评价。一项研究中,9例单用大剂量MTX获得完全缓解的患者复发后再次用

大剂量MTX治疗,6例CR(67%),3例PR(33%)。所有9例患者的无进展中位生存期为9.7个月,6例CR患者为22.9个月。新的化疗药物及药物组合以及造血干细胞支持下的大剂量化疗是解救复发和耐药患者的希望。Herrlinger等用丙卡巴肼、洛莫司汀和长春新碱组成PVC方案治疗7例患者,CR 4例,PR 3例,解救治疗后的中位生存期为12个多月。Ciordia等用拓扑异构酶Ⅰ抑制剂拓扑特肯1.5 mg/m²·d,连用5天,CR 4例,解救治疗后的中位生存期为10个多月。22例复发或难治的PCNSL均接受过MTX的治疗,14例进行了阿糖胞苷和VP16解救治疗,CR 8例,PR 4例,SD、PD各1例,CR和PR中各1例在行高剂量化疗和ASCT前死于与疾病无关的原因。接受ASCT的20例患者中,CR 8例,PR 4例,SD 1例,另7例为耐药的眶内淋巴瘤,预处理方案是TEPA + Bus + CY,移植后CR 16例,PR 2例,中位随访41.5个月,12例持续CR,从移植计算起的3年生存率为60%,无病生存率为53%。

5.鞘内给药

PCNSL确诊时,脑脊髓膜种植转移的发生率为0%~50%。CSF细胞学阳性率为26%。脑脊髓膜病变可通过全脊髓放疗、大剂量全身化疗或鞘内给药预防和治疗。大剂量MTX和大剂量Ara-C静脉给药可在CSF中达到治疗浓度,但个体差异大并且维持时间短。通过鞘内给药方式CSF的药物浓度比较稳定和持久,特别是脂质体Ara-C。通过Ommaya泵从侧脑室给药MTX的有效治疗浓度能维持较长,有利于提高疗效,但相关感染值得重视。接受鞘内给药的患者生存期较未接受鞘内给药的患者长(38个月比24个月,P=0.03)。多因素分析也显示鞘内给药为有利的独立预后因素。

6.综合治疗

全身化疗、鞘内化疗加全脑放疗的综合方案明显提高PCNSL的疗效,延长生存期,是目前最常采用的综合治疗模式。有效率达80%~95%,中位OS达30~40个月,约14例患者获得治愈。化疗采用含HD~MTX方案2~6疗程,全脑放疗剂量30~40Gy,不超过50Gy。但60岁以上患者的放疗相关神经毒性明显,相关死亡率高,生活质量差,很大程度上抵消了综合治疗的优势。

(五)预后

根据多因素分析结果,年龄<60岁和体力状况较好是重要的良性预后因素,而原发于脊髓以及脑脊液中蛋白水平升高为不良预后因素。中国医学科学院肿瘤医院对可能影响全组患者预后的各种因素包括发

病年龄、性别、KPS评分、发病部位、细胞来源、治疗模式、IPⅡFW等进行生存分析，结果发现只有PCNSL发病部位的单发或多发情况下对生存具有显著影响，是决定预后的独立因素。

近年来，寻找决定PCNSL预后的生物标记物的研究不断深入，Braaten等采取33例PCNSL患者的病理标本，通过免疫组化、FISH、PCR方法，对bcl-2、bcl-6、MUM1、CD10、vs38c、CD138、CD44、p16、p53等抗原进行筛选，结果表明bcl-6表达者生存期明显延长（P=0.002）。bcl-6有希望成为PCNSL预后的生物标记物。

三、原发性眼内恶性淋巴瘤

眼内淋巴瘤是指发生于葡萄膜、视网膜及玻璃体的淋巴瘤，与中枢神经系统淋巴瘤密切相关。该病临床表现呈多样性，诊断较为困难，常易误诊为葡萄膜炎、视网膜血管炎等而延误诊治，最终因并发中枢神经系统病变而造成不幸转归。

眼内淋巴瘤占所有淋巴瘤的比率不到1%，而霍奇金淋巴瘤很少引起眼病，发生于眼部的非霍奇金淋巴瘤可以作为：①中枢神经系统非霍奇金淋巴瘤[NHL-CNS，也称为原发性中枢神经系统淋巴瘤(PcNSL)]；②全身性非霍奇金淋巴瘤。原发于眼内淋巴瘤是NHL-CNS的一个亚型，玻璃体、视网膜、视神经都可以被侵犯。NHL-CNS患者20%~25%有眼部受累；56%~85%患者一开始就表现为眼部淋巴瘤，最后发展成脑淋巴瘤，这些患者通常是老年人，经常误诊为慢性葡萄膜炎或玻璃体炎达数月或数年。原发性眼内淋巴瘤多双侧侵犯。中枢神经系统外全身性波散很少见，只在6%~8%尸检病例中发现：

诊断最好建立在玻璃体穿刺活检和细胞学检查：有时脉络膜、视网膜活检也是必需的，这些肿瘤典型的是中度或高度恶性大B细胞性淋巴瘤；即使应用新的治疗模式，效果也不好，中位生存期只有3年；CNS外出现的全身性非霍奇金淋巴瘤累及眼部，通常首先侵犯眼色素层，是典型的小B细胞增生或低度恶性淋巴瘤，表现为晚期全身性疾病。

(一)原发性眼内淋巴瘤的命名

以前根据Rappaport分型，NHL-CNS被错误地描述为网状细胞瘤或组织细胞淋巴瘤；工作分类把淋巴瘤划分为低度、中度和高度三级。根据临床和病理学表现，认识到这些恶性肿瘤属B细胞来源。NHL-CNS是

大B细胞性淋巴瘤，中到高度恶性，而全身性非霍奇金淋巴瘤伴继发葡萄膜累及，是一种典型的小B细胞增生，属低度恶性。最新的淋巴瘤分型是WHO在REAL分类的基础上更新分类的：REAL分类所描述病种名称是根据形态学特点、免疫表型和(或)分期、基因型、病因学、流行病学和临床表现。根据这个分类，原发性CNS淋巴瘤被划分为弥漫型大B细胞性淋巴瘤。

(二)流行病学

据估计，眼内淋巴瘤占眼部恶性肿瘤的1.86%，近年来随着平均生存年龄的提高和免疫缺陷、免疫抑制患者的增加，眼内淋巴瘤的发病率在近几十年来显著升高。美国癌症协会统计数据显示：PCNSL的发病率由1973年的0.075:100 000上升至1990年1:100 000。15%~25%的PCNSL患者6~18个月内病变将累及眼部；56%~85%的PIOL患者平均2年内发展成为中枢神经系统淋巴瘤。该病的平均发病年龄约为50~60岁，也有报道其发病年龄可在15~85岁，男女之比为1.2~1.7:1。

(三)临床特点

1.患者特点

绝大部分被NHL-CNS侵袭的患者为中老年，中位年龄50~60岁。女性眼累及的概率比男性多2倍，无种族差别；约30%患者只是单眼累及，但80%~90%最终发展为双侧累及。56%~85%脑淋巴瘤患者患原发性眼内淋巴瘤，可以在出现眼部症状之前、同时或以后表现出来，但是1/3病例发现在眼部症状出现之前已证实有肺部侵犯，50%~65%患者首先以眼部症状发病；眼部症状和CNS症状的相隔平均时间是24个月(1个月~10年)。

2.临床表现

最常见的眼部主诉为视物模糊和黑影漂浮感，偶尔可表现为眼部充血、疼痛、畏光和异物感。部分患者初期可无症状，眼内淋巴瘤的临床表现随累及的部位不同而呈多样性，其主要累及葡萄膜、视网膜及玻璃体。

患眼以慢性进行性后葡萄膜炎最为常见，小部分可表现为前葡萄膜炎或全葡萄膜炎。大多数文献报道葡萄膜炎常为其最初和最主要的表现，并且与非肿瘤性葡萄膜炎在临床表现上无特异性区别。眼前节检查多见角膜后沉着(KP)和房水细胞，部分患者可出现前房积脓和前房积血，故常被误诊为葡萄膜炎。因此，在慢性葡萄膜炎对激素治疗不敏感，或早期敏感(因

反应性淋巴细胞和组织细胞的存在）但很快反跳,以及顽固难治者应考虑眼内淋巴瘤的可能性。

当肿瘤累及视网膜时,眼底可表现为:①视网膜炎改变。Kphno等报道患眼周边部视网膜可呈白色病变并伴有出血性浸润,类似视网膜坏死;眼底后极部可出现黄白色斑点状损害,并认为这种损害可能是由于肿瘤细胞在深层聚集或为小面积的色素上皮(RPE)破坏;视网膜下的浸润可在瘤体表面形成"豹纹样"色素改变。②随着病情进展,肿瘤累及RPE视网膜下出现多中心的大片黄白色渗出,使视网膜增厚并引起实性脱离,常检查不到裂孔。多数学者认为:多发性实性视网膜脱离对于眼内淋巴瘤具有确诊意义。③Riddley等报道眼内淋巴瘤可呈现树枝状血管炎改变,眼底镜下可见明显的血管鞘形成;④Saatic等报道眼内淋巴瘤可出现视网膜血管阻塞的表现,病检证实为恶性淋巴瘤细胞阻塞血管腔所致。⑤REP上可出现白色点状病变,类似于一过性白点综合征(MEWDS)。此时的荧光血管造影没有特异性,早期为视网膜点状病变区的弱荧光,后期渗漏呈强荧光,后期病变区着染。此外,还可见血管壁染色、黄斑囊样水肿。因此,当造影显示RPE改变,伴有血管着染渗漏、黄斑水肿时应考虑到眼内淋巴瘤的可能。

单独的玻璃体病变较少,主要为视网膜下的肿瘤细胞突破内界膜累及玻璃体,引起类似玻璃体炎症反应,雾状的玻璃体细胞漂浮最为常见,持续存在且可形成线状、簇状、团块状,并可出现积血、玻璃体后脱离等。这些玻璃体炎性表现并无特征性,且加大眼底观察及造影的难度,早期其对激素治疗有效,但后期呈剂量依赖,最终发展成为激素抵抗。

其他并发症包括:累及视神经时表现为典型的视神经炎;因癌细胞浸润致视网膜血管闭塞、缺血、虹膜红变而继发新生血管性青光眼;眼内肿瘤转移至眶部;如果肿瘤累及脑部,可出现行为和意识的改变;当病变累及脑神经时可出现斜视、复视、头痛、呕吐、四肢感觉异常或运动障碍等神经系统症状;少数患者可出现非特异性的偏头痛、迷路炎、眩晕、癫痫等症状。

(四)诊断

当出现以下情况时应考虑PIOL:①中老年患者疑诊为慢性后葡萄膜炎,激素治疗不敏感或治疗效果与预计不相符;②眼部炎症变重而无明显的疼痛、畏光及结膜充血等症状;视力改变与炎症反应程度不相符;③视网膜下浸润病灶,玻璃体内炎性细胞呈簇状、片状,激素耐受(早期可能有效)。一项研究表明只有6%的PIOL患者会出现中枢神经系统外转移,所以对于疑诊PIOL的患者,临床检查应围绕中枢系统进行。首先要进行神经影像学及脑脊液(CSF)细胞学检查。如果无法获得阳性结果,再行玻璃体活检细胞学检查。

美国国立眼科研究所/国立卫生研究所免疫实验室(LI/NEI)对于临床怀疑PIOL的患者检查程序如下:①神经影像学检查:头部MRI。②腰椎穿刺脑脊液细胞学检查:标本应立刻送检细胞病理实验室,可重复。③如果CSF检查结果阴性,进行诊断性玻璃体切割手术。④如果玻璃体活检细胞学检查结果阳性,可确定诊断。⑤如果玻璃体活检细胞学检查结果阴性,且存在网膜或网膜下病变可考虑再次进行剥切手术玻璃体活检,或者进行网膜下或色素上皮下病变针吸活检。⑥如果眼部标本病理检查确定诊断,请神经科及肿瘤科会诊,会诊前再次行神经影像学及CSF检查,共同制订治疗及随访计划。⑦转移至脉络膜的淋巴瘤少见,且往往在晚期才出现,诊断并不困难。

病理学检查,尤其是玻璃体病理检查是确立PIOL诊断的基石,通常情况下标本中大量的恶性细胞已经坏死,具有诊断意义的恶性细胞很少。如果患者曾接受激素治疗,由于激素具有细胞溶解作用,所以更难获得标本。有时需要多次活检才能获得有效标本。活检方法主要有两种:细针穿刺抽吸术和前段玻切术。针吸法用注射器带21~25G针头抽吸玻璃体,对标本破坏作用轻微、损伤小,可在门诊进行,所得标本一般可以满足活检需要,但标本量小。前段玻切玻璃体活检是首选方法,在获得较多样本的同时切除混浊的玻璃体可以改善患者症状。采取手术开始灌注前,不切割、单纯抽吸玻璃体方法取得标本。标本放于1~2mL的细胞培养基中,在1h内进行检查。由于肿瘤细胞易碎,运送过程中要尽量平稳。玻切术中收集的稀释的玻璃体用于其他研究或细胞学检查;在集液盒中加入200~300mL/L的小牛血清可以提高细胞活性。在浸润处收集标本,在活检之前停用激素可以提高检出率。如果怀疑标本量不足以确定诊断时,进行视网膜活检或视网膜下瘤细胞抽吸,或经巩膜脉络膜行视网膜活检(损伤大);当患者视力丧失且急需活检时可以进行诊断性眼球摘除。LI/NEI总结了提高诊断率的方法,包括细胞免疫病理、细胞因子分析和分子标记物。

细胞病理学检查细胞病理学检查是诊断的金标准。PIOL需在眼内发现淋巴瘤细胞才能确定诊断。细胞病理学检查是最常用的诊断方法。病理学可见淋巴瘤细胞体积大(是正常淋巴细胞的2~4倍)、形态多样、胞质含量少、胞核明显、染色质边集、核仁突出，有时可见核分裂象。玻璃体标本通常含大量正常的淋巴反应细胞和微量的淋巴瘤细胞，其余的标本成分可含有反应性淋巴细胞。组织细胞、坏死细胞和玻璃体纤维很难找到淋巴瘤细胞。视网膜脉络膜活检或眼球摘除后组织病理检查主要表现为：在RPE层和Bruch膜之间的呈簇状分布的形状不规则的大淋巴细胞。免疫标记物检查通常包括T淋巴细胞(CD3、CD4、CD8)；B淋巴细胞(CD19、CD20、CD22)；K轻链和轻链免疫球蛋白。所有B淋巴细胞都高表达CD19、CD20；幼稚B淋巴细胞表达CD22，阳性提示为淋巴瘤；大多数PIOL为恶性B淋巴细胞单克隆族，正常B淋巴细胞K轻链和轻链免疫球蛋白表达水平相当，恶性B淋巴细胞单克隆比例失衡(一种超过另一种3倍)。应用流式细胞仪荧光激活细胞分类器代替显微镜，可以提高诊断的阳性率。

NEI发现该病的另一个特点为玻璃体液中IL-10/IL-6，IL-IO/IL-12比例增高。淋巴瘤细胞可优先分泌IL.10(作用为刺激活化的B淋巴细胞产生抗体的生长分化因子，抑制细胞免疫)，可能有助于B淋巴瘤细胞的增殖和免于细胞毒性T淋巴细胞的杀伤作用。在PIOL患者玻璃体中IL-10的含量增加，而非恶性眼内炎症患者玻璃体中IL-6、IL-12增多。研究表明IL-10/IL-6比例大于1.0时与PIOL相关性大，可以作为诊断PIOL的辅助手段。趋化细胞因子在炎症发生时引导白细胞移动。BLC(B细胞吸引趋化因子，BCA-1)在脾、淋巴结、派伊尔淋巴集结滤泡中呈高表达，是B淋巴细胞的特异性募集趋化因子。CXCR5(BLR-1)是BLC受体，是B细胞的导归趋化因子。对于眼PIOL免疫组化研究发现PIOL淋巴瘤细胞表达CXCR5，而BLC仅表达于RPE，这可能是PIOL淋巴瘤细胞聚集于RPE下间隙的原因。

有研究报道，应用显微解剖和PCR方法作为PIOL的辅助诊断方法。这种方法可以运用病理分析之后的恶性或不典型的细胞进行选择和分子生物学检查。美国国立眼科中心在对57例PIOL标本进行PCR检查发现，全部标本都表现CDR3位点IGH基因重组。IGH可以作为淋巴细胞克隆扩增的分子标记物。相似的，运用FR3、FR2和CDR3前体和多形性分析可以检出B淋巴细胞的克隆性。

最近研究发现在PIOL细胞中可检出HHV8、EBV、弓形体基因;而正常及炎性淋巴细胞均不含有这些基因。已经证实EBV与多种淋巴增殖性疾病密切相关，可见于AIDS的PCNSL患者，考虑可能与其发病有关。HHV8可能通过活化细胞周期，在淋巴瘤的发生中起一定的作用。弓形体可以转化B淋巴细胞并诱导增殖。

(五)鉴别诊断

PIOL的鉴别诊断包括眼内肿瘤性病变如原发性葡萄膜淋巴瘤、转移性眼内脉络膜淋巴瘤、无色素性黑色素瘤和其他眼内非肿瘤性病变(中间葡萄膜炎、眼内弓形虫病、视网膜炎、梅毒、结核、结节病、急性视网膜坏死、视网膜血管炎等)。

原发性葡萄膜淋巴瘤是相对少见的淋巴瘤类型。原发性脉络膜淋巴瘤在许多方面与PIOL不同。首先，原发性脉络膜淋巴瘤临床病程上为惰性，曾称为"葡萄膜假瘤"，多见于50多岁男性的单眼。典型症状包括反复发作的视物模糊、无痛性视力丧失以及继发于黄斑部浆液性视网膜脱离的视物变形。早期可能对糖皮质激素治疗敏感，最终葡萄膜弥漫增厚，部分患者病变可蔓延至球结膜下或巩膜表层。淋巴瘤多属于低度恶性B细胞型，根据WHO的新分类称为黏膜相关淋巴组织边缘区B细胞淋巴瘤(EMZL或MALT淋巴瘤)。与原发于中枢的高度恶性PIOL明显不同，MALT淋巴瘤总的预后非常好，仅少数患者在治疗后发展为全身性病变，通常不侵犯中枢神经系统。脉络膜EMZL和视网膜DLBCL虽均原发于眼内，但临床表现、病程和预后截然不同。因此提出，原来特指起源于视网膜和玻璃体的淋巴瘤的名称"原发性眼内淋巴瘤"是否合适，而"原发性玻璃体视网膜淋巴瘤"和"原发性葡萄膜淋巴瘤"的名称再加上WHO新分类的亚型的眼内淋巴瘤的命名则更为合理和准确。

转移性眼内脉络膜淋巴瘤全身可表现发热、体重下降和淋巴结病变等。外周血及骨髓穿刺检查可发现肿瘤性淋巴细胞。临床表现为后葡萄膜炎或伴有前房积脓或积血的前葡萄膜炎。与PIOL浸润视网膜不同，转移至眼部的全身性NHL集中浸润脉络膜。

葡萄膜的无色素性黑色素瘤伴坏死性炎症时需与PIOL鉴别。B型超声波特征性改变包括球形或蘑菇状实性肿物、肿瘤内声空区、脉络膜凹陷等。FFA显示斑点状高荧光和双循环现象(即瘤体内血管和视网膜血管同时显影)。眼内穿刺活检细胞学检查可见梭形或上皮样细胞，胞核显示核沟或核仁大而明显，瘤细胞对HMtM5反应阳性则有助于进一步确诊无色素性黑色素瘤。

眼内炎症性病变尤其是中间葡萄膜炎的临床表现与PIOL相似，病变主要侵犯玻璃体和视网膜周边部。玻璃体混浊程度不一，轻者基底部出现细小尘埃状混浊，重者出现雪球样混浊。在睫状体扁平部和周边部视网膜下方常见灰黄色圆形渗出物（雪堤样渗出）。部分患者出现视网膜周边部血管周围炎、血管白鞘或新生血管。在鉴别诊断困难时，常需行眼内针吸穿刺检查。细胞学检查通常显示大量炎症细胞，包括淋巴细胞、浆细胞、多形核白细胞、巨噬细胞、类上皮细胞和多核巨细胞等。淋巴细胞和浆细胞形态较成熟，未见肿瘤性淋巴细胞。必要时可行免疫球蛋白重链基因重排和眼内细胞因子IL-6和IL-10的检测。对于其他一些怀疑特异性眼内感染的炎症性病变均可行相应的病原体检测。

(六)治疗

该病的治疗仍处于探索阶段，应用于PCNSL的治疗方法不能直接应用于PIOL治疗。随着治疗方法的改进，PIOL的平均存活率已经从1~1.5年提高到3年以上。

1.放射治疗

早期研究的重心为放射治疗，剂量为双眼30~45Gy，治疗后通常局部症状缓解。但由于放疗无法延长存活时间（2年生存率仅为20%）及避免肿瘤颅内转移；肿瘤复发无法重复放射治疗；80%的患者出现神经毒性作用（共济失调、认知障碍、痴呆）；并且眼部并发症（放射性视网膜病变、放射性视神经病变、视网膜脱离、干眼、白内障）明显，已不作为PIOL的常规治疗。

2.化疗

PIOL化疗最大障碍为血眼屏障影响化疗药物眼内浓度，眼部病变治疗困难。甲氨蝶呤（MTX）、胞嘧啶阿糖胞苷（Ara-C）可以穿过血眼屏障。因此，其可作为眼内淋巴瘤治疗的首选药物。另有体外研究发现MTX的玻璃体内平均有效治疗浓度为0.32μmol/L。

全身化疗可以降低颅内转移的发生率。这一结论与PCNSL化疗可以降低复发率的结果一致。目前，临床报道中应用的治疗方法及效果都有差异。需要前瞻性、大样本、多中心的随机研究来制定最佳治疗方案。

化疗后，应用目前的检查方法认为PCNSL已经得

到控制时，部分患者也会出现眼内肿瘤复发。甲氨蝶呤眼内注射治疗可以作为这一时期可选的化疗方案。但反复眼内注射甲氨蝶呤也会带来很多并发症，包括视网膜脱离、白内障、黄斑病变、玻璃体积血、视神经萎缩、感染性眼内炎及由注射药物流出引起的角膜缘干细胞损伤。

这就需要眼科、神经科、血液科或肿瘤科医生共同制订合理而科学的治疗方案。初诊患者：①对于不伴有CNS受累的PIOL患者，以大剂量MTX为首选进行全身化疗，如果局部肿瘤较重可以联合局部化疗。如果有全身化疗禁忌可以单独应用局部化疗。②对于伴有CNS受累的PIOL患者，全身加鞘内化疗，肿瘤科医生制订化疗方案，眼科医生监测眼部病变改变及复发情况。病变顽固及复发眼内淋巴瘤：①追加全身化疗，辅以玻璃体腔MTX注射。②如果肿瘤对于全身化疗及玻璃体腔MTX注射不敏感，可进行放射治疗。

复发病例的处理：①如果出现临床复发，需行神经影像学检查，玻璃体和脑脊液细胞学检查，细胞因子及分子生物学检查，然后根据需要决定是否进行玻璃体腔注射治疗。②治疗前行视网膜电图检查评估视网膜功能，用药后用视网膜电图评价治疗毒性作用。③应用甲酰四氢叶酸点眼保护角膜缘干细胞。

3.治疗方式展望

对于该病的临床和生物学特性仍存有疑问。局限于眼内的肿物是否与蔓延至中枢神经系统的肿瘤在微环境上存在差异，PIOL是否有独立的肿瘤生理学特性和基因表达特异性。

PIOL/PCNSL的细胞学特性与全身弥漫性大B细胞淋巴瘤不同（DLBCL）。DLBCL至少分为三个亚型：中心细胞型（GCB）、B免疫母细胞型（ACB）和B细胞型的间变大细胞淋巴瘤（PMBL）。这三种类型在临床表现和预后方面有所不同。PIOL/PCNSL局限于中枢神经轴的生物学特性，提示肿瘤有依赖于特殊的微环境或信号的病理生理学特性。Camilleri-Broet等对83例PCNSL标本免疫组织化学研究发现大多数都有ACB型的表型。这与早期认为是GCB型的理论相悖。近期对PCNSL和全身DLBCL cDNA构型对比的研究发现，前者非折叠的蛋白反应信号通路呈高表达（MYC和Pim-1凋亡调控因子）；活化的STAT6高表达（IL4信号的调节子）；存活时间短。

通过与全身DLBCL亚型、中枢神经系统分离的正常B-细胞进行微构型、蛋白组和基因组的对比研究，有助于进一步了解PIOL/PCNSL的病理生理学特性。

同时应对全身DLBCL CNS受累往往存在结外播散,对其深入研究有可能对于PCNSL的特殊的微环境生长需要有所提示。PIOL/PCNSL同DLBCL相比是否有不同的趋化因子和淋巴因子的表达?为什么两种疾病治疗效果不同?是血-脑屏障的作用还是因为PCNSL凋亡区间短?对于DLBCL耐药的研究经验应该同样应用于PIOL。

抗体治疗(利妥昔单抗:对于低度恶性淋巴瘤效果明显);放射免疫结合物托西莫单抗Ⅰ和ibritu-momab Y90已经通过FDA认证,对于CD20+的淋巴瘤效果明显。免疫毒素BL22为一种结合了细胞致死毒素的单克隆抗体,对CD22的B细胞具有细胞毒作用,在CD22 PCNSL和PIOL患者瘤细胞表达阳性。目前对于BL22治疗PC-NSL及PIOL的研究正在进行中,结果值得期待。

(七)预后

不治疗的患者预后差,平均存活1.8~3.3个月。随着一些新方案的应用,在一组研究中,中位生存期可达到42.5个月。肿瘤复发通常发生在诊断后3年内,5年生存率不到5%。然而,此病对治疗的反应良好,可以治愈,尽管放疗可引起第二肿瘤。早期诊断利于治疗,并应用一些新型的治疗方案,可以提高生存率。

四、原发性腮腺恶性淋巴瘤

腮腺淋巴瘤是唾液腺淋巴瘤的一种。唾液腺又称涎腺,是分泌唾液的腺体。大唾液腺有3对,即腮腺、颌下腺和舌下腺,小唾液腺又称副唾液腺,其分布广,数量多,主要在口腔、鼻旁窦以及气管等处的黏膜下。据Eneroth报道,约80%的唾液腺肿瘤发生于腮腺,10%位于颌下腺,1%位于舌下腺,其余分布在小唾液腺。原发性腮腺淋巴瘤是一种发生于涎腺的少见恶性淋巴瘤。

(一)流行病学

原发于腮腺的淋巴瘤并不常见,只占所有腮腺肿瘤和(或)肿瘤样病变的0.6%~5%;男女发病率相等,发病年龄一般大于50岁,中位年龄为55~56岁。

(二)病因和发病机制

低度恶性的边缘区B细胞性淋巴瘤和黏膜相关性淋巴瘤常常发生在良性的淋巴上皮性病变和肌上皮涎腺炎的背景中,而肌上皮涎腺炎通常与自身免疫病,如Siögren综合征有关。无自身免疫病的患者则很少发生本病。因此,推测本病与腮腺炎症及免疫功能紊乱有关。

原发性腮腺淋巴瘤的发生与放射线有密切关系:早在20世纪60年代就有把唾液腺肿瘤作为放疗后并发症的报道。Belsk对日本第二次世界大战原子弹爆炸后幸存者进行长期随访,发现30例唾液腺恶性肿瘤与原子弹放射线有密切关系。另外,病毒感染以及经常暴露在烟雾、灰尘中和接触化学品可能也与本病的发生有关。

(三)病理组织学特点

组织病理学及免疫组化分析显示原发腮腺淋巴瘤多为非霍奇金B细胞性淋巴瘤,最常见的亚型为滤泡性小裂细胞型,一般为低度至中度恶性。按2000年WHO分类最常见的亚型为边缘区B细胞性淋巴瘤和黏膜相关性淋巴瘤(低度恶性),少数患者为霍奇金淋巴瘤。

诊断主要依赖腮腺全切或浅小叶切除活检证实。对于一些体弱患者而经不起手术风险的也可应用细针穿刺进行活检。

(四)临床表现

常见症状有进行性增大的非固定性肿块,一般为单侧无痛性的。有时可出现局部疼痛、颈部淋巴结肿大或面神经麻痹:一些罕见的病例可同时出现下颌下腺的侵犯,也可出现病变侵犯皮肤或深部组织,并可同时共存一些自身免疫病,如Sjögren综合征或类风湿性关节炎等。由于本病多为低度恶性淋巴瘤,故就诊时病变多局限(Ⅰ~Ⅱ期),但晚期可发生组织学类型的转换(转换为高度)而播散。

(五)诊断

根据腮腺部位出现的无痛性肿块,经手术活检、病理组织学检查确诊。但本病的误诊率较高,原因是就诊时常常怀疑其他恶性肿瘤,而很少想到本病。本病需与肌上皮涎腺炎、恶性混合瘤、腺泡细胞癌、黏液表皮样癌、腺样囊腺癌、未分化癌等区别。特别是黏膜相关性淋巴瘤与肌上皮涎腺炎的区别较困难,后者常被误诊为"假性淋巴瘤",免疫组化和流式细胞仪对区别二者是有帮助的,大多数恶性淋巴瘤可显示异常的免疫表型和免疫球蛋白轻链限制,分子遗传学分析可显示免疫球蛋白基因重排为单克隆性。

(六)分期

诊断确立后,应对患者进行分期,故应进行详细询问病史,全面体格检查,进行骨髓穿刺细胞学检查,肝肾功能检查,胸部、腹部和盆腔CT检查等。80%的患者在诊断时为 I、II 期。原发性腮腺淋巴瘤采用Ann Arbor分期。

(七)治疗

在治疗上,I 期多采用手术切除,术后放疗,放疗推荐剂量为40~45Gy。II 期手术切除后放疗或化疗。腮腺淋巴瘤对化疗或放疗敏感。病变多发性或有远处播散的 III~IV 期患者,须应用全身化疗。

Barnes等(1998年)回顾性地研究了33例原发性腮腺淋巴瘤患者,其中7个患者合并有自身免疫病,20例患者确诊时按Ann Arbor分期为 I 期,采用的治疗手段是手术。随访2年64%的患者存活。

原发性腮腺淋巴瘤对化疗或放疗敏感。Stein等(2001年)报道了3例腮腺淋巴瘤患者的治疗,2例 II 期患者,1例 IV 期患者。经手术活检后应用化疗,3例患者化疗后均很快取得了完全缓解,1例患者从报道时至化疗结束算起已无病生存12个月,1例老年患者在化疗后死于大面积肺炎,另一例患者双侧复发后(经病理组织学证实其低度恶性没有发生转化)应用化疗和放疗又获得了完全缓解。所有的不良反应是轻微的。

Bames等(1998年)对22年来手术切除的820例腮腺肿瘤进行病理组织学检查,有41例确诊为原发性腮腺淋巴瘤,其中33例(80%)为原发,8例(20%)患者既往有淋巴瘤病史。8例通过活检作出诊断,23例通过表浅腮腺叶切除作出诊断,而2例通过全腮腺切除作出诊断。33例(80%)原发腮腺淋巴瘤中,男15例,女18例,年龄为26~100岁(中位年龄66岁),患者的临床表现为就诊时无痛性肿块,7例(21%)合并有自身免疫病,20例(61%)诊断时按Ann Arbor分期为 I 期。治疗方法采用局部放疗和(或)化疗。对25例至少随防2年的患者中,16(64%)例生存。组织学分级与预后相关($P<0.01$)。

Hirokawa(1998年)回顾性分析了5例原发性腮腺淋巴瘤,其中3例为 I 期,2例为 II 期,所有的患者均经CT检查,1例患者经MR检查。2例为中度恶性,1例为高度恶性。患者均经手术或化疗后放疗,其中3例手术后应用MACOP-P或VEPA方案化疗。3例有浸润邻近组织的趋势,影像学上表现为不均质性。放疗的剂量为40~44Gy,取得了较好的治疗效果。患者随访2~8年,3例 I 期患者没有复发,2例 II 期患者出现复发,但对再次放疗和化疗仍敏感。以后均没有再出现复发。表明放疗和化疗对中高度原发性腮腺淋巴瘤有很好的疗效。

五、原发性鼻腔及鼻窦恶性淋巴瘤

(一)病因

淋巴瘤的病因和发病机制迄今尚未阐明,病毒病因学说颇受重视。EB病毒,这类DNA疱疹型病毒可引起人类B淋巴细胞恶变而致Bukitt淋巴瘤。霍奇金淋巴瘤也被认为是一种可能和EB 病毒感染有关的疾病。近年来应用核酸分子技术研究EB病毒与恶性淋巴瘤关系的报道越来越多,许多病例证实,鼻腔NK/T细胞淋巴瘤和EB病毒的感染有密切关系。

免疫缺陷也是淋巴瘤发生的重要原因之一。原发性和获得性免疫缺陷是非霍奇金淋巴瘤(NHL)主要危险因素之一。据估计,25%的原发性免疫缺陷患者发展为B细胞淋巴瘤。人类免疫缺陷病毒(HIV)引起的艾滋病(AIDS)患者易发生非霍奇金淋巴瘤(NHL),有学者认为HIV感染的患者发生NHL 的概率明显高于健康人。Baris等学者认为有原发性免疫缺陷的患者其免疫调节或基因重组缺陷可能是淋巴瘤发生的重要因素,肾移植、心脏移植及骨髓移植患者所致免疫抑制也可能增加恶性淋巴瘤的危险性。Grulich等在悉尼进行的一项病例对照研究结果提示,持久的免疫缺陷状态和B淋巴细胞刺激可以增加NHL发生的危险性。国内外还有学者认为长期接受免疫抑制剂治疗的风湿免疫性疾病如系统性红斑狼疮、类风湿关节炎、干燥综合征的患者亦可能并发NHL。此外,环境因素、遗传因素、输血、饮酒、吸毒等因素在淋巴瘤的发生发展过程中也起一定的作用。上述潜在的危险因素揭示了淋巴瘤发生的可能病因。

(二)流行病

鼻腔及其周围的鼻旁窦在解剖上与韦氏环（包括口咽、舌根、鼻咽和扁桃体)邻近,因此被认为是淋巴瘤的潜在原发部位。然而,原发于鼻窦的结外非霍奇金淋巴瘤(NHL)很少见,占所有NHL病例数的0.17%~2%,

占头颈部结外淋巴瘤的6.4%~13%及成人鼻窦区所有恶性肿瘤的5.8%。

与原发性韦氏环的NHL不同,鼻腔的NHL多以T细胞为主,与EB病毒感染有关,且预后不良,多发于亚洲和南美人群,而西方人群少见;此病多见于男性,约为女性的2倍。Frierson等观察到在发病年龄上两性别之间有惊人的差别:男性45岁,女性76岁。

(三)病理分类

淋巴瘤一般分为霍奇金病和非霍奇金淋巴瘤。鼻腔淋巴瘤多为非霍奇金淋巴瘤。WHO建议淋巴样肿瘤应按其构成细胞的免疫表型和分子遗传分析加以分类。根据免疫组化可分为T、B和NK/T细胞淋巴瘤三种亚型。Cheung等报道的113例鼻腔淋巴瘤患者,其病理类型分布如下:NK/T细胞淋巴瘤占45.1%;T细胞淋巴瘤占21.3%;B细胞淋巴瘤占3.6%。多数学者研究认为NK/T细胞淋巴瘤是最常见的发生在鼻腔及鼻咽部的非霍奇金淋巴瘤。过去认为NK/T细胞淋巴瘤与T细胞淋巴瘤之间是没有区别的。随着研究的深入,最近几年,大多数学者已经认识到NK/T细胞淋巴瘤是一种独特的临床病理类型。目前认为这样分类比较恰当,因为NK/T细胞淋巴瘤和T细胞淋巴瘤在组织病理学特征、病变的部位、预后以及地理分布等许多方面是不相同的。

(四)临床表现

鼻窦区NHL的主要受累部位有:中鼻甲、鼻中隔、筛骨(常与上颌窦受累有关)、额窦及蝶窦(极少受累)。常见播散至邻近的组织有:颈部皮下组织、口腔、腭扁桃体及喉、眼眶及翼突上颌窝以及中枢神经系统。

1.常见症状

临床表现与病变部位及范围有关,无特异性。一般以鼻腔的破坏以及表现为面部中线的肿瘤最常见,初期常为"感冒"或"鼻窦炎"的症状,可持续相当长的时间,甚至达数年,难以治愈。最常见的首发症状以涕中带血、鼻恶臭、鼻塞、下鼻甲黏膜粗糙、增厚等多见,可伴有鼻出血、持续性黄脓涕、鼻痛等不典型症状。发热为常见症状,一般在38℃以上,常因激素治疗而下降,但波动性较大。如具备上述症状,经过正规系统的抗感染治疗体温不降,而类固醇激素治疗有效的患者,应高度怀疑该病。局部检查早期鼻腔黏膜充血、肿胀、分泌物增多、出血或可见肉芽增生,继而进行性坏死破坏,形成难以治愈的鼻、咽等部位的溃疡,并导致鼻中隔坏死、穿孔、鼻甲脱落、鼻外形改变,甚至骨质破坏、脑神经受损。患者就诊时的鼻腔局部溃疡及肉芽样新生物最常见。全身症状可伴有体重下降、身体消瘦等。后期患者可出现轻度的肝脾肿大、黄疸等症状。

2.辅助检查

(1)腹部B超检查腹膜后淋巴结、肝、脾是否肿大。

(2)骨髓穿刺涂片检查以了解骨髓是否侵犯。

(3)脑脊液检查以了解中枢神经系统有无侵犯。

(4)上颌部CT诊断可显示受累腔窦呈现不透光区、骨质侵蚀或破坏,肿瘤浸润眼眶或上颌窦及鼻咽部肿块。

CT是诊断本病的主要检查方法,平扫即可作出诊断,增强扫描对诊断价值不大,但可区分肿瘤和阻塞性炎症;MRI的价值在于准确描述病变的范围,尤其对弥漫型淋巴瘤价值更大,帮助临床更准确分期。

(五)诊断

根据鼻腔检查发现肿物堵塞、黏膜溃疡和隆起不平,易累及上颌窦和颈部淋巴结的特点。X线平片显示上颌窦密度增高、黏膜肥厚,CT显示鼻窦软组织密度影、黏膜肥厚和骨膨胀性改变或骨质破坏,大部分病例血沉、乳酸脱氢酶、血清铜/锌比值升高。确诊依靠病理活检。

(六)鉴别诊断

1.Wegener肉芽肿

Wegener肉芽肿是以小血管为主要侵犯对象的自身免疫性疾病,坏死性血管炎和肉芽肿性炎是其基本病理学特征,根据受累的器官和组织分为全身性和局限性。男女发病率相似,40~50岁多见,年轻人少见。发病率在我国比鼻腔NK/T细胞淋巴瘤低。一般均有发热、贫血、体重下降、白细胞升高和血沉加快。病变开始于鼻、鼻窦等,呈进行性坏死破坏,但不如鼻腔NK/T细胞淋巴瘤严重。一般不破坏软骨,鼻畸形少见。但常累及肺和肾脏等,引起呼吸道脉管炎或局灶性肾小球肾炎,常有肾功能及尿常规异常,晚期有血尿素氮和肌酐水平升高,最后因肺、肾衰竭或继发感染而死亡。病理形态学上特征性改变是在一般炎性肉芽肿改变的基础上有纤维素样坏死性小动脉、小静脉炎及血管周围炎;另一特点是多数病例炎性组织内含有巨细胞、多核巨细胞浸润在血管周围形成巨细胞动脉炎。肾脏受累时可见灶性肾小球肾炎、肾小球周围炎及血管炎。所有病例的病变组织中均无异型细胞。1990年美国风湿病协会制定了WG的诊断标准:①鼻或口腔炎症;②胸部X线片表现为固定性结节状浸润或空洞;③肾损害;④活检表现为肉芽肿性炎症。如果一个血管炎患者符合以上标准中的2项或2项以上即可诊断。现已公认Wegener肉芽肿是一种自身免疫性纤维素性血管炎。皮质类固醇联合细胞毒剂为治疗Wegener肉芽肿的首选。

2.特发性中线破坏性疾病(IMDD)

IMDD多始于鼻部,之后渐延及面部中线,是一种以进行性坏死性溃疡为临床特征的少见肉芽肿。本病病因未明,病理检查多为慢性非特异性肉芽组织和坏死,其中有多种成分的炎症细胞浸润。由于病理实体各异,故其命名与分类繁多,诸如坏死性肉芽肿、致死性中线性肉芽肿、面中部特发性肉芽肿及中线恶性网织细胞增生症等。目前临床习用恶性肉芽肿。反复活检为急、慢性炎症和坏死,缺乏异型细胞浸润,小血管壁无纤维素样坏死及无多核巨细胞形成;病灶分泌物涂片或培养未能证明有特殊病原菌存在;病变局部放射治疗效果良好,小剂量疗效可控制发展,甚至可长期存活。

3.鼻腔乳头状瘤

鼻腔乳头状瘤是鼻腔黏膜发生的良性肿瘤,占所有鼻腔肿瘤的0.5%～5%。乳头状瘤的发生与HPV感染有关,原位杂交证实有HPV6/11型存在。临床表现男性多于女性。临床主要症状是鼻塞及鼻出血。绝大多数原发于鼻腔顶部或侧壁,也可以发生于鼻窦,常为单侧发生,鼻中隔较少见。手术是治疗乳头状瘤的唯一选择,可根据肿瘤的大小及侵犯的范围选择不同的术式。鼻内镜下手术切除是目前较先进的一种治疗鼻腔及鼻窦乳头状瘤的方法。另外,还应注意与鼻腔黏膜炎症、鼻硬结病、高分化鳞状细胞癌等病变相鉴别。

(七)治疗

各期疾病均可用化疗和局部放疗联合治疗,尤其是对于肿瘤鼻腔浸润患者:对于IE期患者单独应用放疗,放疗范围一般仅限于鼻腔,但有的学者推荐应包括整个鼻腔、上颌窦和后组筛窦。原发肿瘤扩散到鼻腔外的患者,范围应扩大到包括受肿瘤侵袭的邻近组织。有研究表明,早期鼻腔NK/T细胞淋巴瘤和发生在头颈部的鼻型NK厅细胞淋巴瘤,单纯放疗或放疗加化疗的疗效,显著优于单纯化疗或以化疗为主的治疗方案。有两项研究证明,放疗和放疗加综合治疗比较,放疗加综合治疗并不能提高生存率。

此外,对于化疗失败或未控制的患者,经过放疗挽救治疗,可得到很好的治疗效果。最近几年,发表的较大宗病例研究表明:对于鼻腔和头颈部鼻型NK/T细胞淋巴瘤,单纯放疗或以放疗为主的综合治疗,其5年生存率为30.0%～86.0%;而单纯化疗或以单纯化疗为主的综合治疗,其5年生存率仅为15.0%～40.0%。多数学者认为局限的鼻腔NK/T细胞淋巴瘤通常对放疗敏感。病变范围广泛的鼻腔NK/T细胞淋巴瘤则需要更进一步加强治疗,比如强化化疗,自体的或者异体的干细胞移植。考虑到在这些研究中接受早期放疗患者的例数只是少量的,因此早期放疗的明确优势尚需在大样本、前瞻性的研究中证实。在他们的研究中还发现,对化疗抵抗超过了放疗。那些从来没有接受过放疗的患者5年迄今生存期和无复发生存期低于那些接受放疗的患者。

对于复发的弥漫性大B细胞淋巴瘤,有确凿的数据表明自体干细胞移植(ASCT)对于提高生存率有益,但对于T细胞或NK/T细胞淋巴瘤来说,尚无确凿证据表明自体干细胞移植能提高其生存率。两个研究涉及50名白种人干细胞移植的病例报道3年生存率为39%～58%。但是,这50个病例组织学上干细胞是异体的,且涉及五种不同的WHO淋巴瘤分类而且20%的病例未分类。传统的鼻腔淋巴瘤治疗,中位5年生存率仅50%。局部疾病、化疗反应和缺乏骨髓使得自体干细胞移植成为最有吸引力的治疗方法。

总之,早期的、局限的鼻腔淋巴瘤的治疗首选放射治疗,中、晚期病变范围广泛的患者一般要选用放疗联合化疗以及强化化疗。以放疗为主的治疗方法优于单纯化疗;化疗加放射治疗并不能提高生存率,但化疗后局部区域复发的患者通过放疗可得到很好的挽救性治疗。目前最有前景的治疗方法为自体干细胞移植。

(八)预后

发生于鼻腔的NHL较原发于鼻旁窦和韦氏环的NHL预后要差。当然,推断其预后时也应考虑两个因素:疾病分期和鼻周扩散。ⅠE期患者中,单中心鼻周扩散及单独局限于鼻腔者较同期肿瘤侵袭鼻旁窦者预后要好。单纯鼻腔NHL患者5年生存率显著高于扩散到鼻旁窦者;高分期患者(ⅡE、ⅢE、Ⅳ)预后较差,常规化疗并不能显著提高其生存率。ⅠE~ⅡE期患者5年生存率变化在30%~60%，而ⅢE期和Ⅳ期患者仅30%。鼻窦淋巴瘤中原发部位及其表型均为重要的预后因素。不论复发率还是顶后，T细胞淋巴瘤均显得较B细胞淋巴瘤差。下表给出了预后相关的主要因素：

预后较好的因素	预后较差的因素
年龄<50岁	年龄>60岁
ⅠE期	分期较高
弥漫型	存在B症状(发热、体重减轻、盗汗、瘙痒)向淋巴细胞性白血病演化
	组织类型为结节型
	颈部淋巴结肿大
	侵犯翼突上颌禽
	治疗后不缓解

六、原发性腭部恶性淋巴瘤

原发于腭部的恶性淋巴瘤主要是指发生于口腔硬腭处的淋巴瘤，发生于软腭的淋巴瘤则称为咽部淋巴瘤。

(一)流行病学

发生于腭部的淋巴瘤相对少见。年龄从19~78岁都可发病，但老年人居多。Tomich等(1975年)报道21例硬腭淋巴瘤，平均年龄为70岁。

(二)病因和发病机制

在有些病理中发现EB病毒感染。Staudenmaier等报道1例19岁患者于硬腭处发现肿物，最后证实为EB病毒相关的T细胞性鼻型淋巴瘤。

(三)病理组织学特点

病理分类多为B细胞性淋巴瘤，包括黏膜相关性淋巴瘤和弥漫大细胞性淋巴瘤，可为T细胞淋巴瘤或T/NK(T淋巴细胞/自然然杀伤)细胞淋巴瘤。

腭部淋巴瘤需要与发生于硬腭的高度增生相鉴别：硬腭高度增生的临床表现一般为缓慢生长的肿块，位于硬腭后部，同时可伴有多处病变及淋巴结肿大。形态学上可见高密度淋巴细胞浸润，可见淋巴滤泡，生发中心不明显，套区界限不清。腭部的滤泡性淋巴瘤与滤泡性淋巴样增生鉴别较为困难，必要时可作免疫组化检测免疫球蛋白轻链和bcl-2蛋白以及检测基因重排等进行鉴别。

(四)临床表现

腭部淋巴瘤主要表现在硬腭后部的肿块，初始时可能无症状或仅有轻微的腭部不适，随着肿块逐渐增大，可有进食阻挡感觉。若肿块进一步增大，肿块坠入咽部，可影响呼吸功能；有时肿块在生长过程中或经化疗后可脱落，造成出血。早期一般不侵犯骨质，继续发展至晚期，可穿破骨质进入上颌窦或鼻腔。多数患者因肿块增大、溃疡、出血而就诊。

(五)诊断

腭部淋巴瘤的诊断较困难，需要多次活检。可应用血清学和分子生物学检测EB病毒。也可应用免疫组化确定T细胞与B细胞。

多数患者可经口腔检查发现肿块，确诊需肿块活检病理组织学检查。

CT检查常能了解有无骨质破坏以及是否侵犯邻近的上颌窦或鼻腔。腭部淋巴瘤主要是局部肿块的生长和邻近组织的侵犯，患者就诊时多为Ⅰ~Ⅱ期病变颈部淋巴结一般不肿大，较少出现远处转移。晚期可有颈部淋巴结肿大和远处播散。

(六)治疗

既往应用放疗或化疗，疗效不尽满意。Tomich等(1975年)报道14例原发性腭部恶性淋巴瘤放疗或化疗后，8例死于疾病播散，3例带瘤生存，3例无病生存。近些年，新的化疗药物的临床应用，大大改善了淋巴瘤的预后；Sunba等(2000年)报道37例原发于口腔的非霍奇金淋巴瘤(Ⅰ期24例、Ⅱ期13例)的治疗，结果为5年生存率73%(中度恶性85%，高度恶性14%)。目前治疗多主张Ⅰ~Ⅱ期放疗，Ⅲ~Ⅳ期先应用联合化疗，然后局部放疗其疗效及预后较好。

七、原发性扁桃体恶性淋巴瘤

扁桃体原发性恶性肿瘤以弥漫性非霍奇金淋巴瘤最为常见，其次是鳞癌及少见的血管肉瘤等。

(一)流行病学

韦氏环是NHL的主要累及部位,是第二大常见的NHL结外侵犯部位(胃肠道位于第1位)。在发生于韦氏环的NHL中,原发于扁桃体的占80%。其平均发病年龄为42岁。

(二)病因和发病机制

有些资料显示原发性扁桃体恶性淋巴瘤与扁桃体炎有一定的关联,反映出抗原刺激对淋巴组织增生的作用。

(三)病理组织学特点

发生于扁桃体的淋巴瘤,其组织类型有弥漫大细胞性NHL、弥漫型混合细胞性NHL、小细胞性NHL和MALT型NHL。它显示从低度恶性到高度恶性发展的变化,并且与其他高度恶性淋巴瘤难以区分。

(四)临床表现

临床表现咽部异物感、咽痛、吞咽梗阻、语音含糊不清,也可伴有全身症状,如发热、盗汗等。体检可见单侧或双侧扁桃体肿大,表面不平,呈暗红色,有时表面可发生糜烂、溃疡,有伪膜覆盖。颈部淋巴结肿大者,可触到颈部肿块。

(五)诊断

通过扁桃体活检可确定诊断。由于其表面可有正常组织覆盖,所以活检时应稍深一些,以免漏诊。单侧扁桃体肿大,表面光滑,40岁以上,咽病、抗感染治疗2周以上无效者,应考虑此病行扁桃体深部活检术,通过病理检查确诊。

(六)治疗

治疗可采用化疗加放疗,一般不主张扁桃体切除。张春丽等(2001年)总结1980~1995年原发扁桃体的恶性淋巴瘤10例,ⅠEA 1例、ⅠEB 2例、ⅡEA 3例、ⅡEB 4例,cSPP方案单纯化疗1例,综合治疗9例,8例行扁桃体摘除术。结果为5例随访10年,1例全身转移死亡,4例随访5年均无复发。化疗可以迅速控制全身症状和放射野以外的隐匿病灶,并可使放射野缩小。

放射治疗范围应包括整个咽淋巴结环及颈部淋巴结。由于一部分扁桃体NHL可以在胃肠道复发,所以提倡每6个月进行一次胃镜检查并取活检以排除,直到诊断后5年。吴青莲(2000年)回顾分析1988~1993年收治扁桃体非霍奇金淋巴瘤57例临床资料,结果为以寿命表法统计5年生存率,全组5年总生存率为46.5%,其中Ⅰ~Ⅳ期分别为75.0%、58.7%、0%,CR为59.7%,残存率(PR+MR+PD)为40.3%。CR组5年生存率为64.7%,残存组无1例生存2年。治疗后肿瘤退缩情况与治疗前患者的体力状况、临床分期、瘤体大小、病理类型、是否伴B症状密切相关。结论为Ⅱ期以上小高度恶性NHL实行化疗+放射治疗+化疗的综合治疗。初治时达CR是提高生存率的关键。

复发和全身播散是治疗失败的主要原因。Enfo等(1996年)分析38例原发扁桃体非霍奇金淋巴瘤,认为对于肿块较大的Ⅰ、Ⅱ期患者,应先化疗,然后放疗。Barista等(1995年)则认为具有侵袭性组织类型的Ⅱ期患者,应选择联合化疗治疗。

总之,病理组织学提示浸润性Ⅱ期扁桃体NHL或高度恶性B细胞NHL可以用化疗和放疗的联合疗法来治疗。综合治疗可提高扁桃体恶性淋巴瘤的存活率。

原发扁桃体非霍奇金淋巴瘤治疗缓解后需注意胃肠道复发,应定期应用内镜行胃肠道检查。

(七)预后

恶性度、分期和肿瘤负荷是扁桃体NHL最重要的预后因素。一般T细胞淋巴瘤较B细胞淋巴瘤恶性度要高。原发扁桃体细胞淋巴瘤的病例多数复发很快,并且生存期短暂。复发病例中有50%发生在疗后第1年,25%在第2年,直到5年后仍有复发出现,死于该病的患者中位生存期为2~3年。但原发扁桃体B细胞淋巴瘤联合化疗和放疗后预后较好。大多数报告认为:年龄、临床分期及B症状是独立的预后因素。年龄<65岁、临床Ⅰ期、无症状者生存率较高,其5年生存率和肿瘤的分型及分期有关。ⅠE期5年生存率为80%,ⅡE期仅为25%。而治疗前卡氏评分<60分,伴B症状,病理为高度恶性Ⅲ、Ⅳ期NHL,治疗中B症状未改善,治疗后肿瘤残留者预后极差。

八、原发性甲状腺恶性淋巴瘤

原发性甲状腺淋巴瘤(primary thyroid lymphomas,

PTL)是一种原发于甲状腺的淋巴瘤,占所有甲状腺恶性肿瘤的0.6%~5%, 在结外淋巴瘤中所占比例不到2%。PTL多起源于自身免疫性甲状腺炎,少数患者与EB病毒感染有关,其肿瘤组织中可检测到EB病毒mRNA。甲状腺自身免疫性疾病诱发淋巴瘤的机制目前尚不清楚, 炎症过程在其发生发展中可能起到重要作用。

(一)分类

原发于甲状腺的淋巴瘤不是单一的一种疾病,它包括多种病理类型。根据2004年WHO淋巴瘤分类,FTL按发生频率可分为:①非霍奇金淋巴瘤(NHL),包括弥漫性大B细胞淋巴瘤(diffuse large B-cell lymphoma, DLBCL)、结外边缘区B细胞淋巴瘤(marginal-zone B-cell lymphoma, MZBL)/低度恶性黏膜相关组织淋巴瘤(mucosa-associated lymphoma tissue, MALT), MZBL伴大细胞转化型/DLBCL和MZBL混合型淋巴瘤/高度恶性MALT、滤泡性淋巴瘤(follicular lymphoma, FL)、髓外浆细胞瘤、外周NK/T细胞淋巴瘤;②霍奇金淋巴瘤。根据恶性程度,可将PTLS进一步分为:①低度恶性组/惰性淋巴瘤,如MALT型MZBL、FL和髓外浆细胞瘤;②高度恶性组/侵袭性淋巴瘤,如MZBL伴大细胞转化型淋巴瘤和DLBCL。

(二)病理特点

1.大体表现

肿瘤可位于腺体单侧,也可位于双叶。肿瘤组织无包膜,与周围甲状腺组织分界不清,质地可硬可软,呈分叶、多结节状或弥散状,可为实体或呈囊状。切面均质有光泽,有时可呈鱼肉状,个别病例伴出血、坏死。肿瘤常侵犯甲状腺外脂肪及肌肉软组织。

2.镜下表现

DLBCL:①甲状腺实质被大细胞弥漫浸润,甲状腺滤泡被破坏,大细胞具有中心母细胞或免疫母细胞形态,最常见的亚型是单一或多形态的中心细胞分化较少见;②细胞体积大、胞质多、淡染或弱嗜碱性、核大、核仁明显、有丝分裂活跃、核分裂象多见、凋亡细胞多;③肿瘤细胞包绕血管并沿血管延伸,有时浸润并积累于内皮下,或进入管腔;④淋巴上皮损害(lymphoepithelial lesion, LEL)、瘤细胞植入滤泡、单核B细胞样分化、浆样分化等在各病例中不尽相同。

MALT型结外边缘区MZBL:①甲状腺正常结构被破坏,肿瘤细胞以边缘区单核样B淋巴细胞为主,围绕并增殖形成反应性次级淋巴滤泡,可见数量不等的小淋巴细胞、浆细胞等;②几乎在所有病例均可观察到LEL,有两种形式:第一种较常见,其特点为在甲状腺滤泡上皮内或滤泡间有巢状或围绕成团的浸润肿瘤细胞,但未浸及滤泡胶质区;另一种称为"MALT球",大小不等的瘤细胞团聚集于滤泡胶质区内,此种多仅见于MALT型淋巴瘤;③47%病例可见Dutcher小体和胞浆Ig形成。

MZBL伴大细胞转化型/DLBCL和MZBL混合型淋巴瘤:①MZBL区域组织学特点与上述MZBL相似;②DLBCL区域从小的单个或多病灶到占肿瘤90%以上,通常在整个淋巴瘤中所占面积>50%,有两种形式:一种为逐渐增多的大淋巴细胞与小淋巴瘤细胞相混合的过渡区域, 另一种为单纯的大淋巴细胞增生区域,并被典型的MZBL包围;③几乎所有病例均可见LEL,MZBL区域比DLBCL区域更明显,在DLBCL区域LEL常较小且分散,多为上述第一种LEL形式,不侵及滤泡胶质区;④78%病例可见反应性次级淋巴滤泡,伴或不伴瘤细胞植入滤泡。

FL:①滤泡结构明显,滤泡内瘤细胞一致化,可为中心细胞,亦可为中心母细胞,并可根据每个高倍视野母细胞数量的多少分为1~3级;②套区(mantle zone)消失或变薄;③缺少典型的MZBL特征,尽管可伴有慢性淋巴细胞性甲状腺炎(chronic lymphocytic thyroiditis, CLHT)。

髓外浆细胞瘤:①实质可由肿瘤组织及残留的甲状腺组织共同构成,亦可仅由肿瘤组织构成;②在残留的甲状腺组织中,甲状腺滤泡间组织被淋巴细胞浸润,形成典型的次级淋巴滤泡,滤泡上皮细胞增大,胞浆嗜酸性变或显示鳞状上皮化生;③在肿瘤性增生的组织中,淋巴滤泡具有不同大小和形态,随机分布,生发中心由许多成熟样的浆细胞构成,可增生也可发生萎缩;④肿瘤细胞有丝分裂相少见。有学者认为此型应属过度浆细胞分化的MZBL,理由如下:①MZBL有一较宽的组形态学谱系,浆细胞数量及其他组织学特征在各病例间可差别很大;②髓外浆细胞瘤与MZBL存在大量相似的临床病理特征;③在以浆细胞为主的病例中,许多MZBL的形态学特征可以辨认。

(三)临床特征

对于原发于甲状腺的淋巴瘤,女性比男性多见,患者年龄一般大于40岁,诊断时一般为50~80岁,发病高峰期在60岁。

许多患者有甲状腺肿大的病史,通常以前曾患属自身免疫性疾病的桥本甲状腺炎伴或不伴甲状腺低下:据报道伴甲状腺淋巴瘤的桥本甲状腺炎的发生率为27%~100%。在镜下观察发现大部分病例淋巴瘤周围的组织有桥本甲状腺炎的组织学证据。许多患者在诊断时有明显的或亚临床性甲状腺低下。

最常见的表现为增大的甲状腺肿块,其特征是此肿块在1~3个月内快速生长,患者通常有声音嘶哑、吞咽困难、呼吸困难、疼痛或颈部压迫感。这些表现大多与甲状腺大肿块有关,而与淋巴瘤全身症状,如发热、盗汗和体重减轻无关。

体检时,通常可触及巨大的甲状腺肿块,可见声带麻痹、局部淋巴结肿大。有少数患者在其他部位也可见肿大淋巴结。触诊时,甲状腺淋巴瘤肿块一般光滑、质地较韧,呈橡皮样感,可发生于双侧,也可发生于单侧。

大多患者为局灶性病变。远处的结外播散不常见,但有时也可发生,如侵犯胃、小肠、结肠和淋巴结区。当病变在其他部位出现时,甲状腺为全身性病变的一部分。

大多数原发于甲状腺的淋巴瘤在甲状腺有一固体肿块,如患者有桥本甲状腺炎病史且甲状腺短期内迅速肿大,应怀疑甲状腺淋巴瘤的可能。这种肿大可对称,也可不对称。胸部X线检查可见气管的偏移、甲状腺核扫描几乎全部为冷结节。有时这种扫描呈斑片状摄取,这使得在鉴别恶性病变与弥漫性病变如慢性甲状腺炎较为困难。当诊断性活检已计划进行时,对于快速肿大的甲状腺,这种扫描是不必要的。

超声对于甲状腺淋巴瘤患者的诊断很有帮助。它可帮助判别活检部位。如果开始诊断时想应用细针穿刺(FNA),一般推荐在可触及的肿块处进行,如未触及肿块,可在超声引导下进行细针穿刺。

CT在甲状腺淋巴瘤患者的分期上应用较多,MRI也有较大价值。MRI可正确诊断淋巴结、肌肉、食管、颈内静脉、颈动脉侵犯。

胸部CT对于提示肺门淋巴结肿大、气管偏移或纵隔侵犯很有价值。腹部CT在排除腹膜后淋巴结和(或)胃肠道侵犯上很有帮助。肿瘤的范围及分期非常重要,因为它有助于治疗方案的选择和顶后的评估。

(四)临床诊断

甲状腺淋巴瘤的诊断方法有多种,但确诊必须靠病理活检。B超、CT和MR等可协助确定病变范围、侵犯情况,便于临床分期。细针穿刺细胞学(FNAC)是初诊的主要方法,应多方位多点穿刺,并可辅以超声引导,但其对淋巴瘤不能详细分类,因此对穿刺阳性者应行外科手术。流式细胞技术、免疫组织化学技术、PCR等对Ig基因重排分析的应用可提高FNAC对甲状腺淋巴瘤的诊断能力。手术切除组织的病理检查仍是诊断甲状腺淋巴瘤最可靠的方法。免疫组织化学可进一步明确恶性淋巴瘤的组织类型,利于术后指导放、化疗。分子生物学手段对于良恶性鉴别非常有帮助,B细胞IgH基因重排和轻链限制性检测能确定B细胞克隆性,可作为区分良恶性的"金标准"。可采用的方法有Southern杂交、显微切割加半巢式PCR、免疫细胞化学技术及流式细胞技术、原位杂交等。其中,PCR方法以其快速、相对简单、避免了放射物质的应用、可应用于少量不完整的基因组DNA检测、适用于新鲜组织、甲醛溶液固定及石蜡包埋的组织等诸多优点,已越来越多地应用于临床对于淋巴瘤良恶性鉴别的辅助诊断。

对于 PTL鉴别诊断的重点是良恶性鉴别及低度恶性和高度恶性的鉴别,这与治疗方案的选择和预后直接相关。其中高度恶性甲状腺淋巴瘤较易诊断,而MZBL细胞偏小,异型性小,一般均伴有自身免疫性甲状腺炎,诊断较为困难。此外,由于PTL较少见,在临床工作中常被误诊为未分化癌、小细胞性癌及髓样癌,其治疗和预后均不同,应注意区分。

HT与MZBL:MZBL因细胞成分复杂,可见残存淋巴滤泡及成熟的浆细胞,常误诊为HT。但HT临床上常为颈部肿块弥漫或结节状缓慢增大,而MZBL常可见包块短期内迅速增大。此外,HT淋巴滤泡呈增生性改变、数量不等的成熟浆细胞,并显示以小淋巴细胞为主的多样性组织相,甲状腺正常组织结构紊乱,但不见LEL。而MZBL主要成分为边缘区B细胞样细胞成片状排列,可见核分裂象、瘤细胞侵蚀淋巴滤泡及明显LEL,局部或大部分破坏甲状腺组织,形成融合密集的弥漫浸润区域。部分HT伴早期MZRL,同时HT可向淋巴瘤进展,因此仅凭形态学和免疫组织化学诊断非常困难,必要时可辅助分子生物学检查,确定B细胞的单克隆性。此外MZBL常见的遗传学改变也可作为良恶性鉴别的参考指标,如p16甲基化、DAP-激酶甲基化等。

PTL与甲状腺未分化癌:①前者瘤细胞常弥漫浸润、纤维性间质少,而后者可出现流产型滤泡及上皮细胞实性巢,实质与间质分界清楚,且间质成分较多;

②前者多可见明显的LEL,而在后者则没有;③前者周围常伴有淋巴性甲状腺炎的改变;④部分淋巴瘤亦有纤维组织增生,将淋巴组织分割成岛状,非常类似上皮,因此仅凭HT形态鉴别亦非常困难,需要进一步做免疫组织化学进行鉴别,免疫表型为癌CK(+)、LCA(-),而淋巴瘤LCA(+)、CK(-);⑤未分化癌预后差,常在1年内死亡,而PTL预后相对较好。

(五)临床分期

临床分期根据1971年Ann Arbor会议淋巴瘤分期标准,PTL9可分为以下4期:①ⅠE:PTL伴或不伴周围软组织侵犯;②ⅠE:PTL侵及同侧纵隔淋巴结;③IRE:PTL侵及纵隔两侧淋巴结和(或)脾;④NE:PTL播散至其他结外部位。

(六)治疗

甲状腺淋巴瘤的治疗最初以单纯放疗为主,对于局限于甲状腺的病例也可采用手术切除。随着NHL分类的不断完善及分子基础的阐明,外科手术在治疗中的地位不断下降,NHL的治疗更具针对性,需要根据患者不同的分类、分级(惰性/低度恶性,侵袭性/高度恶性)、分期来确定相应的治疗方案。

淋巴瘤对放疗和化疗都极为敏感,对于惰性/低度恶性NHL,Ⅰ期采用体外放疗,局限性的Ⅰ期采用放疗联合CVP化疗均是有效的方法,甲状腺区及颈部的局部放疗也可作为早期惰性淋巴瘤患者的选择。发生播散的Ⅱ~Ⅳ期,尤其是未经过治疗的患者,可使用磷酸氟达拉滨作为一线用药单独使用,或联合化疗,骨髓抑制为其主要毒性,复发仍是影响疗效的主要问题。基于磷酸氟达拉滨的联合治疗包括磷酸氟达拉滨/环磷酰胺(FC)、磷酸氟达拉滨/米托蒽醌和(或)地塞米松(FM或FMD),已被用做惰性NHL的一线和二线治疗。

对于侵袭性NHL,Ⅰ期及局限性的Ⅰ期多采用CHOP或ProMACE-MOPP短期化疗和(或)放疗,后辅以局部放疗,治愈率可达到90%。CHOP化疗联合美罗华(CHOP-R)对于此期患者亦有较好疗效。Ⅲ~Ⅳ期患者多采用CHOP或ProMACE-MOPP和(或)放疗,或单克隆抗体治疗。虽然ProMACE-MOPP较CHOP疗效高,但具有更高的毒性和费用,所以CHOP是当前治疗侵袭性NHL最常用的化疗方案。

对于复发的NHL,现多采用化疗和(或)放疗,此外近几年发展起来的单克隆抗体及放射免疫疗法(RIT)已被越来越多地用于复发及顽固淋巴瘤的靶向治疗。利妥昔单抗作为被美国FDA批准上市的第1个针对B淋巴细胞表面抗原CD20的基因工程人/鼠嵌合单克隆抗体,对于初治和复发的NHL同样有效,且前者效果优于后者,对于惰性NHL疗效最好,DLBCL疗效次之。其与化疗联合具有明显的协同效应,可明显提高疗效,且不良反应无明显增加。RIT现已有[131]I-ibritumomab tiuxetan(ZevalinT M)和[131]I-tositumomab(Be xxar.)通过FDA批准,两者均利用CD20单克隆抗体对B细胞淋巴瘤进行安全有效的靶向放疗。[90]Y-ibritumomab tiuxetan是利妥昔单抗与同位素[90]铱的共价结合物,临床研究显示,Ibritumomab的有效率为80%,而利妥昔单抗为56%,Ibritumomab的治疗效率为30%,利妥昔单抗为16%,两者差异均有显著性。因此,许多利妥昔单抗治疗后复发的患者改用Ibritumornab后取得了显著的疗效。

手术切除对甲状腺淋巴瘤疗效有限,其主要目的是获取组织进行病理诊断及解除肿瘤对气管的压迫,但对于是否需要外科手术治疗现仍存在争议。有学者认为颈部残余的病灶与ⅠE的复发相关,彻底切除病灶可去除大部分潜在具有抗原性的甲状腺组织,同时配合放疗可降低HE患者的复发率并延长生存率。

(七)预后

PTL总的5年生存率为35%~53%,低度恶性TL较高度恶性TL预后好。各期的5年生存率分别为ⅠE为80%,ⅡE为50%,ⅢE和ⅣE均少于36%,提示PTL的分期与患者生存率相关,可作为评估预后的重要参考值。

甲状腺淋巴瘤的预后与其组织学特征、病理分类和临床分期密切相关,存在下列1个或1个以上因素则提示预后不良:①分期大于ⅠE;②弥漫大细胞性淋巴瘤,伴或不伴MZBL;③包块短期内迅速增大;④大量的凋亡细胞;⑤血管浸润;⑥有丝分裂活跃;⑦周围软组织浸润;⑧肿瘤压迫或浸润颈部结构所引起的症状。

第七节 恶性淋巴瘤的治疗

一、治疗恶性淋巴瘤的常用单一化疗药物

按化疗药物与细胞动力学的关系,可分为细胞周

期非特异性药物与细胞周期特异性药物两类。而按其来源及药理作用不同，分为烷化剂、抗代谢药、植物药、抗肿瘤抗生素、激素、其他等6类。

(一)烷化剂

1.盐酸氮芥(HN2)

1)药理作用：具有活泼的烷化基因，属于细胞周期非特异性药，主要作用于DNA双链，使其断裂而影响DNA合成。该药由静脉给药，由肾脏排出。因其起效快、疗效准确，所以尽管有局部刺激及全身不良反应，至今仍应用于临床。

2)治疗疗效：单一用药之近期有效率在60%左右，完全缓解率为13%。

3)用法用量：HN2除静脉给药外，还可用于腔内给药，如胸腔、腹腔、心包腔内积液，抽液注入该药，效果颇佳。由于ML所致上腔静脉压迫症，给HN2后可迅速改善，因此常首选给药，其他如动脉给药、半身阻断给药等。HN2的常用剂量为6mg/m²，静脉冲入，单一用药，可每周1次，总量每疗程60mg左右，腔内给药10 mg/次。

4)不良反应：HN2不良反应出现较早，如局部刺激致静脉炎，漏出血管外致局部溃烂、坏死等，有恶心、呕吐等胃肠道反应，其反应多于用药后4h内出现，用药后不良反府消失也较快，多在2~3天内消失，HN2所致骨髓抑制为中等度，出现较早，用药后1周即可出现，停药后2~3周可恢复。

5)注意事项：该药在溶液中不稳定，故自药物溶解至进入体内，不得超过10分钟，以防分解失效。使用HN2过程中，绝对不可漏出血管外或体腔外。HN2入体后要继续滴注液体冲刷血管。

2.环磷酰胺(CTX)

1)药理作用：该药为细胞周期非特异性药物，作用类似HN2，但较其温和、稳定，广泛应用于治疗ML。该药在体外无活性，进入体内后，经肝脏微粒体混合功能氧化酶活化后起烷化作用，因此不用于腔内给药。

2)治疗疗效：CTX治疗ML，近期有效率在60%以上，完全缓解率为12%。

3)用法用量：该药可口服、肌内注射，静脉、动脉给药。CTX常用剂量为600 mg/m²，静脉注射，每周1次，总量8g左右为一疗程。目前多用于联合用药。

4)不良反应：其不良反应如恶心、呕吐、中等度骨髓抑制，有时可致肝功能异常、脱发。极少数患者用药后出现出血性膀胱炎。

5)注意事项：用该药后，应注意摄入足够液体以保证足够尿量，大剂量应用时须碱化尿液，以减免泌尿道刺激症状。

3.异环磷酰胺(IFO)

1)药理作用：该药属细胞周期非特异性药物，为环磷酰胺的异构体。IFO与CTX比较，前者在经肝微粒体酶活化成为烷化物的过程比后者慢，与CTX有不完全交叉耐药，抗瘤谱广，治疗指数高于CTX，主要从肾脏排泄。

2)治疗疗效：用于ML的治疗有一定疗效，多用作二线药物，即常规治疗方案失败的解救治疗，例如IFO与米托蒽醌联合，或IFO、米托恩酯、VPl6联合应用，其近期有效率均在50%以上。

3)用法用量：IFO由静脉给药。常用剂量为1~2g/m²溶入生理盐水500~1000mL中滴注4 h，1次/天，连用3天。同时在每次用IFO的0、4、8h，用美司钠400 mg加生理盐水注射液4天，冲入。每21天重复。

4)不良反应：IFO的不良反应主要为恶心、呕吐、骨髓抑制、脱发，偶有肾功能异常及肝功能异常，或出现头晕、嗜睡等神经症状。须注意其泌尿系统毒性。

5)注意事项：因其泌尿系统毒性，应用时须与尿路保护剂美司钠连用。

4.苯丁酸氮芥(瘤可宁)

1)药理作用：该药为氮芥的脂肪酸类衍生物，属细胞周期非特异性药，口服吸收较好。

2)治疗疗效：用以治疗慢性淋巴细胞白血病及ML，其有效率高达60%以上，所以在ML的治疗中，该药多用于合并慢淋的患者，服药后2~6周显效。

3)用法用量：常用剂量为6 mg/m²，分3次口服，总量400 mg左右。

4)不良反应：不良反应较轻，用药后可能有食欲缺乏、恶心、呕吐，对骨髓抑制表现在淋巴细胞减少，对粒细胞及血小板之抑制较轻。但大剂量也能致全血象下降及肝功能损害。

5)注意事项：达300mg即注意其积蓄作用。

(二)非典型烷化剂

此类化合物不带烷化基因，但在体内代谢后所产生的代谢物具有烷化作用。

1.甲基苄肼(PCZ)

1)药理作用：本品为甲基肼衍生物，为单氧化酶抑制剂,能与DNA结合而使之解聚,并抑制RNA及蛋白质的合成,为细胞周期非特异性药物,主要作用于G1和S边界,并对S期有延缓作用。本品与一般烷化剂无交叉耐药性,口服吸收迅速,并均匀地分布至血及脑脊液中,以肝、肾浓度最高。在人血浆中半衰期仅7~10min,迅速变为活性代谢物。主要从尿中排泄,24h内排出约70%。

2)治疗疗效:用于HD,近期有效率57%,完全缓解率为38%。

3)用法用量:口服。每日100~300mg,一次或分次服用。服药2周,停药2周,总量8g左右。

4)不良反应:主要为骨髓抑制,可致全血下降,但出现较晚。胃肠道反应有恶心、呕吐、食欲缺乏及口腔炎等,也可有眩晕、嗜睡、精神错乱及脑电图异常等中枢神经系统毒性反应,其他有肝功能损害、皮炎、色素沉着、外周神经炎及脱发等。本品有致畸胎作用。

5)注意事项:本品为一单胺氧化酶抑制剂,不宜与拟肾上腺素类药物(如苯丙胺)及抗抑郁剂合用,也不宜与富含酪氨的药物如香蕉、乳酪等同用。如同时应用巴比妥、抗组胺、麻醉药及降压药时应予注意,以免造成中枢神经过度抑制。肝、肾功能不佳者或骨髓功能差者慎用。孕妇忌用。

2.氮烯米胺(DTIC)

1)药理作用:该药经代谢转化而产生具有烷化活力的产物,其由肝脏代谢,由肾脏排出。

2)治疗疗效:近期有效率56%左右,用于霍奇金淋巴瘤的联合用药ABVD方案。

3)用法用量:合用药之常用剂量为120mg/m²加入5%葡萄糖注射液100~150ml中快速滴入,1次/天,连用5天,3~5周重复。

4)不良反应:不良反应有血管刺激、恶心、呕吐、骨髓抑制、肝肾功能异常,部分患者出现类似流感样症状。

5)注意事项:因其在日光照射下分解,所以在使用时需避光,也需在冷藏条件下贮存。

(三)亚硝脲类

1.卡莫司汀(BCNU)

1)药理作用:本品为亚硝脲类烷化剂,一方面通过烷化作用与DNA结合,另一方面通过氨甲酰基作用于蛋白质,可抑制DNA聚合酶作用,从而阻止DNA和RNA合成,对G1~S过渡期作用最强,对S期有阻滞作用,对G2期有较强作用,对G0期也有作用,为细胞

周期非特异性药。本品脂溶性好,解离度低,能透过血-脑屏障,其代谢产物仍有抗痛作用,与蛋白质结合后缓慢释放,故作用持久。

2)治疗疗效:近期有效率40%左右。

3)用法用量:该药为静脉给药,80 mg/m²加入5%葡萄糖注射液150 mL中快速滴入,1次/天,3天,6~8重复。

4)不良反应:有迟发的骨髓抑制和即发的胃肠道反应,大剂量时有肝、肾功能损害。

5)注意事项:需置冰箱内2℃~8℃保存。

2.洛莫司汀(CCNU)

1)药理作用:该药属细胞周期非特异性药,脂溶性,口服易通过血-脑屏障,主要由肾脏排出。作用与卡莫司汀相似,与一般烷化剂无完全交叉耐药性,但与莫司汀有交叉耐药性。

2)治疗疗效:近期有效率50%以上,更适宜于用在预防或治疗颅内侵犯的患者。

3)用法用量:常用剂量为80~100mg/m²,口服,6~8周重复。

4)不良反应:不良反应为恶心、呕吐,肝肾功能可有损害,骨髓抑制为迟发性,表现为用药后第4周血象降至最低点,第5周开始回升,第6周恢复正常,因此一般于用药后6~8周重复使用。有致畸的可能。对生殖功能有抑制。

5)注意事项:该药需置冰箱内2℃~8℃保存。

3.司莫司汀(Me-CCNU)

1)药理作用:该药为细胞周期非特异性药,其药理作用类似CCNU。与一般烷化剂无完全交叉耐药性,疗效较卡莫司汀和洛莫司汀为优。

2)治疗疗效:有效率在50%左右。

3)用法用量:常用剂量为150mg/m²,口服,每6~8周重复。2~3次为一疗程。

4)不良反应:不良反应与CCNU、BCNU类似。

5)注意事项:需置冰箱内2℃~8℃保存。

(四)抗肿瘤抗生素

1.柔红霉素(DNR)

1)药理作用:本品嵌入DNA抑制DNA和RNA的合成,对RNA的影响尤为明显,对增殖细胞各期均有杀伤作用,为细胞周期非特异性药物。口服无效,静脉注射后广泛分布于各组织,不易透过血-脑屏障。

2)治疗疗效:主要用于治疗急性淋巴细胞性白血病,CR为32%~38%。

3)用法用量:静脉滴注0.5~0.8mg/kg,用生理盐水250 mL溶解后滴注,1h内滴完,每周2次,也可1mg/kg,每日1次,连用5天。

4)不良反应:毒性较大,骨髓抑制较严重,可引起全血细胞下降,对心脏有毒性,急性毒性为心动过速、心律失常等,慢性毒性为积累量较多时发生心力衰竭。此外,尚有胃肠道反应、口腔溃疡、脱发、肝肾功能损害、静脉炎等。

5)注意事项:用药时防止药液外溢,以免引起局部组织坏死,不宜与酸、碱性药物混用,以免破坏而失效。用药期间应定期进行心脏、血象、骨髓象检查;心脏病患者禁用;白细胞或血小板减少、肝功能不全者及老年患者慎用。

2.多柔比星(ADM)

1)药理作用:该药为细胞周期非特异性药,为蒽环类物质。其结构与作用类似柔红霉素,但ADM之抗瘤谱较广,治疗指数也较高,主要在肝脏代谢,大部分内胆汁排出。

2)治疗疗效:治疗ML的常用药,其近期有效率约为70%。

3)用法用量:多用于联合用药,常用剂量30~40mg/m²,静脉冲入,每3周重复。对一般情况差或血功能低下者的患者,也可用单药,20mg/次(成人),每周1次。

4)不良反应:不良反应有恶心、呕吐、口腔炎、骨髓抑制、肝功损害、脱发,特别值得提出的是心肌损害。

5)注意事项:治疗中除严密观察心电图等改变外,并限制其总剂量为400mg/m²(或成人用量为500mg)。用药时防止药液外溢,以免引起局部组织坏死。用药期间应定期进行心脏、血象、骨髓象检查,心脏病患者禁用。

3.表柔比星(E-ADM)

1)药理作用:为半合成的蒽环类抗生素,其结构式与ADM的区别是在氨基糖部分。4位的羟基由顺式改变为反式,这个改变使E-ADM的心脏及骨髓毒性低于ADM,而疗效不低。E-ADM与ADM一样,主要由肝脏代谢,由胆管排出,所以E-ADM亦属于细胞周期非特异性药,其抗瘤谱及作用与ADM类似。

2)治疗疗效:疗效与ADM类似。

3)用法用量:单药常用剂量为40mg/m²,静脉冲入,1次/天,共用2天,每3周重复。总剂量限于1000mg/m²之内,对过去用过ADM者,则总剂量应降低。

4)不良反应:主要不良反应如恶心、呕吐、骨髓抑制、心肌改变,但其程度均低于ADM。

5)注意事项:由于该药在肝胆系统排泄,故肝功能不良者需注意减量或慎用。用药时防止药液外溢,以免引起局部组织坏死。用药期间应定期进行心脏、血象、骨髓象检查。心脏病患者禁用。

4.吡喃多柔比星(THP)

1)药理作用:是新的半合成的蒽环类抗肿瘤抗生素,亦为细胞周期非特异性药。

2)治疗疗效:疗效与ADM相似。

3)用法用量:常用剂量为25~40mg/m²,静脉注入,每3~4周重复。

4)不良反应:不良反应如心脏毒性、胃肠道反应、脱发等均明显低于ADM,有不完全交叉耐药,其限制剂量水平的毒性是骨髓抑制。

5)注意事项:THP难溶于生理盐水,所以用注射蒸馏水或5%葡萄糖注射液溶解,使用时慎勿漏出血管外,以免引起局部组织坏死;用药期间应定期进行心脏、血象、骨髓象检查,心脏病患者禁用。

5.米托蒽醌(MIT)

1)药理作用:该药直接嵌入DNA链,使其断裂致细胞死亡,故属于细胞周期非特异性药,主要由肝胆经粪便排出,出肾排出少部分。

2)治疗疗效:MIT单药用于ML的有效率为35%。

3)用法用量:常用剂量为6 mg/m²,静脉注射,每3周重复。

4)不良反应:心脏毒性比ADM低,为MIT的特点。抗瘤谱、临床应用范围与ADM相同,因心脏毒性低而常用以代替ADM。本良反应主要为骨髓抑制,为剂量限制性毒性,其余如胃肠道反应、黏膜炎、脱发等,均较ADM为低。

5)注意事项:使用时慎勿漏出血管外,以免引起局部组织坏死。行心脏、血象、骨髓象检查;心脏病患者禁用。

6.博来霉素(BLM)

1)药理作用:作用于G2期,属细胞周期特异性药。BLM的主要组分为A2,此药特点是在治疗剂量下一般不抑制造血及免疫功能。因此其适用于放疗、化疗后骨髓脆弱的患者。

2)治疗疗效:单药有效率约40%,多用于联合用药。

3)用法用量:常用剂量为6 mg/m²(或成人为10mg/次),静脉注射或肌内注射,每周2~3次,共用6

周。也可瘤体内注射或动脉插管给药。

4)不良反应:BLM主要不良反应为发热、皮疹、脱发等，值得重视的是可发生致命性的化学性肺炎，表现为肺间质病变、肺纤维化，因此限制BLM总剂量约为120 mg/m²。

5)注意事项:用药时需注意防止发热反应，肺心病患者慎用或禁用。

(五)抗代谢药

1.甲氨蝶呤(MTX)

1)药理作用:为细胞周期特异性药，主要杀伤DNA合成期(S期)细胞。MTX的作用原理为MTX与二氢叶酸还原酶有高度亲和力，与之结合后，阻止四氢叶酸的生成，从而影响DNA合成。该药经肝脏代谢后由肾脏排出。

2)治疗疗效:有效率为15%~30%。

3)用法用量:该药可口服、肌内注射、静脉注射、动脉灌注、脊髓腔内注射等。用于治疗ML，可用于常规剂量，也可用于大剂量（即比常规剂量大100倍以上）。MTX常规剂量:小剂量为6mg/m²，每周2次，静脉注射或肌内注射，共6周;或10mg/m²，每周1次，6周;或中等剂量120mg/m²;大剂量1~4g/m²。大剂量则要用叶酸(cF)解救，每6h 1次，共用3d，并需监测血清MTX定量，以决定解救剂量及时间。脊髓腔内注射用10~15mg/次，每周1次。

4)不良反应:不良反应有恶心、呕吐、口腔炎、口腔溃疡、腹泻、骨髓抑制、肝肾功能损害、皮疹等。

5)注意事项:大剂量应用时需注意应用叶酸解救，以防中毒。肝肾功能不全者、有造血系统疾病者及孕妇忌用。药物注射时，不要接触皮肤和黏膜。与阿糖胞甘、氟尿嘧啶、泼尼松龙磷酸钠有配伍禁忌。

2.阿糖胞苷(Ara-C)

1)药理作用:主要作用机制是进入体内转化为阿糖胞三磷，抑制DNA多聚酶而阻止DNA合成。该药主要作用于S期，为细胞周期特异性药。可透过血-脑屏障，其排泄主要由肾经尿排出.

2)治疗疗效:有效率在20%~50%。

3)用法用量:在联合化疗中，使用剂量为每周期300 mg/m²，静脉滴注，每21天重复1次。

4)不良反应:不良反应有骨髓抑制、胃肠道反应，或出现肝功能损害。高剂量应用可出现一些神经症状，如小脑毒性反应等。

5)注意事项:妊娠初期3个月内禁用。骨髓抑制、肝功能异常者慎用。用药期间应定期检查血象、白细胞计数。药液应新鲜配制，在冰箱中可保存1周，产生混浊即弃去不用。

3.氟达拉滨(fludarabine)

1)药理作用:本品为阿糖腺苷的氟化核苷酸衍生物，某些药理作用与阿糖胞苷相似。阿糖腺苷很快被腺苷脱氨酶作用而失活，而本品却不被这种酶灭活。口服后，可磷酸化成为活性代谢物2-氟-阿糖腺苷二、三磷酸盐，可抑制DNA合成。

2)治疗疗效:CR+PR为78%，治疗后中位生存率为62个月。

3)用法用量:推荐剂量为25 mg/m²，每日静脉滴注30min，连用5天，隔28天重复给药1次。

4)不良反应:主要为剂量依赖性的骨髓抑制，如中性粒细胞减少、贫血等。其他不良反应有恶心、呕吐、腹泻、厌食、药疹、咳嗽、肺炎等。严重的还可引起失明、死亡等。

5)注意事项:配制后8 h内使用，配制时应戴乳胶手套并用安全杯以免药瓶破损或其他意外溢出，给药期间应慎重进行血液监测。有致畸作用，孕妇禁用。需避光、密闭、冷藏保存。

(六)植物药

1.长春碱(VLB)

1)药理作用:为作用于细胞分裂期(M期)的细胞周期特异性药，其主要作用靶点在微管，低浓度时抑制微管聚合，高浓度时使微管聚集，致分裂的细胞不能形成纺锤体，细胞不能正常分裂。该药主要由胆汁排出，部分直接由胃肠道排出，由尿排出则不足50%。

2)治疗疗效:近期有效率可高达70%，完全缓解率为30%。

3)用法用量:常用剂量6 mg/m²，静脉注射，每周1次，共用6周左右。

4)不良反应:不良反应有骨髓抑制、胃肠道反应、末梢神经炎，对组织有刺激，如静脉炎，漏出血管外可致局部坏死、溃疡等。

5)注意事项:静脉注射时严防漏出血管外。

2.长春新碱(vincistine,VCR)

1)药理作用:为细胞周期特异性药，作用靶点与VLB相同，与博来霉素有同步化作用而增效。

2)治疗疗效:近期有效率在73%以上，完全缓解率为36%

3)用法用量:常用剂量为1.4 mg/m²(不超过2mg)，

静脉冲入,每周1次,总量20 mg之内。

4)不良反应:不良反应以周围神经炎常见,较VLB为重,对骨髓的抑制作用较VLB为轻,对局部组织亦具有刺激性。

5)注意事项:静脉注射时严防漏出血管外。

3.长春地辛(VDS)

1)药理作用:结构与VLB类似,亦为作用于M期的细胞周期特异性药。其作用机制与VLB、VCR相同。主要由胆汁排出,由尿排出约10%。

2)治疗疗效:有效率约为70%。

3)用法用量:常用剂量:3mg/m²,静脉注入,每周1次,共6次。

4)不良反应:骨髓抑制比VCR重,末梢神经炎则轻于VCR。

5)注意事项:静脉注射时严防漏出血管外。

4.去甲长春碱(NVB)

1)药理作用:为作用于细胞分裂中期的细胞特异性药,其作用靶点与VLB等相同,但应对神经细胞轴索的微管蛋白合成影响甚少,因此疗效较高而神经毒性小。

2)治疗疗效:初治者有效率可高达90%,复治者也取得38%的疗效。

3)用法用量:静脉注射或静脉滴注,常用剂量为25~30 mg/m²,每周1次,剂量约200 mg。

4)不良反应:不良反应有骨髓抑制,为剂量限制性毒性,如静脉炎、胃肠道反应等。

5)注意事项:本品局部刺激性较大,可将本品用100 mL生理盐水稀释后静脉滴注,静脉滴注时严防漏出血管外。

5.足叶乙甙(VP16)

1)药理作用:为鬼臼毒的半合成衍生物,属于细胞周期特异性药,在细胞内的作用靶点是DNA拓扑异构酶Ⅱ,干扰DNA合成,使细胞停止于细胞分裂期(M期)中期,其主要对M期有杀伤作用,对晚S期及早G2期也有杀伤作用。其代谢产物主要由肾脏排泄,占2/3,由粪便排泄占1/3。

2)治疗疗效:单药有效率约60%。

3)用法用量:常用剂量60 mg/m²(或成人100 mg/次)加生理盐水300 mL,静脉滴注,每日1次,共用4~5天,每3周重复。

4)不良反应:不良反应有骨髓抑制、胃肠道反应、脱发、静脉炎等。因易致粘连,故不宜于腔内注入。

5)注意事项:本品与葡萄糖液混合不稳定,宜与

生理盐水注射液配成0.6mg/mL以下浓度给药。

6.威猛(VM26)

1)药理作用:属细胞周期特异性药,其作用靶点与VP16同,但二者多有完全交叉耐药。本药具有亲脂性、可透过血-脑屏障、多用于颅内侵犯者的特点。

2)治疗疗效:近期有效率约为30%。

3)用法用量:常用剂量为30~60mg/m²(或50~100 mg/次成人),加入生理盐水500 mL内,1次/日,连用3~5天,疗程总量为300 mg/m²,每3~4周重复。

4)不良反应:用于治疗ML,其不良反应有骨髓抑制、消化道反应、肝肾功能损害、脱发、静脉炎、局部刺激等。

5)注意事项:严防外漏,以免组织坏死。滴注过快可出现低血压,宜采用30~60min滴注。

7.紫杉醇(TAX)

1)药理作用:该药最早由美国紫杉提取,后来在我国红豆杉中分离出来,其具有的特殊作用机制为促进微管蛋白聚合并使之稳定不易解聚,主要对DNA合成后期(G2期)和M期细胞敏感,属细胞周期特异性药。用药后代谢产物由胆汁排出。

2)治疗疗效:紫杉醇不是治疗ML的一线药,但对于难治的ML,其用该药后有一定疗效,尤其在NHL中,近期有效率达40%~50%。

3)用法用量:常用剂量为135~200mg/m²,稀释后缓慢静脉滴注6h以上,并按时给脱敏剂。

4)不良反应:其不良反应有过敏反应、骨髓抑制、恶心呕吐、脱发、肌肉疼痛等。

5)注意事项:预防过敏反应。可先用苯海拉明(给药前30~60min静脉注射40mg)加泼尼松或地塞米松(给药之前12和16h口服20mg)以及西咪替丁(给药前30~60min静脉注射400mg)或雷尼替丁(50mg)预防。

8.喜树碱-11(irinotecan)

1)药理作用:为喜树碱Ⅱ位联代吡啶甲酸酯,为水溶性,通过水解放出SN38,抑制拓扑异构酶Ⅰ而起抗肿瘤作用。

2)治疗疗效:主要为二线用药。

3)用法用量:静脉滴注:每周100 mg/m²或每2周150 mg/m²。

4)不良反应:延迟性腹泻和骨髓抑制为剂量限制性毒性,有些患者有转氨酶及碱性磷酸酶增高。可见脱发、口腔黏膜炎、乙酰胆碱综合征。

5)注意事项:需用洛哌丁胺预防腹泻。

(七)激素

如泼尼松(PDN)、地塞米松(DXM)。

1)药理作用:二者均属糖皮质激素,对糖代谢作用较氢化可的松为强,对电解质代谢的不良反应则较弱。主要作用于G2及S期,属细胞周期特异性药。用药后可使淋巴组织、胸腺、肝脏萎缩及血中淋巴细胞减少。口服后在体内代谢,由肾经尿排出。

2)治疗疗效:对HD的疗效为40%~65%,对NHL的疗效为60%~80%。

3)用法用量:常用剂量为PDN 30~40mg/d,口服,服用10~14天,或100 mg/(m²·d),共用5天,每21~28日重复;DXM则按0.75mg/片等于PDN 5mg/片替换。如用于有颅内侵犯者,则用10~30mg/(次·d)静脉冲入,但停药时宜逐渐减量。

4)不良反应:此类药长期服用可导致库欣综合征,机体正常防御功能减弱,加剧感染,可使原有消化性溃疡加剧、出血,甚至穿孔等。

5)注意事项:PDN、DXM有多种作用,用药前需仔细询问有无结核病、高血压、溃疡病、糖尿病。

(八)其他

1.顺铂(DDP)

1)药理作用:为重金属铂的络合物,因其直接作用于DNA链,属于细胞周期非特异性药。用药后药物由肾经尿排出代谢。

2)治疗疗效:DDP一般作为二线解救药,其近期有效率在25%~35%。

3)用法用量:常用剂量一般为30 mg/天,静脉注射,1次/天,用3天(或40~60 mg/次,1次/天,用3天)。也可用高剂量,如80~100 mg/m²,分2~3天使用,每3周重复,使用DDP时要水化,要有足够的尿量。

4)不良反应:不良反应主要是消化道不良反应如食欲缺乏、恶心、呕吐等;其次为肾脏不良反应。其他有周围神经病、耳鸣、耳聋等,骨髓抑制不严重,对肝损害较轻。近年来,采用水化加甘露醇以避免肾脏不良反应,用思丹西酮(或枢复宁)等以减免呕吐,使DDP的应用更广泛。

5)注意事项:用药前需注意水化。

2.卡铂(CBP)

1)药理作用:为第二代铂类抗肿瘤药,其抗瘤作用类似DDP。

2)治疗疗效:与DDP相似。

3)用法用量:常用剂量为300 mg/m²,静脉滴注,每3~4周重复。使用CBP时勿用生理盐水稀释。

4)不良反应:肾、耳、周围神经毒性均低于DDP,呕吐亦较轻,所以使用CBP时不需水化。其不良反应主要为骨髓抑制,为限制剂量提高的毒性,可使血小板、白细胞和红细胞下降,其最低点常于用药后21天左右。

5)注意事项:应用过放疗、反复多次化疗、贫血和血小板降低者慎用。

二、霍奇金淋巴瘤的化疗

(一)初治HL的化疗

根据预后因素的不同,HL的治疗采用不同的模式。

影响HL预后的因素较多,如性别、年龄、B症状、临床分期、结外病变、大纵隔或巨块病变、病理类型等。欧洲癌症研究治疗组织(EORTC)的研究表明:年龄≥50岁、巨大纵隔肿块(>胸腔横径的1/3)、淋巴结区受侵数目≥4个区域、血沉(ESR)>50 mm/h和B症状都是早期预后不良因素。德国淋巴瘤研究组研究认为,大纵隔肿块、结外受侵、结节性脾受侵、有B症状者ESR>30 mm/h或无B症状者ESR>50 mm/h、侵及淋巴结区数目>3个都为早期预后不良因素。

1.预后好的早期HL

长期以来,扩大野(包括所有受累部位和邻近淋巴结区域,EF-RT)放射治疗被认为是该组患者的标准治疗,但有1/3的患者最终复发,其随后的10年生存率仅为60%。为了获得更好的疗效,人们对两种不同的策略进行了测试:增加放疗剂量或放疗前加入短周期的化疗。众多临床研究均证明:放疗前加入化疗不仅可提高治疗效果,而且可减少放疗范围和剂量,将扩大野减为受累野(IF-RT)放疗。因此目前普遍接受的标准治疗方案是2~4周期ABVD+30Gy IF-RT。因复发率较高,目前暂不推荐单用联合化疗治疗早期HL。

2.预后不好的早期HL治疗

指Ⅰ期或Ⅱ期患者有下列任何危险因素:①年龄>50岁;②ESR>50mm/h或>30mm/h同时有B症状;③4处以上淋巴结区受累;④纵隔肿块比例>0.35。放化疗联合被公认为该组患者的最佳治疗模式,但哪种联合方案最为有效仍存在争议。尽管4周期AB-VD+30 Gy IF-RT被推荐为标准治疗方案，但仍有5%患者经该方案治疗后疾病进展，15%患者5年内复发，这促使研究者目前正在探索一些更强的治疗方案，包括Stanford V方案（12周）、BEACOPP剂量爬坡方案（BEACOPP Escalated）等。

3.晚期HL的治疗

目前，用标准方案可以治愈50%以上晚期患者，这主要归功于近几十年来化疗方案的发展。1967年，De-Vita等首次报道了MOPP（HN2、VCR、PCB、PDN）方案可以取得约50%以上的治愈率，后来被多次证实，如果起始用足量的药物，其完全缓解率约达80%，长期无病生存率和总生存率分别为35%~52%和50%~64%。MOPP方案是治疗HD化疗的一个里程碑，其有几个显著的特点：①首次按细胞动力学规律，采用治疗2周休息2周的策略，使骨髓在下一周期用药时得以恢复；②按药物作用原理及不良反应不同联合应用；③足量用药，以取得最大疗效；④治疗时间至少6周期，以提高长期缓解率。

最近几十年不少研究组发现了MOPP的类似方案，如美国东部I-IN肿瘤协作组（ECOG）的BCVPP（HN2、CTX、VLB、PCB、PDN）方案，英国的MVPP（HN2、VLB、PCB、PDN）和IVPP（CLB、VLB、PCB、PDN）方案，所有的这些方案在CR率和总生存率上与MOPP方案没有明显的差别。但是MOPP方案及其类似方案有2个缺点：①只有50%患者可以治愈；②烷化剂的使用增加了不育和急性白血病的发生。因此，Bonadonna等在70年代中期发现了ABVD方案，并被很多临床试验证实其疗效优于MOPP方案，并且不良反应也较少。最近也出现了许多杂交方案如MOPP和ABVD、MOPP和ABV等，随机临床研究表明这些交替方案的疗效并不比ABVD好。因此，目前ABVD仍然是晚期HL的标准化疗方案，但其长期治疗效果仍然不令人满意，随访14.1年，无失败存活率仅47%，总生存率59%。

目前各个研究组正在开发新的治疗方案来改善晚期HL的治疗效果，包括寻找新的有效药物、增加原有方案的剂量密度或剂量强度。目前正在测试的方案有：Stanford V、MOPPEBVCAD、VAPEC-BIEVA 或 BEA-COPP等。Stanford V方案是在MOPP/ABVD方案的基础上改良后的方案，该方案采用7个药物联合每周给药，共12周，并联合IFRT。2002年Horning SJ报道了Stanford V方案治疗142例晚期HL的结果，5年无进展生存

率和OS分别为89%和96%，分层分析现实IPS为0~2者和≥3者的5年FFP分别为94%和75%，未见第二白血病的发生。GHSG开发的BEACOPP基线或爬坡方案疗效似乎较好。该方案删去COPP/ABVD方案中的长春碱和达卡巴嗪，而加入依托泊苷，组成BEA-COPP基线方案，同原方案相比，尽管剂量相当，但由于化疗间期缩短，因此剂量密度加强。通过增加环磷酰胺、多柔比星和依托泊苷的剂量而形成的BEA-COPP剂量爬坡方案同基线方案相比，其化疗强度进一步加强。HD9试验已证实了BEACOPP剂量爬坡方案疗效最佳，由于考虑到治疗的相关不良反应，如继发性白血病，使得晚期患者的存活率很难改善，GHSG正在进行HD12试验，观察降低剂量后的BEACOPP剂量爬坡方案和放疗联合是否会影响疗效，即8×BEACOPP剂量爬坡方案与4×BEACOPP剂量爬坡方案+4×BEACOPP基线方案相比较，加或不加巩固性放疗。最近的中期结果分析显示：无论放疗组和化疗组，两种方案在FFTF和OS上均无差异。另一项正在进行的HD15研究则引入了一种BEACOPP方案的变异体BEA-COPP-14，其剂量与基线方案相似，仅泼尼松剂量减少，但剂量密度加大。患者被随机分配至标准组（8×剂量爬坡）和两个实验组（6×剂量爬坡和8×BEACOPP-14），另外的放疗仅给予有>2.5 cm PET阳性残留病灶的患者。除了传统的剂量强度增加方式以外，也有人试图通过应用大剂量化疗+干细胞移植作为一线治疗来提高晚期患者的疗效，但目前资料显示疗效并不优于常规化疗。

Bran等通过系统分析表明，Ⅲ、Ⅳ患者初次治疗时化疗是标准治疗，其中40%~50%的患者可以长期生存，随机临床试验表明加放疗并不提高无复发率和总生存率。目前多数研究结果表明老年患者的治疗效果不理想，因此研究适合于老年患者的治疗模式尤为重要。

总之，根据目前的临床研究结果，多数学者认为晚期HL应以化疗为主（表12-9），不伴有巨大肿块的晚期HL患者在ABVD方案等有效地化疗达到CR后不需考虑辅助性放疗。化疗前肿块>5cm、伴有巨大纵隔肿块或化疗后仍有残存肿瘤者，应行IFRT。NCCN建议晚期HL可采用以下3组方案治疗：

1）ABVD方案6~8周期，4~6周期后复查，若达CR/CRu则再化疗2周期，伴有巨大肿块的患者需行巩固性放疗。

2）Stanford V方案3周期（12周），化疗结束后全面复查，巩固性放疗最好在化疗结束后3周期内进行，照

射部位是原发肿块>5cm处或存在结节病变的脾脏，剂量为36Gy。

3）增加剂量的BEACOPP方案，在4周期化疗后和完成全部8周期化疗后评价疗效，CR/Cru者行原发肿块>5cm处的巩固放疗。

（二）关于维持治疗

用联合化疗取得完全缓解的病例中，30%~50%以后复发，Young对57名MOPP治疗后获得完全缓解的霍奇金淋巴瘤患者，前瞻性随机分组进行以下研究：

①不给任何治疗；②每3个月给2个疗程的MOPP，共15个月；③每3个月给BCNU 200mg/m²，共15个月。结果发现应用MOPP或BCNU维持治疗与不给任何治疗相比，并不改善生存情况。

美国西南肿瘤协作组自1968年起对178例霍奇金淋巴瘤患者观察7年之久，发现在完全缓解后每2个月用1个疗程MOPP，共用9个疗程，对无病生存率及总生存率均无好处。目前认为维持治疗仅能延迟复发而不能防止复发，反而给患者增加不良反应，增加第二肿瘤的发生，影响患者的生存质量。因此，在获得完全缓

表12-9　几种主要的治疗霍奇金淋巴瘤的一线联合化疗方案

方案	药物	用法和用量	疗程
MOPP	氮芥	6 mg/m²，静脉注射，第1、8天	每28天为1周期，共用6周期
	长春新碱	1.4 mg/m²，静脉注射，第1、8天	
	丙卡巴肼	100 mg/(m²·d)，口服，第1~14天	
	泼尼松	40 mg/m²，口服，第1~14天	
COPP	环磷酰胺	650mg/m²，静脉注射，第1、8天	每28天为1周期，共用6周期
	长春新碱	1.4 mg/m²，静脉注射，第1、8天	
	丙卡巴肼	100 mg/(m²·d)，口服，第1~14天	
	泼尼松	40 mg/m²，口服，第1~14天	
CVPP	环磷酰胺	300mg/m²，静脉注射，第1、8天	每28天为1周期，共用6周期
	长春碱	10 mg/m²，静脉注射，第1、8天	
	丙卡巴肼	100 mg/(m²·d)，口服，第1~14天	
	泼尼松	40 mg/m²，口服，第1~14天	
MVPP	氮芥	6 mg/m²，静脉注射，第1、8天	每28天为1周期，共用6周期
	长春花碱	6 mg/m²，静脉注射，第1、8天	
	丙卡巴肼	100 mg/(m²·d)，口服，第1~14天	
	泼尼松	40 mg/m²，口服，第1~14天	
ChIVPP	苯丁酸氮芥	6 mg/m²，口服，第1、8天	每28天为1周期，共用6周期
	长春碱	6 mg/m²，静脉注射，第1、8天	
	丙卡巴肼	100 mg/(m²·d)，口服，第1~14天	
	泼尼松	40 mg/m²，口服，第1~14天	
ABVD	多柔比星	25mg/m²，静脉注射，第1、15天	每28天为1周期，共用6周期
	博来霉素	10mg/m²，静脉注射，第1、15天	
	长春碱	6 mg/m²，静脉注射，第1、15天	
	达卡巴嗪	375mg/m²，静脉注射，第1、15天	
MOPP/ABV	氮芥		每28天为1周期，共用6周期
	长春新碱	6mg/m²，静脉注射，第1天	
	丙卡巴肼	1.4mg/m²，静脉注射，第1天	
	泼尼松	100 mg/(m²·d)，口服，第1~7天 40mg·m²，口服，第1~14天	
	多柔比星	35m/gm²，静脉注射，第8天	
	长春碱	6mg/m²，静脉注射，第8天	
	博莱霉案	10 mg/m²，静脉注射，第8天	

解的患者中,不需再维持治疗。

(三)复发后的治疗

(1)常规的化疗和(或)放疗治疗HL:80%的早期和 60%的晚期患者可以治愈,其余约1/3的患者有残存病灶或复发需要解救治疗。CR后复发者应根据缓解期的不同,选择不同的解救治疗方案。一般认为解救治疗是否成功取决于以下3个因素:①进展性疾病复发(Ⅳ期或B症状);②复发的时间;③组织学类型、病程及已经接受治疗时间的长短。

(2)常规解救治疗方法:包括局部放疗与全身化疗,其化疗方案主要包括 MOPP、ABVD,或MOPP与ABVD的交替方案。另外也有报道CEP(CTX、VP16、PDN)方案和 EVAP(VP16、VCR、ADM、PDN)方案也用于解救治疗。近年来多个研究组所采用和推荐的常规解救化疗方案及以HDC/AHSCT前的诱导方案主要包括:ICE(IFO、CBP、VP16);DHAP(PDN、high-dose Ara-C、DDP)、ESHAP(vp16、methyprednisoone,DDP)及IGEV(IFO、GEM、NVB)等。但首次诱导化疗未能获得CR的原发耐药者或在CR后短期内迅速复发者,常规解救治疗的效果不理想。

对常规解救治疗效果不好的可以考虑高剂量放疗加造血干细胞移植。Schmitz等随机研究表明大剂量化疗加造血干细胞移植能减少对化疗敏感的(首次化疗达CR或PR)初次复发患者的治疗失败率。回顾性资料表明患者一般情况较好,并且缓解期超过1年进行大剂量化疗75%有机会获得长期生存,而缓解期不到1年的仅有50%的长期生存,一般状况差并有耐药者总生存率仅为20%。

虽然较多的报道认为造血干细胞移植对HL有较好的疗效,但Brandt等通过系统分析表明造血干细胞移植的确切疗效仍需要大的随机对照研究。主要原因在于目前的研究结果大多是来源于非对照研究或小样本的对照研究(表12-10)。

三、非霍奇金淋巴瘤的化疗

非霍奇金淋巴瘤是一种很不均一的肿瘤,病理分类比较复杂,病理亚型与治疗计划及预后密切有关。低度恶性、中度恶性及高度恶性淋巴瘤的治疗原则、化疗方案、治疗疗效及预后完全不同。过去10年中,中度及高度恶性淋巴瘤的治愈比例在不断增加。

(一)低度恶性非霍奇金淋巴瘤的化疗

低度恶性淋巴瘤又称惰性淋巴瘤,是一类进展缓慢、低度恶性、治疗特点区别于侵袭性淋巴瘤的一组恶性淋巴瘤。严格说来,惰性淋巴瘤的定义并不能准确地描述和涵盖所有进展缓慢,低度恶性淋巴瘤的诊

表12-10　几种主要的治疗复发霍奇金淋巴瘤的二线救援联合化疗方案

方案	药物	用法和用量	疗程
CBVD	CCNU	120mg/m², 口服,第1天	每6周为1周期
	BLM	15U,静脉注射,第1、22天	
	VLB	6 mg/m², 静脉注射,第1、22天	
	DEXA	3 mg/m², 口服,第1~21天	
CEP	CCNU	80mg/m², 口服,第1天	每28天为1周期
	VP16	100 mg/m², 口服,第1~5天	
	泼尼莫司汀	60mg/m², 口服,第1~5天	
EVA	VP16	200mg/m², 口服,第1、15天	每28天为1周期
	VCR	2 mg/m², 静脉注射,第1天	
	ADM	50 mg/m², 静脉注射,第1天	
AVDPB	Ara-c	300 mg/m², 静脉注射,第2天	每28天为1周期
	VP16	120 mg/m², 静脉注射,第1~3天	
	DDP	30 mg/m², 静脉注射,第1~5天	
	PDN	60 mg/m², 口服,第1~14天	
	BCNU	125 mg/m², 静脉注射,第1~3天	

断,更不能给予相同的治疗模式处理。因为随着肿瘤分子生物学、免疫学、分子遗传学的突破性进展,惰性淋巴瘤中有许多类型具有独立的病理分类、转归和预后,再结合临床分期、不同的预后评估指数,其治疗亦有所区别。

众所周知,恶性淋巴瘤可分为霍奇金淋巴瘤和非霍奇金淋巴瘤两大类。在非霍奇金淋巴瘤中,按照国际工作分类法,其低度恶性组应归为惰性淋巴瘤;按照2001年新的WHO淋巴肿瘤分类,惰性淋巴瘤不但包括B淋巴细胞肿瘤,也包括T淋巴瘤,诸如最常见的滤泡性淋巴瘤、慢性淋巴细胞白血病(小淋巴细胞淋巴瘤)、淋巴浆细胞淋巴瘤、边缘带B细胞淋巴瘤、MALT型结外边缘带B细胞淋巴瘤、毛细胞白血病等。

惰性淋巴瘤已由过去的以化疗和放疗为基础的"观察等待",过渡到根据每一类型不同的临床分期,不同的预后评估指数,精确的病理分型和治疗分层,制订有针对性的有效治疗方案,包括新药氟达拉滨及利妥昔单抗(美罗华)的应用,力求获得最佳的近期疗效,减少远期并发症,提高患者的生活质量。

根据国际公认的年龄调整预后指数(IPI),已作为一种有效的工具广泛应用于惰性淋巴瘤的风险评估。以4个预后不良指标(年龄大于60岁、分期Ⅲ~Ⅳ期、LDH异常、体质状况ECOG2~4)为基础,将惰性淋巴瘤分为低、低中、高中、高危四个组,其5年和10年生存率依次下降,证实了IPI的预测能力。

惰性淋巴瘤的治疗在近30年来,已取得了长足的进步,这其中包括积极的支持治疗,而并非是消极的"观察等待";福达华及其联合化疗、抗CD20抗体(美罗华)及生物免疫化疗;同时还包括近年来开展的Fc方案(氟达拉滨联合环磷酰胺)一线治疗;蛋白酶体和激酶抑制剂硼替佐米(万珂)的应用;其他诸如沙利度胺(反应停)、pixantrone、人源化的抗CD20抗体Hu-MaxCD20等临床试验,我们有理由密切关注上述新的治疗方法的最新报告或积极加入到新的临床试验中去,获取第一手的临床经验和体会。美国著名的MD Anderson肿瘤中心所提供的近25年来(1977~2002年)应用5种不同的药物治疗方案治疗Ⅳ期的共705例惰性淋巴瘤患者的资料显示,从1977~1982年的CHOP(环磷酰胺、多柔比星、长春新碱、泼尼松)+博来霉素;1982~1988年的CHOP+博来霉素,再用IFN巩固治疗;1988~1992年应用交替三联方案(CHOD-B,ESHAP,NOPP),简称A1Tr疗法;直至1992~1997年、1997~2002年应用A1Tr-IFN和FND(氟达拉滨、米托蒽醌、地塞米

松)-IFN以及加入美罗华方案治疗,与时俱进,惰性淋巴瘤患者的5年生存率、10年生存率、15年生存率均获得了明显的改善。

1.慢性淋巴细胞白血病/小淋巴细胞淋巴瘤(CLL/SLL)的治疗

对于早期的SLL(Ann Arbor分期Ⅰ、Ⅱ),一般可以观察等待或局部放疗。但一旦出现进展或出现自身免疫性血细胞减少、反复感染,或有症状表现、巨大包块、全血降低、器官衰竭以及组织学发生转化如转变为弥漫大B型等,则应给予积极干预和治疗。

治疗方案包括,一线治疗采用CVP方案(环磷酰胺、长春新碱、泼尼松)、环磷酰胺+泼尼松方案、氟达拉滨±美罗华、FC(氟达拉滨、环磷酰胺)±美罗华等。采取上述方案治疗时应注意观察肿瘤溶解综合征的发生,有必要时给予别嘌醇、水化碱化利尿措施。二线治疗包括mabcampath(阿仑单抗)、PC(喷司他丁、CTX)±美罗华及上述化疗方案联合美罗华等治疗。天津医科大学肿瘤医院的体会是除上述治疗,亦可给予患者大剂量放化疗联合造血于细胞移植手段,获得满意的治疗效果。

对于CLL的预后评估,有条件的医院可采用免疫球蛋白可变区基因突变检测,针对DNA序列突变是否超过或小于2%,以及流式细胞仪检测外周血细ZAP70及CD38阴性或阳性,来预测患者的预后,其中ZAP70超过20%白血病细胞和CD38>30%,则预后不良。

2.滤泡性淋巴瘤(FL)

滤泡性淋巴瘤(FL)是一种滤泡中心B细胞肿瘤,为惰性淋巴瘤最常见类型。其预后因素除滤泡淋巴瘤国际预后指数(FLIPI),即年龄≥60岁、Ann Arbor分期为Ⅲ~Ⅳ期、血红蛋白<120g/a、血LDH超过正常值和累及淋巴结区≥5个外,还有GELF标准可供参考,因素为受累淋巴结区Ⅰ>3个,每个直径>3 cm;淋巴结或结外肿瘤大于7cm;存在B症状或脾大;胸膜浸润或腹腔积液;血细胞减少或白血病等。基础研究中发现,滤泡性淋巴瘤存在t染色体易位(14;18),导致抗凋亡细胞蛋白bcl-2过表达,而bc1-2过表达与耐药机制有关。

滤泡性淋巴瘤的治疗进展主要体现在免疫化疗如应用美罗华联合CHOP方案及放射免疫治疗方面。由于上述方法的应用大大提高了FL的CR率和无病生存及总生存期。在美罗华上市前,多项研究或序贯治疗试图提高滤泡性淋巴瘤的缓解率,或改善症状,或降低不良反应,但是结果未能延长FL患者的生存期。

近年来的研究证实,包括我国的临床研究显示,

美罗华联合化疗可提高FL的缓解,特别是分子水平的完全缓解,这种有意义的结果直接使患者的总生存期获得延长。美罗华作为惰性淋巴瘤的一线治疗已被公认。由于多项多中心的前瞻性研究肯定了美罗华的疗效,美国食品药品监督管理局(FDA)早于1997年11月26日批准了美罗华用于CD20阳性的复发性或难治性低度恶性或滤泡性B细胞非霍奇金淋巴瘤。美罗华的不良反应最常见的诸如治疗过程中出现发热和寒战。偶尔可见低血压,这种反应多为Ⅰ度或Ⅱ度,且在首次治疗中常见。有代表性的研究包括Marcus等进行的临床Ⅲ期随机对照研究,该研究将初治的滤泡性淋巴瘤随机分为R-CVP组和CVP组,治疗4个周期后,对有效病例再进行4个周期的巩固治疗。结果,中位随访2年多,R-CVP组中位治疗失败时间(27个月 VS 7个月)、肿瘤进展时间(30个月VS 15个月)及需要新方案治疗时间(仍未达到VS 12个月)均明显优于CVP组,且有统计学差异,不良反应两组相当。随后由Hochster领导的研究组进一步证实应用美罗华一线治疗惰性淋巴瘤可延长无进展生存期(ECOG 1496研究)。该研究将322例NHL先接受CVP方案化疗,随后对有效的305例患者随机分为美罗华,375 mg/m²,1次/周×4,6个月重复治疗(N=157)和单纯观察组(N=148)。中期分析时,美罗华维持组和单纯观察组的中位无进展生存期分别为4.2年和1.5年(P=0.00003),具有显著差异。该研究发现滤泡性NHL应用CVP治疗后残存病灶小者应用美罗华效果更佳。对于难治性或复发的滤泡性淋巴瘤、淋巴浆细胞样淋巴瘤及套细胞NHL,德国低度恶性淋巴瘤研究组(GLSG)应用FCM(氟达拉滨、环磷酰胺、米托蒽醌)方案和FCM联合美罗华方案进行随机对比观察,其中滤泡性NHL应用FCM+美罗华可提高有效率、完全缓解率及无进展生存期,总生存期也明显延长。美罗华联合化疗不仅对初治的滤泡性NHL疗效优越,化疗缓解后用其维持治疗也能提高无事件生存且无毒性增加。此外,最近的一项研究比较了R+CHOP和干扰素+CHOP治疗滤泡性NHL的结果,该研究也证实了美罗华治疗组具有更高的无进展生存。除美罗华联合化疗治疗滤泡性NHL令人关注外,氟达拉滨联合方案也优于传统的CHOP方案。2004年JCO杂志发表了Zinzani的研究结果。该研究应用FM(氟达拉滨+米托蒽醌)与CHOP方案随机对照用于初治的滤泡性淋巴瘤,总共140例患者,均为CD20阳性,滤泡性1~2级,Ann Arbor分期为Ⅱ~Ⅳ期,ECOG评分为0~2分。患者随机接受FM或CHOP方案治疗,共6个

疗程,对于达到CR且 bcl-2阴性的患者随访,其他有效患者仍进行美罗华巩固治疗。结果,无论在临床完全缓解(cCR),还是分子学完全缓解(mCR),FM方案均明显优于CHOP方案,其无复发生存亦占优势。同时,FM方案的不良反应却大大降低(特别是非血液学不良反应)。

美国MD Anderson医院应用FMD(氟达拉滨、米托蒽醌、地塞米松)治疗难治复发的惰性淋巴瘤,其中主要是滤泡性 NHL,亦取得了良好的治疗效果。

2007年NCCN对于滤泡性NHL的治疗指南中,依据上述研究,将一线治疗推荐为CHOP+美罗华、CVP+美罗华、氟达拉滨(福达华)+美罗华、FMD+美罗华以及放射免疫治疗加美罗华等。一线治疗后可用美罗华维持治疗。而二线治疗可考虑自体或异基因造血干细胞移植、放射免疫治疗等。对于老年或体质虚弱的滤泡Ⅰ生淋巴瘤患者,该指南建议可用烷化剂单药或美罗华单药治疗,既能具有治疗效果,又不至于毒性太大而影响了患者的生活质量。纵观滤泡性淋巴瘤的治疗进展,根据近5年来的Meta分析,在化疗基础上加美罗华,或联合氟达拉滨,或放射免疫治疗是该病治疗的方向。

3.其他惰性淋巴瘤

包括边缘区淋巴瘤(胃MALT淋巴瘤、非胃MALT淋巴瘤以及脾边缘区淋巴瘤、淋巴结边缘区淋巴瘤),治疗原则应参照滤泡性淋巴瘤的治疗原则。在2007年NCCN关于惰性淋巴瘤治疗指南中,又增加外周T淋巴细胞淋巴瘤治疗指南内容。对于 CLL/SLL的全身检查中新的指南增加了乙型肝炎的检查;在淋巴瘤的疗效评估中还加入了PET检查内容,从分子影像学角度评估更科学。此外,对于滤泡性NHL的分级不能应用细针穿刺活检(FNA),也是2007年NCCN的新内容;对于套细胞淋巴瘤增加FMR方案作为二线方案选择,使我们在治疗上多了一种办法。

(二)中度恶性非霍奇金淋巴瘤的化疗

中度恶性淋巴瘤较常见,约占整个NHL的60%,多为B细胞来源,多为弥漫性大细胞。本类病变临床特点是发病多为中老年患者,对化疗敏感。病程进展较快,生存期以"月"计算,因此需积极治疗,力争完全治愈并延长其无病生存期治愈率约60%。

1.早期中度恶性 NHL化疗

由于早期(Ⅰ、Ⅱ期)中度恶性NHL常有微小病灶

远处播散,因此标准的治疗是联合化疗,受累部位加或不加放疗。联合化疗不仅控制了局部的复发,而且减少了远处复发。经典的化疗方案为CHOP方案,可使40%左右的大细胞型淋巴瘤患者获得长期缓解或治愈,具体的化疗药物组成及应用如下:环磷酰胺(CTX)750mg静滴第1天,多柔比星50 mg/m²静滴第1天;长春新碱(VCR)1.4mg/m² iv 第1天(最高2 mg),泼尼松100 mg,1:3服第1~5天。多中心研究显示本方案Ⅰ~Ⅳ期病例完全缓解率(CR)53%~65%;而CHOP-Ble(Ble:士莱霉素)方案可使弥漫大细胞淋巴瘤Ⅰ期患者10年生存率达72%,Ⅱ期患者为43%。对早期中度恶性淋巴瘤受累部位在3处以内,无大包块(直径<10cm)仍可用CHOP方案或改良方案,如proMACE/MOPP方案联合化疗4~6周期,继之受累部位放疗。如果受累部位在3处或以上,包块直径≥10cm,或具有其他预后不良因素,则按晚期中度恶性淋巴瘤处治。关于CHOP方案治疗所需疗程数,通常为每3周1个周期,共用药6~8个周期,应在取得缓解后至少再重复2个周期,一般为2~4个周期。对于早期进展型NHL患者,年龄>60岁、有巨块病变、临床Ⅱ期、乳酸脱氢酶(LDH)升高、体能状态评分>1者为不良预后因素,有上述预后不良因素者,CHOP方案治疗后加受累区域局部放疗。

2.晚期中度恶性淋巴瘤的治疗

晚期恶性淋巴瘤相当于Ann Amor分期Ⅲ、Ⅳ或Ⅱ期的NHL伴有1个或数个预后差的因素,如受累部位>3处、大包块>10cm、有B症状、血清乳酸脱氢酶(LDH)水平升高、一般状况差等,有上述症状,均按晚期淋巴瘤处理,其治疗原则仍是联合化疗。CHOP方案或CHOP类似的联合化疗方案仍是中晚期NHL治疗首先化疗方案。1970~1999年5个大样本(样本量1982例)前瞻性随机对照试验研究,中位观察>9年,Meta分析结论:各化疗方案与CHOP方案比较,生存率相似,6年无病生存约30%,相关病死率差异明显,为1%~5%。显示第2、3代化疗方案的疗效并不优于CHOP方案,而早期死亡却有所增加。由于第3代化疗方案剂量强度大,毒副反应随之增大,治疗相关病死率增加,而CHOP方案价格较低,严重不良反应的发生率也低,因而对晚期中度或高度恶性NHL,也首推CHOP方案化疗。但是不应认为所有病例都必须使用CHOP方案化疗,如果患者出现中枢神经系统受累或中枢神经系统侵犯倾向,应在CHOP方案基础上,加上中、大剂量的甲氨蝶呤或应用含有中剂量阿糖胞苷(Ara-C)方案,

因为上中、大剂量的甲氨蝶呤(MTX)或中剂量阿糖胞苷可以进入血-脑屏障并达到有效治疗浓度,这样的方案对于治疗及预防中枢神经系统淋巴瘤是非常必要的。除全身化疗外,还应进行鞘内注射,三联药物注射较两联注射效果要好,即甲氨蝶呤12rag+阿糖胞苷50~75mg+地塞米松5mg鞘内注射,7~10天,2次,直至正常后改为2周1次×(2~3)次,以后每个月1次,维持治疗12~16个月。再者,对于全身状态较好,无任何合并症如糖尿病,无心、肝、肺、肾重要器官疾患者,其对化疗的耐受性较好,如初诊时临床分期处于Ⅲ、Ⅳ,为争取尽早获得缓解,可用所谓第2、3代联合化疗方案,如ProMACE-CytoBOM、MACOP-B等。

3.国际淋巴瘤预后指标与化疗方案的选择

患者的预后与其年龄、分期、结外病变、体能状态及血清LDH水平有明显相关,早期比晚期预后佳,是影响预后的主要因素(表12-11)。

表12-11　NHL国际预后指标(IPI)	
预后因素	**项目**
年龄	≤60岁或>60岁
分期	Ⅰ、Ⅱ期或Ⅲ、Ⅳ期
结外病变	0、1处或>1处
体能状态(PS)	0、1或≥2级
血清LDH水平	正常或升高

由表12-11可知,凡患者无或具有1个预后差的因素属低危险性,有2个预后差的因素属低至中度危险性,有3个预后差的因素属于中一高危险性,凡具有4个以上预后差的因素属高危险性。由于危险程度不同,选择治疗方法及结果均不同。一般来说,凡属低危及中低危者,通常需要6~8个疗程的CHOP方案的化疗,有些可以治愈;如果开始不能以CHOP方案取得CR,可考虑超大剂量的化疗及自体干细胞移植,但很少能够治愈;如果CHOP方案缓解后复发,年纪较轻,一般状况较好者可试用超大剂量化疗加自体干细胞移植。由于老年人骨髓功能较脆弱、化疗耐受性差、易出现危及生命的骨髓抑制,因此美国NCI推荐老年晚期NHL患者先用标准剂量化疗,如果出现相关毒性,则减少10%~20%的剂量,以后视具体情况而定。为了缩短骨髓抑制,可给予粒细胞刺激因子,以加快中性粒细胞恢复,减少感染机会;患者的全身状态和重要

脏器功能状态直接关系到能否顺利完成计划化疗,对预后也就产生了重要的影响,50岁左右的患者如有糖尿病、高血压、心肌梗死等,可能比70~80岁身体健康患者,对化疗的耐受性更差。因此,化疗还 要个体化,要因人而异。

4.值得重视的几个问题

1)中度恶性淋巴瘤治疗的目标是根治,首先应力争达到完全缓解,在加2~4个疗程强化治疗,首次治疗必须使用足量正规方案的化疗, 这是争取治愈的关键。

2)原来有巨大包块者辅以局部放疗,有中枢神经系统侵犯危险者应用甲氨蝶呤或阿糖胞苷加地塞米松预防性治疗。

3)化疗强度的大小明显影响疗效,可在粒细胞刺激因子支持下提高化疗剂量,缩短化疗间歇期,粒细胞刺激因子必须在化疗药物应用结束后24h方可应用,停用48h方可进行下次化疗,以防化疗药物对进入增殖期的干细胞造成损伤。

4)近年来应用CD2 单抗(美罗华)联合CHOP作为一线方案治疗弥漫大B细胞淋巴瘤(DLBCL),效果比较理想。美罗华是一种人鼠嵌合的抗CD2 抗体,与CD20有高度亲和力,通过CDC和ADCC作用介导细胞毒性,可诱导细胞内产生抗增殖、凋亡信号,并可提高化疗敏感性。故美罗华在治疗DLBCL时常与化疗联合应用,一般剂量为375 mg/m²,在每个周期化疗使用的前1~2天或同1天静脉滴注。一项美罗华联合CHOP方案治疗DLBCL前瞻性研究, 随访4年显示美罗华-CHOP方案组:1年总生存率83%,无病生存率76%,2年分别为70%、57%,3年分别为62%、53%,4年分别为59%、51%;CHOP方案组:1年总生存率68%,无病生存率60%,2年分别为57%、38%,3 年分别为51%、35%,4年分别为47%、29%。统计学处理除第1年生存率无差异外,其余 P<0.01,生存率差异具有显著性。

(三)高度恶性非霍奇金淋巴瘤的化疗

该类特点为好发于儿童及年轻人,病程短、进展迅速、经常在诊断过程中播散,难以严格分期,对化疗、放疗敏感,常在肿瘤消失后短期复发,难以控制,预后很差,生存期以"周"计算,中位生存期1年左右,故需更积极、更强烈治疗。尽管是早期、初治病例,宜选择骨髓移植等支持治疗下大剂量化疗加或不加放疗,以期提高治愈率,但目前的治愈率约为30%。

高度恶性NHL包括弥漫性小无裂细胞型淋巴瘤、淋巴母细胞型淋巴瘤、成人T细胞淋巴病毒-1相关的成人T细胞淋巴瘤。成人T细胞淋巴瘤病毒-1相关的成人T细胞淋巴瘤是一种少见病,对化疗敏感,由于这类患者同时有免疫缺陷,所以强烈化疗常致治疗相关性死亡,而且此类患者很少有长期生存的报道。

1.小无裂细胞型淋巴瘤

小无裂细胞型淋巴瘤约占儿童青少年NHL的30%,成人在10%以下,为B细胞起源,常侵犯中枢神经系统和骨髓,肿瘤生长迅速,形态上难以与早前B及前B细胞急性淋巴细胞白血病区别,但免疫组化可将其区别,即小无裂细胞NHL CD19(+)、CD20(+)、Slg(+)、TdT(-)、CD10(-)、CD34(-),而早前B及前B淋巴细胞白血病细胞CD19(-)、CD20(-)、Slg(-)、TdT(+)、CDl0(+)、CD34(+)。在治疗上本型NHL采用高强度、短间歇的联合化疗,同时预防性神经系统浸润治疗,方案中应包括大剂量环磷酰胺(CTX)、大剂量MTX、大剂量Ara-C、VCP、足叶乙甙(VP-16)。针对患者的临床分期和 LDH水平的高低,采用不同的治疗强度和疗程。美国NCI对小无裂细胞淋巴瘤应用CODOX-M/IVAC方案联合化疗,2年总EFS 92%,Ⅰ/Ⅱ/Ⅲ期97%, Ⅳ期80%, 具体用法: 低危患者采用CODOX-M 3个疗程, 高危患者采用2个疗程CO-DOX-M,2个疗程IVAC,交替应用4个疗程。CODOX-M方案:CTX 800 mg/m²静滴第1天,CTX 200mg/m²静滴第2~5天,VCR 1.5mg/m²(最大2mg)静滴第1、8、25天,多柔比星40mg/m²,静滴第1、10天,MTX 1.2g/m²静滴1 h, 随后0.24 g/m², 静滴23h, 随后 12h CF 12mg/m²静滴解救, 每6h 1次,直至MTX血药质量浓度<1×10⁻⁸,第15天为MTX 12 mg鞘内注射,第1、3天,Ara-C 70mg鞘内注; 第 15天为开始给予粒细胞集落刺激因子(G-csf),直至中性粒细胞>1×10⁹/L。IVAC方案:异环磷酰胺1.5 g/(m²·d)静滴,第1~5天,VP-16 60 mg/m²静滴, 第1~5天,Ara-C 2 g/m²静滴每12 h 1次,第1~2天;第5天为MTX 12 mg鞘内注射;第13天开始给予G-csf,直至中性粒细胞>1×10/L。

2.淋巴母细胞性淋巴瘤化疗

淋巴母细胞性NHL是来源于胸腺的肿瘤,有高度侵犯纵隔淋巴结的倾向。因此,凡纵隔有巨大包块的NHL,应多考虑为高度恶性NHL,骨髓及中枢神经系统的累及度均很高,治疗上应采用高危急性淋巴细胞白血病相同或相类似的方案化疗, 包括诱导治疗、巩固强化治疗、维持治疗,治疗应历时2~3年,同时进行中枢神经系统预防治疗。许多化疗方案对淋巴母细胞NHL有效，如CHOMPO及LSA2-L2方案，尤其是儿童型，其长期生存率可达75%，但是成人淋巴母细胞NHL采用上述原则的治疗效果远不及儿童患者。所以，有人试图在造血干细胞支持下，进行超大剂量的化疗，以提高缓解率及长期生存率。

(1)诱导治疗：通常选用3~4种药物联合，如联合蒽环类药物、长春新碱、环磷酰胺、糖皮质激素等。剂量必须足够，使白细胞明显下降。此时要注意感染的防治，做好口腔及肛门会阴部位的护理，化疗结束后24h给予G-csf 300tag皮下注射，每天1次，直至中性粒细胞≥$1.5×10^9$/L，如果血小板≤$10×10^{10}$/L，可输注血小板悬液。由于患者肿瘤负荷大，对化疗药物非常敏感。此阶段可能由于肿瘤细胞大量崩解而产生肿瘤溶解综合征，发生高血钾、高尿酸血症急性、肾衰竭等危及生命的情况，故在此阶段治疗中应给予充分的液体，使尿量每天达到2.5~3.0L以上。为达到此目的，可以应用利尿剂。给予别嘌呤醇以减少尿酸的产生。碱化尿液，给予碳酸氢钠，使尿液pH≥6.5，同时监测电解质平衡。

(2)强化治疗：诱导治疗一旦获得缓解，立即进行强化治疗，应用无交叉耐药方案联合化疗，防止肿瘤细胞产生耐药性，还可应用大剂量甲氨蝶呤，此阶段要进行中枢神经系统预防治疗，甲氨蝶呤或阿糖胞苷鞘内注射，一般前4次每7天1次，以后4~6周1次。

(3)维持治疗：定期重复化疗，使白细胞维持在较低水平，在维持治疗中定期以原方案或其他方案强化治疗，这样才能争取较长的无病生存。维持治疗需1~3年。

(四)恶性淋巴瘤化疗的一般原则和应注意的问题

(1)根据病理细胞学类型和临床分期选择合理的化疗方案。

(2)重视首程治疗，力争前4个周期达到CR。首程治疗未达CR者，前2个周期无效，应及时更换方案。

(3)治疗周期要够(中度恶性淋巴瘤一般需6~8个周期)。

(4)保证剂量强度(按每周每平方米计算)。剂量强度不够，本应获CR者，仅能获PR且可增加肿瘤细胞耐药性。

(5)按时化疗(按周期时间，宁可提前，不要延后)。

(6)一旦明确诊断，尽早治疗。

四、恶性淋巴瘤的放射治疗

霍奇金淋巴瘤(HL)是一种可以治愈的疾病，扩大野照射是早期HL的有效治疗手段，但化疗和放疗综合治疗已逐步成为Ⅰ~Ⅱ期HL的标准治疗方案，而晚期HL化疗后未达到完全缓解或化疗前为大肿块的患者需要接受放射治疗。因此，受累野照射已成为所有各期HL重要的治疗手段。

HL扩大野照射包括全淋巴结照射和次全淋巴结照射。前者包括斗篷野和倒Y野，后者分为锄形野，(腹主动脉旁和脾脏)和盆腔野，次全淋巴结照射指斗篷野加锄形野照射。受累野(invovlved field, IF)指照射野仅包括临床上肿瘤受侵的淋巴区域，但临床上一直未确定受累野的定义和照射范围。

(一)早期HL综合治疗中的受累野照射

早期HL综合治疗的主要目的在于保持高生存率的同时，减少治疗引起的长期并发症和降低死亡率。综合治疗和单纯放疗比较，提高了无病生存率，但对总生存率无影响。为降低治疗并发症，应尽量使用最有效、不良反应低的化疗方案和最少的化疗周期数，并减少化疗后放疗时的照射体积。目前的治疗原则：预后好的早期HL行单纯放疗或2~4周期ABVD方案化疗加受累野照射，预后不良的早期HL行4~6周期ABVD、COPP/ABVD化疗加受累野照射。

(二)晚期HL化疗后的受累野照射

晚期HL以化疗为主要治疗手段，6~8周期ABVD化疗后达到CR时，进一步放疗未改善生存率，但放疗能改善晚期HL化疗后肿瘤残存或化疗前大肿块患者的生存率，此时，放射治疗多采用受累野照射，而非扩大野照射。

(三)完全缓解后的辅助性放疗

有多项随机研究探讨晚期HL化疗达到完全缓解后是否需要放疗。

研究证明：以多柔比星为基础方案化疗达完全缓解后的辅助性放疗未能改善生存率，而应用ABVPP化疗方案，放疗可能改善无病生存率和总生存率。

(四)部分缓解或化疗前大肿块的辅助性放疗

前瞻性和回顾性分析证明,晚期HL化疗后部分缓解(肿瘤残存)或疗前有大肿块的患者需做辅助性放疗。研究表明:放疗对晚期HL化疗后肿瘤残存患者有肯定的作用,建议对这部分患者进行受累野照射。

(五)受累野

2001年在德国举行的第五届国际HL专题讨论会上发现,受累野定义和照射范围、射剂量在不同的肿瘤放疗中心存在很大的差别。大部分单位应用Ann Arbor分期原则中淋巴结受侵区域图解来定义和确定受累野区域和照射范围。该分期中淋巴区域的定义不是为了设计具体的照射野,也未提供淋巴区域部位的确切边界,此外,纵隔和肺门是解剖和临床射野设计中不可分割的整体,但在Ann Arbor分期中则分成两个淋巴区域。2002年GALGB(Cancer Leukemia Group B)提出了受累野照射的建议。

(1)受累野照射的定义和设计治疗一个区域而非治疗具体的淋巴结。因此,受累野照射不是局部照射,照射野应该包括受侵部位的整个淋巴区域。

(2)受累野区域的定义主要包括以下几个淋巴区域:A颈部(单侧);B纵隔(包括双侧肺门);C腋窝(包括锁骨上和锁骨下淋巴结);D脾;E主动脉旁淋巴结;F腹股沟淋巴结(包括股三角和髂血管旁淋巴结)。

(3)使用化疗前受侵部位和体积概念。对Ⅰ~Ⅱ期HL化疗后达到CR或未达CR的病灶区域都应该进行照射。Ⅲ~Ⅳ期化疗后,只对肿瘤残存的区域或化疗前有大肿块的区域进行受累野照射。

(4)确定射野时,需明确化疗前和化疗后淋巴结部位和大小。对纵隔和腹主动脉旁淋巴结,照射靶区应使用化疗后缩小的体积,应用PET-CT检查肿瘤退缩后的淋巴结区域,以减少照射体积,保护周围正常组织。

(5)锁骨上淋巴结是颈淋巴区域的一部分,如果锁骨上淋巴结受侵或锁骨上合并其他颈部淋巴结受侵,应单侧全颈照射。假如纵隔受侵延伸至锁骨上淋巴结区,而其他颈部淋巴结未受侵,需保护喉以上的颈部,并保护腮腺。

(6)纵隔受侵时,无论肺门淋巴结是否受侵,受累野照射时,纵隔和两侧肺门都应作为一个整体,区靶包括纵隔和肺门。

(7)所有界线最好使用骨性标记,并容易勾画。CT数据用于勾画纵隔和肺门区,并用于定义腋窝野。

(8)根据淋巴区域概念,一侧颈部和锁骨上淋巴结考虑为一个淋巴结区,而腹股沟和股三角考虑为一个淋巴结区,受累野照射应包括整个腹股沟和股三角区域。

(9)肿瘤侵犯范围和具体受累野的定义:

1)单颈野见图12-1。

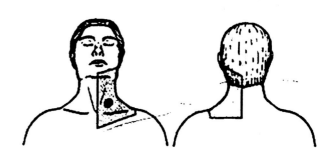

图12-1　单颈野。

肿瘤侵犯范围:一侧颈部和(或)锁骨上淋巴结,但无耳前淋巴结受侵。

靶区定义:一侧颈部和同侧锁骨上下区,未包括耳前区。

上界:下颌骨体中线和乳突尖或耳垂连线。

下界:锁骨下缘下2cm。

外界:肱骨头内缘,包括锁骨内2/3。

内界:体中线。

挡铅:脊髓剂量超过40Gy时再考虑后野挡脊髓。以中颈部深度计算肿瘤剂量和最大脊髓剂量。无中线部位淋巴结受侵时,前野保护喉,3cm×3cm挡铅。

在Ann Arbor分期的淋巴结分区概念中,耳前、枕后、颈部和锁骨上淋巴结为一个区域,但极少侵犯耳前淋巴结。因此,在单颈野受累野照射的靶区定义中未包括耳前淋巴结。目前,在广泛开展化放疗综合治疗中,化疗可以消灭耳前淋巴结亚临床灶。此外,避免耳前淋巴结照射可减少腮腺照射剂量,提高生存质量。

2)双颈野见图12-2。

肿瘤侵犯范围:双侧颈部±锁骨上淋巴结,但无耳

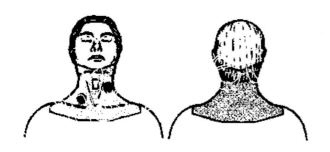

图 12-2 双颈野。

前淋巴结受侵。

靶区定义:双侧颈部和同侧锁骨上下区,未包括耳前区。

上界:下颌骨体中线和乳突尖或耳垂连线。

下界:锁骨下缘下2cm。

外界:肱骨头内缘,包括锁骨内2/3。

挡铅:脊髓剂量超过40Gy时,再考虑后野挡脊髓。无中线部位淋巴结受侵时,前野保护喉,3cm×3 cm挡铅。

以中颈部深度计算肿瘤剂量和脊髓剂量。

3)纵隔野见图12-3。

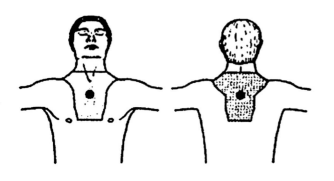

图 12-3 纵隔野。

肿瘤侵犯范围:纵隔和(或)肺门淋巴结。

靶区定义:纵隔、双侧肺门、双侧锁骨上区和下颈部。

上界:颈6上缘。

下界:T8下缘(小纵隔)或T10下缘(大纵隔)。

外界:体中线左右旁开各4~5cm,双锁骨上外界为肱骨头内缘。

肺门:包括1cm边缘,如果肺门受侵,则包括1.5cm边缘。

HL主要表现为前上纵隔受侵,小纵隔时,为减少

心脏照射,下界至T8下缘。大纵隔时,下界可移至T10下缘。

4)小斗篷野双颈纵隔野见图12-4。

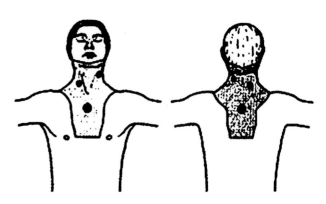

图 12-4 小斗篷野。

肿瘤侵犯范围:双颈淋巴结和纵隔淋巴结±肺门淋巴结。

靶区定义:纵隔、双侧肺门和双侧颈部,未包括耳前区。射野为未包括双侧腋窝的小斗篷野。

上界:下颌骨体中线和乳突尖或耳垂连线。

下界:T8下缘(小纵隔)或T10下缘(大纵隔)。

外界:体中线左右各旁开 双锁骨4~5cm,双锁骨上外界为肱骨头内缘。

肺门:包括1cm 边缘。如果肺门受侵,则包括1.5cm 边缘。

肿瘤侵及心旁淋巴结时,全心治疗15Gy,未侵及心旁淋巴结时,受侵淋巴结照射30Gy。

5)单颈纵隔野见图12-5。

肿瘤侵犯范围:纵隔淋巴结±肺门淋巴结和一侧颈部淋巴结。

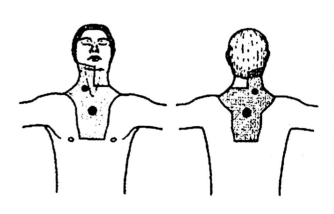

图 12-5 单颈纵隔野。

靶区定义:纵隔、双侧肺门和一侧颈部区域未包括耳前区。

上界:同侧上界为下颌骨体中线和乳突尖或耳垂连线,对侧上界位于颈6上缘。

下界:T8下缘(小纵隔)或T10下缘(大纵隔)。

内界:颈部为体中线,保护未受侵侧的上颈部。

外界:体中线左右各旁开4~5cm,双锁骨上外。界为肱骨头内缘。

肺门:包括1 cm边缘。如肺门受侵,则包括1.5 cm边缘。

6)腋窝野见图12-6。

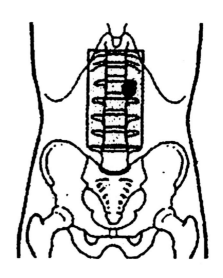

图 12-7 腹方动脉旁野。

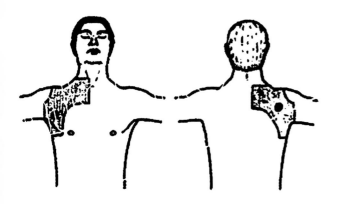

图 12-6 腋窝野。

瘤侵犯范围:一侧腋窝淋巴结。

靶区定义:一侧腋窝和同侧锁骨上下区。

上界:颈6上缘。

下界:第8胸椎体(T8)下缘水平或最低的腋窝淋巴结下缘下2cm。

内界:颈部于体中线同侧1cm,向下达锁骨下缘下2cm,然后沿胸壁包括<1cm肺组织。

外界:肱骨头内缘,沿肱骨内缘向下。

7)脾脏野

脾脏显像显示肿瘤受侵时,进行脾照射。化疗后体积外放1.5cm。

在治疗计划或射野影像片上勾画左肾。

应用CT确定脾照射范围。

8)腹主动脉旁野见图12-7。

肿瘤侵犯范围:腹主动脉旁淋巴结。

靶区定义:腹主动脉旁淋巴引流区。

上界:胸11椎体上缘。

下界:腰4锥体(L4)下缘。

外界:体中线左右各旁开4~5cm。

肝门区受侵时用CT确定肝门区照射范围。挡肾时勾画肾脏。

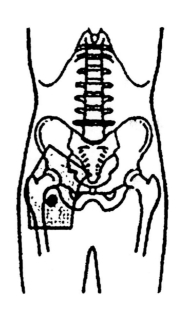

图 12-8 腹股沟野。

9)腹股沟野见图12-8。

肿瘤侵犯范围:一侧腹股沟淋巴结和(或)同侧股三角淋巴结。

靶区定义:一侧腹股沟、股三角区和部分盆腔淋巴引流区。

上界:体中线耻骨联合上缘上3cm至髋臼外缘连线。

下界:股骨小转子下5cm或闭孔下缘下7cm。

外界:股骨大转子垂直向下或受侵淋巴结外缘外

放2 cm。

内界:闭孔中缘,耻骨联合上2cm,直至体中线。

10)单侧盆腔野见图12-9。

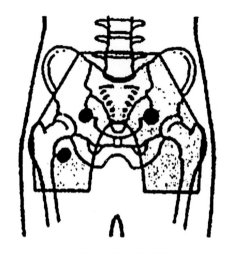

图 12-10 盆腔野。

肿瘤侵犯范围:双侧盆腔淋巴结±腹股沟/股三角。

靶区定义:双侧盆腔、腹股沟区和股三角区。

上界:L4下缘,中线左右各旁开4~5cm,骶髂关节中部。

下界:股骨小转子下5cm或闭孔下缘下7cm。

外界:L4下缘旁开4~5cm和股骨大转子连线。沿股骨大转子垂直向下或受侵淋巴结外缘外放2cm。

内界:闭孔中缘,耻骨联合上2cm,直至体中线。髂总淋巴结受侵时,射野上界延伸L4、L5间隙和受侵淋巴结上至少2cm。

综上所述,受累野照射目前主要用于早期HL综合治疗和晚期HL化疗前大肿块或化疗后肿瘤残存的患者,明确受累野的定义和照射范围,为临床规范化治疗提供了依据。但是,需要对某些受累野定义和照射范围的合理性需做进一步临床研究。需要特别考虑的是,对儿童时期骨骼、肌肉和软组织的照射会影响其生长发育,产生不良影响。一侧颈部照射可导致单侧软组织和骨骼发育不良,儿童颈部不对称性生长、畸形。因此,儿童颈淋巴结受侵时,受累野应同时照射双侧颈部而不是行单颈照射。

(王华庆 张颖 于雅静)

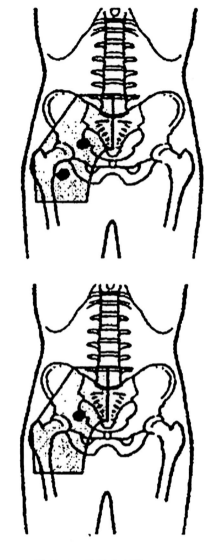

图 12-9 单侧盆腔野。

肿瘤侵犯范围:一侧盆腔淋巴结加同侧腹股沟淋巴结或一侧盆腔淋巴结。

靶区定义:一侧盆腔、腹股沟区和股三角区。

上界:L4下缘,中线左右各旁开4~5cm,骶髂关节中部。

下界:股骨小转子下5cm或闭孔下缘下7cm。

外界:L4下缘旁开4~5cm和股骨大转子连线。沿股骨大转子垂直向下或受侵淋巴结外缘外放2cm。

内界:闭孔中缘,耻骨联合上2cm,直至体中线。

11)盆腔野见图12-10。

参考文献

许良中. 2002恶性淋巴瘤的分类[J]. 肿瘤,22 (6) :441-444.

许良中. 2004恶性淋巴瘤分类研究进展[J]. 实用肿瘤杂志,

2004,19（6）:453-457.

朱雄增.2002恶性淋巴瘤病理学［M］.上海:上海科学技术文献
　　出版社,2002:77.

Alizadeh AA,Eison MB,Davis RE,et al. Distinct types of diflilse
　　large B-cell lymphoma identified by genc expression profiling
　　［J］. Nature,2000,403(6769):503-511.

Canioni D,Jabado N,Macintyer E,et al. Lymphoproliferative dis-
　　orders in children with primary immunodenciencics:immuno-
　　logical status may be more predictive of the outcome than other
　　criteria［J］.Histopathology,2001,38(2):146-159.

Elaine Sarkin Jaffe. Pathology and Geneties of Tumours of
　　Haematopoietic and Lymphoid Tissues［M］. IARC Press:1-351.

Harris NL,Jaffe ES,Diebold J,et al. The World Health Organiza-
　　tion classification of neoplastic diseases of the　haematopoitic
　　and lymphoid tissuse:report of the clinical advisory committee
　　meeting,Airlie House,Virginia［J］. Histopathology,November
　　1997,36(1):69-86.

James,Annitage. The changing classification of nonllodgkin's
　　lymphoma［J］. Guest Editorial,1997,47(6):323-326.

Johy KC Chart. The new world health organization classification of
　　lymphomas:the past,the present and the future［J］. Hematolo
　　Oncol,2001,l9(4):l29-l50.

Kluin PM,Feller A,Gaulard P,et al. Peripheral T/NK cell lym-
　　phoma:a report of the IX workshop of the European Associa-
　　tion for tlaem atopathology［J］. Histopathology,2001,38(4):
　　250-270.

Liu H,Ye H,Ruskone-Fourmestraux A,et al. T(11;18)is a mark-
　　er for all stage gastric MALT lymphomas that will not respond
　　to H. pylori eradcation ［J］. Gastroenterology,2002,l22(5):
　　l286-1294.

Warnke RA,Kim H,Fuks Z,et al. The coexistence of nodular and
　　diffuse patterns in nodular non-ltodgkin'lymphomas:signifi-
　　cance aim clinico-pathologic correlation［J］. Cancer,1997,40
　　(12):l229-l234.

第十三章

头颈肿瘤的放射治疗

第一节　放射治疗进展概况

　　1895年伦琴发现X线,1898年居里夫妇发现镭,从此揭开了放射治疗的序幕。为纪念他们,把照射剂量单位定为伦琴,把放射性活度定为居里。在本世纪20年代Regard和Coutard(1922年)开始用深部X线治疗喉癌,Lacassagne(1926年)用镭治疗宫颈癌。但初期阶段射线的能量低,稳定性能差,缺乏科学的剂量单位和可靠的测量方法,对射线生物效应了解不足,所以治疗反应大,疗效差。

　　20世纪50年代有了^{60}Co治疗机,1951年加拿大建成第一台^{60}Co远距离治疗机,1958年加拿大^{60}Co治疗机引进中国。目前国内已能成批生产性能较好的旋转式^{60}Co治疗机。60年代有了医用加速器,加速器不但能产生高能电子束,也可产生高能X线和快中子,这些高能射线具有前所未有的良好物理特性,很快成为放疗设备中的主体,从此放射治疗进入了兆伏级时代。临床疗效有了很大提高。70年代初开始研究高LET射线,包括快中子、质子、负π介子及氦、碳、氮、氖等重粒子。高LET射线的物理性能好,生物效应高,对细胞内含氧状态及细胞生长周期依赖性小,造成细胞亚致死损伤后的修复能力低。随着高能射线和高LET射线的产生,肿瘤的放疗效果也随之明显提高。但高LET射线由于造价昂贵,设备庞大,目前尚未广泛用于临床。国内山东淄博引进一台质子治疗设备。

　　现已经广泛开展的各种照射技术有立体定向放射治疗(stereotactic radiotherapy, SRT)、三维适形放疗(conformal radiotherapy, CRT)、3D调强放疗(intensity modulated radiotherapy, IMRT)、影像引导放射治疗(image guided radiotherapy, IMRT)。伽玛刀立体定向放射治疗也不只限于头部应用,国内生产的体部伽玛刀,也在不少大城市逐渐开展。近年来,美国加州Stanford大学医学中心又研制出射波刀(cyberknife),并于2001年通过美国FDA核准。2005年末,天津医科大学附属肿瘤医院引进了全国第一台射波刀(cyberknife),并已投入临床使用。特别是螺旋断层治疗(Tomotherapy)的出现,使医师可以同时完成多个肿瘤病灶的治疗,为晚期肿瘤的治疗提供了最佳的技术手段。所有这些放射治疗设备的快速发展,使放射治疗跨入了三精(精确定位、精确计划、精确治疗)时代,这将促进放射肿瘤学更快发展。

　　近距离治疗,过去是应用^{226}Ra,多数是在无防护条件下给患者进行装卸放射源的操作。上世纪70年代后,后装技术广泛应用于临床,因天然放射性核素^{226}Ra半衰期过长(1600年),一旦污染将会造成严重损失而被淘汰。取而代之的是人工放射性核素:^{137}Cs、^{60}Co、^{192}Ir及^{125}I等。这些放射源的特点是半衰期短,放射性活度高,放射源可做到很小,还可作成丝状,这就扩大了临床应用范围,并且治疗持续时间短。利用后装技术,工作人员可得到很好的保护。

　　随着远距离治疗高剂量率及近距离治疗高强度活性源的发展,要求确保肿瘤靶区的准确性及照射剂量的精度,显得十分重要。所以近20余年来在放射治疗的辅助设备上有了超声、CT、MRI、PET-CT、模拟机、CT模拟机、轨道CT(rail-CT)、锥形束CT(cone beam CT)及各种剂量验证装置,如RIT113胶片剂量分析软件和Mapcheck两维阵列探测仪等。放射治疗技术有了很大发展。

放射治疗是能够保留器官和功能的治疗方法。如早期乳腺癌、Ⅰ期喉癌、前列腺癌、肛门癌等,单用放疗既能达到消灭肿瘤,又能保存器官的理想要求。

放射治疗在恶性肿瘤的治疗中占着相当重要的地位,约有60%~70%的患者需要接受某种方式的放射治疗。肿瘤放射治疗学已成为一个独立学科,称之为放射肿瘤学(Radiation Oncology)。1987年中华放射肿瘤学会(Chinese Society of Radiation Oncology)成立。

头颈部肿瘤在全身肿瘤中有其特殊性。头颈部是诸多重要器官的集中部位,其解剖关系错综复杂,种类繁多。此处肿瘤的预防,早期诊断,早期治疗显得十分重要。

恶性肿瘤是一个综合治疗的疾病。外科、放疗和化疗是目前综合治疗的主要手段。高温、冷冻、激光等在某种情况下与其相配合治疗也很有效,生物免疫、基因治疗在未来前景远大。

本章仅介绍头颈部常见恶性肿瘤的放射治疗,相关放射物理及放射生物学理论,在本书中不宜赘述。仅对临床常用的放疗设备物理名词及放射生物学原理等作简要介绍。

(王平　李瑞英)

第二节　放射设备及物理学基础

一、放射治疗的射线来源

(一)近距离治疗(brachytherapy)的放射性核素

有天然放射性核素和人工放射性核素两种,天然的有放射性^{226}Ra。自从有了原子反应堆以后,用于放射治疗的人工放射性核素有不少种类,如^{60}Co、^{137}Cs、^{192}Ir等。而人工放射性核素多发射β和γ两种射线。在放射治疗的临床应用上主要用其γ线,而α、β线全部被放射源外壳所阻止。 以下介绍几种放射治疗常用的核素(表13-1)。

(1)^{226}Ra(Radium)是人类首次用于临床的天然放射性核素,应用历史悠久。在放射治疗历史上有卓越贡献,上世纪80年代后在临床应用上已退出历史舞台,但它和现代剂量学还有着不可分割的联系。

(2)^{192}Ir(Iridium)是人工放射性核素,Ir-192半衰期为74.2天,以发射β线而衰变,并产生γ线,γ线能谱复杂,其能量范围在0.296~0.316 MeV之间。

^{192}Ir源可作成籽粒、发针或柔韧丝等形状,荷兰核通公司的换代产品Micro-Selectron HDR (High Dose Rate)后装机采用钢丝装接点状铱源,直径0.5 mm,长4.4 mm,外包不锈钢壳厚0.3 mm,活度高达10居里。

(3)^{60}Ca(Cobalt)是由^{59}Co放在反应堆中经热中子轰击后产生的放射性核素,在衰变过程中放射出β、γ两种射线, 临床只用其γ线,γ线平均能量为1.25 MeV,半衰期为5.27年。

^{60}Co主要用于远距离治疗,近距离治疗可作成钴珠或钴管代替镭用于妇科腔道内照射。

(4)^{137}Cs(Cesium)是原子反应堆的副产物,铯源的物理状态为不溶性粉末或者陶瓷做载体制成微小颗粒,外封双层不锈钢壳,铯主要用其γ线,γ线能量单一(0.66 MeV)适中,半衰期33年,每年平均衰变2‰。^{137}Cs放射性比度低,为低剂量率(小于60 cGy/h)放射源。

^{137}Cs具有和镭相同的穿透力, 相同镭当量的^{137}Cs和镭有类似的剂量分布。但^{137}Cs的物理特性和放射防护比镭优越,它是取代镭的较好核素之一。

(5)^{252}Cf(Californium)为中子发射体,锎半衰

表13-1　常用放射性核素的物理参数

放射源	半衰期	射线	能量(Mev)	r常数	防护半值厚
^{226}Ra	1600年	γ	平均0.83	8.25	HVL pb=1.3 cm
^{60}Co	5.27年	γ	平均1.25	13.1	HVL pb=1.27 cm
^{137}Cs	33年	γ	单能0.662	3.32	HVL pb=0.6 cm
^{192}Ir	74.2天	γ	0.296~0.316	4.69	HVL pb=0.3 cm
^{252}Cf	2.65年	中子	平均2.35	—	HVL水=5 cm

期为2.65年,发射裂变中子,中子平均能量为2.35 Mev,同时发射相当数量的γ线,其剂量的测量比较复杂,锎源外包10%铂-铱合金壳,用以吸收裂变中发射的β线和γ线。锎是一种较好的用于腔内治疗的中子放射源,已有后装机在试用,目前在美国、日本、中国等国获得临床应用。

(二)远距离治疗的放疗设备

1.早期的X线治疗设备

各种能量的X线治疗机根据X线能量高低分类,有接触X线治疗机(10~60 kV),浅层X线治疗机(60~180 kV),深部X线治疗机(180~400 kV)。这些都属于千伏特X线治疗机,或称常能X线机,这是最早的放射治疗设备。这种机器因深部剂量低,皮肤反应大,目前已被淘汰。

2.⁶⁰Co γ射线治疗机

世界上第一台Co-60远距离治疗机于1951年在加拿大建立。我国自70年代已能成批生产性能较好的旋转式⁶⁰Co治疗机。

⁶⁰Co γ线与普通深部X线比较,其射线能量高,穿透力强。在相同条件下,180~200 Kv深部X线在介质10 cm深处的百分深度剂量不足30%,而⁶⁰Co γ线可达到50%左右。显然⁶⁰Co γ线的百分深度剂量比深部X线高,并且剂量分布较均匀。且对皮肤有保护作用。⁶⁰Co γ线的最大能量吸收发生在皮下4~5 mm处,皮肤表面剂量较小,很少出现皮肤放射损伤。

由于⁶⁰Co γ线是以康普顿吸收为主,故骨和软组织剂量吸收相等,即每伦琴剂量的吸收在每克骨组织和软组织中基本相同。所以在射线通过骨组织时不易引起骨损伤。而深部X线因以光电吸收为主,骨组织吸收比软组织吸收高,放疗后易发生骨损伤。

⁶⁰Co治疗机结构简单、经济、可靠、维修方便。但它与加速器相比存在的主要缺点是:有半影,半衰期短需经常更换放射源,对工作人员的防护比加速器差。

3.电子直线加速器

电子直线加速器之所以受到欢迎,是因为无论是电子束或X线均有足够的输出剂量率,而且其能量可达20 MeV或更高。电子束多档可调,X线可产生双能或三能,可产生6、10、18 MVX射线,及4、6、9、12、16、20 MeV多种能量电子束。 直线加速器的主要缺点是结构复杂、造价昂贵,需配备高级技术人员保养和维修。市面上有很多公司生产性能很好的电子直线加速器,如Varian、Elekta、Siemens、Philips等。

市场上主要有两种机型即低能单光子(4~6 MV)和高能双光子并带电子束的直线加速器。多年经验证明:6MV X线对80%的深部肿瘤能满足要求,所以6 MV的直线加速器今后仍是放射治疗的主要设备。

二、辐射计量单位

(一)放射性活度

放射性活度是指放射性核素自发核衰变的频度,放射性活度的专用单位为"居里",用"Ci"表示,它表示放射性核素在1秒钟内有3.7×10¹⁰次衰变,即为1居里。

$$1 \text{ Ci}=3.7×10^{10}\text{次核衰变/秒}$$

根据贝可勒尔的定义,居里与贝可勒尔的关系为:

$$1 \text{ Ci}=3.7×10^{10}\text{ Bq}=37 \text{ GBq}$$

任何放射性元素,每秒钟发生3.7×10¹⁰次核衰变行为的量值,统称为1居里。它不代表该放射性核素衰变时产生的放射线种类、数目和放射线能量的高低。

各种放射性核素具有本身特有的放射性和物理特性。正是因为放射性核素具有其不同的特性,才决定了它们在临床应用的不同途径。

(二)照射量定义和单位

照射量的最初单位是伦琴(R),定义:X线或γ线在1cm³干燥空气中(空气重量为0.001293g)在标准温度(0℃)和标准大气压下能产生正负电荷各为一静电单位离子的照射量即为1伦琴。伦琴这一照射量单位现已不使用。

(三)辐射吸收剂量单位

电离辐射吸收剂量单位为J/kg,专用名为戈瑞(Gy)。早期使用单位为拉德(rad)。每克空气每吸收100尔格的能量就定义为1拉德的吸收剂量。

$$1\text{戈瑞(Gy)}=100\text{拉德(rad)}=1\text{焦耳/千克}$$

三、放射治疗剂量学基本概念

临床剂量学中涉及到很多名词概念,仅介绍临床一些常用名词术语,或者说是与临床剂量有关的物理因素。

(1)源皮距(source skin distance, SSD):即沿射线中心轴从放射源或靶的前表面到体模表面的距离。

(2)源轴距(source axis distance, SAD):从放射源或

靶的前表面到机器等中心的距离。源轴距一般为1米。

（3）源瘤距（source tumour distance, STD）：即沿射线中心轴从放射源或靶的前表面到肿瘤靶区中心点的距离。

（4）靶体积（target volume）：靶体积包括瘤体本身及肿瘤周围受侵犯或可能转移的区域，靶体积的大小由临床医师根据肿瘤类型、生物行为和解剖位置而定。可利用CT、MRI、PET-CT图像勾画出靶区，并通过治疗计划系统的优化，尽量保证大部分靶区在90%的等剂量曲线范围内。

（5）治疗体积（treatment volume）：由于照射技术（如照射野条件等）的限制，90%等剂量曲线所包括的范围不可能与靶区的形状完全一致，一部分靶区可能在90%的等剂量曲线之外，因此规定了治疗体积的概念。显然治疗体积应大于靶体积，治疗体积的剂量应由肿瘤的最低剂量所限制。通常以80%以上等剂量曲线所包括的体积为治疗体积。

（6）照射体积（irradiation volume）：照射体积大于治疗体积，其剂量受正常组织耐受量的限制。一般规定照射区为50%等剂量曲线所包围的体积。50%等剂量线所包括的体积大小直接反映设计方案引起的体积积分剂量的大小。较好的治疗计划设计应在保证靶体积、治疗体积剂量的前提下，使照射体积的范围越小越好。

ICRU50号文件报告中对不同体积的说明，见图13-1。

GTV（gross tumor volume）：能检查到的大块肿瘤。

CTV（clinical tumor volume）：指肿瘤周围的亚临床病灶，实为临床解剖学概念。

PTV（planning tumor volume）：是计划靶体积用来保证CTV接受处方剂量，是一个几何概念。

TV（treatment volume）：治疗体积。

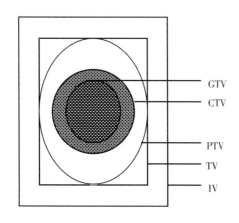

图13-1 临床体积示意图。

Ⅳ（irradiated volume）：照射体积。

50号文件中所说的GTV、CTV两者结合起来实际就是上边所述的靶体积。

（王平 李瑞英）

第三节 放射生物学简介

一、正常组织和肿瘤组织对射线的反应

正常组织细胞受到射线损伤后，体内自动控制稳定系统便发挥作用，使细胞加快增殖，周期变短，S期干细胞增多，G0期细胞进入增殖期，细胞增殖比例加大，以达到受损组织的修复。但各种组织受射线损伤后修复反应的程度不一样。其修复速度主要取决于干细胞的增殖速度和干细胞群的耗尽程度。根据放射生物学α/β新概念将正常组织分成早反应组织和晚反应组织，修复快的组织为早反应组织，修复慢的为晚反应组织。

（一）早反应组织

1.皮肤和黏膜

皮肤和黏膜反应出现的早，皮肤一般在照射后的第3周出现再增殖，口腔黏膜上皮常在2周内开始再生。很多实验数据是来自动物，而人体组织的细胞增殖比动物（小鼠）相应组织的增殖慢得多。

2.造血细胞

造血系统受照射后干细胞减少，因此使前体细胞的供应减少，前体细胞本身对射线很敏感。因白细胞及血小板的寿命短，红细胞寿命长，所以外周血主要表现出白细胞和血小板的明显下降，而红细胞下降出现较晚。

3.小肠

小肠隐窝细胞分裂快，平均每天多于一次。该细胞对射线非常敏感，如肠隐窝细胞受射线损伤后，肠绒毛细胞得不到更新补充就会脱落变薄、变短。如剂量再高小肠上皮出现脱落，导致胃肠道反应，腹泻，出血甚至溃疡而丧命。大面积腹部照射时要注意保护胃肠道。

（二）晚反应组织

1.更新缓慢或不更新的组织和器官

更新缓慢或不更新的组织和器官为晚反应组织，

如肺、肾、脑、脊髓等。晚反应是在照射完成以后很长一段时间才表现出来。如放射性膀胱炎常出现在放疗结束后2~7年,放射性直肠炎多数发生在放疗后10~12个月后,患者表现出尿血或便血,严重时可有溃疡和穿孔。

肺属于不更新高分化组织,绝大部分细胞已丧失增殖能力,损伤后没有补偿细胞产生,取而代之的是纤维细胞,所以肺受照射后大约1个月,早期首先表现有毛细血管渗出反应,尔后肺泡壁弹性丧失,可出现肺膨胀不全。照射后3~6个月时易发生放射性肺炎。放射性肺炎的进一步发展即放射性纤维化,严重时造成肺功能丧失甚至死亡。

2.血管组织

血管受到放射后,早期有血管扩张和渗出表现,主要是血管内皮细胞的反应。由于毛细血管的扩张和渗出可使邻近组织产生含有蛋白质的水肿,进一步发展可形成纤维化,管腔变窄或周围纤维化,都可导致血管闭塞,对周围组织营养供给减少,从而进一步加重局部放射损伤。

3.脊髓神经

为了避免放射性脊髓炎的发生,脊髓限量一般是40 Gy/20次每28天。如过量可能会产生放射性脊髓炎而导致截瘫,脊髓损伤约6个月后可表现出来。脊髓的损伤可能由两部分引起:胶质细胞群和血管内皮细胞群。照射剂量低时胶质细胞达不到损伤水平。血管内皮细胞比胶质细胞耐受量低。放射性脊髓炎主要因毛细血管受到放射损伤后血管闭塞,脊髓神经缺血引起继发损伤所致。

二、肿瘤组织对射线的反应

(一)肿瘤的生长

根据临床表现肿瘤生长可呈现两个时期,即临床前期和临床期,这两个时期紧密衔接不可分割。临床前期,从一个瘤细胞开始分裂增殖达到10^6个细胞时,其肿瘤体积约为$1mm^3$,此时肿瘤无血管,生长处于静止或冬眠状态,不易被临床发现。当肿瘤继续增长时,需要长出自己的毛细血管供给营养,于是肿瘤细胞分泌一种血管生长因子(tumor angiogenesis factor),在这种因子的刺激下形成新的毛细血管。血管形成后肿瘤继续生长。反复多次当肿瘤长到直径≥1 cm时,即可被临床检查发现,此时为临床期。

肿瘤的生长速度受体内多种因素的影响,有时快有时慢,如乳腺癌细胞有时在体内静止十几到二十几年又出现转移。有些肿瘤一旦发生即呈对数性生长。肿瘤在生长过程中因丢失率很高,肿瘤长到临床能检查到时其生长速度已大大减慢。在肿瘤内有4种细胞群同时存在:

(1)处在增殖周期的细胞。

(2)静止细胞(G_0)处于无限长的G_1期,在一定条件下可进入增殖期。

(3)无增殖能力的细胞。

(4)破碎细胞群将不断被排除群体外。

多数肿瘤都含有相当比例的快增殖细胞,故肿瘤属于"早反应组织"。放射反应的速度取决于肿瘤内克隆源性细胞的增殖动力学及肿瘤细胞的寿命。增殖快和寿命短的瘤细胞对射线敏感。同一类型的肿瘤消退快的比消退慢的肿瘤局部控制率高。大多数肿瘤,即使大部分消退快,也有一小部分肿瘤消退得较慢。在同一组织类型的肿瘤中,细胞增殖动力学也不完全相同。

(二)肿瘤细胞群

肿瘤细胞群受到照射后与正常组织的反应不同,各种肿瘤的反应也很不相同,至少有3个因素影响肿瘤的放疗反应。

(1)照射后肿瘤细胞周期内各时相期的再分布可改变细胞群的放射敏感性。

(2)分次照射之间肿瘤细胞的再增殖,可部分抵消照射的杀伤作用。

(3)照射后肿瘤细胞潜在致死损伤的修复。

观察人体肿瘤发现:凡细胞更新快,生长比例高的肿瘤对放射较敏感。

(三)肿瘤血管

照射后的血管损伤影响肿瘤的放射敏感性。有些肿瘤刚开始照射2~3次,有暂时增大现象,这是因为血管渗透性改变及细胞死亡而产生水肿,引起肿胀。甚至毛细血管闭塞,细胞进一步缺氧。理论上此时应避免再次照射。

多数肿瘤随着照射其瘤体缩小。照射杀死了毛细血管周围的充氧细胞,使毛细血管间距变短,血管受压得到缓解,肿瘤内的血运增加,使肿瘤细胞有了较好的血运和氧合。此时对放疗最有利,可提高放射敏感性。肿瘤继续缩小,毛细血管可随之消失。

三、影响放射敏感性的生物学因素

(一)细胞增殖周期

细胞是生物体的基本结构和功能单位,高级生物体的细胞不单独存在,受机体控制。而肿瘤细胞过去认为不受机体的控制和约束,是按自主规律无节制的繁殖生长。随着分子生物学的发展及对基因调控机制的认识,目前认为肿瘤的生长并非完全是自主的,而是受一定因素制约的。但无论肿瘤或正常细胞,它们的繁殖都有一个固定周期。

(1)G_1期,是DNA合成前期,此期长短差距很大可从数小时至数年不等。

(2)S期,是DNA合成期,持续时间8~30小时,个别为60小时。

(3)G_2期,为有丝分裂前期,此期染色体加倍,为分裂作准备,时间约持续1~1.5小时。

(4)M期,为有丝分裂期,先由核开始分裂,继而细胞质,最终分成两个子细胞,时间约1小时。

各种细胞的G_2、S、M期持续时间大致相仿,而增殖时间主要取决于G_1期。还有一些暂时不参加周期活动的休止细胞,称G_0期细胞,一旦需要,接到指令信号便步入增殖期,各种肿瘤组织内G_0期细胞所含比例不同,如乳腺癌平均肿瘤的生长比例是25%,很大一部分细胞处于G_0期。而Burkitt淋巴瘤几乎所有细胞都在周期活动中。

细胞在分裂周期中各时期的放射敏感性不同,M期最敏感,G_2期次敏感,S期不敏感,G_0期对射线抗拒。当用快中子照射时,最敏感期与最抗拒期之间的差别缩小。

(二)氧效应

氧是最好的放射增敏剂,氧有固定放射损伤的作用,并封闭有机自由基。在有氧和无氧情况下达到同样生物效应所需照射剂量之比称氧增比 (oxygen enhancement ratio, OER)。X线或γ线的OER=2.5~3.0,为离体细胞一次照射所得。

$$OER = \frac{乏氧下照射剂量Do}{有氧下照射剂量Do}, Do为平均致死量$$

OER随着电离密度的增加而下降,如α射线OER=1,有氧和无氧存活曲线一样,即没有氧效应,也没有初始的肩区。中子OER=1.6,并且细胞存活曲线的肩也明显变小。不同类型射线OER值不同。

氧效应机制目前尚不十分清楚。较一致的看法是氧在自由基水平起作用。自由基是非常活跃的不带电原子或分子,如有氧存在则与自由基R结合产生RO_2。这些有机过氧基是有毒物质,可破坏或打断化学键,致使靶分子遭受不可逆损伤。如无氧存在,那些被电离的靶分子就能修复并恢复其功能。所以认为氧是起"固定"放射损伤的作用,也称"氧固定假说"(oxygen fixation hypothesis)。

1.肿瘤的组织结构与供氧

Thomlin Son和Gray(1955)报道163例对人体支气管肺癌的新鲜标本进行的组织学研究,他们发现肿瘤细胞是以毛细血管为中心作同心圆排列,在毛细血管周围为充氧带,层厚约150~170 μm,再向外为乏氧带约20μm,乏氧带以外为坏死层。他将每一个排列单位称为肿瘤索(tumor cord),肿瘤索是构成肿瘤组织的最小单位。

2.乏氧细胞比例

正常组织内乏氧细胞约占1%,实验证明瘤内乏氧细胞约占10%~20%,人的肿瘤可能高达30%~40%。肿瘤越大乏氧细胞比例越大。由于乏氧细胞对射线抗拒,临床上常因乏氧细胞得不到杀死而致肿瘤复发,导致放射治疗的失败。

(三)肿瘤的放射敏感性

一般认为肿瘤的组织来源及分化程度与肿瘤固有的放射敏感性有直接关系。人类肿瘤的放射敏感性大致可分为三大类。

1.高度敏感的肿瘤

如来自淋巴造血器官(恶性淋巴瘤、白血病、骨髓瘤等)及生殖上皮的无性细胞瘤、生殖细胞瘤,以及肾母细胞瘤、神经母细胞瘤、横纹肌肉瘤等。这些肿瘤接受35~40Gy/4周,可达90%以上的局部控制率。

2.中度敏感的肿瘤

中度敏感的肿瘤如给予60Gy/5~6周,可使肿瘤大部或全部消退。但肿瘤的缩小速度比较缓慢,如上皮来源的鳞状细胞癌,基底细胞癌及部分分化较差的腺癌及胶质细胞瘤等。

3.低度敏感或放射抗性的肿瘤

低度敏感或放射抗性的肿瘤需要60~70Gy以上,达到损伤或接近损伤正常器官的照射量。如消化道的腺癌、甲状腺癌、骨及软组织肉瘤、黑色素瘤、牙釉质瘤等。

4.其他因素

除上述生物学因素外,其他临床和物理因素对肿瘤的放射敏感性也有影响。

（1）肿瘤的生长部位和放射敏感性有关，如发生在食管的鳞状细胞癌和发生在子宫颈的鳞状细胞癌，治愈率相差2~3倍。

（2）机体状况对放射敏感性的影响，同一类型肿瘤长在不同患者身上敏感性也不一样。如患者有贫血、机体状况差、免疫功能低下的患者，肿瘤的消退率比各项功能正常的患者差。

（3）肿瘤的生长方式也影响其敏感性，如外突生长的肿瘤比浸润及溃疡生长的肿瘤消退率及控制率都高。

（4）肿瘤的大小与放射敏感性有关，大肿瘤因含乏氧细胞比例高而敏感性差，Fletcher等提出上呼吸道及上消化道鳞状细胞癌，瘤体直径小于2cm时，60Gy/6周，可被控制；直径2~4cm需68Gy/6~7周；4~6cm时需73Gy/7.0~7.5周；大于6cm时需78Gy/8周。而亚临床病灶，40Gy/4周，控制率可达90%；50Gy控制率可达100%。何谓亚临床病灶，从显微镜下才能发现癌的存在，临床上看不见触不到的肿瘤为亚临床病灶。

（5）物理设备与放射敏感性。当代放射治疗由于物理设备的改进，使原认为不敏感的肿瘤也变得相对敏感，如消化道的腺癌，利用快中子照射很少有亚致死损伤。并且由于有了CT、MRI、Simulator、TPS以及立体定向治疗（如伽玛刀、X-刀）及适形放疗技术等，为临床提供了精确的定位和优良照射技术，使肿瘤处于高剂量区，而周围正常器官处于可耐受的限度内，就相对地提高了放射敏感性。

四、正常组织放射耐受性

放射耐受性受细胞增殖特性的影响，不断增殖的细胞群放射敏感性最高，如造血干细胞、原始生殖细胞、肠上皮细胞、皮肤生发层细胞等。成纤维细胞、间质细胞及内皮细胞属中等敏感。分裂后的细胞例如实质脏器细胞、神经、肌肉细胞等属不敏感或射线抗拒细胞。

对慢更新和无更新的组织（肝、肾、脑、肌肉、神经等），受照射初期无明显变化。血管和间质的损伤在后期反应中起主要作用，所以晚期损伤不易恢复，早期和晚期损伤的临床表现截然不同。正常组织的耐受水平以晚期损伤为标准。

五、放射治疗基本原则

放射治疗的基本原则是消灭肿瘤保存机体。这一目标的实现是根据放射线对正常细胞群和肿瘤细胞群的不同损伤和不同修复能力的差别来实现的。在正常组织能耐受的情况下，力争最大限度地杀伤肿瘤细胞。从放射生物学角度看，应使所有增殖细胞都丧失增殖能力，或通过分次照射将肿瘤的克隆源性细胞赶尽杀绝。这是最理想的治疗结果。实际很难办到。但从临床角度看，即使有少数残存的瘤细胞存在，由于机体防卫和调控能力的改善，这些细胞若干年后才恢复增殖能力，甚至在患者有生之年没表现出来，或被纤维包裹的残存瘤细胞长期丧失增殖能力，从临床效果分析也等于治愈。

保存机体是指保存器官及其功能的完整性。但在实际放疗中很难做到完全消除肿瘤而不造成器官和功能的并发症，因为正常组织和肿瘤组织都有一个S型的剂量效应曲线。当剂量达到一定数量时，虽肿瘤可全部杀死，但该剂量已超出了正常组织的耐受。两条S型曲线离得越远越好。

两种效应曲线的相对关系很重要，在同一效应水平，正常组织与肿瘤组织所受照射剂量之比称为放射比，是衡量放射效应的指标。放射比大，放疗可在不引起或较少并发症情况下达到较高的肿瘤控制率。如若某种肿瘤的两条曲线接近或重叠，即放射比接近或等于1，即肿瘤控制率和并发症发生率所用剂量相等时，可考虑使用放射增敏剂或放射保护剂，从而使放射比有所提高。放射比小于1时放疗困难，可采用与外科或化疗综合治疗措施（图13-2）。

（王平　李瑞英）

第四节　放射治疗临床应用

一、放射治疗的适应证

（一）长期局限在局部的癌症

如长在面部的基底细胞癌、皮肤鳞状细胞癌，放疗有很高的治疗率。如局部合并热疗效果更好。

（二）侵犯重要脏器不能手术者

有些肿瘤因解剖部位关系或肿瘤侵犯了周围脏器，手术治疗会严重影响生理功能，可选择放疗或化疗联合放疗。如头颈部的晚期肿瘤，晚期宫颈癌等。

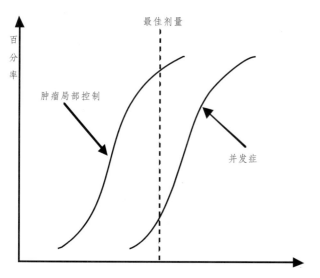

图13-2 肿瘤局部控制率,正常组织的并发症与剂量的关系。

(三)放疗是一种保留器官和功能的治疗

如早期的喉癌、舌癌、口底癌、扁桃体癌、面颊癌、唇癌、鼻咽癌、肛门癌、乳腺癌保乳术后、前列腺癌等,需要精心设计治疗计划,确保治疗的准确性,多数能获得治愈;因这些部位多为上皮来源的鳞状细胞癌,部位表浅,对放射敏感。

(四)晚期癌症的姑息治疗

放疗对身体任何部位的癌症都能治疗,只要患者身体状况良好,即使第二个肿瘤已经出现,再治疗也可缓解;有些患者治愈不可能,但能缓解症状,改善生存质量,也是我们追求的目标。

二、放射治疗的类型

(一)根治性放疗

根治性放疗是指设法利用放射线或放射线与其他方法联合达到根除肿瘤的治疗。这种放疗尽量采用现代精确放疗技术,如3D-CRT三维适形放疗,调强放疗(IMRT),立体定向放疗(SRT),影像引导下的放疗(I-GRT)等,使肿瘤达到致死剂量,周围受侵组织达最大耐受量,而受照射的正常组织少受或免受放射损伤。

(二)姑息性放疗

姑息性放疗的目的是控制症状改善生存质量,对那些放疗不能达到根治,而其他手段也无效的患者,

采用放疗可达到缩小病灶,减轻痛苦,延长生命的目的。这类患者的设计要简单便捷,在患者能耐受的情况下,给予一定剂量的肿瘤控制剂量。

根治或姑息放疗并非一成不变,根治过程中如发生远处转移可改为姑息放疗,姑息放疗中如放疗反应好,可改为根治放疗。

(三)预防性放疗

预防性放疗的目的是针对潜在的复发和转移的亚临床或微小病灶而言。这部分病灶很少或基本不乏氧,对射线十分敏感,所以放射剂量在40~50Gy/4~5周为宜。这就是所谓的预防照射剂量。

(四)治疗性放疗

治疗性放疗是针对在临床上能摸到和看到的病灶进行放射治疗,它与预防性照射剂量截然不同,照射范围要根据病灶大小及浸润范围设计。照射剂量达到40~50Gy时,缩小照射野至瘤灶区,根据病灶大小追加放射剂量至60~70Gy,追加高剂量必须在缩野的基础上,在最小照射范围内进行。

三、放疗与其他方法的综合治疗

(一)放疗与手术

放疗常与手术综合用于术前或术后。放疗与外科结合的理论在于,放疗的弱点是单靠放疗完全消灭较大的肿块有困难。放疗的失败多在肿瘤的中心,因肿瘤中心存在坏死和乏氧的克隆源瘤细胞。放疗后即便在临床上达到瘤灶已部分或大部分消失,经过1~3年后局部仍有很高的复发率。而外科的优势是只要不伤害重要器官,切除肉眼看到的大肿块是很容易的事。外科的弱点是对肿瘤侵犯扩展到切除边缘以外的亚临床病灶,不能彻底切除而造成失败。相反,放疗根除亚临床病灶是非常有效的,所以两者的结合是合理的,有效的。

1.术前放疗

术前放疗的目的在于缩小肿瘤体积,消灭肿瘤周围的亚临床病灶,减小手术播散,使不能切除的肿瘤获得可手术的机会,降低局部复发和转移概率,但术前放疗影响正常分期和受体检测。术前放疗要注意照射范围及所给剂量的适当,不要增加手术并发症。术前放疗能明显提高治疗率,减少局部复发,如上颌窦

癌、直肠癌等。

2.术后放疗

术后放疗主要有两种情况:①手术时肿瘤不能彻底切除,有可见的病灶残存,外科医生术中应用银夹标出残留部位,以便术后准确定位,补加放疗。②认为术后存在有高复发危险因素,需对瘤床或区域淋巴结转移部位补加放疗,如喉癌、舌癌等。

(二) 放疗和化疗

放化疗联合可能是空间的协同或独立的细胞杀伤。空间协同是术后放疗给予局部瘤床或区域潜在转移灶,而化疗是解决全身潜在的肿瘤播散。独立的细胞杀伤,即两者的联合各自发挥其所长。化疗不仅是针对全身散布的潜伏灶,而且也能使局部病灶缩小,减少瘤细胞数量。随着化疗后的肿瘤体积缩小,照射野面积可减少,有益于提高剂量,降低了正常组织损伤。

放化联合应用,需充分估计患者的耐受能力和每项治疗附加给特定部位的毒性。

(三) 放疗与热疗的联合应用

高温与放疗合并应用有明显的协同效果,高温对乏氧细胞和S期时相细胞更有效,这正是放疗遇到的困难,另外高温可抑制放疗损伤的修复来提高放疗效果。高温本身有直接热细胞毒性作用,而且肿瘤有选择性加热作用,加温不但对机体无害,还能提高机体免疫功能。而且高温不致癌,所以高温可以反复应用。

放疗合并加热的临床效果,从浅表肿瘤来看,放、热合并比单放局部肿瘤全消率可提高30%~50%,并且疗效持久不易复发。头颈部肿瘤放疗合并高温治疗能明显提高疗效,且方便快捷,患者易于接受。

(王平 李瑞英)

第五节 鼻咽癌的放射治疗

鼻咽癌在我国发病率较高,尤其好发于广东、广西、湖南、江西和福建等省。由于鼻咽癌解剖学特点、特殊的生物学行为及其对放射线的敏感性,决定了放射治疗成为其首先及主要的治疗方法。放疗用于鼻咽癌的治疗已有80年的历史,在我国鼻咽癌放射治疗始于20世纪40年代,经过数十年的发展,放疗设备的更新、放疗技术的进步,鼻咽癌常规放疗的疗效

得到很大的提高,5年生存率从1950~1960年的31.3%,1970~1980年的53.3%到1990~1999年的76.1%。本世纪以来,随着CT-SIM、3DCRT和IMRT等技术的应用,使患者生存率和生存质量得到更进一步提高。

一、病因和病流行病学

(一)流行病学

鼻咽癌发病有明显的种族差异和地域聚集性,西南太平洋地区发病率高,广东省居我国之首,达到男性31/10万,女性15.45/10万,北方各省总发病率低于3~5/10万。移居欧美的华侨和华裔发病率也明显高于当地人群,另外鼻咽癌发病还存在某些家族高发倾向。人群分布:男女之比为2.5~4:1,年龄分布3~86岁,其中30~60岁多见。

(二)病因

鼻咽癌的病因未完全明确,与之相关的因素有:①EB病毒感染;②化学致癌因素;③遗传因素;④癌基因与抑癌基因调节失控。肿瘤的产生可能是其中某单一因素作用的结果也可能是以上多种因素相互作用而导致的。

1.EB病毒感染

EB病毒是鼻咽癌病因中最重要的因素,一直以来都受到极大关注。我国华南地区的大规模血清学调查表明,EBV-IgA/VCA(壳抗原)和EA(早期抗原)的抗体反应,对鼻咽癌高危人群筛选、临床诊断和疗效判断均有重要意义。近几年来应用分子杂交和多聚合酶链反应等技术进行的EB病毒检测,证实鼻咽癌活检组织中有EBV DNA特异病毒mRNA或基因产物表达,这更进一步表明EB病毒在鼻咽癌的发展中是一种基本因素。

2.化学致癌因素

亚硝铵、芳香烃和微量元素(如镍)等与鼻咽癌的发生关系密切。

3.遗传因素

约有10%的鼻咽癌患者有家族癌史,通过对人类白细胞抗原(HLA)、姊妹染色单体交换率(SCE)、染色体脆性部位(FRA)、染色体畸变(CA)等几项细胞遗传学指标的研究显示,各项指标均高于健康人。反映出患者染色体的不稳定性,也为鼻咽癌的发生与某些遗传因素有关提供了佐证。

4.癌基因与抑癌基因

对鼻咽癌研究较多的基因是ras和myc基因。研究结果显示,人类鼻咽癌基因与Ha-ras基因和c-myc基因有同源性,前者是鼻咽癌的激活基因之一,突变形式为点突变,突变位于Ha-ras基因第12密码子。鼻咽癌与Ha-ras基因和c-myc基因的协同作用有关。

鼻咽癌与抑癌基因RB、p53、p16和p21的关联已有报道,其中以p53最为深入和详尽,但p53基因突变是否为鼻咽癌发生所必须还未确定。

二、解剖

鼻咽近似于立体状:前界为双侧后鼻孔,上界为蝶骨体,后界为斜坡第1、2颈椎,下界为软腭背面。咽鼓管开口于鼻咽侧壁。在圆枕后下方形成嵴状突起。圆枕后方为咽隐窝。颅底有许多神经和血管通过的孔隙(表13-2),其中一些孔隙是鼻咽癌扩展的潜在通道。

三、病理类型

(一)鳞状细胞癌

1)高分化鳞状细胞癌(WHO Ⅰ型)在我国少见,以局部侵蚀为主,被称之"上行型"。放疗敏感性相对较差。

2)中、低分化鳞状细胞癌(WHO Ⅱ型):以低分化癌为多见,占80%~85%,早期多出现淋巴结转移,中晚期可能出现颅底侵犯,被称之为"下行型"。对放疗敏感,预后较好。

(二)泡状核细胞癌

又称淋巴上皮细胞癌,属于低分化鳞状细胞癌,对应于WHO Ⅱ型,临床常见,预后好。

(三)未分化癌(WHO Ⅲ型)

发病率低,约占10%,是分化极差的鳞状细胞癌或腺鳞状细胞癌,除局部颅内外侵犯及广泛的淋巴结转移外,更易血行转移,即所谓的"上下行型"。虽对放疗敏感,但预后差。

(四)腺癌

以局部侵犯为主,易血行转移。对放疗抗拒,预后较差。

四、临床表现

颈部肿块、涕血、鼻塞、耳鸣、听力减退、头痛、复视、面麻等是鼻咽癌常见的临床症状。

鼻咽癌常发生于侧壁,并好发于咽隐窝和鼻咽顶壁,较小的肿瘤即可堵塞咽鼓管开口,导致听力下降,甚至耳痛及回涕带血。肿瘤生长至后鼻孔会引起鼻塞、流涕、鼻出血。进展期肿瘤可侵犯邻近结构,当肿瘤破坏颅底向上扩散导致头痛和脑神经受累,从而产生相应症状,常见的受侵脑神经为第Ⅲ~Ⅵ对脑神经。约18%~66%的病例因颈部肿块就诊,60%~87%的首诊病例体格检查发现有颈淋

表13-2　颅底的孔隙及相关脑神经	
颅底孔隙	穿过的相关脑神经
筛板	嗅神经(Ⅰ)
视神经孔	视神经(Ⅱ)
眶上裂	动眼神经(Ⅲ)、滑车神经(Ⅳ)、展神经(Ⅵ)以及三叉(Ⅴ)神经的第一支(眼支)
圆孔	三叉神经的第二支(上颌支)
卵圆孔	三叉神经的下颌支
破裂孔	上部:颈内动脉,交感动脉丛;下部:翼管神经,咽升动脉脑膜支
棘孔	脑膜中动、静脉,下颌神经回返支
内耳门	面神经(Ⅶ)和听神经(Ⅷ)
颈静脉孔	舌咽神经(Ⅸ)、迷走神经(Ⅹ)和副神经(Ⅺ)
舌下神经管	舌下神经(Ⅻ)

巴结转移。

五、诊断性检查

(1)详细的体格检查。专科体检可获得肉眼下鼻咽肿瘤侵犯的范围(如有无口咽、鼻腔、下咽累及)、颈部淋巴结转移情况及有无脑神经损害,详细的全身体检需注意有无远处转移,如腋窝淋巴结,骨、肺、肝、腹腔淋巴结转移的表现。

(2)鼻咽纤维镜检查。鼻咽纤维镜是检查鼻咽癌原发灶的主要工具,病灶早期主要发生于鼻咽顶侧壁,咽隐窝稍饱满、顶壁黏膜下隆起或不对称,肿瘤几乎从不累及软腭。另外要观察有无口咽、鼻腔、下咽的侵犯。同时取活检做病理检查。活检病理诊断是早期鼻咽癌的重要诊断措施。

(3)鼻咽+颈部CT/MRI增强扫描。鼻咽+颈部CT/MR增强扫描应作为常规检查,有下颈部淋巴结转移者应加上纵隔扫描。与CT相比,MR有较好的软组织分辨率和多方位成像优点,能更早发现病灶,因此,有

条件的医院尽量进行MR扫描,并且要规范扫描的质量,加强与影像学医师的交流和提高放射治疗医师的阅片水平。

(4)明确有无远处转移的其他检查:胸部正侧位片、腹部B超、全身骨扫描(ECT)。

PET-CT对鼻咽癌颈部淋巴结的显示及判断远处转移方面具有较高的价值。有条件的情况下,结合PET-CT检查可使分期更为准确。

(5)EB病毒血清学检查是一种重要辅助检查措施,可提高鼻咽癌早期诊断率,包括VCA/IgA、EA/IgA和DNA酶的检测。另外,PCR法检测血浆EB病毒游离DNA诊断鼻咽癌的敏感性、特异性可达90%。

六、分期

目前国际通用UICC/AJCC第6版分期标准,我国大陆主要采用中国福州92分期标准,为了便于以后与国内外进行学术交流,临床诊断最好同时采用两种标准分别分期(表13-3和表13-4)。

表13-3　AJCC分期

原发灶(T)	
Tx	不能评价的原发肿瘤
T0	无原发肿瘤的证据
Tis	原位癌
T1	肿瘤局限于鼻咽腔
T2	肿瘤侵及口咽软组织和(或)鼻腔
T2a	无咽旁侵犯
T2b	有咽旁侵犯
T3	肿瘤侵及骨结构和(或)鼻旁窦
T4	肿瘤侵及颅内和(或)脑神经、颞下窝、下咽或眼眶
颈部淋巴结(N)	
Nx	不能评价的区域淋巴结
N0	无区域淋巴结转移
N1	单侧颈部淋巴结转移,最大径≤6 cm,在锁骨上区以上
N2	双侧颈部淋巴结转移,最大径≤6 cm,在锁骨上区以上
N3	转移淋巴结分为
N3a	最大尺寸>6 cm
N3b	转移到锁骨上区
远处转移(M)	
Mx	不能评价的远处转移
M0	无远位转移
M1	有远位转移

表 13-4　福州分期	
T1	肿瘤局限于鼻咽腔内
T2	局限浸润:鼻腔、口咽、茎突前间隙、软腭、颈椎前软组织、颈动脉鞘内
T3	颈动脉鞘区、单一前组或后组脑神经损害、颅底、翼突区、翼腭窝受侵
T4	前、后组脑神经同时损害或鼻旁窦、海绵窦、眼眶、颞下窝、直接侵及第1、2颈椎
N0	未扪及肿大淋巴结
N1	上颈淋巴结直径<4 cm、活动
N2	下颈淋巴结或直径4~7 cm
N3	直径>7 cm或锁骨上区淋巴结或固定及皮肤浸润
M0	无远处转移
M1	有远处转移
I 期	T1N0M0
II 期	T2N0~1M0　T0~2N1M0
III 期	T3N0~2M0　T0~3N2M0
IVa期	T4N0~3M0　T0~4N3M0
IVb期	任何T,任何N,M1

七、治疗原则

根据NCCN指引制定合理的治疗方案。

(一)初治患者应根据临床分期,制定分层综合治疗方案

放疗为首选及最主要治疗方法。

(1) I 期、II 期患者:较低量的外照射+后装,或单纯外照射。

(2) III 期、IV 期患者:放、化综合治疗。

(3)M1患者:多个疗程的全身化疗,并视情况对原发灶及转移灶进行放疗。

(二)未控或复发鼻咽癌患者的处理原则

(1)常规根治量放疗后,对鼻咽局部残留病灶,可补充后装腔内放疗/咽旁插植或适形/调强放疗。颈淋巴结残留灶>1cm,可给予外照射推量,3个月仍不消退者,予手术切除。

(2)放射治疗后1年内鼻咽复发者,可以选用辅助化疗、近距离放疗或伽玛刀/X-刀治疗。

(3)放射治疗后1年内颈淋巴结复发者,建议采用手术治疗,不能手术者可采用化疗。

(4)放射治疗后1年以上鼻咽和(或)颈淋巴结复发者,可做第2程根治性放射治疗,其方法包括单纯外照射或外照射+近距离照射、适形调强放疗或三维适形放疗。再程放疗需注意颅底、脊髓及颞颌关节的保护。

(5)对已经出现脑、脊髓放射性损伤的病例不宜再程放疗,应采用其他的治疗方法。

(三)治疗方案个体化

(1)对未发生远处转移的局部区域晚期患者(III期、IV期),T晚期(T3~T4)者,局部复发率高,可予同步化疗、诱导化疗等方式提高局部控治率,而N晚期(T2~T3)者,易于远处转移:可酌情给予多个疗程全身化疗。

(2)M1患者,需根据病程、转移部位、患者一般情况,初步判断预后以后再制定相应治疗方案。如单发肺转移结节、单处骨转移、单纯腋窝淋巴结转移者预后相对较好,而肝转移、多发性骨转移、多个脏器转移者预后较差。因而,对不同患者,化疗方案、化疗疗程数的选择、放疗开始的时机、放疗剂量、放疗技术的选择具体分别考虑。

(3)把握根治性和姑息性治疗原则,避免过渡治疗。无论是初治或复发患者,治疗前均需考虑是根治性治疗还是姑息性治疗,避免对姑息性治疗的患者过度治疗。

八、放射治疗

20世纪90年代以来,随着现代影像技术、放射治疗技术及其设备的发展和临床应用,如CT、直线加速器、低熔点挡块等广泛应用,鼻咽癌放射治疗产生了巨大的变化,特别是21世纪以来,常规放疗后鼻咽癌5年生存率可达60%以上。采用热塑面膜体位固定同一体位等中心照射,"连续靶区"即面颈联合野,将鼻咽各壁、咽旁间隙、鼻腔及上颌窦后1/3、翼腭窝、颅底、上颈淋巴结引流区设置在同一照射野内,避免剂量的重叠和遗漏,因鼻咽癌生物学行为有易向鼻咽邻近结构侵犯和易于转移至颈部淋巴的特点。根据靶区的形状设置低熔点挡铅,使剂量分布更适形,在保证靶区特别是咽旁间隙剂量的同时,脑干、视路、口腔等器官得到较好的保护。处方总剂量多于70cGy,靶区照射剂量较前提高了10%~15%。根据肿瘤在CT/MRI中的侵犯范围,个体化设置照射野,尤其是本世纪以来,CT-SIM逐渐应用,放疗医师在工作站中勾画靶区和需要保护的重要器官,通过对靶体积及正常组织器官的三维重建,从各个方向上了解肿瘤的大小和侵犯范围,在此基础上设置的照射野更为合理、准确,更有利于正常组织器官的保护。

(一)常规放射治疗

1.常规放射治疗技术

结合CT等影像检查,在模拟机下拍摄X线定位片(需用头网固定头部);划定治疗靶区;由放射物理师根据定位片所划定的靶区范围制作整体铅挡或作MLP。疗前在模拟机和加速器进行放疗野的校对,确认无误后可开始放疗。

(1)体位:仰卧位,张口含塞,热塑面具固定,照射野标示在面具上

(2)面颈联合野:上颈/原发灶的对穿侧野,照射鼻咽及其邻近结构 (后组筛窦、蝶窦及蝶窦基底部、颅底、后鼻孔、上颌窦后部、鼻咽侧后壁直至扁桃体下极),以及咽后、上颈、乳突和后颈淋巴结区域。

照射范围包括鼻咽邻近的咽旁组织并外放1~2 cm边缘区,以及全颈淋巴结(颈静脉组、脊副链组及锁骨上淋巴结)。标准的照射野应包括后组筛窦、上颌窦以及鼻腔的后1/3(图13-3A)。

上界中分垂体窝并沿蝶骨平面前伸,外观相当于眼外眦与耳廓上部的连线;前界包括鼻腔和上颌窦的后2 cm范围;后界包括斜坡并开放1cm。有颅底受侵时,上界至少应在垂体窝以上1cm水平。病变向前侵犯时,前界应适当向前移以包括筛窦/上颌窦;前组筛窦受累时,应用电子线前野补充照射。照射野的后部上界必须包括乳突及枕部淋巴结。下半颈作切线野照射,上下野应避免在肿瘤和肿大淋巴结处分野。面颈联合野照射40Gy后缩至耳前野,或根据需要采用后界避开脊髓的小面颈联合野继续照射时,上颈区则需用电子线补充浅部剂量,仍需注意保证脊髓剂量在可接受范围内(图13-3B)。

(3)颈部照射范围:无论颈部有无淋巴结转移,均应照射全颈。有转移的区域给予治疗剂量,无转移的颈区给予预防性照射。照射范围:上起颈静脉孔水平,下至锁骨下缘下及胸骨切迹,外侧界至肩关节囊内侧(图13-3C)。在采用面颈联合野技术时,咽后淋巴结和上颈淋巴结包括在面颈联合野内,颈部野包括中、下颈及锁骨上区(图13-3D)。在特殊情况下颈部Ⅵ区淋巴结需要包括在照射内时,初始照射时可参考照射野图13-3E。

(4)照射剂量:面颈联合野剂量达40Gy后,后界前移避开脊髓。缩野后,鼻咽及有病灶区再加量照射27~32Gy(若颈部可触及肿大淋巴结,一般用电子线加量照27~32Gy)。通常每天的分次剂量为1.8~2.0Gy/次,5次/周。

2.辅助治疗

(1)因放疗引起的鼻咽腔、口咽、口腔急性放疗反应,如黏膜充血、糜烂、溃疡、疼痛等,导致患者不能进食,可输液、抗炎、止痛、营养及免疫治疗,以期顺利完成放疗;

(2)为保护黏膜及射野区皮肤,减少反应,可同时使用黏膜、皮肤保护剂等;

(3)为增加常规放疗敏感性,放疗中可同时辅以加热、药物增敏。鼻咽肿物或颈部肿瘤加热,每周2次,40分钟/次,共6~8次。

3.常规放疗的晚期并发症

(1)脑神经与颈交感神经麻痹:发生率为0.3%~6%。

(2)脑干和颈段脊髓放射性脊髓炎:发生率为1%,其发生与脊髓受量较高或侧野与上颈野交界处的重叠有关。

(3)口干:所有放疗过的患者都有不同程度的口干,约40%长期口干。

(4)晶体浑浊:如同辐射性白内障。一般在放疗后几年出现症状。

(5)耳聋:发生率为1%~7%。

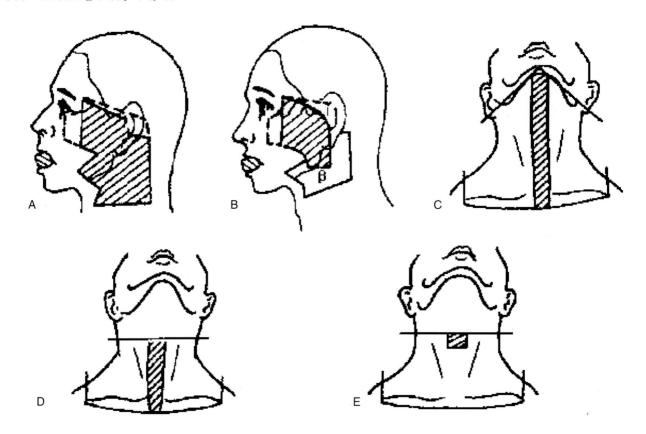

图13-3 面颈联合野、耳前野、颈部照射野示意图。

(6)上颌骨和下颌骨的骨坏死:发生率约为1%。

(7)张口困难:发生率约为5%~15%,不同程度。

(8)颈部皮下组织纤维化:20%~30%。

可见,采用常规放疗治疗鼻咽癌在获得很好的治愈率同时会产生不同程度的不良反应,在实施常规放疗时需保证固定的体位、每日治疗的准确性和重复性,照射野设置除按指南要求外,重点强调的是须根据影像学上病灶侵犯的具体范围判断应该照射的范围,并设置个体化挡铅,有条件的单位最好采用CT-SIM、3DCRT/IMRT技术。

(二)三维治疗计划和适形治疗

通过MR或CT确定靶区范围及周围正常组织结构进行三维(3-D)治疗计划的设计。与常规放疗计划相比,三维适形治疗计划能得到较好的肿瘤剂量分布,同时亦减少了周围正常组织受量(相对减少颞颌关节、下颌骨、腮腺和耳道的照射量)。

(三)立体定向照射(X-刀)

对鼻咽部肿瘤的残留或鼻咽部肿瘤的复发尤为适用。先做颊面部网架,并戴上面罩作CT定位扫描(或MR、PET-CT)将扫描资料输入三维计划系统,经临床医生制定靶区,制定放疗剂量,再由放疗物理师进行放疗计划设计,经医师确认后即可实施治疗,一般每周3次,每次4Gy。

(四)近距离腔内后装放射治疗

1.适应证

腔内近距离放疗是鼻咽癌传统治疗方法,主要应用于早期鼻咽癌和与外照射结合治疗较大的原发灶或肿瘤局部复发灶。

2.施源器

有各种各样的腔内施源器,可植入不同类型的照射源,但所使用的施源器必须能使靶点达到有效剂受量的同时,减少周围正常组织照射量。

天津医科大学附属肿瘤医院放疗科所使用的施源器为本单位李瑞英主任、王平院长与天津市塑料研究所研制的"一体双管鼻咽癌施源器",该施源器有一个适合于鼻咽腔形状的弹性模体,模体背部两侧各附一根施源管,紧贴鼻咽顶及后壁走行,两管中心间距

13~16mm（有不同大小型号）。施源管外径3.5mm,内径3mm,管长150mm,前端为盲端,游离在模体前方10~15mm,可达口咽水平,模体底部与软腭对应处有一弧形突起,可将软腭推开远离施源管,施源器前端中央有一小孔,系一条丝线,便于结束治疗后将施源器从口腔取出(图13-4)。

3.方法、步骤

后装腔内治疗是在外照射后期或结束后1周进行。操作方法:用1%丁卡因对鼻腔、咽后壁、口咽局部充分麻醉后,将两根直径3 mm引导管分别从左右中鼻道进入口咽后壁,直视下用镊子把导管引出口腔外,然后与施源器上的两管相接,再将鼻腔外保留的两根引导管向外拉。同时嘱患者张嘴,施源管即顺利到达鼻咽腔,去除引导管,将两根施源管再向外拉,使模体后端到达

鼻中隔后方,此时将两根施源器固定在鼻孔外,并将施源器上的丝线固定在一边口角外,即完成施源器的安放,然后模拟机下拍摄正交X线片(图13-5)。

布源长度及参考点要根据治疗前CT片上肿瘤大小及累及范围确定,一般布源长2~4cm,参考点10~13mm,根据鼻咽病灶及两旁累及的厚度不同,每管参考点距离可不同。病灶厚的一边参考点可达12~13mm,侵犯少的一边即10mm(图13-6)。施源器一次置入后,保留8~10小时。每次剂量3~3.5Gy, Bid,2次间隔6小时,治疗结束后去除固定的胶布,将施源器从口腔退出。如每天一次即给5~6Gy,每周1~2次,总量6~20Gy,复发的鼻咽癌如只行后装治疗,总量为16~24Gy。

4.疗效

根据本院资料分析显示,鼻咽癌外照射联合高剂

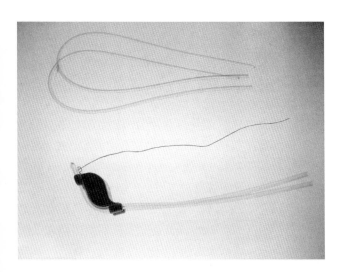
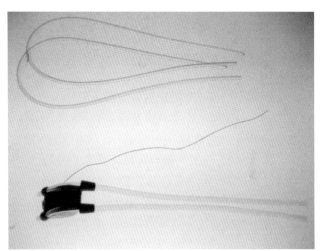

图13-4 一体双管施源器。

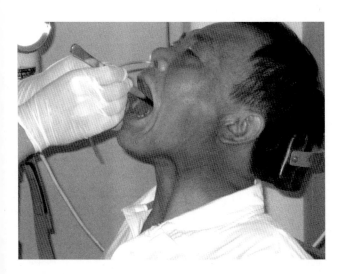
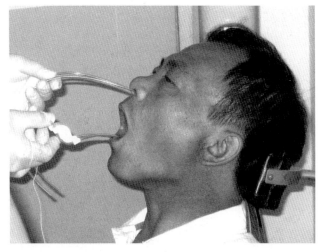

图13-5 一体双管施源器的操作过程图。

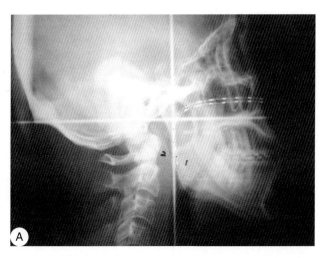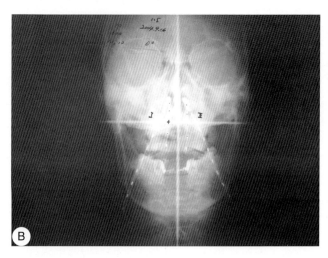

图13-6　放置一体双管施源器后的正侧位片。

量率后装腔内治疗对提高中晚期患者的局部控制率和短期生存率有意义,但不降低肿瘤复发及远处转移率,能减少口咽干燥等放疗并发症,提高生活质量。

(五)调强适形放射治疗

常规放疗技术由于其靶区大且很不规则,照射野的适形度差,周围正常组织受量高,而导致几乎100%的患者放疗后会出现不同程度的口干,其中中度~重度占相当大的比例。放射性脑脊髓损伤发生率很低,但是一旦发生后果严重。而调强适形放射治疗(intensity modulated radiotherapy, IMRT),由于其具有高剂量,分布在空间三维方向上可与肿瘤形状一致,而且剂量强度的分布也可以调节的特点,可以在提高肿瘤剂量的同时最大限度地保护周围的正常组织,提高患者的生存质量。鼻咽癌是从IMRT获益最大的肿瘤之一。

1.鼻咽癌IMRT治疗的流程(图13-7)。

2.鼻咽癌靶区的确定及勾画

(1)靶区的定义和确定

1)肿瘤区(gross target volume, GTV):肿瘤区是指临床检查和各种影像学技术能够发现的肿瘤。包括原发灶和转移淋巴结(和远地转移灶),一般采用GTVp/GTVnx(GTVprimary/GTVnasopharynx)或GTVt(GTV-tumor)代表原发肿瘤,GTVnd1, GTVnd2或GTVn1, GTVn2(GTVnode)……代表转移淋巴结。鼻咽癌的GTV包括鼻咽原发肿瘤,咽后淋巴结和所有颈部转移淋巴结,转移淋巴结的定义是根据临床检查和影像学检查的证据决定的。在鼻咽癌的淋巴引流区,淋巴结肿大经细胞学或病理学证实或在颈静脉链转移淋巴结≥8 mm(中国医学科学院肿瘤医院资料),咽后外侧

组淋巴结最小直径≥4 mm,咽后内侧组淋巴结只要发现即可诊断为转移淋巴结;淋巴结伴有坏死:在淋巴引流区3个或以上相邻的淋巴结,即使每个淋巴结的最小直径为5~8 mm,也应警惕有转移淋巴结之可能;淋巴结的包膜外侵犯(或融合的淋巴结)均为判断鼻咽癌颈转移的依据。

如果患者放疗前曾行化疗,在计划CT上勾画GTV需非常慎重,一定要兼顾考虑化疗前的肿瘤侵犯范围。

2)临床靶区(clinical target volume, CTV):临床靶区是一个临床解剖学概念。根据ICRU-62报告,它是根据GTV的大小和范围以及肿瘤的生物学行为来决定的。CTV包括两部分,一部分是原发肿瘤周围极有可能受侵的邻近区域或极有可能转移的区域(高危区),第二部分是根据肿瘤的生物学行为推断出的可能出现转移的淋巴结区域(预防照射区)。确定CTV的范围是非常困难的,目前鼻咽癌的靶区的设定是参照原来常规照射的靶区范围,并利用三维适形照射的优势加入尽可能保护正常器官的内容。在勾画鼻咽癌的靶区时,注意掌握一个原则就是在强调保护周围正常组织的同时,以不降低肿瘤局部控制率(与常规照射结果比较)为前提,以使患者从该项新技术中获益(表13-5)。

根据受累的危险程度的不同,可以定义CTV1代表高危区,CTV2代表低危区(预防照射区)。CTV1包括整个鼻咽、咽后淋巴结区域、斜坡、颅底、咽旁间隙、翼腭窝、蝶窦(T1、T2患者根据具体情况可仅包括部分蝶窦)、鼻腔和上颌窦后1/3,而且CTV1完全涵括GTV,包括原发灶和有转移淋巴结的区域。在满足上述条件下,CTV1与GTV的距离最好>5~10mm。但在下列情况时例外:①当CTV与脑干或脊髓邻近时,为了避免脑

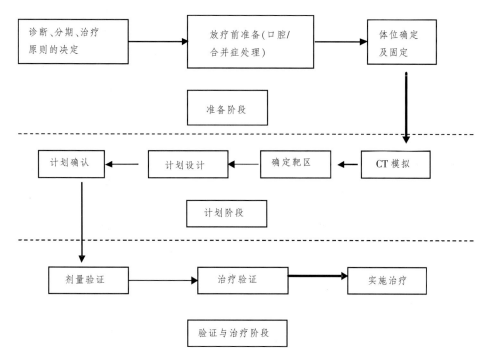

图13-7 鼻咽癌调强适形放射治疗流程图。

干和脊髓出现严重的放射性损伤，根据具体情况CTV1与GTV的距离可以为1~3mm;②颈部皮下脂肪较少的病例考虑到颈部皮肤受量的问题,CTV1与GTVnd(转移淋巴结)之间10mm的距离有时是很难实现的,一般情况下,距皮肤的距离最好不小于5mm。③GTV邻近骨组织但未侵及骨,或GTV外是空腔时,CTV1外放距离可根据情况适当减小。

CTV2包括没有转移淋巴结的颈部淋巴结引流区。颈部为N0,上颈及咽旁间隙,咽后间隙为高危区,下颈和锁骨上区为低危区。如果上颈淋巴结小而少,

下颈也可按低危区处理。颈部N2及以上,全颈均视为高危区。Ⅰ区视具体情况决定是否需要照射,对于Ⅱa区有转移淋巴结的病例,CTV1应包括Ⅰb区,Ⅰb区有转移淋巴结,则Ⅰa区应包括在CTV1内。

下颈和锁骨上区与原发灶一并采用调强适形放射治疗,也可用常规单前野或前后对穿野照射,目前提倡鼻咽和颈部全用调强放疗,其优点是剂量分布均匀,减少误差,缺点是颈部皮肤气管和喉的剂量相对较高。

3)计划靶区(planning target volume, PTV):在日

表13-5 鼻咽癌IMRT临床靶区的定义

福州分期	CTV1包括范围	CTV2包括范围
T1-2N0	P+BN(RPN+Ⅱ, Ⅴa)	BN(Ⅲ、Ⅳ, Ⅴb)
T1-4N1(单颈)	P+BN(RPN+Ⅱ, Ⅴa)+IN(Ⅲ)	IN(Ⅳ, Ⅴb)+CN(Ⅲ、Ⅳ, Ⅴb)
T1-4N1(双颈)	P+BN(RPN+Ⅱ, Ⅲ, Ⅴa)	BN(Ⅳ, Ⅴb)
T3-4N2(单颈)	P+IN(RPN+Ⅱ~Ⅴ)+CN(Ⅱ、RPN)	BN(Ⅲ、Ⅳ, Ⅴb)
T3-4N3(单颈)	P+IN(RPN+Ⅱ~Ⅴ)+CN(Ⅱ、PRN)	BN(Ⅲ、Ⅳ, Ⅴb)
T3-4N2(双颈)	P+BN(Ⅱ~Ⅴ, RPN)	——
T3-4N3(双颈)	P+BN(Ⅱ~Ⅴ, RPN)	——

注:P:原发肿瘤的CTV定义区域及转移淋巴结;RPN:咽后淋巴结;IN:同侧颈淋巴结;CN:对侧颈淋巴结;BN:双侧颈淋巴结。同侧Ⅱ区淋巴结≥2 cm、上颈淋巴结侵及皮肤或上颈部有手术史时应考虑将Ⅰb区包括在CTV1内。

常放疗过程中由于机体器官的运动和靶区或靶器官的形状或位置可能发生变化,并考虑到摆位误差和系统误差,为了保证靶区获得规定的剂量需要在CTV的基础上外放一定范围 (margin),CTV+"margin" 即为PTV。在治疗计划中,CTV所接受的剂量是通过PTV来描述的,PTV的形状和大小主要取决于GTV、CTV以及肿瘤和器官的形状和位置的变化、放射治疗技术、危及器官和靶区的位置和相互关系及摆位误差。通常,

PTV=GTV/CTV+5 mm。

4)危及器官计划体积(planning organ at risk volume, PRV):以解剖为基础,定义危及器官和重要功能脏器,PRV是危及器官外放边界后的体积,如在脊髓/脑干边界上外放0.1cm和0.5cm形成脊髓和脑干的PRV。

(2)靶区和危及器官勾画(图 13-8)

无论是 GTV、CTV 还是危及器官,在横断面图像

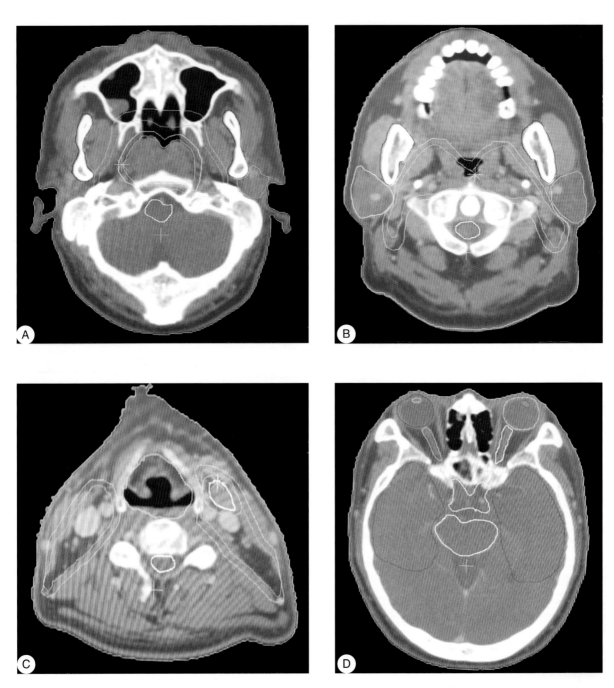

图 13-8　(福州分期为 T2bN1M0)鼻咽癌患者 IMRT 的 CTV 及危及器官的勾画图。鼻咽部:粉线为 GTVt,浅蓝线为 PGTVt,蓝线为 CTV1,明黄线为 PTV。颈部:黄线为 GTV,浅粉线为 PGTVn。危及器官:中粉线为左侧腮腺,绿线为右侧腮腺,白线为脊髓,黄线为脑干,灰绿线为视交叉,浅粉为双侧大脑颞野。

上画好以后,在外放 PTV 以前,均应在三维方向上对靶区和危及器官进行修饰,使上下层之间的靶区能够衔接或形状变化不要太大。

3.靶区的处方剂量和危及器官限量

早期病例,GT 的靶区剂量为70Gy,局部晚期患者剂量可为76~78Gy,或者70Gy,后根据具体肿瘤残存情况,选择合适的治疗手段进行补量。根据中国科学院肿瘤医院,靶区的处方剂量定义为:PGTV:2.12~2.2Gy/f×33f, 5f/W, 总剂量:70~72.6Gy/6.5W;PTV1:1.8~2.0Gy/f×33f,5f/W, 总剂量 59.4~66Gy/6.5W;PTV2:1.8~2.0Gy/f×25f~28f,5f/W,总剂量:50~56Gy/6.5W。如鼻咽颅底和上颈使用 IMRT,下颈采用单前野照射时,下颈和锁骨上处方剂量:全颈 N0 时,下颈锁骨上区 DT 50Gy;上颈N+时,下颈锁骨上区 50~60Gy。

重要功能脏器和危及器官的限量(PRV):脑干≤54 Gy,脊髓≤40Gy,视神经和视交叉≤54Gy,颞颌关节≤50Gy,大脑颞叶≤54~60Gy,下颌骨≤60Gy,腮腺50%体积≤30~35Gy 等。

所有处方剂量均为 PTV/PRV 所接受的剂量。评价各靶区剂量分布时以不同靶区的 PTV 的体积来衡量,通常要求至少95%PTV 满足上述靶区的处方剂量。PTV 接受>110%的处方剂量的体积应<20%,PTV接受<93%的处方剂量的体积应<3%,PTV 以外的任何地方不能出现>110%处方剂量。

4.治疗计划的评价及确认

对于一般患者来讲,一个治疗计划即可完成整个处方剂量,但是,对于一些特殊病例,如:①肿瘤体积较大;②估计对放疗的敏感性较低(如黏膜下型);③坏死严重;④肿瘤与敏感器官关系密切或已累及敏感器官等时,一个治疗计划很难满足临床需求,可能需要调整治疗计划,也就是整个的治疗计划要分 2~3个阶段进行(逐步缩野)。此时,治疗计划的评价应是对各阶段治疗计划整合后的治疗计划的总的评价。物理师按照临床医师对靶区、危及器官和重要功能脏器的处方剂量要求完成调强治疗计划后,临床医师应和物理师一起对计划进行评估,确定能否接受,提出修改意见。评价计划优劣的先后顺序是危及器官的限制性,处方剂量要求和特殊限量器官如唾液腺等。治疗计划的评价从两方面来看:①从剂量体积直方图(dose-volume histogram, DVH)来评价,是否95%PTV满足处方剂量要求;各靶区接受最高剂量,最低剂量,平均剂量以及靶区内超过 110%和小于93%处方剂量的体积和所占的比例是否满足要求。②应该在模拟

CT 图像的每一个横断面上对剂量分布进行评价。

靶区剂量与危及器官保护不能完全满足给定条件时应确定如何妥协,比如在PTV欠量而腮腺剂量符合要求的条件下,通常会决定牺牲部分腮腺使PTV达到剂量要求,如GTV/PTV的剂量要求与脊髓、脑干的可耐受剂量等发生冲突时,通常是以牺牲部分GTV的剂量为代价的;还有其他一些指标如适形指数和TCP/NTCP等, 但这些指标目前在商用治疗计划系统上还未能普遍采用,目前主要是通过以往两方面来对剂量分布和剂量要求进行评价。同时,物理师还应对该计划的实施难易程度,照射时间等进行评估,确保计划在实施。

5.治疗计划的验证

治疗计划得到主管物理师和上级医师的确认后,物理师对计划的可实施性和准确性进行验证,验证情况符合要求后, 在CT模拟机上将定位CT参考中心移至治疗计划中心(按治疗计划提供的数据和中心平面的CT图像),校对治疗中心平面、升床、中心点距左右皮肤或骨性标记的距离,以及重要的骨性标记和器官(如脊髓、脑干等)与中心点的相对位置关系是否与治疗计划的计算相符及差异的大小并作记录,保存移动后的治疗中心平面的CT图像, 以便评估CT模拟采集的图像数据在重建与传输过程中信息丢失和失真的程度。

6.治疗计划的实施

通过验证和校位后的治疗计划, 可以开始实施,通过网络系统将治疗计划传输到加速器治疗系统,由物理师授权后,技师可以治疗患者。第一次治疗要由物理师、主管医师和两个技师同时参加摆位。每次治疗前,按照校位时的位置标记,通过三维激光灯系统摆位,摆位完成后,用EPID或胶片拍正侧位片获得治疗时的图像,与治疗计划重建的图像比较,确认治疗中心在X、Y、Z轴方向上及距左右皮肤或骨性标记的距离以及与重要的骨性标记的关系,结果无误,即可开始治疗。此项验证工作在治疗的前三次最好每次都要进行,以后每周验证1次,以确保在整个治疗过程中获得良好的质控。

7.调强放疗的临床应用和疗效

目前调强放疗在鼻咽癌的放疗中临床应用较普遍,并取得了令人鼓舞的效果。

Wolden等报道74例鼻咽癌患者采用调强放疗技术治疗,中位年龄45岁,美国AJCC分期,其中Ⅰ期6例,Ⅱ期16例,Ⅲ期30例,Ⅳ期47例,中位随访时间35

个月,3年局部无复发生存率、淋巴结无复发生存率、无远处转移生存率和总生存率分别为91%、93%、78%和83%,其中T1和T2期患者有100%局部控制率,T3和T4期患者有83%局部控制率,明显优于三维适形放疗。在正常组织方面,IMRT治疗后6个月,患者的听力不良反应RTOG 1级、2级、3级及4级分别为21%、13%、15%、0%;IMRT治疗后1年,26%的患者无口干症,42%患者有RTOG 1级口干症,32%的患者有RTOG 2级口干症,没有患者出现RTGO3、4级口干症,说明IMRT治疗有效地保护了正常组织。Kam等报道63例IMRT处方剂量GTV 66Gy,PTV 60Gy,3年局部无复发生存率、淋巴结无复发生存率、无远处转移生存率和总生存率分别为92%、98%、79%和90%,明显优于常规放疗。Lee等报道67例随访4年的结果,局部控制率、局部区域无进展生存率和无远处转移生存率分别为97%、98%、66%,这组患者平均GTV和CTV剂量分别为74.5 Gy和68.7Gy,50%左右腮腺平均剂量分别为33.9Gy和34.8Gy。综上所述,IMRT技术能提高鼻咽癌治疗的局部控制率及有效保护正常组织。

九、化学治疗

化疗与放疗配合治疗鼻咽癌,特别是对晚期鼻咽癌,可以提高疗效。其配合模式有以下4种:①诱导化疗+放疗;②放疗+辅助化疗;③诱导化疗+放疗+辅助化疗;④同期放、化疗。

文献有很多关于鼻咽癌化疗的临床试验报道,但对于化疗在控制复发、转移的作用及其利弊还存在争议。未来的研究方向是在进一步改善局部区域控制率的同时,尽可能地降低正常组织的损伤,改善患者的生存质量,同时,筛选有效的化疗药物及综合治疗方案,以降低鼻咽癌的远隔转移,改善总生存率。

(王凤明)

第六节　喉癌的放射治疗

喉癌在头颈部肿瘤中较为常见,美国每年大约有40 000新发病例,占美国恶性肿瘤的3%,其中11 000人死亡,占其恶性肿瘤总死亡率的2%。喉为呼吸通道,是具有发音的功能器官,按解剖学可分为声门上、声门及声门下三个区。一般喉癌发生于声带约占65%,出现症状较早,确诊时常为早期,因声门缺少毛

细淋巴管,只有当声门癌侵及深部结构、声门上或声门下区后,才会出现淋巴转移;声门上型约占30%,因其淋巴网丰富,易发生淋巴结转移,确诊时30%~50%的病变可有淋巴结转移;声门下型少见,总发病率不超过喉癌总数的5%,因病变隐匿,发现常较晚,预后差。喉癌的发生与吸烟显著相关,手术治疗后部分患者失去喉发音功能,且喉癌病理类型中以鳞状细胞癌为主,对放疗较为敏感,放射治疗可以保留器官功能,因此,放射治疗在喉癌的治疗中占据重要地位。

一、解剖

喉位于颈前中央,成人相当于第4~6颈椎水平,其上方与口咽相延续,两侧及后方与下咽相连接。

喉在解剖学上分为三个区域(图13-9):

(1)声门上区:指声带以上的喉部,具体包括以下几个亚区:①舌骨上会厌,包括会厌尖、会厌舌面和会厌喉面;②杓会厌皱襞,喉侧缘;③杓状软骨部;④舌骨下会厌;⑤室带(假声带)。

(2)声门区:包括声带,前后联合及前联合下0.5~1.0 cm范围内的区域。

(3)声门下区:声门下区与声门区分界不清,但通常认为声门下区是从声带游离缘下5 mm至环状软骨下缘、气管起始部之间的区域。

二、流行病学与病因

喉癌是常见的头颈部恶性肿瘤之一,其发病率有逐步上升的趋势。在我国,天津市的发病率为3.43/10万,上海市1979年发病率为1.79/10万,1986年增至2.0/10万。喉癌发病率在不同地区差别也很大,城市明显高于农村。

喉癌在男女间发病率差别很大,国外资料男女比为8.4~25.6:1,我国报道为5~15:1。患者发病年龄为50~70岁,其中男性最高发病年龄为65~69岁,女性较早,为55~59岁。

三、病理学

喉癌绝大部分为鳞状细胞癌,且绝大多数位于声带。其病理类型主要分为以下几种:

(1)鳞状细胞癌:一般由上皮的不典型增生-原位癌-浸润癌逐渐持续发展。根据肿瘤形态大体分为溃

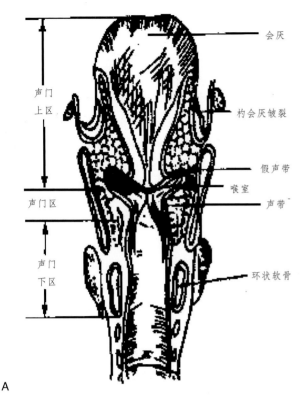

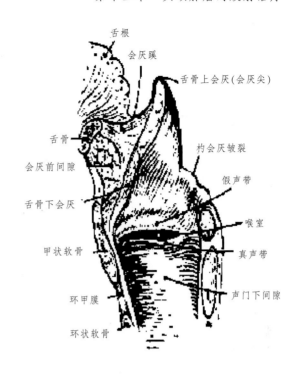

图13-9 (A)喉的解剖分区。(B)喉的矢状图。

疡型、结节型、菜花型和包块型。

（2）特殊类型鳞状细胞癌和肉瘤样癌：包括乳头状鳞状细胞癌、疣状癌、基底细胞样鳞状细胞癌和肉瘤样癌。

（3）小细胞癌：也叫燕麦细胞癌，约占喉肿瘤的0.5%，常见于60~70岁重度抽烟者，预后差。

（4）类癌：起源于喉黏膜或小涎腺的神经内分泌细胞，非常罕见。

（5）腺样囊性癌：来源于小涎腺的多能干细胞，占喉癌的恶性肿瘤不超过1%，男性多见。其主要特点为容易局部复发和血行转移。易侵犯神经，但局部淋巴结转移少见。

四、临床诊断

1.症状与体征

根据解剖部位不同，临床表现如下：

（1）声门上型：此型喉癌分化较差，发展较快。由于该区淋巴管丰富，常易向颈深上组位于颈总动脉分叉处的淋巴结转移。早期症状仅觉喉部有异物感、咽部不适，以后癌肿表明溃烂时，则有咽喉痛，疼痛可放射至耳部，甚至影响吞咽。晚期癌肿侵蚀血管后则有痰中带血，常有臭痰咳出，侵及声带时则有声嘶、呼吸困难等。

（2）声门型：局限于声带的癌肿，以前中1/2处较多，常属鳞状细胞癌Ⅰ、Ⅱ期，发展缓慢。由于声带淋巴管较少，不易向颈淋巴结转移。主要症状为声嘶，因出现较早，所有诊断多为早期患者，随病情进展，声嘶逐渐加重，阻塞声门，可出现喉鸣和呼吸困难，晚期可出现血痰和喉阻塞。

（3）声门下型：位于声带以下环状软骨以上部位的癌肿。由于该区较为隐蔽，不易在常规喉镜中检查发现。早期可无症状，以后则发生咳嗽、血痰。晚期由于声门下区被阻塞，常有呼吸困难。亦有穿破环甲膜，侵入甲状腺、颈前软组织，也可出现沿食管壁浸润。

2.影像学诊断

（1）X线检查：可以辅助喉镜检查，以明确病变的部位、大小、声门开关及软骨情况等。一般可拍喉侧位片，以查明癌肿在喉腔以及气管上段的具体部位。

（2）喉造影：采用喉造影剂正侧位摄影，可以看到较小病变，黏膜紊乱和龛影等。口服钡剂造影观察下咽及食管入口情况，以确定有无喉外侵犯。

（3）CT扫描：CT扫描比喉镜更能有助于详细判断癌肿的大小和浸润的范围，尤其可显示杓会厌软骨、环状软骨上界、前联合、声门下区等部位是否有病变。

(4)PET-CT：PET-CT对于良恶性肿瘤的诊断与鉴别诊断、肿瘤放化疗前后疗效评估，以及肿瘤治疗后环死纤维化与残留或复发的鉴别有重要意义，也可应用于指导治疗。文献报道，PET-CT在放疗后8~10周检查可用来了解颈淋巴结是否需要清扫。Porceddu等发现，在39例淋巴结阳性的晚期头颈部鳞状细胞癌治疗后仍有部分患者颈部有淋巴结残留，8周后行PET-CT检查，PET扫描残留淋巴结97%为阴性，因而这部分患者避免了进行放疗后的颈淋巴结清扫。

3.活体检查

在表面麻醉下，在纤维喉镜下取肿瘤标本，显微镜下可做出明确诊断。对已有呼吸困难者，最好先作气管切开，以免检查时发生窒息。

五、分期

按照2002年AJCC修订的喉癌国际分期方案（仅适合于癌，必须有组织病理学证实）：

1.声门上型

T_1：肿瘤局限于声门上喉的一个亚区，声带活动正常。

T_2：肿瘤侵犯一个以上的亚区或声门区或喉外区域（如舌根黏膜、舌会厌谷、梨状窝内侧壁等），无声带固定。

T_3：肿瘤位于喉内，伴声带固定，或侵犯下列结构：环后区、会厌前间隙、喉旁间隙、和（或）甲状软骨板的微小侵犯（如皮质内）。

T_4：

a：肿瘤侵透甲状软骨板和（或）喉外组织器官，如：气管、颈部软组织，包括舌深部肌/舌外肌（颏舌肌、舌骨舌肌、腭舌肌和茎突舌肌）、带状肌、甲状腺、食管。

b：肿瘤侵犯椎前筋膜、纵隔结构，或包绕颈动脉。

N_1：同侧单个转移淋巴结转移，最大直径≤3 cm；

N_2：

a：3 cm<同侧单个淋巴结转移最大直径≤6 cm；

b：同侧多个淋巴结转移，最大直径≤6 cm；

c：双侧或对侧淋巴结转移，最大直径≤6 cm；

N_3：转移淋巴结的最大直径>6 cm。

2.声门型

T_1：肿瘤局限于声带（可伴有前后联合受侵），声带活动正常。

a：局限于一侧声带。

b：双侧声带受侵。

T_2：肿瘤侵犯声门上和（或）声门下区，伴/或不伴声带活动受限。

T_3：肿瘤位于喉内，伴声带固定，和（或）侵犯下列结构：会喉旁间隙和（或）甲状软骨板的微小侵犯（如皮质内）。

T_4：

a：肿瘤侵透甲状软骨板，或喉外组织器官，如：气管、颈部软组织，包括舌深部肌/舌外肌（颏舌肌、舌骨舌肌、腭舌肌和茎突舌肌）、带状肌、甲状腺、食管。

b：肿瘤侵犯椎前筋膜、纵隔结构、或包绕颈动脉。

N分期同声门上型。

3.声门下型

T_1：肿瘤局限于声门下区；

T_2：肿瘤侵犯声带，声带活动正常或受限；

T_3：肿瘤位于喉内，伴声带固定；

T_4：

a：肿瘤侵犯环状软骨或甲状软骨和（或）喉外组织器官，如：气管、颈部软组织，包括舌深部肌/舌外肌（颏舌肌、舌骨舌肌、腭舌肌和茎突舌骨肌）、带状肌、甲状腺、食管；

b：肿瘤侵犯椎前筋膜、纵隔结构、包绕颈动脉。

N分期同声门上型。

分期：

0期：$TisN_0M_0$

Ⅰ期：$T_1N_0M_0$

Ⅱ期：$T_2N_0M_0$

Ⅲ期：$T_{1-2}N_1M_0$、$T_3N_{0-1}M_0$

Ⅳ期：A：$T_{1-3}N_2M_0$、$T_{4a}N_{0-2}M_0$

B：$T_{4b}N_{0-2}M_0$、$T_{1-4}N_3M_0$

C：$T_{1-4}N_{0-3}M_1$。

六、治疗原则

喉癌确诊后治疗的主要手段为手术和放射治疗。一般而言，任何部位的早期喉癌（T_1、T_2、N_0），无论是手术还是放射治疗，其总生存率相似。采用放射治疗，能有效地保留患者的发音和吞咽功能的完整性；即使放射治疗失败或放射治疗后复发再采用挽救性手术也仍有较高的治愈率。因此放射治疗在早期喉癌的治疗中占有重要地位。

晚期喉癌的治疗为综合治疗,包括放疗、化疗和手术,使用单一治疗疗效差。即使对于体质较好或年轻患者,单纯手术治疗难以取得满意效果,因为晚期患者肿瘤侵犯范围大,完全切除肿瘤比较困难;另外,相应并发症也较高,术后患者生活质量差。使用综合治疗有其自身优势,可在不影响生存的情况下保留喉的功能。因此,晚期喉癌治疗模式通常为:气道在梗阻明显时,行全喉切除术+术后放化疗;气道梗阻不严重者,以术前放化疗+手术治疗为主,部分患者经有效的术前放化疗后,可行较为保守的手术或直接行根治性放疗。最近,由于新辅助化疗+同步放化疗在治疗晚期喉癌中取得突破性进展,逐渐成为晚期喉癌治疗的标准方案。

总之,在治疗方案的选择上,必须综合考虑两方面的因素:最大可能提高喉癌的局部控制效果;在保证局部控制的基础上,尽最大可能保留患者的喉功能。

七、放射治疗

(一)适应证

(1)早期喉癌可首选根治性放射治疗。

(2)晚期患者可做计划性术前放射治疗或新辅助化疗+同步放化疗。

(3)低分化癌或未分化癌可首选放射治疗。

(4)晚期患者的姑息减症治疗。

(5)术后放射治疗的指征。

1)手术后切缘不净、残存或安全界不够。

2)广泛性的淋巴结转移或淋巴结包膜受侵。

3)软骨受侵。

4)周围神经受侵。

5)颈部软组织受侵。

如有以下指征可补加术后放射治疗(气管造瘘口必须包括在照射野内)。

(1)病变侵及声门下区。

(2)术前行紧急气管切开术者。

(3)颈部软组织受侵(包括淋巴结包膜外受侵)。

(4)气管切缘阳性或安全界不够。

(5)手术切痕通过造瘘口。

(二)相对禁忌证

(1)肿瘤或肿瘤周围组织明显水肿者。

(2)肿瘤或肿瘤周围组织有广泛的坏死或严重感染者。

(3)肿瘤严重阻塞气道,明显呼吸困难者。

(三)常规放疗技术

1.能量选择

因声门癌的位置表浅且多位于声带的前1/3~1/2,故^{60}Co或4 MV直线加速器为首选。对于大于6 MV的高能X线,由于剂量建成效应的影响可造成声带前部至颈前缘的低剂量区。同^{60}Co相比,10MV X线下降18%,易于造成局部复发。对于声门上下区癌,射线能量对疗效影响不大,但如果声带前联合受侵,其疗效会受到一定影响。

2.定位

根据喉镜及影像学检查结果确定肿瘤范围,比较简单实用的体表定位法即根据解剖标志来确定喉内部结构的位置, 如舌骨水平相当于会厌软骨上中1/3交界水平;声带水平相当于喉结下0.5~1.0 cm,即喉结节与环甲膜连线中点;环甲膜中点相当于声带下1~1.5 cm。考虑到解剖标志的变异性,画好照射野喉还应在模拟定位机下做一次校对。

3.体位

一般采用仰卧位,可采用面网或头颈肩网固定技术,以保证治疗的重复性和精确性。

4.分割模式

通常采用常规分割照射法,即每日1次,每周5次。常规分割组中的分割剂量为1.8~2.0Gy, 但目前研究证实分次剂量小于2Gy的局部控制率较差, 主张在放疗过程中,分次剂量最好不要低于2Gy。

随着分子生物学研究进展,乏氧、细胞周期再分布影响肿瘤组织的放疗敏感性,改变其分割方式可提高局控率,但增加了急性毒性反应。研究表明,超分割和加速超分割较常规分割放射治疗有更高的局控率。一项Mata分析(>6500例患者,1234例为喉癌)发现,改变分割方式可使患者死亡风险下降8%,5年绝对生存获益为3.4%。接受超分割治疗的患者5年绝对生存获益为8%,而大分割治疗获益不明显。另外,改变分割方式治疗可减少18%局部区域复发率。

因此,对于T_1病变,采用常规分割照射技术及分次剂量;对T_2病变,尤其是病变范围较广者,采用分次剂量相应增加,如分次剂量为2.1~2.3Gy的分割照射;对于T_3、T_4病变, 尤其是体能状态较好或年轻患者,可采用超分割或加速超分割照射技术、或提高单次分割剂量,以最大可能地提高肿瘤的局部控制率。

(四)声门癌的放射治疗

1.治疗原则

目前早期声门癌(T_1N_0)的治疗手段有激光治疗、声带切除术与放射治疗等。放射治疗对早期声门癌患者是最佳保留器官的治疗手段,即使少数放疗失败者,再以手术挽救仍能达到根治的效果。声门区喉癌T_2N_0时声带活动正常者,仍以根治性放疗为主。

对于T_3病变,可分为相对预后良好和预后不良两种。预后良好者指病变大多数局限于喉的一侧,通气功能良好;预后不良者指病变常累及喉的两侧,气道受阻,一般认为是晚期病变。对于预后较好的T3患者,多主张以放射治疗为主,放疗40~50Gy时肿物缩小明显,且声带恢复活动,此时也可改为根治性放疗,手术留作放疗失败或复发挽救时用。对预后差的T_3患者,多采用综合治疗或者术前放化疗+手术治疗,或者全喉切除术,根据情况决定是否采用术后放疗。T_4病变不多见,其治疗可选用术前放化疗+全喉切除术+颈清扫±术后放疗。

对于局部晚期行手术治疗患者,术后放疗的指征包括切缘过于保守或阳性声门下明显受侵超过1 cm,软骨受侵,周围神经受侵,原发肿瘤侵及颈部软组织,多发性颈部淋巴结转移,淋巴结包膜外受侵,以及需要控制对侧颈部的亚临床病灶。

2.T_1、T_2声门癌的放射治疗

(1)照射野的设计:以声带为中心,照射野应包括全部声带,前、后联合区,颈前缘。一般上界位于舌骨或其下缘水平,下界为环状软骨下缘,后界为椎体的前缘或颈椎椎体前、中1/3交界处,前界开放至颈前缘前约1cm,其目的是使颈前缘处于高剂量区,双侧水平野对穿照射。对穿的结果使声门前部处于高剂量区,正好符合声门癌好发于声带前1/3~1/2的特点。照射野面积多选用5cm×5cm、5cm×6cm或5cm×7cm。照射野过小如4cm×4cm,可能遗漏部分病变(图13-10和图13-11)。

对于病变靠前者,多采用两侧水平野对穿照射。具体照射野的设置,应根据肿瘤的具体部位、病变的大小而作适当的调整。如T1小病变,上界置于喉切迹水平即可,而T2病变,上界最好置于舌骨水平;如T1病变非常靠近声带的前部,则照射野后界可置于咽前壁前缘、甚至劈裂后缘,而且当照射至60Gy时,照射野还可以避开劈裂继续加量照射,如此可降低放疗后喉水

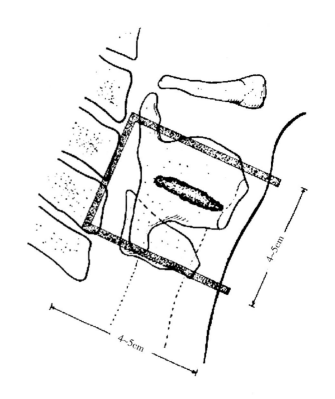

图13-10　早期声门癌的照射野。

肿的发生概率。但如果病变位于声带后部、杓间切迹或毗邻劈裂者,照射野后界应置于颈椎体的前缘或颈椎椎体前、中1/3交界处,而且也不能采用以上所提及的缩野技术。如病变侵及前联合下缘或声门旁间隙,则照射野下界在环状软骨下缘水平的基础上还要适当下移。

如果病变靠后或侵及全部声带,可采用两侧水平楔形野或两前斜野楔性照射技术,使整个靶区受到均匀的照射,但楔形板的度数一般不超过15°。

(2)剂量:根治剂量为60~70Gy。

1)对于50Gy使已消退的肿瘤,60~70Gy的剂量已经足够。

2)对于疗中仍有局部残留:

A.外照射再加量2~3次,使总剂量达到76Gy。

B.腔内插管近距离放疗1~2次,一般每周一次,1 cm参考点处剂量约为5Gy。

C.在总剂量达到76Gy时终止治疗,放疗后1~3个月定期复查肿瘤是否消退。对于3个月后仍有残存者可考虑手术切除,术前应活检已明确是否为肿瘤残存。

(3)疗效及影响预后的因素:国外资料表明,单纯放射治疗的5年生存率在T_1N_0为80%~90%,T_2N_0为65%

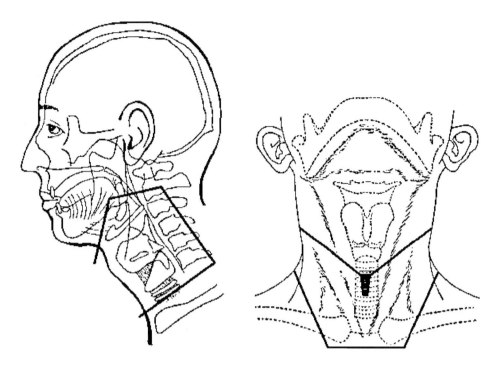

图13-11 晚期声门癌的照射野。

~85%,若放射治疗失败经手术挽救的最终5年生存率T1可高达90%~95%,T2N0可达80%~85%。

影响放射治疗局控率的因素很多,主要有:①患者体能状态:一般来说,年轻患者或PS评分为0~1分患者对治疗耐受性好,疗效较好;②患者疗前Hb低:肿瘤处于低氧水平,放射敏感性降低,影响其疗效;③治疗时间长短:降低分次剂量或分段治疗引起总治疗时间延长可显著地降低放射治疗的局部控制率;④合并症的影响:合并糖尿病患者,放射治疗的不良反应明显加重,因此在放射治疗前后应予以关注并作有效处理。

3.T₃、T₄声门癌的治疗

若患者无明显呼吸困难或肿瘤广泛坏死、严重感染、喉组织水肿等放疗禁忌证时,均可采用术前放射治疗。术前放射治疗宜用大野,设野方法基本同声门上区癌的原则(图13-10)。如剂量达40~50Gy时肿瘤消退明显,则可改为根治性放疗或做较为保守的手术。如肿瘤消退不满意,则行全喉切除术,术后根据病理检查是否有残留而决定是否需要术后加量放疗。

对T₃N₀病变,为增加放射治疗对肿瘤的局部控制率,可采用加速超分割或大分割治疗,以增加疗效。

目前文献报道T4喉癌也可行单纯放射治疗,手术仅留在放疗失败或放疗后复发用。如Parsons等报道43例T₄喉癌单纯放疗结果,5年局控率达52%。局控率与肿瘤大小有直接相关性。

晚期病变,主张超分割治疗,分次剂量1.2 Gy/次,1天2次,但两次间隔时间不能短于6小时,根治性剂量约为76.8Gy/64f。同时考虑新辅助化疗和同步放化疗。

4.颈淋巴结转移的声门癌的治疗

早期声门癌出现颈淋巴结转移的非常少见,但声门癌发展至晚期由于病变已侵及声门上下区,因此可以出现颈部淋巴结转移,其淋巴结转移的概率可达30%。对单侧上颈淋巴结转移者,同侧下颈、锁上区作预防性照射;双侧上颈淋巴结转移者,双下颈及锁骨上区均要作预防性照射。即使如此,单纯放疗对颈淋巴结转移的控制作用也很差,尤其是转移的淋巴结直径>2cm且质硬固定者,多需行颈淋巴结清扫术。

5.声门癌放疗后复发的治疗

声门癌放疗后复发的治疗,主要有以下两种手段可供选择。

(1)手术挽救:手术挽救的最高成功率为80%。一般需行全喉切除术,但对复发的小病变目前也可行,较为保守的手术如声带切除术或半喉切除术。

(2)激光治疗:对于一些小的复发病变,为继续保留喉功能,国外报道采用合理的二氧化碳激光治疗仍可获得较为理想的效果。选用激光治疗的指征为:无大块性病变;肿瘤局限在声带或最多有声门上区的局限性侵犯;无声门下受侵;内镜检查可以窥及肿瘤全部;声带活动度正常;无前联合受侵等。符合以上条件者,采用激光治疗,仍有约50%的患者可以有效保留喉功能,而且即使激光治疗失败者,对总生存并无明显影响,因为此类患者仍可采用手术挽救。

(五)声门上癌的放射治疗

1.治疗原则

声门上癌的标准治疗模式仍是手术±放射治疗。总的来讲,对T_1、T_2N_0的早期患者,无论是采用单一的手术还是放射治疗,其总的5年生存率相似,即使是采用放射治疗+手术的综合治疗模式也并不能进一步提高其疗效。但对于$T_3T_4N_{0-3}$的晚期患者,任何单一治疗手段的局部控制作用均较差,综合治疗却可望进一步改善其局部控制率,因此在晚期病变中更强调综合治疗的重要性。

因为本病早期症状不典型,相当一部分患者在就诊时已属晚期。30%~50%的患者在确诊时已有淋巴结转移,即使是临床N_0的患者,也有1/3已经有微小的淋巴结转移,因此声门上癌的疗效总体不如声门癌。

2.放射治疗的适应证

(1)$T_1T_2N_0$的早期病变。

(2)$T_3T_4N_{0-1}$的病变,可做计划性的术前放射治疗;对气道严重阻塞者应首选手术,然后行术后放射治疗,N_{2-3}病变,单纯放射治疗的局控率较差,应以清扫术为主,辅以术前或术后放射治疗。

(3)术后放射治疗的指针同声门癌。

在选用放射治疗时,除掌握上述治疗原则外,还应考虑肿瘤的部位及形态等因素。如肿瘤局限于舌骨水平以上的会厌区域,则其对放射治疗的反应较好;而肿瘤累计杓会厌皱劈、梨状窝,或舌骨水平以下的会厌区域,或软骨受侵,由于其较强的进展性和侵袭性,造成放射治疗的局控率很差,往往需要手术挽救。再如肿物的形态也影响放射治疗的效果,放射治疗对外生型肿物效果要比溃疡型和浸润型肿物好得多。

Mendenhall根据临床研究将声门上鳞状细胞癌分为预后良好组及预后不良组,前者包括T_1、T_2及T_3早期病变[根据有无梨状窝内侧壁和(或)会厌前间隙受侵而定],无论是放疗还是保守性手术均有较高的局控率;预后不良组包括浸润性生长的肿物,范围广泛的T_3、T_4病变,并伴有声带固定或气道梗阻,单纯放疗的局部控制作用很差,常行全喉切除术+颈清扫术+术后放疗;T_3N_3或T_2合并双颈淋巴结转移可采用先放疗,然后颈清扫或双颈清扫+术后高剂量放疗。

3.照射野的设计

声门上癌具有颈部淋巴结转移率高及转移发生早的特点,故照射野的设计以充分包括原发灶及颈部区域性引流淋巴结为原则,即使N_0的患者也必须行上中颈淋巴引流区的预防性照射,而下颈不做预防性照射。若上中颈淋巴结阳性,则双侧下颈锁骨上区均要作预防性照射(图13–12)。

N_0患者的设野:

上界:下颌骨下缘上1cm。

下界:环状软骨水平。

前界:颈前缘,但如果前联合或会厌前间隙受侵,前界应在颈前缘1~2cm以保证该部位等到足够的剂量供应,避免剂量冷点;

后界:颈椎横突。

颈淋巴结阳性的患者:双侧水平野+下颈锁骨上野。

双侧水平野的上下前界同N_0患者,后界应相应后移包括颈后淋巴结或根据肿大淋巴结的位置以完全包括为准。

下颈锁上野与双侧水平野的下界共线,但在共线与体中线相交处的下方应挡铅2cm×2cm~3cm×3cm以避免颈髓处两野剂量重叠而造成过量,或挡楔形挡块,下界沿锁骨下缘走行,外界位于肩关节内侧缘内。

4.照射剂量

因脊髓在双侧水平照射野内,故当剂量达到40Gy时缩野避开颈脊髓继续照射喉和上中颈,如颈后区也需要加量,可用合适能量的电子线照射,以免脊髓过量。当剂量达到50~60Gy时,上中颈部预防性照射可结束,继续缩野针对原发病变加量照射至65~70Gy,此时的照射野仍应包括全部喉部,而且上界应位于喉切迹上2cm以包括舌骨上会厌部分,对会厌或舌根受侵者,上界还要提高,最好在模拟机下定位。

下颈锁上预防照射的剂量为50Gy/25f。

术后放射治疗的剂量一般也为50Gy,但具体剂量取决于原发肿瘤的大小、侵犯范围及淋巴结转移情况而给予50~60Gy的剂量;对术后有明显局部残留者,还应缩野局部加量至60~70Gy。

术后放射治疗一般在术后3~4周开始,最迟不超过6周,否则术后放射治疗局部区域控制率明显下降。其原因与术后血供差、肿瘤细胞乏氧、放射敏感性低及残存的肿瘤细胞加速增生等因素有关。可采用以下三种方法增加疗效:①在术后许可的情况下,术后2~3周即开始放疗;②增加术后放射治疗的剂量;③术后放射治疗采用超分割或加速超分割放射治疗可望

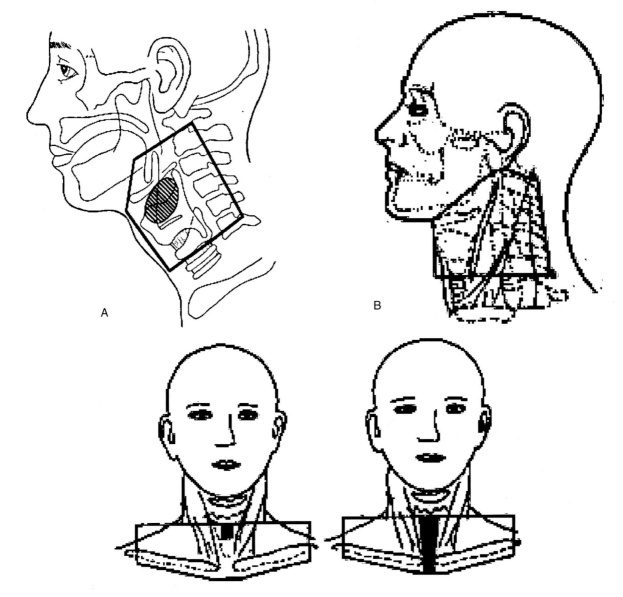

图13-12　(A)N₀声门上癌患者设野。(B)上中颈淋巴结阳性声门上癌患者设野(包括原发灶上中颈照射野及下颈、锁上照射野)。

改善局部控制率。

对于高危患者，术后放射治疗时间应限制在4周内开始。Trotti通过随机研究证实，头颈部鳞状细胞癌术后病理检查具有以下高危因素者：淋巴结包膜受侵、转移淋巴结数超过4个、切缘阳性、原发肿瘤侵及颈部软组织、周围神经受侵、转移淋巴结直径超过6cm、局部复发性病变等，均采用加速超分割照射技术，63Gy/37d，结果表明，全组患者野内复发率为31%，而术后放射治疗开始时间小于4周者，无一例局部区域性复发者，而大于4周者复发率为45%，因此显示术后放射治疗开始时间的早晚显著影响肿瘤的局控率。

5.疗效

总的来说，声门上癌的放射治疗效果不如声门

癌，文献报道单纯放射治疗的局部控制率，T₁N₀接近80%，T₂N₀接近60%，T₃、T₄病变有或无淋巴结转移的单纯放射治疗的局部控制率分别约为37%和23%，而手术和放化疗的综合治疗有着较高的有效率，接近50%~60%。

新辅助化疗和同步放化疗的广泛应用，其疗效较单纯放疗明显提高，综合治疗疗效和手术治疗疗效相似，已成为部分晚期喉癌患者治疗的首要选择。

晚期声门上癌如果采用超分割放射治疗技术，即每日两次放射治疗时，中间间隔时间不能少于6小时，每次剂量1.2Gy，总量为70~76Gy，可较常规分割提高了放疗的局部控制率，据Wang报道，常规分割放射治疗对T₁~T₄声门上癌的5年局部控制率为74%、61%、

56%和29%,总的5年局部控制率为58%,而超分割放射治疗的5年局部控制率则分别为84%、83%、71%与84%,总的5年局部控制率为78%,显示了超分割在晚期病变放疗上的优势。

(六)声门下癌的放射治疗

1.治疗原则

声门下区癌早期症状隐匿,少有能早期诊断者,待出现呼吸困难、喉喘鸣时已多属晚期,需紧急气管切开,对此类患者,应先行喉切除术,而后考虑补充放射治疗。对无呼吸困难、憋喘等需要气管切开的患者均可首选放射治疗。

2.放射治疗技术

声门下区癌的放射治疗包括肿瘤的原发部位,下颈、锁骨上淋巴结,气管及上纵隔。可采用以下两种照射技术:

(1)小斗篷野照射技术:斗篷野照射技术主要用于声门下区癌、甲状腺癌、气管癌等需要将原发肿瘤、下颈、锁骨上淋巴结和上纵隔全部包括在一个靶区的肿瘤。采用前后两野对穿的等中心照射技术,等中心点一般选在颈椎椎体前缘水平。前野颈髓不挡铅,前后两野的剂量比为4:1,每日同时照射。因颈部前后的距离较大,可采用6~10MV高能X线照射,当剂量达到40Gy时,改为双侧水平野以避开颈髓,包括喉、气管上部,加量至总量65~70Gy。

(2)先设单前野或前后两野对穿:上界根据病变侵犯的范围而定,下界接近隆突水平以包括气管、上纵隔(图13-13)。高能X线照射至40Gy(为消除颈薄胸厚的影响,可使用大头朝上小头朝下的楔形板进行校正)时,脊髓处挡铅3cm,继续X线照射至50Gy,而挡铅处用合适能量的电子线补量10Gy使其总量也达到50Gy。因下颈、锁骨上及上纵隔已到预防量,可停照,然后改为双侧水平野避开颈髓针对喉和气管上段进行加量,使总量达70Gy左右。

3.预后

早期声门下癌单纯放疗的5年生存率为40%~80%,中晚期者常因伴程度不等的气道梗阻,故处理方法以手术为主,单纯放疗的报道很少。

(七)三维适形放疗技术在喉癌中的应用

与常规放疗技术相比,三维适形放疗技术是一种先进地外照射技术,它可以使经计划设计的高剂量区域很好的包罗三维体积靶区,同时使周围的敏感组织和器官剂量最小。这一技术一般由三维治疗计划设计的一组固定照射野实现,每一照射野的形状都与投射靶体积的投影一致,通常其强度分布是均匀的。而调强适形放疗是一种更为先进的三维照射技术,它应用多种计算机优化技术,产生非均匀强度分布的照射野,以对患者进行治疗。

头颈部肿瘤,包括喉癌形状不规则,周围毗邻重要器官多,且与靶区的解剖关系重叠或交叉,因此三维适形和调强放疗在喉癌放疗中具有重要的作用。同时,喉部肿瘤无相对运动,摆位重复性好,治疗体位固定可靠,这两种技术有更为广泛的应用前景。对于咽后淋巴结阳性者,为保护同侧腮腺可考虑行IMRT,还有部分晚期喉癌患者颈部较短,水平野和锁上切线野衔接困难时,IMRT也是首要选择。

1.喉癌靶区勾画范围

患者靶区根据CT影像的病灶进行勾画,如果患者放疗前行新辅助化疗,靶区应按照化疗前CT影像上的病灶范围进行勾画。

对于肿瘤不同部位以及淋巴结转移情况,根据疾

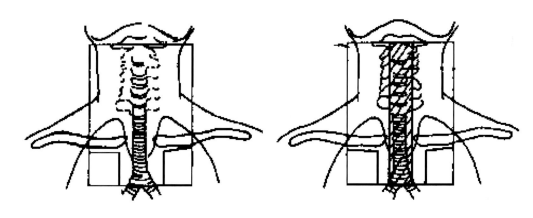

图13-13 声门下癌照射野(照射40 Gy后挡铅保护脊髓,挡铅处用电子线补量)。

病分期和临床特点，对不同期别靶区分别进行了规定，见表13-6。

在观察和临床结果分析的基础上，对喉癌术后靶区进行了规定，见表13-7。

从上表看出，对于行IMRT的患者，其CTV1包括肿瘤（原发灶和肿大淋巴结），CTV2包括相邻无肿瘤区域，CTV3包括颈部预防区。对于术后行IMRT的患者，其CTV1包括残留肿瘤、相邻但无肿瘤的区域、有软组织受侵的手术床，或颈部淋巴结转移侵及包膜外，CTV2包括颈部预防区。

2.靶区的推荐剂量

常规放疗不同部位给予不同的剂量，通常一个完整的治疗过程包含几个计划，先以大野覆盖整个低剂量区，然后缩野对肿瘤或术后残留部位进行加量。然而，IMRT在放射治疗过程中只需要一个计划。处方剂量根据复发风险给予不同的剂量。低剂量靶区每天给予1.8~2.0Gy而增加高剂量区的每天分割；高剂量区每天给予2.0Gy而增加低剂量区的总剂量以补偿低剂量区较低的每天分割剂量。表13-8总结了CTV1、CTV2、CTV3相应的处方剂量。其中CTV1为高风险靶区。

调强放疗中，正常组织耐受量如下：视神经和视交叉55Gy、视网膜45Gy、脑干50~55Gy、脊髓43~44Gy、腮腺20~30Gy、下颌骨70Gy。

3.IMRT放疗疗效

随着IMRT的应用逐渐增多，其局控率高、放疗毒副反应低，逐渐显示其在头颈部癌中治疗的优势。华盛顿大学在1997年2月~2000年12月对7例声门上癌患者进行调强放疗，均为Ⅲ、Ⅳ期患者，中位随访时间为22个月，有1例患者局部复发，其他患者无瘤生存，调强治疗中患者未见3~4级并发症。

(八)放射合并症及处理

1.急性并发症

指发生在放射治疗过程中或放射治疗后1个月出现的任何不适。患者主要表现为声嘶、咽下疼痛、咽下不利，以及照射野内皮肤色素沉着等。声带癌由于照射野较小，急性放疗反应不严重；声门上区癌由于照射野较大，颌下腺及部分腮腺也在照射野内，因此放疗中除有声嘶、咽痛的症状，还会出现口干、味觉改变、吞咽困难、体重减轻等反应，而且这种反应随着照射面积的增加而加重。

对疗前就有声嘶的患者，在开始放疗2~3周内，由于肿瘤的退缩声嘶会有一定程度的改善，但以后由于放疗急性反应的出现可再度导致声嘶或声嘶加重，放疗后1个月左右，由于急性放射治疗的消退，声嘶开始恢复，通常2~3个月时达到相对稳定的发音状态。疗中用声过度或继续吸烟者，急性放射治疗反应将明显加重。疗中注意这些情况，并考虑定期雾化吸入，则可相应地减轻急性反应的程度。

对于接受加速超分割治疗和进行同步放化疗的患者，其急性反应较常规治疗明显加重，有一部分患者可能因为严重吞咽困难而需要鼻饲饮食。

2.晚期并发症

喉癌放射治疗最常见的并发症是喉水肿、喉软骨炎和喉软骨坏死，约占全部患者的5%~10%。其发生与肿瘤范围、照射野大小、剂量高低有关。肿瘤范围大、照射野大、分次剂量大、总剂量偏高易发生。另外喉软骨坏死的发生与疗前喉软骨受侵关系密切，其发生率不超过1%，继续吸烟可诱发软骨坏死。喉软骨受侵者采用放射治疗，不仅软骨坏死发生率高，而且放

表13-6　喉癌的临床靶区勾画指导建议

肿瘤部位	临床表现	CTV1	CTV2	CTV3
声门	$T_1T_2N_0$	原发肿瘤靶区	—	—
	$T_3T_4N_0$	原发肿瘤靶区	CTV1周围选择性外放	同侧淋巴及+对侧（Ⅱ~Ⅳ）
	任何T伴颈淋巴结阳性	原发肿瘤靶区+淋巴结肿瘤区域	同侧淋巴结区（邻近淋巴结区：CTV1淋巴结外放2~3cm）	同侧淋巴结+对侧淋巴结区+咽后淋巴结（其余淋巴结）
声门上	任何TN₀	原发肿瘤靶区	CTV1周围选择性外放	同侧淋巴及+对侧（Ⅱ~Ⅳ）
	任何T伴颈淋巴结阳性	原发肿瘤靶区+淋巴结肿瘤区域	同侧淋巴结区（邻近淋巴结区：CTV1淋巴结外放2~3cm）	同侧淋巴结+对侧淋巴结区+咽后淋巴结（其余淋巴结）

表13-7 术后IMRT的靶区规定

靶区	高危术后IMRT	中危术后IMRT
CTV1	手术床软组织受累或有淋巴结包膜外受侵的淋巴结区域即术前GTV加1~2cm边界	手术床无软组织受累或者无淋巴结包膜外受侵的淋巴结区域
CTV2	选择性淋巴结区域(见上表)	—
CTV3	—	—

射治疗的局部控制作用也很差。因此,这类患者一般首选手术,根据情况决定是否术后放射治疗。

喉水肿出现后可给予超声雾化,必要时可加用抗炎、退肿和激素药物。一般而言,喉水肿多于放疗后3个月内消退,对超过半年仍不消退或逐渐加重者应注意有局部残存、复发或早期喉软骨坏死的危险。

八、化疗联合放疗的应用

1.新辅助化疗

新辅助化疗的目的是在保证现有治愈率的前提下,希望通过新辅助化疗+根治放疗,一方面获得和根治性手术一样的效果,另一方面又最大可能地保留器官的功能。由于对化疗敏感的肿瘤对放疗也较敏感,因此,新辅助化疗也用来预测随后放疗的敏感性。对于敏感患者行根治性放疗,保留器官,从而避免手术治疗。

常用方案有:

(1)PF方案:DDP 100mg/(m²·d)静脉滴注第一天,5-Fu 1000 mg /(m²·d)静脉滴注第1~5天,3周为一个疗程,于放疗前行2~4周期化疗。

(2)TPF方案:TAX 75 mg/(m²·d)静脉滴注第一天,DDP 100mg/(m²·d)静脉滴注第一天,5-Fu 1000mg/(m²·d)静脉滴注第1~4天,3周为一个疗程,于放疗前行2~4周期化疗。

2.同步化疗

同步化疗有其自身优势,可在不影响生存的情况下保留喉功能。同步化疗可以增加放疗敏感性,从而提高局部控制率,同时也可以控制远处转移,二者联合理论上可以提高疗效。临床研究结果也表明同时放化疗效率较高,有提高肿瘤局控率、改善预后的可能。

尽管同步放化疗急性反应明显,但其较单独放疗或序贯放疗疗效优,是一种更优化的治疗方案,且逐渐成为喉癌的标准治疗。与常规放疗相比,改变分割方式可提高局部控制率和总生存率,理论上同步化疗与改变分割方式的放疗联合应用会有更好的疗效,但因急性毒性反应大,联合治疗必须权衡利弊。对于年轻或PS 0~1分者更有可能耐受较大的不良反应,能在改变分割方式的治疗中获益,因此,进行同步放化疗和改变分割方式的放疗选择适合的患者十分重要。

另外,同步放化疗在保留患者喉功能中起重要作用。全喉切除术造成患者永久气管切开和发音功能丧失,降低生活质量。研究表明,由于全喉切除术对患者生理和美容的影响,一部分人愿意用14%的预期生存时间来避免全喉切除术。Mata分析报道,标准全喉切除术+术后放疗较单纯放化疗总生存率高6%,但无统计学意义。

因此,通过同步放化可保留部分患者喉功能,且与传统治疗相比,不影响其总生存率,这种治疗方式在体力状态好者可能成为标准方案。

表13-8 喉癌调强放射治疗CTV与正常组织生物等效修正剂量的规定

靶区	调强放射治疗				
	根治性放疗常规技术	根治性放疗合并化疗(35次)	根治性放疗未合并化疗(30次)	高危术后放疗(30次)	中等危险度术后放疗(30次)
CTV1	70/2 Gy	70/2 Gy	66/2.2 Gy	63/2.1 Gy	60/2 Gy
CTV2	60/2 Gy	63/1.8 Gy	60/2 Gy	54/1.8 Gy	54/1.8 Gy
CTV3	50/2 Gy	56/1.6 Gy	54/1.8 Gy	—	—

3.新辅助化疗联合同步放化疗

新辅助化疗可预测放疗敏感性,因此在标准同步放化疗前增加新辅助化疗成为目前研究的热点之一。

研究表明,联合紫杉类药物的新辅助化疗+同步放化疗效率更高,能显著提高保喉率和生存率,且相对安全,因此,含紫杉类的三药新辅助化疗+同步放化疗有望成为治疗晚期喉癌的新手段。

九、靶向治疗联合放疗

喉癌等头颈部肿瘤中EGFR过表达率可高达70%~80%。对于EGFR过表达的患者,往往恶性度高,预后差。通过靶向治疗阻断EGFR传导通路的药物有厄洛替尼、吉非替尼以及西妥昔单抗等。这些药物与EGFR的配体结合域结合,从而阻断下游信号传导通路,达到靶向治疗肿瘤的目的。其常见的副反应为皮疹和腹泻,一般都可耐受。这些药物中,西妥昔单抗研究最为广泛。

另外,研究发现,在VEGF高表达的喉癌患者,中位生存率低,中位生存时间短,血清VEGF表达高,预后差。临床前期研究表明,联合抗VEGF和放疗可增加放疗效果,随着研究不断深入,可望产生令人鼓舞的结果。

（章文成　王凤明）

第七节　上颌窦癌的放疗及综合治疗

一、应用解剖

上颌窦位于上颌骨体内,与筛窦、鼻腔、眼眶、颅底、鼻腔及口咽相连,成不规则锥体形,其基底在内侧及顶尖部突向颧骨,后上部直达眼眶底的尖端及翼腭裂。

上颌窦分为上、前、内、外、底五个壁,内侧壁与鼻腔共用,底壁为上齿槽和硬腭,前壁为大齿肌附着区,外侧壁为颊肌附着区。在五个骨壁中,以内壁最薄,有上颌裂孔和鼻腔相通,上壁次之,前壁再次之,底壁虽较厚,但磨牙及双尖牙牙根借一薄层骨质与上颌窦相隔。这些薄弱区域易被肿瘤侵蚀、破坏,向窦外扩展。

上颌骨与邻骨的骨性相连有四处:①外上壁与颧骨的上颌突相连;②内上壁按先后顺序,与鼻骨、额骨、筛骨及腭骨的眼眶突相接,并构成眼眶内侧壁的下半;③内下壁按先后顺序,与上颌骨的牙槽突、梨

及腭骨水平板相接;④后下壁在上颌结节后方与腭骨锥突及蝶骨翼板相接。这四处连接中,除颧骨的上颌突比较浅在,其解剖境界较为明显外,其他三处均与邻骨缺乏清楚分界(图13-14)。

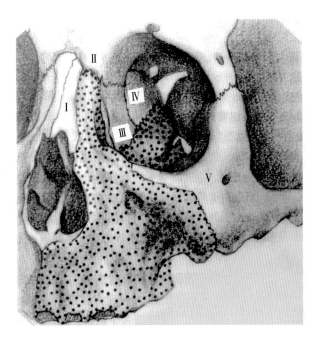

图13-14　上颌骨与邻骨的解剖关系。Ⅰ:鼻骨,Ⅱ:额骨,Ⅲ:筛骨,Ⅳ:腭骨眶突,Ⅴ:颧骨。

上颌窦腔内黏膜由假复层纤毛柱状上皮和腺体组成。窦孔位于上颌窦腔的内上方,开口于中鼻道而与鼻腔相同,窦腔内的分泌物全靠柱状上皮的纤毛运动经过此孔将分泌物排入中鼻道。由于上颌窦孔开口位置较高,因而上颌窦腔内易受感染,且感染后经常因引流不畅而发生慢性感染。上颌窦癌患者也常见到继发性感染。窦腔黏膜的淋巴引流也经过此口与鼻腔淋巴汇合,分别注入咽后、颌下和前颈淋巴结。

二、病理

(一)来源

上颌窦的恶性肿瘤来源于窦腔黏膜组织,尤以鳞状上皮癌为最多,占90%以上,腺癌、囊性腺癌次之,此外还有淋巴肉瘤、骨肉瘤、纤维肉瘤等,均为少见。

(二)生长与扩展

肿瘤原发于黏膜,继而不断生长并破坏骨壁向外

周浸润,好发于上颌窦下半部(约2/3),常破坏前壁而使面部隆起,向下破坏牙根部,造成牙齿松动或脱落,肿瘤继续增大可经牙龈或穿破硬腭而突入口腔。上颌窦内壁常受肿瘤压迫或破坏而侵入鼻腔。上壁受累时,肿瘤突入眶内挤压眼球向上移位,少数向后外扩展破坏骨壁达翼腭窝。由于上颌窦与筛窦相邻,亦可侵入该窦腔并侵入球后,致使眼球外突或累及颅底。向外侧可累及颧骨。晚期可累及全窦腔各壁(约占2/3)。

(三)转移

由于上颌窦腔内黏膜淋巴组织不丰富,所以上颌窦癌的淋巴转移较少或发生较晚。常见转移部位是颌下淋巴结和前上颈淋巴结群。上颌窦因血管不发达故血行转移亦较为少见,有的学者报道为0.28%。

三、临床表现

(1)肿瘤侵出内壁:鼻塞、血性分泌物,较为多见。

(2)前壁受累及面前软组织:面颊部肿胀、隆起伴有压痛,严重者侵及眶下神经、三叉神经造成面部皮肤麻木、疼痛、感觉丧失,两侧面颊不对称等。

(3)肿瘤向下侵犯压迫上齿槽神经:局部疼痛,如侵及上齿龈会出现牙齿疼痛、松动、脱落、出血及牙龈肿块,为肿瘤侵及底壁的临床表现。

(4)肿瘤侵入眶内:眼球移位、突出或有复视,较为少见。

(5)肿瘤穿破后壁向上颌窦后方扩展累及翼板、翼肌向翼腭窝发展:张口困难,预后较差。

四、诊断

上颌窦癌患者就诊时大多数为中晚期,且有些症状被误诊为三叉神经痛、上颌窦炎、齿龈炎症,肿瘤侵及鼻腔常诊为鼻腔息肉。有的患者曾先后多次拔牙疼痛无改善,有的患者作过鼻息肉切除等,鼻塞、流液症状均无好转。由此可见,上颌窦癌早期诊断较为困难。

1.影像学检查

由于上颌窦位置的特殊性,与周围窦腔相邻,故一般X线正侧位像对观察上颌窦内肿瘤及窦壁的破坏相当困难。早在20世纪60年代,CT断层扫描机尚未在我国使用前,不少学者采用不同角度的X线检查上颌窦癌,对于其分期收到了较好的效果:

(1)瓦氏位:主要显示上颌窦腔及上、下、内、外骨壁的情况。

(2)23°位:重点显示鼻腔和筛窦的情况。

(3)改良颏顶位:能显示蝶骨大翼的眶面及颅面,能显示上颌窦后外侧壁、翼突、翼内外板的结构。

(4)鼻旁窦正位断层:显示筛窦、鼻腔、上颌窦腔及其四隔壁的结构。

由于CT及MRI的引进,能清晰地了解上颌窦腔内肿瘤的大小、密度以及与周围结构的关系,为准确分期及治疗提供重要资料,现已成为上颌窦癌的常规检查。

2.病理检查

为了明确诊断,病理检查是必不可少的,上颌窦可视肿瘤侵及部位采取不同的咬检方式,如肿瘤已侵及鼻腔,可以从鼻腔咬取;肿瘤侵及硬腭并突入口腔,可以从口腔内咬检;肿瘤局限于窦腔内,可于第二门齿外上龈颊沟穿刺活检或切开骨壁取活检。总之,疗前必须获得病理组织学诊断。

五、临床分期

上颌窦癌TNM分期(2002,6th,UICC)如下。

T:原发肿瘤。

Tx:原发灶无法评估。

T_0:未发现原发肿瘤。

Tis:原位癌。

T_1:肿瘤局限于上颌窦黏膜,无骨受侵或骨质破坏。

T_2:肿瘤侵犯骨或有骨质破坏,包括侵犯硬腭和(或)中鼻道,未侵犯上颌窦后壁和翼板。

T_3:肿瘤侵及下列任何一个组织结构:上颌窦后壁、皮下组织、眼眶底壁或内侧壁、翼腭窝、筛窦。

T_{4a}:肿瘤侵及下列任何一个组织结构:前部眶内容物、颊部皮肤、翼板、颞下窝、筛窦或额窦。

T_{4b}:肿瘤侵及下列任何一个组织结构:眶尖、脑膜、脑、中颅窝、脑神经(三叉神经上颌支除外)、鼻咽、斜坡。

N:区域淋巴结。

Nx:区域淋巴结无法评估。

N_0:无区域淋巴结转移。

N_1:同侧单个淋巴结转移,最大直径≤3cm。

N_{2a}:同侧单个淋巴结转移,3cm<最大直径≤6cm。

N_{2b}:同侧多个淋巴结转移,最大直径≤6cm。

N_{2c}:双侧或对侧淋巴结转移,最大直径≤6cm。

N_3:转移淋巴结,最大直径>6cm。

M：远处转移。

Mx：远处转移无法评估。

M$_0$：无远处转移。

M$_1$：有远处转移。

临床分期：

0期：TisN$_0$M$_0$。

Ⅰ期：T$_1$N$_0$M$_0$。

Ⅱ期：T$_2$N$_0$M$_0$。

Ⅲ期：T$_3$N$_{0-1}$M$_0$；T$_{1-3}$N$_1$M$_0$。

Ⅳ期：A：T$_{1-3}$N$_2$M$_0$；T$_{4a}$N$_{0-2}$M$_0$。

　　　B：T$_{1-4}$N$_3$M$_0$；T$_{4b}$N$_{0-3}$M$_0$。

　　　C：T$_{1-4}$N$_{0-3}$M$_1$。

六、治疗

上颌窦癌是头颈部较难控制的癌瘤之一，其远期疗效不能令人满意。有的学者报道，单纯手术治疗其5年生存率为10%~20%。单纯放射治疗5年生存率也仅为20%~25%。其原因为：①患者多数发现较晚；②上颌窦局部解剖关系比较复杂，肿瘤扩展常侵犯周围窦腔及重要组织。各种治疗手段均难以控制肿瘤。多年来国内不少学者经过临床实践，总结了不少经验，特别是计划性放疗加手术综合治疗上颌窦癌取得较好疗效。

（一）单纯放射治疗

上颌窦癌患者就诊时绝大部分已达晚期，侵犯其他窦腔明显。由于肿瘤体积较大，加上上颌窦腔内血供差，因此瘤体乏氧细胞增多，甚至瘤体内伴有坏死。单纯放疗对于上颌窦的治疗效果不佳。有的学者为改善上颌窦肿瘤缺氧，采用放疗前行患侧窦腔开窗术以便放疗中冲洗消除坏死组织，相对提高肿瘤的敏感性。

实践证明，上颌窦癌单纯放疗的5年生存率有由19.8%提高至31.3%。

1.放疗前的准备工作和放疗中的注意事项

（1）放疗前必须有病理诊断，明确组织分类；

（2）经CT、MRI等检查确定肿瘤范围，条件允许可行PET-CT检查明确肿瘤分期。根据体检及影像资料确定靶区，为计划的设定及治疗做好准备；

（3）洁齿拔除短期难以治愈的患齿，控制局部炎症；

（4）行开窗术 经口腔龈颊沟切开患侧上颌窦下壁，放置引流管。疗中每日用消毒水冲洗一次，每2周用刮匙清除窦腔内坏死组织一次。放疗中每天使用抗生素眼药水滴窦腔或眼数次，加强对窦腔口腔的清洁和抗感染。

近年来有的学者在放疗中为了提高肿瘤的放疗敏感性，在放疗前给予放疗增敏剂，如希美钠等。但目前尚无远期疗效报道。

2.放疗后处理

放疗结束后，患者放疗区炎症表现较为突出，如软组织急性炎性水肿、急性结膜炎、泪腺炎等，应给与积极的对症处理。个别患者在放疗后有窦腔与口腔穿孔及咬肌下颌关节硬化出现张口困难。因此放疗后的功能锻炼，保持口腔鼻腔清洁是非常重要的。

3.放疗技术

（1）常规放疗：初诊的上颌窦患者中，属于中晚期的约占1/3。其余2/3患者属于晚期或病理属分化差的癌，因此不适合根治性切除，所以大部分患者需作放射治疗。

由于上颌窦腔的解剖位置处于偏心位，在照射时易出现高剂量区和低剂量区，以致肿瘤剂量的不均匀，导致疗效不佳。

1）放疗区的划定：设野的边缘应当超出肿瘤界线或上颌骨边缘1cm，对分化差的癌瘤应超出1cm以上，如果肿瘤已侵及上颌骨内上角，照射野应包括筛窦。如果肿瘤无侵及眶内，照射上缘平眼裂，如有眶骨的破坏侵入眶内，放射野应包括全眼眶。肿瘤向下侵及硬腭，下界要包括硬腭。

2）放疗技术：在计算机尚未用于放疗设计之前，一般采用常规放疗技术。病变局限于上颌窦内，可布耳前野及眶下野。眶下野上界为眶下缘上0.5cm，内界为体中线，下界包括硬腭，外界为面部正侧游离缘。耳前野上下界同前野，前界达患侧上颌窦前壁皮缘，后界为下颌骨升支前后1/2处。为了肿瘤剂量更为均匀，可加用45°楔板，厚端相对（图13-15至图13-18）。如病变侵犯前壁及外侧壁，射野不变，楔板改为0~15°（图13-19和图13-25）。

（2）调强放疗（IMRT）：由于科学技术的飞速发展，计算机已全面进入放疗技术的设计和治疗。从此，放疗技术日趋完善。靶体积的确定更加准确，剂量分布更加均匀合理，肿瘤剂量更宜提高，正常组织保护更加全面，以此最大限度控制肿瘤，提高生存质量。当前上颌窦癌的放疗多采用适形照射及调强照射，特别是调强照射肿瘤剂量均匀，正常组织得到有效保护。

首先根据CT、MRI或PET-CT扫描结果，依次确定：①肿瘤区（肿瘤临床灶）；②靶区（肿瘤临床灶+亚

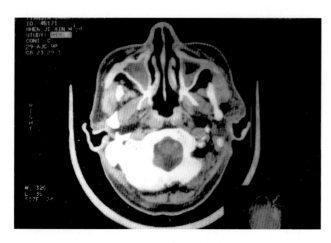

图13-15 CT右上颌窦癌。

临床灶+肿瘤可能侵犯的范围);③计划区(靶区+由于日常摆位,患者器官运动,放疗中靶位置等因素引起的扩大照射的组织范围)。经TPS进行照射野的设计及优化,尽量减少眼(5~12Gy)和延髓(30~40Gy)的受量,照射至50~60Gy时要调整放疗计划,缩小靶区范围,提高肿瘤剂量,减少正常组织的受量,减轻放疗反应。

调强适形放疗对于上颌窦癌的治疗提供了最新的、最合理的技术,此项治疗需根据近期的影像检查、CT、MRI,PET-CT定位图像和临床检查来确定,分别勾画除GTV或GTVtb(瘤床)、CTV、GTVnd、PTV和重要的

器官,确定不同靶区的靶体积要求达到的处方剂量和重要器官的剂量限制要求,然后在三维治疗计划系统下进行治疗计划设计。

(3)放射源及照射剂量:采用直线加速器6 MV X线。由于上颌窦腔的血运不好,肿瘤处于乏氧状态,对放疗不甚敏感,加之肿瘤侵犯面积较广,瘤体大均影响放疗的敏感性,因此根治性肿瘤量较一般恶性肿瘤要高,一般在70~80Gy为宜,对局部残留肿瘤或剂量薄弱区可采用电子线补量10Gy左右。采用常规分割2Gy/次,5次/周。为了提高疗效除行患侧上颌窦开窗术并加冲洗外,放疗中还需加用放疗增敏药。

调强适形治疗计划设计完成后,需进行治疗计划验证,确认误差在允许范围后,需要患者在CT模拟机进行第二次扫描,根据治疗计划找出中心,并将标记在面罩上的定位中心移至治疗中心,再到治疗机照射治疗中心的验证像,确认无误后开始实施治疗。

调强适形放疗每周5次,每日1次。

单纯放疗GTVp、GTVnd,2.12~2.3Gy/次, 总剂量60.96~75.9Gy/33次,PTV1 1.82~2.0Gy/次,60.6~66 Gy/次,PTV2,1.82Gy/次,总剂量为50.96 Gy/次。

术前放疗剂量:GTVp、GTVnd,2.12~2.3Gy/次,总剂量63.6~69Gy/30次,PTV 1.82~2.0 Gy/次, 总剂量54.6~60Gy/30次, 如术后肿瘤残存或切缘阳性时,

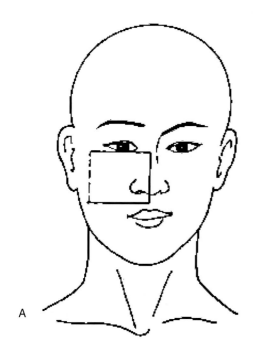

A

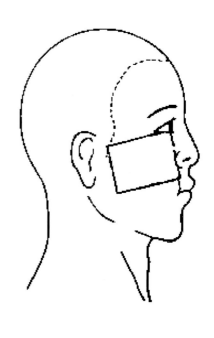

B

图13-16 (A)正面射野;(B)侧面射野。

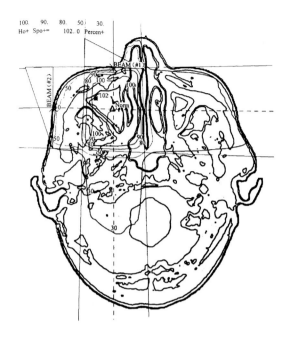

图13-17 TPS示45°楔板90%等剂量曲线包绕病变区。

GTVp总剂量相应提高。

(二)综合治疗

由于单纯手术和单纯放疗均难以达到满意的结果,所以不少学者采用综合治疗。

1.术前放疗

此类患者多为非计划性:或是手术切除不满意,或是术后确有手术残留,希望借助放射治疗以弥补手术之不足,达到提高疗效的目的。但由于肿瘤已大部切除,照射范围难以确定,有些肿瘤侵犯区易被遗漏,

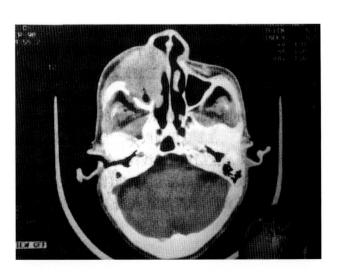

图13-18 CT示病变侵犯前壁,照射野边界不变,调整楔板为15°,表面垫组织等效物1~1.5 cm,增加前壁受量。

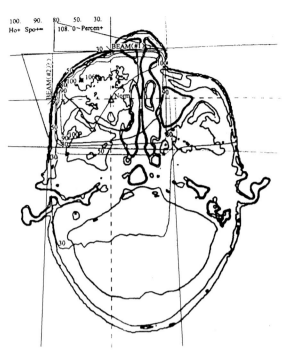

图13-19 TPS示15°楔板,等剂量曲线前移,增加前壁受量。病变累及筛窦,前野内界移至健侧眼内眦,上界至眉弓结节,前组筛窦欠缺剂量由虚线小射野补足。

且术后腔内血运更差,会大大降低肿瘤的敏感度;上颌窦术后周围组织炎性水肿明显,放疗会加重周围组织的放疗损伤,治疗剂量不宜提高,对残留肿瘤难以控制,早年有学者报道手术加放疗,上颌窦癌的5年生存率为8.5%~28.5%。

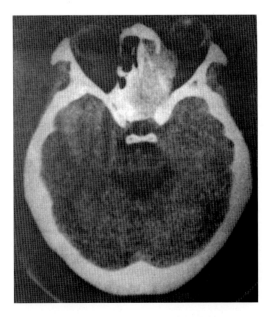

图13-20 CT示左上颌窦癌累及筛窦。

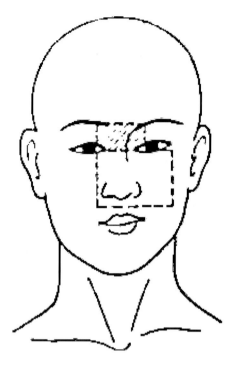

图13-21　正面照射野。

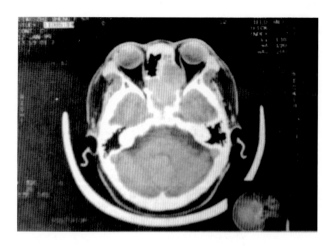

图13-23　CT示左上颌窦癌累及眼眶下骨板。

2.术后放疗

不少学者长期的治疗实践证明,此种治疗取得较好的疗效。早在1963年天津市肿瘤医院李树玲教授对此治疗上颌窦癌发表论文予以肯定。从此,放疗+手术

综合治疗已成为上颌窦癌的常规治疗。此治疗方法的优点:①肿瘤未经手术破坏,血运较好,保持肿瘤一定的敏感性;②肿瘤侵犯范围明确,疗前划定靶区准确;③肿瘤经放疗瘤体大大缩小,活性减低,为根治性手术打下良好的基础;④可消灭肿瘤亚临床病灶,实践证明放疗+手术综合治疗5年生存率为40%~52%。其疗效大大高于手术+放疗组。

影响放疗+手术综合治疗上颌窦疗效的主要因素为术前的放疗效果,这些患者大多数为广泛浸润者。

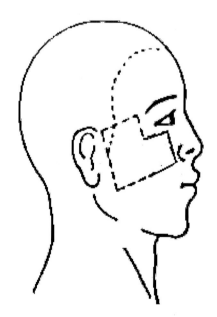

图13-22　侧面照射野。病变累及眶下骨板,在争取保留眼球的措施下,前野同前,侧野上界向上延至眉弓水平,后界上端仍在眶下缘稍上水平,前后顶端连线构成斜行的侧野上界,此种设计,使侧野照射包括眼眶内容,但避开晶体,可免于放疗后产生白内障。

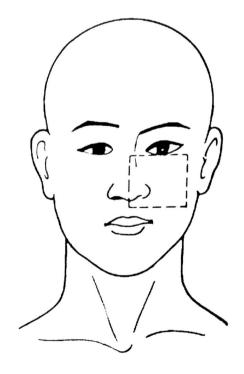

图13-24　正面照射野。

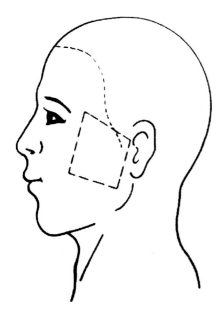

图13-25　侧面照射野。

（刘玉忠　任凯）

第八节　鼻腔筛窦癌

一、发病情况

鼻腔及鼻窦恶性肿瘤占全身恶性肿瘤的0.5%~2%，占头颈部肿瘤的9.7%~11.9%。其中，鼻腔癌最多见，占47.9%~55.3%，上颌窦癌次之，占34.1%~40.3%，筛窦癌占4%~4.4%。鼻腔、鼻窦肿瘤的高发年龄为50~60岁，男性发病率约为女性的2倍。流行病学调查发现，从事木器加工的工人，长期接触镍、铬、镭、二氧化硅、放射线、皮革、纺织品纤维的人群，EB病毒感染和慢性鼻窦炎患者，罹患该病的概率显著增加。国外以日本和南非地区发病率较高，其中南非班图人与长期吸用当地产的鼻烟有密切关系。在国内，鼻腔、鼻窦肿瘤发病率无明显地区差异。

二、应用解剖

1.鼻腔

鼻腔由鼻前庭、鼻甲、鼻道组成。鼻中隔将鼻腔分为左右两侧。前鼻孔与外界相通，后鼻孔与鼻咽相连。每侧鼻腔由四个壁组成。整个鼻腔呈上窄下宽的锥形结构（图13-26和图13-27）。

（1）鼻腔上壁（顶壁）：由鼻骨筛骨水平板和蝶窦前壁构成，与前颅凹相邻。

（2）鼻腔下壁（底壁）：即硬腭鼻腔面，将鼻腔和口腔分隔。

（3）鼻腔内侧壁：即鼻中隔，其前下方有筛前动脉、筛后动脉、鼻腭动脉、腭大动脉和上唇动脉的分支互相吻合，形成丰富的血管网，称为Little区，这是鼻出血最常发生的部位。

（4）鼻腔外侧壁：由上而下略向外倾斜，有上、中、下三个鼻甲突向鼻腔。

（5）鼻甲：含有丰富血管的组织。上鼻甲平面以上的部分为鼻腔的嗅部，上鼻甲以下的部分为鼻腔的呼吸部。上鼻甲后上方有一凹陷的隐窝，称蝶筛隐窝，蝶窦开口位于此处。中鼻甲与鼻中隔之间的空隙称为嗅裂。下鼻甲最长最大，其后端距咽鼓管咽口约1~1.5 cm，下鼻甲肿大常可影响咽鼓管的通畅。中、下鼻甲是鼻腔癌的好发部位。

（6）鼻道：上鼻道有后组筛窦和蝶窦开口。中鼻道有上颌窦、前组筛窦、额窦开口。下鼻道前上部，距鼻孔约3 cm处有鼻泪管开口。下鼻道外侧壁为上颌窦的内壁，其骨质菲薄，是上颌窦穿刺冲洗的最常用部位。

（7）鼻前庭：为鼻腔的皮肤部分，有汗腺、皮脂腺和较多鼻毛，下壁是上颌骨，两侧是纤维脂肪组织的鼻翼，鼻前庭的后部也是与鼻腔黏膜的移行处。

（8）鼻腔的淋巴引流：鼻腔的淋巴管极为丰富，其前1/3的淋巴管与鼻前庭相吻合，引流至颌下淋巴结，后2/3淋巴引流至咽后淋巴结和颈深上淋巴结。嗅部淋巴引流至咽后淋巴结。

2.筛窦

筛窦位于鼻腔上部与两眼眶之间的筛骨迷路内，两侧常不对称，每侧约有十个筛房。以中鼻甲附着缘为界，将筛窦分为前后两组。筛窦上壁位于前颅窝底很薄的筛骨水平板，并以此与颅腔相隔；外壁极薄，故称纸样板，与眼眶相邻，筛窦肿瘤易经此侵及眶内。前组筛窦引流至颌下淋巴结，后组筛窦引流至咽后淋巴结。

三、临床表现

1.症状

（1）鼻塞：为最常见症状，约占85%。一般为单侧鼻塞，但肿瘤较大压迫鼻中隔时可引起对侧继发鼻塞，甚至阻塞鼻腔和咽腔而出现呼吸困难。鼻腔上部肿瘤引起鼻塞症状较晚。

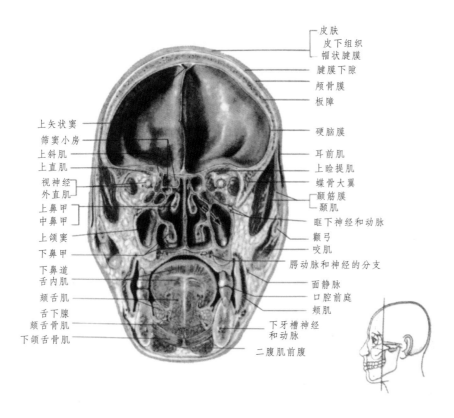

图13-26 鼻腔鼻窦结构前面观。

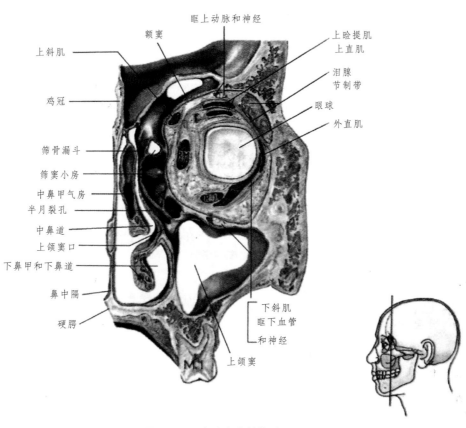

图13-27 鼻腔鼻窦结构后面观。

(2)嗅觉减退:原发于鼻腔的肿瘤或筛窦肿瘤,堵塞鼻腔或侵犯嗅区引起该症状。

(3)血性或脓性分泌物:早期筛窦肿瘤症状多不明显,有时涕中可见血性分泌物。鼻腔受侵或肿瘤原发于鼻腔,表现为患侧鼻腔涕中带血或鼻出血,反复发作,逐渐加重。鼻腔鳞状细胞癌常因肿瘤表面组织坏死合并感染而出现脓、血性分泌物,有异味。

(4)疼痛:表现为鼻腔内痛、上牙痛、面颊部痛或偏头痛,有时为早期表现。

(5)其他:鼻咽受侵则出现耳鸣、听力下降,侵及鼻底出现硬腭肿块。

2.体征

(1)鼻外形改变:由于肿瘤占据鼻腔使鼻的外形发生鼻背变宽和局部隆起的改变。晚期肿瘤可穿破鼻背皮肤引起溃疡。

(2)眼球外突移位:肿瘤经纸样板侵入眼眶出现眼球移位和复视,侵及眼球后部或眶尖可出现眼球外突,活动受限,视力减退,第Ⅱ、Ⅲ、Ⅳ对脑神经麻痹等症状。

(3)鼻腔肿物:经鼻窥镜可见鼻腔肿物突至鼻前庭;经间接鼻咽镜可见后鼻孔肿物。肿物的形态按病理类型不同而异。鳞状细胞癌多呈菜花状,表面溃疡伴坏死,质脆易出血;腺癌多呈结节状,早期黏膜正常,晚期也可有溃疡形成;恶性黑色素瘤的瘤体多呈黑色或浅棕色,少数可以无色素而伴有血性渗出物;嗅神经母细胞瘤似息肉样或血管丰富呈灰红色;恶性淋巴瘤或其他软组织肉瘤一般瘤体较大,表面黏膜光滑。

(4)颈部肿物:即颈部淋巴结转移。鼻腔、筛窦恶性肿瘤常见Ⅱ区淋巴结转移,当肿瘤位于或侵及鼻腔后1/3或鼻咽时,可发生咽后淋巴结转移。肿瘤侵及鼻腔前庭时,发生双侧颌下淋巴结转移的概率增加。

四、检查方法

1.组织学检查

鼻腔、筛窦肿瘤在治疗前,应取得组织学或细胞学证实。原发于鼻腔的肿瘤,或鼻窦肿物侵及鼻腔,可直接取鼻腔肿物活检。活检前应去除表面的坏死组织,用麻黄碱收缩鼻甲,避免误取正常组织引发出血。当肿瘤伴有息肉、乳头状瘤时,需要深取或多点、多次活检才能获得阳性结果。

2.影像学检查

随着影像技术的不断进步和完善,目前CT和MRI检查已成为鼻腔、鼻窦癌的常规检查。通过影像学检查,可以清楚显示肿瘤部位,侵犯范围,骨质是否受侵,及肿瘤与周围组织器官的关系。同时也有助于确定临床TNM分期,指导放射治疗计划的实施,判断疗效,及随诊过程中检查肿瘤有无复发或转移。

五、病理

1.鳞状细胞癌

鳞状细胞癌是鼻腔、筛窦癌中最常见的病理类型,约占鼻腔、鼻窦肿瘤的50%。鳞状细胞癌的好发部位是鼻腔外侧壁的中、下鼻甲,少数发生于鼻中隔。极易破坏鼻腔外侧壁侵入上颌窦,也可穿破硬腭侵入口腔和向上侵犯筛窦。原发鼻腔的鳞状细胞癌约有10%出现颈部淋巴结转移,分化差的鳞状细胞癌发生淋巴结转移的概率增加。基底细胞样鳞状细胞癌不常见,其生物学行为与鳞状细胞癌相似。

2.腺癌

腺癌分为低度恶性和高度恶性,后者侵袭性更强。乳头状腺癌为低度恶性肿瘤。腺泡细胞癌、黏液表皮样癌和腺样囊性癌是发生于鼻腔、鼻窦小涎腺上皮的恶性肿瘤。其中以腺样囊性癌居多,好发于鼻腔上部,易于向上侵犯眼眶、筛窦,晚期可破坏骨壁而侵入鼻咽和颅底。腺鳞状细胞癌为高度恶性肿瘤,侵袭性强,易发生转移,但发病率很低。

3.恶性黑色素瘤

高发年龄为40~60岁,男女发病比例无明显差异,发病率较低。多发生于鼻中隔及中、下鼻甲,只有少数发生于鼻窦。淋巴结转移率约为20%~40%。血行转移较常见。

4.嗅神经母细胞瘤

男性多见,发病高峰在20~30岁。肿瘤起源于鼻腔外侧壁上部嗅区的神经上皮细胞,易侵犯筛板进入前颅窝,属高度恶性肿瘤,易发生淋巴结转移和血行转移。

5.肉瘤

原发于鼻腔、鼻窦者少见。包括纤维肉瘤,横纹肌肉瘤,血管肉瘤,软骨肉瘤和骨肉瘤。纤维肉瘤多发生于鼻甲。血管肉瘤发病率极低,但预后可能好于其他类型肉瘤。后两者罕见。

6.内翻性乳头状瘤

内翻性乳头状瘤为良性肿瘤,但其生物学行为呈恶性表现,易向周围组织侵犯和破坏骨组织。该病好发于鼻腔外侧壁和中鼻甲,鼻窦以筛窦多见,常为多中心、弥漫性生长,术后复发率极高,并进行性发展。有癌变倾向。

7.恶性淋巴瘤

鼻腔NK/T细胞淋巴瘤多数表现为NK细胞来源,少数表现为T细胞来源,以血管中心性病变,血管破坏和坏死为主要的病理学特征,与EB病毒感染有关。典型的免疫表型为CD2+CD56+,表面CD3−,胞质CD3(CD3ε)+。该病诊断时多为局限性的I~II期,较少区域淋巴结转移,极少远处转移,对放疗敏感,对化疗抗拒,晚期预后极差。

六、放射治疗

(一)治疗原则

1.术前放疗

除分化差的肿瘤以外,凡有手术指征的鼻腔、鼻窦癌都适合采用有计划的术前放疗。部分分化差的肿瘤放疗至50Gy时消退不满意,应及时将根治性放疗改为术前放疗。

2.术后放疗

术后切缘不净或安全界不够、由于其他原因先手术治疗的分化差的肿瘤、T3、T4及有淋巴结转移的晚期病变,需要行术后放疗。腺样囊性癌因浸润性强,手术不易于切净,且控制肿瘤需要较高剂量,适宜术后放疗。多次术后复发的内翻性乳头状瘤,也需要行术后放疗。

3.单纯放疗

(1)根治性放疗:组织学分化差的肿瘤原则上采用根治性放疗的方法。有手术指征,但因其他疾病无法接受手术或拒绝手术者可行根治性放疗。

(2)姑息性放疗:晚期肿瘤无手术指征,放疗无根治可能,疼痛明显,肿瘤生长快,伴出血,肿瘤压迫无法进食,都可以姑息减症状为目的进行放疗。肿瘤堵塞或压迫呼吸道时,可先气管切开,再行姑息性放疗。

4.单纯手术治疗

分化好的早期鼻腔肿瘤或拒绝放射治疗的患者,可行单纯手术治疗。

5.化疗

对伴有远处转移的鼻腔恶性肿瘤,应以化疗为主,可辅以姑息性放疗。

6.淋巴结区域放疗

(1)早期、组织学分化好的鼻腔、鼻窦癌,因淋巴结转移率低,无需行常规颈部淋巴结预防照射;

(2)T3、T4、组织学分化差的肿瘤患者,行颈部淋巴结预防性照射;

(3)已发生淋巴结转移者,原发灶与转移灶应同时进行治疗,并行相应区域淋巴结的预防性照射;

(4)根治性放疗的患者,如果原发灶控制满意,颈部淋巴结残存,可手术挽救。

(二)放疗前的口腔处理

放疗前需要在口腔科进行口腔护理,包括洁齿、拔除无保留价值的残根、修补龋齿、治疗牙周炎等。口腔护理最好在放疗前1周完成,可以使口腔处理引起的组织损伤得以修复。放疗前的口腔护理可有效减少放疗后放射性骨坏死的发生概率。

(三)放射治疗技术

1.模拟机定位

患者采用仰卧位,张口含瓶塞,保护舌和口底,适当选用头枕,热塑面罩固定。在模拟机拍摄定位片,或在CT模拟机连续扫描获得定位图像,将定位中心及相邻野共用界线标记在面罩上。

2.照射技术

(1)常规外照射可采用整体挡铅或多叶光栅技术,因整体挡铅的适形度好于多叶光栅,目前主张采用整体挡铅技术。

(2)如果病变在一侧,可采用一前一侧野,使用45度楔形版,剂量比为1∶1。

(3)如果病变居中,可用两前斜野或两侧野加一前野,侧野可选用不同度数的楔形板,三野剂量比应根据TPS或三维适行照射剂量的分布来确定。

(4)放疗中尽量保护晶体、角膜和泪腺,可采用下面方法:前野包括角膜时,嘱患者睁眼,用X线照射,使剂量建成区落在晶体后方;侧野照射时,筛窦及眼眶区用电子线小野补量,用铅珠遮挡角膜和晶体。

(5)适形调强放射治疗在CT模拟机获得定位图像后,勾画出GTV、GTVnd、CTV、PTV和重要器官,确定不同靶区的靶体积要求达到的处方剂量和重要器官的剂量限制要求,然后在治疗计划系统进行治疗计划的设计。完成治疗计划后,进行治疗计划验证,确认误差在允许范围内,才可实施治疗。

3.能量选择

多选用6MV X线进行治疗。电子线用于筛窦、眼眶区和颈部淋巴结补量照射,一般选择6~12MeV的能量,根据患者的实际情况选择不同照射区域的电子线能量。

(四)照射野设计

(1)肿瘤位于鼻中隔,或局限于一侧鼻腔,但均未侵及鼻腔外侧壁,采用鼻前"矩形"野照射,包括双侧鼻腔、筛窦和同侧上颌窦内侧壁。

鼻前"矩形"野:上界:平眶上缘;下界:鼻唇沟中点;内界:过中线1~2 cm;外界:角膜和巩膜交界处(图13-28)。

(2)肿瘤位于一侧鼻腔,侵及鼻腔外侧壁、筛窦或单侧上颌窦,未侵及眼眶,采用"L形"前野照射,包括双侧鼻腔、筛窦和同侧上颌窦。此时需增加侧野照射,侧野包括颅底、筛板和全上颌窦。

"L形"前野:上界:平眶上缘(筛窦受侵时平眉弓);下界:平口角;内界:过中线1~2cm;外界:上半部分为角膜和巩膜交界处,下半部分为患侧外眦垂线(图13-29)。

(3)肿瘤较大,侵犯双侧上颌窦时,采用鼻前"品字"野,包括双侧鼻腔、筛窦和双侧上颌窦。

鼻前"品字"野:上界:平眶上缘(筛窦受侵时平眉弓);下界:平口角;内界:双侧内眦;外界:双侧外眦(图13-30)。

(4)肿瘤侵及翼板、翼内外肌、鼻腔后1/3或鼻咽

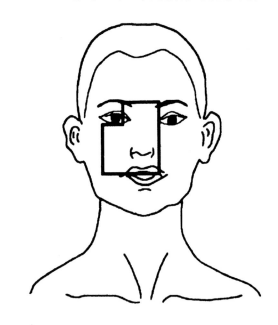

图13-29　"L形"前野示意图。

时,侧野应包括鼻咽腔,后界和下界同鼻咽癌面颈联合野的布野方法。

(5)当肿瘤侵及眼眶时,若为单一纸样板受累,照射野外界在患侧角膜内侧缘;若眼眶多壁受累或肿瘤明显侵入眶内,采用面前"方形"野,包括整个患侧眼眶,患者眼睛无需遮挡。

面前"方形"野:上界:平眶上缘(筛窦受侵时平眉弓);下界:平口角;内界:健侧内眦;外界:患侧外眦

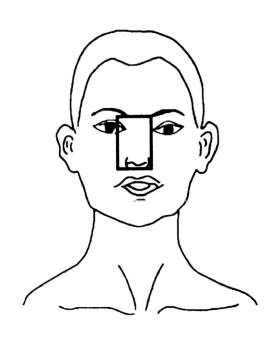

图13-28　鼻前矩形野示意图。

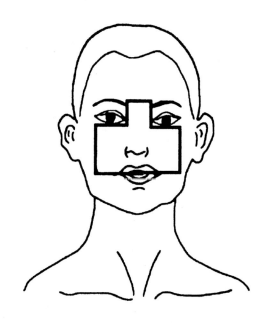

图13-30　鼻前"品字"野示意图。

（图13-31）。

（6）淋巴引流区照射野设计：淋巴结引流区放射治疗原则如前所述。

1）无淋巴结转移、T₃~T₄病变、组织学分化差的患者，仅行双颈Ⅱ区淋巴结预防照射。

2）肿瘤侵犯鼻腔后1/3时，行咽后淋巴结及双颈Ⅱ、Ⅲ区淋巴结预防照射。

3）肿瘤侵犯鼻咽时，行咽后淋巴结及双颈Ⅱ、Ⅲ、Ⅳ区淋巴结预防照射。

4）已发生淋巴结转移的患者，原发灶与淋巴结转移灶应同时进行治疗，以及下颈锁骨上等相应区域淋巴结的预防性照射。

（五）靶区剂量

（1）单纯根治性放射治疗：根据不同的病理类型给予不同的根治剂量。

1）鳞状细胞癌和嗅神经母细胞瘤：1.8~2 Gy/次，每周5次，总量66~70 Gy/6.5~7周。

2）各种腺癌和腺样囊性癌：1.8~2 Gy/次，每周5次，总量70~80 Gy/7~8周。

3）恶性黑色素瘤：宜采用大分割照射技术，3~5Gy/次，每周2~3次，总量总量65~75 Gy/7~8周。

4）恶性淋巴瘤和未分化癌：1.8~2 Gy/次，每周5次，总量50~60 Gy/5~6周。

（2）术前放射治疗：常规分割，50~60 Gy/5~6周。当上颌窦后壁受侵或腺样囊性癌行术前放疗时，剂量应

达到60Gy/6周。休息2周后手术。

（3）术后放射治疗：当切缘阳性或安全界不够，应按根治性放疗处理。对术前未做过照射的患者，先给予大野照射40Gy/4周，然后根据肿瘤残留或复发部位缩小照射野，总量至60~70 Gy/6~7周。

（4）调强适形放疗：每日1次，每周5次（图13-32）。

术前放疗：GTVp，GTVnd，2.12~2.3Gy/次，总剂量59.36~64.4Gy/28次；PTV1，1.82~2Gy/次，总剂量50.96~56Gy/28次。

术前放疗：GTVp，GTVnd，2.12~2.3 Gy/次，总剂量63.6~69Gy/30次；PTV，1.82~2Gy/次，总剂量54.6~60Gy/30次。术后肿瘤残留或切缘阳性时，按根治性放疗处理。

单纯根治性放疗：GTVp，GTVnd，2.12~2.3 Gy/次，总剂量60.96~75.9 Gy/33次；PTV1，1.82~2 Gy/次，总剂量60.06~66 Gy/33次；PTV2，1.82 Gy/次，总剂量50.96 Gy/28次。

（六）放疗并发症

（1）鼻腔鼻窦癌放射治疗后，大小涎腺受到损伤，几乎所有患者都会出现不同程度的口腔、鼻腔黏膜干燥。因唾液分泌量减少，口腔内pH发生改变，促进了龋齿形成。因此在治疗过程中，在尽可能满足靶区需要的前提下，最大限度地保护涎腺组织功能，缓解口干症状，减少放射性龋齿的发生。目前尚无有效的治疗方法，可以选择人工唾液缓解口干、鼻干症状，但口感差，不易被患者接受，也可采用油剂滴鼻、雾化吸入的办法。

（2）由于放疗剂量过高，导致局部软组织纤维化，治疗后口腔卫生差，易于发生颌面部间隙的感染或蜂窝组织炎，治疗不及时可加重纤维化，此外，当肿瘤侵及翼腭窝或翼肌，都可引起张口困难。医师在治疗过程中，应指导患者进行功能锻炼。

（3）由于放疗剂量过高，放疗后血管损伤，放疗后拔牙所致颌骨损伤或合并感染，以及每个人对放疗的耐受性不同，会引起不同程度的脑损伤和骨坏死。对于放射性脑损伤的患者，病情较轻但又有症状者，可选用营养神经或脑细胞、活血化淤及减轻脑水肿的药物。病情严重需要手术治疗，切除坏死病灶缓解症状。发生骨坏死可以选择高压氧治疗，严重者形成窦道，需要手术切除。

（4）晚期鼻腔筛窦癌眼眶受累比较常见。放疗后可引起视力下降，角膜溃疡等问题。发生角膜穿孔后应及时行眶内容物摘除术。

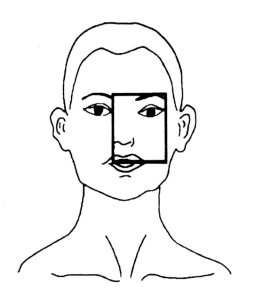

图13-31　面前方形野示意图。

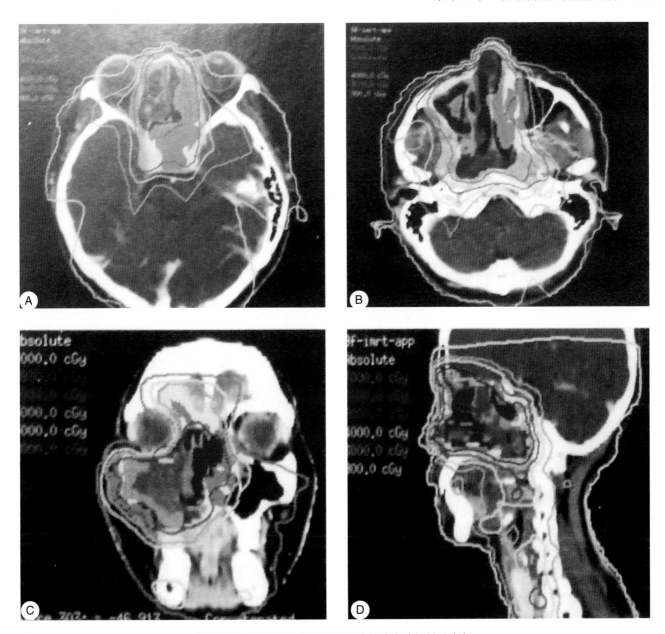

图13-32 鼻腔筛窦癌调强适形放射治疗计划剂量分布。

七、预后分析

鼻腔筛窦癌早期症状不明显，就诊时多为晚期。晚期患者的肿瘤常广泛侵犯周围器官和组织，单纯手术切除对患者器官功能和生存质量都会造成严重影响。因此，综合治疗的方法广泛采用。多个治疗中心的结果提示，综合治疗可明显降低局部复发率和淋巴结转移率，提高局部控制率和5年生存率。

国内报道317例鼻腔癌放疗后5年和10年生存率分别为42.6%和32.7%，其中T1N0期肿瘤分别为64.3%和54.3%，有颌下转移淋巴结者疗效较差，5年和10年生存率分别为35.3%和26.9%。死亡患者中，57.1%死于肿瘤局部进展和复发。中国医学科学院肿瘤医院资料显示：腺样囊性癌单纯放疗的5年生存率为80.3%，综合治疗的5年生存率(80%)基本相同。未分化癌单纯放疗5年生存率可达到45.8%。腺癌、鳞状细胞癌和低分化癌综合治疗的5年生存率分别为50%、62.5%、57.1%，效果明显好于单纯放射治疗的28.6%、25.9%、26.9%。多项国内外报道显示，原发鼻腔癌总的5年生存率为42.2%~63.2%，不同治疗模式的5年生存率为：单纯放疗33.7%~38.3%，放疗加手术57.1%~76%，手术加放疗61.5%。早期患者单纯放疗和综合治疗的5年生存率无显著差异，但晚期患者综合治疗的5年生存率明显高于单纯放疗。组织学类型、临床分期、治疗模式是影响预后的主要因素。

Waldron报道29例筛窦癌治疗后5年生存率39%，治疗失败原因主要是肿瘤进展，占52%。国内报道34例筛窦癌，21例手术加放疗，13例单纯放疗，9例接受辅助化疗。5年生存率及5年局控率无瘤生存率分别为55%和58%。全组患者5年局控率为71%，其中，手术加放疗组为74%，单纯放疗组为64%。9例患者局部复发，硬脑膜侵犯与局部失败相关，T分期也是影响预后的主要因素。因此，筛窦癌治疗的主要失败原因是局部复发，手术加术后放疗可以达到较高的局控率，对不能手术的患者，单纯放疗也是较好的治疗方法。

鼻腔筛窦癌的颈部淋巴结转移是影响预后的重要原因之一。中国医学科学院肿瘤医院的资料显示，231例鼻腔筛窦癌中，低分化和未分化癌占111例，淋巴结转移率为28.8%，初诊时有淋巴结转移的48例患者中，低分化癌占60.4%。这说明组织学分化差的肿瘤淋巴结转移率高于其他病理类型。治疗前有淋巴结转移的患者5年生存率为12.5%，明显低于无淋巴结转移的47.5%。对组织学分化差且无颈部淋巴结转移的鼻腔、筛窦癌患者，进行颈部淋巴结预防性照射，可以显著提高患者的5年生存率。

（任凯 刘玉忠）

第九节 口腔癌的放疗

口腔癌主要指发生在口腔黏膜上的上皮癌。因部位不同而分别称为舌癌、颊黏膜癌、牙龈癌、口底癌和硬腭癌。

一、解剖分区

1.舌黏膜

舌分舌体与舌根，以"∧"字形界沟为分界。紧贴界沟前方排列着轮廓乳头，于张口、用力伸舌时可见。界沟前方为舌体，占全舌的2/3，为舌的活动部，分舌尖、舌缘、舌背和舌腹。舌体黏膜从舌背经舌缘绕至舌腹向中央收缩成环形，然后与口底黏膜相连。界沟后方为舌根，占全舌的1/3，属口咽部，在此黏膜上发生的舌根癌属口咽癌的一种。

2.颊黏膜

颊黏膜包括覆盖口腔前庭颊部和唇部的黏膜以及磨牙后三角区的黏膜。上下唇自然闭合时两唇相接触后缘之后的口腔前庭部分属颊黏膜，此后缘之前外露唇黏膜称唇红，为皮肤与颊料膜的移行部。发生在唇红上的癌肿称唇癌。唇红缘外皮肤上发生的癌肿则称皮肤癌。颊黏膜内侧经呈马蹄铁形的上下口腔前庭沟与上下牙龈相连接。颊黏膜的内后界是翼突下颌缝，此是连接上、下牙槽突后缘的一个明显凸出的皱褶，是口腔与口咽的侧面分界线。磨牙后三角区黏膜是指覆盖在下颌骨升支前缘的黏膜，从下颌骨第磨牙后方向上延伸至上颌结节。左右两侧与上牙弓第前臼齿相对的颊黏膜处各有一个小的乳头样突起，为腮腺导管开口，从此导管内长出的肿瘤腮腺导管的肿瘤，不属颊黏膜癌。

3.牙龈

牙龈指覆盖于、下牙槽嵴及牙颈的口腔黏膜，其游离缘呈锯齿状指向牙冠。牙龈无黏膜下层，与牙槽骨膜紧密相连，坚韧而不能移动。借此可与有黏膜下组织而略可移动的口底硬腭及颊黏膜分清界限。下牙龈的后界止于第臼齿与磨牙后三角区的相连接处。

4.硬腭黏膜

硬腭的骨质部分是由上颌骨的腭突与腭骨的水平部合成。覆盖于上述部分的口腔黏膜即属硬腭黏膜。其外缘及前缘为上牙槽突，后界为腭骨水平部分的后缘，是硬腭与软腭的分界线，亦是口腔与口咽的分界。发生在软腭上的癌肿就划归于口咽癌中。

5.口底黏膜

口底黏膜呈新月形覆盖于口底肌肉上，其外环与下牙龈相接，内环与舌腹面黏膜相连。其后缘联结属口咽部的前咽柱的基部。口底正中有舌系带将口底黏膜分成左右两半。舌系带两侧各有一小黏膜隆起，为颌下腺导管在口底的开口处。

二、流行病学

（1）发病率：口腔癌是头颈部较常见的恶性肿瘤之一。据国内有关资料统计，口腔癌占全身恶性肿瘤的1.9%~3.5%；占头颈部恶性肿瘤的4.7%~20.3%，仅次于鼻咽癌，居头颈部恶性肿瘤的第2位，在亚洲的印度与巴基斯坦等国则高达40%~50%。

（2）性别与年龄：口腔癌以男性多见。

三、致病诱因及预防

（1）在致癌因素中，烟草是最大的癌症诱发物，饮酒和咀嚼槟榔也会引起患口腔癌的概率大大增高,所以吸烟是最危险的不良习惯,应避免吸烟、饮酒和咀嚼槟榔,尤其是已有口腔癌前病变的患者更应戒除烟酒。此外、还应避免长时间的阳光照射,以减少唇癌和面部皮肤癌的发病率。

(2)平衡饮食,增加蔬菜、水果,提高维生素A、B、C、E和微量元素硒的摄入量,如鱼类、肉类、麦片、芦笋、蘑菇、大蒜等。

(3)少吃或不吃辛辣刺激性食物,避免吃过热过烫的食物或饮料,减少对口腔黏膜组织刺激。

(4)不良修复体、残根和残冠等长期损伤刺激口腔黏膜也可诱发癌变,因此应定期进行口腔清洁,矫正不合适的义齿,去除不良修复体、残根、残冠。

四、早期症状及表现

口腔癌早期症状不明显,绝大多数患者没有明显的自觉症状。有下列情况者须高度警惕,应及时就医。

(1)溃疡:口腔溃疡若2~3周以上仍不愈合者应到医院接受检查。

(2)肿块:口腔内和面颈部任何部位不明原因出现肿块(包括无疼痛及任何不适的包块),应尽快接受医学检查。

(3)口腔黏膜颜色或外表形状发生改变:口腔黏膜出现白色、红色或黑色斑块,特别是这些色斑出现表面粗糙、溃烂、硬结、边缘凸起或突发面积增大等,这是典型的危险信号,必须引起高度重视。原发性口腔黏膜红斑的癌变率相当高,我国达52%。这种红斑边界清楚、表面酷似一层红色天鹅绒;白斑癌变率约5%,疣状和颗粒状白斑癌变倾向较高,皱纸状白斑癌变倾向较低;口腔内的黏膜黑斑约有30%发生恶变。

(4)张口受限:如出现张口受限应仔细查找原因。因为很可能是上颌窦癌向后侵犯到闭口肌引起、此外,舌根癌、下颌升支部的癌变、口腔深部的翼腭窝部位的癌症,均可表现出张口受限的症状或伴有疼痛。

(5)牙齿松动:突然出现牙齿松动、脱落、咀嚼食物的牙齿咬合不适;特别是若出现无症状数个牙齿同时松动的现象往往表明有问题,至少应进行X线拍片检查。

(6)舌的运动和感觉改变:突然出现的舌头运动受限、语言不清、说话和吞咽时感到疼痛,或舌体半侧知觉丧失、麻木等,应尽早查明原因。

(7)原因不明的面瘫和下唇麻木:面神经从颅后穿出,通过腮腺分出末梢支配面部表情。腮腺部位的癌变易于首先破坏面神经引起口眼歪斜的症状。下颌癌由于先累及到下颌骨内的下齿槽神经,其早期症状就表现为一侧下唇的麻木。

(8)口腔内有多次原因不明的出血,应尽早查明出血原因。

五、发病部位

口腔癌病例中,以舌活动部癌最常见,其次为颊黏膜癌。

六、治疗原则

1.原发灶的处理

口腔原发病变部位的治疗有手术治疗、放射治疗、化学治疗、免疫治疗、激光切除等多种方法。目前仍以手术、放疗为主,化学治疗及免疫治疗属于辅助治疗,多用于晚期患者的姑息治疗。手术与放疗的综合治疗效果优于单一治疗,常能达到根治目的。治疗方法的选择取决于原发肿瘤的大小、部位、治疗并发症及患者意愿等方面的综合考虑。由于口腔是有特殊功能的器官,治疗可影响说话、进食及美容功能,因而对口腔癌治疗方法的选择应慎重考虑。

(1)T_1期病变:早期口腔癌均可行单纯放射治疗,放疗疗效相似于单纯手术,常能达到根治效果,且治愈率高。对于原发于舌或颊黏膜的肿瘤还应加用组织间近距离放射治疗或体腔管照射。单纯高能X线照射或高能X线加组织间近距离放疗是口腔癌放疗中最常用的治疗技术。如果手术不影响功能和美容,可首选手术治疗。手术应在病灶外1cm正常组织内完整切除,术后一般不需要其他处理。如果手术有造成美容及功能障碍的危险,则可考虑首先放射治疗。放疗过程中密切观察肿瘤退缩情况,如肿瘤对放疗不敏感,应及时改行手术治疗。

(2)T_2期病变:单独手术或放疗的疗效较T1为低。由于T2病变手术后多影响美容及功能,故推荐放疗,残存灶可行手术挽救。有计划的综合治疗的疗效优于单纯手术或单独放疗。

(3)$T_{3,4}$期病变:单独手术或单独放疗均难以控制,综合治疗是提高局部控制率的有效方法。多采用术前放疗+手术或手术+术后放疗的方法,在原发灶局部控制率及患者生存方面,两种治疗方法均无明显差别。对已经失去手术机会的晚期病变,放疗加化疗肯定有姑息减症的作用。

2.颈部淋巴结的处理

临床检查颈部淋巴结阴性的患者,颈部淋巴结的处理原则与原发病灶有关。口腔癌为小病变,手术切除后切缘干净、厚度小于2mm,且无不良预后因素(神经周围、淋巴周围浸润)的,颈部不需处理,临床观察;如舌或口底病变且病灶较大,切除后厚度超过3 mm和(或)有不利预后因素,则颈部需要处理。颈部处理首选双上颈预防性照射,放疗剂量为40~50Gy/4~5周。临床或影像学检查颈部淋巴结转移的患者,多数认为应行颈部淋巴结清扫术,术后根据病理情况决定是否行放疗。病理仅显示为一个淋巴结阳性,则不需补充放疗;如病理报告为多个淋巴结阳性,且淋巴结位于多个位置,淋巴结侵及包膜或术中清扫不干净,则为术后全颈补充放疗的适应证,剂量为40~50Gy/4~5周。晚期病例颈部肿大淋巴结行40~50Gy/4~5姑息性全颈放疗,40~50Gy后缩野对残存灶追加剂量到60~65Gy/6~7周。

七、放射治疗

1.放疗适应证

T_1、T_2病变可行根治性放疗。T_3、T_4病变,放疗作为综合治疗的一部分,有计划的术前或术后放疗。术后残存者、术后复发行补充放疗。

2.放疗原则

合理运用外照射、近距离放疗。对微小病变可以应用近距离放疗,对较大病变以外照射为主。合理应用外照射配合近距离放疗的疗效优于单一治疗。

外照射应采用多野照射、及时缩野及楔形板等技术,尽量保护正常组织,减少正常组织受量。

近距离治疗应遵循巴黎系统原则。

有条件可运用立体适形放疗、调强放疗等新的放疗技术,尽可能减少正常组织受量,并提高肿瘤剂量。

注意放疗前、中、后的口腔护理,减少或减轻放疗并发症。

3.放疗模式

(1)单纯放疗:对于T_1病变,单独手术或单独放疗均可达到治愈的目的,对不愿手术治疗或有手术禁忌证的患者,可以给予根治性放疗。对于T_2病变,考虑到手术影响美容及功能,推荐根治性放疗。T_1、T_2期病变推荐剂量为65~70Gy/6.5~7周。

(2)术前放疗:对于T_3、T_4病变,手术或放疗单一治疗模式的治疗效果均不满意。综合治疗是提高生存率的关键,术前放疗+手术或手术+术后放疗的局部控制率明显好于单一手术或放疗。主要用于病变较大、有深部浸润或坏死、伴有骨受侵或深部肌肉浸润的病变;颈部淋巴结转移伴有颈部软组织受侵的病变;手术切缘不净或安全界不够的病例。术前放疗可以消灭原发肿瘤区域周围的亚临床病灶,减少术后局部复发和减低局部淋巴结转移率,并能缩小肿瘤体积,利于手术切除,减少组织缺损,预防切缘复发,控制原发灶周围和颈淋巴结的亚临床病灶,甚至一些局部晚期不能手术的病变,经照射体积缩小后转变成能外科切除,缺点是放疗后行手术时对肿瘤的确切范围不是十分清楚,手术时机相对拖后,术后并发症相对增多。常规术前放射治疗剂量为45Gy/4.5~5周,放疗结束1个月给予根治性手术。

(3)术后放疗:术后放疗的优势在于对已知的残留病变及有病理浸润的部位给予放疗,照射靶区明确。主要用于手术切除的安全界不够、切缘不净或颈部转移淋巴结有外侵的情况,目的是降低局部和区域淋巴结复发率、控制或减少亚临床灶的复发。放疗多在术后3~4周进行,如为根治性手术,放疗剂量不超过55Gy/6周;如为局限性手术或姑息性切除术,则通过缩野技术局部给予60~65Gy/6~7周的高剂量放疗。

4.放疗技术

(1)外照射:口腔癌的外照射多采用4~6MV高能X射线或^{60}Co,8~15MeV电子线。患者仰卧位,选用适度头枕,用头部固定器(面膜)固定,采用整体铅挡块或多叶光栅技术。照射野为两侧平行相对野,多为小面颈联合野,包括原发灶和双上颈淋巴结,在模拟机透视下根据病变范围定出照射野的上界和后界。需要照射下颈及锁骨上淋巴结者,则设颈部切线野。大野照射到一定剂量后再局部缩野追加剂量。利用适形放疗技术来追加剂量,既可以提高肿瘤局部剂量,又可以较好地保护正常组织。

体位固定:为了确保患者每天的治疗有良好的重复性,一般采用仰卧位,并用头架和头枕。在拍摄X线定位片时,病变部位、口角、颈部淋巴结、术后放疗时的手术瘢痕等均应在患者体表用铅丝进行标记。需要时应用口含器,然后尽量将患者头部摆正,用真空成形或热成形塑料面罩固定头部。

(2)口腔筒:口腔筒是局部外照射技术,放射源用6~12MeV电子线。口腔筒操作较简单,适用于口腔中心和前部的局部表浅病变,如舌前部及口底前部的局部病变。多用于外照射的补充照射。

(3)内照射:组织间插植内照射常用放射源为^{192}Ir半衰期为74天。最常用的为经皮后装技术,施源器为金属针和一次性塑料管。方法为徒手或采用模拟技术。近距离治疗的剂量学遵循平方反比定律,即近放射源处的剂量很高,易导致组织坏死,而靶区边缘剂量低易导致复发。因此,组织间插植近距离治疗应尽可能采取多平面、多管插植。^{192}Ir插植应遵循放射源分布原则(巴黎系统):施源器之间应等距,并且平行地穿过靶区;施源器之间距离最好在5~15 mm(因大于15mm近源处组织溃疡坏死的概率增加);中心平面应交于源轴;插植体积中心平面的源驻留点的排布应呈等边三角形或正方形。在设置参考点的距离和剂量时应注意以下两点:一是中心剂量率,即在两个施源器或放射源间距中心处的剂量最低;二是参考剂量率,它是中心剂量率的85%,即85%的等剂量曲线包括的体积是治疗体积。内照射多采用经典的低剂量率0.4~0.5Gy/h,亦有采用高剂量率者。剂量计算应考虑两个方面:一是由临床医生和物理人员共同计算,确保放射源在靶区内尽可能分布均匀的原则;二是计算达到设计剂量时放射源在各驻留位置的停留时间。

T_1、T_2期肿瘤可行单纯内照射,亦可在有计划的外照射后用内照射补充剂量,均可获得满意的疗效。内照射常在外照射后进行,且局部可获得较高剂量。有人建议在外照射前行内照射,理由是易于规划靶区体积,且无外照射后急性不良反应,便于插植操作。肿瘤靶区应超过0.5~1cm正常组织。对临近或粘连于下颌骨的病变,常用内照射插植来追加剂量,可明显减低下颌骨的放疗并发症。术后切缘阳性患者,加用内照射结果显示局部控制率与切缘阴性者类似。外照射与口腔筒和(或)内照射的有计划合理综合应用,疗效明

显优于单纯外照射,且放疗并发症明显减轻。

(4)调强放射治疗:如果放射治疗前曾行化疗,在计划CT上勾画靶区应根据化疗前侵犯程度。

口腔癌可能转移的淋巴结组包括——

颌下淋巴结(外科Ⅰb区):所有病例。

颈上深淋巴结:所有病例(原发灶同侧颈)。

二腹肌下淋巴结、颈静脉中、下颈和锁骨上淋巴结(Ⅱ~Ⅳ区):所有病例,双侧。

后颈淋巴结(Ⅴ区):所有病例,在有颈淋巴结转移的同侧颈。

咽后淋巴结:所有病例,如果有颈静脉淋巴结转移。

对于接受术后IMRT的病例,CTV1包括残留病灶和其周围区域,但不直接包绕肿瘤、有软组织侵犯的手术瘤床或淋巴结的包膜外侵犯。CTV2主要包括颈部预防区。对接受单纯IMRT的病例,CTV1包括大体肿瘤(原发灶和肿大淋巴结)并根据临床和放射学表现外放5~20 mm边界。CTV2包括CTV1(同侧上颈转移灶)周围区域。颈部预防区(即术后IMRT的CTV2)为CTV3。靶区和正常组织剂量建议如表13-9。

5.放疗并发症及处理

口腔内不同组织和器官对放疗有不同的耐受性。舌肌、口唇对放射线耐受性较高,而牙槽嵴、下颌骨、口腔黏膜的耐受性低,软腭、口底部及舌肌的侧缘和腹面对放射线特别敏感。放疗并发症除主要与放疗剂量、照射野大小、照射分割方式有关外,口腔卫生状况与口腔并发症的发生以及严重程度亦明显有关。因此,放疗前、中、后的口腔护理对预防和减轻放疗并发症非常重要。

(一) 常见放疗并发症

(1)黏膜炎及口腔溃疡:在常规放疗约20Gy后,照射区域内的黏膜呈略带白色的外观。继续放疗可使黏

表13-9 头颈部肿瘤调强放射治疗CTV与正常组织生物等效修正剂量的规定(Gy)

靶区	根治性放疗常规技术	调强放射治疗			
		根治性放疗合并化疗(35次)	根治性放疗未合并化疗(30次)	高危术后放疗(30次)	中等危险度术后放疗(30次)
CTV1	70/2	70/2	66/2.2	63/2.1	60/2
CTV2	60/2	63/1.8	60/2	54/1.8	54/1.8
CTV3	50/2	56/1.6	54/1.8	–	–

膜变薄和脆性增加,表面逐渐形成伪膜,伪膜下出现出血溃疡面。随着放疗剂量的增加,黏膜炎或口腔溃疡的面积逐渐增大,当剂量达到40Gy左右时,黏膜炎可累及全部口腔黏膜,散在多发口腔溃疡,尤以软腭、舌肌的侧缘和腹面明显,严重影响患者进食。黏膜炎通常持续到治疗后2~3周。

(2)放射性龋齿:放射性龋齿的原因主要归结于对牙齿的直接照射作用,但无论牙齿是否在照射靶区内,照射后牙齿均较易腐蚀形成龋齿。原因可能是放疗引起口腔内环境改变,导致口腔内菌群平衡失调,白色念珠菌相对增多,以及变异链球菌、乳酸杆菌、放线菌等其他生龋菌也增多。放疗引起的口腔干燥,导致起缓冲和润滑作用的唾液减少,口腔内pH降低。另外,放射后牙周膜血管减少,影响牙周膜的修复和再生能力,对牙齿的保护、营养、支持作用减弱。上述综合因素对放射性龋齿起着重要作用。龋齿的早期改变为牙齿表面出现矿物质脱失后的白色斑点,牙冠可在齿龈的边缘处断裂,切面和咬合面暴露的牙质变软,并逐渐在珐琅质深层潜行破坏。

(3)口干:口腔不同部位的各种唾液腺对放射的敏感性与唾液质的变化有关,早期唾液腺的变化腮腺大于黏液腺,腮腺产生大量黏稠黏液,随放疗剂量的增加,黏液分泌逐渐减少,导致口干。唾液质也发生改变,pH由正常的6.5~7逐步降至5~6.5。照射剂量超过40Gy后,成年患者口腔干燥很难逆转。

(4)放射性骨坏死:放射能降低骨细胞数量,促进骨细胞进行性纤维化,且丧失破骨与成骨之间的平衡。放射引起小血管玻璃样变、动脉内膜炎、骨的供血减少。上述原因使骨骼在受损伤和感染之后愈合较慢,易于并发骨坏死。放射性骨坏死的发生与放射剂量、放疗前骨骼状况以及放疗后的骨损伤有关,在放疗后拔牙时,易引起颌骨坏死,下颌骨因骨密度较高和血管供应较少,较上颌骨更易发生放射性骨坏死。放射性骨坏死的临床表现为疼痛、骨骼碎片脱落和持续性化脓。X线片显示为边缘不规则和(或)有散在的骨质融合,出现射线透光岛。

(二)口腔放疗并发症的预防处理措施

1.放疗前的预处理

放射反应是不可避免的,但通过适当、耐心的口腔护理,可以减少很多治疗反应。放疗前向患者解释清楚可能会发生的口腔不良反应,良好的口腔卫生对减轻副反应至关重要。指导患者保持口腔卫生的方法,建议用软质牙刷,并用5%碳酸氢钠溶液或口泰漱口,冲洗和去除食物碎片,减少引起口腔内白色念珠菌和其他细菌感染的机会。尽量避免热及刺激性食物,以减少对口腔黏膜的物理性刺激。

对于放疗前的牙周疾病及龋齿者,放疗后发生牙损伤的风险很大,放疗后再行拔牙可能引起放射性骨坏死。这种情况最好在放疗前给予及时处理,包括洁齿和修补龋齿,必要时拔除龋齿,牙齿拔除部位组织应无张力缝合,以加快伤口愈合,并口服抗生素,至少休息1~2周后才开始放疗。

2.放疗期间及放疗后的处理

放疗期间保持良好卫生习惯,及时处理口腔放疗并发症,口腔溃疡严重时给予维生素E、去腐生肌中药涂抹。龋齿必须拔除时,患者应先给予抗生素,牙齿拔除部位的软组织应予缝合以减少创面感染的机会,术后继续应用抗生素1~2周。由于放射引起的骨和血管的改变是不可逆的和进行性的,因此对于放疗结束后和牙齿拔除之间的时间间隔,很难提供一个安全的界线。放射性骨坏死的临床处理非常棘手,抗生素应用的同时,局部手术去除死骨后行高压氧治疗,部分病例可治愈。

八、口腔常见肿瘤

(一)舌癌

舌前2/3称为舌体,舌后1/3为舌根部。舌黏膜被覆复层鳞状上皮。舌癌是口腔癌中发病率最高的恶性肿瘤。舌癌位于舌体称舌体癌;位于舌根称舌根癌。舌癌发病与烟酒嗜好有一定关系,舌癌中,侧缘癌发病居首位,它与锐利牙尖、残根、冠或不良修复体的慢性刺激有关。国内外不少文献报道,舌癌可由癌前病变如白斑、红斑等恶变而成。其中以舌背白斑癌变较多见。非均质型白斑为恶变倾向,较均质型明显。舌癌的恶性度高,约占人类恶性肿瘤死亡率的1%。据国内文献报道。口腔癌中舌癌占32.3%~50.6%而居首位,占头颈部恶性肿瘤的5%~7.8%.占全身恶性肿瘤的0.8%~1.5%。舌癌男性好发,男与女之比为1.2:1,高发年龄为41~60岁,占64.1%。

其肿瘤形态多为凹陷性溃疡,浸润性强,占61.86%;其生长方式多呈浸润性生长。其临床症状为舌癌病灶渐大,伴发自发性剧痛。亦极易出血伴发恶臭。病灶累及舌肌,出现咀嚼、语言等功能障碍。当肿瘤侵犯全舌时,舌则完全硬结固定,出现开口困难。随后出现恶病质。其转移性高,舌的血供及淋巴丰富,活动度大,所以舌癌区域淋巴结转移率可高达60%~80%。其病理形态学中鳞状细胞癌约占90%,少数为淋巴上皮癌、淋巴肉瘤、腺样囊性癌及未分化癌。

舌癌的放疗以外照射为主。早期病变可应用组织间插植及口腔筒治疗方式。根据肿瘤的范围、位置合理选择放疗方法或配合应用。

1.组织间插植

组织间插植近距离治疗是舌癌放疗的一个重要组成部分。对于原发病灶受侵为T_1,T_2的应考虑组织间插植配合外照射。主要适用于舌前或中1/3的T_1N_0病变以及无深部浸润、无舌肌、无口底受侵的T_2N_0病变。舌腹部最适合插植。早期浅表病变可采用单平面插植或单纯经口腔的放疗(采用体腔管照射);对于厚度大于1cm的病变,通常采用双平面插植加外照射,可取得较好疗效。舌边缘肿瘤靠近下颌骨,易造成局部下颌骨剂量过高,引起放射性下颌骨坏死。可用橡胶管或牙套放置在插植放射源与下颌骨之间,减少下颌骨的受量;或将舌缘和下颌骨之间尽可能地填塞纱布,以加大放射源与下颌骨之间的距离。目前主要应用铱-192(半衰期74天)遥控后装代替原始的镭针。有学者提出,在近距离治疗前先给予小剂量外照射,可有利于抑制肿瘤细胞的生长,减少插植创伤引起的肿瘤播散,外照射剂量一般为15~20Gy/8~10天。插植治疗一般为70~90Gy/7~9天。外照射与组织间插植治疗间隔应在2周以内,如间隔时间延长,疗效明显降低。有人建议外照射剂量应达40~50Gy/4~5周,然后用插植治疗补充。有学者推荐在计划性外照射加组织间照射的患者外照射前应对肿瘤边界进行标记,以便指导随后的组织间插植。在每次插植进行布管(或布针)后,均应摄定位片,并根据实际插植情况(特别在徒手插植时,各施源器间是很不容易平行的)做治疗计划并进行优化处理。

2.口腔筒治疗

口腔筒治疗作为一种补充治疗手段,一般均需配合外照射应用,适合于较小的前部及中心部位的表浅病变。口腔筒治疗能提高原发灶剂量,提高局部控制率。方法为在加速器上附加不同大小的口腔筒进行电子线照射,照射时患者仰卧,暴露舌的病灶,将口腔筒对准病灶照射。剂量为25~30Gy/8~10次,5次/周。外照射剂量为40~50Gy/4~5周。

3.外照射

外照射除单独或合并应用组织间插植及口腔筒治疗早期病变外,单纯外照射还可作为姑息治疗手段用于无手术指征或拒绝手术的晚期病变。中晚期舌癌单纯手术创伤大,单纯放疗难以根治,可有计划地行手术加放疗的综合治疗。

放射源为4~6 MV高能X射线。传统方法是患者侧卧位,头垫枕,张口含瓶,头的矢状面平行于床面,垂直照射,照射野包括原发灶和上颈部。照射下颈及锁骨上野时患者仰卧位,头仰伸,中间挡脊髓3cm宽,垂直照射。此方法的缺点是两照射野之间易形成剂量热点或冷点。现代放疗方法是患者仰卧位,选用适当头枕,使颈髓平行于床面,用头部固定器(面膜)固定,双平行相对照射野包括原发灶和双上颈淋巴结。

在模拟机透视下,张口含压舌器,将舌压至口底,等中心约位于舌中后1/3与体中线交点处。上界在舌背上1~2cm,尽量避开硬腭,下界应根据淋巴结情况决定,后界在椎体后缘,应包括颈静脉链,前界以避开下唇为度。40Gy后及时缩野,后界前移避开脊髓,采用整体铅挡块水平照射。下颈、锁上野:采用颈部切线野照射(根据淋巴结的大小和部位决定全挡脊髓或部分挡脊髓)。上界与面颈部水平野相接,根据淋巴结的位置,此两野分界线多在喉切迹或环甲膜水平。下界至锁骨下缘,中间挡脊髓2.5~3cm(勿将颈静脉链遮挡),垂直照射。由于面颈野与下颈锁骨上野在照射时患者处于同一体位,尽管照射方向不同(面颈野水平照射,下颈锁骨上野垂直照射),两野均采用半野照射技术,可以很好地解决两野分界线处的剂量重叠或遗漏,避免形成剂量热点及冷点。且因为用面膜固定,每次体位重复性好,较传统照射方法合理。根治性放疗剂量:单纯外照射原发灶DT:65~70Gy/7周。术前放疗50Gy/5周,休息3~4周后行手术切除。颈部预防剂量位50 Gy/5周,对未行术前放疗的术后残存病灶,应对病灶局部行术后补充照射,照射野应包括整个手术区和全颈,而且放疗应在伤口愈合后即开始,剂量一般为50~65Gy/5~6周。

T_3、T_4病变,特别是N_2、N_3患者,可加用化疗以期提高控制率,但疗效尚无定论,且化疗还增加放疗中口腔黏膜的反应。需要临床进一步观察。

4.颈部淋巴结的处理

舌癌的治疗原则中必须包括原发灶和区域淋巴结,因为舌癌的隐匿性转移概率很高,T_1,T_2患者即使临床检查为淋巴结阴性,如不作预防性处理,出现颈淋巴结转移的概率为25%~40%。且随着T分期的增加,淋巴结的转移率也相应增加。因此,对T_1N_0,T_2N_0患者应行全颈加锁骨上淋巴结区预防照射。预防照射的剂量为50Gy/5周。一般不作预防性颈淋巴结清扫术。对于伴有临床淋巴结转移者，单纯放疗难以控制，应行颈淋巴结清扫术，术后根据病理情况决定是否需要补充放疗，如病理证实淋巴结包膜受侵或术中清扫不干净，术后应给予补充放疗，剂量50~65Gy/5~6周。对于患者有手术禁忌证或拒绝手术者，应行全颈照射，剂量45~50Gy后缩野，残存灶加量至60~65Gy/6~7周。

5.疗效

早期舌癌无论手术或放疗均可获得根治效果，5年生存率：T$_1$病变为80%~90%，T$_2$为50%。除明显与T分期有关外，颈淋巴结有否转移亦是影响预后的主要因素，无淋巴结转移的患者5年生存率是有淋巴结转移患者的2倍。性别与预后有关，女性患者预后好于男性。病理分化程度与预后关系不大。放射治疗的颈部控制率主要与肿瘤的大小和原发肿瘤的侵犯深度有关。对于晚期病变，特别是N$_2$、N$_3$的病例可加用化学疗法，以期提高控制率。

6.治疗失败原因和并发症

失败的主要原因为原发灶复发及颈部淋巴结转移。其主要并发症为味觉减退、口干、口腔黏膜糜烂或溃疡，偶有放射性脊髓炎、放射性龋齿与颌骨骨髓炎。放射治疗前应常规进行口腔处理，包括洁齿和修补龋齿或拔除残根，拔牙后应使用抗生素，原则上至少休息1~2周才能开始放疗，以减少放射性骨髓炎的发生。在照射技术上，可采用高能X线加高能电子线体腔管照射或组织间近距离治疗，以减少周围正常组织的过量照射，减少口干和放射性龋齿的发生。

(二)硬腭癌

硬腭癌少见，在口腔癌中排第四位，其发生与烟、酒有密切的关系。

腭中线及腭黏膜外缘区无黏膜下层，黏膜与硬腭骨膜紧密相连，而腭中线两侧有黏膜下层。以两侧第1磨牙相连线为界，腭前部含脂肪，后部含丰富的腺体，故硬腭癌中除鳞形细胞癌外，还有较高比例的唾液腺来源的癌肿。硬腭癌发病年龄与牙龈癌相似，但比舌及颊癌稍晚；中位年龄在50岁以后，比国外的年轻。腭唾液腺癌的发病年龄与口腔他处小唾液腺的癌肿相仿，约比鳞状细胞癌早5~10年。患硬腭癌(不管是鳞状细胞癌还是唾液腺癌)的男性比女性多。

1.治疗原则

(1)早期病变：早期无骨受累的病变单纯放疗即可取得满意效果，手术可以作为放疗失败的补救性手段。

(2)晚期病变：单纯放疗效果很差，一般需行根治性手术加重建术，术后需行补充放疗，消灭边缘的微小病灶。如病变范围大、溃疡深，不适合行手术治疗的小唾液腺恶性肿瘤也可行高姑息放疗。

2.放疗技术

(1)原发灶的照射：早期病变照射野应包括上颌窦下半部、全部硬腭和部分软腭。小涎腺来源的腺样囊性上皮癌，因有沿神经鞘播散的可能，照射野要适当加大，上界应至颅底，后界至1/2椎体处，下界至舌骨水平。可采用平行相对野、平行相对野+前野或前野+侧野两楔形照射野照射，患者一般采取仰卧位，面膜固定。采用6~8MV X射线，剂量为60Gy/6周，再对原发灶区追加至70Gy/7周。

对于较局限的病变，在外照射至50~60Gy后可用8MeV电子线体腔管照射两周，20Gy/8次。对于表浅且局限的病变，在外照射至50~60Gy后也可用近距离多管敷贴治疗(注意参考距离不宜过大，以免造成硬腭穿孔)，以减少周围正常组织的受量。

(2)淋巴结的处理：硬腭癌的淋巴结转移率较低，一般不需行颈部预防照射。如果出现淋巴结转移，可行颈部淋巴结清扫术，加术后放疗，也可单纯放疗。一旦出现淋巴结转移，预后极差。

3.并发症

较严重的并发症为硬腭穿孔。预防措施为制定详细的放疗计划、及时缩野。其他有食欲减退、全身乏力、口干、口腔黏膜炎等常见的放疗不良反应，经对症处理可缓解。

4.疗效及预后

硬腭癌的预后与肿瘤的大小、有否骨受侵和有无淋巴结转移有关。

硬腭癌的治疗效果报道不一。由于硬腭癌极易出现骨受侵，临床早期病例较少，散在病例的报道称局部控制率为1/3~1/2，5年生存率为66%。晚期及淋巴结转移者5年生存率仅约为25%。

(三)齿龈癌

上齿龈由上颌骨的齿龈缘构成，表面覆盖黏膜和牙齿，并且延伸至硬腭，上齿龈癌少见。临床上，应将上齿龈癌和上颌窦癌相鉴别。下齿龈：从龈颊沟至口底的范围内覆盖在下颌骨齿槽突的表面，后至臼后三角，上至上颌粗隆。齿龈黏膜没有小涎腺。下齿龈癌的好发部位是磨牙区，其中60%发生在双尖牙的后部，就诊时1/3的患者有淋巴结转移。以鳞状细胞癌和恶性黑色素瘤为较常见的病理类型,下齿龈癌的生长倾向于多灶性。早期齿龈癌即可出现骨受侵。

齿龈癌在口腔癌中仅次于舌癌,居第二位,约80%的齿龈癌发生于下齿龈,其中60%发生于双尖牙的后部,男性多于女性。齿龈癌的发生与口腔不良卫生及不良牙体有一定关系,且常伴有黏膜白斑。

1.治疗原则

齿龈癌的治疗与病灶大小、有无颈淋巴结转移特别是有无骨受累有关。由于颌骨对放射线的耐受性较低,高剂量的放疗引起放射性骨坏死的可能性较高。很少用组织间插植放疗。

(1)早期病变:特别是无骨受累的对于手术切除不彻底或安全界不够的病例,需行术后补充放疗。外生型生长T_1的小病变可行单纯放射治疗,其余的首选手术治疗。

(2)一晚期病变:无论有无转移,行根治手术加重建术,同时需行颈部淋巴结清扫术。病灶有沿着骨膜下淋巴管蔓延的可能,在行下颌骨切除术后仍需行放疗消灭边缘的微小病变,控制微小转移的淋巴结,以提高治愈率。

2.照射技术

原发灶具有偏心性特征,一般设同侧正交楔形野或两斜野加同侧电子线补充照射,以保护对侧唾液腺。患者一般取仰卧位,张口压舌,面膜固定。照射野应包括同侧全下颌骨(尤其下齿龈癌侵及颌骨时);颈部淋巴结阴性的病例,照射野下界应包括二腹肌淋巴结(至舌骨下缘)。颈部淋巴结阳性应行全淋巴结照射。上齿龈癌常易侵及上颌骨及上颌窦,照射野应包括上颌窦。前界至下颌骨前缘 (尽可能将上下唇置于照射野之外),后界至椎体后缘,DT:40Gy/4周时缩野避开脊髓,DT:50~60Gy/5~6周后可进一步缩野推量至根治量。早期表浅的<3 cm的病变可以采用电子线用口腔管照射55~60Gy/3~4周,但是不要用普通X线口腔管照射。

单纯放疗应注意在治疗中逐渐缩野,在6.5~7周内照射至原发灶DT:65~70Gy。术前、术后放疗剂量为50Gy,颈部预防剂量为50Gy。

术前放射治疗+手术:适用于大部分患者,特别是用于肯定有骨受侵的患者。放射治疗照射原发灶和同侧上颈淋巴结引流区。术前放射治疗后休息2周行手术治疗。

3.并发症

常见的并发症为颌骨放射性骨髓炎或骨坏死。治疗方法是在局部手术去除死骨后高压氧治疗,部分病例可痊愈。由于出现放射性骨坏死的临床处理非常棘手,因而在放疗前应进行洁齿,放疗剂量不宜过高,以避免此类情况的出现。

4.疗效及预后

齿龈癌的预后与肿瘤的大小、有否骨受侵和有无淋巴结转移有关。大多数资料表明,病变小于3cm、无淋巴结转移和骨受侵者,单纯手术或放疗合并手术综合治疗均可获得较好疗效,5年生存率为50%~82%;病变大于5 cm、伴有颈淋巴结转移者,5年生存率几乎为零。

(孙健)

第十节 口咽癌的放疗

口咽(oropharynx)又称中咽(mesopharynx),是口腔向后方的延续部,介于软腭与会厌上缘平面之间,一般习惯所称咽部即指此区。后壁平对2、3颈椎体,黏膜下有散在的淋巴滤泡。向前经咽峡与口腔相通。所谓咽峡(faux),系由上方的悬雍垂(uvula)和软腭游离缘、下方舌背、两侧腭舌弓(palatoglossal arch)和腭咽弓(palatopharyngeal arch)所围成的环形狭窄部分。腭舌弓又名前腭弓,腭咽弓又名后腭弓,两弓之间为扁桃体窝,(腭)扁桃体(tonsilla palatina)即位于其中。在每侧腭咽弓的后方有纵行条状淋巴组织,名咽侧索(lateral pharyngeal bands)。

口腔顶盖称腭。前方为硬腭,由上颌骨腭突和腭骨水平部组成;后方为软腭,由腭帆张肌、腭帆提肌、舌腭肌、咽腭肌、悬雍垂肌等肌肉组成。口腔下方为舌和口底部。舌由肌肉群组成。舌背表面粗糙,覆盖复层扁平上皮,与舌肌紧密相连。后端有盲孔,为胚胎甲状舌管咽端的遗迹。舌后1/3即舌根,上面有淋巴组织团块,称舌扁桃体(tonsilla lingualis)。舌下面的舌系带(frenulum linguae)黏膜结缔组织突出于中央,向下移行于口底,两侧有颌下腺开口处。

一、发病情况

口咽部肿瘤以恶性为主,发病率约1.6/10万,占全身恶性肿瘤的0.5%,其中以原发于扁桃体者最多。病理类型以癌占首位,此为恶性淋巴瘤。目前大多数学者认为口咽癌的发病与吸烟、饮酒等不良刺激具有密切关系。多数口咽癌患者存在吸烟和(或)饮酒等不良习性。

据流行病学研究显示,饮酒使得口咽肿瘤发生的危险性较非饮酒者明显增加,而如果大量吸烟加上饮用烈性酒,尤其是长期使用,将会使发生肿瘤的危险性成倍增加。

二、临床表现

口咽部肿瘤初期症状不明显。可有咽部不适、异物感。肿瘤破溃感染后出现咽痛。固定于病变侧,也可有舌咽神经反射的耳内痛。如肿瘤在扁桃体侧壁,向上侵及鼻咽部,可以造成一侧耳闷、听力减退。如肿瘤侵及咽侧,侵犯翼内肌,可出现张口困难。舌根部的肿瘤向深部浸润后伸舌偏斜,常有唾液带血、口臭、呼吸不畅等。肿瘤长大,因阻塞可产生呼吸及吞咽困难。

总的来说,从唇、口腔到口咽再到下咽,其发生的肿瘤越来越隐蔽,肿瘤细胞分化程度也渐变差,并呈浸润性生长趋势,故其治疗的难度逐渐增加,且预后逐渐变坏,因此口咽、下咽部位发生的肿瘤在确诊时多为晚期,其疗效明显低于口腔癌。因口咽部是上呼吸道和上消化道的交汇处,并具有重要的生理功能,从而限制了大范围根治性手术的应用。

早期口咽癌患者采用放射治疗,不仅可取得治愈性效果,而且能有效地保留器官解剖结构的完整性。合理的放射治疗技术除有一定程度的口干、面颈部皮肤水肿、色素沉着、纤维外,一般不会导致其他生理功能的明显改变,因此放射治疗在早期口咽癌的治疗上较手术有一定优势。晚期口咽癌单纯手术或放射治疗疗效均不甚理想,而采用放射治疗和手术的综合治疗,则可提高手术的切除率,降低手术的局部复发率,改善生存率。因此晚期口咽癌的治疗以手术和放射治疗的综合治疗为主。

对于外生型的较大肿瘤,虽病变范围较广泛,若无明显的坏死溃疡、周围浸润及骨受侵等情况,就可首选术前放射治疗;相反,浸润型、溃疡型病变、骨受侵等情况,即使病变范围有限,由于放射治疗敏感性差,术前放射治疗的效果不明显,可首选手术+术后放射治疗;分化差的癌或未分化癌,不论病变范围如何,均可首选放射治疗,如疗后有残存,可考虑手术切除;腺癌(主要指分化程度较高的腺癌)因放射敏感性差,应以手术为主,术后根据具体情况决定是否行术后放射治疗。对有必要单纯放射治疗者,照射剂量应偏高,同时因腺癌颈部淋巴结转移相对较少且发生较晚,故不主张颈部淋巴结的预防性照射,照射野仅需包括原发病灶及局部侵犯范围即可。

对颈部淋巴结而言,直径小于3 cm的淋巴结,尤其是位于缩野加量的原发灶的照射野内,单纯放射治疗控制的概率很高,同N₀相比无明显差异,故放射治疗后达完全缓解者不主张常规颈清扫术;直径大于3 cm的淋巴结,尤其是质硬固定者,或侵及皮肤者,单纯放射治疗较难控制,应以术前放射治疗+手术为主。

三、常见肿瘤

(一)扁桃体癌

扁桃体癌是头颈部常见的恶性肿瘤之一,约占全身恶性肿瘤的1.3%~5%,约占头颈部恶性肿瘤的3%~10%。本病以男性多见。发病年龄以50~69岁为高峰,约占各年龄组的60%~90%。发病原因与吸烟、过量饮酒等因素对其黏膜的刺激有关。此外,扁桃体黏膜角化症、白斑以及由各种原因所致的局部瘢痕等也可能诱发癌变。

1.病理

扁桃体癌根据其组织来源不同,分为鳞状细胞癌、低分化癌、未分化癌、腺癌和其他分类少见,其中鳞状细胞癌占80%~90%。

2.临床表现

首发症状常是咽部异物感及咽喉部疼痛。严重者疼痛可放射至耳部。少数患者有吞咽困难、呼吸困难(由肿块超过口咽中线,阻塞咽部所致)、咽部出血等症状。患者早期易出现颈结转移,因此部分患者因颈部肿块而就医。扁桃体癌多原发于扁桃体上极,初起时可表现为向外突起的实质性小结节状物,灰白色,表面不光滑或有浅有浅表溃疡;晚期多为溃疡,周边隆起呈菜花状。

3.治疗原则

由于扁桃体周围结构复杂,且扁桃体癌易向周围蔓延与侵犯,手术治疗难度较大,术后并发症较多;而且扁桃体癌多为鳞状细胞癌,放射治疗较为敏感,故以放射治疗为主。手术和放射治疗的综合应用优于单独应用。T₁和T₂病变可单独行放射治疗或手术。T₁、T₂和T₃病变可行单纯放射治疗(根据分期照射60~75Gy/6~8周)。区域淋巴结根据有无受累照射50Gy(亚临床病灶)至75 Gy。原发灶行组织间插植近距离照射25~30Gy。T₃、T₄病变因为任一单一模式治疗复发率都高,建议联合放射治疗和手术。对这些病变先行扁桃体根治性切除和同侧颈清术,之后行术后放射治疗,根据手术切缘和淋巴结侵犯程度照射50~60Gy。化学治疗属于辅助治疗手段。

在治疗前,应对患者病情作一全面评价。根据临床表现和各种检查结果,确定临床分期,进而确定做姑息放疗或根治性放疗。

(1)放疗技术:放射治疗设备以^{60}Co或能量不超过5MV X线的直线加速器为首选。过高能量的射线,由于剂量建成效应的影响,颈部淋巴结因位置表浅反而受量不足。在皮肤表面加用填充物如蜡块、油纱等可弥补表面剂量不足的缺陷,但同时增加了放射性皮肤反应。射野应根据临床分期确定,综合考虑原发肿瘤的大小、与周围结构关系及淋巴结情况。

1)原发灶照射野的设计:治疗初期标准的设野是两侧面颈联合野平行对穿照射。照射野包括原发病灶、周围结构(颊黏膜、齿龈、舌根、鼻咽和咽侧、后壁)、上颈及后颈淋巴结。具体界限 为上界位于颧弓水平,下界位于喉切迹水平或根据病变范围而定,前界应在病灶前2cm,后界包括后颈淋巴结即可。在此照射野中,因颈段脊髓位于靶区内,故当肿瘤剂量达到40~45Gy时,照射野后界应及时前移避开脊髓,再足量放疗至70Gy。如颈后淋巴结肿大,可用电子线补充照射。如患者临床分期属于$T_1N_0M_0$,则照射野可以不包括后颈淋巴结。

2)颈部淋巴结区照射野的设计:因扁桃体癌的上颈部淋巴结转移率可高达70%,故需要做下颈部、锁骨上区预防性照射。

3)其他照射野的设计:对于T_1N_0的病变,如果原发病变及同侧颈部控制良好,则对侧颈部出现复发的概率不到10%,因此可采用单侧部位照射;如果病变较小,位于一侧,也可以采取病变侧两斜野楔形板成角照射技术,包括病变区及同侧上颈部。也可采用适形放疗方法,能更好地保护对侧腮腺、脊髓。

4)体腔管照射技术:对于一些非常早期的T_1N_0患者,尤其是位于咽前柱的、小的浅表性病变,可使用超高压X线或电子线通过体腔管经口腔直接对准病变区照射。由于治疗中定位较难,适合病例少,并且此类患者外照射效果良好,故目前已较少有人应用,但可作为外照射的一种局部补量手段使用。

5)插植照射:插植技术也少用,仅由于外照射的补充照射,目前尚未见应用插植技术提高局部控制率的报道。足量放疗后的复发,插植技术可作为一种姑息治疗手段。

(2)时间、剂量分割

1)单纯放疗:面颈联合野照射到肿瘤剂量40~45Gy

时避开脊髓,50~55Gy时预防照射区剂量已够,可缩野照射病变区。放疗总剂量随病变的增大而增加:对原发病灶而言,T_1病变要求90%以上的患者接受60~65Gy的剂量;而对T_2病变则要求达到65~70Gy;T_3、T_4病变达到70~75Gy。对颈部淋巴结,N_0的病变,上颈部照射50Gy即可;N_1和N_2的病变照射65Gy;N_3的病变则照射70~75Gy。这些剂量可以通过缩野和电子线补量来达到。

2)术前放疗:当术前放疗用于原发灶较大并伴有颈部淋巴结侵犯时,予以40~45Gy/4~5周,然后对患者作一个评价:如可以手术,则予以根治性手术和颈清扫术;如不宜手术,则加量照射到70~75Gy。

3)术后放疗:根据原发灶大小、病理显示切缘情况、淋巴结侵犯情况决定放疗剂量。对T_2N_0并且切缘阴性的患者,剂量为50Gy;原发病灶较大或颈部淋巴结有侵犯者,剂量为60Gy;切缘阳性或淋巴结转移超过3个的患者,可用电子线再补充5~10Gy。

常规外照射的分割方法是每次2Gy, 每天1次,每周5次。许多学者希望通过改变剂量分割方法来提高疗效,目前最常用的是加速超分割。多数报道加速超分割可以提高局部控制率和生存率,但也有人认为不能提高生存率,并且并发症较多。

4.疗效和预后

扁桃体癌单纯放疗的5年生存率为32%~83%不等。Ⅰ、Ⅱ期疗效较好,5年生存率可达80%以上。治疗失败的主要原因为局部未控、复发,其次为远处转移。影响预后的主要因素是原发病灶大小、颈部淋巴结转移情况、肿瘤的生长方式、病理类型、照射野的大小,局部治疗成功与否对生存率影响很大,故局部足量放疗可以提高生存率。

(孙健)

第十一节　颊黏膜癌及唇癌的放射治疗

一、颊黏膜癌的放射治疗

(一)概述

颊黏膜癌的发病率有明显的地区差异,在印度发病率仅次于舌癌,占口腔癌的第二位。而在印度南方其发病数占口腔癌的50%以上,而在欧美等西方国家并不多见,占口腔癌的第4~6位,在我国西南地区发病率高于北方地区。

(二)病因

颊黏膜癌发病与咀嚼槟榔、烟叶有明显的关系。南亚国家有咀嚼槟榔的习惯,此地区为颊黏膜癌的高发区,在美国老年妇女的发病与长期使用鼻烟有关。同时颊黏膜癌的发病与牙齿的残根、残冠或不良的义齿刺激有关,与口腔的癌前病变、白斑、红白斑、萎缩型或糜烂型扁平苔藓也有明显的关系。

(三)解剖

口颊部在张口时呈三角形,其尖部与白后三角相连,前面与口唇相连,颊黏膜由颊和唇的内衬组成,并覆盖非角化的鳞状上皮。颊黏膜癌好发于磨牙区和双尖牙区的咬合线附近,其次为口角和磨牙后区的颊黏膜,发生在唇内侧黏膜少见。颊黏膜由颊部黏膜面、上下唇黏膜面、白后三角区和上下龈颊沟的黏膜组成,其内表面正对上颌第二磨牙处,在颊黏膜与颊肌间有小型颊腺存在。淋巴引流主要至颌下、二腹肌和颈上深淋巴结,部分引流至颏下和中颈淋巴结。首诊颈部淋巴结肿大发生率为38%,有报道T1颈部转移率约为1%,T₂~T₃单侧颈部淋巴结转移率分别为41%和56%。发生在前部的颊黏膜癌,易于早期发现,颈部转移率低,在后部颊黏膜者,颈部转移率高。血液供应来自面动脉,其后方有来自颌内动脉分出颊动脉供血。静脉血主要回流至面前静脉,神经感觉支为下颌神经的分支颊神经,运动支来自面神经。

(四)病理

颊黏膜由复层鳞状上皮覆盖,富含黏液腺和混合腺,以中等分化的鳞状细胞癌为主,占90%以上,其次为腺原性上皮癌,占5%~10%,其中以腺样囊性癌居多。黏液表皮样癌及恶性混合瘤较少。常见有多中心起源,在主要癌灶周边,可同时出现多个小的癌灶,在主要癌灶周围还常可见有白斑等癌前病变同时存在,磨牙后区的颊龈沟是扁平苔藓癌变的好发部位。

(五)临床表现

颊黏膜癌多数在发病后一年内就诊,平均病程约6个月。初期病灶常表现为局部黏膜粗糙,早期无明显疼痛,当肿瘤侵及深层组织或合并感染,可出现明显疼痛,伴不同程度的张口受限,牙周组织受累后,可出现牙痛或牙齿松动。颊黏膜鳞状细胞癌通常有溃疡形成,伴深部浸润,仅有少部分表现为疣状或乳突状的外突型。腺原性颊黏膜癌少有溃疡,主要表现为外突状或浸润硬结型肿块。由白斑发展来的颊黏膜癌,常在患区查见白斑,癌灶较快的浸润生长,极易侵入颊肌层和颊脂体而迅速扩展,波及颊部全层,向面部皮肤浸润,造成皮肤破溃而穿孔,也可通过颊龈沟累及颌骨、腭和口底等部位。

(六)诊断

主要依据病史、临床表现及病理检查,临床怀疑有癌变时应及时作活检,取材应选择高度怀疑部分活检,并应切取一定的深度,对于已侵犯深部咀嚼肌,或有明显张口受限的病例,可作MRI检查以显示深部软组织侵犯的范围,CT检查可显示颌骨的受累的情况。

(七)治疗原则

(1)早期颊黏膜癌(T₁):表浅与周围正常组织边界清楚的小的病变应首选手术切除,可获得满意的疗效。手术应将肿瘤周围的黏膜白斑一同切除。T₂病变:由于手术切除范围和美容效果的限制,应首选放疗,可采用外放疗合并组织间近距离治疗,对于病变较小且无淋巴结转移者,可采用单纯组织间近距离治疗。残存病灶可行手术挽救。

(2)晚期颊黏膜癌(T₃₋₄):累及深部肌肉、龈颊沟和相邻颌骨的病变,单纯放疗局部控制率低,采用手术治疗为主,或采用术前放疗后行原发肿瘤及颈部淋巴结根治术。一些学者也建议行局部切除加重建术,再行术后放疗。

(3)淋巴结的治疗:对分化好的早期病变、不伴颈淋巴结转移者,不作常规预防性治疗。原发病灶大的、有淋巴结转移,则放射野应包括原发灶及颈部淋巴引流区。对放疗后仍有残余的淋巴结可行颈清扫术。

(八)放射照射

1.适应证

(1)早期颊黏膜癌,如部位偏前中部,浸润深度小于0.5 cm,采用间质放疗效果好。

(2)病变大于5 cm或伴颈淋巴结转移者采用外照射加间质治疗或单纯外照射。

（3）病变位于后部，侵犯白后三角或龈颊沟，齿龈或颊部全层溃烂穿孔，可采用术前放疗加手术切除。

（4）患者合并有内科疾病不能手术，病变广泛无手术指征者可采用单纯外照射及采用缩野加量技术治疗。

2.照射方法

（1）外照射：患者仰卧位，面罩加头枕固定，激光定位，采用同侧两楔形野（前野+侧野，夹角90°采用45°楔形板），见图13-33。射野上界颧弓水平，后界至1/2椎体处或包括颈深淋巴结（注意白后三角区病变后界应至椎体后缘）。照射至40Gy/4周时缩野，避开脊髓，为减少下颌骨的剂量，在剂量DT 50~55Gy/5周，再行组织间插植或体腔管放疗。对于已有骨受侵的病例，应以外照射为主（6~8MV X线+高能电子线），DT 65~70Gy/6.5~7周。

（2）组织间插植近距离治疗　无邻近结构受侵，在肿瘤和距离最近的骨之间至少有1cm的正常黏膜的病变，则可采用组织间插植治疗。先用6~8MV X线，采用上述照射技术或单野（上、下唇内侧病变）DT 50Gy/4周至60 Gy/5~6周，然后肿瘤局部¹⁹²Ir组织间插植，10~15Gy/次，总计20~30Gy。可根据病变的具体情况行单或双平面多管插植（也可用金属施源器），注意颌骨不能在高剂量区，治疗时可在口腔前庭内用铅皮屏蔽，以避免颌骨受量过高。对于有些早期选择性的病变也可行单纯组织间近距离放疗，每4~5周DT 60~70Gy/2~3次，但每次插植时应注意避开上一次的进针位置。

（3）体腔管照射：选择合适直径的体腔管，原则上其径长最好能包括病变及周围0.5cm的范围。采用8~9MeV电子线照射，对于T₁病变，也可采用单纯体腔管照射DT 60Gy/15次，3次/周。T₂期以上的病变，可先外照射50Gy后，加体腔管照射，剂量2~2.5Gy/次，每周治疗4~5次，总剂量20~25Gy/2~3周。

（4）放疗+手术：对于抗拒的肿瘤，在治疗剂量过半，估计放疗后肿瘤不可能完全消退的病例，应改为放射治疗加手术综合治疗。术前放疗剂量50Gy/5周，仍有肿瘤残存者，可行手术挽救，仍可获得较好的局部控制率。对于T₃、T₄病变应首选放疗和综合治疗。对于术后切缘阳性或安全界不够的病例，可行术后放疗，方法同术前放射治疗，剂量应给予DT60Gy/6周。

（5）颈部淋巴结的处理：除非伴有深部肌肉浸润和骨受侵的T₃、T₄及部分分化差的癌，一般不做颈部预防照射。颈部照射野可采用同侧上、中颈切线野或同侧水平野，应包括同侧颏下、颈上和颈中深，二腹肌及颌下淋巴结，下界至环状软骨。应注意脊髓剂量不大于40Gy/4周。

二、唇癌的放射治疗

（一）概述

在我国唇癌的发病率比西方国家低，20世纪90年代的发病率男性为0.3/10万，女性为0.1/10万。在美国唇癌的发病率为1.8/10万，是口腔癌发病率的3倍，多见于60岁以上的男性，男女比例在下唇为79:1，上唇为5:1，唇癌多发生在下唇，上唇仅占全部唇癌的1.8~7.7%，起源于口角的不到1%。

（二）解剖

唇由上、下两唇组成，并围成口裂，内含口轮匝肌，外复以皮肤，内有黏膜。上、下唇两端张合而成口角，与第一磨牙相对。唇的游离面是皮肤和口腔黏膜移行的部分，上唇两侧以鼻唇沟与颊部分界，唇内面的黏膜下组织中富有唇腺，唇黏膜在上、下颌牙槽的中线处，各形成一条纵皱襞连于上、下龈前面并称作上唇系带和下唇系带。下唇癌多起源于唇红边缘，在上、下唇接触面的外侧暴露部位，85%下唇癌位于下唇中线到口角的中间部位，上唇癌多见于上唇中线附近。

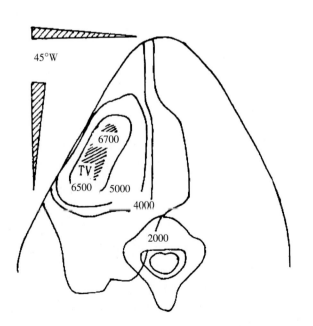

图13-33　颊黏膜癌剂量分布（前、侧楔形野Gy/5~6W+9MeV电子线体腔照射12Gy/4F/1W）。

(三)病因

唇癌患者约有1/3是户外工作者，长期暴露于阳光下是发病的重要因素。白种人缺乏色素保护，其发生唇癌的概率是黑人的10倍。吸烟、口腔卫生差、不良义齿、锐利牙齿及慢性牙龈感染等也是刺激因素。

(四)病理及扩散途径

唇癌大多数为分化良好的鳞状细胞癌，仅有5%为分化较差的鳞状细胞癌和梭形细胞癌，少数为皮肤基底细胞癌的累及。还有起源于唇黏膜下小涎腺的腺癌、黏液表皮样癌和腺样囊性癌。唇癌较少发生淋巴结转移，一般淋巴结转移率为10%~20%，转移部位多为颌下淋巴结及颏下淋巴结，然后向颈深淋巴结转移，颌下转移的淋巴结晚期可与骨膜粘连，进而累及下颌骨，并可穿透皮肤发生溃烂，远处转移极少见。

(五)临床表现

病史较长，多在1年以上，最长可达10多年，临床可有三种类型表现：

(1)外生型：最多见，病变表浅，转移慢，黏膜糜烂，呈菜花状突出表面少量溢液混有血液，肿物质硬，向两侧黏膜和皮肤发展可侵入肌层。

(2)溃疡型：较外生型少，初起时即可形成溃疡，黏膜表面溃烂下凹，向深层侵蚀，呈大小不等的颗粒或肉芽状，边缘不整，质硬基底和周围可有硬块，说明肿物向溃疡外和深层浸润发展。

(3)疣状型：少见，外观似疣，表面呈不规则角刺状或乳头状，可伴有皲裂、溃疡或出血，肿物本身较硬，基底可轻度浸润。很少侵犯深部组织和出现转移，为分化良好的鳞状细胞癌，预后较好。

唇癌由癌前病变转化来的癌，周围还可见到原发的病变如白斑，扁平苔藓的白斑、浅糜烂或慢性炎症区。Broder报道唇癌病例中，按其分类，Ⅰ级者均未见有淋巴结转移，Ⅳ级和梭形细胞癌淋巴结多见。转移见于晚期和治疗后2年内发生。

(六)诊断和鉴别诊断

唇癌发生的部位表浅外露，易于检出及诊断，唇红黏膜角化增生，进行性增厚、增大，且发生糜烂溃疡等经长期治疗不愈者应及时活检或用2%甲苯胺蓝染色筛选确诊。其鉴别诊断主要包括慢性盘状红斑性狼疮、角化棘皮瘤、结核性溃疡、梅毒性下疳、慢性唇炎等相鉴别，可切取活检作病理检查以明确诊断。

(七)放射治疗

唇癌的放疗包括高能X线、单纯X线、高能电子线和组织间插植，早期的唇癌外科手术和放射治疗疗效相近，但是对于病变较大的，特别是中晚期患者，采用放射治疗可获得更满意的美容效果。唇癌放疗的近期美容效果好，随着时间的推移，放疗区域常有不同程度的皮肤、黏膜及肌肉萎缩，毛细血管扩张，使得放疗的远期美容效果较手术差。

1.放疗的适应证

表浅的仅占1/3唇或T₁病变，累及口角或同时累及上下唇的病变可首选放射治疗。对于术后复发、拒绝手术和伴有不能耐受全身麻醉的器质性疾病的老年患者也是放疗的适应证，对于手术切缘阳性或安全界不够或颈部转移淋巴结有外侵的患者，可行计划性术后放疗，对于晚期的可手术切除的唇癌也可行计划性放射治疗加手术。

2.放射治疗方法

肿瘤边缘外放1cm，单前野局部照射，应做口腔和下颌骨防护。也可切线照射，原发灶周围的白斑改变也包括在照射野内，一般不做淋巴引流区的预防照射。采用深部X线或6~10MeV电子线，其中电子线的剂量分布及治疗后的美容效果均好于深部X线。对于小的表浅的病变可采用100~150kV X线单野照射，对于较大的病变可采用200~250kV X线或电子线照射，或用高能X线切线照射。

3.放射治疗剂量

T₁病变外照射DT 46~50Gy/3~4周，2.5~3Gy/次加高剂量率组织间插植近距离治疗，可保持较好的美容效果。对于非常小或表浅的病变单纯外照射DT 70Gy/7周，可以控制，无需行组织间插植治疗。放疗同时配合热疗，可以起到很好的增效作用。因为不同周期的细胞对放射和热的敏感性全然不同，肿瘤细胞所处的环境对放射和热的修饰效果完全不同，并且放射性亚致死损伤后加热处理或热性亚致损伤后放射都会使更多的细胞不能修复或死亡。放疗和热疗配合可以达到互补效应，提高肿瘤局控率。天津肿瘤医院放疗科曾对唇癌患者采用放疗结合热疗的综合治疗，取得了较好的效果。患者在放疗后的30~120分钟内进行热疗，每周热疗2次，治疗4~5周，总计 8~10 次, 可收到较好的疗效。其中图 13-34 的患者为下唇鳞状细胞癌经放疗热疗后, 肿瘤全部消失。图 13-35 患者为下唇癌累及口角皮肤及颊黏膜, 治疗后 1 年局部肿瘤全部消失, 随访 7 年肿瘤无复发。T_2、T_3 病变、病变范围超过唇的 1/2, 或侵及龈颊沟, 下颌骨防护困难, 外照射 DT 30~40Gy/2~3 周加高剂量率组织间插植近距离放疗 25~35Gy/2 次/3~4 天。对于更晚期肿瘤或有淋巴结转移或手术后复发者: 4~6MV 高能 X 线或 ^{60}Co 照射, 照射野包括原发灶和转移淋巴结, 剂量 DT ^{60}Gy/5~6 周, 加组织间插植近距离放射治疗 15~20Gy。如果局部肿瘤控制, 残存颈部淋巴结可行手术切除。颈部一般不做预防性照射。

（张柏林）

第十二节　下咽癌

一、流行病学

下咽癌较为少见, 约占头颈部恶性肿瘤的 0.8%~1.5%, 占全身恶性肿瘤的 0.25%。此病以男性多见, 男女比例为 2:1, 在下咽癌中, 发生于梨状窝者最为常见, 约占 60%~70%, 其次为咽后壁区占 25%~30%, 而发生于环后区少见仅占 5% 左右, 尤以女性为主。

二、病因学

下咽癌的病因学因素仍有争议, 但普遍认为嗜烟者的下咽癌发病率明显增加, 营养因素也与本病的发生有一定的相关性, 如胡萝卜素的缺乏及缺铁性贫血等。

三、应用解剖及淋巴引流

下咽是口咽的延续部分, 位于喉的后方及两侧, 始于咽会厌皱襞, 终于环状软骨下缘, 并与颈段食管相连, 相当于第 3~6 颈椎的水平。下咽在临床上分为三部分: 梨状窝区、环后区及咽后壁区。

下咽有丰富的淋巴网, 其淋巴引流主要通过甲状舌骨膜至颈内静脉淋巴链, 少数可到颈后淋巴结, 甚至锁骨上区。下咽癌的颈部淋巴结转移相当多见且易早期发现。超过 3/4 的患者在疾病发展过程中将要发生区域性淋巴结转移, 接近 2/3 的患者在临床上表现为明显的淋巴结转移。对临床 N_0 的患者行淋巴结清扫术, 30%~40% 已有微小转移, 病理检查为淋巴结阴性的在以后发生颈部淋巴结转移的危险也有 25%, 双侧淋巴结转移或对侧淋巴结转移也比较常见, 约占 10%~20%。

四、病理

下咽癌的 95% 以上为鳞状细胞癌, 且其分化程度较低。比较而言, 起源于咽后壁的下咽癌, 其细胞分化程度最低, 其次为梨状窝癌, 而环后区癌的细胞分化程度较好。少见的病理类型有小涎腺来源的腺癌, 以及恶性黑色素瘤、恶性淋巴瘤和软组织肉瘤等。

五、肿瘤的生物学行为

下咽癌具有沿黏膜或黏膜下弥漫性浸润的特点, 从而使其实际病变范围往往超出肿瘤的临床检查所见。80% 以上的病变呈浸润性生长, 易侵犯周围结构如口咽、喉和颈段食管, 甚或延及鼻咽、咽旁间隙等。

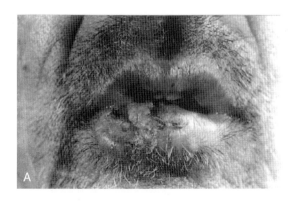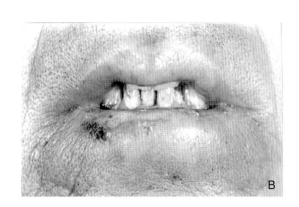

图13-34　下唇鳞状细胞癌。(A)治疗前;(B)放疗DT 40Gy/16次/32天, 热疗12次, 2次/周, 时间40 min, 温度41~43℃。

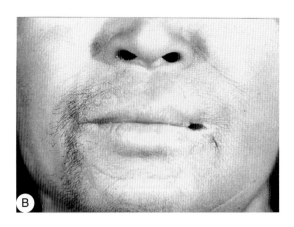

图13-35 下唇鳞状细胞癌累及颊黏膜。(A)治疗前;(B)放疗DT 57 Gy/20次/43天,热疗10次,2次/周,时间40 min,温度41~43℃。

不到20%的病变可呈膨胀性生长,肿瘤可表现为外生型肿物,但同时多伴有黏膜下浸润。

(一)梨状窝癌

梨状窝癌具有早期黏膜下弥漫性浸润的特点,从而使其实际病变范围往往超出肉眼所见的肿瘤边界。梨状窝癌在确诊时,不仅局部病变范围广泛,而且约70%的患者已有颈部淋巴结转移,其中10%~20%为双侧转移。

1.发生于梨状窝顶壁或外侧壁的肿瘤,甲状软骨受侵较为常见,而侵犯环状软骨少见;一旦肿瘤侵及软骨结构后,便可直接侵犯甲状腺。

2.发生于梨状窝内侧壁的肿瘤则侵及喉相当常见。

(二)咽后壁区癌

咽后壁区癌主要向上、向下和深层浸润生长为主,但尚有局限于咽后壁的特点,至晚期时向外侧壁生长并侵犯咽缩肌形成环状肿瘤,此时患者吞咽困难明显。同时易早期转移至中颈颈静脉链淋巴结和咽后淋巴结,且转移的颈部淋巴结多为双侧。

(三)环后区癌

环后区癌源于环后区的肿瘤,其细胞分化程度较高,以局部浸润扩展为主,易于侵及周围结构,如梨状窝、咽侧壁、喉、颈段食管和环状软骨等并将喉部及气管向前推移,可引起呼吸困难和吞咽困难。

六、症状及诊断

下咽癌由于肿瘤起源部位及侵犯的范围不同而可表现出不同的症状,如吞咽困难是环后区和颈段食管癌的常见症状;咽喉痛、异物感、吞咽痛和吞咽困难事咽后壁癌的常见症状;梨状窝癌早期症状隐匿,晚期时因病变广泛,可出现声嘶、喉鸣、痰血的症状。

在诊断上除了解患者的一般情况及临床症状还需行相关检查,如间接喉镜、直接喉镜或纤维喉镜,明确肿瘤的原发部位、病变范围及邻近结构包括喉和颈段食管有无侵犯,同时进行咬检,以明确病理诊断。

因下咽癌合并第二原发肿瘤的概率较高,占10%~20%,主要为消化道肿瘤,因此治疗前还要进行必要的辅助检查,一方面明确病变范围为治疗作准备,另一方面除外第二肿瘤的可能。如消化道造影,对发现颈段食管是否受侵及除外第二原发肿瘤有帮助,颈部及胸部的CT或MR检查可精确评价原发肿瘤的病变范围及周围结构受侵的情况,CT对区分肿瘤是来自梨状窝还是喉特别有帮助,同时也可发现临床查体不易发现的淋巴结转移,MRI由于三维成像及不同信号的转变的特点,在了解病变范围、周围软骨及软组织结构受侵情况、判定淋巴结有无转移、制定治疗计划等方面更有优势。胸片及腹部超声可了解有无远处转移。

七、临床分期

下咽癌的临床分期目前多采用UICC 2002年分期标准:

(1)T分期

T_1:肿瘤局限于下咽的一个亚区,而且肿瘤的最大径≤2cm。

T_2:肿瘤侵犯一个以上亚区或邻近结构,肿瘤的最大径>2cm,但≤4cm,不伴有半喉固定。

T_3:肿瘤的最大径>4cm,或伴有半喉固定。

T_4:

a:肿瘤侵犯下列结构:甲状软骨/环状软骨、舌骨、甲状腺、食管、软组织中心部分(喉前带状肌和皮下脂肪)。

b:肿瘤侵犯椎前筋膜、包绕颈动脉,或侵犯纵隔结构。

(2)N分期

N_1:同侧单个淋巴结转移,其最大径≤3cm。

N_2:

a:同侧单个淋巴结转移,其最大径>3cm但≤6cm。

b:同侧多个淋巴结转移,最大径≤6cm。

c:双侧或对侧淋巴结转移,最大径≤6cm。

N_3:转移淋巴结的最大径>6cm。

注:中线淋巴结按同侧淋巴结处理。

(3)M分期

M_0:无远地转移。

M_1:有远地转移。

(4)临床分期

0期:$T_{is}N_0M_0$

Ⅰ期:$T_1N_0M_0$

Ⅱ期:$T_2N_0M_0$

Ⅲ期:$T_{1-2}N_1M_0$、$T_3N_{0-1}M_0$

Ⅳ期:

A:$T_{1-3}N_2M_0$、$T_{4a}N_{0-2}M_0$

B:$T_{4b}N_{0-2}M_0$、$T_{1-4}N_3M_0$

C:$T_{1-4}N_{0-3}M_1$。

八、治疗原则

肿瘤治疗手段的选用,应遵循以下的原则:即最大可能地提高肿瘤的局部区域控制率,又要尽量降低治疗手段对器官功能损害的程度。因下咽结构解剖位置的特殊性:上通口咽,下接消化道入口,前临声门上区,外科的处理必然会造成吞咽功能的紊乱及语言功能的改变。又因手术和放射治疗在早期下咽癌治疗中的效果基本相似,但放疗即能保证下咽、喉等器官的解剖结构的完整性,又可将下咽癌易于发生转移的部位如双侧颈部淋巴结及咽后淋巴结充分包括在射野内,因此早期下咽癌的治疗还是以放疗占优势,故应首选放疗。对晚期下咽癌,无论是手术还是单纯放疗,总的疗效不甚满意,但通过综合治疗则可降低局部复发率,改善远期生存率。

(1)T_1、T_2N_0病变,尤其是肿物呈外生性生长的可首选放疗。

(2)可手术的T_3、T_4N_{0-1}的患者可行术前放疗。

(3)术后切缘不净、残存,淋巴结直径>3cm者,或颈清扫术后提示广泛性淋巴结转移、淋巴结包膜外受侵、周围神经受侵者,均应行术后放疗。

(4)对淋巴结直径>3cm者且质地硬而固定,或侵皮者,单纯放疗的局部控制作用较差,应以术前放疗加手术治疗为主。

(5)不能手术的患者可作姑息性放疗,少数患者放疗后肿瘤缩小明显,有可能手术切除。

(6)术后复发的患者可行姑息性放疗。

(7)病理类型为低分化癌或未分化癌者,不论病期早晚,均应首选放疗,如放疗后有残存,可手术切除。

九、放射治疗技术

1.放射源的选择

以^{60}Co或高能X线为首选,辅以电子线。下颈、锁骨上区切线野照射时可于体表示适当填充蜡块或油纱等以弥补浅层剂量不足的缺陷。

2.照射野

主要采用两侧面颈野对穿照射+下颈锁骨上野垂直照射技术。因下咽癌有沿黏膜下扩散及颈部淋巴结转移多见的特点,故在开始放疗时照射野要大,上界一般至颅底,下界至食管入口,包括整个鼻咽、口咽、下咽部、喉部、颈段食管入口以上、中颈部和咽后淋巴引流区。

(1)梨状窝癌:对T_1、T_2N_0病变者可首选放射治疗,且可行根治性放疗。对局部病变较广的T_3、T_4患者,尤其有淋巴结转移时,可行放疗和手术综合治疗。

照射野:上界:颅底水平

下界:以充分包括肿瘤下界为准,尽可能避开肩膀。

前界:颈部皮缘前1cm。

后界:颈椎棘突后缘或后界以充分包括肿大的淋巴结为准。

缩野原则:缩野时的上下界应根据肿瘤的消退程度而定,但上界至少应包括杓会厌皱襞,下界至环状软骨下缘。前界仍为颈部皮缘前1cm。

术后放疗的原则基本同单纯放疗。

(2) 咽后壁区癌:由于咽后壁癌广泛浸润生长的特点,手术多因镜下切缘不净而复发,故治疗应以放射治疗为主,早期可行根治性放疗;对手术切缘不净,可行术后放疗;颈部转移的淋巴结如放疗不能控制,则可行颈清术。

照射野:因此区域的肿瘤有沿椎前筋膜扩散及淋巴结转移率高的特点,故不论病期早晚,均应行大野照射。

上界:颅底。

下界:食管入口。

包括整个咽部和颈段食管上段,同时中上颈深淋巴结、咽后淋巴结、颈后淋巴结均包括在照射野内。

(3)环后区癌:起源于环后区的肿瘤其细胞分化程度较高,以局部浸润扩展为主,易于侵及周围结构如梨状窝、咽侧壁、喉、颈段食管和环状软骨等,并将喉部及气管向前推移,可引起呼吸困难及吞咽困难因确诊时病变范围较广手术治疗往往失败,其失败的主要原因是病变范围超出了手术切除的范围,而放疗又因细胞分化程度较高及瘤体负荷较大的影响而造成其治疗效果很差,故综合治疗可改善其生存率。

照射野:上界下颌角水平或下颌骨下缘上1 cm与乳突连线。

下界食管入口处下2~3 cm。

照射包括原发灶、中上颈部淋巴结和颈段食管入口2~3 cm。

3.照射体位

理想的照射体位是仰卧水平照射,头垫适合角度的头枕使颈椎拉直,面罩固定,在模拟机下拍片,在片上根据临床检查结果画出照射范围,制作铅档,或使用多叶光栅将不应照射的组织保护好。

4.时间剂量因素

常用常规分割照射技术即每日照射一次,每次DT 1.8~2.0cGy,每周五次。术前照射的剂量为DT 50Gy,术后亚临床灶的照射剂量DT 50Gy,但对有术后明显残留的残存者,应针对病灶残存区域加量至DT 60Gy~70Gy,单纯放疗在阶段缩野时的剂量为DT 70~80Gy。

近年来的趋势对晚期下咽癌多主张超分割。或野中野加速超分割技术,相比常规外照射而言,其肿瘤控制率有所提高。

十、预后因素

(1)性别、年龄:一般而言,女性患者预后好于男性,年轻患者预后好于年老者,其主要原因与前者的临床症状出现较早, 确诊时T、N分期较低有关, 但应注意,年轻患者以后发生第二原发癌危险性则明显增加。

(2)肿瘤部位:梨状窝癌尤其是杓会厌皱襞和内侧壁发生的肿瘤, 预后明显好于环后区和咽壁区癌,其主要原因与前者的病变相对较局限有关;而发生于梨状窝顶壁的肿瘤,易于向四周浸润发展,其预后较梨状窝其他壁发生的肿瘤明显变差。

(3)原发肿瘤:随着T分期的升高,肿瘤的局部控制率和治愈率明显下降。

(4)淋巴结转移:有淋巴结转移者的生存率较无淋巴结转移者可下降28%, 而且随着N分期的增加及淋巴结包膜外转移的有无, 生存率又将继续下降12%。

(5)细胞的分化程度:肿瘤细胞分化程度的高低对肿瘤治疗的局部控制率有一定的影响, 分化程度低的肿瘤局部控制作用要高于分化好的肿瘤, 但前者治疗失败的主要原因为远处转移, 而后者失败原因主要为局部未控或复发, 因此它们对总的预后影响不大。

(6)治疗因素:随着综合治疗模式的进一步完善、放疗技术的发展,下咽癌的预后明显较前改善。20世纪60年代由于放疗主要采用单一的放疗,治疗较为保守,射野面积小,剂量低预后差。80年代强调手术和放疗的综合治疗,90年代放疗经验进一步完善与丰富,照射野扩大,放疗剂量提高,故下咽癌的预后较前明显改善,使其生存率、局部控制率及无瘤生存率均有改善。

(朱莉)

参考文献

陈忠杰,李瑞英,王平. 鼻咽癌外照射联合新型施源器高剂量率腔内后装治疗的临床分析 [J]. 中国肿瘤临床,2007,34(2):75-77.

高黎,徐国镇,胡郁华. 上皮源性鼻腔筛窦癌(附231例临床及疗效分析)[J]. 中华放射肿瘤学杂志,1999,8(1):5.

和云霞,陶运壶,付慈禧等. 上颌窦癌74例的治疗与影响预后的因素[J]. 中国癌症杂志,2001,11(5):462.

胡伟汉,谢方云,方盛华等. 163例鼻腔恶性肿瘤治疗分析[J]. 中华肿瘤杂志,1999,27(1):117.

蒋国樑, 等. 上颌窦癌的术后放疗 [J]. 中国放射肿瘤学,1991,5:153.

李瑞英,王平,齐洁等. 鼻咽癌短距离治疗新型施源器的研制及应用[J]. 中国肿瘤临床,2000, 27(7):537-539.

李树玲. 上颌窦癌术后Co60放射与术后综合治疗的远期治疗[J].天津医药杂志,1974,8:395.

李树玲. 上颌窦癌15年治疗经验 [J]. 天津医药肿瘤增刊,1978,5:50.

李树玲. 新编头颈肿瘤学[M]. 北京:科学技术出版社,2002:552.

李树玲,张允祥,王守玲等. 上颌窦癌(附184例鳞状细胞癌分析)[J]. 天津医药杂志·肿瘤学附刊,1963,2:81.

林世寅,李瑞英. 现代肿瘤热疗学[M].北京:北京学苑出版社,1996.

刘泰福. 现代放射肿瘤学 [M]. 上海：复旦大学出版社,2001:171.

刘泰福. 现代放射肿瘤学[M]. 上海:复旦大学出版社,2001.

刘玉忠,范士怀,张晓明等. 119例上颌窦癌治疗分析[J],中国肿瘤临床,1995,22(3):194.

秦德兴,胡郁华,谷铣之. 开窗引流对提高上颌窦癌疗效的意义[J]. 肿瘤防治研究,1983,10(2):142.

丘明生,蒋国樑,高志宏. 鼻腔与鼻窦肿瘤//汤钊猷,现代肿瘤学[M]. 上海:上海医科大学出版社,1993:772.

汤钊猷. 现代肿瘤学[M]. 上海:上海医科大学出版社,1993:743.

王凤明,孙健,朱莉等. 放化疗综合治疗局部晚期鼻咽癌113例疗效观察[J]. 实用癌症杂志,2007,22(1):77-79.

徐燮渊,俞受程,曾狄闻等. 现代肿瘤放射治疗学[M]. 北京:人民军医出版社,2000:373.

徐雅娟,刘文书. 上颌窦癌100例临床分析[J]. 实用肿瘤杂志,2000,14:116.

殷蔚伯,谷铣之. 肿瘤放射治疗学[M]. 3版. 北京:中国协和医科大学出版社,2002.

殷蔚伯,余子豪,徐国镇等.肿瘤放射治疗学[M]. 4版. 北京:中国协和医科大学出版社,2008.

袁伟,程ális芳,何少琴等. 鼻腔癌治疗效果分析[J]. 中华放射肿瘤学杂志,2000,9(2):80.

Bachaud JM,Delannes M,Allouache N,et al. Radiotherapy of stage Ⅰ and Ⅱ carcinomas of the mobile tongue and/or floor of the mouth[J]. Radiother Oncol,1994,31(3):199-206.

Bataini P,Berniere J,Bernier J,et al. Results of radical radiotherapeutic treatment of carcinoma of the pyriform sinus. Int J Radiat Oncol Biol Phys,1982,8(8):1277-1286.

Behar RA,Martin RJ,Fee WE Jr.,et al. Iridium-192 interstitial implant and external beam radiation therapy in the management of squamous cell carcinomas of the tonsil and soft palate. Int J Radiat Oncol[J] Biol Phys,1994,28(1):221-227.

Benk V,Mazeron JJ,Grimard L,et al. Comparsion of curietherapy versus external irradiation combined with curietherapy in stage Ⅱ squamous cell carcinomas of the mobile tongue[J]. Radiother Oncol,1990,18(4):339-347.

Bourhis J,Overgaard J,Audry H,et al. Hyperfractionated or ac-

celerated radiotherapy in head and neck cancer:amata-analysis [J]. Lancet,2006,368(9538):843-854.

Chang F,Syrjanen K. Implications of the p53 tumor suppressor gene in clinical oncology [J]. J Clin Oncol,1995,13(4):1009-1022.

Chang L,Stevens KR,Moss WT,et al. Squamous cell carcinoma of the pharyngeal walls treated with radiotherapy[J]. Int J Radiat Oncol Biol Phys,1996,35(3):477-483.

Chao C K S,Emami B,Akhileswaran R,et al. The impact of surgical margin status and use of an interstitial implant on T1,T2 oral tongue cancers after surgery [J]. Int J Radiat Oncol Biol Phys,1996,36(5):1039-1043.

Chao K,Apisarnthanarax S,Ozhigit G. Practical essentials of intensity modulated radiation therapy [M] . Philadelphia:Lippincott Williams & Wilkins,2004:203-207.

Davison BJ,Kulkary V,Delacure MD,et al. Posterior triangle metastases of squamous cell carcinoma of the upper aerodigestive tract[J]. Am J Surg,1993,166(4):395-398.

De Visscher J,Grond S,Botke G,et al. Results of radiotherapy for squamous cell carcinoma of the vermilion border of the lower lip[J]. Radiother Oncol,1996,39(1):9-14.

Esteban F,Concha A,Huelin C. Histocompatibility antigens in primary and metastatic squamous cell carcinoma of the larynx [J]. Int J Cancer,1989,43(3):436-442.

Frank JL,Bur ME,Garb JL,et al.Tumor suppressor oncogene expression in squamous cell carcinomas of the h squamous cell carcinoma of the hypopharynx [J]. Cancer,1994,73(1):181-186.

Frank JL,Garb JL,Kay S,et al. Postoperative radiotherapy improves survival in squamous cell carcinoma of the hypopharynx [J]. Am J Surg,1994,68(5):476-478.

Hinde I. The epidemiology of oral cancer[J]. Br J Oral Maxillofac Surg,1996,34(5):471.

Ho CM,Lam WI,Yuen PW,et al. Squamous cell carcinoma of the hypopharynx:Analysis of treatment results [J]. Head Neck,1993,5(5):405-412.

Inone T,Inone TO,Teshima T,et al. Phase Ⅲ trial of high and low dose rate interstitial radiotherapy for early oral tongue cancer[J]. Int J Radiat Oncol Biol Phys,1996,36(5):1201.

JA. Langendijk,MA. De Jong,Ch R leemans,et al. Postoperative radiotherapy in squamous cell carcinoma of the oral cavity. The importance of the overall treatment time[J]. Int J Radiat Oncol Biol Phys,2003,57(3):693.

Jiang GL,Morrison WH,Garden AS,et al. Ethmoid sinus carcinomas:natural history and treatment results [J]. Radiother Oncol,1998,49(1):21-27.

Kam MK,Teo PM,Chau RM,et a1. Treatment of nasopha-ryngeal carcinoma with intensity-m odulated radiotherapy:the Hong

Kong experience [J]. Int J Radiat Oncot Biot Phys,2004,60(5):1 440-1 450.

Keane TJ,Cumming BJ,O'Sullivan B,et al. A randomized trial of radiation therapy compared to split course radiation therapy combined with mitomycin C and 5-fluorouracil as initial treatment for advanced laryngeal and hypopharyngeal squamous cell carcinoma. Int J Radiat Oncol Biol [J] Phys,1993,25(4):613-618.

Kim JA,Moore VL,Didolkar MS,et al. Flow cytometric DNA analysis of primary and concurrent metastatic squamous cell carcinoma of the head and neck[J]. Am J Surg,1989,158(4):2891-2898.

Kligerman J,Lima RA,Soares JR,et al. Supraomohyoid neck dissection in the treatment of T1/T2 squamous cell carcinoma of oral cavity[J]. Am J Surg,1994,168(5):391.

K. S. Clifford Chao,Carlos A. Perez,Luther W. Brady. Radiationoncology:Management Decisions [M]. Philadelphia:Lippincott Williams & Wilkins,2002.

K. S. Clifford Chao,Smith Apisarnthanarax,Gokhan Ozhigit. Practical essentials of intensity modulated radiation therapy [M]. Philadelphia:Lippincott Williams & Wilkins,2005:181.

Lee N,Xia P,Quivey JM,et al. Intensity-modulated radiotherapy in the treatmet of nasOpharyngeal carcinoma:an update of the UCSF experience [J]. Int J Radiat Oncol Biol Phys, 2002,53(1):12-22.

Lefebvre J,Coche-Dequeant B,Castelain B,et al. Interstitial brachytherapy and early tongue squamous cell carcinoma management[J]. Head Neck,1990,12(3):232-236.

McKay MJ,Bilows AM. Basiloid squamous cell carcinoma of the hypopharynx[J]. Cancer,1989,63(12):2528-2531.

Matsumoto S,Takeda M,Shibuay H,et al. T1 and T2 squamous cell carcinoma of the floor of the mouth:Results of brachytherapy mainly using 198Au grains. Int J Radiat Oncol [J] Biol Phys,1996,34(4):833-841.

Mazeron J,Crook,Bebck V,et al. Iridium 192 implantation of T1 and T2 carcinomas of the mobile tongue. Int J Radiat Oncol[J] Biol Phys,1990,9(6):1369-1376.

Mazeron JJ,Grimard L,Raynal M,et al. Iridium 192 curietherapy for T1 and T2 epidermoid carcinomas of the floor of mouth. Int J Radiat Oncol[J] Biol Phys,1990,18(6):1299-1306.

McCollum AD,Buurrell SC,Haddad RI,et al. Positron emission tomography with 18F-fluorodeoxyglucose to predict pathologic response after induction chemotherapy and definitive chemoradiotherapy in head and neck cancer [J]. Head Neck,2004,26(10):890-896.

Mendenhall WM,Hinerman RW,Morris CG,et al. Management of supraglottic carcinoma. Int J Radiat Oncol [J] Biol Phys,2002,53(4):793-794.

Mendenhall WM,Parsons JT,Stringer SP,et al. Radiotherapy alone or combined with neck dissection for T1-2 carcinoma of the pyriform sinus:An alternative to conservation surgery. Int J Radiat Oncol[J] Biol Phys,1993,27(5):1017-1027.

Nason RW,Sako K,Beecroft WA,et al. Surgical management of squamous cell carcinoma of squamous cell carcinoma of the floor of mouth[J]. Am J Surg,1989,158(4):229-296.

Ozyigit G,Thorsdat WL,Chao KS. Outcome of intensity-modulated radiation therapy in organ function preservation for head and neck carcinoma and potential role of amifostine[J]. Semin Oncol,2003,30(6 Suppl 18):101-108.

Ozsaran Z,Yalman D,Baltalarli B,et al. Radiotherapy in maxillary sinus carcinoma:evaluation of 79 cases [J]. Rhinology,2003,41:44.

Pavel D,Michael SJ,Abdelkarim SA,et al. Nasal and paranasal sinus carcinoma:Are we making progress [J]. Cancer,2001,92:3012.

Reichart PA,Schmidtberg W,Schelfele CH. 1996. Betel chewer's mucosa in elderly Cambodian women [J]. J Oral Pathol Med,2001,25(7):367.

Sakai S,Mori N,Miyaquchi M,et al. The role of extensive Denker operation in combined therapy for Maxillary sinus carcinoma [J]. Nihon Jibiinkoka Gakkai Kaiho,1991,94(2):214-224.

Schwartz LH,Ozsahin M,Zhany GN. 1994. Synchronous and metachronous head and neck carcinoma [J]. Cancer,1991,74(7):1933-1938.

Seidman JD,Berman JJ,Yost BA,et al. Basiloid squamous cell carcinoma of the hypopharynx and larynx associated with second primary tumors[J]. Cancer,1991,68(7):1545-1549.

Shah J,Patel S,Singh B. Head and neck surgery and oncology [M]. 3rd ed. Oversea Publishing House,2003,58:92.

Trotti A,Klotch D,Endicott J,et al. Postoperative accelerated radiotherapy in high-risk squamous cell carcinoma of the head and neck:long-term results of a prospective trial. Head Neck,1998,20(2):119-123.

Urist MM,O'Briem CJ,Soong ST,et al. Squamous carcinoma of the buccal mucosa:analysis of prognostic factors [J]. Am J Surg,1987,154(4):411.

Waldron JN,Sullivan BO,Warde P,et al. Treatment of 29 patients with carcinoma of the ethmoid sinus [J]. Int J Radi Oncol Biol Phys,1998,41(2):361-369.

Wolden SL,Chen WC,Pfister DG,et al. Intensity-modulated radiation therapy (IMRT) for nasopharynx cancer:update of the memorial Sloan-Kettering experience [J]. Int J Radiat Oncol Biol Phys,2006,64(1):57-62.

Yagi K,Fukuda S,Oridate N,et al. A clinical study on the cervical lymph node metastasis of maxillary sinus carcinoma [J]. Auris Nasus Larynx,2001,28(Suppl):77-81.

第十四章

头颈肿瘤的冷冻治疗

第一节　概述

冷冻外科（Cryosurgery）又称冷冻医疗（Cryomedicine），自 1961 年 Cooper 及 Lee 等研制成功可调节温度的液氮冷冻治疗器，并首先应用在神经外科以来，已在医疗领域得到广泛应用。

1997 年，Pister 等报道用冷冻治疗 150 例前列腺局部复发癌。治疗后每 3 个月复查血 PSA，持续 10~17.3 个月，结果 45 例（31%）持续血 PSA 阴性。认为冷冻治疗能有效地控制前列腺局部复发癌。

1999 年，刘剑仑等报道超声引导经皮冷冻治疗原发性肝癌 11 例。经随访 6~37 个月，平均 22.4 个月，1 年生存率为 90.9%（10/11），2 年生存率为 81.8%（9/11），3 年生存率为 63.6%（7/11）。经 B 超及 CT 检查，肿瘤均有不同程度缩小，5 例肿瘤缩小≥50%，1 例肿瘤完全消失；术前 AFP>400 ng/mL 者，术后均有不同程度降低，3 例降至 25 ng/ml 以下。表明冷冻治疗具有杀灭冷冻区内肿瘤细胞和最大限度地保存正常肝组织的优点。

1999 年，Seifert JK 报道冷冻治疗 85 例结肠直肠癌肝内转移癌，平均经 22 个月随访（0~64 个月），结果冷冻部位平均无瘤时间为 42 个月，全身平均无瘤时间为 11 个月。影响冷冻的因素为转移瘤的大小（>3 cm）以及血中持续 CEA 增高。

在头颈部肿瘤方面，皮肤鳞癌、基底细胞癌、黑色素癌、中耳癌、上颌窦癌等，以及口腔，耳鼻咽喉的良恶性肿瘤及良性病变，皮肤的良性肿瘤及增生性病变

均有满意治疗效果的报道，特别是近年来新开展的氩氦超冷刀技术的问世，可使深部肿瘤定位准确温度易于控制，开创了冷冻治疗的新局面。

第二节　冷冻生物学

一、冷冻损伤机制

冷冻使细胞遭受损伤，继而死亡，此由多种作用所致。

（一）细胞内外冰晶形成，细胞脱水和电解质浓度增高，酸碱度紊乱

冷冻时，细胞外水分先形成细小冰晶，造成脱水状态，电解质浓缩及渗透压增高，细胞内水分通过细胞膜外溢，加剧细胞脱水浓缩。在很少情况下，甚至细胞膜破裂，细胞内水分外溢，细胞内电解质浓度迅速增高，使细胞遭受不可逆的损伤。

缓慢冷冻时，细胞外液先冻结，出现冰晶，导致细胞外液浓缩，细胞直接受到高浓度溶质，特别是高浓度电解质的损害。冷却速度越慢，细胞受上述不利影响的时间也越长。

快速冷冻可使细胞内外都形成冰晶，细胞内冰晶对细胞的损伤作用主要是细胞内微结构受到机械性损伤。速冻对细胞的损伤主要发生在解冻期，复温后细胞内微结构出现损伤性变化。

冷冻过程中，细胞可产生酸中毒和代谢障碍；冷冻可直接损伤细胞膜结构，促使类蛋白复合体变性，以致细胞膜的完整性遭到破坏，结果脂蛋白丧失，细胞膜通透性改变，细胞死亡。

(二)冷冻休克

是指细胞由于温度急剧变化造成的胞膜破坏。就细胞致死而言，温度急剧变化的作用要比温度绝对变化更为重要。在某种情况下，温度骤变，细胞在未解冻之前，就已丧失其生命。

(三)血流淤滞

冷冻后，血液流速立即减慢，小静脉对低温损伤最为严重，因为动脉血液流速较静脉几乎快一倍，所以微动脉发生血流淤滞较迟。小静脉出现血流郁滞后，毛细血管的血流也受到障碍，继之，微动脉血流减少，最终同样发生血流淤滞，造成微循环完全阻断。此外，冷冻还可直接损伤微血管壁，使血小板和其他血细胞很快与损伤的血管壁黏附，加上冷冻后局部血液流速减慢，促使微循环栓塞。

(四)细胞缺氧

细胞缺氧实际上是由于微血管栓塞和血淤滞的结果。细胞缺氧导致细胞死亡。

二、冷冻后的组织变化

(一)组织温度陡度

液氮冷冻探头接触组织后，立即可以见到界限明显的白色冰球，冰球随冷冻时间延长而扩展，但冰球内不同部位的组织温度在同一时间内有很大差异，说明冷冻区内的组织存在着明显的温度陡度，越接近中心即冷冻探头接触部位，组织温度越低，远离中心则温度逐渐升高，冰球边缘的温度接近冰点，到边缘外6~8 mm处，呈现正常组织温度。组织损伤程度视其位置、温度和降温速度而定，越接近冰球中心，组织损伤越大，而边缘部组织，仅表现为可逆性炎症反应。

(二)冷冻后一些组织的变化

1.皮肤

冷冻后2小时皮肤变成暗红色，周围组织水肿，出现水泡，24小时后冷冻区产生渗出，2~3天后肿胀加重，冷冻部结痂。2周后可见上皮再生。4周后痂皮脱落，创面愈合。镜下，冷冻后12小时可见表皮坏死，真皮和皮下层炎细胞浸润，2周后真皮和坏死组织间可见急性炎细胞和淋巴细胞浸润，3周后坏死部上皮形成，4周后表皮与周围皮肤无异。

2.黏膜

唇黏膜和牙龈在冷冻后很快肿胀，3天后逐渐减轻，冷冻面轻微粗糙，可见浅表肉芽面，1周后创面愈合，2周后恢复正常。镜下，冷冻后组织学变化大致同皮肤。

3.血管

当冰球形成时，血管内血流暂时减慢，解冻5~10分钟后复原。镜下，冷冻后24小时，动脉和静脉内皮细胞水肿，部分脱落，静脉壁层次结构欠清，1~3周期间，全层静脉壁可见炎细胞浸润，其后静脉内血栓形成，4~6周由于动脉管腔变窄，发生机化。

4.面神经

在不同温度下，冷冻面神经后即刻出现面神经功能障碍，冷冻后8~15天，神经功能开始恢复，4~6周，基本恢复正常，不同温度下冷冻并未见明显差异。镜下，面神经冷冻后，神经纤维和细胞内外形成冰晶，髓鞘出现松解，排列紊乱，轴突的线粒体扩张破裂、消失，残留空腔，但仍维持着神经纤维的连续性。此种改变，3~4周后达到高潮。4~6周开始再生，可见新生的施石细胞和成纤维细胞，其后2~3周可见具有良好轴突和髓鞘的新生神经出现，继而髓鞘变厚，轴突增大，一般在10~11周时神经纤维结构基本恢复正常。

5.软骨

冷冻后未见明显缺损，1周后组织学观察可见软骨细胞坏死，表现为急性软骨膜炎，2周后在坏死软骨表面形成新软骨，4~8周在外表继续形成新软骨。

6.骨

下颌骨冷冻后外形无大变化，但骨髓有组织学改变，如毛细血管扩张、充血、脂肪坏死、皮质骨细胞坏死明显，新骨形成在冷冻后各周均可见到。

三、冷冻对正常细胞和肿瘤细胞的杀伤力

不论正常细胞或是肿瘤细胞，经冷冻后都将失去生活力而死亡。一般认为温度越低，冷冻时间越长，冷

冻次数越多,降温速度越快,复温速度越慢,对细胞的杀伤力就越大。

在研究冷冻对恶性肿瘤细胞的致死作用时,采用小鼠 S180 肉瘤进行试验,结论表明冻融 1 次,不论温度降低程度如何,都不会全部杀死 S180 肉瘤细胞。冻融 3 次,每次降温至-20℃,维持 3 分钟,对 S180 肉瘤细胞有明显的杀伤力,如果每次降温至-40℃或低于-40℃,维持 3 分钟,对 S180 肉瘤细胞有绝对的杀伤力。一般认为,使细胞丧失活力的临界温度是-40℃,冷冻 3 分钟。

第三节　冷冻免疫反应

冷冻治疗不但可以直接损伤组织细胞,而且损伤的组织可以成为某种抗原刺激物,从组织扩散到血液或淋巴系统而产生一种特异反应,形成抗体-低温免疫反应。试验研究,恶性肿瘤低温免疫表现在以下几个方面。

一、肿瘤特异性移植免疫力

小鼠接种 S180 肉瘤,待瘤体长到一定大小时,予以冷冻,2~3 周后再接种 S180 肉瘤,则 81.2%无瘤生长,而对照组无瘤生长率为 12.5%两组有显著性差异。提示肿瘤细胞经冷冻后,机体产生特异性移植免疫力,可以抑制再接种的同种肿瘤的生长。

二、体液免疫反应

通常认为实体瘤主要引起细胞免疫,非实体瘤主要引起体液免疫。肿瘤冷冻治疗后,体液免疫反应和细胞免疫反应都可见提高。血清中的抗体一般都在冷冻后 2 周内出现,7~10 天达高峰,平均 8.4 天,以后很快减退。血清中的抗体是以免疫球蛋白 M-免疫球蛋 G(lgM-lgG)的典型抗体反应顺序出现的。

三、细胞免疫反应

机体内有多种细胞参与免疫机能活动,每一种细胞均有特定的功能,它们之间分工协作共同完成免疫功能。有些细胞如巨噬细胞、中性粒细胞等,它们的作用是不带特异性的;另一些细胞如淋巴细胞、浆细胞等具有高度的特异性。肿瘤免疫主要靠胸腺依赖淋巴细胞(T 淋巴细胞)而起到免疫监视功能。

冷冻治疗肿瘤的动物实验中,测定细胞免疫功能的方法常用的有细胞毒性实验和巨噬细胞移动抑制试验。细胞毒性试验表明,恶性肿瘤冷冻治疗后可激发宿主的免疫力,冷冻后第 5 天即出现免疫力提高,但维持时间短暂,不到 19 天就消失。巨噬细胞移动抑制实验也表明冷冻治疗组抑制率可达 68.2%,与未治疗组相比,有显著性差异。

此外,临床上也见到皮肤恶性黑色素瘤、皮肤癌、乳腺癌、结肠癌以及前列腺癌,通过冷冻控制原发灶后,其转移灶有出现缩小或消失的病例报道,考虑与低温免疫有关。

第四节　制冷方法

一、半导体制冷

其原理是利用热电效应制冷。目前,单极半导体制冷器可获-30℃~-20℃的低温,二级半导体制冷器效能约为-70℃,三级者可达到-123℃。国内多采用一或二级半导体制冷器。该制冷器应用方便,不需要特殊冷源,但温度欠低。

二、节流膨胀制冷

大多数气体例如氮气、氧气、空气、二氧化碳等在室温下节流时,均可产生冷却效应。气体节流式冷冻治疗器,一般采用氧气节流效应制冷,降温速度快,1~2 分钟即能从室温降至-90℃~-60℃。

三、相变制冷

是利用液体蒸发、固体融化或升华时吸收热量而致,如液态空气、液体氮、氟利昂及固体二氧化碳等。

(1) 二氧化碳:二氧化碳是一种不自燃的弱酸性气体,在一个大气压温度低于三相点时呈固体相,固体二氧化碳在其相变时可制冷达-78.9℃。

(2) 氟利昂(Freon):氟利昂属于氟化碳化合物,常用的有 12 号(二氯二氟甲烷 Fr12)和 22 号(氯二氟甲烷 Fr22)二种。均为不自然,无毒液体。可制成-80℃

以上的制冷治疗器。

（3）液氮：氮气在空气中含量最高，其沸点为-196℃液态氮为无色、无味、无毒、不助燃、不自燃、也不导电的液体。液氮是利用相变（气化）大量吸热的效应制冷，最低温度可达-196℃。因此液氮需储存于一种特殊的绝热性能良好的贮存装置内，称之为杜瓦瓶。该瓶内外壁间为真空隔热，或使用特殊绝热材料填充而达到绝热，保存液氮。

（4）氩氦超导手术系统——氩氦刀（专节叙述）。

第五节　冷冻外科治疗的一些基本知识

一、常用的冷冻治疗方法

（一）接触法

即用不同形式，不同大小的冷冻探头，安接在冷冻治疗器输液管前端，直接接触病变部位，进行冷冻，该方法最为常用。其冷冻头在未预冷前置于病变部位，再开始冷冻的称为热头冷冻。如果冷冻头在预冷后置于病变部位，使之快速冷冻称之为冷头冷冻。冷冻时再根据需要可以用力加压，增加冷冻程度和效果。该法的优点是选择恰当探头，在病灶部位比较平整时，可以精确冻结病灶，使周围组织免受不必要的损伤，缺点是探头往往不能完整覆盖病灶，尤其是肿瘤表面不平整，边缘不规则时，疗效受到一定影响。

（二）喷射法

采用特制的喷头，使液氮直接从输液管喷射至病变部位，这样可以使病变部位迅速达到液氮温度，降温快，对组织破坏力强。喷射法不受病灶形状、大小的限制，对表面外突或溃疡，不平整，边缘不规则的病灶，尤为适用。喷射时可用多层凡士林纱布保护周围正常组织免受损伤。经过多年临床实践，我们采用一薄层脱脂棉（勿湿）按病变范围大小敷于表面，通过喷头的液氮直接喷于脱脂棉上，避免了喷出的液氮四处飞溅影响冷冻疗效。液氮迅速浸透脱脂棉并与病变冻成冰球，达到治疗目的。

（三）倾注法

暴露出肿瘤病变部位，以凡士林纱条保护周围组织，病灶上加或不加薄层脱脂棉，再用塑料桶或金属桶紧罩病变区，勿使液氮流出。液氮均匀地倾注其上。本法特点是制冷快，破坏力强。

（四）浸入法

将病变部位暴露充分后，直接浸入液氮中，此法多用于指趾端病变。

（五）刺入法

以稍尖长的冷冻探头单个或多个刺入病灶中，达到以探头为中心的深部冷冻，也可以不同方向刺入，亦以温差电偶监测控制温度，更增加冷冻治疗范围和疗效。本法适用于较深的恶性肿瘤，操作应避免刺入深层正常组织和神经血管。

（六）冷冻切法

先采用液氮喷射、倾注或接触法，使瘤灶冻成冰块，再以电刀或手术刀在未完全解冻前切除部分或全部肿瘤，然后在其基底部再予冷冻，以求根治。

二、冷冻治疗的条件

（一）低温程度

各种组织对冷冻的敏感性不同，目前尚无确切的低温数据。据试验资料和临床经验，冷冻治疗时采用快速降温，缓慢复温（常温复温）或可控性复温，组织内低温至少须达-20~-40℃，即为破坏癌细胞的临界温度。

（二）冻融周期

冷冻治疗时，从冷冻到溶解的过程，作为一个周期，简称"冻融周期"。

一般良性病变，一个冻融周期多可达到治愈目的；而对恶性肿瘤，则主张用2~3个冻融周期，而更多的冻融周期，未必能相应提高疗效。

（三）冷冻范围

冷冻范围均需稍大于病变范围，特别对恶性肿瘤冷冻范围必须超过肿瘤边缘 5mm 左右,最重要的是病灶深部,如深部组织冷冻不足,则难以达到预料的效果,甚至治疗失败。因此,深部组织的温度监测非常必要。常用的测温仪是铜-康铜热电偶,其优点是体积小,可以直接刺入组织内测定某一点的温度,热惯性小,动态响应速度快,数毫秒内就能反映出组织的温度变化,结构简单,精确度高,能满足在 50~-200℃的范围内测定。

三、冷冻治疗前的必要准备

(一)对患者做好解释工作,包括冷冻时和冷冻后可能出现的一些反应,以解除患者恐惧心情。

(二)对于有心血管疾病和高血压的患者,应作好治疗前的准备工作,必要时可推迟冷冻治疗。

(三)冷冻部位有毛发者,需剃光、洗净,以免影响疗效和防止感染。

(四)恶性者需有病理诊断,以便掌握冷冻时间和冷冻次数。

(五)口腔和咽喉部病变,需防止喉梗阻。

(六)每次冷冻后大致需 2~3 周时间,病损区才能愈合,需要多次冷冻的患者,应详作说明。

四、冷冻治疗后合并症及其处理

(1)防止感染:液氮冷冻治疗有防止感染的作用,一般无需用抗生素,术前做好无菌操作,冷冻后创面按手术创口处理即可。分泌物多时可涂以 1%的甲紫,使局部保持干燥,如原为感染伤口,按化脓伤口处理。

(2)术后反应性水疱或血疱:面积小者无需处理,能自行吸收消退;大者可用消毒针头吸出疱内液体,加压包扎。

(3)术后疼痛:一般较轻,如疼痛剧烈或持续时间长者可给止痛药。

(4)创面坏死时:应保持清洁,防止感染,一般用生理盐水纱布或凡士林纱条外敷,坏死组织待其脱落,已游离者可以剪除,一般需 2 周脱尽。

(5)创面出血:少数患者可能出现冻后局部出血,或在坏死组织脱落时出血,可采用局部压迫,外用止血药,必要时行缝扎止血。

五、冷冻治疗的优缺点

1.优点

(1)组织反应轻,安全性高,对合并有心、肝、肾病

者亦可使用;

(2)冷冻可使小血管凝结,有止血作用;

(3)有麻醉镇痛作用,冷冻后使用冻切的方法切除肿瘤,一般不需麻醉;

(4)冷冻还有良好的杀菌作用,创面很少出现感染;

(5)冷冻组织愈合后,一般瘢痕较轻,适用于颜面部病变的治疗,可不影响面容;

(6)冷冻恶性肿瘤可产生免疫作用。

2.缺点

(1)冻治疗后出现一系列的组织反应,一般经过 2~3 周方能愈合,给患者带来不便;

(2)冷冻时正常组织也有损伤。

第六节　氩氦超导手术系统——氩氦刀

一、概述

氩氦超导手术系统 (argon-helium superconductive surgical system)临床应用始于 1997 年,主要得益于近年来太空科学技术的发展。这个多探头、高精确度、快速冷冻的氩氦超导手术系统的发明,表明 20 世纪 90 年代超低温冷冻仪器的突出进展,引起超低温手术和肿瘤治疗的革命。

氩氦刀在医学上的突破还在于其独特的高压氦气快速加温系统,不仅解决了超低温对正常组织冷冻损害,而且可对加温处于超低温状态的病变组织施行快速加温热疗。当加热至一定温度时,又可再进行快速冷冻。此种冷热相互逆转疗法,对病变组织的摧毁尤为彻底,并且调控肿瘤抗原,激活抗肿瘤免疫反应。采用氩氦超导手术系统进行介入热疗的临床研究已成为肿瘤综合治疗的又一新的发展方向。该氩氦刀系统是采用多项太空火箭制导技术和十余项欧美专利研制而成,是国际上第一个,也是唯一一个兼具超低温冷冻,介入热疗和免疫治疗多重疗效的医疗系统。

二、氩氦刀原理

氩氦刀系统有 4 或 8 个单独控制的热绝缘超导刀。超导刀中空,可输入高压常温氩气(冷媒)或高压

常温氦气(热媒)。温差电偶直接安装在刀尖,可持续监测刀尖温度。氩气快速超低温制冷技术,可借氩气在刀尖急速膨胀,在60秒内冷冻病变组织至-140℃;又可借氦气在刀尖急速膨胀,快速将冰珠解冻及急速升温至20~45℃。其降温和升温的速度、时间和温度、冰球大小与形状,是完全可以控制和精确设定的。更重要的是,由氩氦刀制冷或加热只局限在超刀的尖端,刀杆又有很好的热绝缘,不会对穿刺路径上的组织产生损伤。氩氦刀唯一配有细至2 mm直径的超导刀,可大大降低对患者的损伤,减少出血及使患者迅速恢复正常。

三、氩氦刀的特点

1.优点

(1)可快速精确地冷冻病变组织至超低温,因而非常高效和定位准确。

(2)可迅速冷冻及停止冷冻,因而可精确控制冷冻手术进程。

(3)可连续监测及精确地控制冰球的温度。

(4)所有超刀产生冰球大小及温度均可准确复现,极大方便手术医师。

(5)氩气运输和贮存方便安全,无泄露;手术时无需准备,可即开即用。

(6)可控制冰球的增长速率和大小。

(7)氩刀特有的"保持"功能可固定冰球在最大尺寸而不会扩散至周围组织。

(8)氩刀特有的"固定"功能可在正式冰冻前将超刀逐一精确定位后再冷冻。

2.温度监测精确

(1)装在超刀尖的测温电偶可精确测量冰球中心的温度。

(2)4~8个独立的外部测温探针可实时监测冷冻区边缘温度。

(3)测温探针可用来确保与冷冻区相邻的组织不受损害。

(4)所有上述测温电偶都集成在氩刀系统内便于使用和显示。

3.键盘遥控

(1)方便手术医师操作。

(2)可从无菌区遥控操作机器。

4.功率可控

纤细的超刀体可使超刀易于插入组织器官,也可

方便多刀同时并有。

5.机体轻、小

(1)微机平台便于软件升级和修改,保持技术先进。

(2)体积小,重量轻,装有轮子,便于移动。

(3)配有2、3、5及8 mm超刀,可单独或结合起来使用,以形成与病灶的形状和大小一致的冰球。

第七节　头颈部肿瘤的冷冻治疗

冷冻治疗头颈部肿瘤,一般主张采用快速降温(即组织温度变化超过100℃/min)和缓慢复温(组织温度变化低于10℃/min)即自然复温法。

一、适应证

1.良性病变

(1)头颈及面部皮肤一些表浅、局限性病变;

(2)部分不适宜手术的部位如咽、喉、鼻尖、眼睑等部位的一些局限性病变;

(3)其他。

2.恶性病变

(1)眼睑周围、鼻翼附近较局限的皮肤恶性肿瘤,如基底细胞癌、鳞状细胞癌、唇癌以及恶性黑色素瘤等;

(2)手术或放疗后复发的小型浅表癌灶;

(3)老年体弱或因合并其他疾病,不宜手术的浅表恶性肿瘤;

(4)晚期恶性肿瘤的姑息治疗。

(5)配合手术的治疗;病灶疑有残留或不能彻底切除时配合冷冻治疗。

(6)冷冻治疗扁桃体癌、口腔癌(舌癌、颊癌)、上颌窦癌、中耳癌等均有报道,但合并症需引起注意。疗效各异,需根据具体条件及病情进行恰当的病例选择。

二、治疗

1.皮肤病变

(1)皮肤血管瘤:血管瘤的冷冻治疗效果比较满意,一般有效率可达90%以上。对表浅的毛细血管瘤可用接触法或喷射法,需要20~60秒,大多数一次即可愈合。如肿瘤较大,边缘也不规则,可以重复治疗,创面

多在 1~2 周内愈合,基本不留疤痕。范围较广病变,可采用喷射法或分区接触冷冻法,冷冻需时 30~120 秒,根据病变情况可以重复治疗。小儿海绵状血管瘤直径不超过 2 cm 时,也可使用冷冻治疗,效果尚属满意。较大的海绵状血管瘤,使用 5%鱼肝油酸钠或平阳霉素多点注射到瘤体内,并结合冷冻方法效果也较好。对于眼睑血管瘤也可使用液氮刀,刀头温度–180℃左右,行 2 次冻融,表浅者可在 2 周左右愈合。

(2)乳头状瘤:可用接触法液氮冷冻治疗,一般首次治疗 5 分钟,冻融 2 次,必要时可缩短冻融时间,重复治疗 2~3 个疗程,一般效果良好,多可治愈(图 14-1 和图 14-2)。

(3)瘢痕:适用于初期形成、范围较小(约 2 cm)且较薄者。

(4)角化棘皮瘤:采用喷射法,冷冻时间维持 2~3 分钟,1~2 次冻融周期,3 周后表面坏死组织脱落,创面修复。

(5)基底细胞癌:以面部眼睑周围、鼻翼的病变,瘤体以 T_1 或 T_2 侵犯不深者为好。冷冻持续 3.0~5.5 分钟,距探头 5 mm 深部温度达–20~–50℃,这样对癌细胞有较强的杀死作用。基底细胞癌绝大多数(96%)侵犯深度在 3 mm,甚少 4~5 mm 以上,故基底细胞癌是冷冻治疗的最好适应证。一般使用喷射法,冷冻 3~5 分钟,1~2 次冻融周期,可达满意效果。必要时可行第 2 次或第 3 次治疗。肿瘤近期消失率达 93%,3~5 年健在率为 97%(图 14-3 和图 14-4)。

(6)鳞状细胞癌:宜选择外突性病变,冷冻对溃疡或浸润性病变疗效较差,有区域淋巴结转移或远处转移者,不是冷冻治疗的适应证。仅可作为姑息性治疗的一个手段。鳞癌的近期肿瘤消失率为 63.3%,3~5 年健在率为 37.5%(图 14-5 和图 14-6)。

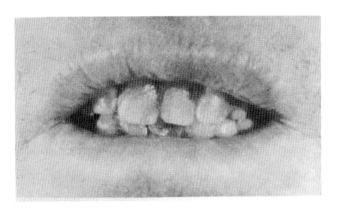

图 14-2 同一患者冷冻治疗后,肿瘤全消。

(7)恶性黑色素瘤:生在颈面部皮肤、牙龈、眼睑结合膜等处的恶性黑色素瘤,也可用冷冻治疗,控制或缩小原发病灶,通过免疫机制,有可能使区域转移淋巴结缩小,从而有利于综合手术或化疗。

2.口腔病变

(1)口腔黏膜白斑:适用于Ⅰ~Ⅱ度病变,多用接触法,每次冷冻 15 秒~1.5 分钟,有效率可达 90%以上,Ⅲ度白斑尤其怀疑恶性时,宜手术切除明确性质。

(2)牙龈及颊黏膜鳞癌:局限性、浅表鳞状细胞癌,经局部冷冻后可使瘤消失。

(3)舌癌:舌鳞状细胞癌的治疗,王善昌等经治 181 例,超过 5 年以上 125 例,81 例健在,5 年生存率为 65%,超过 10 年以上 31 例,19 例健在,5 年生存率为 61%。

(4)自体下颌瘤骨冷冻再植术:对骨化纤维瘤,造

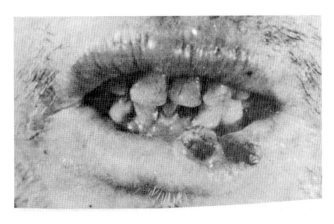

图 14-1 下唇乳头状瘤生长活跃,冷冻治疗前。

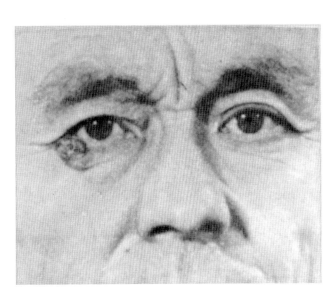

图 14-3 右下眼睑基底细胞癌,冷冻治疗前。

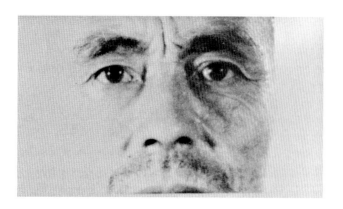

图 14-4　同一患者冷冻治疗后 1.5 年,肿瘤全消,无复发。

釉细胞瘤采用切除肿瘤的骨段,用液氮冷冻后,原位再植,经 10 年观察效果满意。

3.耳鼻咽喉科病变

(1)鼻咽血管纤维瘤:一般需在全身麻醉下(合并经口腔行气管插管)进行。虽然冷冻治疗可减少出血,但仍应充分准备输血。手术经硬腭、上颌窦或鼻侧切开途径,充分暴露肿瘤后,将冷冻头置于肿瘤表面,行接触冷冻治疗。待肿瘤冷冻成块且与冷冻头牢固粘着后,将探头连同肿瘤拉起,沿冷冻基底进行切除,因血管皆被冷冻,一般出血甚少,倘有较大出血,也可用冷冻止血。

(2)声带乳头状瘤:全麻下进行,需作气管插管,以防冷冻时伤及健侧声带。用悬吊喉镜暴露喉腔后,在手

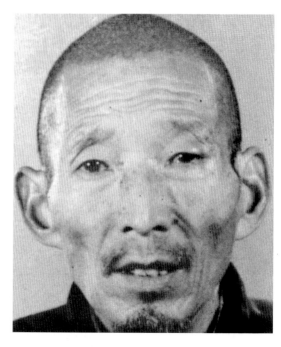

图 14-6　同一患者冷冻治疗后,肿瘤全消,4 年随诊,无复发。

术显微镜窥视下进行,将细长的探头尖端冷冻病变,一般用 -120℃~-80℃冷冻 1.5~3.0 分钟。术后密切观察呼吸,倘因黏膜水肿而致呼吸不畅时,需做气管切开。

(3)鼻尖部汗腺混合瘤:作者采用冻-切-冻的方法治疗鼻尖部汗腺混合瘤 1 例,方法及疗效介绍如下:在肿瘤表面及基底部喷射液氮,使之速冻形成冰球,在其解冻前,不使用麻药的情况下迅速将肿瘤完整切除,创面再行冷冻,术后创面愈合理想,无明显瘢痕(图 14-7 至 14-9)。

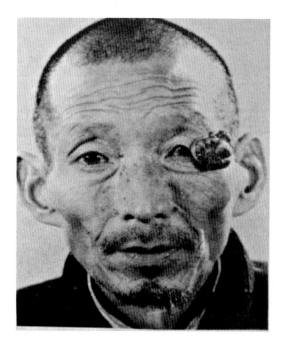

图 14-5　左眼外眦部皮肤鳞癌,冷冻治疗前。

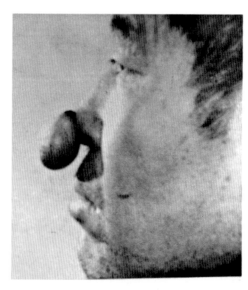

图 14-7　鼻尖部汗腺混合瘤治疗前。

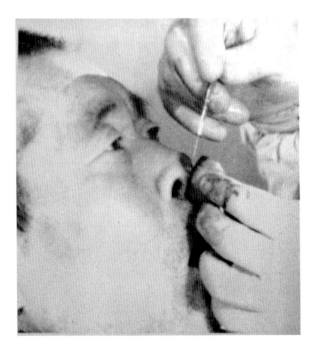

图14-8 同一患者喷射冷冻后,立即切除肿物。

(4)鼻腔、鼻窦内翻性乳头状瘤:经鼻内镜下切除鼻腔肿瘤,确认无肉眼可见肿瘤残存,经止血处理,2周后使用液氮灌注,疗效显著,降低复发。

(5)中耳癌,上颌窦癌及筛窦癌手术和冷冻的综合治疗:由于这些部位大多为鳞状细胞癌,对于液氮冷冻具有一定的敏感性,并且由解剖部位特殊骨性结构凸凹不平,切除的安全缘常不易得到保证,故切除肿瘤病变后腔内灌注液氮,反复冷冻可将残留癌细胞杀灭,并且可以产生免疫作用,防止肿瘤复发。

(葛正津)

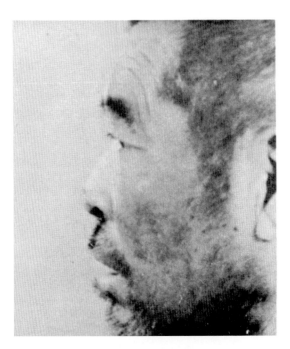

图14-9 同患者治疗后。

参考文献

陈伟,等.自体下颌骨瘤冷冻再植术[J].中国耳鼻咽喉头颈外科,2007,14(11):650.

丁鸿才等.口腔颌面部恶性肿瘤的冷冻治疗.第二届全国头颈肿瘤外科学术会议论文汇编[C].1988.

葛正津,等.冷冻治疗头面部恶性肿瘤78例临床观察[J].医用冷冻技术,1988,4.

葛正津,等.液氮冷冻治疗肿瘤及类癌疾病300例临床观察[J].天津市肿瘤医院年会交流资料,1982.

黄耀熊.冷冻的医疗应用[J].低温,2004,(139):139.

刘剑仑,韦长元,李航,等.超声引导经皮冷冻治疗原发性肝癌[J].实用肿瘤学杂志,1999,13(3):224.

刘静等.纳米冷冻治疗学—纳米医学的新前沿科技导报.2007,25,15:67.

南京铁道医学院附属医院皮肤科.液氮冷冻治疗皮肤病1213例报告.第一届全国冷冻医疗和器械学术会议论文汇编[C].1979.

牛春生.经鼻内镜切除加术后液氮喷射治疗鼻腔鼻窦内翻性乳头状瘤(附18例报告)[J].中国耳鼻咽喉颅底外科杂志,2005,11,(2):119.

尚长浩.氩氦刀技术的发展及应用[J].Medical Equipment,2003,1 17,(3):8.

舒建群.第二届亚太暨第五届中日低温医学大会综合报道[C].制冷,1994,(46):57.

谭璐,等.癌症冷冻治疗机械的研究发展[J].介入放射学杂志,2005,14,(6):6.

王善昌,等.冷冻外科治疗选择性舌体癌的评价.第二届全国头颈肿瘤外科学术会议论文汇编[C].1988.

徐双,等.冷冻平阳霉素及颈清术综合治疗12例舌体癌的初步分析[J].临床口腔医学杂志,2000,31,(4):29.

于天骅,等.Endoeare型氩氦刀冻结与复温性能的实验研究[J].航天医学与医学工程,2003,16,2:1.

章崧英,等.实用冷冻外科.浙江制冷学会.浙江省中医院.1980浙江省中医院冷冻小组.肿瘤的液氮冷冻治疗[J].天津医药,1974,2:597.

张举之,等.液氮治疗口腔颌面部疾病的临床观察及体会[J].中华口腔科杂志,1979,14:72.

张巧玲.冷冻在耳鼻喉科的临床应用[J].中原医刊,2004,31,(4):29.

张书平,等. 刮治加冷冻治疗颌骨造釉细胞瘤(18 例报告)[J]. 实用口腔医学杂志,1996,12,(4):290.

浙江中医院耳鼻喉科. 冷冻治疗耳鼻喉科疾病 1886 例报告. 第一届全国冷冻医疗和器械学术会议论文汇编 [C]. 1979.

周克文, 等. 液氮冷冻疗法在中耳癌和上颌窦癌手术中的应用 [J]. 耳鼻咽喉—头颈外科,2000,7 (6):365

Breidenbach LM,et al. Cryosurgery of tumors involving the facial nerve[J]. Arch Surg,1972,105:306.

Desanto L W,Symposium maliginancy Ⅲ. The Curative,palliative,and adjunctive uses of cryosurgery in the head and neck [J]. Laryngoscopoe,1972,82:1282.

Ding Hongcai. Researches about the basic theory of cryosurgery. Advances in Cryosurgery of the 7th International Congress of Cryosurgery in China [C] ,1989.

Goode RL,et al. Cryosurgical treament of recurrent head and neck malignancies,A comparative study [J]. Laryngoscope,1974,84:1950.

Holden H B. Practical cryosurgery [M]. Oxford:Alden Press,1975.

Moore F T,et al. Cryosurgery for malignant tumors:immunologic response[J]. Arch Surg,1986,96:527.

Weaver A W,et al. Cryosurgery for head and neck cancer[J]. Am J Sury,1974,128:466.

Zhang LY. Cryomedicine in China today. Advances in Cryosurgery of the 7 th International Congress of Cryosurgery in China [C]. 1989.

第十五章
头颈肿瘤的影像学诊断

第一节 鼻腔、鼻窦肿瘤的影像学诊断

鼻窦、鼻腔肿瘤约占头颈部肿瘤的 3%~4%，鳞状细胞癌约占 80%，囊性腺癌约占 10%。鼻窦、鼻腔肿瘤预后较差，因为很多肿瘤患者晚期才就诊，所以鼻窦炎性疾病也遮盖了疼痛。而疼痛的出现则表示病变已经发展到了晚期，也提示肿瘤向周围播散，如向颅底延伸、扩散至颞下窝等。

一、影像学技术的选择

不同组织类型的肿瘤在 CT、MR 上表现相似，影像学检查很难确定肿瘤的组织学诊断，但能够精确地描绘出病变的范围，病变对邻近结构的侵犯为手术治疗计划和预后提供依据。CT 对于鼻腔肿瘤的评估具有非常重要的作用。CT 主要显示鼻腔骨缘、骨基底、前颅窝前部、眶壁等骨质的侵犯、破坏。MR 主要观察软组织侵犯的范围。

鼻腔肿瘤的 MR 检查序列包括：高分辨平扫和增强的薄层扫描(3 mm)，同时采集矢状位、冠状位和横断面图像。评价原发病灶的范围、肿瘤扩散至鼻腔外邻近的结构、颅内播散(前、中颅窝)，以及腭、眼眶、翼腭窝、颅底骨质的侵犯。

在区分分泌物、黏膜炎性反应、肿瘤方面，T1、T2

的联合是十分有用的，分泌物和黏膜疾病通常含水较多，T2WI 呈高信号、T1WI 呈等或低信号，肿瘤则呈等 T1 等 T2 信号；增强检查炎症不强化，而肿瘤则明显强化。

MR 对颅底骨质破坏的评估更加敏感。颅底骨髓 T1WI 呈高信号，而肿瘤浸润时则呈等信号，而 T1 上低信号影也可为水肿反应或骨髓造血，此时需结合 T2WI 和增强检查。后两者可用来区分肿瘤和非肿瘤性改变。

二、鼻腔、鼻窦肿瘤

(一)鳞状细胞癌

鳞状细胞癌约占鼻腔恶性肿瘤的 80%，上颌窦好发，约占 25%~60%。约 30% 的病例鼻腔为原发灶，筛泡为 10%，蝶窦肿瘤占鼻腔肿物约 20%。多发生于 60~70 岁患者，男性居多。

CT 可显示窦壁骨质弥漫性破坏，广泛累及邻近结构，密度不均匀，可伴有出血囊变。MR 能够清晰显示病变的范围，病变对邻近组织的侵犯，如翼腭窝、颞下窝、眼眶的侵犯(图 15-1 和图 15-2)。

鳞状细胞癌的 5 年生存率约为 25%~30%。原位复发的约占 25%~35%，10% 的患者有远处转移。对早期的肿瘤(T1、T2 期)确切治疗包括手术(上颌骨切除术)和(或)放射线治疗。肿瘤的晚期(T3、T4 期)则需手术和放疗。

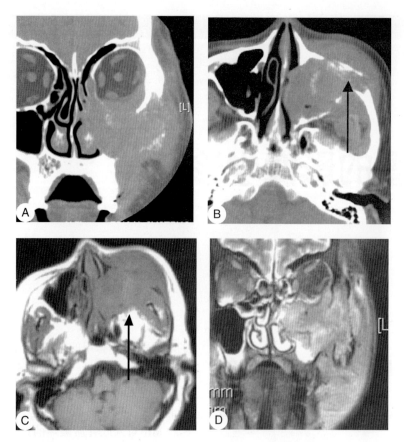

图15-1 男性,57岁,左侧上颌窦鳞状细胞癌。CT冠状面(A)和横断面(B)显示左侧上颌窦巨大软组织肿块影,病变形态不规则,边界不清,累及左侧眼眶、左侧面部皮下结构、左侧颞下窝(箭头)。左侧上颌窦各壁骨质虫噬样破坏。(C,D)MR T1WI 显示病变呈等T1等T2信号,左侧翼腭窝尚存(箭头)。病变与左侧眶周脂肪粘连,与眼眶肌肉边界尚可。

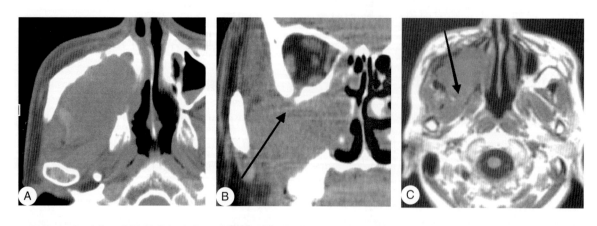

图15-2 男性,59岁,右侧上颌窦鳞状细胞癌。CT横断面(A)、冠状面(B)显示右侧上颌窦巨大软组织肿块影,病变形态不规则,突破上颌窦外侧壁至右侧颞下窝(箭头)。右侧上颌窦各壁骨质虫噬样破坏。MR T1WI显示病变呈等信号,侵犯右侧翼腭窝(箭头)。

(二)小唾液腺恶性肿瘤

约 10%的鼻腔肿瘤源于腺体。组织类型包括腺样囊性癌、黏液表皮样癌(图 15-3)、未分化癌和腺癌。很多小唾液腺肿瘤起源于腭部或继发于鼻腔和鼻窦。

腺样囊性癌最常见,占小唾液腺瘤的 1/3。大约 50%的肿瘤都起源于上颌窦。不到 5%的肿瘤起源于蝶窦和额窦(图 15-4 至图 15-8)。肿瘤容易发生周围蔓延,包括沿神经分布、侵犯眼眶、颅内。约 1/2 的囊性腺癌患者有远处播散,最常转移至肺、脑、骨。

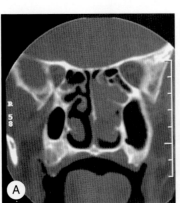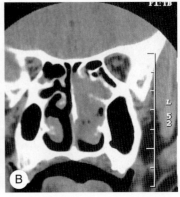

图15-3　男性,73岁,左侧鼻腔黏液表皮样癌。CT显示病变位于左侧鼻腔,病变与左侧中下鼻甲边界不清,左侧中下鼻甲骨质破坏。

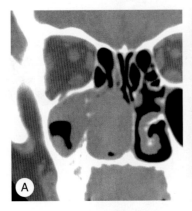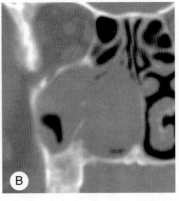

图15-4　女性,75岁,(右中鼻道)腺样囊性癌,管状筛状型为主,广泛浸润黏膜内。术中:肿物位于右侧鼻腔外侧壁,右侧上颌窦窦口有肿物堵塞,肿物呈红色,表面光滑。CT显示右侧鼻腔、上颌窦软组织肿块影,右侧上颌窦内侧壁、钩突骨质破坏,鼻中隔受压左移。

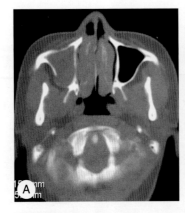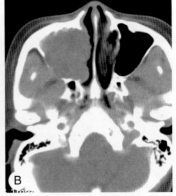

图15-5　女性,55岁,右侧上颌窦腺样囊性癌。CT显示右侧上颌窦内可见软组织肿块影,病变密度均匀,上颌窦壁可见骨质破坏。

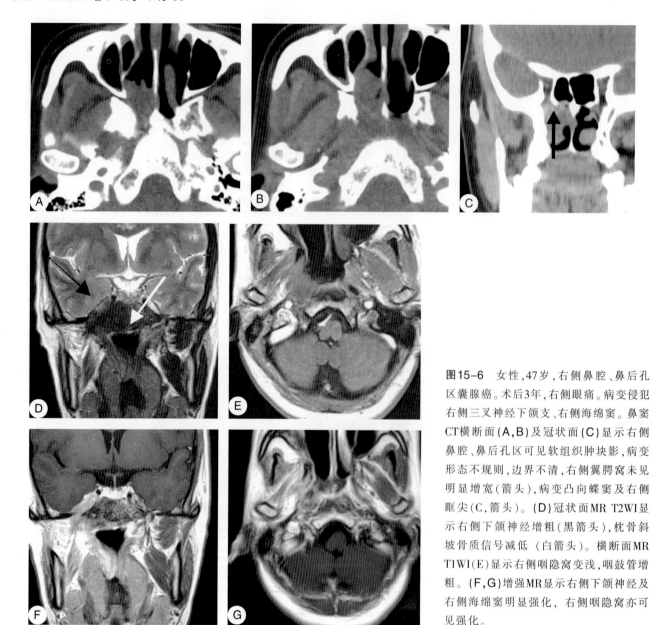

图15-6 女性,47岁,右侧鼻腔、鼻后孔区囊腺癌。术后3年,右侧眼痛。病变侵犯右侧三叉神经下颌支、右侧海绵窦。鼻窦CT横断面(A,B)及冠状面(C)显示右侧鼻腔、鼻后孔区可见软组织肿块影,病变形态不规则,边界不清,右侧翼腭窝未见明显增宽(箭头),病变凸向蝶窦及右侧眶尖(C,箭头)。(D)冠状面MR T2WI显示右侧下颌神经增粗(黑箭头),枕骨斜坡骨质信号减低(白箭头)。横断面MR T1WI(E)显示右侧咽隐窝变浅,咽鼓管增粗。(F,G)增强MR显示右侧下颌神经及右侧海绵窦明显强化,右侧咽隐窝亦可见强化。

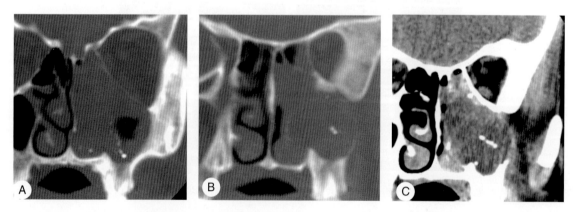

图15-7 女性,42岁,左侧鼻腔、上颌窦腺样囊性癌,筛状型为主。CT显示左侧鼻腔、上颌窦软组织肿块影,病变内部密度不均匀,可见点状钙化,窦壁受压变薄,肿物与左侧眼眶可见边界,左侧上颌窦内侧壁消失。

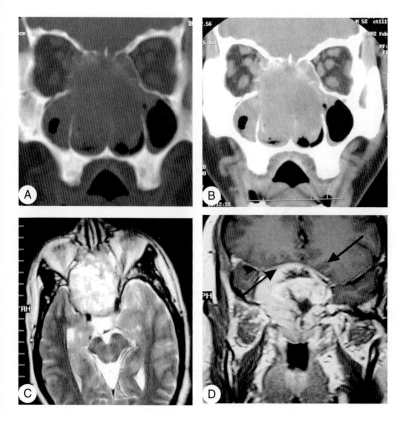

图15-8 男性,56岁,双侧鼻腔腺样囊性癌(管状筛状型)侵及颅底,PCNA(+),阳性率80%,NM23(+),c-erbB-2(-)。手术所见:双侧鼻腔、蝶窦、筛窦淡红色、乳头状新生物,质脆,易出血,向上侵犯颅底,骨质破坏,向外破坏纸样板,后端达后鼻孔,病变与上鼻甲、中鼻甲不易区分。CT显示双侧鼻腔充满软组织肿块影,病变形态不规则,边界不清,向两侧侵犯双侧眼眶内侧壁,与右侧内直肌关系密切。病变向上破坏颅底骨质。MR T2WI显示病变呈高信号,侵犯颅内压迫右侧颈内动脉(箭头)。MR增强检查显示病变明显强化,向上侵犯颅内,与额叶粘连(箭头)。

　　腺样囊性癌生长缓慢，常发生于较大和较小的涎腺,也见于鼻窦、鼻腔和鼻咽部。病变形态不规则,侵袭性破坏邻近骨结构,易沿神经扩散。腺样囊性癌占所有鼻窦恶性肿瘤的 5%~15%,其中 50%发生于上颌窦,33%发生于鼻腔。病变密度不均匀,可见钙化及囊变,可侵犯翼腭窝、颞下窝、颅内等,MR 可清晰显示病变范围,病变可通过圆孔、卵圆孔,沿着上、下颌神经转移。肿瘤可连续侵犯,也可跨越生长,此征象提示预后不良,MR T1WI FATSAT 增强检查可见病变沿神经的播散。病变术后易复发,1 年复发率达 50%(图 15-9)。腺样囊性癌也可起源于鼻骨,较罕见(图 15-10)。

　　鼻腔鼻窦未分化癌和低分化癌:广泛软组织肿块,累及眼眶和前颅窝。诊断时病变范围广泛,但临床症状轻。病变起源于筛窦和鼻腔上部,有明显侵袭性,常侵犯眼眶、翼腭窝、咽旁间隙等,T1WI 呈等信号,T2WI 呈高信号, 增强后不均匀强化 (图 15-11 和图 15-12)。

　　腺癌可以代表小唾液腺癌、肠型腺癌,好发于筛窦。男性多见,占 75%~90%,50%以上的患者筛板受累,硬脑膜受累也常见。病变可破坏邻近窦壁侵犯眼眶、颅底、翼腭窝等结构,当肿瘤接近侵蚀或已经侵蚀筛板,包括硬脑膜,治疗通常包括放疗后颅骨切除术(图 15-13 和图 15-14)。

　　一些鼻腔恶性肿瘤起源难以确定,需要免疫组化等进一步确诊(图 15-15)。

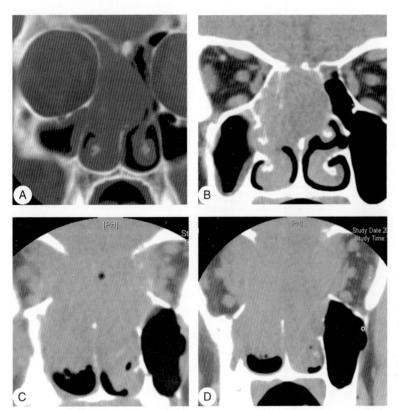

图15-9 男性,32岁,右侧鼻腔腺癌术后2年复发。(A,B) 首次就诊CT图像显示右侧鼻腔软组织肿块影,病变形态不规则,密度均匀,鼻中隔、右侧筛板及中鼻甲可见骨质破坏,病变与眼眶边界清晰。(C,D)术后2年CT图像显示病变累及双侧鼻腔、筛窦、双侧眼眶及颅内结构。筛骨水平板、眼眶内侧壁、鼻甲、鼻中隔可见广泛的骨质破坏。

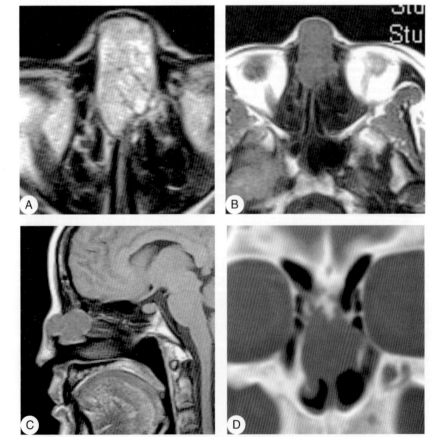

图15-10 女性,36岁,鼻中隔囊腺癌,肿物广泛浸润,并见侵犯血管壁及软骨。术中所见:肿物来源于中隔后部上端,部分中隔破坏、侵蚀。鼻骨破坏缺损,肿物圆形,约 2 cm×2 cm×3 cm,内容为胶冻状。(A~C)首次就诊MR 图像显示鼻中隔可见软组织肿块影,病变形态不规则,呈分叶状,T1WI 呈等信号,T2WI 呈不均匀高信号。(D)CT 显示鼻中隔骨质破坏。(续)

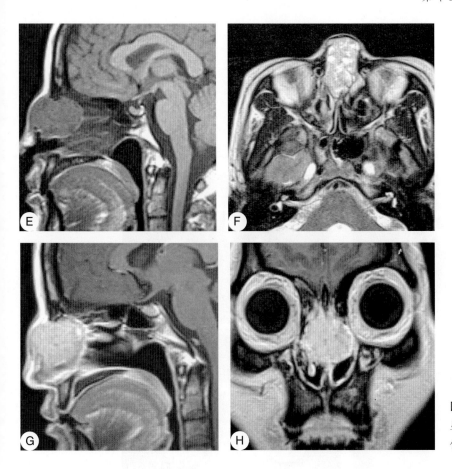

图 15-10（续） (E~H)3 个月后复查 MR 显示病变增大，增强检查显示病变明显强化，形态不规则，边界不清。

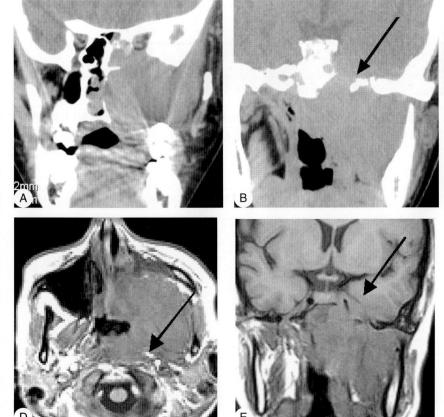

图15-11 女性,16岁,左侧上颌窦、左侧咽旁间隙、左侧翼腭窝低分化癌,累及颅内海绵窦。(A,D)CT显示左侧上颌窦、左侧咽旁间隙、左侧翼腭窝可见一巨大软组织肿块影,病变无边界,形态不规则,突破左侧卵圆孔侵入颅内(箭头)。(C)MR横断面T2WI显示病变侵犯左侧翼腭窝、颞下窝、左侧鼻咽腔咽后壁。(D)GRE T1WI显示病变包绕左侧颈内动脉(箭头)。(E)SE T1WI显示病变凸向颅内,左侧海绵窦软组织肿块(箭头)。

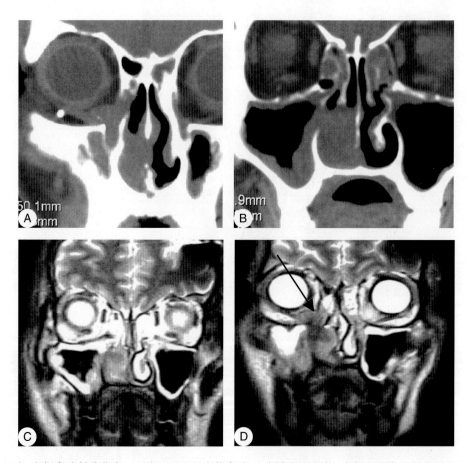

图15-12　男性,50岁,右侧鼻腔低分化癌。(A,B)CT显示右侧鼻腔、上颌窦软组织影,右侧上颌窦内侧壁形态不规则,右侧眼眶内下壁骨质破坏。(C,D)MR T2WI显示右侧鼻腔、上颌窦内侧壁可见等T2信号,病变侵犯右侧眼眶(箭头),双侧上颌窦、筛窦炎症呈高信号。

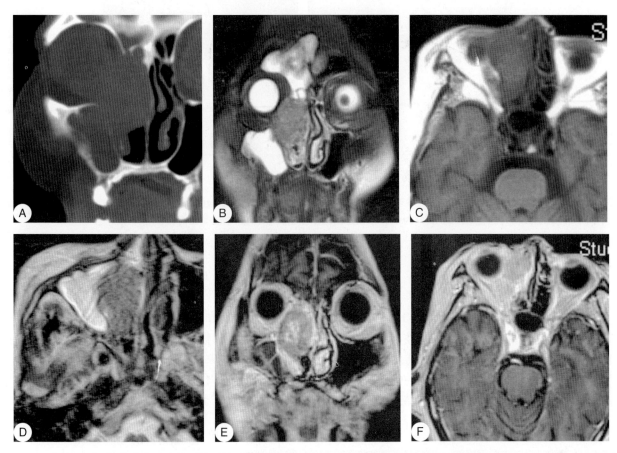

图15-13　女性，80岁，右侧鼻腔上皮性恶性肿物，低分化腺癌。CT显示右侧鼻腔软组织肿块影，病变压迫右侧上颌窦，内侧壁向外移位，右侧眼眶内侧壁骨质破坏，病变凸向右侧眼眶，鼻中隔受压左移。MR显示病变呈等T1等T2信号，位于鼻腔，侵入右侧眼眶，病变与右侧眼球边界清晰，邻近上颌窦、额窦长T1长T2信号(炎症)。MR增强显示病变明显强化，包绕右侧眼眶。

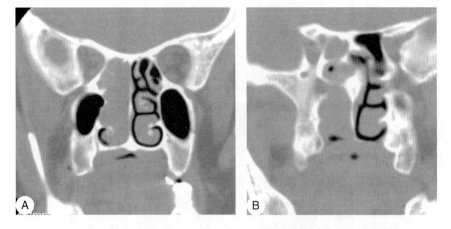

图15-14　女性，72岁，右侧鼻腔低分化腺癌。查体：右鼻腔内可见淡红色，触之有易出血的肿物，占满中下鼻道。CT显示右侧鼻腔软组织肿块影，病变占据右侧鼻腔、筛窦、鼻后孔以及蝶窦。病变与右侧中下鼻甲边界不清，右侧筛板、鼻甲可见骨质破坏。

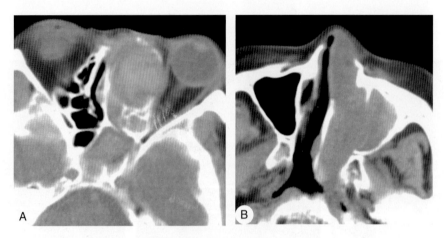

图15-15　女性,61岁,左鼻腔上颌窦软组织肿瘤,低度恶性潜能,来源待定。Vimenging(+)、EMA(−)、NSE(−)、NF(−)。CT显示左侧鼻腔上颌窦软组织肿块影,病变累及蝶窦,向内侧破坏眼眶内侧壁压迫内直肌,鼻中隔受压右移。

(三)软骨肉瘤和骨肉瘤

头颈部软骨肉瘤的发生率为 5%~12%,CT 表现为破坏性病变,单发或多发透亮区,实性软组织肿块。病变内可见散在实性结节状、棉絮状钙化,是诊断本病的特异性征象。低度恶性表现为均一钙化,边界清楚。高度恶性边界不清,其内见模糊、散在无定型钙

化。MR T1WI, T2WI 均呈混杂信号(图 15-16)。

骨肉瘤为骨源性破坏性病变,可继发于骨纤维异常增殖综合征和畸形性骨炎。CT 表现为病变的形态不规则,边界模糊,伴有软组织肿块,在肿瘤内部可见到数量不等的象牙质、棉絮状或放射状瘤骨。

纤维黏液肉瘤(图 15-17)、血管黏液肉瘤(图 15-18)均罕见,CT, MRI 均表现为不规则软组织肿块,影

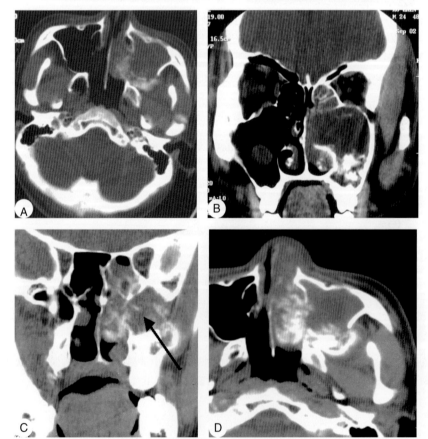

图15-16　男性,24岁,左侧上颌窦、鼻腔软骨肉瘤。CT显示左侧上颌窦内可见不规则软组织肿块影,病变破坏上颌窦窦壁,呈棉絮样,病变内部亦可见棉絮样高密度影,病变凸向左侧鼻腔,累及左侧翼腭窝(箭头)。

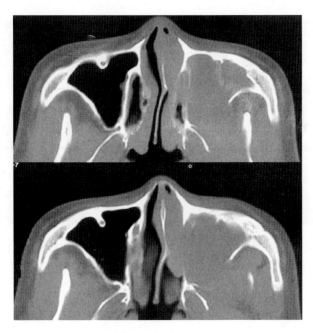

图15-17 男性,42岁,左侧鼻腔、上颌窦低度恶性纤维黏液肉瘤。CT显示左侧上颌窦及左侧鼻腔内可见软组织肿块影,病变形态规则,左侧上颌窦内侧壁、外侧壁受压变薄、破坏。

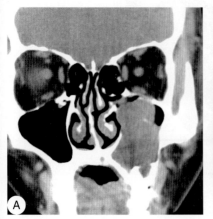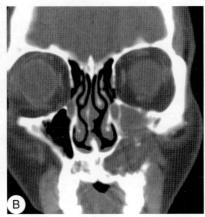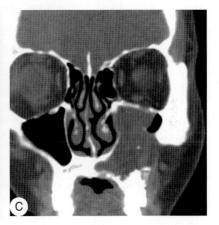

图15-18 男性,41岁,左侧上颌窦侵袭性血管黏液瘤,低度恶性。骨窗显示左侧上颌窦可见软组织肿块,内部密度不均匀,可见点状钙化,上颌窦外侧壁、下壁可见骨质破坏。软组织窗显示病变形态欠规则,呈分叶状。

像学很难确定病理类型。

同时评价有无骨髓浸润。

(四)鼻腔淋巴瘤

包括霍奇金淋巴瘤(Hodgkin's lymphoma,HL)和非霍奇金淋巴瘤(non-Hodgkin's lymphoma,NHL)。HL节外发生罕见。CT显示鼻腔、鼻窦NHL密度多变,但较均匀(图15-19和图15-20)。邻近骨质可破坏,病变呈低或中度强化。T1WI呈低或等信号,T2WI呈稍高或等信号(图15-21)。病变弥漫浸润性生长,易向周围组织广泛浸润,MR可显示病变累及的范围,并

(五)黑色素瘤

鼻窦黑色素瘤可能源于胚胎时期神经嵴发展为鼻腔黏膜的黑色素细胞。大约4%的黑色素瘤源于鼻腔。病变通常发生于鼻中隔前部、鼻腔侧壁、下鼻甲。肿瘤可为多灶性的。多数鼻腔黑色素瘤是黑色素性的,10%~30%为非黑色素性的。

鼻窦黑色素瘤预后较差,平均生存期为2年。40%的患者有颈淋巴结节转移,大于2/3的患者在治

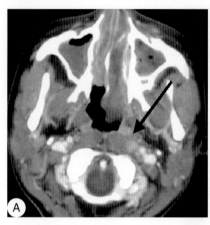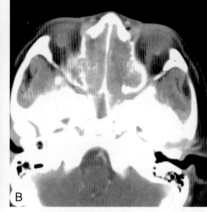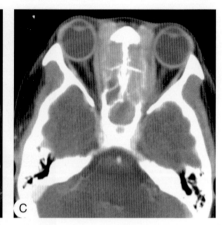

图15-19　女性,14岁,鼻腔恶性淋巴瘤。CT增强显示双侧鼻腔软组织肿块影,病变凸向鼻后孔、鼻咽腔及双侧眶内,左侧咽后间隙及颈动脉鞘后方可见增大的淋巴结(箭头)。

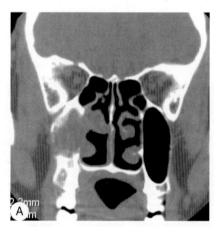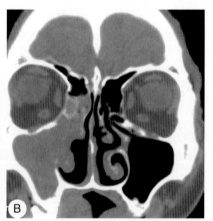

图15-20　男性,65岁,右侧上颌窦、鼻腔非霍奇金淋巴瘤。CT显示右侧鼻腔、上颌窦内可见软组织肿块影,病变破坏右侧上颌窦内侧壁、钩突、右侧中下鼻甲以及右侧上颌窦外侧壁。

疗后 1 年内复发或转移,血行播散至肺、脑、肝、皮肤。

三、肿瘤的播散类型

(一)邻近播散

鼻腔恶性肿瘤通常直接播散或向周围扩散;病变可直接扩散至眼眶、咀嚼肌间隙,通过筛泡扩散至颅内。蝶窦受累则难以切除,因为此处被许多重要结构包围(上端为垂体蝶鞍和神经管,两侧为颈动脉和海绵窦;下端为视神经管、翼腭窝)。

鼻腔肿物通常侵袭颅底和向颅内播散,包括低分化或未分化鳞状细胞癌、嗅母细胞瘤、淋巴瘤和肉瘤。良性肿瘤也可侵蚀颅底骨,包括乳头状瘤、息肉、黏液

囊肿。良恶性肿瘤颅底破坏类型相似。

(二)淋巴引流和淋巴结转移

鼻腔肿瘤的淋巴引流取决于新生物的起源、分期及病理类型。鼻窦病变的淋巴引流部位通常是咽后淋巴管,而这些淋巴管可以不连续。因此颈淋巴结和颌下淋巴结为淋巴结转移的最常见部位。

来自鼻腔恶性肿瘤的局部淋巴结转移则相对少见,一旦出现则为预后较差的信号,通常暗示肿瘤已扩散至鼻腔外。

(三)远处转移

不到10%的鼻腔肿瘤有全身转移。血行播散至肺

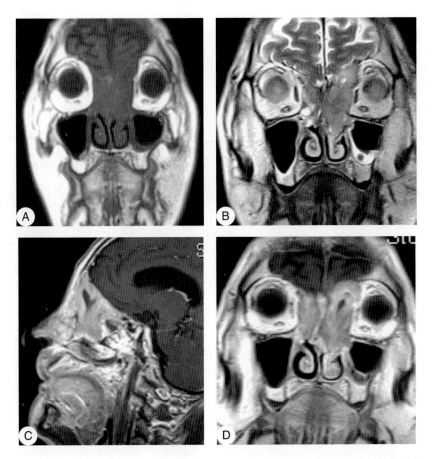

图15-21　男性,75岁,双侧鼻腔、筛窦、额窦NK样T细胞淋巴瘤。(A)MR T1WI显示双侧鼻腔上部、筛窦、额窦可见软组织肿块影,病变呈等信号,与双侧眼眶边界清晰。(B)T2WI显示病变形态不规则,与邻近的炎症分界清晰。(C,D)增强检查显示病变明显强化。

最常见,偶有骨转移。出现颈部淋巴结转移提示远处转移的概率增加。约 1/2 的腺样囊性癌的患者有远处转移,最常转移至肺、脑、骨。黑色素瘤血行转移常见,脑、肝、皮肤均可受累。远处转移与腺样囊性癌、黑色素瘤有较高的相关性,但所有这些肿瘤只占鼻腔恶性肿瘤的 8%。

(四)治疗后的影像学表现

患者的随访主要集中在肿瘤治疗后的复查较早阶段,特别是治疗后的第 1 年和第 2 年。临床评估和影像很重要。主要包括区分肿瘤的复发和治疗后的改变,处理与治疗相关并发症,比如脑辐射性坏死和唾液腺相关的口干、颈神经麻痹。

四、鼻腔、鼻窦良性病变

(一)内翻状乳头状瘤

常见的鼻腔、鼻窦良性肿瘤。发病率为 0.5%~4.0%,病变虽属良性,但术后复发率高且有癌变倾向。本病单侧发病,病变呈分叶状,边界清楚,T1WI 呈等信号,T2WI 呈不均匀高信号,增强后不均匀明显强化。病变内部可呈较规整的"栅栏"状。病变发生恶变的概率为 5%~15%。以下几点提示恶变:①病变复发且进展快;②病变形态不规则,内部可见大片坏死区,邻近骨质侵蚀、破坏;③病变广泛侵犯眼眶、颅内等结构;④病变信号不均匀(图 15-22 和图 15-23)。

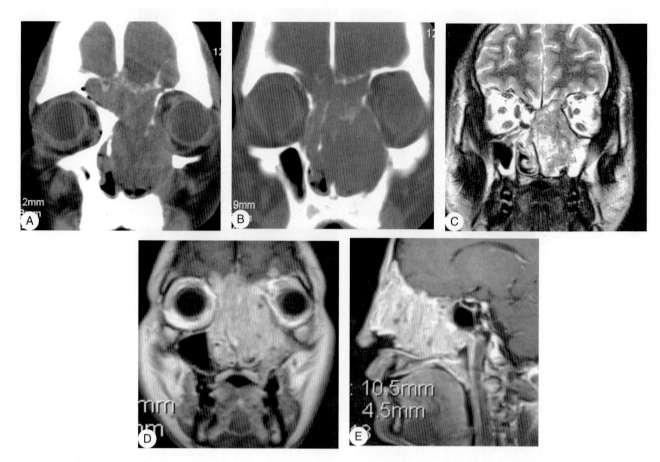

图15-22 男性,46岁,左侧鼻腔内翻状乳头状瘤。CT显示左侧鼻腔、双侧筛窦、额窦软组织肿块影,病变形态不规则,密度均匀,病变部分凸向左侧眼眶,鼻中隔、筛骨水平板、左侧上颌窦窦壁及左侧眶下壁骨质受压变薄。(C)MR T2WI显示病变呈等T2信号,病变与眼眶边界清晰,增强检查显示病变明显强化,占据筛窦、额窦,病变与硬脑膜关系密切,但未侵及颅内。

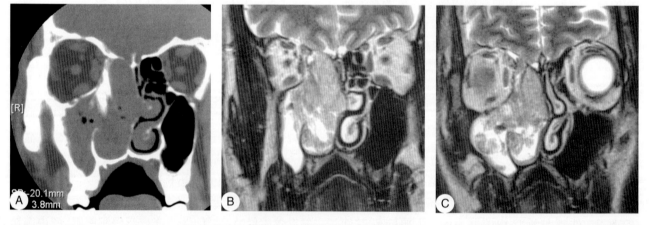

图15-23 男性,57岁,右侧鼻腔、上颌窦、筛窦内翻状乳头状瘤,细胞生长活跃,癌变。CT显示右侧鼻腔、上颌窦软组织肿块影,鼻中隔左偏,右侧中下鼻甲结构消失,右侧筛板及上颌窦外侧壁骨质增生硬化,右侧上颌窦窦口扩大。CT无法区分病变与邻近窦腔的炎症,MR T2WI(B,C)显示病变主要位于右侧鼻腔(等信号),部分凸向右侧上颌窦,同时右侧上颌窦伴发炎症(高信号)。

（二）鼻息肉

由炎性肿胀的鼻窦黏膜非肿瘤性增生而形成。好发于筛窦和中鼻道,多发性鼻息肉常双侧多发。CT表现为息肉样软组织密度影,窦壁受压变形,呈膨胀性改变,增强扫描显示息肉边缘黏膜强化而中央不强化(图15-24)。单发息肉常发生在上颌窦,病变通过扩大的上颌窦开口延伸至鼻腔,可向后延至鼻咽部。CT表现为低密度,MR表现为长T1长T2信号,病变无强化,周围黏膜可强化(图15-25至图15-27)。

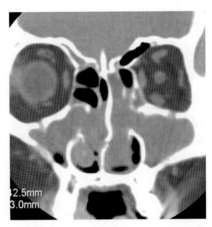

图15-24　男性,45岁,双侧鼻腔息肉。CT显示双侧鼻腔软组织肿块影,病变位于双侧嗅裂区,双侧上颌窦窦口扩大,病变与双侧中下鼻甲边界不清。

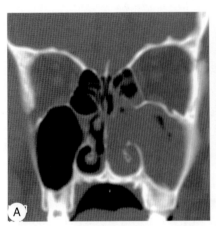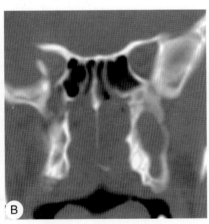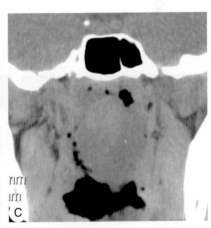

图15-25　女性,22岁,左侧鼻息肉水肿及血管型。手术所见:左侧鼻腔内大量息肉样组织,自上颌窦口垂下,双侧鼻咽部可见大量伴有坏死的息肉样组织。CT显示左侧鼻腔内可见软组织肿块影,左侧上颌窦窦口扩大,病变向后累及双侧鼻后孔及鼻咽腔。病变密度较低,尚均匀。

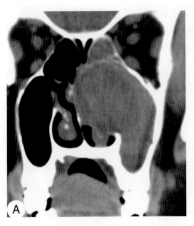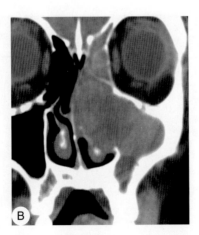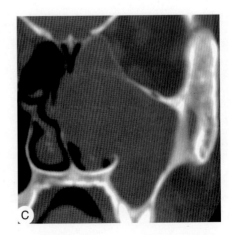

图15-26　女性,62岁,左侧上颌窦血管瘤。CT显示左侧上颌窦可见软组织肿块影,病变凸向左侧鼻腔,左侧上颌窦窦口扩大,左侧上颌窦钩突及内侧壁受压变薄并向内上方移位。左侧上颌窦、筛窦可见软组织影(继发炎症)。

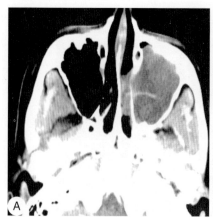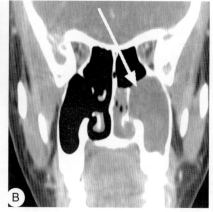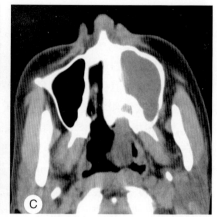

图15-27 女性,25岁,左侧上颌窦息肉突入鼻后孔。CT增强显示病变位于左侧上颌窦,左侧上颌窦窦口增宽(箭头)。病变呈低密度,形态规则,边界清晰,无明显强化。

(三)黏液囊肿

鼻窦开口阻塞,窦腔内黏液聚积而形成的膨胀性病变。囊壁为黏膜,囊内为棕黄色的黏稠液体,窦壁骨质压迫吸收或缺损。83%~90%发生于额窦、筛窦。MR T1WI可呈高信号或等信号,T2WI呈高信号(图15-28至图15-32)。

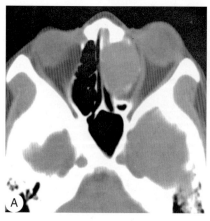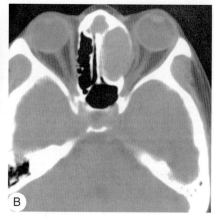

图15-28 女性,49岁,左侧筛窦黏液囊肿。CT显示左侧筛窦圆形软组织肿块影,病变形态规则,密度均匀,邻近骨质受压变薄,病变凸向左侧眼眶,左侧内直肌受压左移,但病变与其边界清晰。

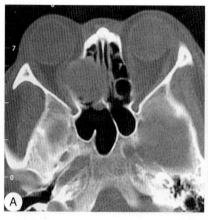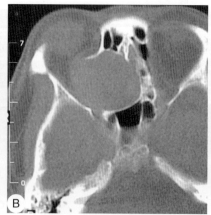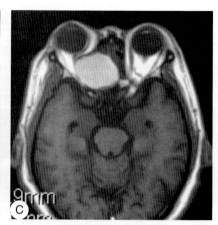

图15-29 男性,47岁,右侧后组筛窦黏液囊肿。(A,B)CT显示右侧后组筛窦内可见一圆形软组织肿块影,边界清晰,形态规则;(C)右侧眼眶内侧壁受压变薄,右侧内直肌受压右移。

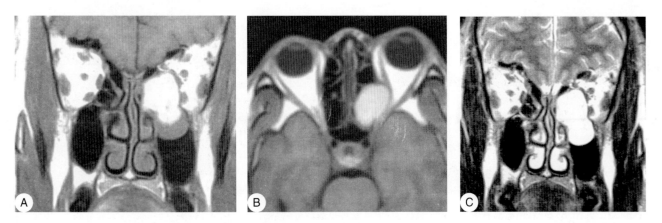

图15-30 男性,51岁,左侧后组筛窦黏液囊肿。MR冠状面、横断面T1WI(A,B)、冠状面T2WI(C)显示左侧后组筛窦呈椭圆形短T1短T2信号,病变形态不规则,向下凸向上颌窦,内部信号均匀。

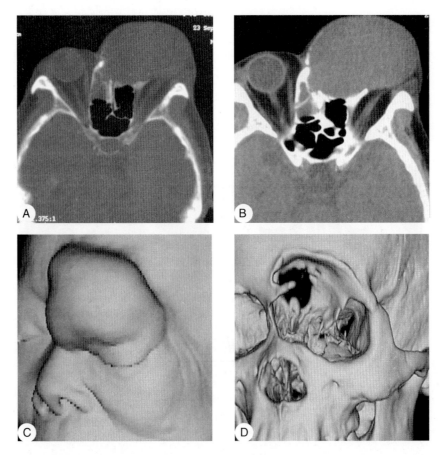

图15-31 女性,56岁,额窦黏液囊肿。(A,B)CT显示额窦内巨大软组织肿块影,病变压迫邻近骨质。内部密度均匀,形态规则。(C)CT三维软组织重组显示病变表面光滑,左侧眼眶受压。CT三维骨窗显示窦壁明显受压变薄,但骨质形态规则。

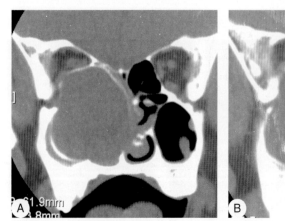
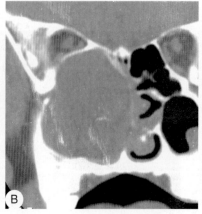
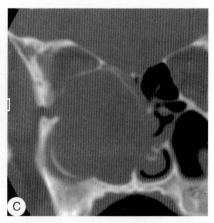

图15-32　男性,65岁,右侧筛窦黏液性囊肿。查体:右侧鼻腔可见囊性肿物、褐色、质中。CT显示右侧筛窦巨大囊性病变,病变具有明显膨胀性,右侧上颌窦内侧壁、眼眶内侧壁及鼻中隔受压变薄。病变内部密度均匀。

(四)鼻腔鼻窦血管瘤

毛细血管瘤较常见(65%),病变较小,多起源于鼻中隔前部;海绵状血管多发生于鼻腔外侧壁和下鼻甲,鼻内镜可见暗红色或褐色肿块。CT呈软组织密度影,邻近骨质受压、吸收或破坏。MR呈等T1长T2信号,病变内可见点状血管流空影,还可见出血信号(T2WI低信号),增强后明显不均匀强化(图15-33至图15-36)。

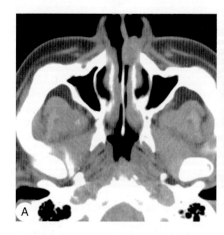
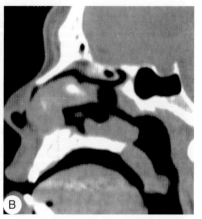

图15-33　男性,32岁,左侧鼻腔鼻前庭血管瘤。CT软组织窗显示左侧鼻前庭圆形软组织影,边界清,密度均匀,邻近骨质未见异常。

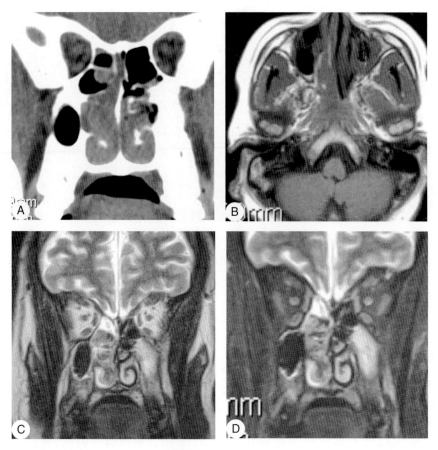

图15-34 女性,54岁,右鼻腔、鼻咽腔毛细血管瘤伴溃疡。(A)CT显示右侧鼻腔内软组织肿块影,中鼻甲显示欠清,病变与增大的下鼻甲边界不清。(B)MR横断面T1WI显示病变自鼻后孔区凸向鼻咽腔,呈等信号。(C,D)T2WI显示病变呈混杂信号,其内可见不均匀低信号,提示病变内出血。

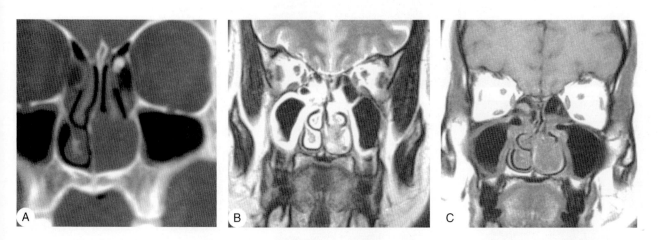

图15-35 女性,44岁,左鼻腔中下鼻甲海绵状及毛细血管混合性血管瘤伴出血坏死。手术所见:左鼻腔肿物伴出血坏死,源于左侧下鼻甲,左下鼻甲骨质大部分吸收。CT显示左侧鼻腔软组织肿块影,病变与左侧下鼻甲边界不清,下鼻甲骨质吸收。鼻中隔受压右移。MR T2WI(B)、T1WI(C)显示病变呈等T1混杂T2信号,病变形态不规则。双侧上颌窦黏膜炎症(长T1长T2信号)。

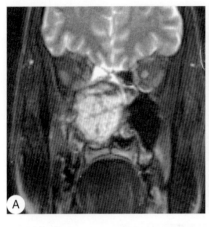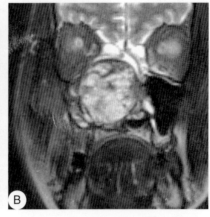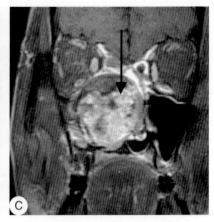

图15-36　男性,61岁,右侧鼻腔、筛窦海绵状血管瘤伴出血坏死。(A,B)MR T2WI显示病变呈圆形、邻近骨质压迫吸收,病变内部信号不均匀,可见不规则低信号(提示出血)。(C)增强检查显示病变明显强化,其内可见无强化区域,提示坏死(箭头)。

(五)骨源性病变

1. 骨瘤

常见于 50~70 岁,生长缓慢。CT 表现为鼻腔内局限性骨性高密度影,边界清晰,T1WI、T2WI 均为低信号,病变无强化(图 15-37)。

2. 骨纤维异常增殖症

好发于 30 岁以下,50%以上病变为多发性病变,可累及颅面骨。CT 表现为磨玻璃样改变,边缘骨皮质完整,T1WI、T2WI 均呈低信号,病变无强化(图 15-38)。

3. 骨化性纤维瘤

好发于 20~40 岁,进展缓慢,常发生于筛窦、额窦、上颌窦。CT 表现为混杂高密度肿块,内有结节状软组织影,边缘有完整或不完整的骨性包壳。MRI T1WI 呈等信号,T2WI 呈低信号,增强可见不均匀强化(图 15-39)。

其他骨源性病变包括:骨样骨瘤(图 15-40)、骨巨细胞瘤等,较少见。

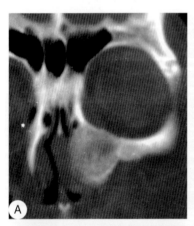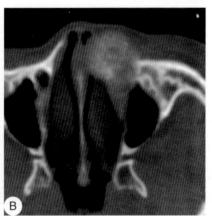

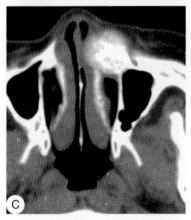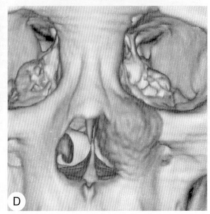

图15-37　女性,54岁,左侧鼻骨骨瘤。体检:左侧鼻旁肿物,大小2 cm×2 cm×3 cm,质硬,表面光滑,基底固定,不活动。手术所见:肿物位于左鼻侧,与鼻骨、泪骨、上颌骨额突、眶骨、上颌骨关系密切,泪囊被压向后方,肿物暗红色,松质骨呈蜂窝状,易出血。(A~C)CT显示鼻骨左支可见一圆形高密度影,内部密度不均匀。(C)软组织窗显示病变周围呈放射状,病变于左侧上颌骨额突相连。(D)三维重组显示病变表面欠光滑。

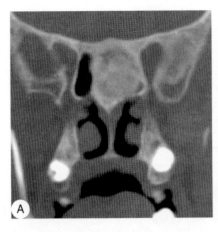
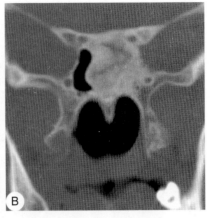

图15-38　女性,49岁,蝶筛骨纤维异常增殖综合征。CT显示蝶骨呈毛玻璃样密度影,内部密度不均匀,病变占据蝶窦。

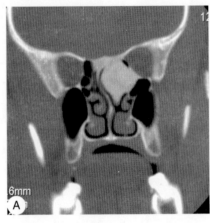
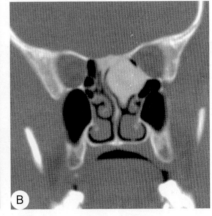

图15-39　女性,54岁,左侧筛窦非骨化性纤维瘤。CT显示左侧后组筛窦可见磨玻璃样高密度影,密度均匀,累及筛骨水平板、左侧上鼻甲。鼻中隔受压右移。

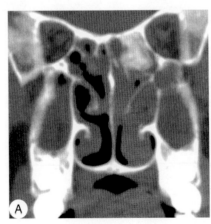
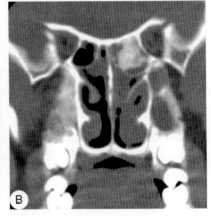

图15-40　男性,16岁,左侧筛窦骨样骨瘤。鼻窦CT冠状扫描显示左侧筛窦磨玻璃样高密度影,病变内部密度不均匀,邻近骨质未见异常。

(六)鼻咽纤维血管瘤

好发于青年男性,呈侵袭性,复发率较高。起源于蝶腭孔区,向多个方向生长,累及鼻咽、鼻后孔、翼腭窝、肌间隙等,甚至嵌入侵犯眼眶或颅内。病变形态不规则,边界清晰,邻近骨质受压,并可见侵蚀性破坏。增强检查明显强化(图 15-41 至图 15-43)。

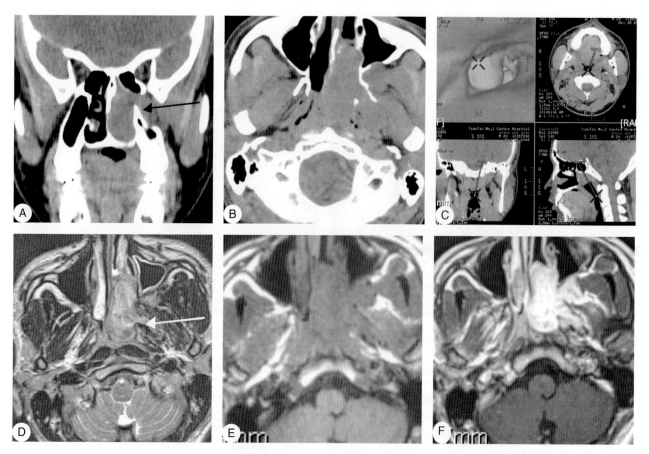

图15-41 男性,20岁,鼻咽纤维血管瘤。(A,B)CT显示左侧鼻后孔及鼻咽腔可见不规则软组织肿块影,病变累及左侧翼腭窝(箭头)。左侧蝶骨翼突侵蚀变薄。(C)CT仿真内镜显示鼻咽腔软组织影,表面光滑。MR T2WI(D)、T1WI(E)显示病变形态不规则,深入到左侧翼内肌、翼外肌肌间隙(箭头)。(F)增强检查显示病变明显强化。

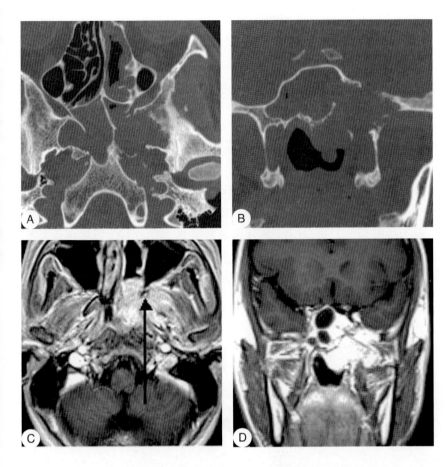

图15-42 男性,16岁,左侧鼻咽纤维血管瘤切除术后3年,复发。手术所见:肿物位于鼻咽腔突入后鼻孔,侵入翼腭窝,基底较宽,质地较硬,易出血。(A,B)CT显示蝶窦内充满软组织肿块影,蝶窦左侧壁、上壁可见不规则骨质破坏。(C)MR横断面图像显示病变侵犯左侧翼腭窝(箭头)、鼻咽腔以及翼内肌、翼外肌肌间隙。(D)MR冠状面图像显示病变侵犯左侧颞叶,与左侧颞叶硬脑膜关系密切。病变明显强化。

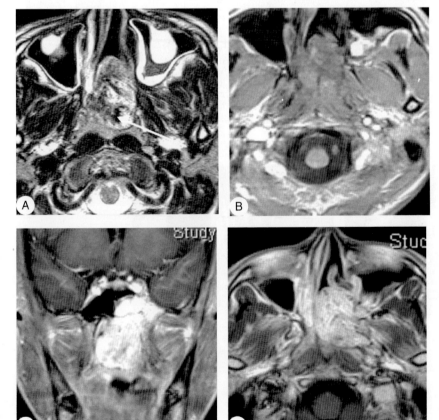

图15-43 男性,21岁,鼻咽部纤维血管瘤。体检:鼻腔后下部可见一粉红色肿物,将鼻中隔挤向对侧。MR T2WI(A)、T1WI(B)显示病变位于鼻咽腔、蝶窦,病变等T1信号,T2WI信号不均匀,其内可见低信号,提示出血(箭头)。(C)增强扫描病变明显强化,侵犯左侧翼腭窝以及翼内肌、翼外肌肌间隙。(D)双侧上颌窦炎症伴囊肿。

(七)鼻腔、鼻窦其他肿瘤

炎性肌纤维母细胞瘤(inflammatory myofibroblastic tumor, IMT)是指由分化的肌纤维母细胞性梭形细胞组成,常伴有大量炎性细胞和(或)淋巴细胞的一种间叶性肿瘤。该肿瘤的性质良恶不一,为一种交界性肿瘤。IMT不但发生于肺,还可见于中枢神经系统、口腔、上呼吸道、甲状腺、心、腹腔/腹膜后、胃肠道、肝、脾、肾、膀胱、皮肤、子宫/阴道等处。IMT少见于头颈部,尤其是鼻腔和鼻窦。CT表现为密度均匀的软组织块影,增强扫描呈轻度强化。MRI一般表现为中等信号强度。常见其破坏窦壁骨质,甚至跨过窦壁,侵犯周围肌肉、脂肪和神经,暗示浸润性生长和恶性侵犯倾向,极易诊断为恶性肿瘤(图15-44)。

五、鼻咽部病变

(一)鼻咽癌

广州地区是高发区,男性多见。最常见的病理类型为鳞状细胞癌。影像学表现为:咽鼓管肿大,咽隐窝消失或变浅,鼻咽部软组织肿块。MR较CT更敏感地显示早期病变,HRCT主要显示病变对颅底孔道如卵圆孔、翼管、破裂孔等的侵犯,以及对蝶骨、枕骨、颞骨岩部的破坏。MR T1WI能够评价病变的邻近间隙如翼腭窝、咽旁间隙、颞下窝等的侵犯,如沿下颌神经的侵犯、颅内海绵窦侵犯等(图15-45至图15-52)。

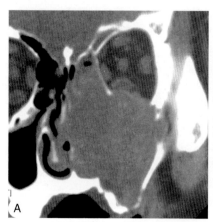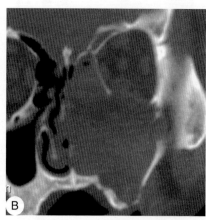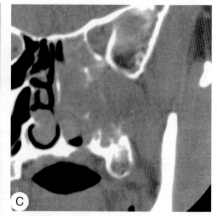

图15-44 男性,58岁。炎性纤维母细胞瘤。查体:左侧鼻腔内见大量淡黑色、触之易出血的新生物。(A~C)鼻窦CT软组织窗显示左侧上颌窦内可见不规则软组织肿块影,病变累及左侧筛窦、左侧面部皮下、左侧眼眶、左侧翼腭窝。骨窗显示左侧上颌窦各壁骨质破坏。

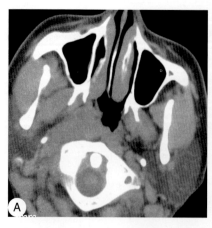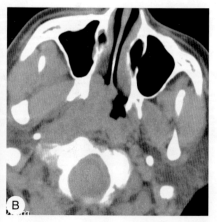

图15-45 男性,55岁,右侧鼻咽癌。CT显示右侧咽隐窝变平,突出,可见不规则软组织肿块影,右侧咽鼓管增大,病变向前达鼻后孔。

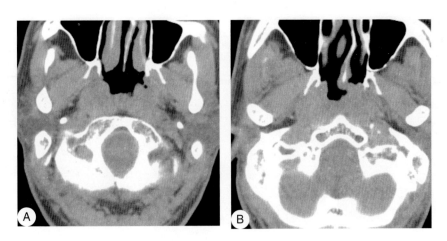

图15-46　男性,65岁,双侧鼻咽癌。CT显示双侧咽隐窝形态不规则,变平,双侧咽鼓管明显增大,病变表面形态不规则,与椎前间隙分界尚可。

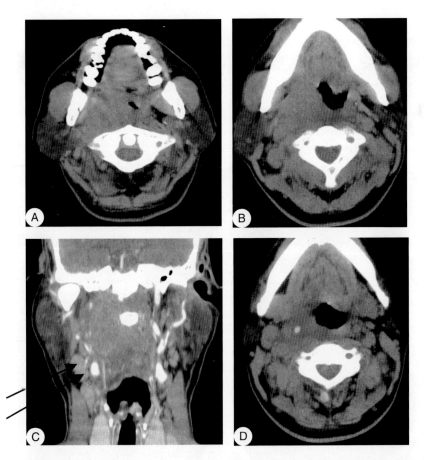

图15-47　男性,47岁,右侧鼻咽癌累及右侧口咽侧壁,右侧上颈部淋巴结及软组织内转移性低分化鳞状细胞癌。(A,B)CT显示右侧鼻咽腔、口咽侧壁可见巨大软组织肿块影,病变形态不规则,占据右侧咽旁间隙,与椎前间隙分界不清。(C)增强检查病变明显强化,右侧颈部可见多发增大的淋巴结(箭头)。

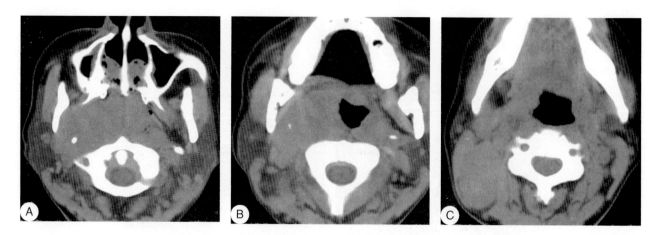

图15-48 女性,37岁,右侧鼻咽低分化癌,泡状核细胞癌累及右侧咽旁间隙以及口咽侧壁,右侧颈部Ⅱ区淋巴结转移。CT显示右侧鼻咽腔可见巨大软组织肿块影,病变占据鼻咽腔,凸向鼻后孔及右侧咽旁间隙、右侧口咽腔,包绕右侧茎突。右侧颈部Ⅱ区可见增大的淋巴结。

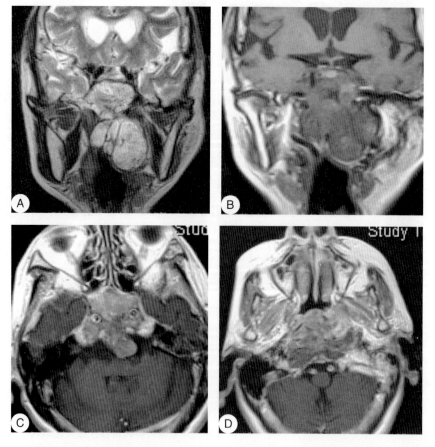

图15-49 女性,74岁,左侧鼻咽癌累及颅底骨质,侵犯颅内结构。MR冠状面T2WI(A)、T1WI(B)显示左侧鼻咽腔可见分叶状软组织肿块影,病变侵犯颅底并向上凸向颅内,与垂体边界不清。(C,D)增强检查显示病变明显强化。

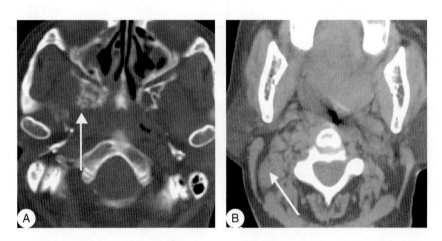

图15-50　女性,45岁,鼻咽癌放疗术后,右侧蝶骨翼突骨质硬化,右侧颈部Ⅱ区淋巴结转移。(A)CT骨窗显示右侧蝶骨翼突可见明显骨质增生硬化(箭头)。(B)CT软组织窗显示右侧Ⅱ区增大的淋巴结(箭头)。

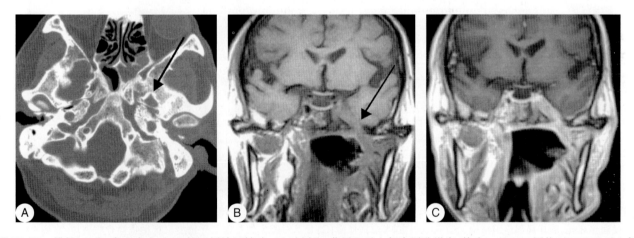

图15-51　男性,63岁,鼻咽癌术后,左侧下颌神经转移。(A)颅底CT薄层显示左侧卵圆孔增宽(箭头)。(B)MR冠状面T1WI显示左侧下颌神经明显增粗,病变与左侧海绵窦相连(箭头)。(C)MR增强检查显示左侧下颌神经明显强化。

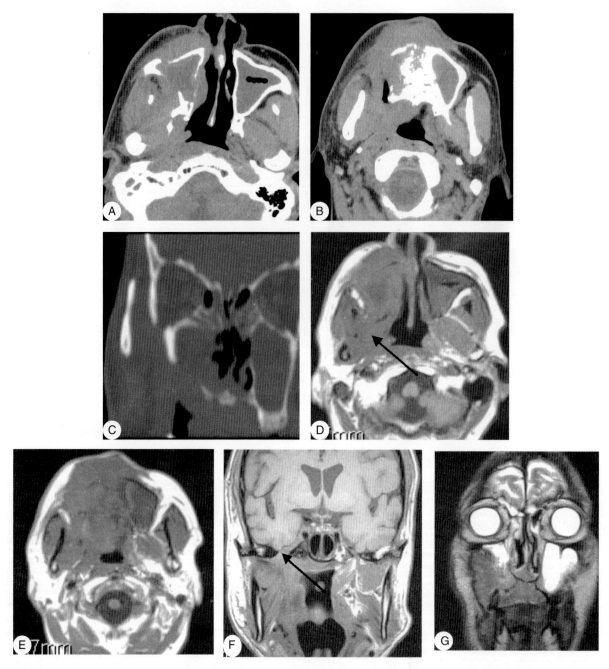

图15-52　男性,68岁,鼻咽癌放疗后2年。右侧牙龈瘘口、上颌窦底壁、右侧上颌窦转移性低分化癌(泡状核细胞癌),肿瘤广泛生长,浸润伴坏死,破坏局部组织结构。CT软组织窗(A,B)、骨窗(C)显示右侧上颌骨以及牙槽突可见虫噬样骨质破坏,右侧上颌窦、上颌骨牙龈处可见不规则软组织肿块影,病变无明显边界,形态不规则,病变凸向口腔。MR T1WI(D~F)、T2WI(G)显示病变累及右侧上颌窦、右侧咽旁间隙(箭头)、右侧口咽腔以及右侧下颌神经(箭头),左侧上颌窦表现为炎症改变。

(二)鼻咽部慢性炎症

表现为增殖体和腭扁桃体增大,但鼻咽部黏膜完整,CT/MR可显示双侧对称性鼻咽顶壁增厚, 增强检查显示中度强化,T1WI呈等信号,T2WI呈略高信号,可伴有颈部淋巴结肿大(图15-53和图15-54)。

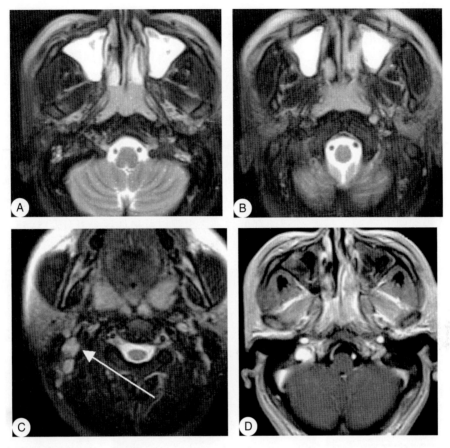

图15-53 男性,40岁,鼻咽部淋巴结组织增生,双侧扁桃体腺样体反应性增生,软腭黏膜水肿,会咽淋巴组织增生。(A~C)MR T2WI脂肪抑制序列显示双侧鼻咽腔、咽鼓管、双侧扁桃体明显增大,病变双侧对称,信号均匀,表面光滑。右侧颈部可见增大的淋巴结(箭头)。(D)MR增强检查显示病变明显均匀强化。

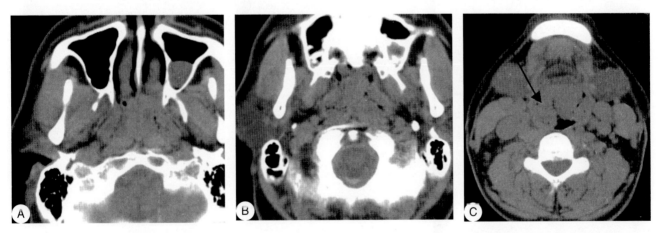

图15-54 男性,44岁,鼻咽腔、口咽腔及会厌淋巴组织增生。CT显示双侧鼻咽腔、口咽腔充满软组织肿块影。病变形态不规则,双侧构会厌皱襞(箭头),会厌亦可见明显增厚。

六、嗅神经母细胞瘤

嗅神经母细胞瘤是来源于鼻腔黏膜胚胎感觉上皮细胞的恶性肿瘤,临床上极少见。可发生于任何年龄,其中 10~20 岁、50~60 岁为双高峰。病变一般发生于鼻腔顶部、上壁、侧壁、病程进展较缓慢,呈局部侵袭性生长,可侵及筛窦、上颌窦、蝶窦和额窦,也可向眼眶、鼻咽部和颅内侵犯,13%~24% 可有淋巴结转移,约 1/5 的患者有远处转移,以肺、骨为多见。病理为发生于胚胎期的嗅基板细胞,位于嗅区黏膜,外观淡红似鼻息肉,易出血,常侵犯上鼻甲、中鼻甲、上鼻道、中鼻道及鼻中隔上端,并可破坏额窦、筛窦、蝶窦、眼眶、上颌窦及鼻咽等处,晚期侵入前颅凹。CT 表现为鼻腔内软组织肿块影,容易破坏窦壁骨结构,侵入筛窦及上颌窦,至晚期可破坏眼眶内侧壁、筛板而侵入眶内、颅内。在颅外部分肿块密度均匀,多有明显均匀的强化,少见有坏死液化、出血钙化等表现,肿块多呈浸润性生长。在颅内部分肿块密度欠均匀,增强扫描多有明显不规则的强化。MRI 能够估计肿瘤侵犯周围软组织如前颅窝、颞下窝的情况,能够很好地将肿瘤与周围组织以及液体区分开(图 15-55 至图 15-58)。

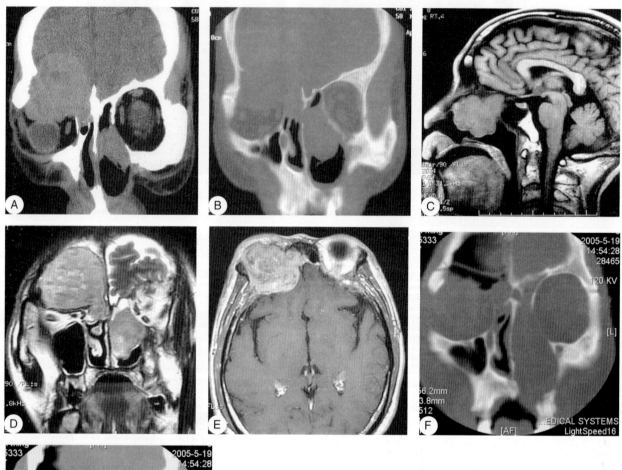

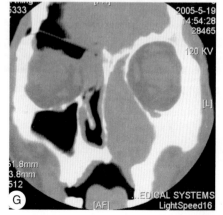

图 15-55 男性,58 岁,鼻腔嗅神经母细胞瘤术后复发,累及右侧额部、左侧鼻腔。(A,B)CT 显示右侧鼻腔顶部、眼眶可见一软组织肿块影,前颅凹底骨质结构破坏,左侧鼻腔内亦可见软组织影。(C,D)MR 显示病变呈等 T1 等 T2 信号,病变向上突向右侧前颅凹底,与脑实质边界尚可。(E)增强扫描显示病变明显强化。(F,G)右侧鼻腔顶部、眼眶病变切除术后 1 个月,CT 显示左侧鼻腔病变明显增大,颚骨骨质结构破坏,左侧眼眶内侧壁、鼻中隔骨质结构变薄。

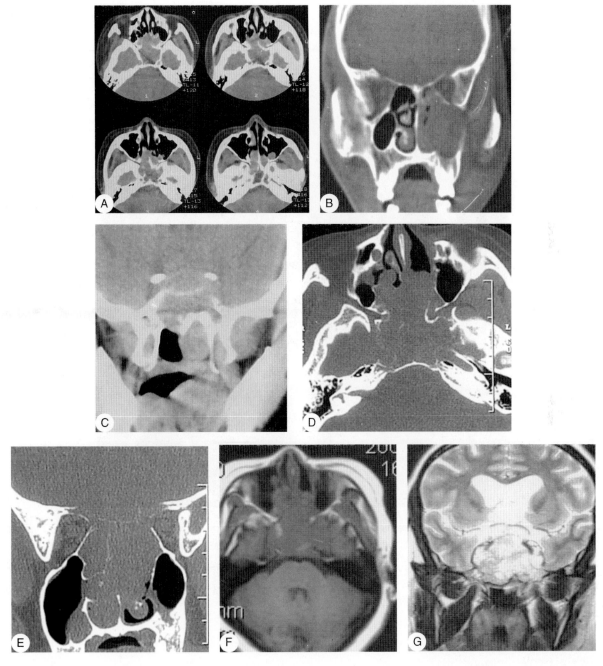

图15-56　女性，33岁。(A,B)首次就诊CT图像显示病变位于左侧鼻腔、上颌窦、蝶窦、鼻后孔区，左侧筛窦、最上筛小房未受累，左侧上颌窦骨壁变薄，病变为T1期。(C)手术切除术后1年，CT显示鼻后孔、左侧鼻咽腔软组织影，双侧海绵窦结构欠清。(D~G)保守治疗后5年，CT、MR显示双侧鼻腔、蝶窦、后鼻孔区软组织肿块影，病变向上进入颅内，包绕双侧颈内动脉、海绵窦以及垂体结构，视交叉显示不清，幕上脑室系统扩张，病变向两侧侵犯卵圆孔、翼腭窝以及颈动脉管。颅底骨质广泛破坏。

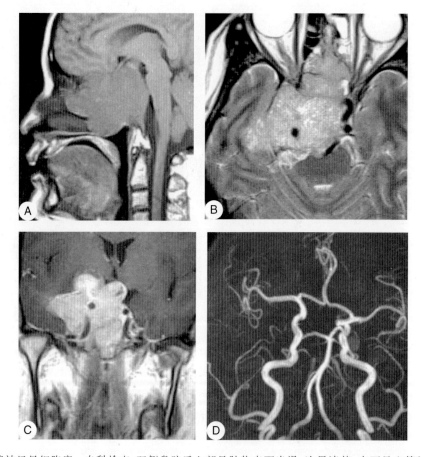

图15-57 女性,51岁,嗅神经母细胞瘤。专科检查:双侧鼻腔后上部见肿物表面光滑,边界清楚、表面见血管纹、基底广,附着于嗅裂区,质软。(A)MR矢状面T1WI显示鼻腔后部顶壁可见一巨大软组织肿块影,病变形态不规则,向上凸向颅内,垂体受压变薄,视交叉显示不清。(B)横断面T2WI显示病变包绕右侧海绵窦及右侧颈内动脉。(C)MR增强检查显示病变明显强化,呈分叶状。(D)MRA显示右侧颈内动脉受压抬高,管腔未见狭窄。

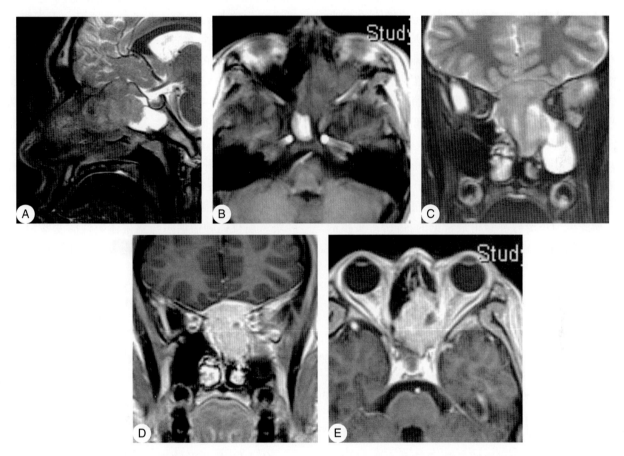

图15-58 男性,15岁,左侧鼻腔、嗅神经母细胞瘤Ⅱ~Ⅲ级,NSE(+)、CK(+)、SynNF、CgA间质(+)。手术所见:左侧鼻腔嗅裂新生物,淡红色,表面光滑,质脆,易出血。左侧筛窦、额窦、上颌窦口、右筛窦黏膜内肿物细胞巢浸润,硬脑膜纤维结缔组织内肿物广泛浸润。MR显示左侧鼻腔、鼻后孔可见不规则软组织肿块影,病变位于鼻腔顶部,筛骨水平板形态不规则,病变向上凸向颅内。蝶窦内可见长T2信号(继发性积液)。MR增强扫描显示病变明显均匀强化,额部硬脑膜亦可见明显强化,左侧视神经受压。

(夏爽 祁吉)

第二节　口腔、口咽肿瘤的影像学诊断和鉴别诊断

在美国,每年发生的所有肿瘤中,头颈部肿瘤约占5%。约50%的上消化道、气道肿瘤发生在口腔。口咽部恶性肿瘤常起自舌根(舌后1/3)、咽侧壁、扁桃体、磨牙后区以及会厌周围。最常发生的部位是扁桃体、舌根和软腭。口腔恶性肿瘤中鳞状细胞癌占90%,发病年龄约60岁。其他肿瘤包括:疣状癌(verrucous carcinoma),为一种生长缓慢、外突型、宽基底的上皮性肿瘤,其推压邻近结构而非侵犯,转移少见。梭形细胞癌,也称为癌肉瘤或假肉瘤,由恶性的上皮细胞和间质细胞组成,病变有蒂,呈侵袭性,常发生于喉部,呈息肉样。小的涎腺肿瘤也可发生于口腔和口咽,如腺癌、囊腺癌、黏液表皮样癌及恶性混合性肿瘤。腺癌19.6%起源于小腺体,硬腭好发。临床上表现为无痛性,无包膜,浸润性肿块。

囊腺癌为小涎腺肿瘤中最常见的,占所有头颈部恶性肿瘤的10%~15%。常发生于硬腭、颊黏膜、口底、牙龈、嘴唇、牙后三角及舌。肿瘤生长缓慢、边界清、邻近骨质破坏。病变易沿神经蔓延,占15%~55%。生存期取决于病变对邻近组织的侵犯(如沿神经蔓延)、起源(鼻腔、鼻旁窦预后不好)、组织病理学类型、远处转移至肺(常见)、骨、脑(少见)。

黏液表皮样癌好发于40~50岁,女性好发。约15%~20%发生于口腔(60%~70%发生于腮腺),低度恶性者边界清,高度恶性者预后较差。

CT、MR用于评价病变的位置和范围。CT为首选检查方法,不仅可以评价病变的范围,还能显示骨质破坏、淋巴结有无转移及增强后病变对邻近血管的侵犯。CT缺点:病变与黏膜、肌肉对比不明确;伪影(义齿等)。MR的优势:软组织对比好,可采集冠状面、矢状面图像。矢状面MR图像对评价中线和旁中线病变优势更大,如来源于嘴唇、舌后部、会厌、软腭及硬腭的肿瘤。

MR用于评价软组织侵犯范围,包括T1WI、T2WI及增强T1WI。采集图号:3~5 mm,主要用于评价上、下颌骨有无侵犯,同时也用于评价淋巴结有无转移。矢状面图像主要用于评价累及舌、唇、前口底、硬腭、软腭的病变。正常人口咽侧壁厚度因扁桃体大小而有差异,一般双侧厚度相差不超过3 mm。双侧对比可较好显示病变,影像学检查主要了解深部结构侵犯情况以及有否淋巴结转移。

一、扁桃体病变

扁桃体的恶性肿瘤占口咽部恶性肿瘤的55.6%。CT、MR表现为口咽部软组织肿块,形态不规则,边界不清,向邻近结构侵犯,可伴有淋巴结肿大。

肿瘤以鳞状上皮癌多见,癌肿最初局限于扁桃体窝内,继而可扩散至软腭、舌根或向咽旁间隙侵犯。上界病变常向鼻咽扩展进而可侵及硬腭、上颌窦和颅底,向下则可蔓延至舌根、舌体或口底。当肿块直径大于2 cm时,40%可发生淋巴结转移。扁桃体癌通常分化差,不论原发灶大小,早期淋巴结转移发生率为60%~70%,15%~20%双侧发生。CT或MR上变现为一个大的肿块,表面不光滑,可伴有溃疡形成,可侵犯邻近结构如舌底、软腭、咽侧壁(图15-59至图15-61)。CT、MR对早期肿瘤可漏诊,主要与正常口咽不对称有关(扁桃体形态轮廓不规则,早期肿瘤钙化不明显)。扁桃体癌即使很小时临床上也可表现为颈部转移性肿块。扁桃体肿瘤偶尔与扁桃体炎性病变鉴别困难,后者可伴有邻近组织的明显肿胀(图15-62至图15-64)。对比增强MR可清晰显示病变的范围,为扁桃体病变首选检查方法。

扁桃体恶性淋巴瘤:淋巴瘤一般较大,表面光滑。50%可双侧发生,约半数可伴有腹膜后淋巴结增大。扁桃体恶性淋巴瘤伴头颈部淋巴结增大,提示预后不好。扁桃体淋巴瘤比较容易合并淋巴结增大,而且弥漫性大细胞淋巴瘤较NK/T细胞淋巴瘤更易于沿淋巴管系统播散,而后者易于经血行播散至其他器官,如皮肤、肝脏和肺。

Hodgkin病累及胸部、腹部淋巴结时较容易出现坏死,而且坏死易于出现在治疗后的淋巴结,提示此种类型的病变治疗后反应良好。但是,NHL患者出现淋巴结坏死较少见。

淋巴瘤属全身性疾病,除扁桃体外,CT或MR还可发现颈部、纵隔或腹腔淋巴结增大。当扁桃体发生肿块,而MR T2WI显示肿瘤表面的黏膜线完整时,则支持淋巴瘤。淋巴瘤累及颈部淋巴结时,内部密度均匀,淋巴结形态规则,无融合倾向,增强检查显示病变轻度强化。扁桃体淋巴瘤可单侧发生,也可双侧发生,可局限于扁桃体,也可累及颈部甚至胸部和腹部淋巴结(图15-65至图15-70)。除扁桃体外,咽侧壁(图15-71)、颈部淋巴结(图15-72)、舌根(图15-73和图15-74)也可发生淋巴瘤。

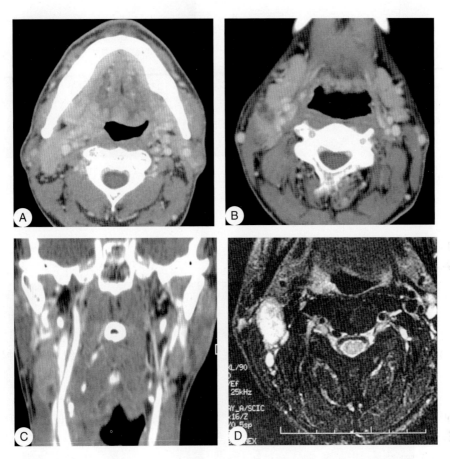

图15-59 男性,55岁,右侧扁桃体高分化鳞状细胞癌。CT增强显示右侧扁桃体增大(A),形态不规则,病变边界不清。MR T2WI显示右侧扁桃体增大,边界清晰,表面凹凸不平。右侧Ⅱ区淋巴结增大。淋巴结形态不规则,压迫邻近静脉,提示包膜外侵犯。

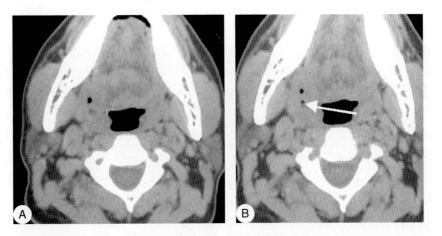

图15-60 男性,55岁,右侧舌根鳞状细胞癌。CT显示右侧舌根增厚,并可见一软组织肿块,病变形态不规则,与邻近舌组织分界不清,病变表面不光滑,可见溃疡形成(箭头)。

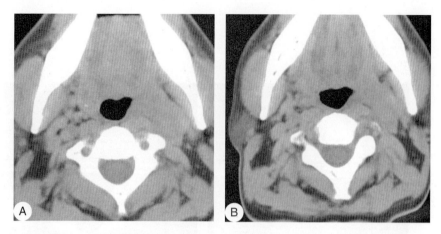

图15-61 男性,50岁,左侧扁桃体高分化鳞状细胞癌累及舌根部。手术所见:左侧扁桃体及左侧舌根肿物,表面不光滑,基底较硬,触痛明显。CT显示左侧扁桃体明显增大,病变尚光滑,病变凸向左侧咽旁间隙,左侧舌根形态不规则。

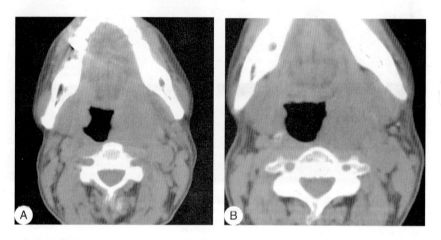

图15-62 男性,58岁,左侧扁桃体周围脓肿。CT显示左侧扁桃体明显增大,表面欠光滑,病变与左侧颌下腺及咽旁间隙分界不清。

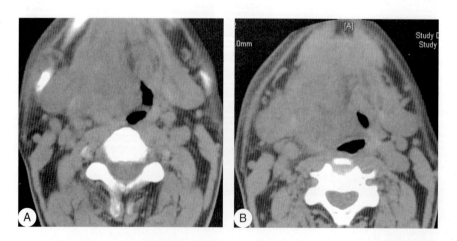

图15-63 男性,39岁,右侧咽侧壁脓肿。CT显示右侧咽侧壁明显肿胀,病变凸向口咽腔,表面不规则,会厌软骨受压,向前累及舌根,与右侧舌下腺边界尚清。

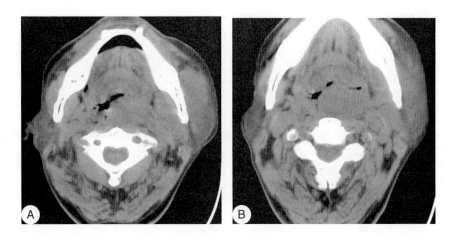

图15-64 男性,79岁,左侧扁桃体周围脓肿。CT显示左侧扁桃体明显增大,口咽腔变窄,左侧咽旁间隙受压外移,左侧咬肌、左侧颞部皮下软组织明显肿胀。

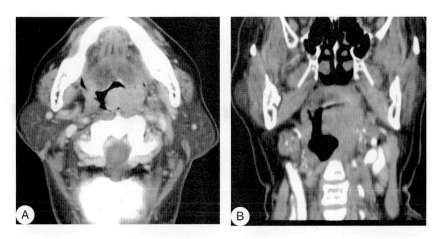

图15-65 女性,75岁,左侧扁桃体淋巴瘤(弥漫大B细胞型淋巴瘤)。CT增强显示左侧扁桃体肿块明显强化。病变表面光滑,呈分叶状。

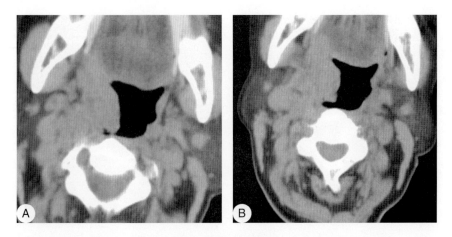

图15-66 女性,79岁,右侧扁桃体非霍奇金淋巴瘤,弥漫小B细胞型,CD20(+),CD45RO(-),CD56(-),EMA(-)。CT显示右侧扁桃体不规则形软组织肿块,病变凸向口咽腔,表面光滑,与咽旁间隙边界清晰,颈部未见增大的淋巴结。

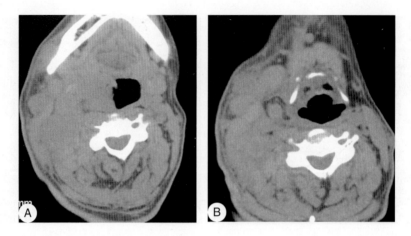

图15-67 男性,58岁,右侧扁桃体非霍奇金淋巴瘤(弥漫T细胞型)。CT显示右侧扁桃体明显增大,病变形态不规则,边界不清。右侧颈部Ⅰ区、Ⅱ区、Ⅴ区可见多发增大的淋巴结,无融合倾向。

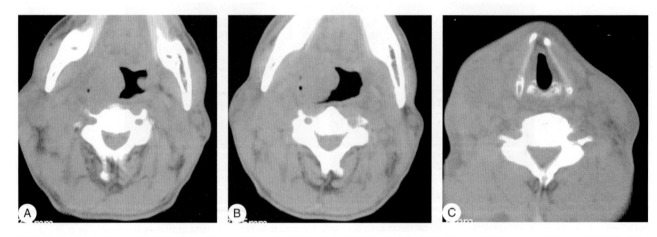

图15-68 男性,70岁,右侧扁桃体淋巴瘤。CT显示右侧扁桃体软组织肿块,病变边界清晰。表面光滑,呈分叶状。双侧颈部可见多发增大的淋巴结。

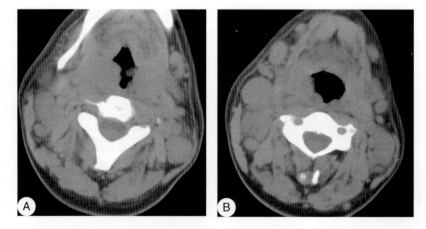

图15-69 男性,33岁,双侧扁桃体淋巴瘤。CT平扫显示双侧扁桃体弥漫性肿大。病变表面欠规则。双侧Ⅰ区、Ⅱ区可见多发增大的淋巴结,无融合倾向。

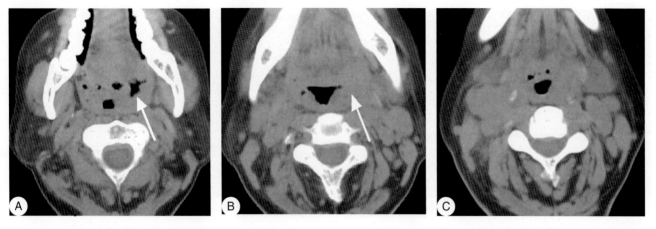

图15-70　女性,58岁,左侧舌组织、软腭、左侧扁桃体非霍奇金淋巴瘤。CT显示软腭(箭头)、左侧扁桃体(箭头)以及双侧颈部Ⅱ区淋巴结增大。

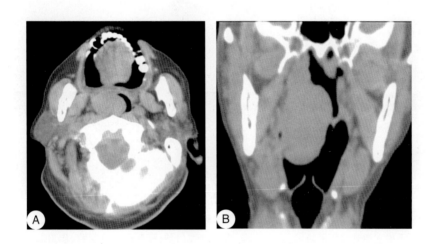

图15-71　男性,50岁,右侧口咽侧壁淋巴瘤。CT显示右侧口咽侧壁圆形软组织肿块,病变表面光滑,边界清晰。颈部无淋巴结增大。

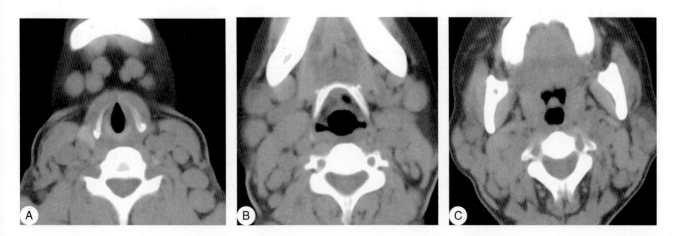

图15-72　女性,53岁,双侧颈部淋巴瘤。CT显示颈部Ⅰ区、双侧Ⅱ区、Ⅴ区以及腮腺间隙多发增大的淋巴结,病变无融合倾向,结节形态规则,表面光滑。

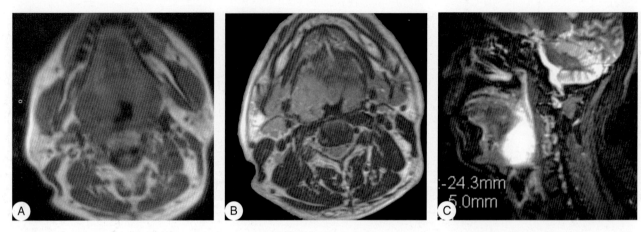

图15-73 男性,54岁,舌根部非霍奇金淋巴瘤。MR横断面T1WI(A)、T2WI(B)显示舌根右侧一圆形软组织肿块,病变形态规则,表面光滑;T2WI显示病变范围更清晰。矢状面脂肪抑制序列显示病变呈高信号,病变位于会厌前间隙。

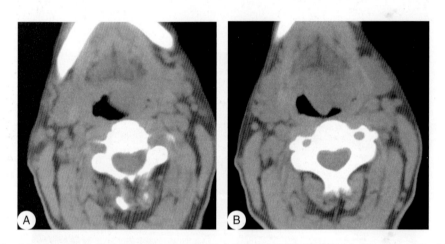

图15-74 男性,64岁,舌根部非霍奇金淋巴瘤(滤泡细胞型)。手术所见:舌根部圆形肿物,占据会厌前间隙,表面黏膜完整光滑,呈灰白色,基底较宽。CT显示舌根左侧软组织肿块影,表面光滑,内部密度均匀,病变凸向口咽腔,压迫会厌软骨,颈部未见增大的淋巴结。

二、口底和舌部肿瘤

舌癌可发生于舌尖、背部、外侧或深部。90%起源于外侧缘,8%位于背部,2%位于舌尖。早期无症状,晚期可表现为刺激感或异物感,发音困难,舌固定。病变向后可累及舌根,外侧累及下颌骨。淋巴转移发生率高,依赖于原发病变大小(T1N0=20%,T2N0=30%,T3N0=40%~70%),常发生于颈静脉周围、颌下、颈静脉二腹肌周围。当病变累及深部组织时,复发率为40%(图15-75至图15-77)。

舌底癌为最常见的口咽病变,大多数舌底癌分化不良,呈侵袭性生长,进展期病变累及口底及会厌前间隙。舌底富有淋巴结,早期转移占75%,其中30%为双侧发生,舌底癌为头颈部隐匿性转移最常见的原发灶。

软腭和悬雍垂癌边缘不规则,向外浸润明显,CT可见明显强化,内部密度不均匀,MR冠状面及矢状面能清晰显示肿物的范围及与周围结构的关系。正常软腭T1WI呈高信号,与病变(低信号)形成明显对比(图15-78)。

影像学检查主要评价病变的位置、范围、有无深部浸润、是否跨越中线、有无邻近结构受累,如口底、口咽、下颌骨。增强CT可显示肿瘤,但病变与周围组织对比较差,尤其是舌前2/3的肿瘤,评价比较困难。MR能够清晰显示病变,扫描层厚3 mm,采用T1、T2及增强T1序列扫描可显示舌部肿瘤。

口咽壁肿瘤通常为浸润性或外突性肿块,表面凹凸不平,可见溃疡形成,肿瘤向后可侵犯肌肉及椎前筋膜。大多数病变分化不良。50%~75%可出现淋巴结转移,通常为双侧。淋巴结转移常位于Ⅱ

区、Ⅲ区及咽后间隙。临床症状表现为嗓子红肿,异物感,吞咽困难。首选MR,当评价有无骨转移时首选CT。

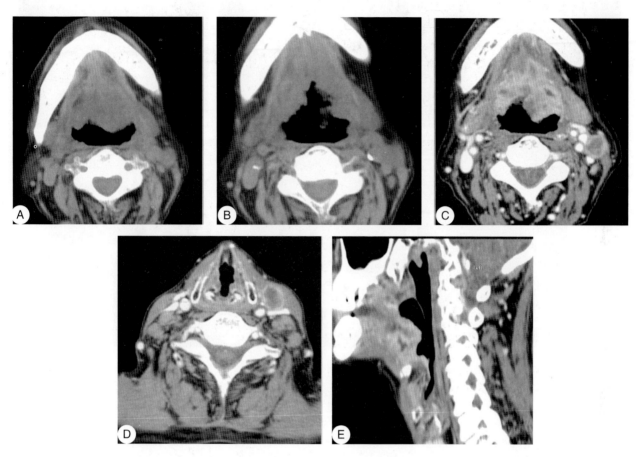

图15-75　男,63岁。舌根低分化鳞状细胞癌。(A,B)CT平扫显示舌根软组织肿块,病变形态不规则,边界不清,表面可见溃疡形成。左侧颈部Ⅱ区可见淋巴结。(C~E)CT增强显示舌根肿物明显强化,达舌前1/3,病变向下累及会厌软骨。左侧颈部Ⅱ、Ⅲ区可见淋巴结转移。

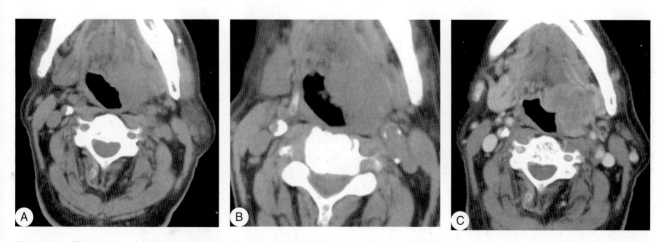

图15-76　男性,74岁。舌根鳞状细胞癌1级,溃疡型,肿瘤范围约4.5 cm×3.5 cm,浸润深度约2.5 cm,累及会厌根舌面,侵及舌骨及左侧甲状软骨上角表面,接近会厌软骨及左会厌皱襞,会厌喉面及喉腔内各处未见肿瘤。CT平扫显示舌根左侧巨大软组织肿块,病变表面形态规则,向下累及会厌软骨及左侧梨状窝。增强检查显示病变明显强化。

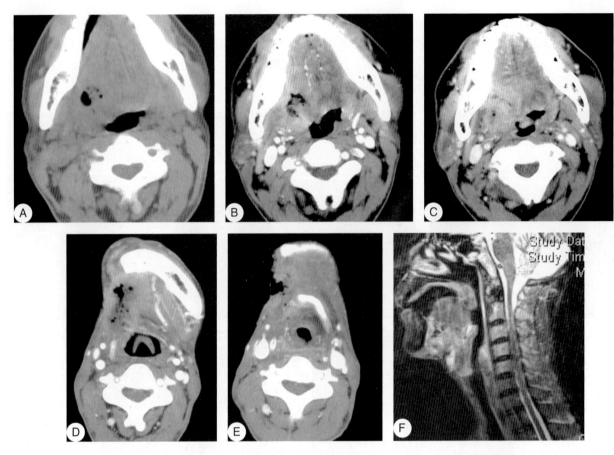

图15-77 男性,52岁,右侧舌根高分化鳞状细胞癌。查体:右侧近舌根部可见肿物突出,凸向右侧舌腭弓前方,舌侧肿物向下达口底,呈暗灰色,表面不光滑,大小约2.0 cm×1.5 cm,质脆。(A)CT平扫显示右侧舌根处软组织肿块,病变边界不清,其内可见气体形成。(B,C)CT增强显示病变明显强化,形态不规则,边界不清,累及会厌软骨。手术术式:舌部分切除+下颌骨部分切除+颈淋巴结清扫术。术中发现:肿物主要位于舌体,右侧口底部,并侵犯对侧齿龈及智齿、后齿龈,达舌体中线,呈浸润性生长,约5 cm×3 cm×2 cm。(D~F)术后9个月复查CT及MR显示右侧舌区可见不规则软组织肿块,病变累及皮肤及皮下结构,跨越中线,咽后壁可见明显增厚,舌根、会厌软骨皮肤及皮下均可见肿物。

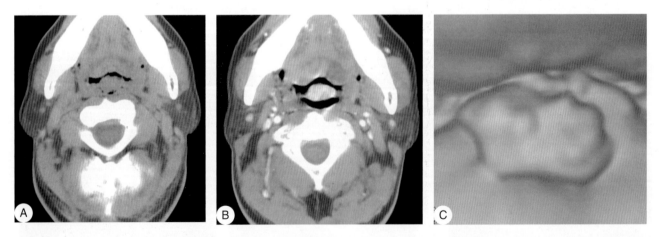

图15-78 男性,40岁,悬雍垂鳞状细胞癌。(A)CT平扫显示悬雍垂软组织肿块,病变表面形态不规则。(B)增强显示病变明显强化。(C)CT仿真内镜显示病变表面呈菜花状。

三、口咽腔良性病变

扁桃体最常见的良性病变为扁桃体增生和脓肿，扁桃体增生通常为双侧对称，常累及咽部淋巴环，病变信号均匀，无溃疡及坏死（图15-79和图15-80）。

舌根处其他良性病变还包括：血管瘤（图15-81）、异位的甲状腺（图15-82）等，CT或MR平扫及增强检查可清晰显示病变的范围及性质。

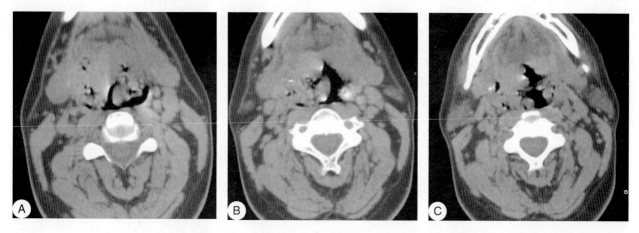

图15-79　男性，34岁，舌扁桃体错构瘤性息肉。手术所见：乳头状瘤样赘生物，来源于双侧扁桃体及舌根双侧，右侧约6 cm×5 cm×4 cm，左侧约3 cm×4 cm×2 cm，上至扁桃体，下至舌根，占据大部口咽及喉咽腔，下界不能窥清，会厌及声门不能暴露。CT平扫显示双侧扁桃体及舌根软组织肿块，表面形态欠规则，并可见溃疡形成。

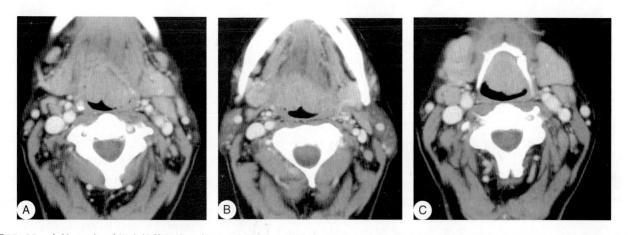

图15-80　女性，53岁，舌根扁桃体肥大。病理：(舌根部)少许黏膜显示慢性炎症，较密集淋巴细胞浸润。CT增强显示舌根扁桃体明显增大，表面形态规则。病变向下达会厌前间隙。病变明显均匀强化。

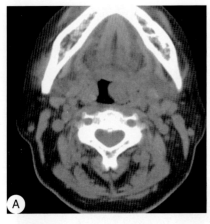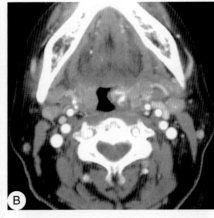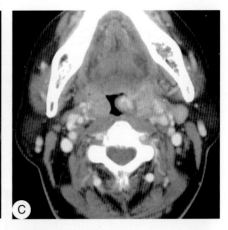

图15-81 女性,58岁,舌根血管瘤(毛细血管及海绵状混合型)伴出血、坏死。查体:左侧舌根部突起,表面不平肿物,大小约3.0 cm×2.0 cm×2.5 cm,表面触及伪膜,有蒂。术中:肿物位于左扁桃体下极、咽侧和舌根,质软,暗红色,表面有白色坏死物,切除后出血不多。(A)CT平扫显示左侧舌根处圆形软组织肿块,表面光滑,可见一短蒂。增强后动脉期(B)病变内可见明显粗大的血管影,静脉期(C)病变强化更均匀。

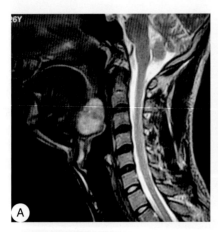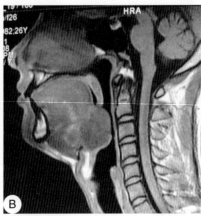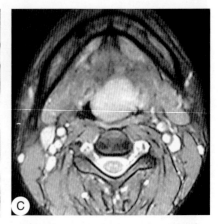

图15-82 女性,26岁,手术所见:舌根处近会厌前间隙可见肿物,病变为实性、有完整包膜、与周围无粘连,质软,肿物位于黏膜下。MR矢状面T2WI(A)、T1WI(B)显示病变位于舌根处,圆形,形态规则,表面光滑,占据会厌前间隙。病变内部信号均匀,脂肪抑制T2WI(C)显示病变呈高信号。

(夏爽 祁吉)

第三节 涎腺肿瘤的影像学诊断

涎腺位于口腔周围,分大小两类。大涎腺有三对,即腮腺、颌下腺和舌下腺;小涎腺分布在唇、颊、舌和硬腭等处的黏膜下层,称之为唇腺、颊腺、腭腺、舌腺等。腮腺属于浆液性腺体,颌下腺和舌下腺以及唇颊等小腺体为黏液腺。

涎腺肿瘤占全部肿瘤的0.5%~2.0%,为颌面部所特有的第二大类肿瘤。来源于腺上皮者占94.5%,5.5%来源于间叶组织,其中恶性肿瘤占35%。常见的病理类型有黏液表皮样癌、腺样囊性癌、腺癌和恶性混合瘤。

腮腺是最常见的发病部位,约是颌下腺的7~10倍。舌下腺肿瘤少见。良性肿瘤常见于30~50岁之间。60%的良性肿瘤见于女性。常见病理类型为多形性腺瘤(混合瘤)、腺淋巴瘤(Warthin瘤)、血管瘤、淋巴管瘤、脂肪瘤。也可见发生于面神经腮腺段的神经鞘瘤以及淋巴瘤。恶性肿瘤发病年龄较良性肿瘤约晚10~20年,发病率男女相等。小涎腺肿瘤可出现在口腔、咽腔上呼吸道等部位,肿瘤趋向于恶性,腭和口颊处最常见。涎腺肿瘤的发生主要来自导管的腺上皮细胞或肌上皮细胞,或两者同时发生,而浆液性或黏液性腺泡很少发生肿瘤。在胚胎发育过程中,腮腺和淋巴组织有很密切的关系,故腮腺内和腮腺旁的淋巴结内可有腮腺组织的异位。有时颌下腺旁的淋巴结内也可见到涎腺组织,这些均可发生涎腺的肿瘤。涎腺肿瘤的病理类型繁多,最常见的是混合瘤、肌上皮细胞瘤、腺淋巴瘤等。

X线对涎腺肿瘤的诊断作用有限,超声检查普及、价廉。CT和MRI对病变的位置、范围及与邻近组织器官的关系优于超声。可首做超声和CT检查,必要时行MR检查。

一、混合瘤和单形性腺瘤

(一)临床表现

多见于中老年女性。腮腺多见,亦可见于颌下腺。多表现为以耳垂为中心或耳屏前无痛性肿块,生长缓慢,质软、韧,活动性好,一般无明显自觉症状,生长缓慢,病程可达数年甚至数十年之久。手术后容易复发,可以恶变。

(二)病理表现

病理上肿瘤有包膜,但瘤细胞可突入包膜内,组织结构具有多形性,有腺上皮细胞构成的腺管,也有肌上皮细胞形成的瘤细胞团,并有分化成熟的鳞状上皮化生。此外,有黏液组织、软骨组织以及骨组织分

化。单形性腺瘤少见,可以为实性或囊实性,镜下主要为肿瘤性上皮细胞构成。

(三)影像学表现

1. CT

平扫示腮腺内肿块,可多发(图15-83),边界清楚,密度均匀或不均匀,可有囊变、沙粒状钙化或骨化,推移周围结构。增强扫描示肿瘤实性部分有不同程度强化,一般为轻度强化。导管造影后CT扫描肿块内无造影剂,导管受压移位,呈抱球状。较少见的表现有:肿瘤完全囊变(图15-84)、肿瘤内大块钙化、恶变。恶变表现为肿块边界不清,浸润周围组织,突破腮腺包膜,侵犯皮下脂肪间隙和皮肤。

2. MRI

T1WI呈低信号,T2WI呈等或高信号,钙化或骨化为无信号(图15-85)。

3. 鉴别诊断

主要与恶性肿瘤鉴别。混合瘤边界清楚、光滑,对周围组织结构压迫而无浸润表现,恶性肿瘤则呈分叶状,浸润周围结构,突破,腮腺包膜侵犯皮下脂肪间隙

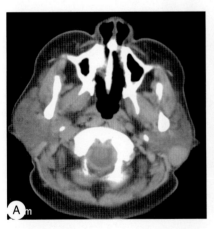
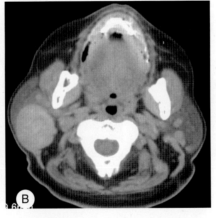

图15-83　女性,50岁,多发腮腺混合瘤。(A)左侧腮腺浅叶内可见类圆形结节影,密度较均匀,边缘清晰,与邻近包膜分界清楚。(B)右侧腮腺浅叶内肿块影,其内可见条状高密度影,边界清晰。

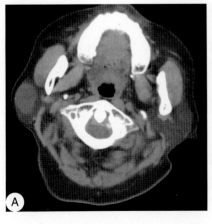
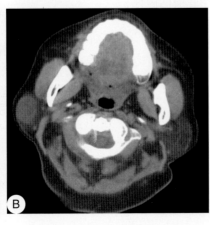

图15-84　女性,62岁,腮腺混合瘤囊变。右侧腮腺浅叶内肿块影,边界清晰,中心呈均匀略低密度提示完全囊变,囊壁规整,邻近包膜轻度增厚,病理示右腮腺混合瘤,侵犯包膜。

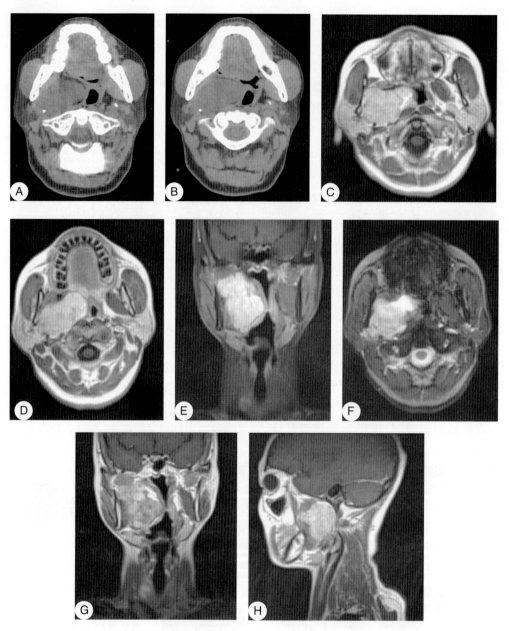

图15-85 女性,52岁,右侧腮腺深叶混合瘤。(A,B)显示右侧腮腺深叶肿块,密度尚均匀,达咽旁间隙。(C,D)显示肿块于T1WI呈略高信号。(E,F)显示肿块于脂肪抑制序列呈高信号,局部等信号。(G,H)显示肿块不均匀强化。

和皮肤。如果腮腺瘤恶变,则会出现恶性肿瘤的影像学表现。

二、腺淋巴瘤

(一)临床表现

绝大部分腺淋巴瘤（乳头状淋巴囊腺瘤或Warthin瘤）多见于老年男性。腮腺多见,亦可见于颌下腺。双侧腮腺受累,多发灶常见,表现为双侧或单侧腮腺区多个活动的肿块,有囊变,质软且有波动感。

(二)病理表现

镜下主要由腺上皮和淋巴细胞两种成分构成,腺上皮形成大小不等的囊腔。

(三)影像学表现

1. CT

平扫示单侧或双侧腮腺浅叶下极多发类圆形肿块,边缘清楚,无钙化,内见多发小囊腔。增强扫描示实性部分及包膜轻度强化或无强化。少见表现为以实性为主,囊变少。

2. MRI

信号不均匀,因为肿块的囊腔内容物为腺上皮分泌的黏液类物质,囊腔内信号T1WI及T2WI图像均为高信号(图15-86至图15-88)。

3. 鉴别诊断

主要与混合瘤鉴别。如肿瘤内有多种成分,如钙化、骨化,多支持混合瘤。如有囊变,患者为老年男性多考虑腺淋巴瘤。肿瘤完全囊变者要与单纯性囊肿鉴别,后者壁薄,且壁不强化。

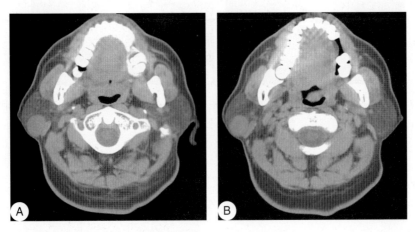

图15-86 男性,68岁,左侧腮腺浅叶腺淋巴瘤。左侧腮腺浅叶内可见结节影,边缘清晰,密度均匀,同周围肌肉相比呈略低密度,提示囊变。病理示腮腺腺淋巴瘤,包膜完整。

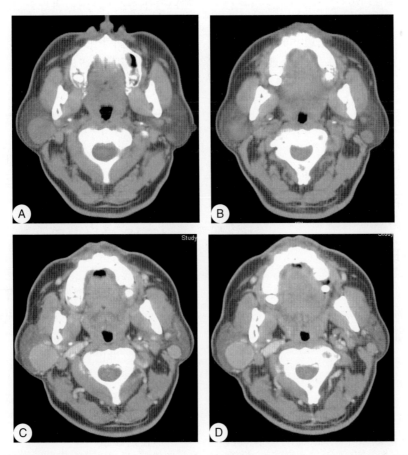

图15-87 男性,75岁,双侧腮腺多发腺淋巴瘤。(A,B)显示左、右侧腮腺浅叶内分别见一类圆形肿块及结节,边缘清晰,同周围肌肉比较呈略低密度,提示囊变。(C,D)显示增强扫描示周缘强化。病理示腺淋巴瘤,大小约3.5 cm×2.5 cm×2.5 cm,包膜完整。

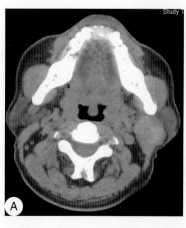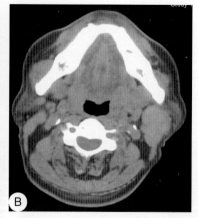

图15-88　男性,67岁,左侧腮腺腺淋巴瘤。左侧腮腺不规则软组织肿块,浅深叶均累及。病理示左腮腺淋巴乳头状囊腺瘤,大小约4.0 cm×3.0 cm×2.2 cm,边界尚清楚,腮腺导管系统轻度扩张。

三、血管瘤

(一)临床表现

少见,多发生于婴幼儿,女性、儿童多见,往往与颈部海绵状血管瘤同时发生。表现为腮腺区肿块,生长快,6个月可至最大,界限不清。又称蔓状血管瘤,为畸形的动静脉异常交通,可累及腮腺内外,局部皮肤常呈暗红色,压之褪色或可压缩(灌注征阳性)。有时血管瘤肿块压迫腮腺导管,引起唾液分泌排出受阻,而使唾液暂时满留致腮腺增大。

(二)病理表现

按病理组织学形态及临床表现分为毛细血管瘤、海绵状血管瘤、混合型血管瘤3种类型。

(三)影像学表现

1. CT
平扫示边缘清楚的软组织肿块,内有条状钙化和斑点状静脉石。增强扫描强化程度同血管。

2. MRI
T1WI为低中信号,T2WI为高信号,内可见血管流空影。

3. 鉴别诊断
根据症状及体征,诊断多不困难,需与腮腺囊肿鉴别。

四、淋巴血管瘤

(一)临床表现

常见于年轻患者,可单独发生于腮腺,表现为腮腺区肿块,边界清楚。也可表现为颈部淋巴血管瘤累及腮腺,此时病变因为包绕周围肌肉和神经、血管,边界不清。易并发感染,且较难控制,还可发生囊内出血,压迫周围器官造成呼吸窘迫、进食困难等,严重时可危及生命。

(二)病理表现

淋巴血管瘤是一种原发于淋巴、血管系统的先天性良性错构瘤,肿瘤内含有淋巴管和血管两种成分,肿块质地较软。

(三)影像学表现

1. CT
平扫示混杂密度影,肿瘤淋巴管部分呈低密度,血管瘤部分可见斑点状静脉石和条形钙化。增强扫描示显著强化的血管团或窦(血管瘤部分)和轻度强化或无强化区(淋巴管部分)。

2. MRI
T1WI为低中信号,T2WI为高信号,内可见血管流空影。

3. 鉴别诊断
主要与血管瘤、淋巴管瘤鉴别。淋巴血管瘤内除有静脉石和血管团或窦以外,还有密度低强化轻微的淋巴部分。而淋巴管瘤一般发生范围较广泛,不仅仅是发生在腮腺,而且多数情况下是累及腮腺,而且淋巴管瘤的影像学表现也比较典型,在此不赘述。

五、腮腺内面神经鞘瘤

(一)临床表现

病程较长,主要表现为腮腺区肿块,多单发肿块,边界清楚,动度差,一般无其他自觉症状。若肿瘤发生于神经干或瘤体较大时,可有局部胀痛、感觉异常或周围型面瘫;瘤体较小时可无任何症状。

(二)病理表现

为起自神经鞘膜的血旺细胞,具有包膜,面神经鞘瘤临床少见,且多发生于颞骨面神经垂直段,发生于颞骨外腮腺区很少见。

(三)影像学表现

影像学表现如图15-89所示。

六、黏液表皮样癌

(一)临床表现

腮腺多见,颌下腺和舌下腺少见。多见于中年女性。高分化型黏液表皮样癌临床表现与多形性腺瘤相似,为无痛性肿块,增大缓慢,体积大小不一,边界尚清,硬度中等,活动,表面光滑或稍呈结节状,为实质性或囊性;低分化型生长迅速,肿块与周围组织粘连,边界不清,常有疼痛,可侵犯面神经导致周围型面瘫。

(二)病理表现

肿瘤主要由黏液细胞、表皮样细胞及可向上述两型细胞演变的中间细胞等三类细胞组成。根据病理组织学表现,将黏液表皮样癌分为低度恶性(高度分化)、中度恶性和高度恶性(低分化)三种类型。腮腺黏液表皮样癌多属低度恶性。

(三)影像学表现

1. CT
腮腺内密度不均匀的软组织肿块,浸润型生长,边缘不清,其内可见液化坏死、钙化。增强扫描示肿块实性部分强化,颈部淋巴结转移。

2. MRI
T1WI呈中等信号,T2WI呈不均匀高信号,颈部淋巴结可有转移。

七、恶性混合瘤

(一)临床表现

腮腺多见,少见于颌下腺。在良性混合瘤的基础

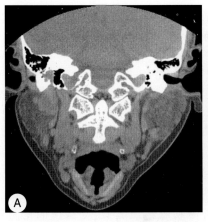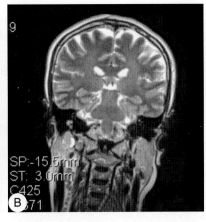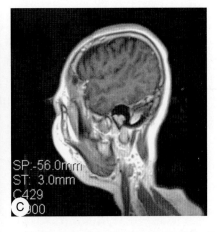

图15-89　女性,49岁,右侧面神经乳突段神经鞘瘤。(A)冠状CT显示面神经降段增宽,并可见一软组织肿块突向腮腺内。(B)MR T2WI冠状面显示病变呈等T2信号,外周可见一环形高信号("靶征",中心细胞较多;等信号,外周黏液较多;高信号,箭头)。(C)增强扫描显示病变中度不均匀强化。

上,表现为突然生长加快,局部疼痛、麻木,肿块变得质韧、活动度差,可见皮肤表面溃疡、粘连。

(二)病理表现

可分为非侵袭性癌(原位癌)、侵袭性癌、癌肉瘤、转移性多形性腺瘤等四型。但90%以上系由良性多形性腺瘤癌变所致,它既具有典型的癌的特征,又具有良性多形性腺瘤结构,故此瘤亦名为"癌在多形性腺瘤中"(carcinoma in pleomorphic adenoma)。

(三)影像学表现

1. CT

可类似良性混合瘤,局部出现侵袭性改变,如肿瘤边界不清、周围脂肪间隙或筋膜界面消失等。还可出现中央坏死、骨质破坏等。

2. MRI

T1WI与T2WI病灶均呈低信号,边缘不清,浸润生长。

八、甲状腺腺瘤

(一)临床表现

女性多见,以20~40岁好发,多为单发,局限于一侧,呈圆形或卵圆形,质稍硬,无压痛,随吞咽上下活动。病程缓慢可达数年,一般无自觉症状。瘤内如有突然出血,肿瘤可迅速增大。高功能甲状腺腺瘤(又称为功能自主性甲状腺腺瘤或毒性甲状腺腺瘤),患者可有甲状腺功能亢进,但无突眼。

(二)病理表现

分为滤泡状腺瘤和乳头状囊腺瘤,以前者多见。肿瘤常有光整的包膜,瘤内可见出血、坏死、胶样变性、囊变、钙化。大小不等的囊腔可融合呈一个大的囊腔。高功能甲状腺腺瘤,病理上可见甲状腺内有单个的、自主性高分泌功能的腺瘤结节。

(三)影像学表现

1. 超声

甲状腺局限性增大，单发性肿块，圆形或卵圆形,内部回声较均匀、细密,呈低回声、增强回声、等回声。

2. CT

平扫示甲状腺内大小1~6 cm的单发结节，呈低密度,密度多均匀,边缘光整锐利,常突出于甲状腺轮廓之外,少数可见边缘钙化。增强扫描示肿瘤均匀强化,但不如正常甲状腺组织强化明显,肿瘤周围常可见完整的低密度包膜。有囊变时呈低密度,有出血时密度较高。增强扫描后周围瘤体强化,厚薄不一(图15-90和图15-91)。

3. MRI

与正常甲状腺相比,甲状腺腺瘤在T1WI上呈低或等信号,T2WI上呈高信号。腺瘤内亚急性出血呈短T1信号,可以见到完整的低信号包膜,厚薄不一。一般来说,有完整包膜的单发甲状腺肿块常提示为甲状腺腺瘤。

4. 鉴别诊断

腺瘤内亚急性出血呈短T1信号时,需与甲状腺胶样囊肿鉴别,但腺瘤出血逐渐吸收,病变信号不均匀,可资鉴别。

九、结节性甲状腺肿

(一)临床表现

结节性甲状腺肿（腺瘤样甲状腺肿,Adenomatous Goiter)主要是肿大的结节压迫气管、食管和血管,引起呼吸困难、吞咽障碍和头面血液回流障碍的表现。后期可出现继发性甲状腺功能亢进,此时称为毒性结节性甲状腺肿,多在40岁以上,心肌损害多见,但无突眼。

(二)病理表现

本病后期滤泡上皮增生与复旧萎缩不一致,分布不均。甲状腺呈不对称性结节增大,结节大小不一,有的结节边界清楚(但无完整包膜),可有出血、坏死、囊变、钙化和瘢痕形成。

(三)影像学表现

1. CT

甲状腺弥漫性肿大；胶体潴留结节边界不清,呈低密度,可有囊变和钙化；多结节性甲状腺肿可见多个低密度区,偶见高密度区,结节边缘可见弧样或粗斑点状钙化,增强扫描,结节实性部分强化,强化程度与正常甲状腺组织类似；受挤压的正常甲状腺组织围绕病变；腺瘤样增生结节呈实性,可有轻度强化；同时有胶体潴留及腺瘤样结节者呈低密

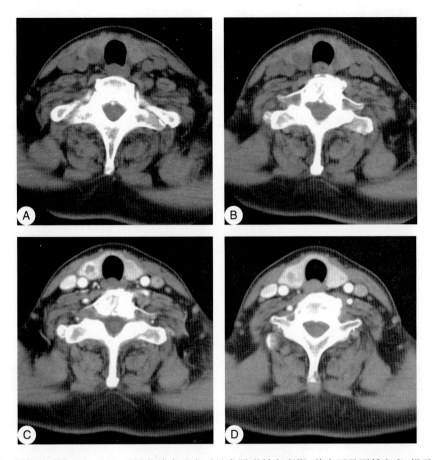

图15-90　女性,61岁,甲状腺腺瘤。(A,B)显示甲状腺右叶内可见类圆形低密度影,其内可见更低密度,提示囊变。(C,D)显示右叶病变呈边缘强化,中心囊变区无强化。左叶内亦可见结节样以及不规则低密度,强化程度不及周围甲状腺组织。病理示甲状腺左叶大小约1.9 cm×2.0 cm×0.5 cm,切面见一结节,边界不清,约1.5 cm×1.0 cm,甲状腺右叶大小约3.5 cm×2.5 cm×1.4 cm,切面见3个结节,直径约0.2~1.2 cm.

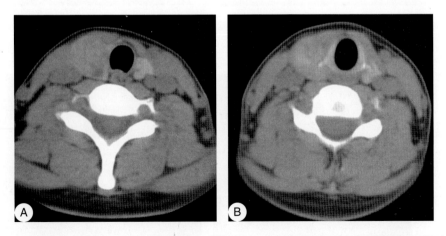

图15-91　女性,36岁,甲状腺腺瘤。右叶内可见类圆形肿块,边界较清晰,呈低密度,其内可见更低密度区,提示囊变。病理证实甲状腺腺瘤,局部小灶性区域细胞增生活跃。

度区,壁厚薄不均;囊性变者表现为腺体内边缘光滑的低密度灶,有时囊变区内可见结节,不要误认为囊变区癌变;病灶内出现不规则结节,特别是出现砂粒样钙化提示癌变的可能,如果结节突破甲状腺被膜,累及周围结构,考虑有恶变(图15-92至图15-97)。

2. MRI

甲状腺弥漫性肿大;结节信号不均:囊变区在T1WI呈低信号,如为蛋白含量高的胶体或出血则为中等信号或高信号。病变区在T2WI多呈高信号,急性出血为低信号,钙化为无信号区。肿块在T1WI和T2WI上也可为高、低混杂信号。因结节无完整或无包膜,故边界显示不清。

3. 鉴别诊断

(1)桥本甲状腺炎:也可引起甲状腺结节状弥漫性增大,但结节往往较大,边界模糊,密度低于正常甲状腺组织而类似于周围肌肉的密度,在T1WI和T2WI

上信号均匀一致,注射造影剂后,有不均匀强化,可资鉴别。

(2)甲状腺腺瘤:单发的结节性甲状腺肿应与甲状腺腺瘤鉴别,两者鉴别较难。结节性甲状腺肿的结节实性部分多强化,而且强化程度与正常甲状腺组织类似;甲状腺腺瘤结节也可强化,但不及正常甲状腺组织。

(3)甲状腺癌颈部转移:结节性甲状腺肿合并淋巴结肿大时,应与甲状腺癌颈部转移鉴别:甲状腺癌颈部淋巴结转移多位于Ⅳ、Ⅵ、Ⅶ区,淋巴结呈圆形,具有转移淋巴结的特征;结节性甲状腺肿和肿大淋巴结是两种不同的疾病,肿大淋巴结不一定具备甲状腺癌淋巴结转移的特征,应注意鉴别。

(4)甲状腺癌腺内播散:主癌灶呈低密度且密度不均,边缘不规则或不清楚,提示呈浸润性生长,子癌灶多与主癌灶同侧,比主癌灶小,低密度实性病变,边

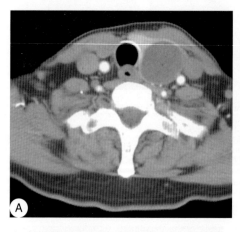
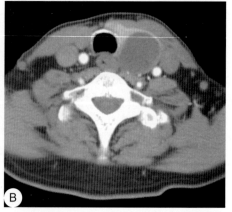

图15-92 男性,65岁,结节性甲状腺肿。甲状腺左叶内可见类圆形病变,呈低密度,边缘清晰,病理证实结节性甲状腺肿伴囊变。

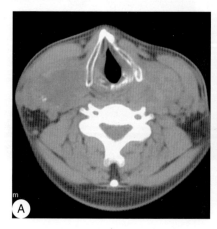
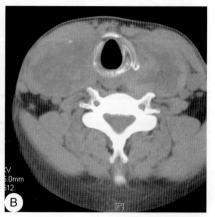

图15-93 男性,36岁,结节性甲状腺肿。甲状腺左右叶体积增大,呈混杂密度,其内可见片状低密度及点条状高密度。病理证实为结节性甲状腺肿伴腺瘤样增生结节出血、囊变和钙化。

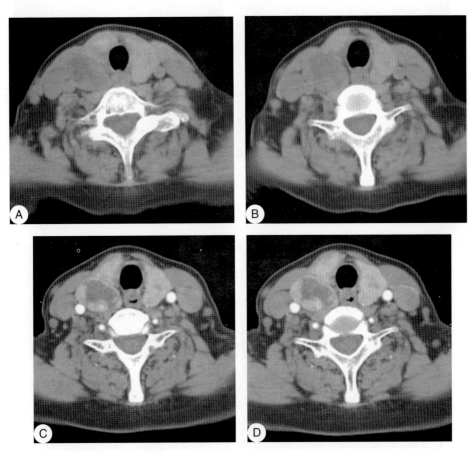

图15-94 女性,52岁。(A,B)示甲状腺左右叶密度减低,右叶内可见肿块,大部分呈低密度,囊壁可见结节影。(C,D)显示肿块周缘部分强化,强化程度同周围甲状腺组织,中心低密度区无强化,提示囊变或胶体潴留。病理证实结节性甲状腺肿伴出血。

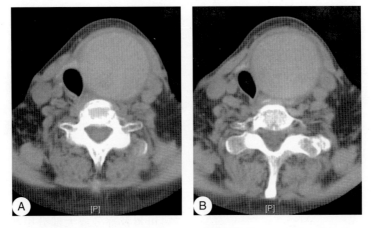

图15-95 女性,65岁,结节性甲状腺肿。甲状腺左叶内可见一较大的类圆形病变,呈低密度,边界清晰,其周可见低密度包膜,邻近甲状腺组织密度减低,受压变极度菲薄。病理证实结节性甲状腺肿囊性变伴出血、坏死。

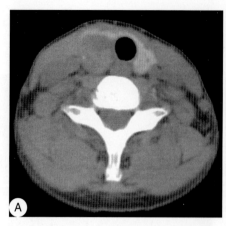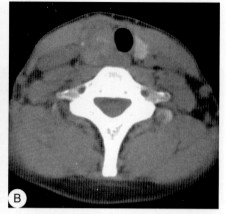

图15-96　女性,34岁。甲状腺右叶内混杂密度病变,其内可见点状高密度以及片状低密度区,病变边界较清晰,病理证实结节性甲状腺肿伴囊变。

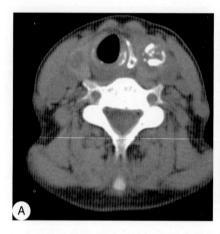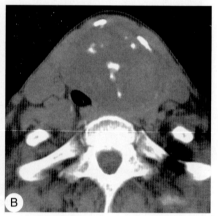

图15-97　女性,64岁。甲状腺左右叶内可见多个大小不一的低密度病变,边界较清晰,左叶内病变中心部位及边缘可见点条状钙化,其周可见低密度包膜但不完整,(左叶)结节性甲状腺肿(8.0 cm×7.0 cm×4.2 cm)伴坏死,局部钙化。(右叶)结节性甲状腺肿伴亚急性甲状腺炎。

缘大致清楚,无坏死囊变,强化程度均不如正常甲状腺组织。

(5)甲状腺转移癌:较少见,原发癌多为黑色素瘤、乳腺癌、肾癌和肺癌,表现为多个低密度小结节,实性,少有囊变。

十、甲状腺癌

(一)临床表现

是甲状腺最常见的恶性肿瘤,可以原发,也可以是甲状腺腺瘤或结节性甲状腺肿恶变而来。多以颈部结节就诊,晚起患者常有声音嘶哑、吞咽困难、呼吸不畅等症状。

(二)病理表现

病理上可分为乳头状腺癌、滤泡状腺癌、未分化癌和髓样癌。其中乳头状腺癌多见于年轻女性,滤泡状腺癌多见于中年人,未分化癌多见于老年人。

(三)影像学表现

1. CT

可累及部分或大部分甲状腺组织,表现为不规则或分叶状软组织密度,不均匀,部分有钙化。肿瘤呈囊性变及囊壁有乳头状结节,明显强化,并有沙粒体样钙化,是乳头状癌的特征。多呈浸润型生长,边界不清。累及颈静脉时,可见静脉闭塞。增强扫描示肿块呈不均匀强化,但强化程度低于正常甲状腺组织。还可见周围器官、组织侵犯征象以及颈部淋巴结转移(图15-98至图15-105)。

2. MRI

T1WI上呈稍高、稍低或等信号,肿瘤内出血可呈短T1信号。T2WI上肿块通常呈不均匀高信号。MRI可清楚地显示肿瘤对周围组织结构的侵犯和肿大淋巴结。

3. 鉴别诊断

(1)甲状腺原发淋巴瘤:与甲状腺未分化癌较难鉴别,因此在老年女性患者,甲状腺内出现恶性肿瘤的临床及影像学表现时,应考虑到淋巴瘤的可能。

(2)甲状腺转移瘤:较少见,原发癌多为黑色素瘤、乳腺癌、肾癌和肺癌,表现为多个低密度小结节,实性,少有囊变。

十一、甲状旁腺腺瘤

甲状旁腺腺瘤多位于甲状腺后方或下方气管-食管沟内或食管与颈动脉之间,局部正常低密度脂肪组织消失,腺瘤呈卵圆形、圆形或类三角形,边界清楚,其上下经线明显大于前后及左右经线,可呈实性、囊性或囊实性,如果肿瘤位于甲状腺后方,其周围无甲状腺组织包绕,仅仅前方与甲状腺组织相邻,甲状腺受压前移。如果位于甲状腺内,则与甲状腺腺瘤难以鉴别,需密切结合临床症状和化验室检查。

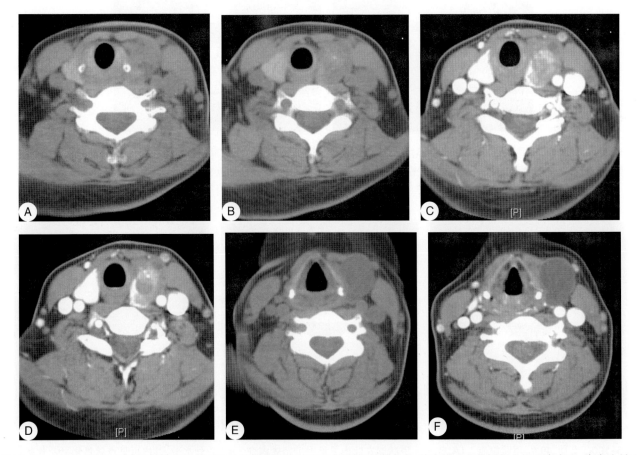

图15-98 女性,46岁,左叶甲状腺癌。(A,B)显示甲状腺左叶内可见混杂密度病变,其内可见点状钙化及坏死囊变区,病变边界不清。(C,D)显示病变有强化,但强化程度不及周围正常甲状腺组织。(E,F)显示颈左部可见大淋巴结,中心坏死呈低密度,呈周缘强化。病理证实乳头状癌伴出血坏死,侵出腺叶,以下淋巴结见肿瘤转移:左6区,癌长期,直径约0.4 cm。

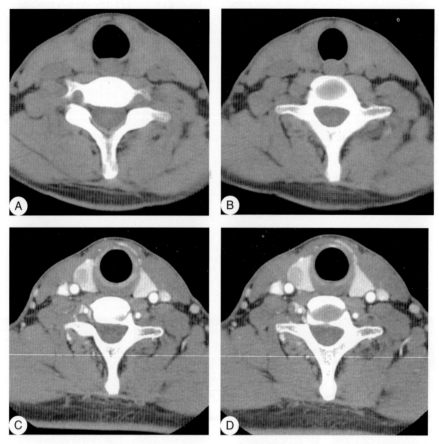

图15-99 男性,46岁,甲状腺左右叶癌。(A,B)显示甲状腺左右叶密度普遍性减低,右叶内可见类圆形病变,呈略低密度。(C,D)显示病变有强化,但不及周围正常甲状腺组织。腺癌性甲状腺肿,部分滤泡上皮嗜酸性改变。

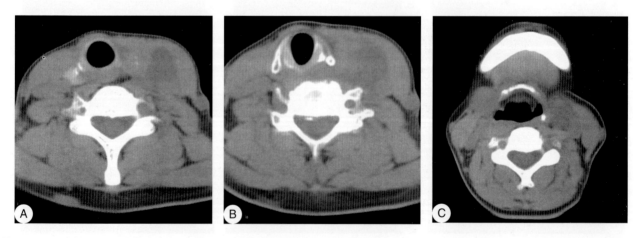

图15-100 女性,49岁,甲状腺癌。(A,B)显示甲状腺左叶内可见混杂密度病变,下达舌骨水平,其内可见点状钙化以及片状低密度区,部分囊壁不规则。(C)显示舌骨水平颈右侧可见增大淋巴结。病理证实为甲状腺乳头状癌。

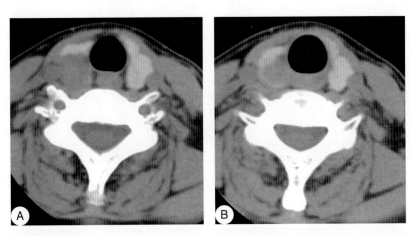

图15-101　女性,48岁,甲状腺癌。甲状腺右叶内可见低密度病变,轮廓不规则,边界尚清晰。甲状腺高柱状乳头状癌,侵犯正常甲状腺组织并侵出腺叶,侵犯甲状旁腺。

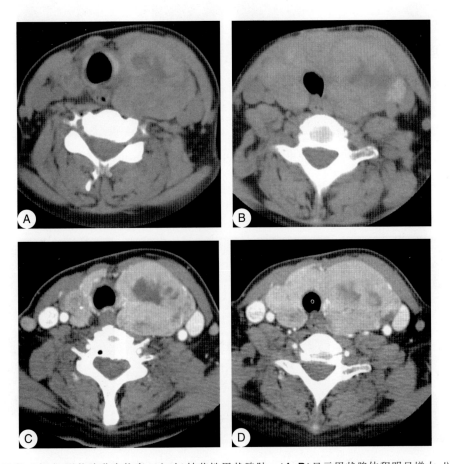

图15-102　女性,52岁,(右叶)甲状腺乳头状癌;(左叶)结节性甲状腺肿。(A,B)显示甲状腺体积明显增大,以左叶为著,其内可见点片状高密度及不规则低密度区。(C,D)显示甲状腺呈不均匀强化,其中右叶内可见强化肿块,强化程度不及周围甲状腺组织。

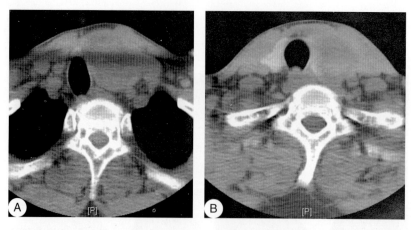

图15-103 男性,38岁,甲状腺左叶癌。甲状腺左叶内可见类圆形病变,呈低密度,边界不清。病理证实为滤泡状腺癌伴出血。

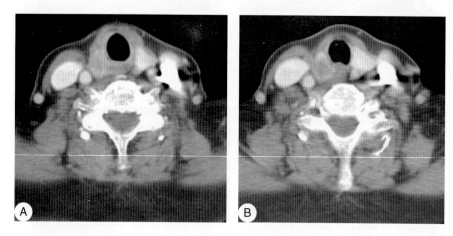

图15-104 女性,70岁,甲状腺右叶乳头状癌。侵犯甲状旁腺,侵出腺叶。CT增强显示甲状腺右叶软组织肿块,病变强化不明显,形态不规则,与邻近软组织界限尚可。

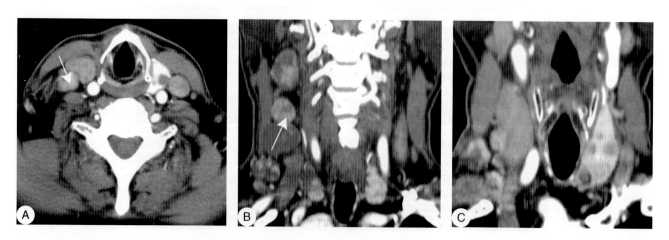

图15-105 男性,72岁,左叶结节性甲状腺肿,多发腺瘤样增生结节伴囊变。右叶实性结节(1.0 cm)为乳突状癌滤泡亚型。CT增强显示甲状腺左叶多发圆形低密度不强化结节影,形态规则,边界清晰。右叶可见软组织肿块,强化不明显,形态规则,边界清晰。右侧颈部多发增大的淋巴结,内壁不光滑,可见结节状强化。

(夏爽 祁吉)

第四节　下咽癌及喉癌的影像学诊断

一、下咽癌

下咽癌包括梨状窝癌、环后区癌及咽后壁癌。

(一)临床表现

下咽癌患者通常就诊较晚,因此很难评价病变的早期生长行为。肿瘤通常累及多部位,延伸到邻近黏膜区域。声带固定,喉镜检查未发现肿瘤很可能提示黏膜下或小的环后区肿瘤。下咽癌常累及甲状腺,且容易发生淋巴结转移。下咽癌中,肿瘤诊断后常于2年后发生淋巴结转移。梨状窝癌占31%、环后区癌18%,声门上癌10%,声门癌6%。远处可转移到肺、纵隔、骨、肝或者皮肤,发生率约为17%~24%,20%~40%发生于9个月内,存活时间常小于1年。下咽癌的预后较其他颈部肿瘤差,5年生存率为18%~65%。

头颈部肿瘤的复发率占40%~50%。Wong等报道了77例头颈部鳞癌的复发时间平均为11个月,对于下咽癌来说颈部复发占38%,远处转移37%,局部复发

11%。当肿瘤伴有深部浸润,手术切缘阳性时,淋巴结转移包膜外侵犯均提示复发率高。

1. 梨状窝癌

梨状窝外侧壁为甲状软骨内表面,内侧壁为杓会厌皱襞,后外侧表面为杓状和环状软骨。下缘延伸至声带及环状软骨水平以下,开口于食管。65%下咽癌起源于梨状窝,肿瘤通常平坦,表面可见溃疡。男性好发,与饮酒及吸烟有关。就诊时病变较大且累及多个黏膜下区,使肿瘤定位困难。进展期肿瘤通常延伸至颈部食管或进入喉腔,也可累及口咽及舌根。小的肿瘤即可发生淋巴结转移,占50%,双侧常见,Ⅲ、Ⅳ区容易发生,11%发生于锁骨上窝或Ⅴ区(图15-106和图15-107)。

2. 环后区癌

环后区指喉的后壁,外侧为梨状窝,下至环状软骨板的下缘,上至杓状软骨尖。5%~15%的下咽癌起自环后区。肿瘤通常平坦,表面可见溃疡。约10%~30%的Plummer-Vinson综合征的患者伴有环后鳞癌,女性常见(图15-108)。

3. 咽后壁癌

从会厌谷至环杓关节水平。10%~20%下咽癌起源于咽后壁。与梨状窝癌及环后区癌不同,咽后壁癌通常为外突型,就诊时病变较大,80%大于5cm。40%可发生淋巴结转移(图15-109)。

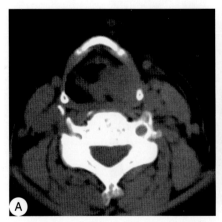
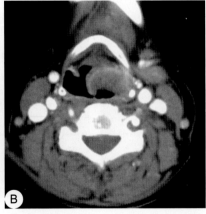
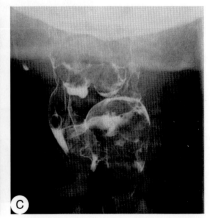

图15-106　女性,68岁,左梨状窝低分化癌,溃疡型。肿瘤范围3.0 cm,浸润深度大约1.1 cm。CT显示病变位于左侧梨状窝,左侧杓会厌皱襞增厚。病变明显均匀强化。上消化道造影(C)显示左侧梨状窝充盈缺损,黏膜皱襞光滑。

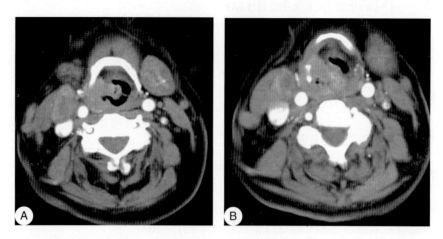

图15-107 女性,67岁,右杓会厌皱襞鳞状细胞癌。CT增强显示右侧杓会厌皱襞明显增厚,表面不规则,病变占据右侧梨状窝,累及右侧咽后壁。增强后病变明显强化。双侧Ⅱ区淋巴结明显不均匀强化。右侧增大的淋巴结侵犯右侧颈静脉。

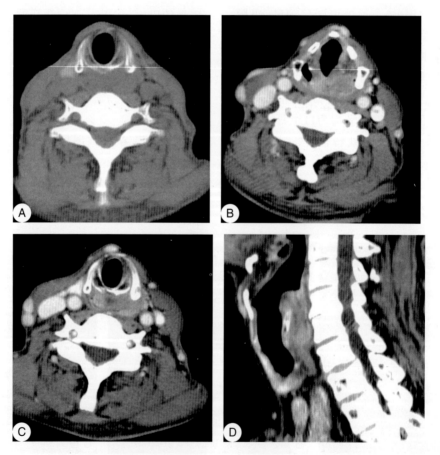

图15-108 男性,84岁,鳞状细胞癌(环后)。查体:左侧声带固定,环后黏膜隆起,表面不平,声门上下未见明显异常。术中:左声带固定,环后可见肿物,表面不平,色白,质硬,右侧声带活动可。(A)CT平扫显示环后区软组织明显增厚。(B,C)CT增强显示环后区病变明显强化,累及左侧梨状窝。(D)矢状重组显示环后区软组织明显增厚,病变未累及食管。

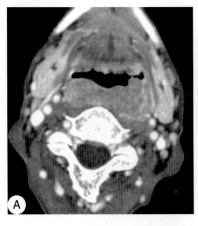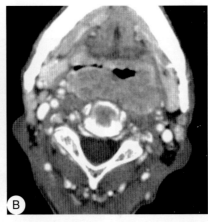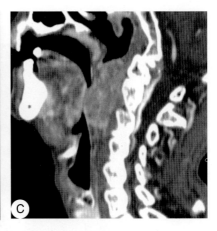

图15-109　男性,75岁,咽后壁鳞癌累及左侧扁桃体。CT增强显示咽后壁可见软组织肿块影,病变表面尚光滑,可见分叶,左侧扁桃体亦可见明显增大,病变与左侧扁桃体边界不清,增强检查显示病变明显强化,矢状CT重组(C)显示病变与椎前间隙边界清晰。

(二)影像学评估

包括:肿瘤范围、大小,有无淋巴结转移,有无神经周围及包膜外侵犯,肿瘤复发及术后反应。

1. CT检查

CT增强扫描为首选检查,可评价肿瘤浸润深度,对邻近脂肪、肌肉、喉软骨的侵犯,淋巴结转移等。多层螺旋CT扫描速度快,减少吞咽及其他运动伪影。同时可进行多平面重组以及仿真内镜,能够详细评价病变的范围。CT诊断误区包括:不能发现小的浅表的肿瘤,由于邻近组织的炎症及水肿,高估病变的范围,邻近正常结构扭曲可误诊为肿瘤。肿瘤侵犯的CT征象:肿瘤延伸到软骨外侧累及甲状腺、环状或杓状软骨,环状或杓状软骨硬化,MR较CT评价软骨侵犯敏感。

2. MR检查

MR采集序列主要包括:①SE T1WI矢状面;②FSE T2WI脂肪抑制冠状面;③FSE T2WI脂肪抑制横断面;④SE T1WI矢状面;⑤强化T1WI脂肪抑制横断及冠状面。

T1WI上,肿瘤与肌肉均呈低信号,脂肪呈高信号。T1WI可用于评价肿瘤对脂肪的侵犯。增强后,肿瘤可明显强化。喉癌软骨侵犯提示手术需全喉切除。MR诊断软骨侵犯的征象:①T1WI低信号;②T2WI高信号;③邻近肿瘤的软骨明显强化;④肿瘤位于软骨两侧。

下咽癌需寻找的MR征象:喉软骨有无侵犯;声门前、声门旁间隙有无侵犯;肿瘤是否沿黏膜下侵犯梨状窝或跨越中线。

当CT增强扫描为患者禁忌,既往手术重建喉部结构紊乱时可行MR检查。MRI可以评价术后反应或肿瘤复发。放疗后水肿、瘢痕、肿瘤坏死的评价较为困难。目前可以采用CT或MR灌注成像、MRS进行鉴别诊断。

二、喉癌

喉部位于颈前正中部,喉上界为会厌游离缘(C3水平),下缘为环状软骨下缘(C6水平)。MSCT及三维重建,仿真内镜已广泛应用于对喉部病变的评价。横断面及冠状面可直观显示杓会厌皱襞、假声带、喉室、真声带、喉旁间隙。矢状面对舌根、会厌、舌会厌谷、咽后壁及会厌前间隙显示良好。

喉癌好发于50~60岁,男性高于女性。约占头颈部恶性肿瘤的20%,占全身恶性肿瘤的1%~5%,其中95%为鳞状细胞癌。分为声门上型、声门型、声门下型及跨声门型。声门上型占30%~40%,一般好发于会厌。CT显示会厌、杓会厌皱襞、声带等结构的软组织增厚或肿物,病变较大可侵犯会厌前间隙、喉旁间隙、喉部软骨等。病变呈中等强化,常有单侧或双侧淋巴结转移(图15-110至图15-112)。

声门型占50%~70%,几乎均为鳞状细胞癌,好发于声带前,中1/3交界处,在肿瘤累及前联合之前较少转移。CT仿真内镜能清晰显示病变的形态、范围及前、后联合侵犯情况。薄层CT表现为一侧声带增厚,表面凹凸不平,病变中等程度强化,肿瘤较大可浸润喉旁间隙(图15-113至图15-117)。一些病变为跨声门生长(图15-118和图15-119)。

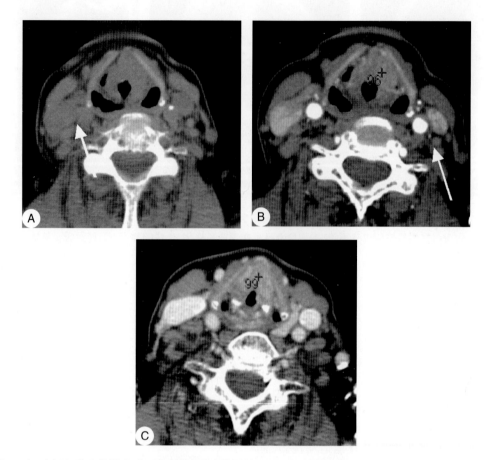

图15-110 女性,54岁,声门上乳头状鳞癌2级,菜花型。肿瘤范围约2 cm×2 cm,累及左室带,喉室深部,前联合,右室带前部达甲状腺表面,并经会厌前间隙右室带后部,双声带及各处切缘未见肿瘤。(A)CT平扫显示声门上区会厌软骨软组织肿块,累及会厌前间隙。甲状软骨未见异常。病变向下累及双侧室带。(B,C)CT增强检查显示病变明显强化。箭头显示双侧Ⅱ区增大的淋巴结为反应性增生,病理显示各处淋巴结未见肿瘤转移。

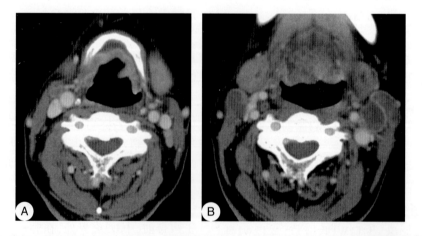

图15-111 男性,51岁,声门上鳞状细胞癌1级,溃疡型。肿瘤范围约3.5 cm×3.0 cm,累及右杓会厌皱襞,肿瘤浸润深度约0.6 cm,侵犯会厌软骨,未见侵犯甲状软骨及舌骨。双侧声室带未见肿瘤累犯。CT增强显示会厌软骨软组织肿块,会厌前间隙显示清晰。病变明显强化。双侧Ⅱ区可见多发增大的淋巴结,包膜强化,内部可见坏死。

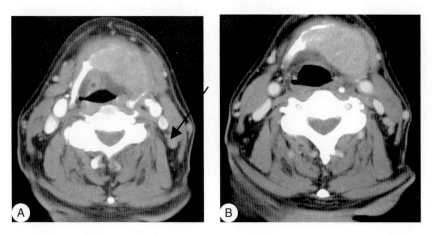

图15-112　男性,69岁,会厌软骨鳞癌。CT增强显示会厌软骨软组织肿块,病变破坏舌骨,凸向喉外结构,累及舌骨下肌群。病变呈中等程度强化。左侧Ⅱ区可见淋巴结转移(箭头)。

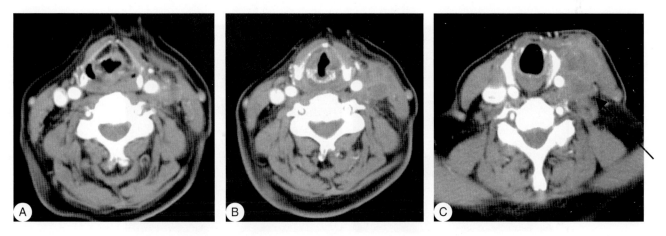

图15-113　女性,62岁,左侧声带癌,累及会厌软骨、前联合。双侧颈部多发增大的淋巴结,部分淋巴结融合,其内可见坏死。淋巴结形态不规则,与邻近肌肉、血管边界不清,包绕左侧颈动脉(箭头)。

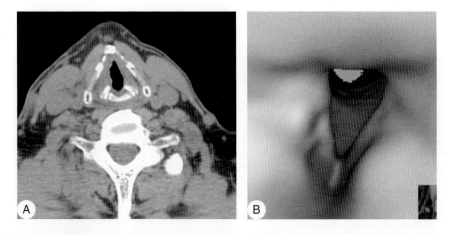

图15-114　男性,50岁,右侧声带鳞癌。CT平扫显示右侧声带全长软组织影,表面凹凸不平。CT仿真内镜显示右侧声带形态不规则,前联合显示清晰。病变占据喉室。左侧声带、室带及喉室显示清晰。

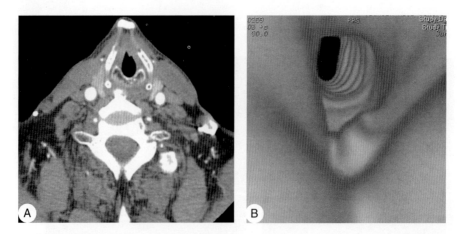

图15-115 男性,79岁。(A)CT增强显示左侧声带前1/3明显增厚,表面形态不规则。前联合亦可见明显增厚。(B)CT仿真内镜显示病变局限于左侧声带,前联合受压右移,未见明显异常。病变表面形态不规则,呈菜花状。双侧室带、喉室未见异常。

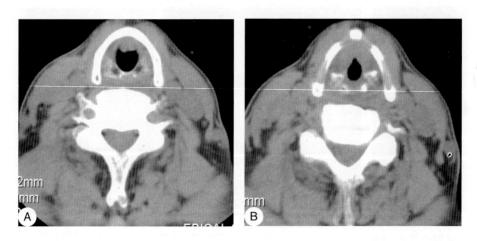

图15-116 男性,66岁,声门区鳞癌累及环甲膜。CT显示双侧声带前1/3明显增厚,累及前联合。病变向下累及环甲膜。

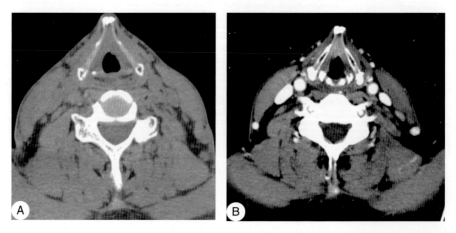

图15-117 男性,55岁,声门区鳞癌。CT平扫显示前联合软组织肿块,累及声门前间隙,增强检查显示病变明显强化。

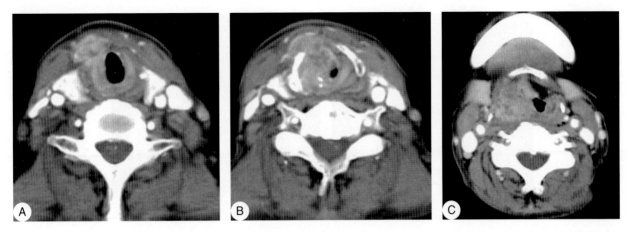

图15-118　女性,72岁,右侧跨声门鳞状细胞癌2级。溃疡型,肿瘤范围4.0 cm×2.5 cm,累及右侧声带全长及前联合。肿瘤浸润深度为1.5 cm。累及会厌前间隙、甲状软骨,并自环甲膜侵犯甲状腺右叶。CT增强显示肿块跨声门,向上达会厌软骨水平及会厌前间隙,右侧梨状窝变窄,向下达声门下区,病变破坏环杓关节、甲状软骨板并凸向喉外。

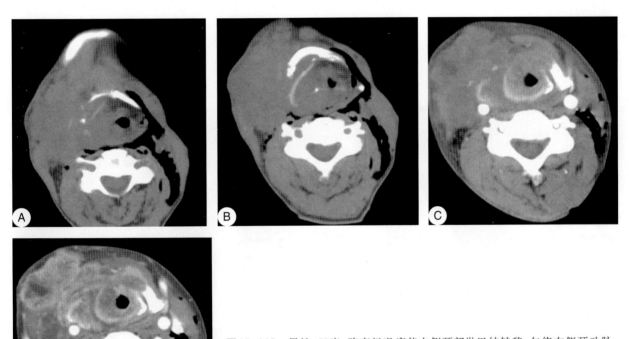

图15-119　男性,58岁,跨声门喉癌伴右侧颈部淋巴结转移,包绕右侧颈动脉。(A,B)CT平扫显示右侧梨状窝、会厌软骨、会厌前间隙巨大软组织肿块,病变累及右侧杓间隙,并凸向喉外。右侧颈部多发增大的、融合的淋巴结,病变与邻近肌肉及血管边界不清。(C,D)CT增强显示病变明显强化,右侧甲状腺亦可见受累(箭头)。右侧颈静脉受压变窄,右侧增大的淋巴结边缘强化,包绕右侧颈动脉,与右侧胸锁乳突肌边界不清。

原发声门下型少见,占2%~6%,肿瘤常呈环形浸润性生长,可侵犯气管,常发生淋巴结转移。CT表现为声门下环状软骨黏膜增厚或出现软组织肿物,边缘不规则,病变呈中等强化。

肿瘤复发和治疗后改变:喉癌术后复发可发生于手术区域(手术切缘阳性者),也可发生于气管插管附近(可能与手术种植有关),复发多见于术后半年内(图15-120)。对放射科医生最显著的挑战是从瘢痕中区分出肿物。在这方面,CT是有限的,因为这些组织通常重叠,使区分更加困难。MR则更加敏感。术后肉芽组织在T1WI呈低信号,在T2上为高信号。CT或MR灌注成像能够区分病变的性质,复发的病变血流量、

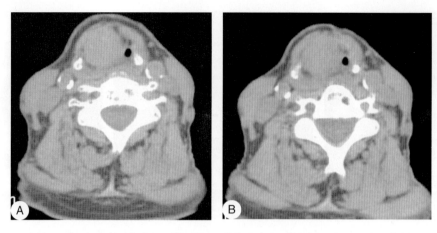

图15-120 女性,65岁,喉癌术后复发。颈部CT显示右侧喉旁间隙软组织肿块,残余喉腔受压向左侧移位。

血容量均增高,而术后瘢痕则相对较低。

双原发癌:分为同时发生和异时发生的肿瘤,前者指6个月以内发生的不同位置的肿瘤,后者指原发

肿瘤术后6个月以上发生的第二原发肿瘤。病变可以是同一种病理类型,也可以是不同病理类型(图15-121至图15-123)。发病率约为0.5%~3.9%。

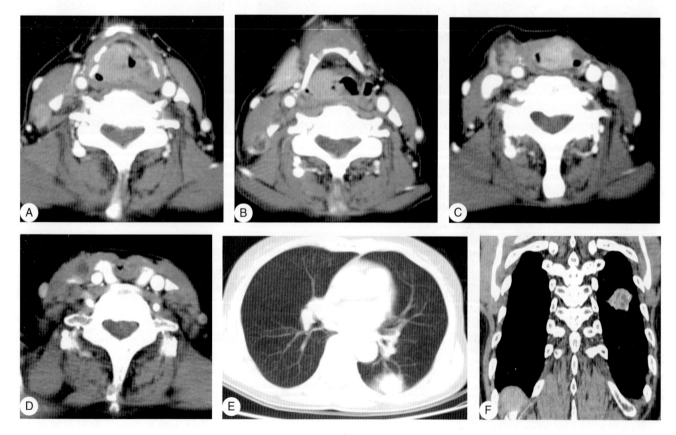

图15-121 女性,70岁,双原发癌。右侧声门上鳞状细胞癌2级,溃疡型,肿瘤大小0.7~2.5 cm,累及右杓会厌皱襞及右室带,浸润深度约1.5 cm,侵犯右侧会厌前间隙、右室带及喉室声带深部、右声带浅部。左肺下叶背段周围型肺癌。(A,B)喉部CT增强显示右侧杓会厌皱襞软组织肿块明显强化,病变占据会厌前间隙、右侧梨状窝。右侧Ⅴ区淋巴结转移,包膜外侵犯。(C,D)术后1个月手术区病变复发,右侧Ⅳ区多发淋巴结转移,压迫右侧颈静脉。(E,F)胸部CT显示左肺下叶软组织肿块,形态不规则,可见毛刺及分叶。病变呈不均匀强化,其内可见坏死。

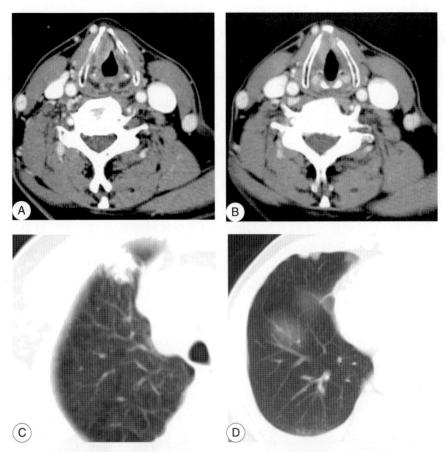

图15-122 男性,55岁,双原发癌,声门区鳞癌及右上肺周围型肺癌。(A,B)CT增强显示右侧声带前1/3明显强化,累及前联合及声门旁间隙。(C,D)胸部CT显示右上肺软组织肿块,病变可见分叶及毛刺。右下肺可见胸膜转移。

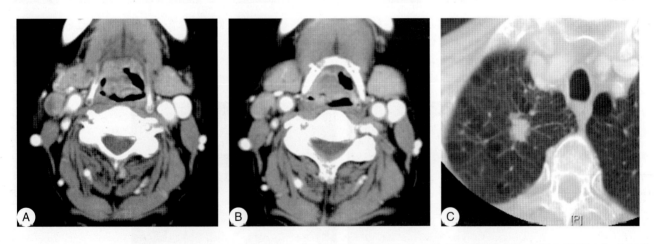

图15-123 女性,73岁,声门上喉癌及右上肺周围型肺癌。(A,B)颈部CT增强显示会厌喉面软组织肿块,占据会厌前间隙,病变明显均匀强化。右侧Ⅱ区可见淋巴结转移。(C)胸部CT显示右上肺软组织肿块,可见分叶及毛刺。

三、喉部的良性肿瘤及炎性病变

喉的良性肿瘤少见,其中乳头状瘤最常见,其他还包括血管瘤(图15-124)、纤维瘤、肌纤维母细胞瘤(图15-125)及神经纤维瘤病(图15-126)等。另外,喉咽部还可见囊性病变,如黏液潴留性囊肿、包含性囊肿等。

1. 乳头状瘤

可发生在气管的任何位置,常发生于儿童。诊断主要依赖于喉镜,CT仿真内镜也可以评价病变的形态,CT表现为规则结节影,边界光滑、锐利,带蒂或广基底。

2. 血管瘤

儿童常见。CT表现为不规则软组织肿块,增强后病变明显强化,静脉期明显(图15-124)。

3. 喉室囊肿

与喉室相通的囊性病变。圆形或卵圆形,位于喉室一侧或两侧,囊性病变内同时充满气体或液体。

4. 喉囊肿

因黏膜黏液腺管阻塞或炎症而形成的黏液潴留囊肿,可发生于喉的任何地方,多位于声门上区,不与气管沟通。

5. 咽后壁脓肿

鼻咽后壁的脓肿可以是全身性疾病,也可以是仅限于局部的感染或邻近部位感染扩散而来。CT表现为咽后软组织肿胀,脂肪间隙消失,增强后病变呈环行强化(图15-127),有时需与椎前间隙脓肿鉴别,后者可伴有椎体破坏(图15-128)。

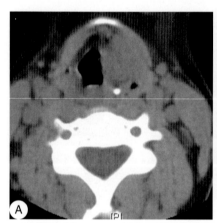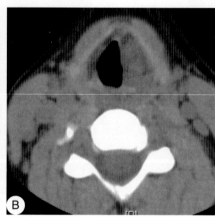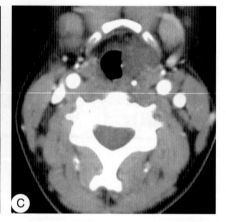

图15-124　女性,17岁,喉部海绵状血管瘤。手术所见:肿物主要位于左侧喉室室带、左侧会厌结节处,表面不平,暗红色。(A,B)CT平扫显示左侧会厌前间隙软组织肿块,左侧梨状窝变窄。病变向下达左侧声门旁间隙。(C)CT增强显示病变轻微强化,其内可见条形血管影。

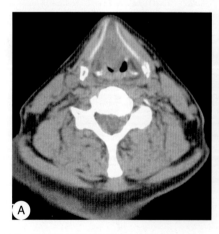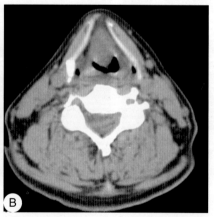

图15-125　男性,66岁,炎性肌纤维母细胞瘤(中间型)。查体:右声带肿物,表面有坏死、出血,欠光滑,声门隙狭小。术中:肿物暗红色,约1.5 cm,表面不平,来源于前联合、声门上及右侧喉室。CT平扫显示前联合处软组织肿块,表面光滑,双侧声带显示尚可。双侧声门旁间隙显示清晰。

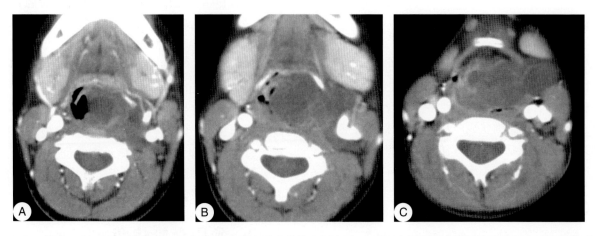

图15-126　男性,9岁,喉神经纤维瘤。手术所见:病变上达扁桃体上极水平,向下经声门旁间隙侵犯接近甲状腺下极水平,向内达梨状窝及右侧杓会厌皱襞,向外达左胸乳肌前缘,肿物大小约5 cm×3 cm×3 cm,成串珠状,有伪足伸向周围组织。CT增强显示病变形态不规则,强化不明显,内部分隔可见强化。病变占据喉咽腔、会厌前间隙、左侧梨状窝,并凸向后外达左侧胸锁乳突肌表面。

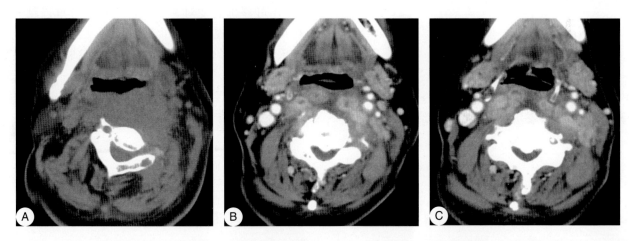

图15-127　男性,64岁,咽后壁多发脓肿伴左颈部II区淋巴结肿大。(A)CT平扫显示咽后壁明显增厚,口咽腔受压前移,病变边界不清,形态不规则,邻近软组织肿胀。CT增强显示咽后壁可见多个环形强化,左侧颈部II区可见增大的环形强化的淋巴结。

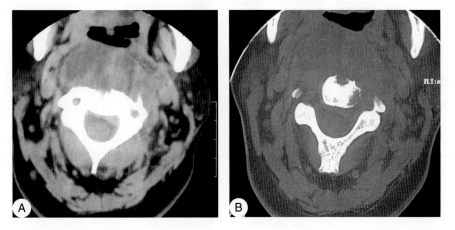

图15-128　女性,51岁,咽后壁结核性脓肿。(A)颈部CT平扫软组织窗显示咽后壁软组织肿块,其内密度不均匀。(B)骨窗显示椎体骨质破坏。

四、气管肿瘤

气管肿瘤少见,约占所有胸部肿瘤的不足1%,85%为恶性,15%为良性,良性肿瘤中包括黄色瘤、鳞状乳头状瘤、纤维瘤、血管瘤等。良性肿瘤表现为界限清晰,圆形光滑肿物,呈息肉状或广基底,不侵犯气管壁。气管的恶性肿瘤包括鳞癌(占50%)、囊腺癌(占30%~40%)、黏液表皮样癌、类癌等。

(一)黄色瘤

多见于骨,呼吸道的组织细胞瘤多见于支气管树及肺。肿瘤起自气管壁,突向管腔,大小约2~3 cm,呈圆形或分叶状。可浸润管壁导致管壁增厚,亦可侵蚀表面的黏膜(图15-129)。

(二)鳞癌

肿瘤起自气管上皮,以远端1/3好发,约占50%,值得注意的是,在气管内鳞癌发现之前、同时或之后,约1/3以上的病例可发现其他部位的癌瘤,包括喉癌、肺癌等。CT显示病变广基底或息肉样突入管腔,表面不规则,边界清晰,较大者可累及食管或纵隔。

(三)囊腺癌

约占30%~40%,除气管外,还可发生于腭、唾液腺、上颌窦、呼吸道、上消化道、乳腺等。肿瘤无包膜,浸润性生长,易发生神经周围及神经内侵犯,可发生远处转移至肺等部位。CT显示病变位于气管后外侧软骨及软组织黏膜连接处附近,并向气管内突出,表面形态不规则,气管壁明显增厚(图15-130)。

五、颈段食管病变

食管癌:是我国常见的恶性肿瘤,多发于壮年或老年。中段食管癌最常见,CT不仅观察管腔、管壁,还可评价病变对邻近结构的侵犯及淋巴结有无转移。CT表现为颈段食管管壁环状或偏心不规则局限增厚或形成腔内肿块,也可侵犯邻近气管(图15-131)。

食管异物伴脓肿:患者有吞食异物病史,如果异物较大,可伴有食管周围脓肿形成(图 15-132)。

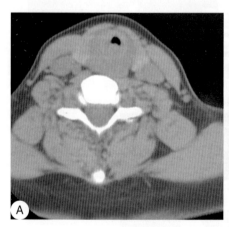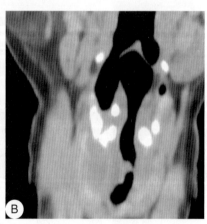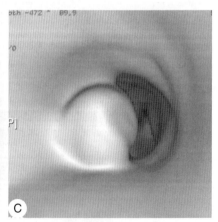

图15-129　女性,46岁。病理结果:大气管黄色瘤,黏膜黄色瘤,免疫组化:AACT(+),CD68胞浆少许阳性表达,EMA(−),S100(−),AB-PAS(−),AB-PAS+消化(—)。(A)CT显示气管壁明显增厚,并可见结节影凸向气管。(B)矢状重组显示右侧气管壁增厚,上限范围约2 cm。(C)仿真内镜显示结节基底较宽,表面光滑。

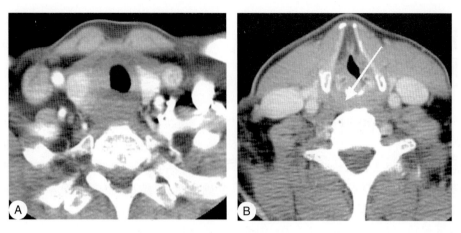

图15-130　女性,51岁,喉气管囊性腺样癌。筛状型为主,肿瘤广泛浸润双侧声门下气管环内外,广泛浸润声带黏膜、声带肌深层组织,侵犯甲状软骨、环状软骨及气管软骨,广泛侵犯喉外软组织,浸润右侧甲状腺腺叶内,并见肿瘤多处侵犯神经纤维及血管壁,肿瘤已侵及下方及多处组织边缘。CT增强显示病变位于环后区,向前累及环杓关节及杓甲关节(白箭),向下方突入气管内。

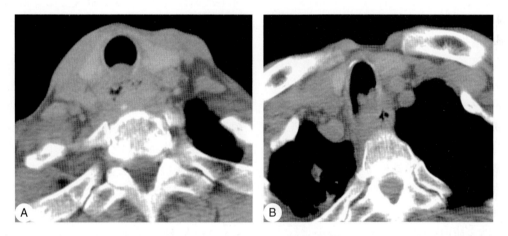

图15-131　男性,74岁,食管上段鳞癌。CT显示食管壁明显增厚,管腔形态不规则,病变凸向气管,呈分叶状。

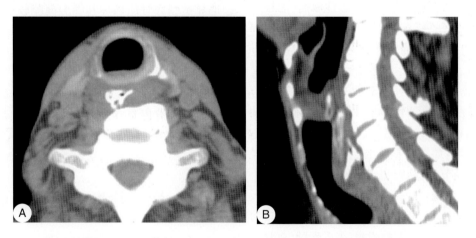

图15-132　男性,76岁,食管上段异物,吞食鸡骨后咽部不适。CT显示食管上段可见一不规则高密度影,食管壁明显增厚,邻近软组织未见明显肿胀。

(夏爽　祁吉)

第五节 咽旁间隙肿瘤的影像学诊断和鉴别诊断

一、咽旁间隙肿瘤的组织来源

原发咽旁间隙肿瘤仅占头颈部肿瘤0.5%，病理种类多样化，主要来源于通过其间的神经、血管、淋巴组织、结缔组织和脂肪组织等，偶尔也有来自异位的腺体、上皮和脑膜等组织。部分来自其邻近各壁，如腮腺深叶(腮腺间隙)、咽侧壁深层(咽黏膜间隙)和肌肉(咀嚼肌间隙)的肿瘤可完全向咽旁间隙扩展，与原发咽旁间隙肿瘤难以区分，故文献上多归于一起论述，这部分肿瘤和来自颈动脉鞘肿瘤的比例远远高于原发咽旁间隙肿瘤。

咽旁间隙肿瘤以良性居多，约占80%，其中以小唾腺来源的多形性腺瘤最常见，约占30%~50%，多数原发于腮腺深叶，少数来自颌下腺或咽旁间隙内异位的腺体组织。其次常见的良性肿瘤为神经鞘膜瘤，约占20%~30%(但亦有病例组报道神经鞘膜瘤的发病率高于多形性腺瘤)，其中以来自颈动脉鞘的迷走神经最多见，其次为来自交感神经，少数发生于舌咽神经、V_3神经分支、第XI和XII对脑神经等(来自运动神经如XII神经者很罕见)。第三位常见的咽旁间隙肿瘤为副神经节瘤或化学感受器瘤，来自颈动脉体、迷走神经上的球体组织或颈静脉球瘤向下扩展。发病率再次的肿瘤为血管性肿瘤，其中以静脉性血管瘤多见。

发生于咽旁间隙的恶性肿瘤有恶性腺瘤(恶性多形性腺瘤、腺样囊性癌、黏液表皮样癌、腺泡细胞癌等)、多种神经肉瘤、淋巴结或淋巴结转移、鳞癌、未分化癌、血管肉瘤、脂肪肉瘤、平滑肌肉瘤、纤维肉瘤等。

根据其来源可分三类：

(1)涎腺源性：如良恶性多形性腺瘤、其他良恶性腺瘤等。

(2)神经源性：如神经鞘膜瘤、神经纤维瘤、神经节细胞瘤、副神经节瘤、脑膜瘤、神经纤维肉瘤等。

(3)其他组织来源：如鳃裂囊肿、血管瘤、淋巴管瘤、纤维瘤、血管纤维瘤、颈动脉瘤、脂肪瘤、平滑肌瘤、畸胎瘤、纤维脂肪瘤、黏液脂肪瘤、脊索瘤、表皮囊肿、血管纤维脂肪瘤等。恶性肿瘤有未分癌、鳞癌、淋巴瘤、横纹肌肉瘤、黏液表皮样癌、平滑肌肉瘤和移行上皮癌等。

根据茎发生部位分为两类：

(1)茎突前间隙肿瘤，如多形性腺瘤等。

(2)茎突后间隙肿瘤，如神经源性肿瘤、转移性淋巴结等。

二、影像学检查

因咽旁间隙部位深在，重要的神经血管结构交错复杂，发生于该区的病变仅根据临床表现难以作出明确诊断，活检亦较困难和危险，手术解剖难度高，故影像学检查作出正确诊断和了解肿瘤与周围结构的关系就显得尤为重要。

CT和MR图像能直接显示肿瘤的形态、内部结构、血供和与周围结构的关系等，尤其是螺旋扫描、动态扫描、三维重建等技术的不断发展，对组织结构的分辨率更加提高，能更简便和清楚地显示肿瘤的血供和引流情况、与周围结构和血管的关系，因而大多数咽旁间隙肿瘤均能在术前作出明确诊断。

CT、MR平扫和增强等多种检查方法结合有助于咽旁间隙肿瘤的诊断。MRI对软组织的分辨率明显高于CT，且具有流空效应和直接三维显像功能，在咽旁软组织集中区域的疾病诊断中具有较大优势，对于肿瘤与血管的关系的显示也优于CT，已成为咽旁间隙肿瘤的最佳检查方法。T1WI图像可显示解剖细节，T2WI图像可提供更好的信号对比，从而更好地区分正常组织与病变，以及鉴别多种肿瘤。

由于呼吸运动的影响，T2WI可采用快速自旋回波(FSE)序列以提高扫描速度，减少伪影；梯度回波序列可显示血管和钙化；应用脂肪抑制技术可更清楚地显示颅底骨质破坏和咽旁间隙较小的肿瘤，以及诊断脂肪瘤。几种序列相互补充，可以提供更多的诊断信息。

CTA或MRA可清楚地显示肿瘤与颈内外动脉的关系以及血管受压和移位情况，对于部分副神经节瘤或颈动脉有侵犯者，或手术中可能危及颈动脉的病例(通常为茎突后间隙肿瘤)，需行DSA检查，以更清楚地了解肿瘤与血管的情况或同时行血管栓塞治疗。

三、影像诊断和鉴别诊断

(一)茎突前间隙肿瘤

多形性腺瘤是发生于咽旁茎突前间隙的最常见的肿瘤，多数源自腮腺深叶，少数来自咽旁间隙内的异位小唾腺组织或鼻口咽部腺瘤的侵犯。CT多呈中等密度，轻至中度强化，MRI多为T1较低、T2较高信号，中度强化。由于多形性腺瘤病理上由多种组织构成，且常含有黏液成分，故影像表现多不均匀，伴大小不等的囊性灶。区分肿瘤是否来自腮腺深叶可依据肿瘤与腮腺之间有无脂肪间隙，这对于较小的肿瘤是一种有效的鉴别方法，但咽旁间隙肿瘤就诊时往往已比较大，此时非腮腺来源的肿瘤亦紧贴腮腺，造成鉴别困难。肿瘤在某些层面与腮腺相连则强烈提示该肿瘤来自腮腺，且腮腺肿瘤常将咽旁间隙的脂肪推向内侧移位，另外肿瘤与二腹肌后腹的关系也有助于判断，腮腺深叶自二腹肌后腹前外侧伸入咽旁间隙，故发生肿瘤时造成该肌肉向后内方移位，而咽旁间隙肿瘤向腮腺生长时往往将该肌压向外侧移位（图15-133至图15-135）。腮腺深叶多形性腺瘤术后可复发，复发后边界更加不清，形态不规则（图15-136和图15-137）。

最需鉴别的肿瘤为多形性腺瘤与神经鞘膜瘤。发生于茎突前间隙的神经鞘膜瘤可来自下全员神经分支舌神经、下齿槽神经或耳颞神经，其发病率远低于多形性腺瘤，但两者仅通过形态、CT密度和MRI信号有时难以鉴别。该两种肿瘤均可表现为圆形光滑肿块、不均质、增强不均匀、T1信号较低、T2信号较高和有囊性改变，动脉造影均为乏血供肿瘤。因此，对于茎突前具有类似表现的肿瘤，二者均应考虑。其鉴别要点为肿瘤是否来自腮腺，如来自腮腺则多考虑为多形性腺瘤，如非腮腺来源则神经鞘膜瘤和源自咽旁间隙异位唾腺的多形性腺瘤均应考虑，此时应注意下颌神经通路卵圆孔有无扩大，如该孔有扩大和骨吸收则提示肿瘤来自该神经分支。但应注意发生于下颌神经根部的肿瘤位于咀嚼肌间隙，可突向咽旁间隙，因卵圆孔位于咽旁间隙外侧，其下方属咀嚼肌间隙，下颌穿过卵圆孔后分成多个分支，部分穿过咽旁间隙（图15-138）。

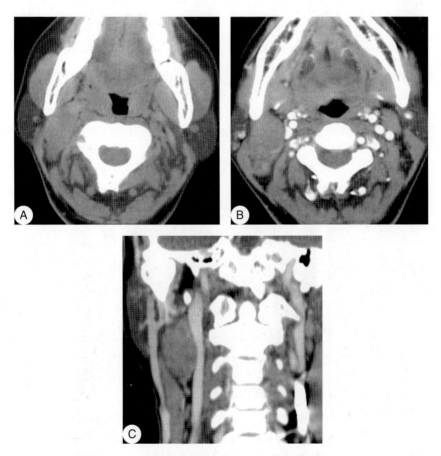

图15-133　女性，34岁，右颈部腮腺多形性腺瘤，包膜尚完整，局部见出芽方式生长。(A)CT平扫显示右侧咽旁间隙软组织肿块，病变形态规则，呈椭圆形，与右侧腮腺深叶边界不清。(B)右侧颈部血管受压向前内侧移位。(C)CT增强显示病变轻度强化。

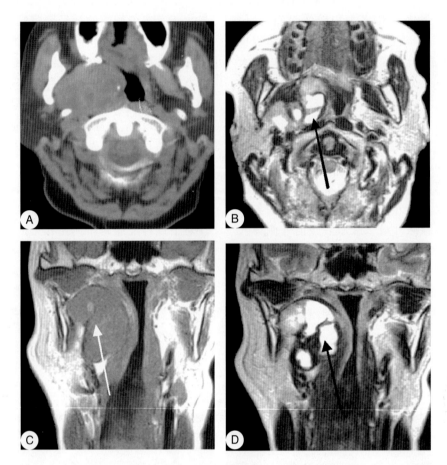

图15-134 女性,65岁,右侧腮腺深叶多形性腺瘤。(A)CT显示右侧咽旁间隙内可见椭圆形软组织肿块影,病变内部密度不均匀,可见不均匀低密度区,病变表面可见点状钙化。右侧茎突受压后移,咽旁间隙脂肪受压前移。(B)MR横断面T2WI显示右侧咽旁间隙肿瘤信号不均匀,可见片状高信号,病变与腮腺关系密切(箭头),右侧颈动脉鞘受压后移。MR 冠状面T1WI(C)、T2WI(D)显示病变内部可见短T1短T2信号,提示病变内部存在出血(C,白箭头),同时内部亦可见长T1长T2信号,提示病变存在囊性变(D,黑箭头)。

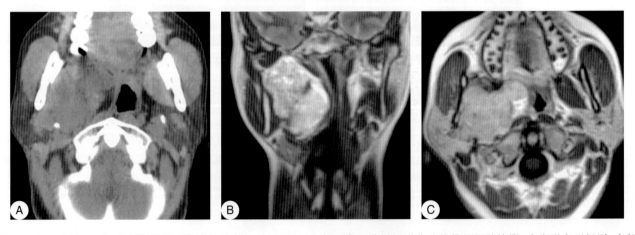

图15-135 女性,52岁,右侧腮腺深叶多形性腺瘤。(A)CT显示右侧咽旁间隙椭圆形分叶状软组织肿块影,病变形态不规则,内部密度不均匀,右侧咽旁间隙脂肪受压向内侧移位,茎突及颈动脉鞘受压后移。(B)MR T2WI显示病变内部信号不均匀,可见多发小的高信号。(C)MR增强检查显示病变明显均匀强化,病变与右侧腮腺关系密切。

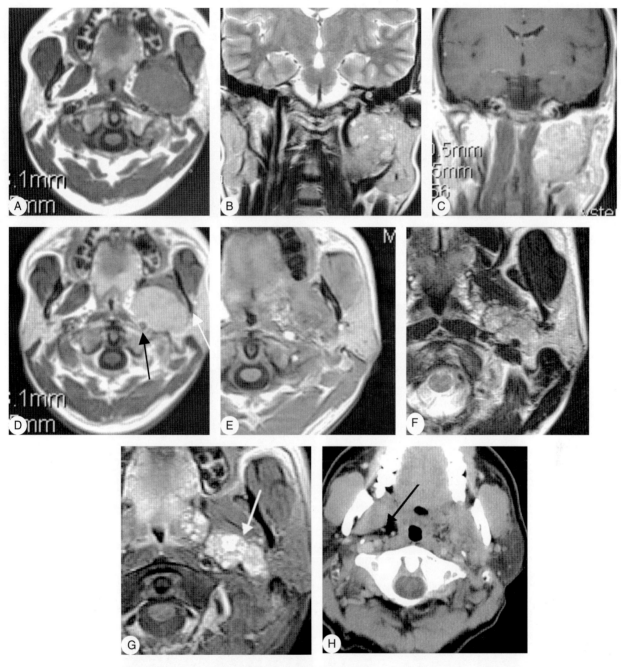

图15-136　男性,34岁,左腮腺深叶多形性腺瘤,细胞生长活跃,有侵犯包膜倾向。MR T1WI(A)、T2WI(B)可见左侧咽旁间隙一圆形软组织肿块影,病变形态规则,信号均匀,左侧腮腺深叶受压外移,T2WI显示病变与左侧腮腺关系密切,信号与腮腺信号一致。左侧颈部血管受压后移(D,黑箭),茎突下颌间隙增宽(D,白箭)。增强显示病变明显均匀强化。术后3年,病变复发。二次病理:腮腺组织充血,导管轻度扩张,左侧咽旁不规则形肿物,多发性多形性腺瘤,黏液型,周围组织肿胀,易复发。MR T1WI(E)、T2WI(F)T2WI脂肪抑制序列(G)及增强(G)显示左侧咽旁间隙软组织肿块,病变形态不规则,呈分叶状,多个小的病变融合而成,内部信号不均匀,与左侧腮腺深叶关系密切。(H)CT增强显示病变不均匀强化,右侧咽旁间隙显示清晰(箭头)。

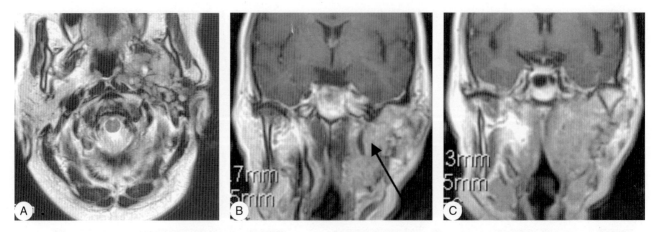

图15-137 女性,66岁,左侧腮腺深叶多形性腺瘤术后复发。(A)MR T2WI显示左侧咽旁间隙不规则软组织肿块影,病变信号不均匀,形态不规则,与左侧颈动脉鞘间隙边界不清。(B,C)MR增强检查显示病变明显不均匀强化,包绕左侧颈动脉(箭头)。

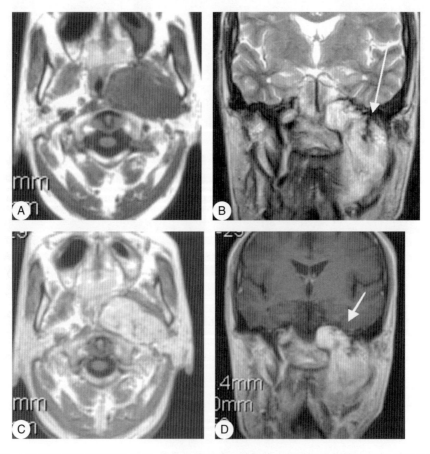

图15-138 男性,80岁。左侧咽旁间隙神经源性肿瘤,病变沿舌下神经管延伸至颅内桥小脑脚区。MR T1WI(A)、T2WI(B)显示病变位于左侧咽旁间隙,形态不规则,左侧腮腺深叶及颈部血管受压外移,病变向上沿左侧舌下神经管延伸至颅内左侧桥小脑脚区(箭头)。(C,D)增强检查显示病变明显强化(箭头)。

（二）茎突后间隙肿瘤

神经鞘膜瘤是咽旁茎突后间隙最常见的肿瘤，可来自Ⅸ~Ⅻ脑神经和颈交感神经，以Ⅹ（迷走）神经最多见，其次为交感神经，Ⅸ（舌咽）和Ⅺ（副）神经偶尔也发生，Ⅻ脑神经为运动神经，发生神经鞘膜瘤非常罕见，肿瘤上达颅底舌下神经孔，伴骨质破坏（图15-139）。

由于Ⅸ~Ⅻ脑神经在颈动脉鞘内走行相近，而肿瘤发生可上近颅底、下达咽旁间隙下区，颈内外动脉的移位方向不定，多数神经源性肿瘤将颈内动脉向前内推移。因迷走神经位于颈内动静脉之间后方，故肿瘤将上述血管推向前方移位并分离；交感神经位于颈动脉内侧，故交感神经肿瘤将颈内动静脉一起推向外侧移位；Ⅸ或Ⅺ脑神经肿瘤根据其走行可位于颈动静脉之间、前方或外侧（见前解剖），故有时判断肿瘤来自哪一神经很困难。

神经鞘膜瘤组织学上由Antoni A和Antoni B区组成，前者为致密的长纺锤形细胞组成，后者富含黏液成分，故肿瘤由大小不等的实质区和囊性区相间组成，在影像上即呈相应的表现，少数神经鞘膜瘤基本上由Antoni B区组成，其影像学表现类似囊肿。

副神经节瘤亦是颈动脉鞘内的常见肿瘤，发病率仅次于神经鞘膜瘤，来源于颈动脉体瘤、迷走体瘤或颈静脉球瘤向咽旁间隙侵犯。其影像表现富有特征，肿瘤内有流空血管影，增强检查和血管造影显示丰富的血供。颈动脉体瘤发生于颈动脉分叉处，造成颈内外动脉分离；迷走体瘤可发生在沿迷走神经走行的颈部任何部位，形成颈内动静脉前移分离；颈静脉球瘤向咽旁间隙侵犯者，颈内静脉常受累，伴颅底骨质破坏（图15-140）。

咽旁间隙和咽后间隙内均可有正常淋巴结存在，头部恶性肿瘤可先转移至此，再转移至颈淋巴结。因咽旁间隙淋巴结可位于血管外侧、前方和内侧，咽后间隙淋巴结位于颈动脉鞘和咽黏膜之间（动脉鞘内

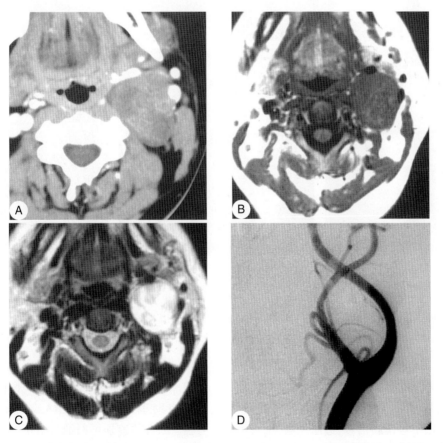

图15-139　女性，32岁，左咽旁颈部神经鞘膜瘤。(A)CT增强扫描，左咽旁间隙至上颈部类圆形肿块，密度不均匀，内有较多囊性区。肿瘤边缘清楚光滑，将颈内外动脉推向前外移位并分离。(B)MRI T1WI，肿瘤呈中低信号，位于颈动脉鞘，颈内外动脉明显受压前移和分离。(C)MRI T2WI，肿瘤呈高信号，内有细网状低信号间隔。(D)MRI T1WI增强，肿瘤不均匀明显强化，周围有低密度包膜。(E)DSA，颈内外动脉受压分离，未见肿瘤血管，提示肿瘤位于其间，缺乏血供。

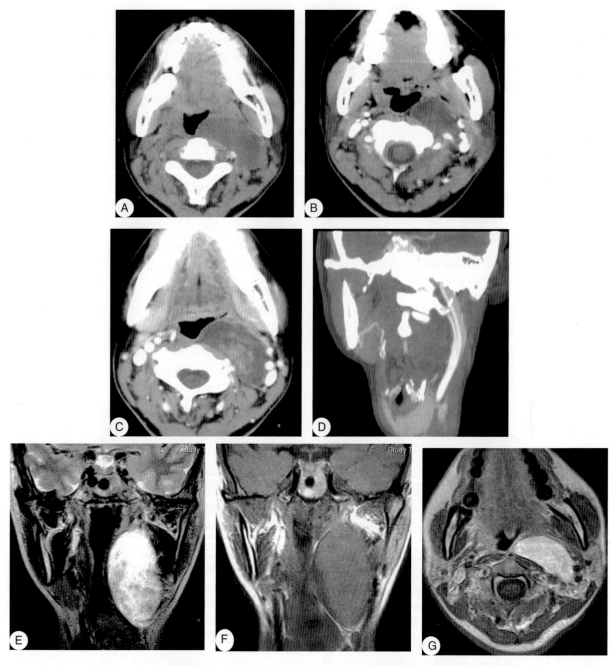

图15-140 女性,31岁,左咽旁间隙节细胞神经瘤。手术记录:肿物位于左颈部,包膜完整,表面光滑,质韧,粉红色,大小约6 cm×7 cm×8 cm。CT平扫(A)显示左侧咽旁间隙椭圆形低密度影,边界清晰,形态规则,病变内部密度均匀。左侧颈部血管受压向外侧移位。左侧口咽腔受压向内侧移位。增强检查动脉期(B)显示强化不明显,静脉期(C)病变不均匀强化。血管重建(D)显示颈部动静脉受压外侧移位。MR T2WI(E)及T1WI(F)显示病变呈长T1长T2信号,内部信号均匀。增强MR(G)示病变明显均匀强化。

侧),有时区分咽旁间隙抑或咽后间隙淋巴结转移很困难,头部以鳞癌较多见,故淋巴结转移多表现为T1和T2中等信号,或T2中等偏高信号,边缘模糊,中央可有坏死(图15-141和图15-142)。

最需做鉴别诊断的肿瘤为神经鞘膜瘤与副神经节瘤,MRI信号特征不能作为二者的可靠鉴别,因为二者多表现为T1低、T2高信号,但瘤体内低信号的流

空血管影和瘤体旁颈内外动脉、颈内静脉的位置、形态等有助于鉴别诊断,MRA或DSA也是重要的鉴别方法。二者的鉴别可归纳为以下几点:①副神经节瘤内可见到纤曲、匍行的低信号血管影("盐-胡椒征"),而神经鞘膜瘤信号均匀或伴囊性改变;②颈动脉体瘤可见颈内动脉和颈外动脉被撑开、分离,而神经鞘膜瘤多见颈动静脉分离;③MRA或DSA检查,副

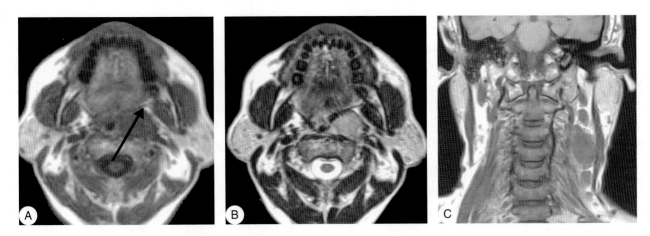

图15-141 男性,55岁,左侧咽旁间隙转移性低分化癌。MR横断面T1WI(A)、T2WI(B)显示左咽旁间隙后内侧肿块,咽旁间隙脂肪位于肿瘤前端,呈"戴帽"状(箭头),肿块边缘清楚,呈中等信号,颈动脉鞘血管均受压外移。MRI冠状面T1WI(C)显示左侧颈部亦有多个肿大的淋巴结。

神经节瘤内肿瘤血管极为丰富,而神经鞘膜瘤血管较为稀少。

神经鞘膜瘤有时需与其他少见的神经源性肿瘤如神经纤维瘤等进行鉴别,前者光滑、有包膜,神经附着于包膜外或包膜下,不穿过瘤体,而神经纤维瘤常不规则,无明显包膜,神经穿过瘤体,而肿瘤沿神经蔓延生长。应注意完全栓塞的动脉瘤可不强化,类似神经鞘膜瘤,但此情况很罕见。

咽旁和咽后间隙淋巴结良性或恶性病变也较常见,因此如不符合神经鞘膜瘤或副神经节瘤表现者应考虑淋巴结病变的可能。淋巴结肿块一般位于颈动脉鞘内侧或外侧,位于内侧者有时难以区分是咽旁抑或咽后淋巴结。如肿块边缘不清楚,包绕血管生长,或伴有坏死,则提示转移瘤或恶性淋巴瘤。

(三)茎突前、后间隙肿瘤的鉴别诊断

因茎突前和茎突后间隙均有其好发的肿瘤,故区分肿瘤原发部位对于诊断非常重要。

原发于茎突前间隙的肿瘤占据间隙内的脂肪组织,并将其推向四周如新月状(原发于腮腺的肿瘤将咽旁间隙脂肪推向内侧移位),较大的肿瘤压迫茎突和颈动脉鞘,使之向后移位,但颈内动静脉无明显分离,肿瘤亦可使翼肌、下颌骨和翼板受压移位,下颌-茎突间隙扩大。

茎突后间隙肿瘤绝大部分发生于颈动脉鞘内,故大血管均有明显移位,或伴有分离,茎突向前外侧移位,咽旁间隙的脂肪受压前移呈"戴帽"状,因颈动脉间隙有深筋膜包绕,故恶性肿瘤除沿血管蔓延外,边缘较清楚。

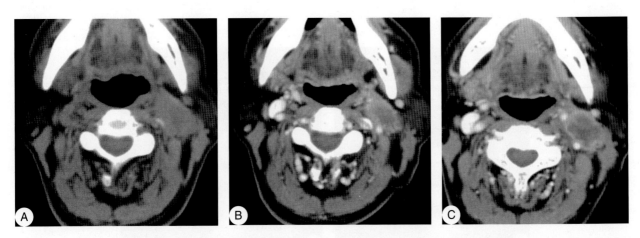

图15-142 男性,55岁,左侧咽旁间隙及左侧颈部多发淋巴结转移。CT平扫显示左侧咽旁间隙不规则肿块影,病变内部可见低密度影,表面形态不规则,左侧咽旁间隙脂肪受压向前方移位,左侧颈动脉鞘受压后移。CT增强显示病变包膜不规则强化,包膜表面形态不规则,与邻近血管边界欠清,提示包膜外侵犯。

(夏爽 祁吉)

第六节　颈部囊实性病变的影像诊断和鉴别诊断

一、颈部囊性病变

颈部囊性病变中的鳃裂囊肿、甲状舌管囊肿最常见。鳃裂囊肿常位于颌下腺后方、胸锁乳突肌及颈动脉前方。为胚胎发育期鳃器官未完全消失而残留，或胚胎上皮细胞休眠而异位至其他组织内。CT表现为均匀低密度，壁薄而光滑，无强化，囊肿并感染时，可见壁不规则强化（图15-143至15-147）。甲状舌管囊肿为最常见的先天性颈部肿物，约占颈部非牙源性囊肿的90%。90%位于中线区，10%偏于一侧，以左侧居多

（95%），发生于舌骨周围，可位于舌骨的上、下、前或后方。病变呈突尾巴样指向舌骨，可与鳃裂囊肿鉴别。一些病变可突向会厌前间隙。囊肿均匀低密度，无强化（图15-148至图15-150）。

颈部囊性病变除上述外，表皮样囊肿、脂肪瘤、会厌囊肿亦可发生，表皮样囊肿形态不规则，范围广泛，可延伸至胸部（图15-151）。颈脂肪瘤边界不清，可单侧或双侧发生，可局限，也可广泛累及颈部或胸部。CT上根据特征性脂肪密度可作出诊断，主要评价病变的范围（图15-152）。Madelung病又称为脂肪过多症，颈部脂肪弥漫性分布，无明显包膜，密度均匀，其内可见到点状、条状血管影及淋巴结影（图15-153）。会厌囊肿可由于邻近小腺体出口阻塞而发生囊肿，常发生于舌骨后方、会厌谷处（图15-154至图15-156）。

淋巴管瘤（lymphangioma）：淋巴系统的先天畸

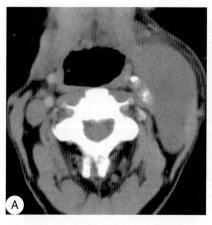
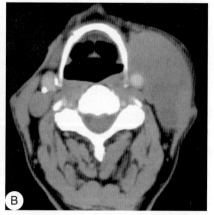

图15-143　男性，81岁，左颈部鳃裂囊肿，大小8 cm×6 cm×6 cm，质软，与周围组织粘连，包膜完整。CT显示左侧胸锁乳突肌下方可见一囊性病变，病变密度均匀，边界清晰，无强化。颈部血管受压内侧移位。

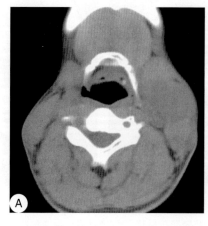
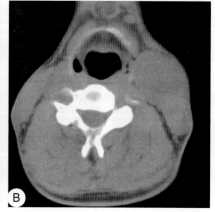

图15-144　男性，22岁，左侧颈部鳃裂囊肿。手术记录：边界清楚，大小约6 cm×6 cm×4 cm，表面光滑，活动度可，无搏动。CT平扫显示左侧颈部囊性肿块，病变位于左侧颌下腺与胸锁乳突肌之间，边界清晰，形态规则。

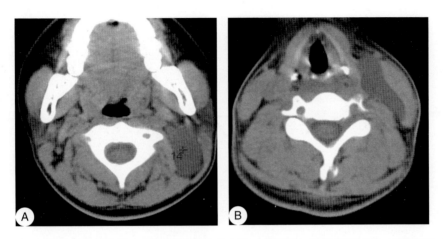

图15-145 女性,18岁,左侧颈部腮裂囊肿。左侧颈部胸锁乳突肌下方可见一囊性低密度影,边界清晰,形态欠规则,CT值约14 HU。

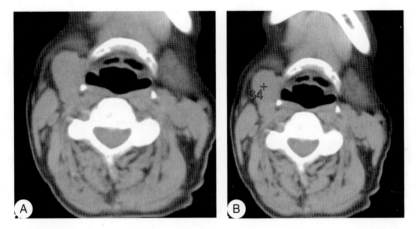

图15-146 女性,34岁,右侧颈部腮裂囊肿。CT显示右侧颈部血管前方可见一软组织肿块,边界清晰,形态规则,密度均匀,CT值约34 HU。病理显示病变内可见黏液成分。

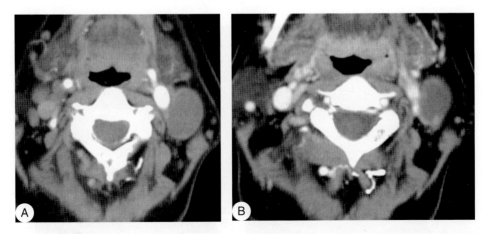

图15-147 女性,58岁,左侧颈部腮裂囊肿,部分淋巴组织增生活跃。CT增强显示左侧颈部囊性病变边界清晰,囊壁可见结节状强化。颈部血管受压内移。

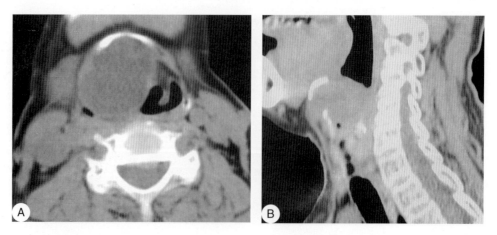

图15-148 女性,45岁,颈部甲状舌管囊肿。CT显示舌骨水平可见一囊状低密度影,边界清晰,内部密度均匀。矢状重组显示病变位于舌骨后方,会厌软骨前方。

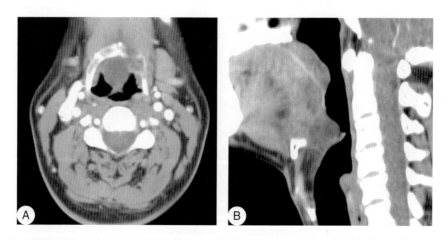

图15-149 女性,49岁,颈部甲状舌管囊肿。CT显示舌骨水平一囊状病变,形态规则,内部密度均匀,增强显示病变无强化。矢状重组显示病变位于会厌前间隙。

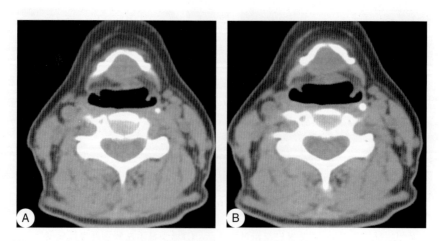

图15-150 男性,51岁,颈部甲状舌管囊肿。舌骨水平可见一囊性低密度影,边界清,密度均匀,舌骨受压变薄。

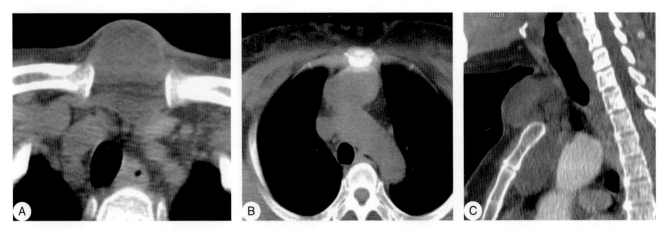

图15-151　女性,46岁,颈部表皮样囊肿。病理:上皮样组织,大小约12 cm×3 cm,壁厚0.5 cm,内容物流失,内壁大部分光滑。另送灰粉色豆渣样物,大小约3 cm×2 cm×1 cm。(A,B)颈部CT平扫显示颈部正中可见一囊性肿物,形态不规则,边界尚可,病变向下凸向胸腔及前纵隔。(C)增强检查显示病变无强化。

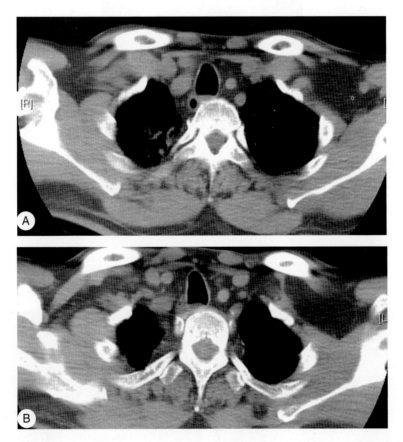

图15-152　女性,45岁,左侧锁骨上窝脂肪瘤。CT显示左侧锁骨上窝可见一脂肪密度影,病变周边可见一薄壁,内侧分界不清。

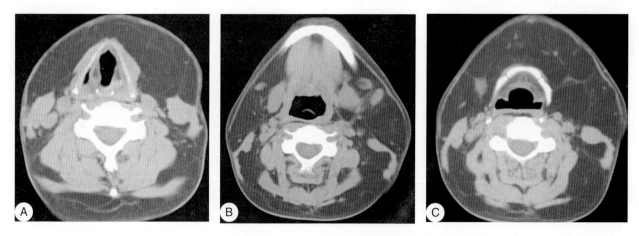

图15-153 男性,35岁,Madelung病。手术所见:颈廓肌下弥漫性黄白色脂肪组织分布,无包膜存在,与周围组织分界不清。CT显示双侧颈部深间隙、浅间隙、颈后间隙可见大量脂肪密度影,无明显边界。病变内部可见纤细的分隔。

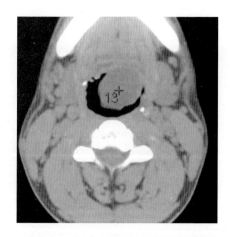

图15-154 男性,27岁,会厌间质囊肿。CT显示会厌前间隙囊性肿块,边界清晰,形态规则,内部密度均匀,CT值约13 HU。

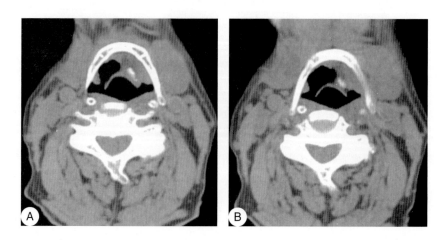

图15-155 男性,74岁,会厌囊肿。手术所见:会厌舌面偏左侧可见光滑肿物,大小约2 cm×2 cm×1 cm,内含脓性分泌物。CT显示会厌前间隙可见一不规则低密度影,其内可见钙化。

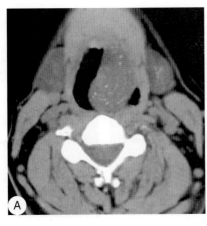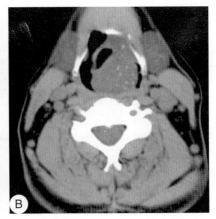

图15-156 男性,50岁,会厌前间隙包含性囊肿。CT平扫显示会厌前间隙及喉咽腔可见一囊性低密度影,边界清晰,形态规则,其内可见多发点状钙化。

形,为正常的淋巴管不能与静脉相通所致。占婴幼儿所有良性病变的5.6%。CT表现为单房或多房的薄壁囊性肿瘤,密度均匀,边界清晰,邻近血管受压移位;病变强化不明显或轻微强化,可沿颈部间隙蔓延(图15-157)。

囊性淋巴结转移:淋巴结转移可出现坏死,少数病变可完全囊变,壁不规则,可见壁节结,大部分淋巴结转移为多发或融合淋巴结(图15-158)。

二、颈部实性病变

(一)颈部血管瘤

真性肿瘤,婴幼儿头颈部最常见的肿瘤,女性多见,分为浅表型和深在型。CT、MR可清楚显示病变的形态、范围与邻近血管的关系。肿瘤边界清楚,可见特征性静脉石,病变可呈"渐进性强化"(图15-159)。

(二)颈部动脉瘤

为一种罕见的病变,主要与血管粥样硬化、纤维肌肉病变、血管夹层和损伤有关。动脉瘤常生长在颈内动脉下1/3段;CT明显强化,并可见附壁血栓形成,CTA可清晰显示动脉瘤的位置、管径大小及与邻近血管的关系,临床可触及搏动性,不能轻易活检,以免危险(图15-160和图15-161)。

(三)神经源性肿瘤

颈动脉三角区无痛性肿块、质韧、活动度较大,病变位于颈动脉后方,CT表现为等密度,病变形态规

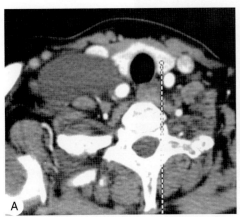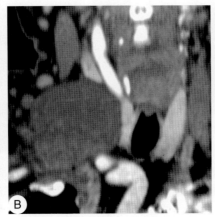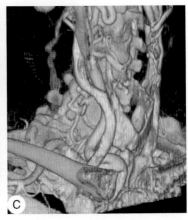

图15-157 女性,64岁,右侧锁骨上区淋巴管瘤。右颈囊性肿物1个,大小5.0 cm×4.5 cm×4.0 cm,囊内为淡黄色清液,囊壁光滑,薄如纸。CT增强显示病变无明显强化,冠状重组及三维血管重建显示右侧颈动脉受压前移,病变与颈部血管边界清晰。

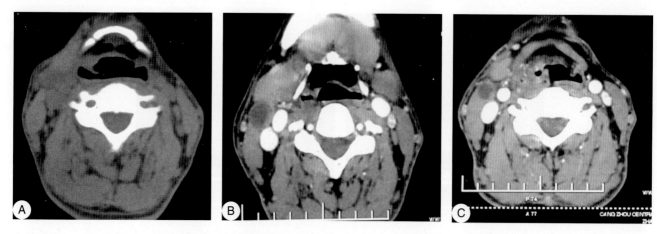

图15-158 女性,50岁,右侧梨状窝鳞癌伴右侧颈部囊性淋巴结转移。(A)CT平扫显示右侧颈部胸锁乳突肌表面可见一囊性低密度影,边界清,内部密度均匀。(B)增强检查显示病变无强化。(C)稍低水平CT显示右侧梨状窝明显增厚,并可见软组织肿块,明显强化。

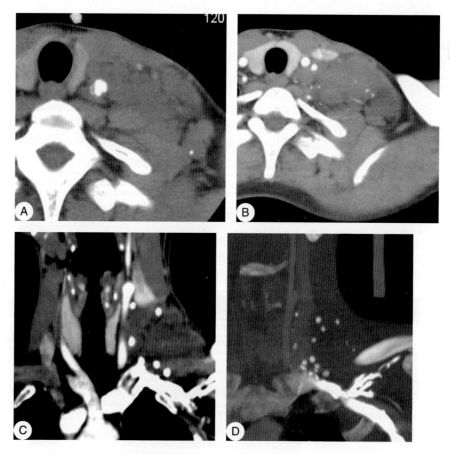

图15-159 男性,35岁,动静脉型血管瘤伴血栓形成及钙盐沉着。手术所见:病变呈线团状,紫蓝色。下达锁骨下区及颈前静脉,与颈内静脉关系密切。(A)CT平扫显示左侧锁骨上区可见一不规则软组织影,边界不清,形态不规则,其内可见点状及块状钙化。(B,C)增强检查显示病变强化不明显。(D)重组血管图像显示病变与左侧颈静脉关系密切。

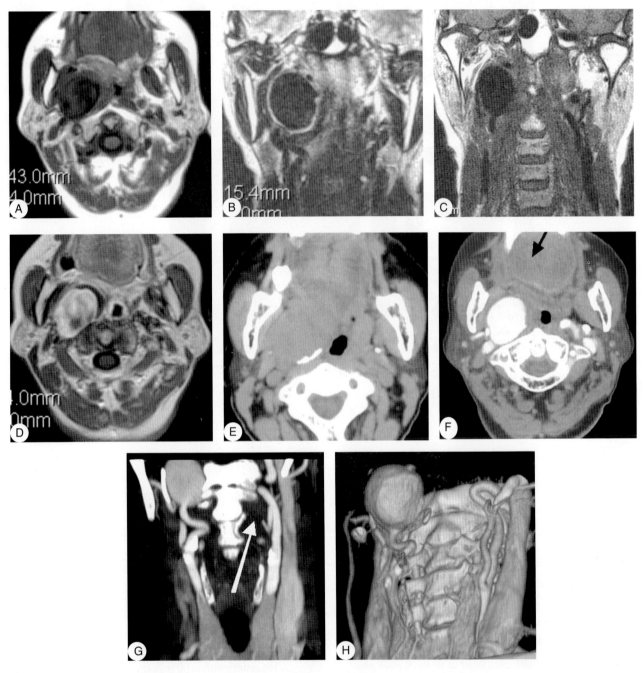

图15-160 女性,64岁,右侧颈内动脉动脉瘤。(A)MR T1WI显示右侧咽旁间隙可见一囊状低信号影,病变呈圆形,边界清晰。腮腺深叶及右侧咽旁间隙受压外移。 (B)病变于T2WI上呈流空表现。 (C)冠状T1WI 显示病变与右侧颈内动脉相通。(D)增强MR显示病变明显强化。为进一步明确病变与血管的关系,患者进行了CT及CTA检查。(E)CT平扫显示右侧咽旁间隙实性肿块,病变周边可见条形钙化。(F)增强CT显示病变明显强化,病变前方可见血栓形成(箭头)。(G,H)CTA显示病变与颈内动脉紧密相连。

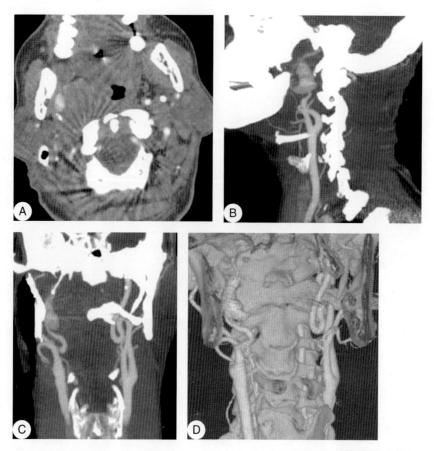

图15-161 男性,66岁,右侧颈内动脉动脉瘤伴血栓形成。CT增强显示右侧咽旁间隙软组织肿块。病变外侧部分明显强化,大部分未见明显强化。CTA显示病变与颈内动脉相连。

则,边界清晰,增强检查显示病变不规则或环形强化(图15-162)。颈后区神经源性肿瘤可见到椎间孔扩大(图15-163)。

(四)头颈部非霍奇金淋巴瘤(NHL)

占全部NHL的10%~20%。可分为单纯淋巴结病变及结外病变。可侵犯结外淋巴组织(咽淋巴环)及结外非淋巴组织(鼻腔、鼻窦、眼、鼻咽、口咽等);淋巴结受侵部位广泛,主要为咽后组,颈静脉链周围及颈后三角区;常为双侧侵犯,淋巴结大小不一,CT表现为密度均匀,边界清晰。病变中度强化(图15-164)。

(五)颈部淋巴结结核

分为3型:Ⅰ型以增生为主,内见多发性结核性肉芽肿;Ⅱ型淋巴结中央干酪样坏死。Ⅲ型为融合成片的干酪或液化坏死。病变主要位于颈静脉周围及静脉区,增强后不均匀轻微强化(图15-165)。

(六)巨大淋巴结增生

又称Castelman病,60%发生于纵隔,也可见于颈部、腹膜后及盆腔。CT或MR表现为单发肿大淋巴结,边缘光整或呈分叶状。病变明显均匀强化。

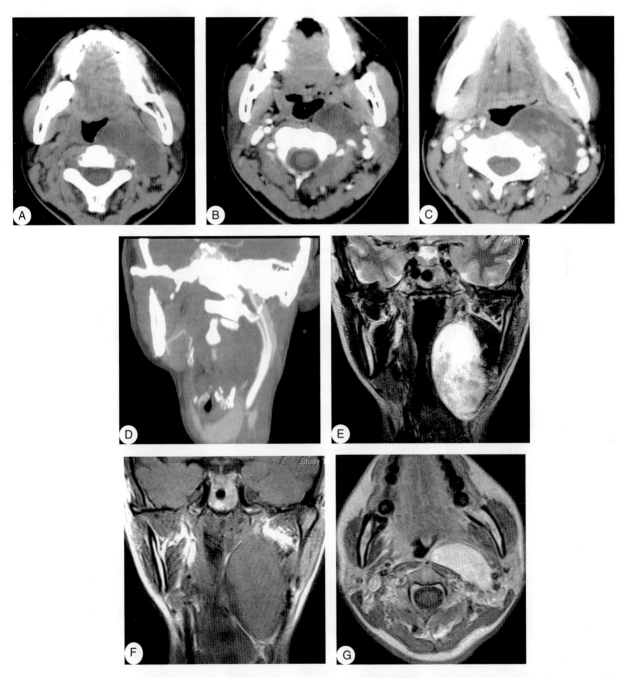

图15-162 女性,31岁,左咽旁间隙节细胞神经瘤。手术记录:肿物位于左颈部,包膜完整,表面光滑,质韧,粉红色,大小约6 cm×7 cm×8 cm。CT平扫(**A**)显示左侧咽旁间隙椭圆形低密度影,边界清晰,形态规则,病变内部密度均匀。左侧颈部血管受压向外侧移位。左侧口咽腔受压向内侧移位。增强检查动脉期(**B**)显示强化不明显,静脉期(**C**)病变不均匀强化。血管重建(**D**)显示颈部动静脉受压外侧移位。MR T2WI(**E**)及T1WI(**F**)显示病变呈长T1长T2信号影,内部信号均匀。增强MR(**G**)示病变明显均匀强化。

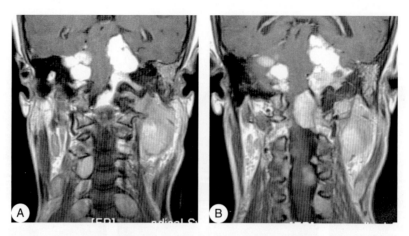

图15-163　女性,15岁,神经纤维瘤病。MR增强检查显示双侧颈部皮下、椎管内、椎间孔以及左侧咽旁间隙、颅底区、双侧桥小脑区可见多发的结节状强化影,边界清晰,形态不规则。

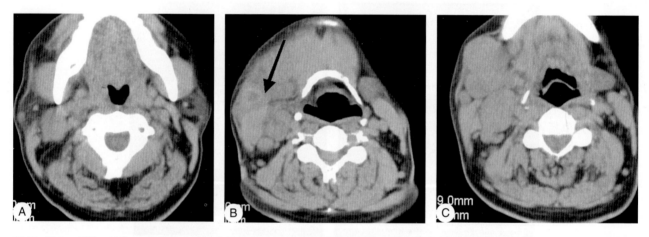

图15-164　男性,61岁,右侧颈部非霍奇金淋巴瘤。CT显示右侧腮腺间隙、右侧Ⅰ区、Ⅱ区可见多发增大的淋巴结,病变表面形态规则,无融合倾向,内部可见坏死(箭头)。

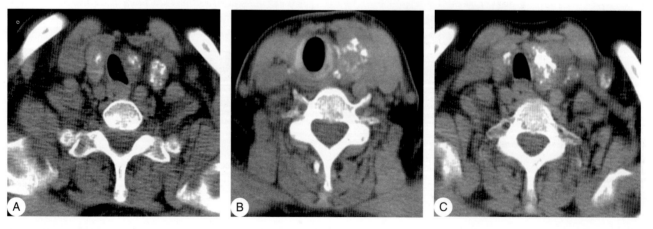

图15-165　女性,64岁,颈部淋巴结结核。CT显示左侧Ⅴ区可见增大的淋巴结,病变内部可见不规则点片状钙化。甲状腺左、右叶内亦可见多发点片状钙化。

(夏爽　祁吉)

第七节　颞骨肿瘤性病变的影像学诊断

颞骨肿瘤性病变的影像学检查方法主要包括HRCT和MRI。

（1）HRCT横断面扫描基线为听眶上线，冠状面扫描基线为听眶下线的垂线。扫描层厚：0.625 mm或0.5 mm。曲面重组主要用于显示听小骨、面神经管等结构。HRCT主要用于显示骨质结构的改变，评价肿瘤对于邻近骨质结构的压迫、侵蚀以及骨质破坏情况。对于软组织肿瘤累及颞骨、面听神经肿瘤以及颈静脉肿瘤等的评价主要采用MR增强检查,CT增强检查可用于观察微小鼓室球瘤的强化行为。

（2）MRI软组织对比度好，可较好地显示膜迷路、软组织、蜗后听觉传导通路的肿瘤性病变，评价病变的侵犯范围，如颅内、颈内静脉、乙状窦以及岩尖的侵犯。但对骨皮质破坏和钙化显示差。

扫描序列包括：

（1）GRE T1WI 颅底颞骨病变建议使用该序列，颅底血管如颈内静脉、乙状窦、横窦、颈内动脉等血管性结构呈高信号，而病变呈等信号，能够清晰显示病变对血管的侵犯。

（2）SE T1WI 所有颅底间隙的结缔组织呈高信号，而软组织呈低信号，可以评价病变对颈部间隙的侵犯。

（3）FSE T2WI 评价病变的信号特点以及病变的侵犯范围，从而对病变进行定性诊断

（4）FSE重T2WI 层厚0.8 mm，三维最大密度投影（maximum intensity projection, MIP）重建影像可观察膜迷路的微小病变。

（5）脂肪抑制序列，清晰显示病变的范围,但对于评价邻近结构的侵犯作用不大。

（6）增强MR GRE T1WI 观察病变的增强行为,评价病变对脑实质、颈静脉以及静脉窦的侵犯。

一、胆脂瘤

分为先天性和获得性胆脂瘤，先天性（鼓膜正常，无耳部炎症史）为胚胎期之胚叶组织残留所致或耳黏膜上皮化生形成;继发性约占98%,最常发生于中耳的上鼓室、鼓窦入口及乳突窦,多伴有鼓膜穿孔和慢性中耳乳突炎。绝大部分发生于中耳及乳突,少数起源于外耳道或岩尖。

（一）外耳道胆脂瘤

罕见，发病率为0.1%~0.5%，多发生于老年患者，与外耳道炎、外伤、术后有关。

1. 临床表现为：

无痛性肿块，耳镜检查见白色胆脂瘤样物。

2. 影像学检查：

首选CT,轴位和冠状HRCT,可观察外耳道骨壁的改变。

3. 影像学表现：

外耳道扩大，软组织肿块并骨壁侵蚀破坏，肿物内常见高密度的小死骨屑，多数单侧，也可双侧。骨破坏可见于外耳道的任何一壁，以下壁及后壁多见，破坏呈侵蚀性，破坏骨壁边缘相对光滑。软组织肿物可突入中耳腔，侵犯中耳、乳突和外耳，影像学检查发现病灶常较临床体检发现的大,骨侵蚀的范围广泛。CT可早期发现并提示骨侵犯的范围及对周围器官的侵犯(图15-166)。MR T1WI呈混杂信号，T2WI呈稍高信号,病变无强化。

（二）中耳胆脂瘤

首选HRCT，观察骨质破坏范围。早期CT表现prussak间隙扩大，其内见小的软组织肿块,鼓室盾板变钝或破坏消失，听小骨内移;鼓窦、乳突骨破坏区边缘整齐，有钙化。病变可累及内耳前庭、半规管及耳蜗螺旋，还可累及颈静脉球等路的结构。MR主要显示病变的特点以及对病变进行鉴别诊断，T1WI显示病变信号混杂,T2WI呈稍高信号， 增强检查无强化，若并发肉芽肿时可见明显强化（图15-167至图15-170）。

（三）胆脂瘤自然根治术腔形成

部分胆脂瘤可自行破坏外耳道后上壁、上鼓室外侧壁下部和鼓窦入口等骨质结构,形成自然根治术腔(图15-171)。

（四）先天性胆脂瘤

1. 层状鳞状上皮内脱落的角质内上皮组织残留异位;

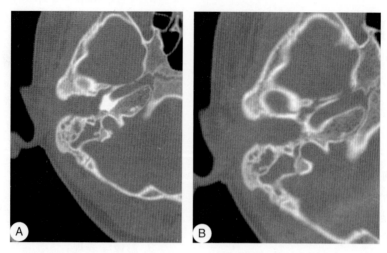

图 15-166 女性,54 岁,右侧外耳道胆脂瘤。右侧外耳道增宽,其内被软组织取代,外耳道后壁骨质形态不规则。乳突内亦可见软组织影。

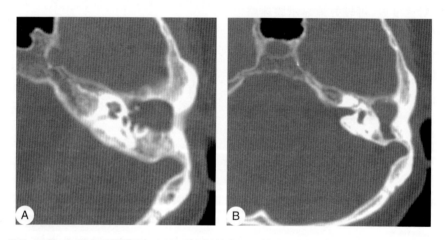

图15-167 男性,35 岁,左侧中耳胆脂瘤。CT显示左侧鼓窦入口扩大,听小骨骨质破坏,邻近骨质受压,边界清晰。

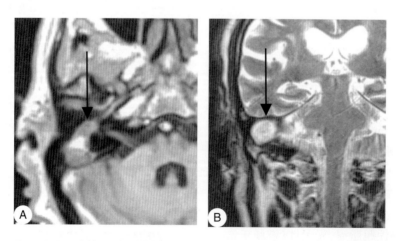

图15-168 女性,55 岁,右侧中耳胆脂瘤,T1WI(A)及T2WI(B)病变信号混杂。

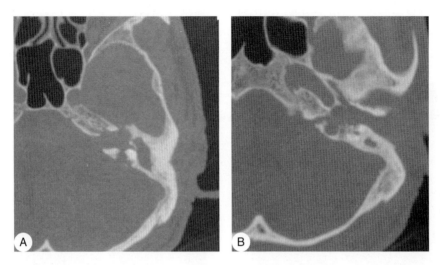

图15-169　左侧中耳胆脂瘤,破坏内耳、面神经管以及颈静脉前壁,骨质破坏边界清晰。病变累及外耳道、岩尖部。左侧颈动脉管完整。

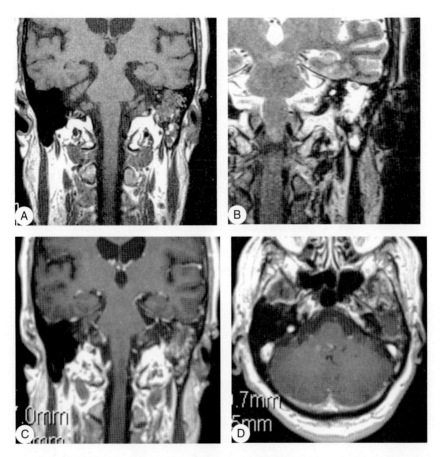

图15-170　女性,57岁,左侧中耳胆脂瘤。左侧中耳可见不规则软组织肿块,病变形态不规则,T1WI信号不均匀,其内可见点状高信号,T2WI呈高信号。(C,D)增强检查病变周边可见轻度强化。

2. 可发生于岩尖、中耳、乳突及外耳道；

3. 首选HRCT,可显示病变呈膨胀性生长,周围骨质破坏,并可见硬化缘；

4. MR病变呈混杂信号,可呈边缘强化,受累的面神经及迷路结构亦可见轻微强化（图15-172至15-174）。

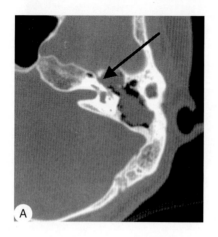
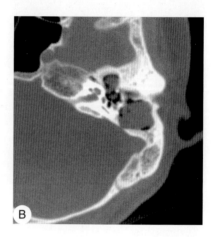

图15-171　男性,76岁,左中耳胆脂瘤,自然根治术腔。HRCT显示左侧中耳区软组织肿块,鼓窦入口扩大,听小骨破坏、结构消失,邻近骨质破坏,边缘光滑,面神经鼓室段管壁不完整(箭头)。

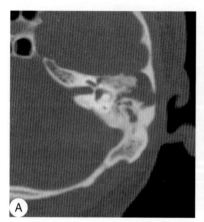
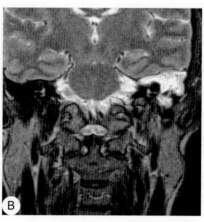
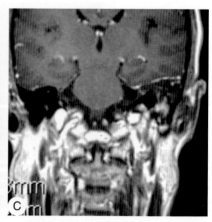

图15-172　男性,65岁,左侧中耳先天性胆脂瘤伴肉芽组织增生。(A)HRCT显示左侧中耳骨质结构破坏,边界清晰,听小骨消失。(B)MR T2WI显示病变形态不规则,信号欠均匀。(C)增强检查显示病变边缘轻微强化,病变下部明显强化,提示其内伴有肉芽组织增生。

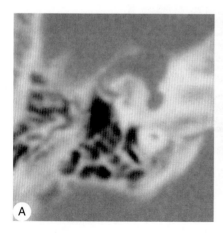
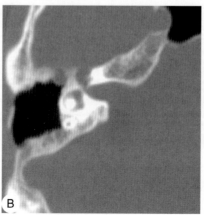
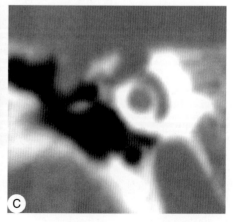

图15-173　男性,57岁,右侧面神经迷路段原发性胆脂瘤。(A)显示右侧面神经迷路段管壁增宽,骨质破坏,边界清晰,累及耳蜗。(B)(横断面)、(C)(冠状面)术后1年,病变复发,面神经迷路段和鼓室隐窝内可见软组织影,乳突为慢性中耳乳突炎术后改变。

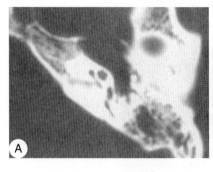
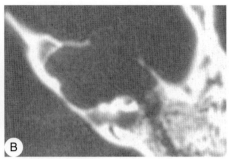
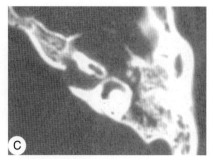

图15-174　男性,68岁,左侧面神经内耳道段、膝段、鼓室段胆脂瘤。HRCT显示左侧面神经鼓室段、迷路段及内耳道段增宽,管壁破坏光滑,其内可见软组织肿块影。听小骨结构尚存,内耳结构未见明显异常。

二、外耳道良性肿瘤

外耳道肿物中良性占大多数,其中乳突状瘤最常见,其他来源于耵聍腺的腺瘤,胆脂瘤和间叶组织来源的纤维瘤、脂肪瘤、血管瘤,骨瘤少见。

(一)外耳道骨疣

最常见的良性、实性肿瘤,可双侧发生;多有冷水接触史。外耳道骨质呈宽基底过度生长;常发生于外耳道峡部,宽基底,呈环形,分叶状。

(二)外耳道骨瘤

良性成骨性肿瘤,分致密型和疏松型,单侧发

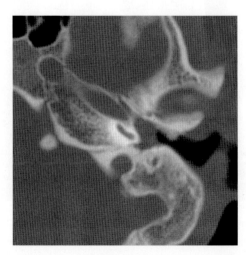

图15-175　左侧外耳道骨瘤。HRCT显示左侧外耳道前壁可见圆形高密度影,广基底与左侧外耳道前壁相连,表面光滑。

生,也可双侧,生长缓慢,无恶变,体检见外耳道质硬隆起或结节状肿物,无压痛,影像学首选CT,表现为近似球形的骨性肿物,外耳道壁无破坏可能于手术史有关,可伴有外耳道及中耳胆脂瘤(图15-175)。

首选CT,观察病变的形态、位置及邻近骨质的关系,表现为类圆形、卵圆形骨性肿块,边缘光滑,无软组织肿块。

三、耳部恶性病变

耳部恶性肿瘤中,鳞状细胞癌占大多数,其次为腺样囊性癌,其他包括基底细胞癌、耵聍腺癌、横纹肌肉瘤等。影像学检查的目的主要评价肿瘤浸润深度,CT主要观察骨质结构的破坏,MR用于观察软组织受累情况,如腮腺、颞下颌关节等有无受累及局部有无淋巴结肿大。

(一)外耳道癌

常见于老年人,常有外耳道慢性炎症病史,病理多为鳞状细胞癌,少数为基底腺癌及耵聍腺癌,预后差。首选CT,观察骨质破坏范围,MR显示病变范围,主要采用GRE T1WI平扫及增强、FSE T2WI及FSTSAT T2WI观察病变对邻近血管、神经的侵犯。影像学表现:①外耳道软组织肿块;②病变较大时,外耳道骨壁溶骨性破坏,边缘不规则,浸润生长;③可累及耳郭、中耳、乳突、颞骨、腮腺、颞下颌关节等;④MR T1WI呈低信号,T2WI信号不均匀,增强后明显不均匀强化。MR还可评价病变对脑实质、脑膜、腮腺及颞下颌关节的侵犯(图15-176至15-180)。

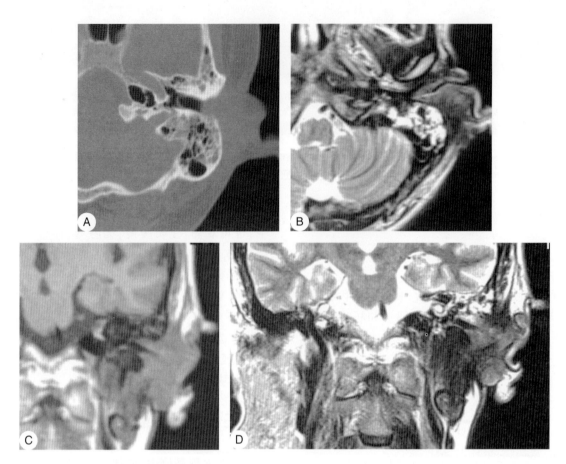

图15-176　男性,65岁,左侧外耳道鳞状细胞癌。(A)HRCT显示左侧外耳道软骨部软组织肿块,病变未达外耳道骨部,左侧骨膜增厚,左侧乳突软组织影。MR横断面T2WI(B)、冠状面T1WI及T2WI(C)显示左侧外耳道区软组织影,边界不清,形态不规则,呈等T2信号,病变累及左侧耳郭,向下累及左侧腮腺及左侧耳部皮下结构。左侧乳突区于T2WI呈高信号,提示炎症。

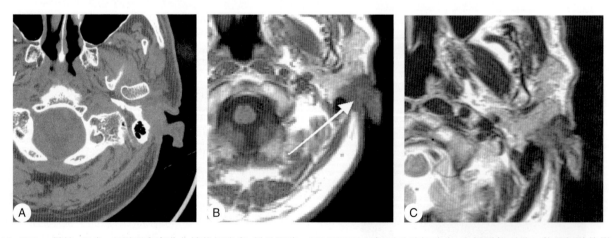

图15-177　男性,85岁,左耳下中高分化鳞状细胞癌,累及腮腺。HRCT显示左侧耳垂破坏消失,左侧耳部可见一软组织肿块影,左侧颞骨乳突部呈虫噬样骨质破坏。MR T2WI(B)、T1WI(C)显示左侧耳部软组织肿块影,呈等T1等T2信号,侵犯邻近的腮腺正常腮腺(由于含有脂肪成分,T1WI、T2WI均呈高信号)。

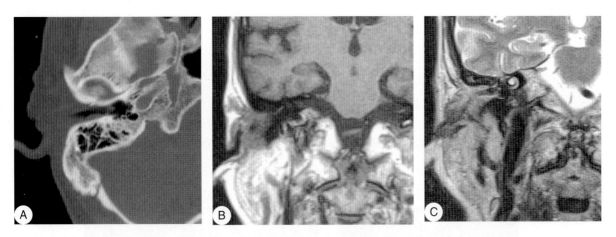

图15-178　男性,79岁,右侧外耳道后壁高分化鳞状细胞癌。手术所见:肿物位于外耳道底壁,部分前壁,起始骨与软骨交界,向内至鼓环外约7 mm,未侵及骨壁,肿物质脆,边界不清,与周围组织无明显粘连。HRCT(A)显示右侧外耳道骨部软组织肿块影,外耳道狭窄。外耳道骨质结构未见异常。MR T1WI(B)、T2WI(C)可见病变位于右侧外耳道区,病变未累及外耳道深部,向下达腮腺表面,未累及腮腺,病变呈等T1等T2信号,形态规则,信号均匀。

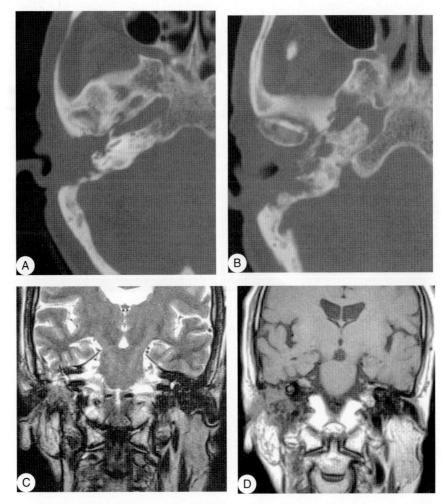

图15-179　男性,55岁,右侧外耳道鳞状细胞癌。(A,B)HRCT显示右侧颞骨骨质不规则破坏,边界不清,外耳道软组织肿块,病变破坏内耳蜗螺旋、中耳、听小骨。MR显示病变呈等T1等T2信号,形态不规则,信号均匀,与腮腺上级边界不清,并累及皮下软组织(T1WI显示清晰)。

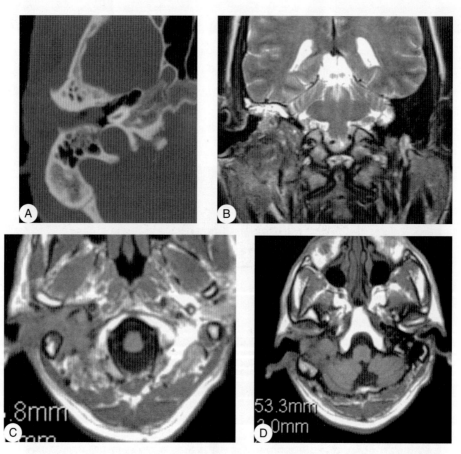

图 15-180 男性,47 岁,右侧腮腺囊腺癌,侵犯右侧外耳道。HRCT(A)显示右侧外耳道区软组织影,病变无明显边界,外耳道骨壁显示未见破坏。MR T2WI(B)、T1WI(C,D)显示右侧腮腺区软组织肿块,病变形态不规则,信号不均匀,向上累及外耳道。

外耳道腺癌罕见,多发生于外耳道软骨部,最常见者原发于耵聍腺,检查见肿物位于外耳道软骨部后壁,可致外耳道狭窄,肿物质硬,触痛明显,皮肤表面光滑或呈丘疹状、枸皮样,肿块以外耳道为中心向周围浸润,界限不清,无包膜沿神经鞘扩展,转移发生较晚,以血性转移为主。起病隐匿,大多数原发于外耳道口,早期外耳道癌常无明显不适,不易发现。对于临床发现的外耳道肿物,需行CT或MR检查以明确病变的范围(图15-181至15-183)。外耳道囊腺癌生长行为不规则,呈蟹爪样浸润邻近组织,容易出现远处转移,最常见的肺部。

少见的外耳道恶性肿物还包括恶性黑色素瘤等,影像学的价值在于评价病变的范围(图15-184)。

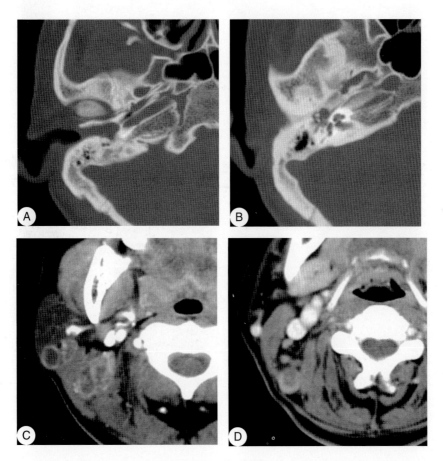

图15-181　女性,44岁,右侧外耳道鳞状细胞癌,累及右侧中耳。右颈部Ⅱ区、腮腺区及Ⅴ区淋巴结转移,右颈部Ⅱ区淋巴结包膜外侵犯。(A,B)HRCT显示右侧外耳道、右侧中耳软组织肿块影,外耳道后壁骨质形态不规则。(C,D)增强CT显示右侧颈部Ⅱ区、Ⅴ区及腮腺区多发淋巴结增大,病变呈环形强化,右侧Ⅱ区淋巴结可见融合,包膜形态不规则,与右侧胸锁乳突肌边界不清。

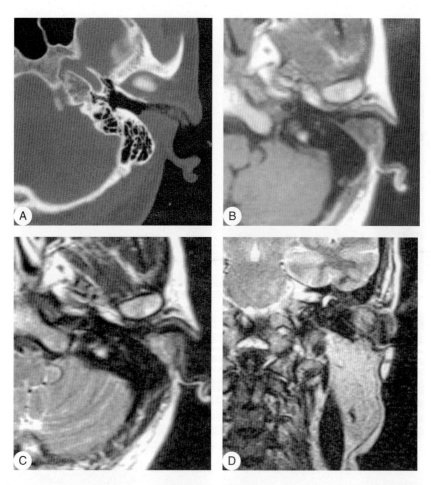

图15-182　女性,55岁,左侧外耳道耵聍腺癌。HRCT(A)显示左侧外耳道后壁可见软组织肿块影,形态规则,边界清晰,左侧外耳道后壁骨质结构完整。MR T1WI(B)、T2WI(B,C)显示病变呈等T1等T2信号,边界清,形态规则,病变局限于外耳道内,未累及邻近腮腺。

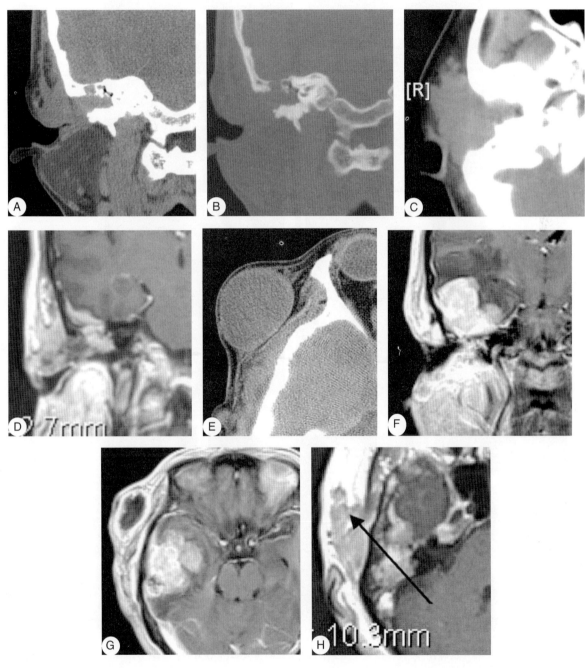

图15-183 女性,54岁,右侧外耳道囊腺癌,术后2年右颞部皮下、右侧颞叶广泛转移。(A,B)HRCT显示右侧外耳道区软组织肿块影,病变位于右侧颞部皮下,累及中耳,邻近骨质侵蚀破坏。(C)CT软组织窗显示病变形态不规则,呈分叶状。(D)MR增强检查显示病变明显强化,形态不规则,右侧颞叶脑膜亦可见受累。(E)术后2年,CT显示右侧面部皮下结节影。(F~H)MR增强显示右侧颞叶明显强化,右侧颞叶可见大片状水肿,右侧颞部皮下结节呈环形强化,右侧颞部皮下组织内可见蟹爪样肿块深入到颞部皮下脂肪组织内(箭头)。

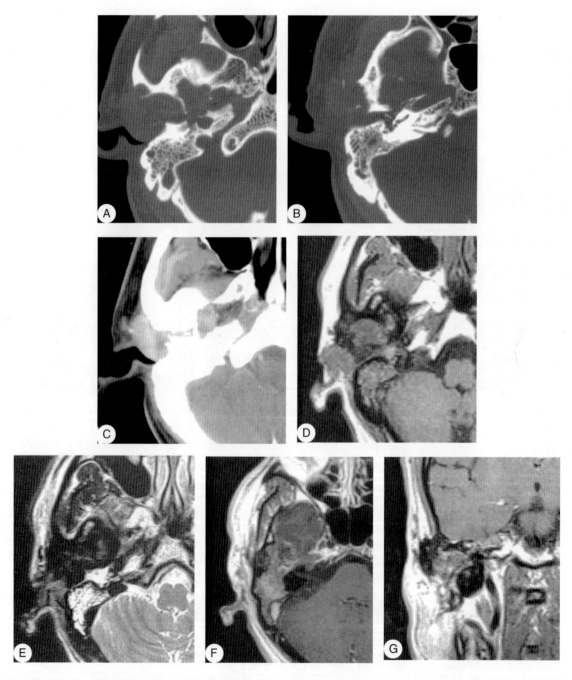

图15-184 男性,47岁,右外耳道恶性黑色素瘤。免疫组化,HMB 45(+),s-100(+),EMA(-)。(A,B)HRCT显示右侧外耳道软组织肿块,病变破坏外耳道前壁、右侧颞骨鳞部及右侧颞下颌关节。(C)增强检查显示病变明显强化,病变累及右侧颞下窝、右侧咽旁间隙及右颞部皮下结构。MR T1WI(D)、T2WI(E)显示病变形态不规则,边界不清,呈等T1短T2信号。(F,G)增强检查显示病变不均匀轻度强化,累及右侧颞叶。右侧乳突继发炎症。

(二)中耳癌

罕见,常见的组织类型:鳞状细胞癌,基底细胞癌,腺癌少见。

CT表现:中耳腔、乳突处软组织密度肿块及大片不规则骨质破坏。向内侧可侵犯岩尖,向前经咽鼓管侵犯鼻咽和颅底,向外可侵犯颈部间隙,包绕颈部血管,增强检查可见明显强化(图15-185和图15-186)。

MR表现:主要观察病变对邻近软组织的侵犯情况,如中颅窝、后颅窝、脑膜及脑实质的受累,腮腺及颞下颌关节有无病变,颈内动脉是否正常(图15-187)。

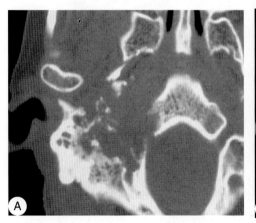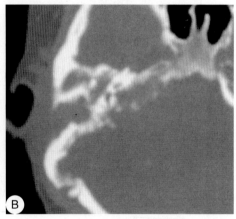

图15-185　男性,56岁,右侧中耳鳞状细胞癌。HRCT显示右侧颞骨乳突部、岩部,枕骨斜坡右侧部分可见虫蚀样骨质破坏,病变范围广泛、形态不规则,右侧中耳、乳突内充满软组织肿块影。

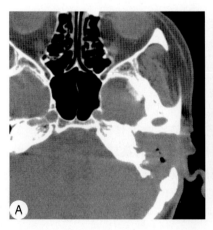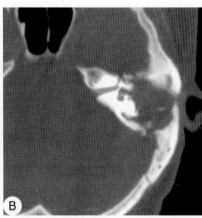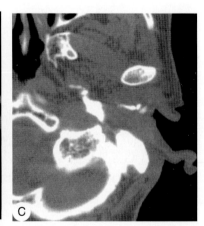

图15-186　女性,74岁,左侧中耳、外耳鳞状细胞癌。HRCT显示左侧中耳区软组织肿块影,病变凸向左侧外耳道,左侧颞骨乳突部骨质不规则破坏,累及左侧内耳及面神经管水平段。

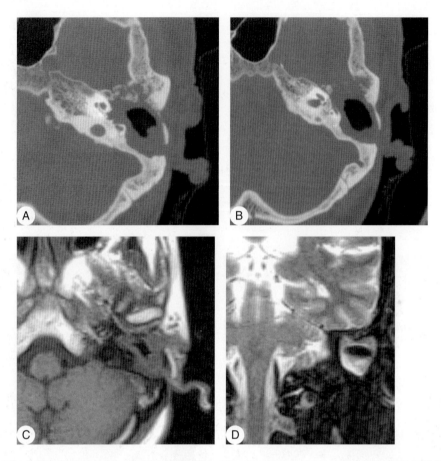

图15-187 女性,75岁,左侧中耳鼓室、鼓窦、乳突鳞状细胞癌1~2级。HRCT(A,B)显示左侧乳突区软组织肿块影,内部可见低密度气体影,颞骨乳突部可见虫噬样骨质破坏,累及左侧耳蜗、左侧鼓室前壁。MR T1WI(C)、T2WI(D)显示病变形态不规则,呈等T1等T2信号,累及左侧颞部皮下结构。

(三)内淋巴囊肿瘤

起源于覆盖内淋巴囊细胞的、生长缓慢的乳头状囊腺瘤样肿瘤;组织学可为腺瘤、腺癌、腺样癌或类癌。

CT可显示骨质破坏的范围及肿瘤内钙化。MR信号不均匀,T1WI可见高信号(出血)及点状低信号(骨片、血管流空影)。增强后明显不均匀强化,CTA或MRA显示肿瘤丰富,MRV示乙状窦部分或完全闭塞。

四、鼓室球瘤和颈静脉球瘤

(一)鼓室球瘤和颈静脉球瘤

鼓室球瘤来源于舌咽神经外的神经血管球体,生长缓慢,倾向于沿阻力小的方向生长,较颈静脉球瘤发生率低,临床主要表现为搏动性耳鸣,耳镜示"紫色肿块"。

大部分病变鼓室球瘤与颈静脉球瘤伴发,二者均呈软组织影。

CT表现:起自鼓室内壁或底壁,CT显示鼓岬处的小软组织影,局限于鼓室内无骨质破坏,密度均匀,边界清晰,增强后明显强化。骨破坏仅见于鼓室下壁、颈动脉管与颈静脉窝之间的骨嵴,易引起颈静脉球壁的不规则扩大及骨侵蚀(图15-188和图15-189)。颈静脉球瘤时,颈静脉管壁扩大,不规则、虫噬样骨质破坏(正常颈静脉管壁亦可扩大,但管壁光滑)(图15-190)。大部分病变累及颈静脉孔区和鼓室,范围广泛(图15-191至图15-193)。

MR T1WI:病变信号不均匀,部分可呈"盐和胡椒"征。

DSA:肿瘤染色,血供起源于咽升动脉的下鼓室

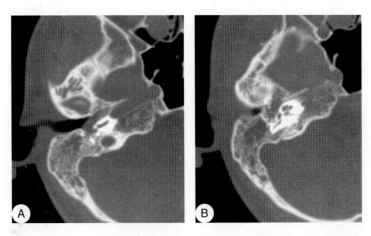

图15-188　男性,23岁,右侧鼓室球瘤。(A,B)HRCT显示右侧中耳下鼓室及中鼓室软组织影,乳突气房内亦可见软组织影,听小骨显示清晰。临床检查无骨膜增厚,无中耳炎病史。本例患者术前误诊为中耳乳突炎,但根据病史,可提示鼓室球瘤的诊断。

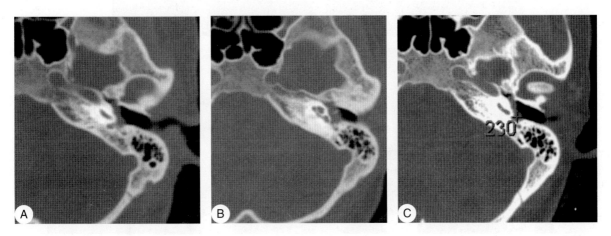

图15-189　女性,56岁,左侧鼓室球瘤。(A,B)HRCT显示左侧中耳下鼓室及中鼓室软组织影,乳突气房显示清晰。临床检查无骨膜增厚,无中耳炎病史。(C)动脉期增强检查显示病变明显强化,CT值约230 HU。

动脉,其次,颈内动脉分支鼓室前动脉,枕动脉或耳后动脉来源于其乳突动脉。

　　影像学技术检查:HRCT主要评价病变对骨质,如听小骨侵蚀情况,尤其是小鼓室球瘤,首选HRCT,增强检查可进一步评价病变的血供,并进行鉴别诊断,当病变较大时,选择HRCT及MR。MR可评价病变对邻近结构的累及情况,DSA能够明确肿瘤血供,并可进行术前栓塞,以减少术中出血。

(二)骨源性病变

　　骨纤维异常骨质增殖综合征:多见于30岁以下的年轻人;首选HRCT,观察骨性结构的改变及累及范围;CT表现为骨质增厚伴周围硬化性改变,磨玻璃样改变;MR T1WI及T2WI均为低信号,活动期T2WI斑片状高信号,增强后不均匀强化(图15-194和图15-195)。

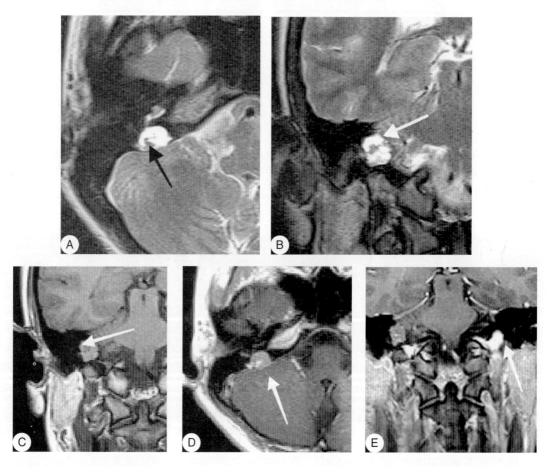

图15-190　女性,16岁,右侧颈静脉球瘤。MR T2WI(A,B)、T1WI(C)显示右侧颈静脉孔区圆形软组织肿块影,病变形态规则,信号不均匀,其内可见流空影(箭头)。(D,E)增强检查显示病变明显强化,平扫显示的流空信号明显强化,提示血管影像(D,箭头)。MR GRE 冠状面检查显示右侧颈静脉球处软组织影,左侧颈静脉清晰显示(E,箭头)。

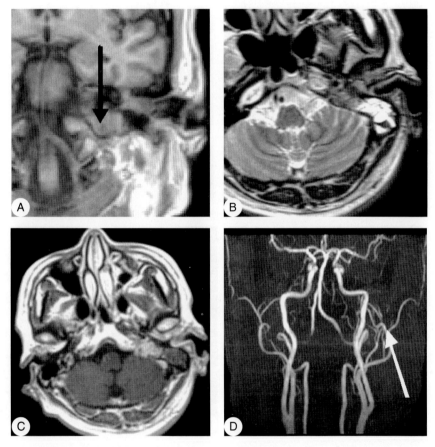

图15-191　男性,55岁,左侧鼓室及颈静脉球瘤。MR T1WI(A)、T2WI(B)显示左侧中耳、颈静脉孔区可见不规则软组织肿块影,病变呈等T1等T2信号,邻近乳突炎症(T2WI高信号),其内可见流空(黑箭头)。(C)增强检查显示病变明显不均匀强化,(D)MRA显示病变由左侧颈外动脉供血(白箭头)。

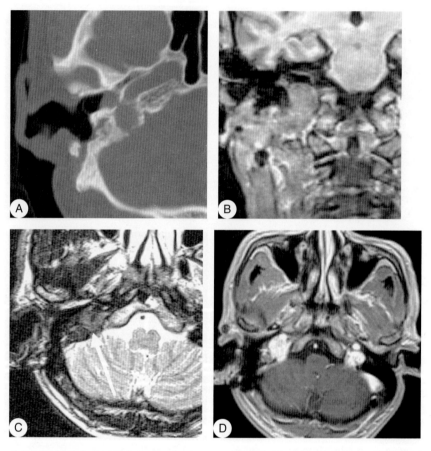

图15-192 男性,54岁,右侧颈静脉球瘤术后复发。(A)HRCT显示右侧颈静脉孔增宽,骨壁形态不规则虫噬样破坏,其内可见软组织肿块影,病变凸向右侧外耳道。MR T1WI(B)、T2WI(C)显示病变呈等T1等T2信号,病变形态不规则,信号不均匀,其内可见流空影(箭头)。(D)增强检查显示病变明显强化。

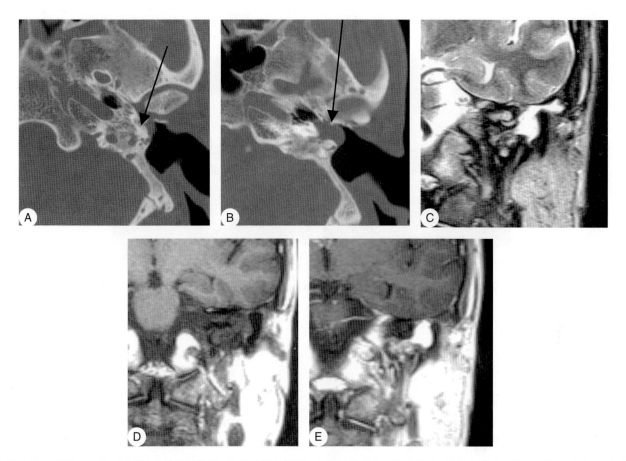

图15-193 男性,47岁。(左耳)颈静脉球体瘤,肿瘤无明显界限,生长于黏膜内。手术所见:肿瘤主要位于鼓室、乳突、迷路下区,肿瘤破坏颈静脉孔区骨质。(A,B)HRCT显示左侧颈静脉孔区软组织肿块,相应骨质结构不规则破坏(黑箭头);左侧中耳区亦可见圆形软组织肿块,边界清晰,形态规则(白箭)。MR T2WI(C)、T1WI(D)显示病变形态不规则,累及左侧中耳及颈静脉孔区,呈长T1长T2信号。(E)增强检查显示病变明显强化。

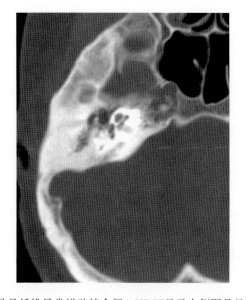

图15-194 女性,45岁,右侧颞骨骨纤维异常增殖综合征。HRCT显示右侧颞骨呈毛玻璃样改变,听小骨显示清晰。

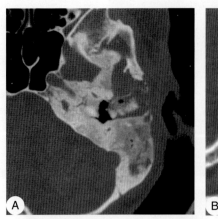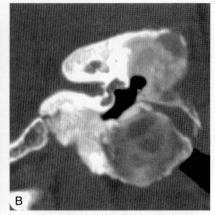

图15-195　女性,43岁,左颞骨纤维异常增殖综合征。手术所见:颞骨鼓部、乳突部、岩部骨质疏松,呈海绵样改变,外耳道骨部2/3闭锁。HRCT显示左侧颞骨呈磨玻璃样改变,骨质结构不规则破坏,左侧外耳道狭窄。

五、面神经和听神经病变

当患者面瘫持续、进展、反复发作时,应怀疑面神经肿瘤的存在。但27%的面神经肿瘤的患者可表现为急性面瘫(肿瘤压迫面神经引起血供中断,与Bell瘫痪表现类似)。虽然面神经肿瘤罕见, 占面瘫的6%~10%, 早期诊断对于恢复面神经功能是十分重要的。由于肿瘤起源于神经鞘而神经纤维相对不受累,因而肿瘤生长很大时才出现面瘫等症状。

(一)面神经鞘瘤

面神经鞘瘤(facial schwannoma,FS)是引起面瘫最常见的良性肿瘤,占所有脑神经瘫的5%。FS可累及面神经的任何部分。好发于膝状神经节或多节段起源。与前庭神经鞘瘤类似,肿瘤细胞起源于神经鞘,偏心生长。临床表现依赖于肿瘤的位置,面瘫常见,可渐进性加重或急性发作,与面神经炎相似。当面神经瘤位于内耳道(internal acoustic canal, IAC)时,前庭神经由于髓鞘较薄对压迫敏感,感音神经性耳聋较面瘫常见。

当肿瘤位于腮腺内时,病变与腮腺的其他肿瘤鉴别困难。面神经肿瘤影像学检查首选MR平扫及增强检查。T1WI病变呈等信号,T2WI呈等或高信号(囊性变时),增强检查示病变明显强化。当肿瘤位于IAC时,面神经鞘瘤与听神经鞘瘤区别鉴别困难,只有看到病变沿着面神经进入到迷路段或膝段,才支持面神经鞘瘤的诊断。起自膝状神经节或颞骨内段的面神经鞘瘤可表现为结节状或管状强化。当病变较小时,FSE T2WI可显示肿瘤的起源。HRCT可显示骨性结构的变化,尤其是膝状窝或迷路段面神经骨性结构的改变,对于鉴别FS与其他病变具有重要的价值(图15-196至图15-200)。影像学检查不仅帮助制定术前计划,而且可明确手术将会对神经的损伤情况。

(二)面神经血管瘤

为良性血管性肿瘤,病理上由多发大小不等的微血管组织。主要病理类型是骨化性血管瘤,好发生于膝状神经节。临床症状较神经鞘瘤出现早,主要原因是此病侵犯面神经而后者只压迫面神经,早期发现病变对于保存面神经的功能十分重要。HRCT表现为蜂窝状高密度影、边界不清、内部可见骨棘。MR增强检查显示病变不均匀明显强化。

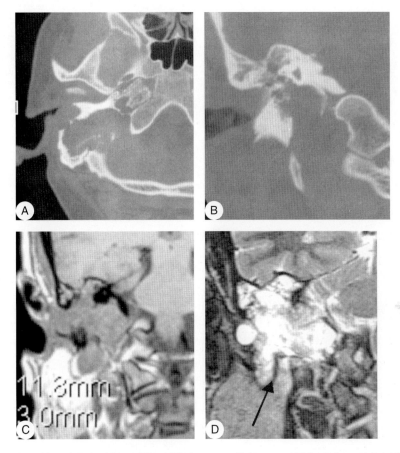

图15-196　男性,40岁,右侧面神经乳突段、鼓室段神经纤维瘤。HRCT横断面(**A**)、冠状面(**B**)显示右侧乳突区骨质破坏,面神经管降段增宽,其内可见软组织肿块影。MR冠状T1WI(**C**)、T2WI(**D**)显示右侧乳突区等T1长T2信号,边界不清,形态不规则,累及面神经膝段、鼓室段、乳突段,并出茎乳孔伸向腮腺内(箭头)。

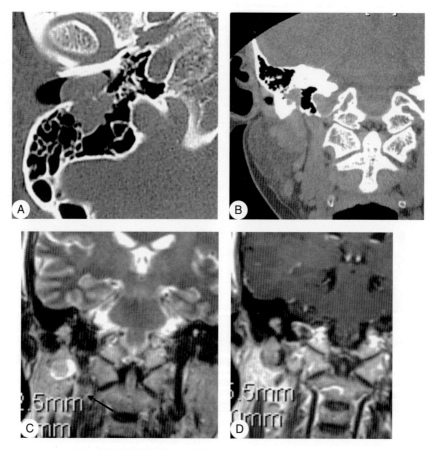

图15-197 女性,49岁,右侧面神经乳突段神经鞘瘤。(A)横断HRCT显示右侧面神经乳突段软组织肿块,突入到外耳道。(B)冠状CT显示面神经降段增宽,并可见一软组织肿块突向腮腺内。(C)MR T2WI冠状面显示病变呈等T2信号,外周可见一环形高信号("靶征",中心细胞较多;等信号,外周黏液较多;高信号,箭头)。(D)增强检查显示病变中度不均匀强化。

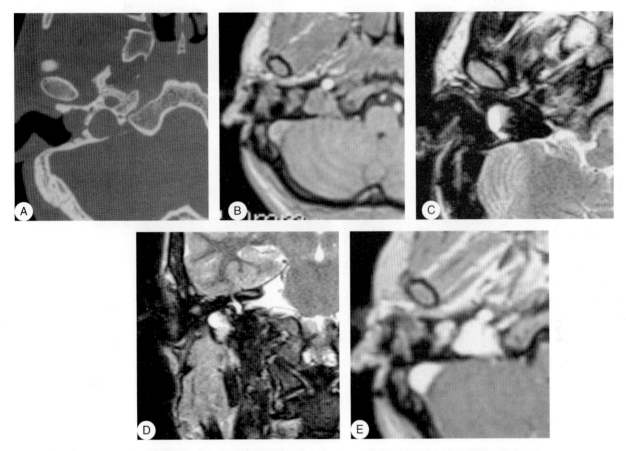

图15-198 男性,25岁,右侧面神经乳突段神经鞘瘤。(A)HRCT显示右侧面神经乳突段一结节状软组织影,病变形态规则,表面光滑。右侧颈静脉孔扩大,但管壁光滑。横断面MR T1WI(B)、T2WI(C)及冠状面T2WI(D)显示病变呈等T1混杂T2信号,病变外侧部分于T2WI上呈高信号。(E)增强检查显示病变轻度强化。

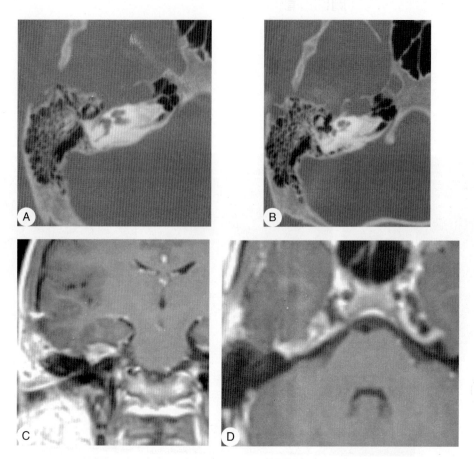

图15-199 男性,18岁,右侧面神经膝段和岩浅大神经神经鞘瘤。(A,B)HRCT显示右侧面神经膝段、岩浅大神经管增宽,骨质形态不规则。(C,D)MR增强检查显示右侧面神经膝段、岩浅大神经以及三叉神经半月节明显强化。

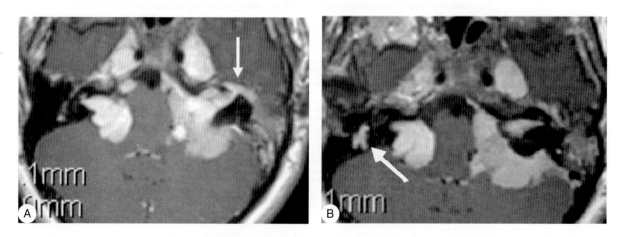

图15-200 女性,15岁,神经纤维瘤病。增强MR显示双侧三叉神经、左侧面神经内耳道段、迷路段、膝段(粗箭头)及右侧面神经乳突段(细箭头)明显强化。

（三）邻近肿瘤侵犯或神经周围播散

头颈部恶性肿瘤可累及面神经。最常见的原发部位为腮腺。腮腺的恶性肿瘤，尤其是囊腺癌，容易沿着茎乳孔累及面神经，面神经全长均可受累，也可跨越生长，50%的囊腺癌可出现神经周围侵犯，可逆行性也可顺行性侵犯。当出现面神经管全程扩张时，需仔细观察腮腺有无病变。偶尔病变也可沿岩浅大神经侵犯。MR增强检查可评价腮腺的原发性肿瘤和病变累及的面神经，表现为面神经弥漫性增粗、强化。另外，任何累及翼腭窝的恶性肿瘤均可沿岩浅大神经逆行播散至膝状神经节。其他的肿瘤，如副神经节瘤、淋巴瘤、内淋巴囊肿瘤、颈静脉球瘤等也可累及面神经（图15-201和图15-202）。

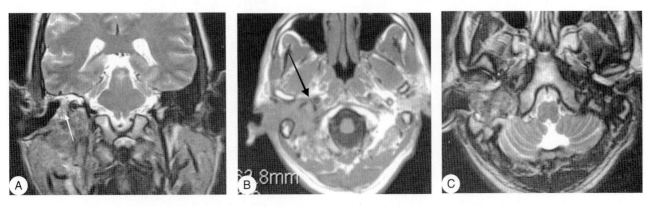

图15-201　男性，47岁，右侧腮腺囊腺癌沿右侧面神经乳突转移。(A)MR T2WI显示右侧腮腺内等T1等T2信号，边界欠清，形态不规则。病变累及面神经管乳突段蔓延(箭头)。(B)横断面T1WI及T2WI显示病变向前与颈内动脉关系密切(箭头)。

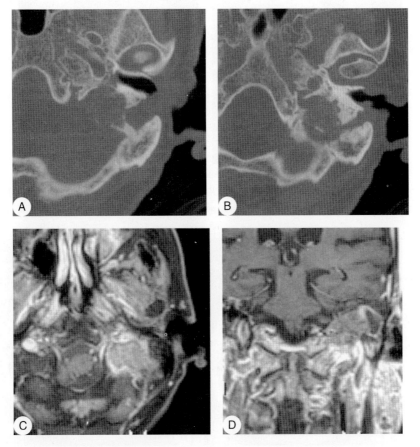

图15-202　女性，81岁，左侧颅底骨髓炎累及面神经乳突段。(A,B)HRCT显示左侧乳突虫噬样骨质结构破坏，颈静脉孔、面神经管乳突段可见骨质结构破坏。(C,D)MR增强检查显示左侧颈静脉受压变窄，病变呈明显强化。

(四)听神经瘤

第8对脑神经好发神经鞘瘤，主要发生于前庭神经,因而有时用前庭神经鞘瘤(vestibular schwannoma,VCS)代替听神经瘤。VCS为一种良性、生长缓慢的肿瘤,起源于前庭蜗神经鞘的施万细胞。VCS占CPA区肿瘤的85%~92%,占颅内肿瘤5%~10%,平均发病年龄45~50岁,小的VCS约占95%~96%。VCS生长缓慢,每年生长约1.16~1.52 mm,Shin等的研究结果显示,36%病变稳定、11%病变缩小、53%病变生长。早期诊断小的听神经瘤的手段需十分敏感,MR已经成为诊断听神经瘤的金标准。VCS常发生于30~50岁,最常见的症状是渐进性单侧感音神经性耳聋,常伴有耳鸣、眩晕、头晕眼花等前庭症状少见。与病变起源于前庭神经形成奇怪的对比,主要与前庭神经对压迫相对不敏感或中枢神经系统对同侧前庭神经去神经支配具有良好

的补偿作用有关。VCS常与神经纤维瘤病Ⅱ型相关。当儿童或青年人出现双侧听神经瘤时,应高度怀疑神经纤维瘤病,同时还应寻找是否存在其他病变,如脑膜瘤、室管膜瘤等。VCS恶变罕见,如果存在常伴有神经纤维瘤病Ⅰ型。VCS的临床治疗依赖于肿瘤体积、生长速度、患者身体状况。当病变突向CPA区≤1 cm时可保守治疗并随访;当病变突向CPA区≥1.5 cm时,听力很难保存,虽然术后很难改善听力,但保存蜗神经和内耳很重要,它可防止其他并发症。

MR表现:VCS好发于内耳道处,沿内耳道内生长,主要占据CPA池,形成冰激凌形状,≤1.5 cm或更小的病变可完全位于IAC内,且呈管状,常为实性,也可囊变或出血,尤其肿瘤较大或生长较快时。当病变≥3.0 cm时,T1WI呈等信号,并突入CPA区。由于其显著的强化特征,MR增强检查及高分辨T2 FSE可清晰观察小的听神经瘤 (图15-203和图15-204)。

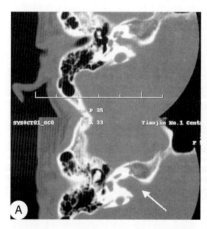
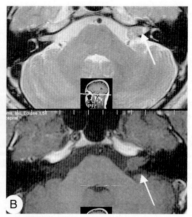

图15-203 (A)男性,55岁,右侧听神经鞘瘤。HRCT显示右侧内耳道增宽,内耳道骨壁不规则破坏。(B)女性,44岁,左侧听神经鞘瘤。MR显示左侧内耳道内结节影,病变呈等T1等T2信号,与蜗神经关系密切,耳蜗结构未见异常。

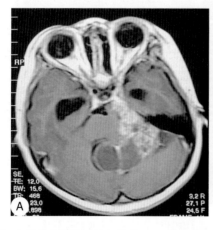
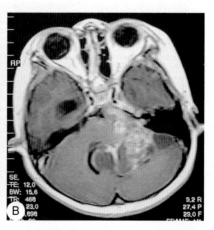

图15-204 女性,55岁,左侧桥小脑脚区神经鞘瘤。MR增强检查显示左侧桥小脑角区可见不规则强化的软组织肿块影,内部可见囊变,病变凸向第四脑室。

T2WI可清晰地显示CPA区、IAC区的脑脊液和神经。小的VCS表现为低信号充盈缺损，几毫米的微小病变均可以观察到，T2WI还可确定病变确切起源于某一支神经节段；病变周围是否环绕脑脊液；肿瘤的确切边界及累及范围，为手术提供详细的信息。

(五)三叉神经神经鞘瘤

可起源于神经的任何一段，主要好发于加塞神经节。肿瘤主要位于鞍旁区或向后生长，穿过三叉神经孔至颅后窝。10%的病例可向翼腭窝或鼻旁窦延伸。肿瘤可侵蚀卵圆孔、圆孔或眶上裂并使上述孔道扩大。三叉神经鞘瘤依其发生的位置分为四型：Ⅰ型最常见，起源于加塞神经节，位于中颅窝。Ⅱ型局限在后颅窝，位于三叉神经脑池段。Ⅲ型第二常见，呈哑铃形，跨越中颅窝和后颅窝。Ⅳ型：延三叉神经周围支的

所有颅外肿瘤，伴或不伴颅内的蔓延(图15-205)。典型的三叉神经鞘瘤延第五对脑神经走行，呈哑铃形。肿瘤边界光滑，通常在T1WI上与灰质呈等信号，在T2WI上呈高信号。小的肿瘤信号均匀；大的肿瘤由于退行性改变，包括囊变或脂肪变性而信号不均一。

三叉神经Meckel腔和海绵窦段常见的原发肿瘤包括脑膜瘤、三叉神经鞘瘤和表皮样囊肿。恶性肿瘤可以通过蛛网膜种植性播散，沿神经周围蔓延，或直接延伸而累及Meckel腔和海绵窦区(图15-206)。软脑膜的直接浸润或通过脑脊液播散可能是转移瘤累及Meckel腔的机制。

原发神经源性肿瘤累及三叉神经周围支少见(图15-207和图15-208)。起源于头颈部的恶性肿瘤较容易沿神经周围蔓延，尤其是三叉神经的颅外分支。如果肿瘤侵犯周围神经，跨越颅底孔道，手术将会由彻底根治变为姑息治疗。恶性病变的直接蔓延或转移对

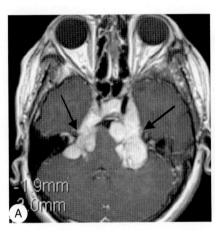
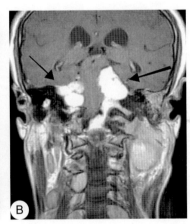

图15-205 女性，15岁，吞咽困难1年，神经纤维瘤病。MR增强显示双侧三叉神经脑池段、海绵窦段神经纤维瘤，双侧颈内动脉受压。左侧咽旁间隙、双侧椎间孔多发神经纤维瘤。

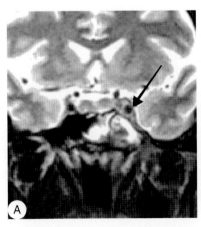
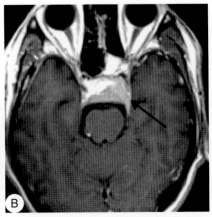
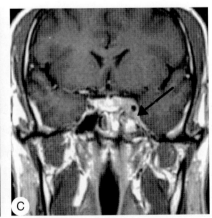

图15-206 男性，37岁，肝细胞癌3年，左侧眼部不适一周，肝癌左侧海绵窦转移。(A)T2WI显示左侧海绵窦区软组织影(箭头)。(B,C)MR增强箭示左侧海绵窦区病变明显强化(箭头)，病变与左侧颈内动脉海绵窦段和垂体左侧边界不清。

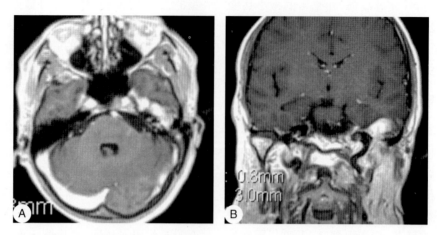

图15-207　男性,50岁,左侧下颌神经神经纤维瘤。MR增强横断面(A)、冠状面(B)显示病变跨越卵圆孔,呈哑铃状生长,病变可见明显强化。

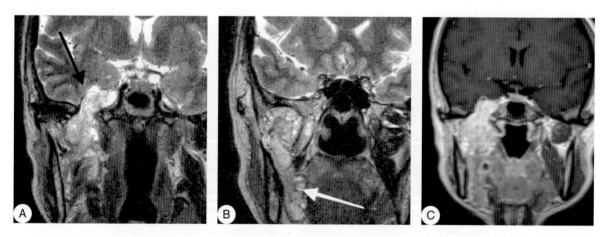

图15-208　女性,44岁,右侧下颌神经、舌下神经神经鞘瘤。冠状MR T2WI(A,B)显示右侧颅内外哑铃状软组织肿块影(箭头),信号不均匀,右侧卵圆孔增宽,病变与海绵窦边界尚可,向下延至右侧舌下区(C),病变明显强化。

第5对脑神经的局部压迫可以导致三叉神经的病变。当临床上患者出现额部和眶部皮肤的感觉异常,应该仔细检查有无神经周围的蔓延。累及颊部或鼻窦区的感觉及运动异常的患者应该检查是否有上颌神经的受累。累及下颌神经常见的恶性肿瘤,包括咀嚼肌间隙肿瘤、鼻咽黏膜间隙和腮腺间隙肿瘤(图15-209和图15-210)。三叉神经的第三支(下颌神经)有许多感觉分支和运动支,这些分支是常见的神经周围蔓延的途径。由于下颌神经与腮腺的位置关系密切,使诸如起源于腮腺的囊腺癌可沿神经周围蔓延。

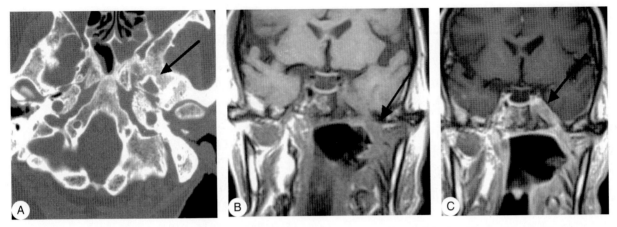

图15-209　男性,63岁,鼻咽癌放疗术后,左侧下颌神经转移。(A)颅底CT扫描显示左侧卵圆孔明显增宽,骨质硬化(箭头)。(B,C)冠状MR平扫及增强T1WI检查显示左侧下颌神经明显增粗,并延伸至左侧海绵窦,病变明显强化(箭头)。

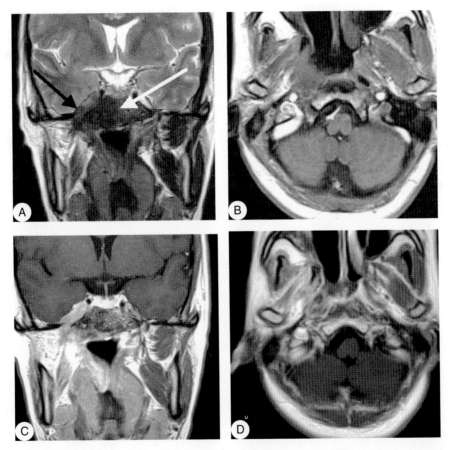

图15-210　女性,49岁,右侧上颌窦囊腺癌术后2年,右侧眼痛。右侧鼻咽腔低分化癌伴右侧下颌神经及海绵窦转移。(A)冠状面MR T2WI显示右侧下颌神经增粗(黑箭头),枕骨斜坡骨质信号减低(白箭头),提示骨质硬化。(B)横断面MR T1WI显示右侧咽隐窝变浅,咽鼓管增粗。(C,D)增强MR显示右侧下颌神经及右侧海绵窦明显强化,右侧咽隐窝亦可见强化。

(夏爽　祁吉)

第八节 颈部淋巴结病变的影像学评价

头颈部鳞癌占全身肿瘤的5%。头颈部原发恶性肿瘤有无淋巴结转移对预后很重要。头颈部鳞癌中，淋巴结越大，包膜外侵犯的机会越大。约50%的转移淋巴结大小为2~3 cm。大于3 cm的淋巴结中，75%发生包膜外侵犯。无论原发灶大小，单个同侧淋巴结转移降低生存率50%，对侧再降低50%。包膜外侵犯提示治疗效果不好，生存率降低50%。Ⅳ区、Ⅴ区的淋巴结转移预后差。

一、淋巴结病变的诊断标准

（一）淋巴结病变的诊断标准

单个淋巴结增大，直径1.0 cm；淋巴结边界不清；多发淋巴结，直径6~15 mm；淋巴结与邻近软组织边界模糊；中央低密度（表15-1和表15-2）。

（二）颈部淋巴结分区

目前，影像学为基础的头颈部淋巴结分区。80%头颈部恶性肿瘤治疗前均行MR、CT检查；影像学检查能够发现临床上静止的淋巴结；影像学能够清晰显示淋巴结的解剖学界限。分为7区（图15-211）：

Ⅰ区：双侧颌下腺后缘之前（图15-212）。

Ⅱ区：双侧颌下腺后缘之后至双侧胸锁乳突肌后缘之前。

下颌骨下缘至舌骨体水平。

ⅡA区：双侧颈静脉周围（图15-213和图15-214）。

ⅡB区：双侧颈静脉后方（图15-215）。

Ⅲ区：双侧颌下腺后缘之后至双侧胸锁乳突肌后缘之前。

舌骨体水平至环状软骨之间（图15-216）。

Ⅳ区：双侧颌下腺后缘之后至双侧胸锁乳突肌后缘之前。

环状软骨至胸骨柄上缘之间（图15-217）。

Ⅴ区：双侧胸锁乳突肌后缘以后的颈部区域（图15-217和图（图15-218）。

ⅤA区：环软软骨水平以上。

ⅤB区：环状软骨水平以下。

Ⅵ区：双侧颈静脉内侧，靠近气管、甲状腺。

Ⅶ区：上纵隔淋巴结。

（三）淋巴结引流

Ⅰ区：口腔前部、嘴唇、鼻窦。

Ⅱ区：口腔后部、鼻咽、口咽、声门上区、腮腺。

Ⅲ区：声门、声门下、下咽。

Ⅳ区：声门下、甲状腺、颈部食管、舌前部。

Ⅴ区：鼻咽、颈部皮肤及枕部。

表 15-1 头颈部肿瘤淋巴结分期(鼻咽癌除外)	
NX	无淋巴结
N1	同侧单个淋巴结，直径≤3 cm
N2a	同侧单个淋巴结，直径3~6 cm
N2b	同侧多个淋巴结，直径≤6 cm
N2c	同侧或对侧淋巴结，直径≤6 cm
N3	单个或多个淋巴结，直径≥6 cm

表 15-2 鼻咽癌淋巴结转移分期	
NX	无淋巴结
N0	无淋巴结转移
N1	锁骨上窝单侧淋巴结，直径≤6 cm
N2	锁骨上窝双侧淋巴结，直径≤6 cm
N3	锁骨上窝单个或多个淋巴结，直径>6 cm

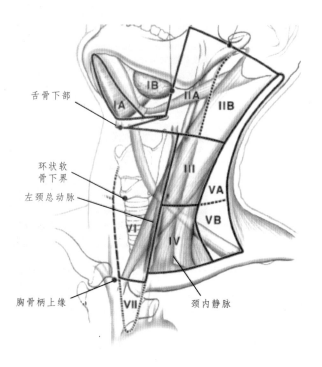

图15-211 颈部淋巴结的分区。

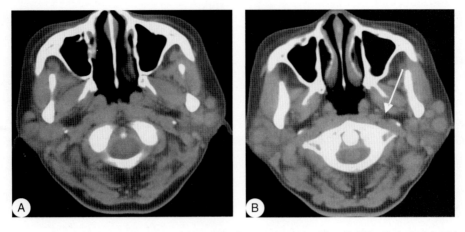

图15-212　女性,45岁,淋巴瘤。显示双侧腮腺区、左侧咽后区淋巴结增大,病变无融合倾向。

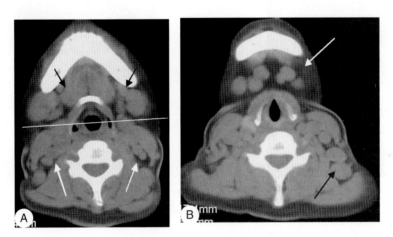

图15-213　女性,45岁,淋巴瘤。(A)黑箭显示双侧ⅠB区淋巴结,白箭显示双侧ⅡA区淋巴结。(B)白箭显示ⅠA区淋巴结,黑箭显示左侧Ⅴ区淋巴结。

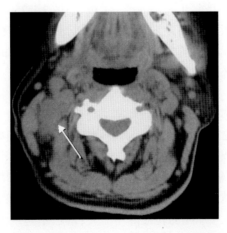

图15-214　女性,56岁,箭头显示右侧颈部ⅡA区转移性低分化癌。

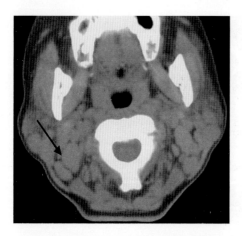

图15-215　女性,45岁,淋巴瘤。黑箭显示双侧ⅡB区淋巴结。

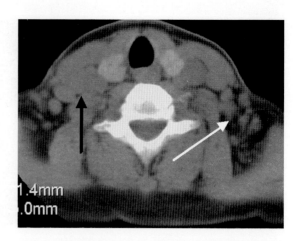

图15-217　淋巴瘤。箭头显示右侧Ⅳ区、左侧Ⅴ区淋巴结增大。

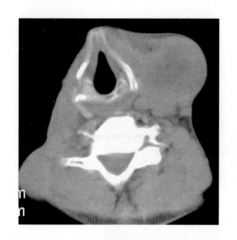

图15-216　显示左侧Ⅲ区颈部淋巴结转移。

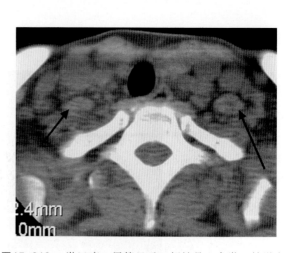

图15-218　淋巴瘤。黑箭显示双侧锁骨上窝淋巴结增大。

二、影像学评价

　　主要评价内容包括:结节的大小、形态、内部结构及包膜外侵犯。

　　大小:既往1 cm,但敏感性太低。目前Ⅱ区7 mm,其余区域6 mm,采用最小横径(图15-119至图15-223)。

　　淋巴结门:正常淋巴结门的形态呈扁豆形,由结缔组织、血管、输出淋巴管等组成。T1WI、T2WI高信号。肿瘤浸润、占据淋巴结后可形成圆形或不规则形。高信号结构消失(图15-224和图15-225)。

　　淋巴结坏死:MR诊断淋巴结坏死的敏感性、特异性93%,89%;CT诊断淋巴结坏死的敏感性、特异性91%,93%;直径大于1.5 cm的淋巴结56%~63%;直径小于1 cm的转移,10%~33% 。35%出现坏死的转移淋巴结直径小于1 cm。淋巴结坏死成分:角化、凝固性坏死、液化性坏死。除转移瘤出现坏死外,淋巴结脓肿也可出现(图15-226至图15-231)。

　　包膜外侵犯的影像学诊断标准:转移的淋巴结边缘不清;包膜不规则强化;侵犯邻近脂肪、肌肉或血管。病理上根据淋巴结边界肿瘤侵犯情况分为3级:1级<25%;2级25%~50%;3级>50%。23%直径约1 cm的淋巴结发生包膜外侵犯。所有包膜外侵犯的淋巴结中,18%为5~10 mm,30%为10~15 mm。20%无包膜外侵犯的直径大于2 cm。95%的包膜外侵犯的淋巴结直径(57±24)mm。影像学诊断包膜外侵犯的标准十分重要,尤其是小于1 cm的淋巴结。显微镜下和大体上转移淋巴结包膜外侵犯3年生存率相似。淋巴结包膜外广泛侵犯(>2 mm)和小的侵犯(<2 mm)的存活率相似;多发包膜外侵犯预后较差(图15-232至图15-234)。

　　淋巴结血管侵犯:淋巴结与血管的脂肪间隙消失;淋巴结包绕血管大于180°预后差(图15-235至图15-237)。

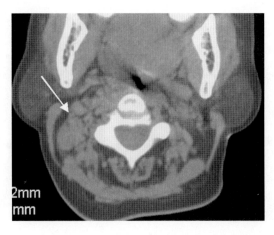

图15-219 女性,57岁,鼻咽癌。箭头显示右侧Ⅱ区淋巴结转移。

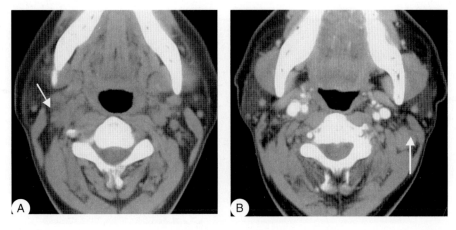

图15-220 男性,50岁,鼻咽癌放疗后10年。(A)箭头显示右侧颈部ⅡA区淋巴结转移,破膜期。淋巴结形态不规则,可见尖角征。(B)显示左侧ⅡB区淋巴结形态不规则,其内可见坏死。

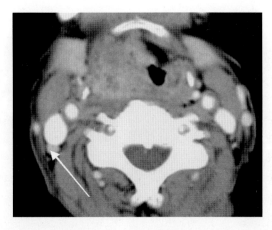

图15-221 右侧跨声门鳞癌2级,侵犯喉外结构。右侧Ⅱ区淋巴结转移,癌满期。CT增强显示右侧颈静脉后缘淋巴结明显强化。右侧杓会厌皱襞、右侧梨状窝、会厌软骨及会厌前间隙的软组织肿块明显强化。

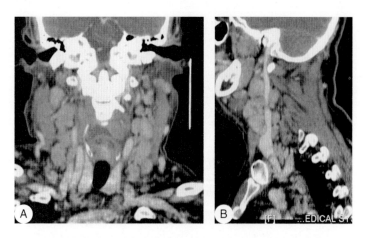

图15-222 淋巴瘤。CT增强显示双侧颈部多发增大的淋巴结,病变形态尚规则,边界清晰,无融合倾向,病变呈轻度强化。

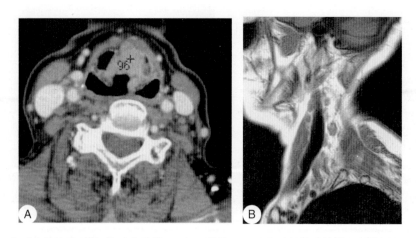

图15-223 女性,74岁,会厌软骨鳞癌,淋巴结反应性增生。(A)增强CT显示会厌软骨肿块明显强化,与双侧杓会厌皱襞边界尚清。(B)MR矢状显示左侧颈部多发小的淋巴结。

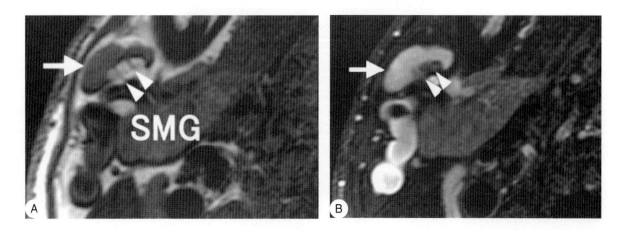

图15-224 (A)T1WI、(B)T2WI脂肪抑制序列。三角显示正常正常淋巴结门于T1WI上呈高信号,脂肪抑制序列呈低信号。SMG:颌下腺。

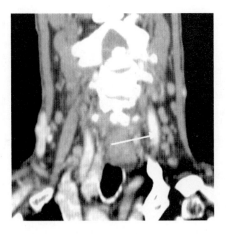

图 15-225 白箭显示正常淋巴结门。淋巴结呈扁豆形,并可见凹陷。

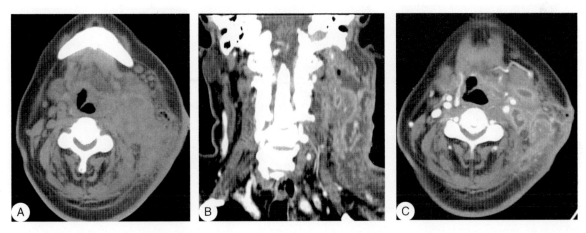

图15-226 左侧颈部坏死性筋膜炎伴颈部多发淋巴结炎症。(A)CT平扫显示左侧颈部明显肿胀,边界不清,形态不规则,病变与颈部血管关系密切。多发增大的淋巴结可见融合,累及口咽腔及左侧皮下脂肪间隙。(B,C)CT增强显示病变不规则环形强化,其内可见坏死。

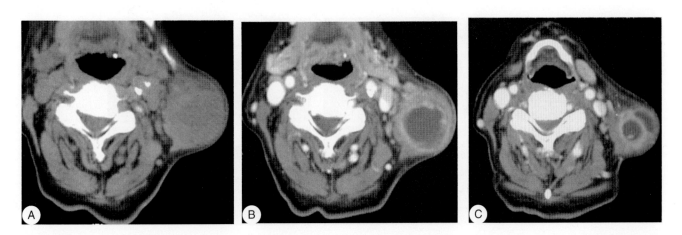

图15-227 左侧淋巴结脓肿。(A)CT平扫显示左侧颈部Ⅱ区增大的淋巴结,病变形态不规则,其内可见坏死,病变表面不光滑,与邻近组织界限欠清。(B,C)CT增强显示淋巴结包膜明显强化,其内可见分隔形成,与邻近软组织边界不清。

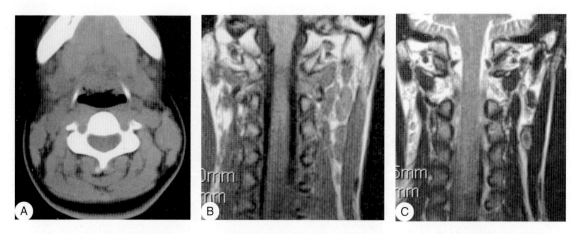

图15-228 女性,35岁,左侧颈部淋巴结结核。(A)CT平扫显示左侧颈部ⅡA区淋巴结增大,其内可见坏死及轻微钙化。(B,C)MR T1WI、T2WI显示左侧颈部多发增大的淋巴结,其内信号不均匀。

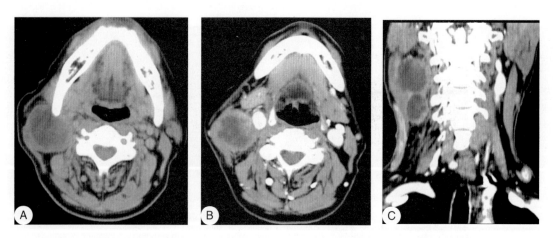

图15-229 男性,70岁,右侧颈部转移性鳞癌,原发灶未明。(A)CT平扫显示右侧颈部增大的淋巴结,其内可见坏死,病变边界清晰,表面光滑。(B,C)CT增强显示右侧淋巴结不规则强化,包膜强化明显,可见壁结节。

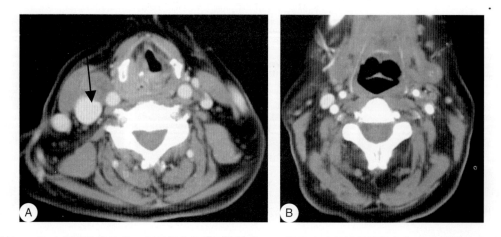

图15-230 男性,56岁,右侧梨状窝癌伴双侧颈部多发淋巴结转移。CT增强显示右侧梨状窝病变明显强化,右侧杓状软骨受压前移。双侧Ⅲ区、左侧Ⅱ区可见多发增大的淋巴结,其内可见坏死。右侧颈部淋巴结侵犯右侧颈静脉(A箭头)。

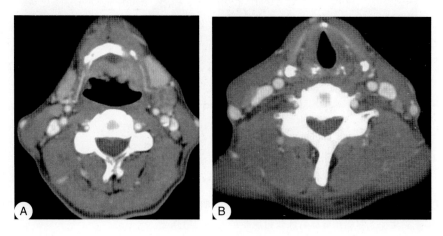

图15-231 声门上鳞状细胞癌 2 级,左Ⅱ区癌满期;左Ⅲ区癌早期。CT增强显示声门上会厌软骨软组织肿块明显强化,占据会厌前间隙。左侧Ⅱ区、Ⅲ区淋巴结可见明显强化,其内可见坏死。

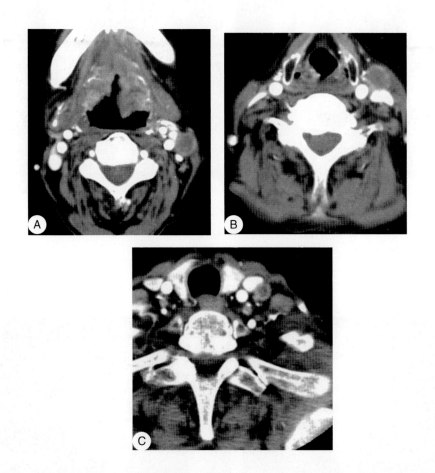

图15-232 声门上鳞癌,左侧颈部多发淋巴结转移,破膜期。CT增强显示会厌软骨软组织肿块明显强化,病变表面不规则,可见溃疡形成,左侧Ⅱ、Ⅲ、Ⅳ区可见增大的淋巴结,其内可见坏死。淋巴结表面不规则,与邻近软组织界限不清,病理提示包膜外侵犯。

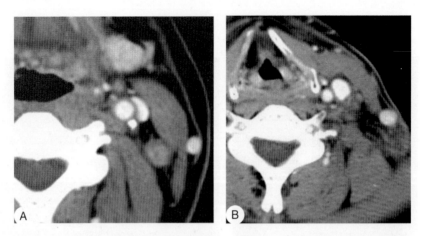

图15-233　男性,51岁,喉癌术后1年。左侧颈部淋巴结转移,破膜期,软组织内转移性鳞癌。增强CT显示左侧ⅡB区淋巴结明显强化,病变形态不规则,可见尖角征。左侧颈静脉后缘软组织亦可见不均匀强化。

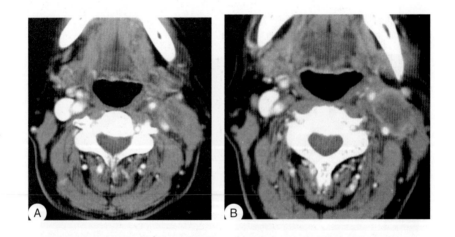

图15-234　男性,68岁,声门水平鳞癌,左侧Ⅱ区淋巴结转移破膜期。增强CT显示左侧Ⅱ区淋巴结形态不规则,与左侧胸锁乳突肌边界不清,增强呈不规则包膜强化。

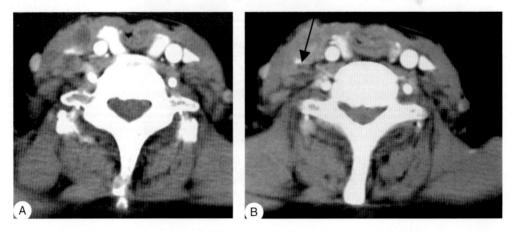

图15-235　喉癌术后1年,右侧Ⅳ区淋巴结转移,侵犯右侧颈静脉(B箭头)。

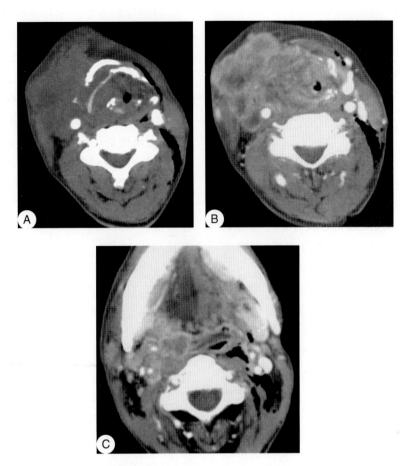

图15-236　跨声门型喉癌。(A)CT平扫显示声门区、声门上区及声门下区可见巨大软组织肿块,病变破坏甲状软骨、舌骨凸向喉外,与颈部皮下结构边界不清。右侧颈部亦可见多发增大的淋巴结。(B,C)CT增强显示病变明显强化,右侧多发增大的淋巴结可见融合,包绕右侧颈总动脉。

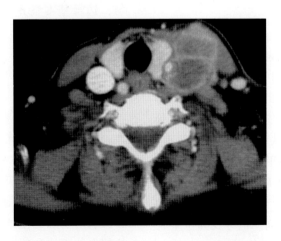

图15-237　左侧转移淋巴结,包绕左侧颈总动脉。

(夏爽 祁吉)

第九节　核医学在甲状腺肿瘤中的应用

一、甲状腺疾病的核医学诊断

(一)甲状腺解剖

甲状腺位于颈前三角内，由左右两叶及连接于其间的峡部构成，借纤维组织固定于气管上方及甲状软骨两侧。甲状腺的上极位于环状软骨后外缘水平处，下端达第 5、6 气管环，偶可达胸骨后。峡部的高低不定，一般位于第 2~4 气管软骨环水平，偶有垂直向上的锥体叶，有时峡部可缺如。少数甲状腺可发生异位，如异位到舌部、舌下部及气管内等。甲状腺胚胎时起源于前肠咽底壁的内胚层，随年龄的增大逐渐发育成熟，约 15 岁可达到成人大小，成年时正常的腺体呈蝶形。甲状腺的血供非常充沛，上极有甲状腺上动脉、甲状腺上静脉及与其伴行的喉上神经，下极有甲状腺下动脉、甲状腺下静脉及与其相交的喉返神经，外侧缘中份有甲状腺中静脉，下方有甲状腺奇静脉丛。甲状腺的淋巴汇合流入沿颈内静脉排列的颈深淋巴结，气管前、甲状腺峡叶上方的淋巴结和气管旁、喉返神经周围的淋巴结也收集来自甲状腺的淋巴结。

(二)甲状腺显像

1. 静态显像

(1)原理与方法

甲状腺静态显像(thyroid static imaging)是利用甲状腺组织具有摄取和浓聚 ^{131}I 或摄取 $^{99m}Tc^-$ 过锝酸盐的能力。甲状腺自血液循环中摄取放射性碘或锝后，通过显像仪器在体外显示甲状腺内显像剂的分布，用于观察甲状腺的位置、形态、大小以及功能状况。锝与碘同属一族，都能被甲状腺组织摄取和浓聚，但锝不能被有机化，故 $^{99m}TcO_4^-$ 甲状腺显像只能反映甲状腺的摄取功能，不能反映碘代谢状态或有机化情况。^{99m}Tc 的物理特性优于 ^{131}I，其图像质量比 ^{131}I 好，是目前最常用的甲状腺显像剂。但寻找异位甲状腺和甲状腺癌转移灶时，仍宜用 ^{131}I 为佳。

静脉注射 $^{99m}TcO_4^-$ 74~185MBq(2~5mCi)20min(或口服后 1~2h)后进行采集，采用针孔型准直器或通用平行孔准直器。常规采用前位平面采集，必要时增加斜位。

异位甲状腺显像则在空腹口服 ^{131}I 1.85~3.7 MBq (50~100μCi)后 24h 分别在拟检查的部位和正常甲状腺部位显像，采用高能通用型准直器，其余条件同 $^{99m}TcO_4^-$ 甲状腺显像。

甲状腺癌转移灶显像在空腹口服 ^{131}I 74~148 MBq(2~4 mCi)24~48h 后进行前位和后位全身显像，采用高能通用型准直器，采集程序同全身骨显像。

断层显像：静脉注射 $^{99m}TcO_4^-$ 296~370MBq (8~10mCi)后 20min 应用 SPECT 行断层显像，采用低能高分辨平行孔准直器，采集矩阵 64×64 或 128×128，探头旋转 360° 共采集 64 帧；对于吸锝功能良好者，每帧采集 15~20s，或采用定数采集，每帧采集 80~120K 计数。采集结束后进行断层重建，获得横断面、矢状面和冠状面影像。此外，也可采用高分辨率针孔准直器行甲状腺断层显像，患者取仰卧位，肩部垫高，患者颈部尽量伸展，探头自甲状腺右侧到左侧旋转 180°，采集 30 帧(每 6°1 帧)，每帧 20~30s，矩阵 128×128，应用针孔准直器采集时，不宜用轮廓跟踪系统采集，以尽量保持准直器与甲状腺距离相等，否则将影响检查结果，其断层重建方法与平行孔相同，但影像分辨率高于平行孔准直器，该法适合于结节性甲状腺疾病，尤其是探测较小结节。

(2)结果判断

正常影像：正常甲状腺形态呈蝴蝶形，分左右两叶，居气管两侧，两叶的下 1/3 处由峡部相连，有时峡部缺如。每叶长约 4.5cm，宽约 2.5cm，前位面积约为 20cm²，重量约 20~25g。两叶甲状腺放射性分布均匀，边缘基本整齐光滑。正常甲状腺两叶发育可不一致，可形成多种形态变异，少数患者可见甲状腺锥体叶变异。

2. 动态显像

(1)原理与方法

甲状腺动态显像也叫放射性核素甲状腺血管造影，由静脉"弹丸"式注射后，$^{99m}TcO_4^-$ 将迅速经过心脏，进入甲状腺动脉系统灌注到甲状腺组织，其在甲状腺的流量流速反应甲状腺的功能。应用 SPECT 快速连续记录显像剂随动脉血液流经甲状腺和被甲状腺摄取的动态变化显像，从而获得甲状腺及其病灶部位的血流灌注和功能状况，结合甲状腺静态显像，判断甲状腺病变的血流情况。

患者仰卧，采用低能通用型准直器或低能高分辨型

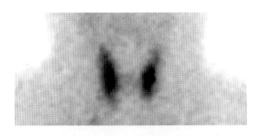

图 15-238 正常影像。(异常影像:主要有甲状腺肿大、位置异常、甲状腺放射性分布不均匀,形态失常或甲状腺不显影等。)

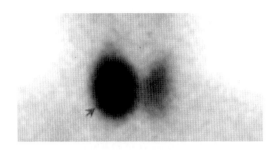

图 15-240 热结节。

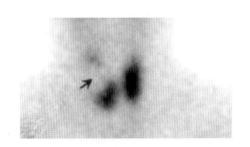

图 15-239 冷结节。

图 15-241 混合型结节。

准直器,探头尽可能贴近患者颈部皮肤,亦肘静脉"弹丸"方式注射 $^{99m}TcO_4^-$ 370~740MBq,体积 0.5~1.0mL,同时采集图像,每 2 s 一帧,共 20 帧。20 min 后做甲状腺静态显像。如一侧甲状腺有结节,则自对侧肘静脉注射,以避免静脉回流的放射性核素掩盖甲状腺结节。

(2)结果判断

正常显影:注射造影剂后,8~12s 可见双颈动脉对称显像,颈动脉显影后 2~6s 左右甲状腺开始显像,其放射性强度低于颈动脉显影,待动脉影消退后,随着时间延长甲状腺影逐渐清晰,放射性分布均匀,颈动脉-甲状腺通过时间平均为 2.5~7.5s。

异常显影:甲状腺功能亢进时,颈动脉-甲状腺通过时间缩短,约为 0~2.5s,甲状腺与颈动脉几乎同时显影,其放射性强度明显高于颈动脉,甲状腺功能减退时,由于甲状腺供血较差,颈动脉-甲状腺通过时间延长,颈动脉显影后甲状腺不显影或显影不清晰。甲状腺静态显影为冷结节时,若甲状腺动态显像显示结节处血流灌注增加,则甲状腺癌的可能性较大;若结节不显影或略显影,提示甲状腺良性病变的可能性较大。如果甲状腺静态显像为热结节,而动态显像此结节血流灌注增加,则可能为功能自主性甲状腺腺瘤。

3. ^{18}F-FDG PET-CT 显像

(1)显像原理与方法

^{18}F-氟代脱氧葡萄糖(^{18}F-2-fluro-D-deoxy-glucose,

^{18}F-FDG,)为葡萄糖代谢示踪剂。^{18}F-FDG 是葡萄糖的类似物,其在体内的生物学行为也与葡萄糖相似。经静脉注射引入体内后,^{18}F-FDG 通过与葡萄糖相同的摄取转运过程进入细胞内,在己糖激酶(hexokinase)的作用下被磷酸化形成 6-磷酸 -^{18}FDG(6-P-^{18}FDG)。但与 6-磷酸葡萄糖不同的是,6-P-^{18}FDG 不能被进一步代谢,而滞留堆积在细胞内。细胞对 ^{18}F-FDG 的摄取量与其葡萄糖代谢率成正比,故体内葡萄糖代谢率越高的器官组织,摄取聚集 ^{18}F-FDG 越多。恶性肿瘤细胞的代谢特点之一是对葡萄糖的摄取和利用 (消耗) 较正常组织明显增高,表现为肿瘤部位 ^{18}F-FDG 聚集异常增加,在 PET 显像时就呈现为异常放射性浓聚影。

检查前患者空腹 5h 以上,血糖<6mmol/L,静脉注射 ^{18}F-FDG 5.3MBq/kg。在安静温暖的室内环境中平卧休息 50~60min,然后让患者平卧于检查床上的适当位置,自颅顶至股骨上端先行螺旋 CT 扫描,采集条件选择为:电压 120 kV,电流 160~220mA,0.8 秒/周,矩阵 512×512。再行 2D 方式 PET 全身断层显像,矩阵为 128×128,每个床位采集 3min,每个床位断层面为 47 层。PET 图像重建采用迭代重建的有序子集最大期望值法进行,30 子集,2 次迭代。横断面图像用与发射显像同层的 CT 横断图像进行衰减校正。

(2)结果判断

正常显影:全身很多组织可以摄取或贮存 ^{18}FDG,

且受各组织生理、病理生理和生化状态的影响。正常皮肤、脂肪组织和肌肉均有一定程度的 ^{18}FDG 摄取。肌肉的活动对摄取影响较大,检查时因体位、情绪紧张造成的肌紧张、检查前的过度活动、说话甚至胃肠的过度蠕动,都可以表现为相应肌肉或器官的高浓聚。

异常显影:超出正常分布范围和程度的摄取,即为异常摄取,一般分为高度摄取、低度摄取和无摄取三种情况。判断放射性分布异常通常有两种方法:一种是视觉分析也称肉眼分析,一种是定量分析。肉眼分析选择参照部位进行比较性观察,如肝、纵隔血池等较少受其他因素干扰常作为参照物。定量分析即 SUV 值。临床实际应用中,通常是两种方法并用,首先通过肉眼观察,然后在异常部位或异常病灶处测量 SUV。

(三)甲状腺疾病的核医学表现

1. 单纯性甲状腺肿

(1)临床及病理

俗称"粗脖子",是由于各种原因阻碍甲状腺激素的合成而引起的代偿性甲状腺增生肿大,若在幼年时发病可致智力及发育障碍。以青年女性多见,甲状腺功能正常,大多预后良好,部分会随着青春期发育而缩小或自行消失,部分无明显改变甚至加重而发展为结节性甲状腺肿或囊肿、慢性淋巴细胞性甲状腺炎。早期甲状腺弥漫性肿大,血管增生,腺泡细胞肥大增生,随着病情发展,腺组织不断增生,逐渐出现结节,腺泡内积聚大量胶质,后期部分腺泡发生坏死、囊样变性、纤维或钙化。

临床诊断要点为颈前下方逐渐变粗或有肿块,随吞咽上下移动,一般无疼痛。甲状腺功能检查:基础代谢率、T_3、T_4 水平正常或偏低,TSH 水平正常或偏高,甲状腺 ^{131}I 摄取率测定正常或升高,但无高分值提前,T_3 抑制试验阳性。

(2)核医学表现

甲状腺静态显像:多表现为温结节或冷结节,即放射性与邻近正常甲状腺组织相似或减低。

甲状腺动态显像:当静态显像为冷结节时应行动态显像或肿瘤阳性显像,若甲状腺动态显像显示结节不显影或略显影,提示甲状腺良性病变。

FDG PET-CT 显像:早期双侧甲状腺体积弥漫性增大,形态正常、密度均匀,正常或稍低。随病程进展甲状腺密度弥漫性减低,并出现单个或多个大小不等的低密度灶、坏死或囊变,亦可见钙化,可不对称。

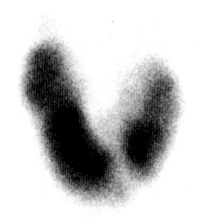

图 15-242　结甲。

PET 显像未见异常放射性浓集或呈放射性缺损。

2. 急性甲状腺炎

(1)临床与病理

罕见,好发于秋、冬季,分为急性非化脓性与急性化脓性两种,后者是急性炎症发展加重的结果。本病可弥漫分布,亦可呈局限性,后者是在原有甲状腺肿块的基础上的急性甲状腺炎。发病原因很多,主要是由于口咽部或邻近甲状腺周围的下颌、颈部有感染灶存在而引起。病理特点为在初期明显较多的中性多形核白细胞与少量淋巴细胞浸润为主,常伴有甲状腺组织的坏死,严重者形成脓肿,在后期出现显著的纤维性改变。

临床诊断要点为全身发热、寒战,甲状腺肿大、触痛,后仰或吞咽时喉痛,严重者产生压迫症状,脓肿形成时可触及囊性肿块,但波动感不明显。外周血白细胞增高,血沉加快,腺体组织坏死和脓肿形成可引起甲状腺功能减退,最可靠的诊断方法是甲状腺局部穿刺。

(2)核医学表现

甲状腺静态显像:温结节。

甲状腺动态显像:主要鉴别甲状腺病变的良恶性。

FDG PET-CT 显像:甲状腺肿大,边缘模糊,内部脓肿密度较低,PET 表现为明显放射性浓聚。

3. 慢性甲状腺炎

(1)临床与病理

主要有两种:慢性淋巴细胞性甲状腺炎和慢性纤维性甲状腺炎,前者常见。慢性纤维性甲状腺炎很少见,病因不明,主要见于中青年妇女。病理上先有淋巴细胞浸润,之后为纤维组织增生。病变可弥漫、可局限,质地坚硬如木,表面呈灰白纤维化,常侵犯周围横

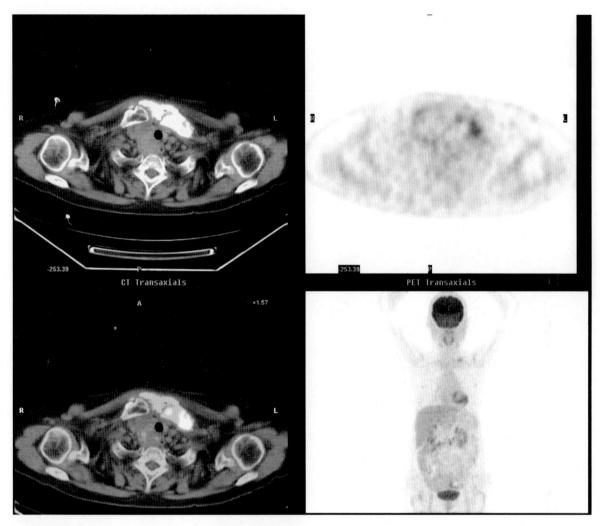

图 15-243　结甲,左侧第 1 肋软骨炎

纹肌组织,包膜不完整。

临床诊断要点为气管受压和局部坚硬的肿块,可引起甲减、甲旁减,穿刺和病理检查是确诊的主要方法,影像学检查无助于本病的诊断,仅可作为病变范围及疗效评估。

(2)核医学表现

甲状腺静态显像:多表现为冷结节或温结节。

甲状腺动态显像: 主要鉴别甲状腺病变的良恶性。

FDG PET-CT 显像:表现为部分或全甲状腺中度肿大, 边缘模糊,CT 密度不均匀减低,PET 显像可见中度放射性浓聚。

4. 慢性淋巴细胞性甲状腺炎

(1)临床与病理

又称自身免疫性甲状腺炎或桥本氏甲状腺炎,是一种自身免疫性疾病。患者血清中可检出效价很高的抗甲状腺成分的自身抗体,如甲状腺球蛋白抗体、甲状腺微粒体抗体。甲状腺组织由大量浆细胞和淋巴细胞侵入和滤泡形成,可伴有其他自身免疫性疾病。多见于女性,好发于 30~60 岁,是甲状腺炎中常见的类型。

临床诊断要点为发展缓慢、病程较长,常见症状为全身乏力,可无咽喉部不适感觉,甲状腺不大或轻至中度肿大,质韧如橡皮,表面光滑,可呈结节状、质硬,可有压痛。早期 T_4、T_3 正常、TSH 升高,后期 T_4 下降、T_3 正常或下降、TSH 升高。甲状腺吸碘率早期正常或增高,但可被 T_3 抑制,后期吸碘率降低,注射 TSH 也不高。免疫学检查:血中抗甲状腺球蛋白、抗甲状腺微粒体抗体滴度明显升高,二者均大于 50% 时有诊断意义,可持续数年或十余年。

(2)核医学表现

甲状腺静态显像:冷结节。

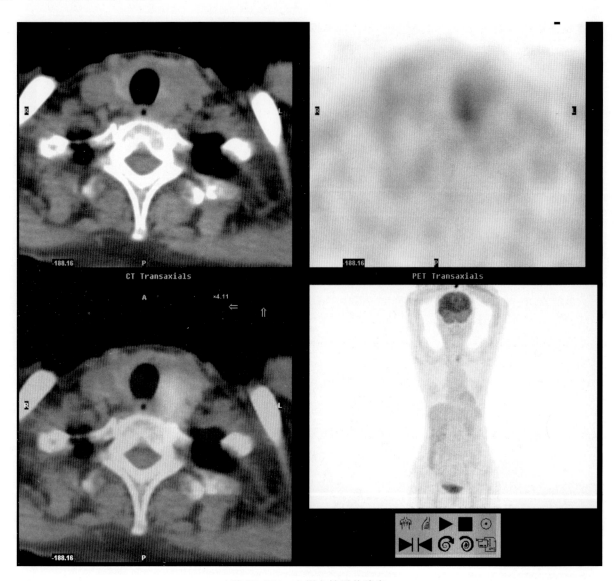

图 15-244 左甲急性甲状腺炎

甲状腺动态显像:主要是与鉴别甲状腺癌。

FDG PET-CT 显像:变现为双甲弥漫性增大,或一叶增大更明显,中等大小,密度均匀减低,无腺内更低密度结节及钙化,边缘规则清楚。增强后增大的甲状腺呈轻度强化,密度较均匀,可出现不均匀片状或团块状强化,增强程度不及正常甲状腺。PET 显像未见

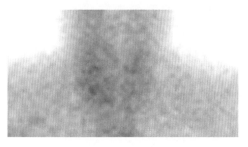

图 15-245 慢性甲状腺炎。

明显放射性浓聚或仅有轻度放射性浓聚。

5. 原发性甲状腺功能减低

(1)临床与病理

是由于甲状腺本身疾病引起的甲状腺激素的合成、分泌或作用不足或缺如所引起的临床综合征。病因多种多样,炎症、放疗、甲状腺部分或全部切除、缺碘、遗传因素等均可引起。中年以后女性多见,可造成多系统损坏。起病隐匿,临床表现多种多样,误诊率高。

(2)核医学表现

甲状腺静态显像:多表现为冷结节。

甲状腺动态显像:由于血供较差,颈动脉-甲状腺通过时间延长,颈动脉显影后,不见甲状腺显影或显影不清晰。

FDG PET-CT 显像:类似于桥本甲状腺炎。

6. 原发性甲状腺功能亢进

(1)临床与病理

即 Grave 病,是因甲状腺肿大及甲状腺激素分泌过多。女性多见,可发生于任何年龄,20~40 岁多见。起病缓慢,多在发病后半年到一年就诊,精神刺激、劳累、外伤、感染等为重要的诱因,典型病例的临床表现以高代谢征、甲状腺肿及突眼为特征。甲状腺常呈对称性、弥漫性增大,双侧叶和峡部均增大,少数右侧叶较左侧叶增大明显,质软,吞咽时上下活动,由于甲状腺血流增大,多数可扪及震颤及血管杂音。常有矿物质代谢紊乱,如高血钙、高血磷、碱性磷酸酶升高,甲状旁腺激素降低。

(2)核医学表现

甲状腺静态显像:表现为热结节。

甲状腺动态显像:颈动脉-甲状腺通过时间缩短,约为 0~2.5s,甲状腺与颈动脉几乎同时显影,其放射性强度明显高于颈动脉。

FDG PET-CT 显像:甲状腺弥漫性对称性增大,边

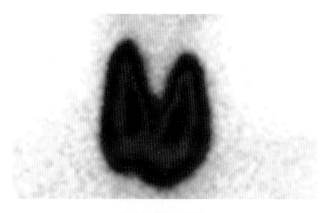

图 15-246 甲亢。

缘清楚,密度较均匀,稍低,增强后轻度强化,PET 显像无明显放射性浓聚。

7. 甲状腺腺瘤

(1)临床与病理

为最常见的甲状腺良性肿瘤,分为滤泡状和乳头

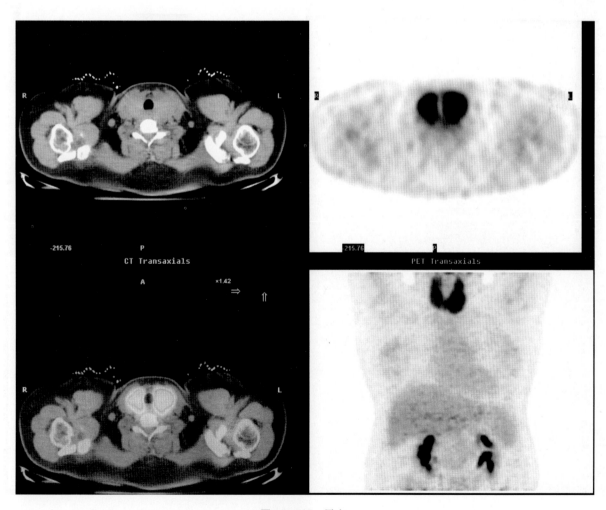

图 15-247 甲亢。

状囊性腺瘤两种。前者较常见，切面为淡黄色或深红色，有完整包膜。后者较前者少见，特点为乳头状突起形成。患者女性多见，年龄常在 40 岁以下，一般单发，多发少见。可继发甲亢及恶性变。

临床诊断要点为患者常无不适，无意中发现，一般单发，多位于近甲状腺峡部，质较硬、光滑、无压痛，呈椭圆形或球形，边缘清楚，随吞咽上下移动，生长慢，但恶性变、囊性变和出血后，瘤体可迅速增大。

（2）核医学表现

甲状腺静态显像：高功能甲状腺瘤表现为热结节，功能正常的甲状腺瘤表现为温结节，必要时可行甲状腺激素抑制试验鉴别，方法是口服甲状腺素片，每次 60mg，连服 2 周，结节影像不变，而周围正常甲状腺组织因受到抑制而不显影或放射性相对减低，为高功能甲状腺瘤，若与周围抑制，则为功能正常的甲状腺瘤。

甲状腺动态显像：高功能甲状腺瘤血流灌注增加，功能正常者则结节略显影或不显影。

FDG PET-CT 显像：为在甲状腺高密度背景中出现单发或多发，圆形、类圆形局限低密度影，内部密度均匀，周围有完整包膜，与正常甲状腺组织界限清楚，且与周围组织有脂肪间隙相隔，病灶内可有点状钙化。增强后流体供血较少，其强化程度较正常甲状腺组织低，呈低密度，边缘有完整均匀强化，但有些小腺瘤 CT 增强后明显强化。PET 显像多表现为无明显放射性浓聚或呈放射性缺损，高功能腺瘤可表现为明显放射性浓聚。

8. 甲状腺癌

（1）临床与病理

男女发病比例为 1:2，发病年龄在 7~20 岁和 40~

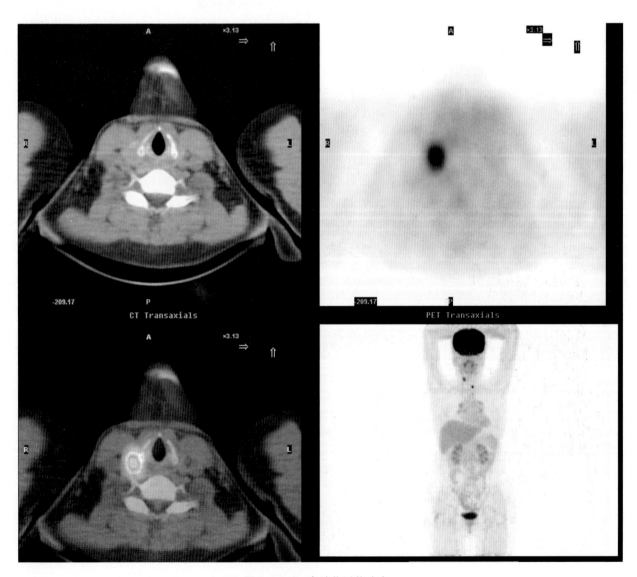

图 15-248　高功能甲状腺瘤。

65 岁之间，大约 25% 的患者过去曾患结节性甲状腺肿。儿童期有射线接触史，会增加发生率。病理上分为乳头状癌、滤泡癌、未分化癌和髓样癌。乳头状癌最常见，恶性度最低。

临床诊断要点为甲状腺内质硬肿块，不平，迅速增大，随吞咽移动不大。晚期因压迫喉返神经、气管、血管而产生相应症状。常转移至颈部淋巴结、骨和肺。

（2）核医学表现

甲状腺静态显像：单发结节较多发结节多见，大多数甲状腺癌为冷结节，单发冷结节建议行动态显像或肿瘤显像。

甲状腺动态显像：血流灌注增加。

FDG PET-CT 显像：肿瘤大小不一，与周围正常甲状腺组织分界不清，常呈低密度，少数可见肿瘤内砂砾状钙化，增强后病灶有强化但低于正常甲状腺组织。晚期可见邻近器官受累和局部淋巴结转移的表现，淋巴结转移多位于颈静脉链周围、气管、食管沟及纵隔。淋巴结明显强化，与正常甲状腺密度一致、囊性变、囊壁内明显强化的乳头状结节及细颗粒状钙化为甲状腺乳头状癌的特征性表现。淋巴结明显强化，与甲状腺肿瘤密度一致为滤泡癌、髓样癌、透明细胞癌转移淋巴结的特点。不同病理类型的甲状腺癌可显示一定的特征：乳头状癌常表现为瘤壁乳头状强化结节，瘤内点状、颗粒状钙化；而滤泡癌均无完整包膜，显示为不规则形、边界不清的软组织密度肿块。PET 较小的甲状腺癌可无阳性发现，稍大的甲状腺癌可有密度不均，PET 显像见异常放射性浓聚。

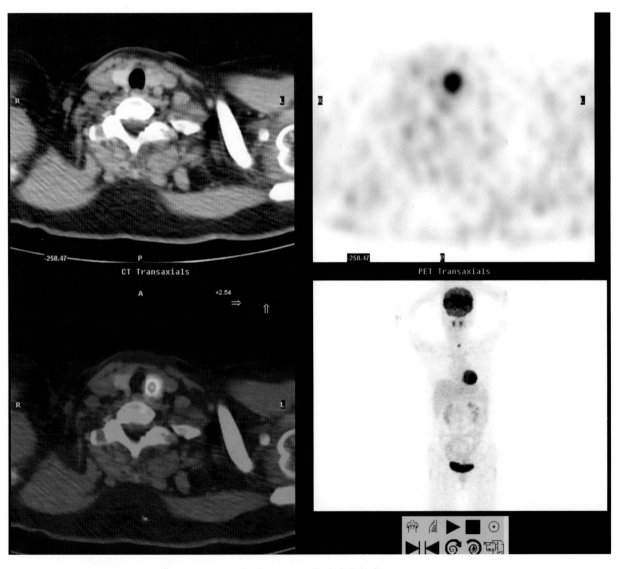

图 15-249　甲状腺乳头状癌。

(四)涎腺显像

1. 涎腺解剖

涎腺包括腮腺、颌下腺、舌下腺三对大涎腺及位于口腔黏膜下层的许多小涎腺。腮腺在涎腺中体积最大，为浆液腺。颌下腺为混合型腺体，但以浆液性腺泡为主。舌下腺为混合腺，但以黏液细胞为主。小涎腺大多为浆液细胞与黏液细胞的混合腺，而以黏液细胞居多，位于黏膜下层组织内。

正常涎腺 PET-CT 显像可有对称性轻度放射性浓聚，或无明显放射性浓聚。腮腺良性肿瘤占 2/3，颌下腺及小涎腺良性肿瘤占 1/2，舌下腺 90% 为恶性。

2. 涎腺混合瘤

亦称多形性腺瘤，是最常见的涎腺肿瘤，80% 左右发生于腮腺，以 40 岁左右多见，女性略多于男性。临床表现为无痛性肿块，生长缓慢，少数可短期内迅速增大，提示恶变可能。绝大多数单发，偶可多发，肿瘤有包膜，但有时不完整，术后可能复发。

CT 表现为一软组织密度结节，密度均匀，偶可有囊变、出血及钙化，边缘多光滑，增强后早期强化不明显，呈延迟强化。18F-FDG PET 显像多无明显放射性浓聚，恶变者显示明显异常放射性浓聚（图15-251）。

3. 腺淋巴瘤

又称 Warthin 瘤、淋巴乳头状囊腺瘤，为良性病

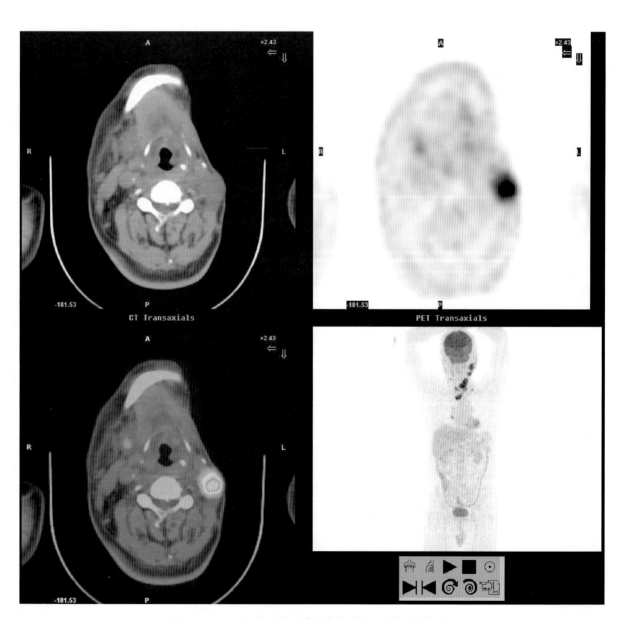

图 15-250　左腮腺恶性混合瘤复发，伴左颈淋巴结转移。

变,多发生于腮腺,来源于涎腺导管上皮或腮腺内、外淋巴结内迷走的腺体,由于多中心切除后亦复发,极少恶变。临床特点:男性明显多于女性,50岁以上老年人多见,绝大多数位于腮腺后下极;可表现为双侧腮腺肿瘤,或同侧腮腺多灶性肿瘤;肿瘤表面光滑,质地柔软,可有弹性;常有消长史,患者可有不同程度的胀痛感。

CT表现为腮腺浅叶的后部,边缘锐利的圆形或椭圆形、密度均匀或不均匀肿物,早期明显强化,延迟期明显降低,无延迟廓清现象,可与混合瘤鉴别。肿物较大时可向腮腺轮廓外生长。18F-FDG PET显像可见明显放射性浓聚(图15-251)。

4. 黏液表皮样癌

为涎腺最常见的恶性肿瘤,好发于腮腺,其次为上腭部小涎腺及颌下腺,女性稍多见,40岁为发病高峰年龄,高分化者预后较好,低分化者预后较差。

CT表现高分化者与良性混合瘤十分相似,进展缓慢,呈类圆形界限锐利的软组织肿块。低分化者表现为弥漫性浸润性或分叶状肿块,浸润及破坏腺体组织,肿瘤内无钙化,而炎症则常有钙化。增强扫描呈不均匀强化,内可见囊性变。18F-FDG PET显像实性部分可见异常放射性浓聚。

5. 腺样囊性癌

好发于腭部小涎腺、腮腺和颌下腺,多见于40~

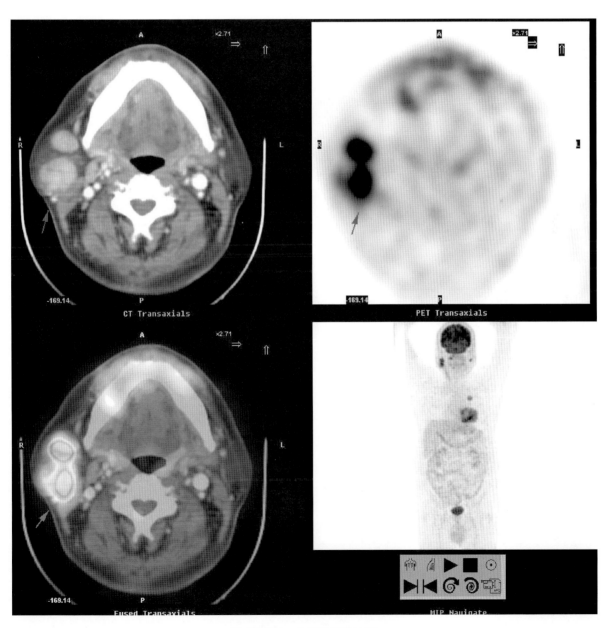

图15-251　右腮腺腺淋巴瘤。

60岁,女性多于男性,临床上生长缓慢,持续生长,常沿神经侵犯,晚期才发生远处转移,淋巴结转移少见。

CT表现肿瘤较小时为一类圆形软组织密度肿块,较大者边缘规则或不规则,可侵犯周围结构,增强后可有不同程度强化,早期神经的侵犯CT难以预测,晚期可见茎乳孔的漏斗状增大。18F-FDG PET显像可见异常放射性浓聚,对神经侵犯亦可早期发现。

6. 腺癌、鳞癌、未分化癌

腺癌多见于40岁以上男性,常发生颈部淋巴结转移;鳞癌及未分化癌少见,恶性度高,预后差。

以上三者CT难以鉴别,表现为不规则,边缘浸润和向外扩展,密度高于正常腺体,可有坏死,区域淋巴结转移常见,亦可远处转移。增强扫描呈不均匀强化。18F-FDG PET显示异常放射性浓聚(图15-252和图15-253)。

7. 转移癌

可发生在腮腺或腮腺旁淋巴结,原发瘤主要来自头颈部,恶性黑色素瘤是最常见的转移至腮腺的肿瘤,从远处转移至腮腺者罕见,其中乳腺癌、肺癌及胃癌较多。

CT表现无特异性,与原发腮腺肿瘤酷似。18F-FDG PET显像可见异常放射性浓聚。

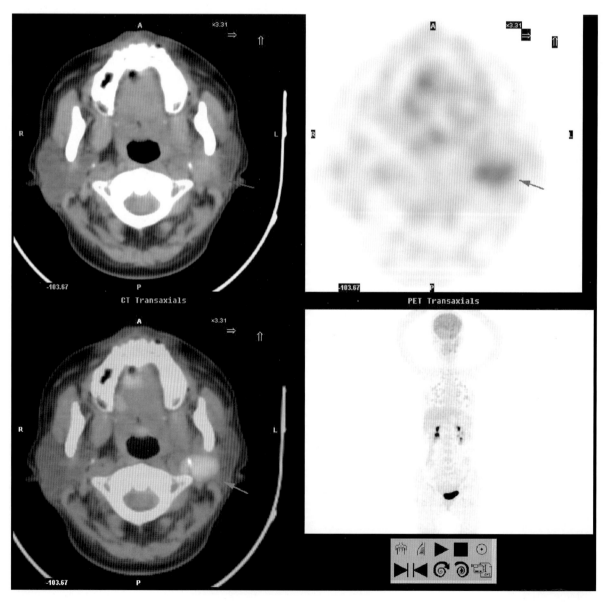

图 15-252　左腮腺穿刺:腺癌。

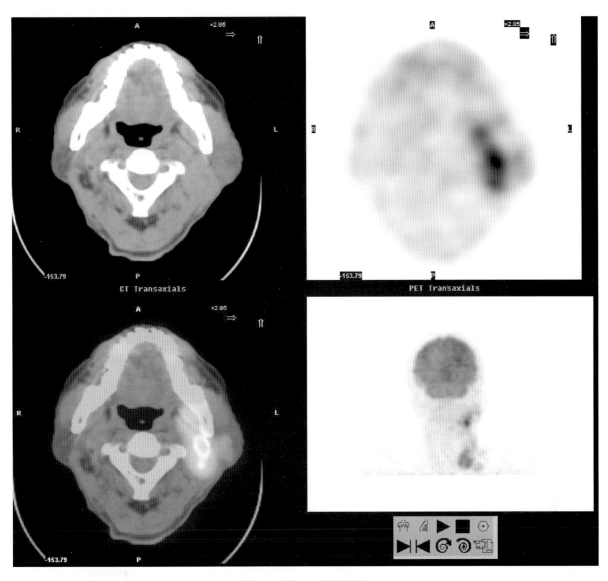

图 15-253　左腮腺鳞癌。

（徐文贵　戴东　马文超）

二、分化型甲状腺癌的 ^{131}I 治疗

（一）概述

甲状腺癌(以下简称甲癌)是内分泌系统常见的肿瘤,发病率有一定种族和地区差异。在甲状腺结节中,甲癌占 14.7%~28.6%,在全身各种恶性肿瘤中,甲状腺恶性肿瘤占 1%~2%,在女性和男性癌症死亡病例中各占 0.5% 和 0.2%。甲癌发病率随年龄增大而升高,女性较男性高出约 3 倍,地方性甲状腺肿流行区甲癌发病率较高。有报告近 20 年来甲癌发病率约增加 20%,但由于诊断治疗的进步,死亡率较以往下降

20%。尸检时,5%~10%发现隐匿甲癌,因此,甲癌实际发生率可能远远高于临床发现率。目前,甲癌的诊治问题已受到临床重视。

长期以来,对分化型甲状腺癌(differentiated thyroid carcinoma,DTC)的治疗有许多争论,如最初手术切除范围、^{131}I 去除术后残留甲状腺的目的、治疗疾病复发的最佳方法等。争论的原因是由于 DTC 患者寿命较长,发病率相对较低,常常在首次治疗之后许多年才再现破坏性倾向,因此,任何治疗方案的效力,只有在许多病例被治疗和长期随访提供了比较健全的统计学基础之后,才能进行分析。有文献称,有必要至少随访 15 年来检测大多数患者可能的复发,和随访 25 年来检测全部因甲状腺癌引起的死亡。

按病理分类,甲癌主要可分为乳头状癌、滤泡性癌、未分化癌和髓样癌等。前二者为分化型,占甲癌的80%以上。任何组织类型的原发性甲癌,由于其钠/碘同向转运体(NIS)表达下降或几乎没有表达,故绝大多数摄取 ^{131}I 较低,用 ^{131}I 治疗帮助不大。然而,分化好的滤泡性癌和乳头状癌,在切除原发灶及全部甲状腺组织或用 TSH 刺激后,其转移灶 NIS 表达增加,80%以上有 ^{131}I 摄取,故可用 ^{131}I 所释放的 β 射线破坏癌组织,达到治疗目的。显然, ^{131}I 治疗甲癌主要是治疗分化好的甲癌转移灶。但应看到,确有少数分化好的甲癌原发灶,特别是术后复发和术后残留肿瘤具有 ^{131}I 摄取功能,也可考虑 ^{131}I 治疗。值得注意的是,少数患者原发灶是分化好的甲癌,但转移灶却主要是退行发育的,极少可能诱发 ^{131}I 摄取;相反,有的原发灶分化不佳,但切除原发灶和全部甲状腺组织之后,经内源性 TSH 的刺激,转移灶可变得更加分化而且具有摄取 ^{131}I 的功能。根据上述,全都去除甲状腺以诱发转移灶的 ^{131}I 摄取,是治疗的必要准备;不仅如此,全部去除甲状腺还有其独立的重要治疗作用,如使复发率和死亡率明显降低等。然而,单纯手术不能将甲状腺全部切除,总残留有部分甲状腺组织,这些术后残留甲状腺组织具有 ^{131}I 摄取功能,故可用大剂量 ^{131}I 将其彻底去除。因此, ^{131}I 治疗分化型甲状腺癌必须在手术后进行,并包括既联系又独立的两个部分,即 ^{131}I 去除术后残留甲状腺组织和 ^{131}I 治疗转移灶。

目前,许多学者认为对 DTC 采用 "手术+^{131}I 治疗+甲状腺激素抑制" 三步治疗方案,是最好的综合治疗措施,可降低复发率,提高生存率。由于 DTC 对外放疗和化疗均不敏感,不宜作为其术后常规的辅助治疗,因此, ^{131}I 治疗是 DTC 术后的首选辅助治疗,是治疗方案中必不可少的重要组成部分。

(二)^{131}I 去除术后残留甲状腺组织

1. "去除"意义

^{131}I 去除术后残留甲状腺组织对所有 DTC 患者均具有重要临床价值,其根据如下:

(1)提高转移灶的 ^{131}I 摄取率:甲状腺手术切除很少是完全的,即使全腺切除,手术后 ^{131}I 扫描通常仍可发现某些功能性甲状腺组织。因残留甲状腺组织可与转移灶竞争摄取 ^{131}I,其所分泌的甲状隙激素抑制垂体 TSH 分泌,对刺激转移灶的 ^{131}I 摄取十分不利。去除残留甲状腺组织后,TSH 水平提高,可诱发或增强转移灶和某些未能切除的原发灶的 ^{131}I 摄取,使能对其进行敏感的探测和有效的治疗,甚至能发现与 DTC 同时存在的退行发育的甲癌。从给予 ^{131}I 去除剂量到肿瘤组织出现摄取功能,大约需历时 6~10 周。

(2)降低复发率和死亡率:甲癌,特别是乳头状癌常常为多灶性的,据报告,在显微镜下,62.7%~87.0% 患者的残留甲状腺和 90% 患者的同侧颈淋巴结可见残留或转移灶, ^{131}I 去除剂量对此有直接破坏作用,故可明显降低复发率和死亡率。

(3)在 ^{131}I 去除剂量下进行全身显像(WBS),可发现诊断剂量(3~5mCi) ^{131}I-WBS 不能发现的病灶(这种转移灶一般较小,且很少是单一的),起到诊断和治疗的双重作用。

(4)方便随访:正常或肿大的甲状腺残留物对 ^{131}I 的强烈摄取,可能隐匿功能性转移灶的发展,去除残留甲状腺,即使转移灶 ^{131}I 摄取增加,又去除了血清 Tg 产生的来源,因而有利于日后通过 WBS 和血清 Tg 检测及时发现可能发生的转移或复发。

2. ^{131}I 去除的适应证和禁忌证

(1)适应证:关于 ^{131}I 去除术后残留甲状组织的适应证,各派学者之间有如下不同意见:

a.所有 DTC 患者,术后有可测得的残留甲状腺组织,均进行 ^{131}I 去除。

b. 所有 DTC 患者,术后残留甲状隙组织 ^{131}I 摄取>0.5%,均进行 ^{131}I 去除,但单个的、非侵袭性、最大直径<1.5cm 的甲癌患者除外。

c.^{131}I 去除仅限于颈部有不可切除的甲癌病灶或有远处转移而可能用 ^{131}I 治疗的患者。

d.^{131}I 去除仅限于使用 150mCi 可能给予残留甲状腺组织足够辐射剂量(例如 100 000cGy)的患者。

e.^{131}I 去除根据个体的特征,例如复发的危险来决定。

虽然有上述不同意见,然而鉴于前述的四点 "去除" 意义, ^{131}I 去除几乎对所有患者都有好处,因此,我们认为:所有分化型甲癌,手术后有残留甲状腺组织,其 ^{131}I 摄取率在 1% 以上,甲状腺显像有甲状腺显影(不管有无功能性转移灶),全身情况 WBC 在 3.0×10^9/L 以上的患者,均宜采用 ^{131}I 去除术后残留甲状腺组织。特别是有不可切除的原发癌,原发癌直径大于 1.5cm,有淋巴、血管或包膜浸润,甲状腺内有多发性癌灶,年龄大于 40 岁的乳头状癌(因未被测得的转移和复发的危险增加)和分化较差的滤泡癌患者,尤应优先考虑。

(2)禁忌证

a.妊娠和哺乳期。

表 15-3　根据 TNM 分期对 DTC 患者是否 ^{131}I 清甲治疗的推荐

TNM 分期		对 ^{131}I 清甲治疗的推荐强度	临床解读
T_1	≤1cm,癌灶局限于甲状腺内	E	不建议 ^{131}I 清甲治疗
	1~2cm,癌灶局限于甲状腺内		不建议也不反对 ^{131}I 清甲治疗
T_2	>2~4cm,癌灶局限于甲状腺内	I	
T_3	癌灶>4cm	C	可行 ^{131}I 清甲治疗
	<45 岁		
	≥45 岁		
T_4	癌灶有显微镜下的甲状腺外浸润	B	应行 ^{131}I 清甲治疗
	(不考虑癌灶大小和年龄)	B	应行 ^{131}I 清甲治疗
	癌灶有肉眼可见的甲状腺外浸润(不考虑癌	I	不建议也不反对 ^{131}I 清甲治疗
	灶大小和年龄)	B	应行 ^{131}I 清甲治疗
$Nx,N0$	无淋巴结转移	I	不建议也不反对 ^{131}I 清甲治疗
$N1$	有淋巴结转移		
	<45 岁	C	可行 ^{131}I 清甲治疗
	≥45 岁	C	可行 ^{131}I 清甲治疗
$M1$	有远处转移	A	应行 ^{131}I 清甲治疗

b.甲状腺术后创面尚未完全愈合者。

c.WBC 在 $3.0×10^9$/L 以下。

d.肝、肾功能严重障碍者。

3. 患者准备

(1)停服甲状腺素片(或 T_4)4~6 周,以提高血清 TSH 水平。为缩短患者停止替代治疗的时间,可停服甲状腺片(或 T_4)而改服 T_3 3 周,然后停服所有甲状腺激 2 周。其根据是:继停用 T_3 后血清 TSH 水平较停用 T_4 后更迅速地升高;此外,TSH 增高时期缩短,从而缩短了临床甲低的时期以及缩短了刺激肿瘤生长的时间。这种反应的差异主要是由于 T_3 在体内的半衰期明显短于 T_4,分别为 0.8 天和 7 天。停止治疗后其作用的持续时间 T_3 亦短于 T_4,分别为 3~5 天和 6~10 天。Hilts 发现,无甲状腺患者停用 T_3 11 天,TSH 便达 50mU/L,因此停用 T_3 2 周,大多数患者将足以使 TSH 升高到满足 ^{131}I 治疗的要求。虽然 2 周后 TSH 将继续缓慢升高,但 Goldman 发现,停用 T_3 2 周和 4 周比较,WBS ^{131}I 摄取无明显区别。

应当看到某些患者由于术后残留甲状腺组织较多或存在功能性转移灶,当其所产生的甲状腺激素足以对 TSH 产生抑制时,术后 TSH 则不可能明显超过正常。Edmonds 发现,仅约有 50%的患者 TSH>30mU/L,甚至用 80mCi ^{131}I 去除之后,亦有 10%的患者 TSH 水平未见增高。在这种情况下,决定 ^{131}I 治疗不应该强调 TSH 水平,而应以血清 Tg 为指导;这时,停用 T_4 6 周

和停用 T_3 2 周两种方法之间的相对优缺点亦失去重要意义。当然,停用 T_3 的方案对大多数患者可能较少不适,以及可能没有不能测得功能性转移灶的缺点。

对新近接受甲状腺手术者,有学者推荐近全腺切除术后不给予甲状腺激素替代,4~6 周后待其 TSH 升高到足以刺激功能性转移灶的摄取时进行 ^{131}I 治疗。但也有学者认为,最好手术后立即给予足够的甲状腺激素替代 4~6 周后再停药,因术后甲功正常有利于促进伤口愈合和避免术后并发症。

(2)忌碘 4 周,给予患者低碘饮食。

(3)测定血清 T_3、T_4、TSH、Tg、TgA、MCA 和甲状腺吸碘率。

(4)检测 X 线胸片、心电图、血常规、尿常规及肝肾功能。

(5)进行甲状腺显像或 ^{131}I-WBS:据报告,诊断剂量(如 2~5mCi)的 ^{131}I 可能使术后残留甲状腺组织或转移灶的 ^{131}I 摄取功能暂时受损,即所谓击晕(stanning)效应,当应用 3、5、10mCi ^{131}I 扫描时,将分别有 40%、67%和 89%的患者发生治疗量摄取率降低,对 ^{131}I 治疗产生极大影响。因此,准备 ^{131}I 去除治疗的患者,最好先进行 ^{99m}Tc 甲状腺显像,再辅以甲状腺摄取率测定,便足以估计残留甲状腺组织的数量,从而对 ^{131}I 去除治疗做出决定。只有当 ^{99m}Tc 显像阴性 ^{131}I 摄取率很低时(这种情况实际很少出现),才在给予 ^{131}I 2~5mCi 48 小时后进行 WBS,以进一步证实残留甲状

腺组织以及是否有功能性转移灶存在。

有学者认为，如果术后 TSH>30mU/L，则可不进行 ^{131}I–WBS（甚至 ^{99m}Tc 显像）。因为这已说明不存在大量残留甲状腺组织和明显的功能性转移灶，不会妨碍 ^{131}I 去除治疗时对残留甲状腺组织数量的估计。而甲状腺手术，哪怕是全腺切除，也必然会有少量甲状腺组织残留，因而可直接进行去除治疗，WBS 在去除剂量后 4~6 天进行。

（6）颈部有残余癌，尽可能再次手术后进行 ^{131}I 去除。

4. ^{131}I 去除方法

（1）一般辅助治疗：服 ^{131}I 的同时常规给予泼尼松 l0mg tid 一周，以预防和缓解治疗期中的喉头水肿。服 ^{131}I 后嘱患者多饮水，及时排空小便，以减少膀胱和全身照射。口含 Vit C 或咀嚼口香糖，促进唾液分泌，以缓解辐射性涎腺炎。

（2）去除剂量：目前尚无统一意见，总的来讲，有固定剂量和个体化剂量两种主张。

a.固定 ^{131}I 剂量：低剂量方案一般采用 30mCi，主要优点是不需隔离住院治疗，对全身和性腺辐射剂量较低。决定放射性碘全身剂量的基本因素是甲状腺的碘转换和碘的肾脏清除。在甲状腺切除之后，肾脏清除是主要因素。估计 30mCi ^{131}I 对全身的辐射剂量约为 12cGy，而 150mCi 则高达约 60cGy。其缺点是一次去除率低，仅 60% 左右，许多病例需要第二次去除剂量，且微小的转移灶不能接受足够的照射，因而甲癌复发率可能增加。此外，反复去除可以导致辐射敏感性降低，因首次去除之后，^{131}I 的生物半衰期缩短。

大剂量方案一般采用 75~150mCi，其优点是一次去除率高达 85% 以上。常常不需再次去除，故不但治疗费用减少，且缩短了因反复去除患者长期处于甲低的时期，患者可很快给予甲状腺激素替代而转入无症状的生理状态，并可能对隐匿的转移灶起治疗作用。此外，目前尚无充分的证据表明，给予 150mCi ^{131}I 而导致白血病或继发癌发病率增加等远期并发症。因此，目前学者们都倾向于大剂量方案。但是，去除剂量并非越大越好，有资料表明，使用 100~149、150~174、175~200 和>200mCi，其去除百分率无显著差异。甲状腺癌 ATA 指南（第三版）主张常规给予 100mCi；若在去除剂量显像时发现功能性转移灶，可将剂量增补至 150~200mCi，若去除前已知有功能性转移灶，视情况给予剂量亦可大于 100mCi，以达同时治疗转移灶的

目的；若术后残留甲状腺较完整（超过一叶），^{131}I 摄取高于 30%，为避免或减轻服 ^{131}I 的近期副反应，^{131}I 用量可适当减少；若患者年龄<20 岁，或育龄妇女要求生育者，100mCi 标准剂量可以酌减。

b.个体化 ^{131}I 剂量：即根据给予残留甲状腺一个预先计划的吸收剂量（Gy）来计算 ^{131}I 用量，其计算公式如下：

去除剂量（μCi）=计划吸收剂量（cGy）×甲状腺重（g）×6.67÷Teff（天）÷24 小时 ^{131}I 摄取率（%）

Becker 推荐计划吸收剂量为 100 000cGy。甲状腺重则根据手术时外科医师的估计。Teff 通过 5~7 天连续测定残留放射性的方法来确定。6.67 是一个常数，与所采用的各种单位有关。

这种剂量计算方法较固定剂量更讲究，其优点是对大多数患者减少了照射，患者免除了住院治疗。但有如下缺点：Teff 测定费时；诊断剂量测定的 Teff 不能代表治疗剂量的情况，治疗剂量的 Teff 较短，因服 ^{131}I 后 3~5 天可能由于放射性甲状腺炎引起放射性漏出；手术医师对残留甲状腺数量的估计有较大误差。此外使用这方法，计划吸收剂量到底给予多少 Gy 合适，各家意见不一；有资料表明，个体化剂量的去除效果与利用固定剂量 75~150mCi 者大致相同，故目前这种方法较少采用。

给药方法多主张将有效治疗量一次口服，以避免产生击晕效应（stunning）效果，服药前、后 2 小时禁食。

（3）全身显像：服 ^{131}I 后 5~7 天，或体内 ^{131}I 残留少于 10mCi（370MBq）时，进行 WBS（不再服 ^{131}I），发现诊断剂量不能发现的功能性转移灶，为增补剂量提供依据，并供预后估计和制定今后的治疗方案参考。

（4）甲状腺激素治疗：^{131}I 去除治疗后，常规给予甲状腺激素治疗除起着纠正甲低维持甲功正常的作用外，还有利于防治肿瘤的复发、生长和出现隐性转移灶。因甲状腺激素抑制垂体 TSH 的分泌，就产生不利于肿瘤生存和生长的环境，所以这时给予甲状腺激素不仅是替代而且是一种抑制治疗。一般于服 ^{131}I 后 24 小时开始给予甲状腺激素，若术后残留甲状腺组织较完整，^{131}I 摄取率较高，抑制治疗可于服 ^{131}I 后 1 周开始。抑制剂量一般为甲状腺片 40mg 或 L-T$_4$ 50μg tid，并根据 T$_3$、T$_4$ 和 TSH 水平增减调整。对用全身扫描或示踪技术检查未发现转移征象者，抑制剂量以不出现甲亢症状和血清 TSH 保持在正常低水平为目的；对已有明显转移的病例，因该病的严重性，权衡

利弊,产生轻度甲亢是可以接受的,必要时与β受体阻滞剂合用。

当然,甲状腺激素抑制治疗并非对所有病例都适宜。少数分化型甲癌,特别滤泡性癌的广泛转移,可能分泌甚至足以产生甲亢的甲状腺激素(该类肿瘤主要分泌T_3)时,则外源性甲状腺激素抑制难以奏效,只会加重甲亢。

5. 去除率和去除效能

(1)去除效果判定:在T_3、T_4低于正常水平,TSH高于正常水平的情况下,若24小时甲状腺吸^{131}I率<1%,3~5mCi ^{131}I-WBS无甲状腺显影,则认为甲状腺去除完全。但当存在明显功能性转移灶时,T_3、T_4和TSH可不必达到上述标准,而主要根据甲状腺吸^{131}I率和WBS判断。若未见明显功能性转移灶,而T_3、T_4无明显降低,TSH不高,即使^{131}I摄取率和^{131}I-WBS符合完全去除标准,应继续停用甲状腺激素4周后复查,以排除外源性甲状腺激素的影响。

(2)去除效能:要评价^{131}I去除的效能,必须与仅做手术者比较。据一组225例的观察,采用损伤较小的手术,术后很少用^{131}I,其中乳头状癌死亡率为12.5%,滤泡性癌为11.7%;另一组资料报告,采用比较完全的手术,术后常规使用^{131}I,其乳头状癌和滤泡性癌的死亡率分别仅为2.4%和3.1%。Havnic报告71例,手术后用^{131}I去除,平均随访4年,全部未见复发。Krishamurthv等报道,52例DTC,手术+^{131}I去除,随访2~20年,仅有2例复发,但均成功地用^{131}I根除,无1例死于甲癌。最有代表性的资料是Mazzaferin的报道,576例DTC,经长期随访,仅手术者复发率为32%,手术+甲状腺激素抑制,复发率为11%,手术+^{131}I治疗+甲状腺激素抑制,复发率仅为2.7%,在仅用手术+甲状腺激素抑制的患者中,如果手术仅切除一叶或峡部,复发率为15%;如果行广泛的近全腺切除或全腺切除,复发率为9%,可见,DTC应该用近全腺切除(以免损伤旁腺和喉返神经)+^{131}I治疗+甲状腺激素抑制,并长期随访,可能是治疗DTC的最佳方案。

Hurley等认为,^{131}I去除的好处不仅是对正常甲状腺残留物的破坏,而且是对颈淋巴结和远处显微转移灶的破坏。乳头状癌主要通过淋巴管播散,手术时87%患者的峡部和对侧叶实质内的淋巴管或包膜周围淋巴管,以及90%同侧颈淋巴结存在显微病灶,亦有证据说明乳头状癌可能经纵隔淋巴管转移到肺。虽然这些显微转移灶的命运不知道,但不用^{131}I治疗的患者10%~30%复发,滤泡状癌者10%~40%复发。乳头状癌复发大约50%发生在5年以内,因此,手术后^{131}I去除使复发率减低可能是对转移灶的直接作用。支持这一观点的直接证据是:治疗量的^{131}I常常发现为示踪量所漏诊的功能性转移灶。Nemec报道206例,近1/4治疗剂量发现肿瘤组织,通常为淋巴结转移,而示踪剂量阴性。这些结果至少有两个重要含义:第一,所有患者均可能从手术后^{131}I治疗获得好处。第二,大剂量(150mCi)^{131}I可降低复发率可能较保守剂量(即30mCi)更有效。

6. 随访和重复去除

(1)随访:随访的目的是评价去除效果和尽早发现复发和转移。去除治疗一般于3~6个月后进行随访。若已知有不可切除的癌灶,或诊断剂量(5mCi)和/或去除剂量^{131}I-WBS已发现功能性转移灶,则宜尽早随访,以便安排进一步治疗。若随访证实甲状腺已去除完全,且未发现另外的功能性转移灶,则1年后再随访;1年后仍阴性,则2年后再随访;2年后仍阴性,以后则每5年随访一次。

随访去除效果比较简单,通过^{131}I摄取率和甲状腺显像便可判定。但要尽早发现复发和转移,除进行一般的临床检查、X线摄片和B超以外,以下核医学检查往往具有重要的临床价值。

a.HTg(人血清甲状腺球蛋白):高灵敏放射免疫分析和组织受体分析的发展,使许多恶性肿瘤标志物得以测定。HTg和CEA(癌胚抗原)都是与DTC相关的肿瘤抗原。虽已有某些报告认为DTC的CEA偏高,但这既不是一个恒定的表现,亦无特异性。目前认为,HTg检测是DTC处理和随访的重要参考指标之一。

血中Tg来源于功能性甲状腺组织,正常人血中有Tg存在,且受垂体分泌的TSH调节。由于甲亢、甲状腺肿瘤的HTg均可增高,DTC术前HTg增高的程度虽与肿瘤组织类型有关(滤泡癌最高,其次为乳头-滤泡混合癌和乳头状癌),但在有无转移患者之间无显著差异,故HTg在术前的鉴别诊断上价值较小。DTC患者若切除了甲状腺,特别是经^{131}I去除后,血中Tg消失,若HTg重新出现或增高,则是甲状腺癌复发或转移的特异性标志。HTg的T1/2为65h,为了手术后随访,其基线值的测定至少应在术后25天进行。现代HTg分析的检测水平通常为0.5~1μg/L。甲状腺近全切除的患者,未做^{131}I去除治疗,69% HTg不可测得,85% HTg<5μg/L。若术后用^{131}I去除了残留甲状腺组织,其HTg应在不可测出的水平。

b.血清TgAb:TgAb监测对DTC患者术后随访的

临床价值在于:①DTC 治疗后血清 TgAb 消失代表一种重要的有利的预后因素;②DTC 治疗后 TgAb 持续存在,特别是高水平的 TgAb,可能存在复发或转移灶,即使 HTg 阴性,也需要高度警惕;③TgAb、HTg 和 ^{131}I 浓聚之间存在分离现象,因此综合应用可提高 DTC 转移或复发的检出率,有助于 DTC 术后监测与治疗。

c.^{131}I-WBS:^{131}I-WBS 在 DTC 术后随访中的意义主要在于:①了解残余甲状腺组织的存在和数量;②对复发和转移灶定位、定量和评价其摄取 ^{131}I 的功能。这无疑对 ^{131}I 去除治疗及其去除剂量的确定(去除剂量与残余甲状腺大小有关),对复发、转移的诊断及其 ^{131}I 治疗的选择均有重要意义。

在 DTC 的治疗随访中,^{131}I-WBS 最好在 TSH>30mv/L 的条件下进行(通过停用 T4 或用 rTSH 刺激来达到)。^{131}I-WBS 检测复发和转移的敏感性与所用的扫描剂量有关。我们发现,某些患者 2mCi 显像为阴性,10mCi 显像为阳性,而在给予治疗剂量后显像还可能发现另外的病灶。据报道,治疗剂量显像发现诊断剂量显像未显示的新的局灶性摄取约 10%~15%。扫描剂量的选择除考虑尽量减少对癌变的漏诊外,还应考虑对患者的照射剂量,以及顿抑效应(甲状腺组织因辐射使其功能暂时降低,影响其后 ^{131}I 治疗效果)。综合上述两种因素,目前较多的学者主张采用 5mCi。然而,由手 DTC 具有多中心癌灶的特点,故目前越来越多的学者主张术后用 ^{131}I 去除残余甲状腺组织以减少复发。因此,对这类患者在给予去除剂量的同时进行最像,做到治疗诊断兼顾是可行的。值得注意的是,DTC 在手术和 ^{131}I 去除后,仅约有 80% 的转移灶具有摄取 ^{131}I 功能,其余病灶无摄取功能可能系肿瘤细胞 TSH 结合损伤和过氧化物酶含量改变或其他细胞缺陷所致。有学者认为与 NIS 基因获得性突变有关,这亦影响 ^{131}I-WBS 的敏感性。锂离子能阻止甲状腺释放碘化物和甲状腺激素,故有人利用碳酸锂延长 ^{131}I 在肿瘤中的滞留,增加其 ^{131}I 摄取,以提高 ^{131}I-WBS 诊断复发和转移的敏感性。

d.^{201}T1 或 ^{99m}Tc-MIBI 显像:^{201}T1 是核心脏病学广泛应用的放射性核素,主要用于心肌显像。据报告,它亦有亲肿瘤的性质。^{201}T1 是与钾离子生物学特性相似的一价离子,体内分布取决于局部血流量,除被心、肝、甲状腺、大肠、胃、肾正常摄取外,通过 Na-KATP 酶直接转运到肿瘤内。^{201}T1 在坏死组织中无浓集,因该处细胞膜不具有 ATP 酶活性,故肿瘤 ^{201}T1 的摄取反映了其存活力和新陈代谢情况。有学者比较了鼠甲状腺癌细胞和正常甲状腺细胞对铊的摄取,证明异形细胞比正常细胞摄取快,浓集高。因此,学者们将 ^{201}T1 用于 DTC 术后随访获得了满意的结果。其优点是:①不需停服甲状腺片;②静注药物后可立即显像,当天完成;③对患者照射剂量低;④可做 SPECT 显像;⑤特别有助于 ^{131}I-WBS 阴性而 HTg 异常患者的检测。^{201}T1 显像诊断 DTC 术后复发和转移的敏感性各家报道不一,其范围为 35%~94%。

^{99m}Tc-MIBI 也是一种心肌显像剂,最近亦报告可用于肿瘤诊断,如显示肺中的良性和恶性病变、甲状腺癌、星形细胞癌,未分化间质瘤的纵隔和肺转移、良性和恶性骨肿瘤等。MIBI 的生物学性质类似手 ^{99m}Tc-MIBI,已证明对评价肿瘤的存活力和对治疗的反应有价值。一般认为,肿瘤摄取 ^{99m}Tc-MIBI 的机制可能系 ^{99m}Tc-MIBI 阳离子电荷及亲脂性作用。与肿瘤细胞中某些低分子蛋白质结合;另外,肿瘤细胞浆膜及线粒体的膜电压与正常细胞不同,对摄取增加和滞留亦有密切关系。肿瘤组织血流量增加和毛细血管通透性增加也是一个间接因素。其优点和临床价值与 ^{201}T1 显像相似。

e. 放射性核素标记抗 Tg 抗体免疫显像:DTC 能合成和分泌 Tg,在其生物合成期中这种抗原表达于癌细胞带有微绒毛的表面,因而放射性核素标记的特异性抗 Tg 抗体便能与吸附有 Tg 的癌细胞的细胞膜结合,从而能对甲状腺癌进行特异性定位诊断。据报告,抗 Tg 抗体只与甲状腺滤泡腺瘤和甲状腺癌细胞结合,而不与正常和 Graves 甲状腺结合,肿瘤组织放射性较血液放射性高 4.5 倍以上,其他非肿痛组织无放射性聚集。FaLrweather 利用 ^{131}I 标记抗 Tg 抗体显像,对肿瘤的检出率达 85%,而 ^{131}I-WBS 仅 40%,因此认为免疫显像可以替代或补充 ^{131}I 扫描测定甲状腺癌转移,特别适宜于不摄取 ^{131}I 肿瘤的探测。

Salabe 等在桥本病患者血清中发现一种类骨髓瘤 IgG,它是一种抗 Tg 身体抗体,血清浓度高达 40mg/mL,每毫克 IgG 能结合 6.5nmol Tg。由于类骨髓瘤 IgG 血清浓度商,单克隆抗 Tg 自体抗体可以高产率获得,为甲状腺肿瘤显像提供了适宜的试剂。

最后必须强调,DTC 术后随访应该定期进行。要做到对复发和转移的早期诊断,必须将临床、放射学、超声、核医学以及其他实验室检查合理地综合应用,但核医学的方法在其中起着独特的、常常是决定性的作用。

（2）重复去除的决定：若随访发现残留甲状腺未去除完全，一般则应给予第二次剂量去除；但若患者在 ^{131}I 去除后 3 个月复查发现未去除完全，同时未发现功能性转移灶，则建议继续观察。因为我们曾观察到一些患者在服 ^{131}I 后不足 6 个月复查时未获理想去除，而 6 个月以后复查去除完全，故随访和重复去除最好在半年后进行（有明显转移灶或病情发展快者除外）；若显像发现有功能性转移灶，则应给予治疗量 ^{131}I 治疗转移灶；若患者有肯定不浓聚 ^{131}I 的转移灶，则应考虑其他治疗方案。

病例一：患者，男性，53 岁。"右甲联合根治术"、"左甲联合根治术"及"右颈清"术后。病理示：右叶甲状腺乳头状癌，左侧结节性甲状腺肿，伴淋巴结转移。患者先后于 2013-1-31 日、2013-5-6 日分别行口服 ^{131} 碘 50mCi、150mCi 治疗，疗效明确。

（三）^{131}I治疗甲癌转移灶

1. 适应证和禁忌证

（1）适应证：DTC 手术切除原发灶和 ^{131}I 去除残留甲状腺组织后，其转移灶和部分术后复发或术后残留肿瘤，以及因故不能手术的局部病灶，经检查有 ^{131}I 摄取功能，一般情况良好，WBC 不低于 3.0×10^9/L 者，宜选择 ^{131}I 治疗。值得注意的是少数患者原发灶为 DTC，但转移灶却主要是退行发育的；有的原发灶分化不佳，但去除原发灶和残留甲状腺组织之后，转移灶可变得更加分化而可摄取 ^{131}I。少数甲状腺乳头状癌与身体其他地方同时存在的转移性乳头状癌可能无关，如肺癌、乳腺癌和卵巢癌亦可以乳头状病变存在，这时 ^{131}I 治疗可能无效。

（2）禁忌证：基本与 ^{131}I 去除治疗者相同。此外，凡转移灶可以用手术切除者，以及用各种方法刺激转移灶仍不摄取 ^{131}I 者，不宜用 ^{131}I 治疗。

2. 患者准备：基本上与 ^{131}I 去除者相同。

（1）采取一定措施增强对病灶的辐射剂量：除增加 ^{131}I 剂量外，至少包括下列几个方面：①增加对放射性碘的摄取，如提高血清 TSH 水平、降低身体碘池等。②延长放射性碘的甲状腺保留。③增加靶组织的放射敏感性。现将常用方法介绍如下：

a.提高血清 TSH 水平：是增加放射性碘摄取和有机化最重要的方法。通常是停用甲状腺激素抑制治疗，一般停用甲状腺片或 4~6 周，或先停用甲状腺片或 T_4，改服 T_3 25μg bid 或 tid 3 周，然后停服所有甲状腺激素 2 周，直到血清 TSH>30mU/L 再进行 ^{131}I 治疗。

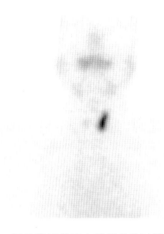

图 15-254　甲状腺显像示左侧甲状腺区明显放射性浓聚，提示左侧甲状腺组织残留。

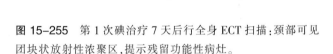

图 15-255　第 1 次碘治疗 7 天后行全身 ECT 扫描：颈部可见团块状放射性浓聚区，提示残留功能性病灶。

图 15-256　第 2 次碘治疗 8 天后行全身 ECT 扫描；全身探查未见明显异常，提示清甲治疗成功。

应该看到,停用甲状腺激素抑制治疗以升高 TSH 有如下缺点:①进行长期 T_4 抑制的患者停用 T_4 之后,血清 TSH 上升可能很慢,因垂体长期处于抑制状态,其恢复需要一定的时间。②年龄较大者停用 T_4 之后,有可能不产生高水平的 TSH(因垂体贮备降低)。对这类患者,往往一旦血清 TSH 停止上升,不得不仍考虑给予 ^{131}I 治疗,同时参考 T_3 和 T_4 测定结果来判断停用甲状腺激素的实际状况,以及判断是否肿瘤转移灶正产生足够数量的甲状腺激素使 TSH 分泌抑制。③引起暂时性甲状腺激素缺乏,导致甲低,使生活质量和劳动能力降低。④残留的甲状腺癌长期的 TSH 刺激,可能导致具有临床后果的肿瘤发展,特别是脊柱旁和颅内转移。⑤某些患者不可能促使内源性 TSH 足够升高,如伴发垂体疾病,广泛功能性甲癌转移等。为了克服停用甲状腺激素的缺点,可考虑外源性 TSH 药物的应用,而患者则不需停用甲状腺激素治疗。以往常用牛 TSH(bTSH)来促进 ^{131}I 的摄取。然而其缺点多于优点,因为 bTSH 循环半衰期短,仅使 TSH 暂时性增高,这种异源性糖蛋白有时有过敏反应,可能诱发产生对 bTSH 和内源性 TSH 抗体,从而导致对 TSH 的抵抗力,且刺激甲状腺摄取较内源性 TSH 差,故 bTSH 目前已不常用。由垂体组织纯化人 TSH 是一个有效的药物,但其供应有限,有传播感染源的危险。现在已开始开展基因重组人 TSH(thTSH)的应用,已证明肌注后安全,避免了停用甲状腺激素后甲低的不适,对促进甲状腺组织及其转移灶的摄取与停用甲状腺激素相当,不影响肾功能因而亦不影响 ^{131}I 滞留,从而有利于减少全身照射。一般肌注 0.9mg/天,连续两天,第三天再用 ^{131}I 治疗。

再有一种方法是利用 TRH 刺激内源性 TSH。静注 TRH 后,血清 TSH 可暂时上升,然而改为口服则比较持续上升。80mg TRH 口服可诱发血清 TSH 的最大反应,每 12 小时给予 80mg,共 5 次,可增加正常甲状腺的 ^{131}I 摄取。但有学者发现,增加肿瘤 ^{131}I 摄取不理想。然而,在停用 T_3 之后,若立即口服 TRH,可减少 T_3 停用和 ^{131}I 治疗(或 ^{131}I-WBS)之间的时间。

b.降低血清碘池:随着血清无机碘浓度的减低,由于放射性碘原子/稳定性碘原子比值增加,故甲癌摄取 ^{131}I 增加,这可用两种方法来实现:①低碘饮食。据报道,每天膳食碘含量<25μg,4 天以后,碘尿排从 1120μg/天降低到 30μg/天。应用此方案,肿瘤 ^{131}I 摄取增加,且在肿瘤中生物半衰期延长,由于此双重作用,可使计算的对肿瘤的辐射剂量增加 2 倍。②使用

利尿剂,主要是诱发碘排空。双氢克尿噻 100mg Bid 和低碘饮食联合应用,身体总碘可降低 25%~66%,估计肿瘤吸收剂量平均增加 146%。

c.延长 ^{131}I 的肿瘤滞留:碳酸锂可延长 ^{131}I 在甲状腺组织或肿瘤中的滞留时间,使有效半衰期增长。由于碳酸锂可以抑制甲状腺分泌甲状腺激素和使腺体内已合成的激素释放入血延缓,于是对腺体的照射量增加。这点特别重要,因 ^{131}I 的物理半衰期为 8.04 天,一般碘从甲癌中释放迅速,通常给予碳酸锂 250mg tid~qid,当血清锂水平上升到 0.3~0.5mmol/L 时,^{131}I 从肿瘤中释放的速度减慢,在最初 ^{131}I 有效半衰期较短的患者中尤为明显。应该注意的是碳酸锂有一定毒副作用,中毒剂量和治疗剂量相隔范围较窄。治疗时特别要考虑肾功能,因肾是锂的主要排泄途径,且甲低患者常有肾排泄功能的损伤。

d.维 A 酸的应用:临床上一些 DTC 手术切除原发灶以后,其转移灶不能摄取 ^{131}I,或在初期能摄取 ^{131}I,但以后发生失分化,细胞的形态和功能均发生退行性改变,TSH 受体表达障碍和摄取 ^{131}I 能力丧失。维 A 酸(RA)是维生素 A 的生物活性代谢物,对多种肿瘤(包括甲癌)有抑制细胞增生和诱导细胞分化的作用。近年来,已有人用于促使甲癌分化而吸收 ^{131}I。Simon 等用 RA 治疗失分化 DTC 20 例(滤泡性癌 8 例,乳头状癌 7 例,混合型癌 5 例),用量为每天 1~1.5mg/kg,疗程 5 周,其中 8 例病灶摄取 ^{131}I 率增加,从而进行了 ^{131}I 治疗。Grunwald 等用 RA 治疗失分化 DTC 12 例,用量为每天(1.18±0.37)mg/kg,疗程 2 个月,5 例 ^{131}I 摄取有所增强,类似的报告还很多。现有结果说明,RA 治疗失分化 DTC 的有效率为 30%~40%,使肿瘤细胞的摄碘能力恢复,进而可行 ^{131}I 治疗和 T_4 抑制 TSH 治疗。DTC 的病理类型、转移病灶部位不是疗效的决定因素。RA 应用的指针如下:①开始病灶不摄取 ^{131}I;②在治疗过程中病灶不再摄取 ^{131}I;③Hurthle 细胞癌多不摄取 ^{131}I;④不能手术治疗的患者。

(2)^{131}I-WBS

a.意义:^{131}I 治疗前进行颈部、胸部以及全身扫描,是选择 ^{131}I 治疗患者的重要依据,其意义在于:①发现转移灶,判定是否适合 ^{131}I 治疗:颈淋巴结、肺、纵隔和骨是甲癌常见转移位置,当其转移灶尚不能扪及或为 X 线发现时,扫描有时即呈阳性。②校正疾病的分期。③评价"去除"效果。④评价治疗效果和决定是否重复治疗。⑤作为长期随访的工具,因甲癌常有远期复发

或转移的特点。

b. 扫描剂量：寻找甲癌转移灶的扫描剂量从 200μCi 到 10mCi 以上均有报告，但多数主张用 2~3mCi，因为这种剂量能充分显示具有 ^{131}I 治疗意义的功能性转移灶。有资料表明，要达到治疗目的，病变组织中的 ^{131}I 浓度应在 100μCi/g 以上，即若用 100~200mCi ^{131}I 治疗，每克组织吸 ^{131}I 率应为 0.1~0.05% 才有治疗意义。那么，给予 2mCi 的扫描剂量，若病灶摄 ^{131}I 率达 0.05%/g，则 ^{131}I 浓度为 1μCi/g。实验证明，现代仪器能够显示 ^{131}I 浓度低至 0.25~0.5μCi/g 甲状腺组织。因此，2~3mCi 的扫描阳性，一般说来 ^{131}I 治疗具有肯定疗效，故适合 ^{131}I 治疗病例的选择。

然而，Waxman 发现 2mCi 扫描为阴性或可疑的患者，57% 10mCi 扫描为阳性；而且，若使用 30mCi 或 100mCi，靶/非靶组织比值较高，并发现了少数小剂量扫描未发现的病灶，其他学者亦有类似发现。扫描剂量越大，探测敏感性越高是由于摄 ^{131}I 率低的转移灶放射性浓度提高之故。但是，不能用大剂量代替常规剂量（2~3mCi）扫描。因大剂量扫描阳性，常规剂量扫描阴性，说明肿瘤摄取相当低，^{131}I 治疗不一定有效，故不能以大剂量扫描阳性作为 ^{131}I 治疗选择的依据。近年有学者对 HTg 增高、常规诊断剂量 ^{131}I 阴性者，经验性给予 100mCi ^{131}I，并通过治疗后扫描随访。如果治疗后扫描阳性，可重复治疗直到阴性为止，否则不再进行 ^{131}I 重复治疗。但这种经验性 ^{131}I 治疗仍系实验性的，必须长期随访研究，评价其临床意义。

(3)唾液腺显像：唾液腺血供丰富，是体内摄取和分泌碘离子的腺体之一。^{131}I 服 24 小时达高峰，此后迅速降低；颌下腺放射性持续达几天之久；舌/舌下腺放射性持续常 17 天以上。因而在口服大剂量 ^{131}I 治疗甲癌时，唾液腺因浓聚 ^{131}I 而遭受过量照射引起功能性损伤是完全可能的，特别是治疗前已有急慢性唾液腺疾病者尤应注意。为避免和减少甲癌 ^{131}I 治疗对唾液腺功能的严重损伤。^{131}I 治疗前应仔细询问唾液腺的有关病史，必要时进行唾液腺显像。若发现急性或慢性炎症表现，则 ^{131}I 治疗应推迟到炎症消退之后，在 ^{131}I 治疗后的随访或至少在决定再次治疗前。采集有关唾液腺的症状、体征和进行唾液腺显像很有必要，以了解唾液腺的功能状况，决定下一疗程应该间隔的时间和采取相应的治疗措施。

3. 治疗方法

(1)一般辅助治疗：给药仍采用一次口服，给药前后的处理与去除治疗相同。假若 ^{131}I 治疗与外放疗合用，一般外放疗应放在 ^{131}I 治疗之后 2~3 天进行，以避免外放疗抑制肿瘤的 ^{131}I 摄取，但有脑转移的患者外放疗应先于 ^{131}I 治疗，因 ^{131}I 治疗偶尔引起炎性水肿和血管破裂，故应慎用。

(2)治疗剂量

a.标准固定剂量法：一般根据不同转移部位给予不同的 ^{131}I 量，即甲状腺有残留肿瘤者 100mCi（3~7GBq），甲状腺外软组织转移者 150~175mCi（5.55~6.48GBq），骨转移者 200mCi（7.4GBq）。

b.最大安全剂量法：即用能给予肿瘤最大照射而又无严重并发症（主要是骨髓抑制）的剂量进行治疗。一般要求所给予的 ^{131}I 对全血所造成的 β 和 γ 总剂量达 200cGy，48 小时体内保留总量不超过 120mCi（4.44GBq），如有弥漫性肺转移则小于 80mCi（2.96GBq）。因此，只要知道 1mCi（37MBq）^{131}I 对全血的 β 和 γ 总剂量（Dβ,γ），^{131}I 治疗剂量（mCi）根据下式便可求出：

$$^{131}I 治疗剂量（mCi）=200/Dβ,γ$$

Dβ,γ 的具体求法：给患者口服 1mCi（3.7MBq）^{131}I，每天测定血、尿和全身中的放射性共 8 天。血和尿放射性分别以%剂量/L 血和%剂量/总尿量表示；全保留量用去掉准直器的 12.7cm NaI 晶体，能量选择 314keV，窗宽 100%，距离 3.6m 进行测定。对全血的 β 剂量根据血液曲线下的面积估计；γ 剂量根据全身计数或给予剂量和尿排之差来估计。Dβ,γ(cGy/mCi)=β(cGy/mCi)+γ(cGy/mCi)。有学者认为，按最大安全剂量给药，较标准固定剂量更合理。

但是，目前大多数学者仍采用标准固定剂量法。因为从临床实践看此法安全、效果好；根据剂量-效应关系研究，未发现剂量较 200mCi 更大效果就越好的证据；亦无令人信服的资料证明，剂量测定方法越严格，疗效就越好；且此法简单实用，避免了最大安剂量法麻烦费时的测定工作。但采用固定剂量方案时，对广泛性肺转移者，给药剂量使在 24 小时肺保留量不大于 80mCi，以避免放射性肺炎；对广泛肺外转移者，给药量不应该对血液释放>200cGy 的辐射吸收剂量，这可见于少数示踪剂量保留>35%的患者。

(3)甲状腺激素治疗：DTC 手术和 ^{131}I 治疗后甲状腺激素抑制治疗（即超生理剂量 L-T$_4$ 抑制 TSH 分泌）是标准治疗方案中不可缺少的组成部分。其理论依据是肿瘤细胞在 TSH 受体，而 TSH 对各种甲状腺癌细胞而言，能增加腺苷酸环化酶的表达和促癌细胞的生长，故 TSH 是残余肿瘤细胞的生长因子。因此，通过

L-T$_4$抑制 TSH,但纠正甲低,并有助于抑制甲癌的复发和生长。TSH 抑制治疗对 DTC 的疗效且前研究报道不多。一项大系列回顾性研究发现,DTC 术后用 L-T$_4$治疗的累积复发率 17%, 而未用 L-T$_4$治疗者为 34%,另一组 576 例 DTC 长期随访报告,单纯手术复发率为 39%;手术+甲状腺激素抑制, 复发率为 11.0%;手术+^{131}I 治疗+甲状腺激抑制,复发率为 2.7%。故目前学者们建议对所有 DTC 患者手术或 ^{131}I 治疗后常规给予甲状腺激素抑制治疗,抑制治疗的药物有甲状腺片和 L-T$_4$,但后者应为首选;因甲状腺片由干燥脱脂的动物甲状滕制成,未经纯化,药效不一致、不稳定;L-T$_4$系化合成,化学纯,效力一致,在作用上和内源性激素无区别。

(4)随访:服 ^{131}I 后 3~6 个月进行随访,随访项目与去除残留甲状腺组织相同。若随访发现转移灶已完全消除,则嘱长期服用甲状腺激素,以后则根据情况,每年或每两年随访一次。

(5)重复治疗的决定:若 5mCi(185MBq)^{131}I-WBS 发现转移灶未完全消除、无效、加重或复发,则给予下一疗程治疗,直至转移灶完全消除为止。重复治疗两疗程间的间隔一般在 3 个月以上。决定重复治疗剂量的原则与首次治疗基本相同,但若首次治疗无效或加重,则宜适当增加剂量。没有重复治疗次数和接受 ^{131}I 总量的明确限制,但一般以不超过 800mCi(29.6GBq)为宜。

4. 对转移灶的清除率和临床疗效

(1)对转移灶的清除率:清除率判断的标准是 5mCi（185MPq)^{131}I-WBS 发现转移灶摄取 ^{131}I 功能完全消失为治愈;部分消除为好转;与治疗前比较无变化或发现新的转移灶为无效或加重。

(2)临床疗效:^{131}I 治疗 DTC 转移灶较明显的近期临床疗效是服药后 1~2 天癌肿引起的疼痛(特别是骨转移者)开始缓解;治疗前有声嘶者 1~3 个月逐渐好转;有肺转移者咳嗽、咳痰明显减少。关于远期疗效,由于 DTC 本身病程较长,难于进行准确评价,但一般说来,患者预后改善,寿命延长。Brown 等报告 70 例随访 5 年以上的患者,有肺转移者 5 年存活 63 例, 10 年存活 54 例, 而有骨转移者 5 年存活 7 例,10 年时已无 1 例存活。根据密执安大学医院资料,分化型甲状腺癌有远处转移者,确诊后不用 ^{131}I 治疗,75% 的患者 5 年内死亡;而用 ^{131}I 清除转移灶者,存活期有的延长至 16~19 年。Schlumberger 等报告 283 例甲状腺癌肺或骨转移,^{131}I 治疗后 5 年成活率为 53%,10 年

为 38%, 而患胸片不能显示的肺内小结节状转移灶者,^{131}I 治疗后 15 年存活率高达 95%。

(3)各种转移病灶治疗效能分析

a.局部浸润、不可切除的疾病:DTC 包膜和微血管浸润对预后均无不利影响。然而超过肿瘤被膜数毫米以上的浸润和复发与生存率减低有关。局部浸润达到使原发肿瘤不可切除的程度, 其预后特别严重。Smiihers 报道 23 例有不可切除的甲癌,其中 10 例肿瘤浓聚 ^{131}I 并用 ^{131}I 治疗,9 例 11 年死于甲癌;其余 13 例很少或无 ^{131}I 浓聚者,9 例 5 年死亡。Tubiana 报道了类似结果。这类患者如果肿瘤有 ^{131}I 浓聚,滤泡性癌对 ^{131}I 的治疗反应好于乳头状癌,但 ^{131}I 和外放疗联合应用对两种疾病均较好。考虑到这类肿瘤预后差,对不可切除的颈部肿瘤加强治疗是必要的,给予残留甲状腺的吸收剂最应达 100 000cGy, 继 ^{131}I 治疗之后,开始 T4 抑制和完成外照射治疗。

b.颈淋巴结转移:颈淋巴结转移具有相对良性的意义。淋巴结转移乳头状癌常见,40 岁以下的患者,手术时 48% 有淋巴结转移,40 岁以上者, 约为 17%。滤泡性癌淋巴结转移较少见。多数学者认为,淋巴结转移不会增加死亡率,有颈部转移者其概率寿命无明显改变。这可能是由于某些有利的免疫反应所致或是由于其转移的存在加强了积极的治疗有关。

用 ^{131}I 治疗淋巴结转移的意义在于减少再发性转移的概率。Harwood 发现有淋巴结转移者, 复发率 2 倍于无淋巴结转移者 (分别为 32% 和 14%)。Mazzaferri 等发现,40 岁以下和 40 岁以上患者手术时发现颈淋巴结转移者, 复发的危险分别要高 2 倍和 5 倍。凡颈淋巴结摄取 ^{131}I 而进行了 ^{131}I 治疗者,平均随访 6 年, 无 1 例死亡,仅 2.6% 复发,而且后来用 ^{131}I 完全根除;相反,未接受 ^{131}I 治疗而仅做甲状腺激素抑制者,复发率高达 11%,但是两组间死亡率无区别。

c.远处转移:有远处转移(即颈外转移)者,其生存率较无转移或较对照人群明显减低,经年龄配对比较,乳头状和滤泡性癌之间无差异。据研究,纵隔转移对 ^{131}I 治疗反应相对较好,大多数骨、脑转移则死于该病。转移可被 ^{131}I 解除的患者,其生存率较带有转移者高 3 倍,因此 ^{131}I 治疗具有重要作用。

d.肺转移:DTC 肺转移发病率为 2%~12%,主要取决于患者的组间差异和治疗的差异。发病率较低者一般见于甲状腺全切和采用 ^{131}I 去除的患者。Massin 报告,全腺切除加 ^{131}I 治疗者,肺转移为 1.3%,仅全腺切除者为 3%,不全切除加 ^{131}I 治疗者为 5%,仅不全

切除则高达 11%

有颈淋巴结转移者肺转移可能性增加。据 Massin 报告,有颈淋巴结转移者,肺转移为 11%,无转移者仅为 5%($P<0.001$)。有趣的是在同一患者组中,颈淋巴结累及和骨转移的发展呈强烈的反相关。可能因为肺转移系通过淋巴管和胸导管而不是通过微血管浸润和血源性播散,而后者正是骨转移的特征。

[131]I 治疗功能性肺转移与治疗其他远处转移相同; 一般 200mCi 口服,48 小时肺滞留量限制为 80mCi,[131]I 重复治疗间隔 3~9 个月。

e.骨转移:较肺转移的预后严重得多。Brown 等报道 21 例,95% 5 年内死亡,无 1 例生存达到 8 年。骨转移者倾向于年龄较大,滤泡性癌骨转移 5 倍于乳头状癌,通过全身循环播散。骨转移定位于颅骨、椎骨或肋骨,最可能是通过椎静脉系统,且这类患者通常不伴肺转移。但无位置特点的多处骨转移者伴肺转移则比较常见,认为是通过体循环发展,这类患者亦可能发生脑、肝和肾转移。虽然几乎所有骨转移患者都死于此病,但 [131]I 治疗可能延长寿命,特别是伴有功能性肺转移者。

f.异位甲状腺癌:位于舌根部或沿甲状舌管、纵隔和颈侧的异位甲状腺,虽然少见,但亦可能发生癌,当 T_4 制造不足,HTg 增高,异位组织残留物可能增生,持久强烈的 TSH 刺激倾向于癌的发生。异位甲状腺组织增生,一般用 T_4 抑制治疗包块可以缩小。如果包块不缩小反而继续肿大,就应该手术切除。[131]I 可用于术后复发的异位甲状腺。当然,手术应该是首次治疗,因有共存癌的可能性。异位甲状腺癌偶尔引起甲亢,虽然手术切除应优先考虑,但亦可用 [131]I 治疗。

乳头状甲癌可发生于甲状舌管,其中 10% 为侵袭性。这时存在一个如何处理甲状腺的问题,DeGroot 认为,有颈淋巴结转移或核素显像发现甲状腺病变,应进行次全切除。因这些癌全都可能侵袭和扩散,应采取积极的治疗方法,包括 [131]I 去除。

甲状腺组织出现于卵巢畸胎瘤称甲状腺肿卵巢。约 3% 的卵巢畸胎瘤出现卵巢甲状腺肿,可浓聚 ^{131}I,偶尔发生甲亢,约 5%~20% 发生低度恶性肿瘤,并可能转移。良性肿瘤一般单纯卵巢切除治疗,恶性者整个腹部子宫切除加双侧输卵管卵巢切除,其转移灶的治疗与一般 DTC 者相同。最好将甲状腺去除并进行全身显像,希望 TSH 水平增高诱发 [131]I 摄取。

病例二:患者,男,33 岁,行"全甲状腺切除+左颈中央区淋巴结清扫+右颈扩大中央区淋巴结清扫"。病理示:左叶甲状腺乳头状癌,右叶腺瘤样甲状腺肿。CT 提示双肺转移。分别于 2012-2-10 日、2012-5-14 日、2012-8-27 日及 2012-12-28 日先后行 4 次 [131]I 碘

图 15-257 至图 15-259 分别为三次碘治疗后全身ECT扫描图像,可见双肺转移灶摄碘程度逐渐下降,CT 图像也证实三次碘治疗后双肺转移灶基本上消除,达到临床治愈。

治疗，^{131}I 剂量分别为 100mCi、180mCi、200mCi、200mCi。

(四)^{131}I 治疗的并发症

1. 短期并发症

(1)涎腺炎：^{131}I 治疗之后所引起的涎腺炎多为暂时性的。ALlweiss 在 87 例患者的回顾性研究中，报告发生急性和(或)慢性涎腺炎者约 11.0%，对腮腺和颌下腺的影响大致相等，^{131}I 剂量范围在 10~164mCi 之间，临床症状多出现于重复剂量之后。因此，接受 100~200mCi 的患者发生放射性涎腺炎的问题不容忽视，估计每毫居里 ^{131}I 给予唾液腺的剂量为 50cGy。

唾液腺因能浓聚碘，故接受辐射剂量较高，在脱水期因 ^{131}I 保留增加则更为突出。临床表现为疼痛、肿胀，通常为双侧，在服 ^{131}I 后头 3 天出现，易手诊断，偶尔患者感觉口干和金属味，可持续几周。在 ^{131}I 治疗过程中，尤其是头 24 小时，大量饮水、常规给予泼尼松、口含 Vit C 或咀嚼口香糖促进唾液分泌，可大大减少或减轻这种并发症。用 ^{99m}TcO$_4^-$ 做唾液腺显像对诊断和鉴别诊断有重要价值，常表现为 ^{99m}Tc 摄取和清除损伤。

(2)放射性胃炎：少见。大量饮水是最好的预防方法。^{131}I 剂量大于 200mCi，大约 5% 的患者出现呕吐。

(3)急性放射病：可出现于给予大剂量 ^{131}I 后 12 小时之内。表现为疲劳、头痛、恶心和呕吐。大多数学者利用 100~200mCi 的经验表明，这种综合征很少见。

(4)甲状腺危象：少见。可能出现于有大量功能性转移灶继发甲亢的患者。这种患者在给予 ^{131}I 之前应该用 ATD 和 β 受体阻滞剂预治疗。

(5)声带麻痹：这种并发症可出现于 ^{131}I 治疗甲亢之后，在 ^{131}I 治疗甲癌患者中少见。文献中有 1 例报告：该患者在手术时喉返神经双侧损伤，在术后有一侧恢复，甲状腺残留物刚好位于恢复一侧，继 150mCi 去除之后 3 天，出现喘鸣，声带麻痹，做气管插管治疗 2 个月后，单侧功能恢复，气管切开封闭，该患者残留甲状腺的 ^{131}I 摄取率为 0.4%，给予 150mCi ^{131}I，每克残留物的吸收剂量为 36 000cGy，推测 ^{131}I 照射在术后恢复的神经处引起了水肿，从而导致神经症状。

(6)骨髓抑制：可出现于 ^{131}I 治疗后 1 个月以内，通常是暂时性的，表现为暂时性贫血、白细胞和血小板减少。当对血液的辐射剂量<200cGy 时，严重的骨髓抑制少见。骨髓抑制最常出现于：①接受大量放射性碘的患者；②在 ^{131}I 治疗前或治疗时接受外照射或化疗的患者；③有大量产生高浓度 PB ^{131}I 的功能性肿瘤患者；④有广泛骨转移的患者。对这类患者应该监测周围血计数，贫血很少需要输血。

2. 长期并发症

(1)髓细胞性白血病：有资料报告在 ^{131}I 治疗甲癌患者中，髓细胞性白血病的发病率为 2%，85% 为急性，15% 为慢性，85% 为 50 岁以上女性，平均累积剂量为 910mCi，^{131}I 治疗和发生临床白血病之间平均间隔为 3 年，最长间隔为 7 年。然而，Beierwaltes 所报告的白血病发病率要低得多，400 例治疗患者中只发现 1 例。大多数作者认为大剂量频繁给予倾向于发生白血病。倘若患者情况稳定，若放射性碘给予在每年 1 次以下，不会增加白血病的发生率。有学者认为 ^{131}I 累积剂量不应超过 800mCi，30 岁以下患者不超过 500mCi。

(2)其他恶性肿瘤：甲癌本身看来就与其他恶性肿瘤有关，Mazzaferri 报告甲癌伴有其他癌症的发病率为 3.5%，然而 50% 以上第二个恶性肿瘤发现于甲癌诊断之前。Beierwaltes 对能浓聚放射性碘的其他器官进行观察，寻找其他恶性肿瘤，400 例患者仅发现 2 例腮腺肿瘤，2 例均在甲癌诊断和治疗之前。Wisemai 报告了 2 例 ^{131}I 治疗后发现腮腺淋巴瘤，1 例接受 ^{131}I 675mCi，1 例接受 300mCi，分别发生于 ^{131}I 治疗 10 年和 3 年。

(3)退行发育转变：即先前分化好的甲癌失分化，是 ^{131}I 治疗少见的并发症。然而退行发育转变可发生于未受照射的患者，故真正的因果关系尚不清楚。

(4)精子缺乏：Handelsman 曾报告 1 例 32 岁男性患者，3 年内 3 次共接受 350mCi ^{131}I 治疗，对睾丸的照射剂量估计为 175~525cGy，出现精子缺乏。精子缺乏可严重到足以引起不育。虽然没有足够有效的预防措施，但应告诉患者这种可能性。足量补液，勤排小便，以减少来自膀胱的放射性对生殖腺的照射，这是目前可以采取的简便有效的有防方法。在一组 33 例患者的报告中，包括女 20 例、男 13 例，均在 20 岁以前接受治疗(^{131}I 196~69lmCi)，平均随访 18.7 年，发现不育症、流产率、先天性异常和普通人群之间无差异。

(5)肺纤维化：用 ^{131}I 治疗功能性肺转移时应当考虑这种并发症。Benua 等推荐对功能性肺转移治疗量应限制在 48 小时全身保留量<80mCi。遵循这一原则，有学者报告未见放射性肺纤维化。Rall 研究认为，当肺转移 ^{131}I 浓聚<100mCi 时，不会发生放射性肺纤维化。因肺摄取很少超过给药剂量的 20%，故累积剂量

达 1Ci,不应引起肺纤维化。但在 1Ci 累积剂量之后,定期进行肺功能试验是必要的。某些学者指出,在 ^{131}I 治疗肺转移后用类固醇做辅助治疗是预防放射性肺炎的措施。

(6)甲状旁腺功能亢进:甲状旁腺功能亢进 ^{131}I 去除治疗后发生甲状旁腺功能亢进,至今有 1 例报告,其因果关系尚待探讨。

(五)儿童甲状腺癌

幼年甲状腺癌少见。几十年以前,因各种良性疾病而做治疗性颈部照射,其发病率较高。但目前已停止这种治疗,故发病率降低,约为儿童恶性肿瘤的 3%~4%。与成人相似,女性儿童的发病率是男性儿童的 2 倍。儿童甲状腺癌常为乳头状或乳头滤泡混合性癌, 颈部转移率高达 50%~80%, 常常为多中心性(30%~80%)。一般预后良好,10 年生存率大约为 90%~95%,肺转移常见,而骨转移不常见,颈和肺转移通常浓聚 ^{131}I,故对 ^{131}I 治疗反应好。

诊断和治疗:儿童甲状腺癌的诊断与成人无明显差别。实体冷结节应该活检。发现可疑恶性的应切除。当冰冻切片检查为侵袭性癌时,则行甲状腺近全腺切除术。实体功能性非恶性结节可用 T$_4$ 抑制,为自主性结节者则手术切除。

关于儿童甲状腺癌术后是否采用 ^{131}I-WBS 和 ^{131}I 去除意见各异。Clay-ton 和 Kirkland 认为不宜连续 ^{131}I-WBS,因周期甲低对儿童的生长、发育有比较严重的后果。Bavlor 医学院主张手术后给予 T$_4$ 抑制而不是甲状腺去除,需密切观察直到成年,到那时才进行转移的评价。然而,我国也有学者认为这是一个恶性疾病,既然儿童有一个比较良好的预后,就应该尽力根治,而不是基于理论上的后果采用姑息治疗,儿童多灶性疾病发病率高,特别应该鼓励手术后 ^{131}I 去除。通常去除儿童甲状腺癌术后残留甲状腺的 ^{131}I 剂量应较成人为小。手术之后,进行足够的甲状腺激素替代 6 周,继而服用 T$_3$ 3 周,然后停用 T$_3$ 两周,用 30μCi/kg ^{131}I 作 WBS,以测定功能性残留物和转移灶的摄取,估计其容积, 给药剂量按给予功能性组织残留物 50 000cGy 计算。

(六)安全防护

1. 患者必须在有专门防护条件的病房治疗。
2. 患者的尿及其他排泄物均应按防护要求处理。
3. 当患者体内存留的 ^{131}I 量降至 30mCi 以下时,可以出院,但仍不要到公共场所,避免与孕妇、儿童接触。
4. 在治疗过程中, 医务人员及他人应按防护要求注意自身的安全防护。

(徐文贵　戴东　刘建井)

CHAPTER 2
Nasopharyngeal carcinoma:

diagnosis, primary treatment modalities and salvage surgery

Anatomy of the nasopharynx

Anatomically the pharynx is divided arbitrarily into three portions by two horizontal lines. The upper line is at the level of the soft palate and the lower line, the level of epiglottis. The nasopharynx, the upper part of the pharynx, lying above the upper line and its lumen is continuous with the oropharynx below. The nasopharyngeal space is situated behind the nasal cavities and thus sometimes named as postnasal space. The mucosal lining of the nasopharynx starts behind the posterior choana and continues down the oropharynx. It is located in the centre of the head and measures more than 10 cm from the skin surface in all directions.

The roof of the nasopharynx is the inferior aspect of the body of the sphenoid bone which continues downwards to the posterior wall which is on the arch of the atlas vertebra and upper part of the body of the axis vertebra. The floor of the nasopharynx is formed by the superior surface of the soft palate which separates the nasopharynx from the oropharynx. The lateral wall of the nasopharynx is formed by superior constrictor muscle which was pierced by the opening of the Eustachian tube in the upper part. An incomplete cartilaginous ring is located at the orifice of this auditory tympanic tube. The medial portion of this cartilaginous ring elevates the overlying mucosa to form the medial crura. The

slit-like space medial to these medial crura is the lateral recess of the nasopharynx and frequently named as fossa of Rosenmüller.

The pharyngobasilar fascia covers this superior constrictor from the outside of the muscle. This fascia comes from both sides of the neck to form the median raphe in the midline. This extends from the skull base downwards along the entire posterior pharyngeal wall. The lymph nodes that drain the nasopharynx are situated in the retropharyngeal space which is the posterolateral space outside the pharyngobasilar fascia and in front of the prevertebral fascia. The last four cranial nerves, the carotid sheath and the sympathetic trunk are in the parapharyngeal space which is situated outside the pharyngobasilar fascia, lateral to the superior constrictor.

The mucosal lining of the nasopharynx is pseudostratified ciliated epithelium on the superior wall which continued to stratified squamous cell on the posterior wall. The epithelium has a well defined basement membrane and there is abundant lymphatic tissue in the laminae propria. Thus previously the nasopharyngeal carcinoma was frequently seen among a lot of lymphatic tissue and was termed lymphoepithelioma.

The arterial blood supply of the nasopharynx comes from branches of the internal maxillary artery while the venous drainage goes to pterygoid plexus, then through the facial veins to the internal jugular veins. The efferent lymphatic of the nasopharynx drains into the retropharyngeal lymph nodes. The lymphatics from these nodes and those that come directly from the nasopharynx both drain to the deep cervical lymph nodes.

Epidemiology and pathology

In most countries over the world nasopharyngeal carcinoma (NPC) is an uncommon neoplasm, and its age-adjusted incidence for both sexes is less than 1 per 100,000.[1] Nasopharyngeal carcinoma is seen more often in southern China, northern Africa and Alaska. The ethnic Chinese living in the Guangdong province in southern China are particularly prone to develop NPC. The recent reported incidence of NPC among men and women in Hong Kong, located close to Guangdong province, was 20 to 30 per 100,000 and 15 to 20 per 100,000 respectively.[1] Even for those Chinese who have immigrated to other parts of Asia or America, the incidence of NPC remains high. The incidence is lower among those Chinese born in North America compared to those born in southern China.[2] This suggests that genetic, ethnic and environmental factors may all be responsible in the etiology of this malignancy.

Nasopharyngeal carcinoma (NPC) is a squamous cell carcinoma arising from the epithelial lining of the nasopharynx. It is commonly located at the fossa of Rosenmüller medial to the medial crura of the Eustachian tube opening in the nasopharynx.[3] The NPC cells have round or oval nuclei with scanty chromatin and distinct nucleoli. The cells show no parakeratosis or cornification and appear to be large polygonal cells with a syncytial character. They are basically squamous cell carcinomas with a varying degree of differentiation.[4]

These malignant cells are grouped into three histological categories in 1978 by the World Health Organization (WHO). Type I is keratinizing squamous cell carcinomas, similar to those found in other parts of the upper aerodigestive tract. Type II is non-keratinizing squamous carcinomas and Type III is the undifferentiated carcinomas (Figure2−1).[5] The histological type distribution of NPC in North America was 25% Type I,

12% Type II, and 63% Type III. The corresponding distribution of histological types in southern Chinese patients was 2%, 3% and 95 % respectively.[6]

Biopsies obtained from nasopharyngeal carcinoma sometimes show a mixed histological pattern and the recent WHO classification has taken this into account. The histological types of NPC are now defined either as squamous cell carcinomas or non-keratinizing carcinomas, and the second group is further separated into differentiated and undifferentiated carcinomas.[7] The latter is commonly associated with Epstein Barr virus infection while the former is not. The undifferentiated carcinomas have a higher local tumor control rate following treatment but they also have an increased incidence of distant metastasis.[8,9]

Clinical features

For a patient suffering from nasopharyneal carcinoma, the frequently seen symptoms can be separated into four groups. Nasal symptoms such as on and off epistaxis, progressive nasal obstruction, and blood stained post nasal discharge especially in the morning are related to the primary tumor in the nasopharynx. Otological symptoms such as hearing loss, otorrhoea and tinnitus are the results of the auditory tympanic tube dysfunction caused by the tumor mass in the nasopharynx and its possible extension to the paranasopharyngeal space from the posterolateral aspect. The tumor related deafness is conductive in nature and this is the result of middle ear effusion following the impaired tubal musculature function, interfering with the opening of the Eustachian tube. For those patients that the tumor infiltrates skull base, persistent headache is common while other neurological symptoms are related to cranial nerve palsies. When the tumor extends superiorly to affect the lateral wall of the cavernous sinus, the cranial nerves III to VI are might be affected and with lateral extension of the tumor into the paranasopharyngeal space, the cranial nerves IX to XII might be involved. The overall incidence of cranial nerve palsy is around 20%.[10] The cranial nerves most frequently affected are the fifth, sixth, third and twelfth nerves.[11] The fourth group of

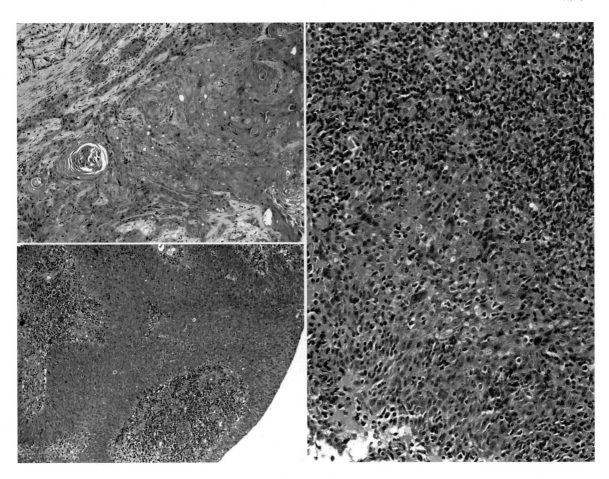

Figure 2-1

symptom is progressive enlargement of a painless mass in the neck. About 50% of patients have an enlarged lymph node in the neck on presentation. The neck node usually appears in the upper part of the neck and bilateral cervical lymph nodes are not uncommon (Figure 2-2). Occasionally, the patient may complain of bone pain which signifies distant metastasis. The age of patients suffering from nasopharyngeal carcinoma is in general lower than those with other head and neck cancers and the presenting symptoms in the very young patients are in general similar to those in adults.[12]

Diagnosis

When a patient presented with symptoms of NPC, then he should be evaluated thoroughly for clinical signs of the disease. A positive Epstein-Barr virus serology test or the detection of EBV DNA copies in blood are indications for further investigation such as imaging studies together with an endoscopic examination and biopsy of the nasopharynx.

Epstein-Barr virus serology and DNA copies

Epstein-Barr virus (EBV) is a double-stranded DNA virus and it belongs to the family of herpes virus. Globally, the majority of the population is infected with the virus by adulthood.[13] It has been reported that in nasopharyngeal cancer cells, there are multiple copies of EBV genome and several EBV-specific antigens.[14] The immunological response of the body to the different antigens of the EBV is characteristic of that type of E-BV associated diseases. In patients with NPC, the level of antibodies such as IgA in response to early intracellular antigen (EA) and viral capsid antigen (VCA) are much higher than those of the population. Such serological profiles have been used for the diagnosis of undifferentiated NPC.[15] The IgA anti-EA is more specific for the diagnosis of NPC while IgA anti-VCA is more sen-

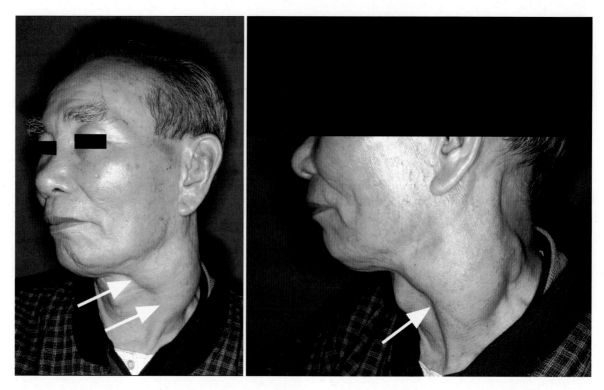

Figure 2-2

sitive.[16] The value of EBV serology in the early diagnosis and screening of the population is well established.[17] The EBV serology of 9,699 study subjects was cross-checked against the cancer registry and death registry for a 15-year period. It was reported that the longer the duration of follow-up, the greater was the difference in the cumulative incidence of nasopharyngeal carcinoma between seropositive and seronegative subjects.

As the EBV is closely associated with NPC cells, the EBV DNA are released into blood on lysis of the tumour cells. Circulating free Epstein-Barr virus (EBV) DNA has been found in serum of patients with NPC.[18] The number of copies of EBV DNA in the blood increases during the initial phase of radiotherapy suggests that more viral DNA is released into the circulation after cell death following radiation.[19] The quantity of free plasma EBV DNA as measured by real time quantitative PCR has been shown to be related to the stage of the disease. Its value in the early detection of recurrent locoregional NPC is however limited. Elevated levels of EBV DNA were only detected in 67% of patients with locoregional recurrence when the tumour size were still small and amenable to salvage treatment.[20]

Imaging studies

In view of the location of nasopharynx, it is difficult to evaluate the region with conventional X-rays. Cross-sectional images such as computed tomography (CT) and magnetic resonance imaging (MR) have revolutionized the diagnosis and treatment of NPC. The extent of the primary tumor and its involvement of adjacent structures can be clearly determined (Figure 2-3). The presence of cervical metastasis can also be determined (Figure2-6). These imaging studies have increased the accuracy of staging of the disease and have also allowed radiotherapy treatment to be delivered more accurately and effectively, leading to improvement of results.[21] With intensity modulated radiotherapy (IMRT), even more precise deliver of radiation beams to the tumours and at the same time sparing adjacent tissue are possible. This therapeutic modality makes use of composite CT-MRI images.[22]

MR is better than CT for displaying nasopharyngeal soft tissues and differentiating tumor from normal tissue. Its multiplanar capability gives a three dimen-

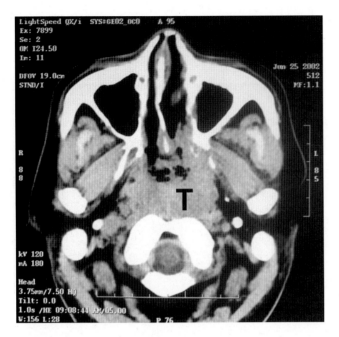

Figure 2–3

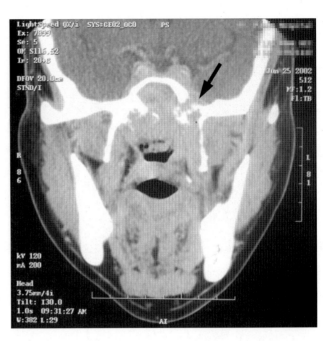

Figure 2–4

sional impression of the tumor　(Figures 2–7 to 2–9). MR can demonstrate the infiltration of tumor laterally to affect surrounding muscle　(Figure 2–8) and superiorly to affect the cavernous sinus (Figures 2–9, 2–10). It is also useful in the detection of paranasoharyngeal and deep cervical nodal metastases,[23] determining their location and extent　(Figures 2–10 to 2–13). Its limita-

tion, however, is in the evaluation of the extent of bone involvement. Computed tomography is more accurate in the evaluation of tumor erosion of bone　(Figure 2–4) especially the base of skull　(Figure2–5). CT can identify the paranasopharyngeal extension which is one of the most common modes of extension of NPC.[24] Perineural spread through the foramen ovale is an important route of intracranial extension. Perineural spread through the foramen ovale also accounts for the CT evidence of cavernous sinus involvement without skull base erosion.[25]

Imaging of distant metastases at diagnosis is less

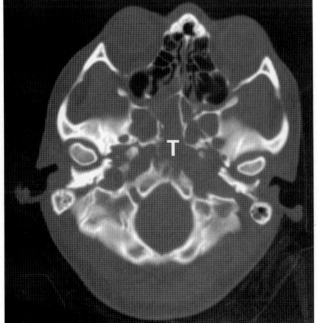

Figure 2–5

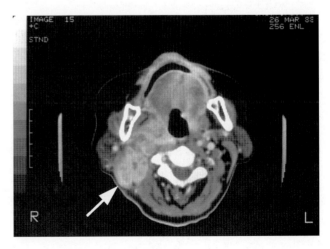

Figure 2–6

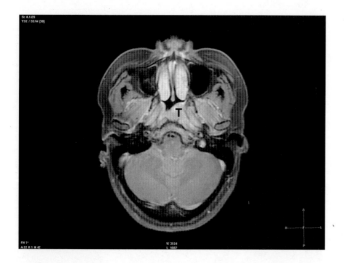

Figure 2-7

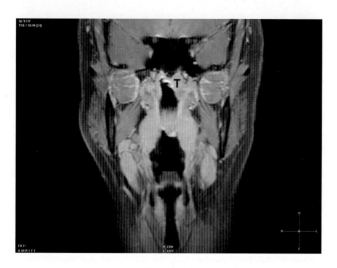

Figure 2-8

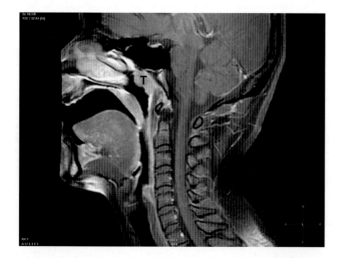

Figure 2-9

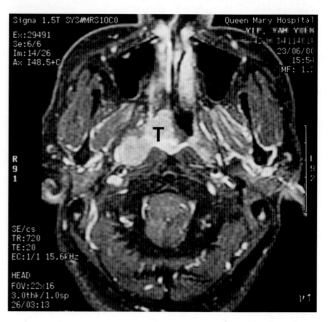

Figure 2-10

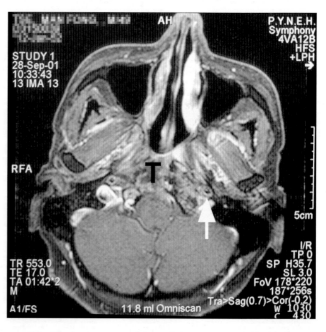

Figure 2-11

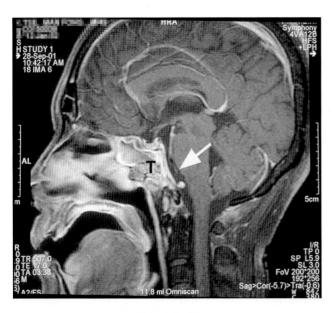

Figure 2–12

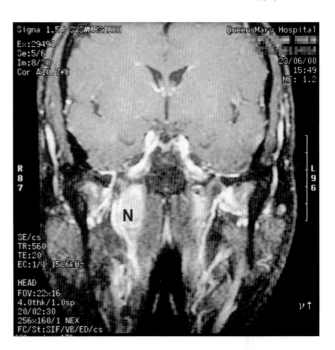

Figure 2–13

successful. Bone scan, liver scintigraphy, abdominal ul-trasonography, and marrow biopsy are of limited value when carried out to exclude distant metastasis. Positron emission tomography (PET) has been employed more frequently to identify the presence of distant metastasis. The tumour volume and thus its metabolic activities have to reach a critical value before a positive recogni-tion of the metastasis can be made (Figures 2–14 to 2–

17). Following radiation treatment with or without chemotherapy for NPC, both CT and MR have relatively low sensitivity and specificity in detection of residual or recurrent disease.[26] Positron emission tomography (PET) is however more sensitive than CT and MR in the detection of persistent and recurrent tumors in the nasopharynx.[27]

Endoscopic examination and biopsy

The nasopharynx is difficult to examine with con-ventional methods such as the use of a mirror. The en-

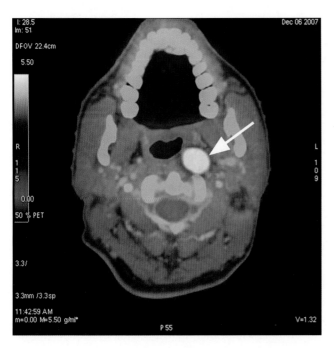

Figure 2–14

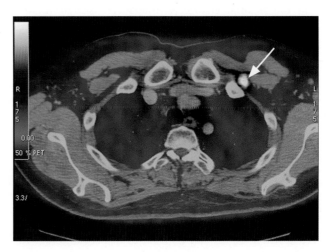

Figure 2–15

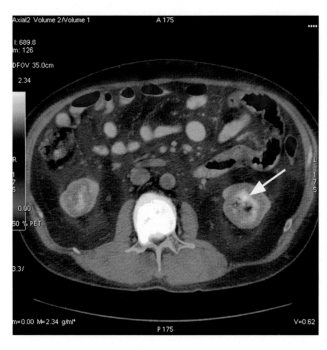

Figure 2–16

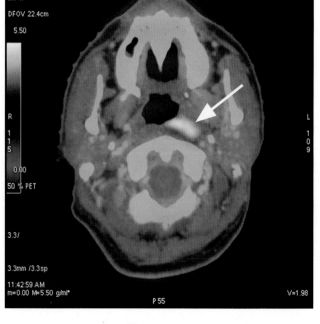

Figure 2–17

doscopic examination procedure of the nasopharynx is carried out under local anesthesia with either the flexible and rigid endoscopes provide valuable information on mucosal involvement and tumor extension. It however cannot determine deep tumour extension.

The flexible fiberoptic endoscope has a channel for suction removal of blood and mucus and a biopsy forceps can also be inserted through this channel. In view of the flexible nature of the scope, the forceps can be directed to biopsy suspected lesion in the nasopharynx. Limited by the size of the biopsy channel, the biopsy forceps are small, thus the amount of tissue obtained with the flexible endoscope biopsy is limited. As the malignant cells of NPC sometimes lie in the submucosa, biopsy forceps should pierce the nasopharyngeal mucosa and be inserted into the submucosa to obtain adequate tissue for evaluation.28 The image obtained with the flexible endoscope is inferior to that of the rigid endoscope, the flexibility of the scope and its incorporated biopsy forceps channel are the advantages (Figure2–18).

The rigid endoscope on the other hand gives better visual image (Figure 2–19) and endoscopes with different visual angles can be used to inspect different regions in the nasopharynx. The rigid endoscopes that are

frequently used include the 0o and 30o lens scopes with a diameter of 4 mm (Figures 2–20, 2–21). Smaller endoscopes of 2.7mm diameter are also available and during the examination, a biopsy forceps can be introduced along side the endoscope so that biopsy is taken under direct vision.

For those patients presenting with enlarged lymph nodes, a fine needle aspiration can be carried out. Cytological examination of the aspirate of frequently confirms the presence of malignant cells in these lymph nodes,.

Staging System

There are a number of systems have been employed to stage NPC. The American Joint Committee on Cancer Staging (AJC) and/or UICC system has been used in Europe and America,[29,30] while Ho's system is more frequently preferred in Asia.[31] The advantage of the Ho's system is that the nodal classification has been shown to bear prognostic significance, but its stratification of the T stages into 5 sectors differs from most other staging systems.[32]

It is essential that a good staging system should incorporate the various prognostic factors. A revised AJC/

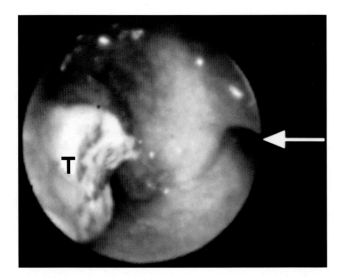

Figure 2-18

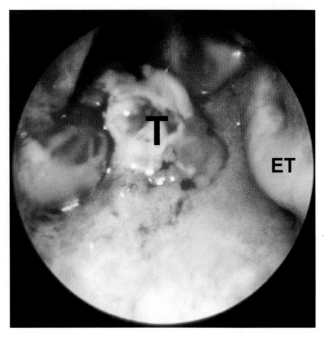

Figure 2-19

UICC staging system was published in 1997. T1 stage in the new system included tumors classified as both T1 and T2 under the old system. The new T2 stage covered tumors that had extended to the nasal fossa, oropharynx, or paranasopharyngeal space.T2a indicates the tumour has not extended to the parapharyngeal space and T2b indicates that it has. The new T3 stage covered tumors that had extended to the skull base or other paranasal sinuses. The new T4 stage covered tumors that had extended into the infratemporal fossa, orbit, hypopharynx, and cranium, or to affect the cranial nerves (Table 2-1).

Staging of the cervical lymph nodes, N1 under the new system referred to unilateral nodal involvement, N2 bilateral nodal disease that had not reached N3 designation, irrespective of the size, number and anatomical location of the nodes. N3 referred to lymph nodes larger than 6 cm (N3a), or nodes that had extended to the

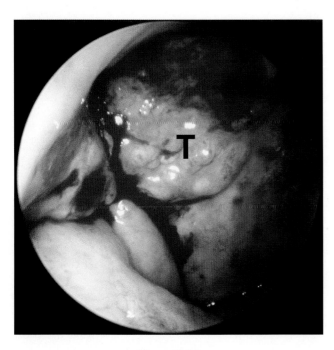

Figure 2-20

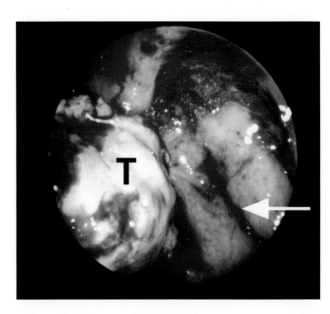

Figure 2-21

Table 2-1　The American Joint Committee on Cancer Staging[33]

Tumor in nasopharynx (T)

　T1　Tumor confined to the nasopharynx

　T2　Tumor extends to soft tissues of oro-pharynx and/or nasal fossa

　　　T2a without parapharyngeal extension

　　　T2b with parapharyngeal extension

　T3　Tumor invades bony structures and/or paranasal sinuses

　T4　Tumor with intracranial extension and/or involvement of cranial nerves, infratemporal fossa, hypopharynx, or orbit

Regional Lymph Nodes (N)

　The distribution and the prognostic impact of regional lymph node spread from nasopharynx cancer, particularly of the undifferentiated type, is different than that of other head and neck mucosal cancers and justifies use of a different N classification scheme.

　NX　Regional lymph nodes cannot be assessed

　N0　No regional lymph node metastasis

　N1　Unilateral metastasis in lymph node(s), 3 cm or less in greatest dimension, above the supraclavicular fossa

　N2　Bilateral metastasis in lymph node(s), 6 cm or less in greatest dimension, above the supraclavicular fossa

　N3　Metastasis in a lymph node(s)

　N3a　greater than 6 cm in dimension

　N3b　extension to the supraclavicular fossa

Distant Metastasis (M)

　MX　Distant metastasis cannot be assessed

　M0　No distant metastasis

　M1　Distant metastasis

Stage grouping

Stage 0	T1s	N0	M0
Stage I	T1	N0	M0
Stage IIA	T2a	N0	M0
Stage IIB	T1	N1	M0
	T2	N1	M0
	T2a	N1	M0
	T2b	N0	M0
	T2b	N1	M0
Stage III	T1	N2	M0
	T2a	N2	M0
	T2b	N2	M0
	T3	N0	M0
	T3	N1	M0
	T3	N2	M0
Stage IVA	T4	N0	M0
	T4	N1	M0
	T4	N2	M0
Stage IVB	Any T	N3	M0
Stage IVC	Any T	Any N	M1

supraclavicular fossa (N3b).[33] The new staging system has enabled patients to be staged more precisely, and it can better predict survival.[34,35]

Treatment

Radiotherapy

The mainstay of treatment for locoregionally confined nasopharyngeal carcinoma is radiotherapy. The reasons for adopting radiotherapy as the primary treatment for nasopharyngeal carcinoma include: the highly aggressive and infiltrative nature of primary tumor and its proximity to many critical structures rendering surgical resection difficult, early spread to paranasopharyngeal and cervical lymphatic hence prophylactic nodal treatment is mandatory, and the tumor is generally radiosensitive with good clinical response to radiotherapy. The outcome of patients who received radiotherapy for nasopharyngeal carcinoma has improved significantly in the past four decades, from a gloomy five-year survival rate of 25% in the 50's,[36] to 50% in the 70~80's,[37] and to 75% in the 90's.38 The improvement of outcome which took place before the era of chemo-radiotherapy can be attributed to earlier disease at presentation, introduction of new and advanced imaging technique, and improved radiotherapy technique with the use of megavoltage linear accelerator.

In treating nasopharyngeal carcinoma, a large target volume is needed to cover the primary tumor and potential sites of spread. This volume includes not only the nasopharynx but also the paranasopharyngeal space, oropharynx, base of skull, sphenoid sinus, posterior ethmoid sinus, and posterior half of maxillary antrum. Extension of treatment field to cover cavernous sinus and cranial fossa may be needed in advanced disease. Cervical nodal irradiation is mandatory even in node-negative patients due to the high incidence of neck relapse in the absence of prophylactic nodal irradiation.[39] Using high megavoltage radiation, a dose of 65~70 Gy is normally given to the primary tumor, 65~70 Gy to the involved neck nodes, and 50~60 Gy to node-negative neck. Conventional 2-dimesional treatment planning

and radiotherapy use two or three large fields to cover the primary +/- upper neck and one or two fields to cover the lower neck (Figure 2-22). Normal structures are protected by custom-made lead shields or multileaf collimator. Treatment is usually delivered using single fraction daily and five fractions per week. It is important to prevent or minimize any interruption during treatment as this will reduce the overall efficacy of radiotherapy.[40]

In order to further enhance the tumor control by radiotherapy, different radiotherapy techniques and strategies have been employed. Based on the dose-volume-response relationship,[41] one strategy is to escalate the target dose by additional boost treatment using different techniques such as small field conventional or 3-dimensional conformal radiotherapy,[42] brachytherapy,[43] and stereotactic radiosurgery.[44] For example, using intracavitary brachytherapy to deliver a boost dose for T1 and T2 tumors after radiotherapy has reported to improve the tumor control rate by 16%.[46] Another strategy is to use altered fractionation in order to overcome tumor radioresistance. In one study using accelerated hyperfractionation in which twice daily fractions were used, no improvement in tumor control was noted despite the more frequent occurrence neurological toxicity. 45 In another study using accelerated fraction in which patient received a shorter course of radiotherapy without reducing the total dose by administering six fractions

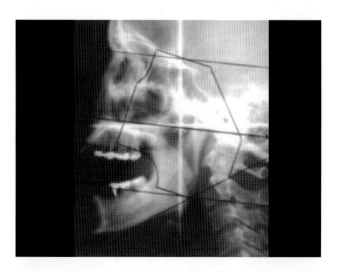

Figure 2-22

per week, satisfactory tumor control rate was reported without any significant increase in toxicity, and this approach was currently being evaluated in a randomized trial.[46] A randomized study which compared 5 fractions with 6 fractions per week of radiotherapy with or without concurrent chemotherapy in patients with T3–4N0–1 disease was recently reported. Use of accelerated fractionation did not increase the risk of toxicities, although outcome was not significantly improved. Patients randomized to accelerated radiotherapy and concurrent chemotherapy, however, had the best failure-free survival.[47]

Perhaps the most important advance in radiotherapy in the past decade is the advent of intensity-modulated radiotherapy (IMRT). This is a complicated technique which allows the delivery of highly conformed dose distribution to the target and critical structures through optimization of intensity of multiple beams. The treatment design is based on the computer algorithm in order to calculate the best result that matches the user defined parameters in a process called inverse planning. In designing IMRT, a full set of CT images of the area of interest with a slice thickness of (2.5~5) mm has to be acquired for planning purpose. Following image acquisition, the clinician then contoured the target volume as well as important critical structures on the images (Figure 2–23). Fusion of MR and CT images may be performed to improve delineation of target and normal structures. The desired dose parameters to the target as well as dose-volume constraints to critical structures are then entered to computer (Figure 2–24). Treatment plan will then be generated by planning computer and the results can be reviewed and summarized by statistics and dose-volume histograms (Figure 2–25). The advantages of IMRT include the ability to deliver highly conformal radiotherapy to irregular target such as the generation of concave or U shape dose distribution which is very useful if the target volume wraps around critical structures such as brain stem and spinal cord as in the case of nasopharyngeal carcinoma (Figure 2–26), the ability to treat primary and regional lymphatic in one volume (Figure 2–27), and the ability to deliver

Target Name		Type		Goal (Gy)	Vol Below Goal (%)	Min (Gy)	Max (Gy)
Boost Volume - target		Basic		68.0	5	66.0	75.0
Target1 - target		Basic		66.0	5	65.0	73.0
Target2 - target		Basic		68.0	5	66.0	75.0

Sensitive Structure Name		Type		Limit (Gy)	Vol Above Limit (%)	Min (Gy)	Max (Gy)
Tissue		Basic Tissue		68.0	0	0.0	68.0
Brain		Basic Structure		50.0	5	10.0	58.0
Brain Stem		Basic Structure		50.0	5	10.0	56.0
External Ear (L)		Basic Structure		50.0	5	10.0	58.0
External Ear (R)		Basic Structure		50.0	5	10.0	58.0
Inner Ear (L)		Basic Structure		50.0	5	10.0	58.0
Inner Ear (R)		Basic Structure		50.0	5	10.0	58.0
Lens (L)		Expendable		6.0	50	2.0	10.0
Lens (R)		Expendable		6.0	50	2.0	10.0
Middle Ear (L)		Basic Structure		50.0	5	10.0	58.0
Middle Ear (R)		Basic Structure		50.0	5	10.0	58.0
Optic Nerve (L)		Basic Structure		50.0	5	10.0	58.0

Figure 2–24

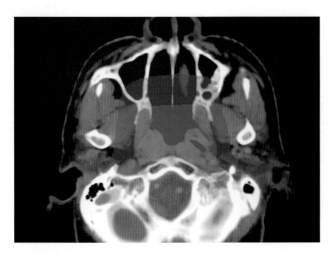

Figure 2–23

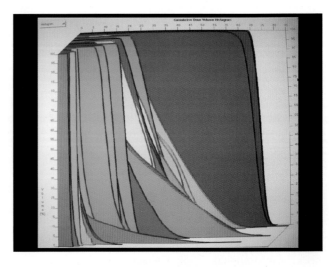

Figure 2–25

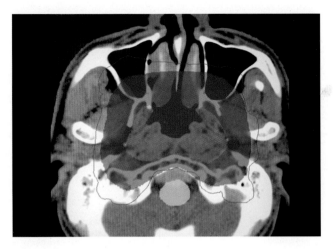

Figure 2-26

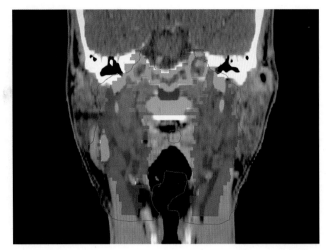

Figure 2-27

simultaneous integrated boost in the same setting (Figure 2-28). As a new technique, IMRT appears to be ideal for treatment of nasopharyngeal carcinoma with the potential of improving dose distribution and therapeutic ratio. The superior dose distribution and sparing of normal tissues ability with IMRT when compared to 3-dimensional conformal radiotherapy for boost or salvage treatment of nasopharyngeal carcinoma have been demonstrated.[48] IMRT has already achieved excellent local control rates for newly diagnosed nasopharyngeal carcinoma, with reported local control rate of 92%~97% at 3 to 4 years.[49,50] Apart from improvement of tumor control, IMRT may also reduce the risk of late compli-

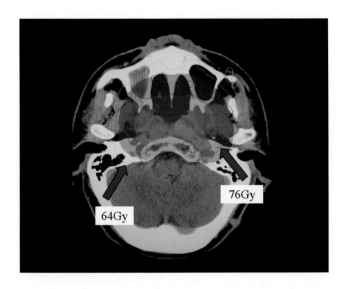

Figure 2-28

cations especially in early stage disease.[51] It is also possible to integrate the strategy of dose escalation and accelerated radiotherapy in the planning and delivery of IMRT, due to the ability to deliver a higher dose selectively to a specified target volume thereby escalating the total dose to the gross tumor without prolonging overall treatment time.

Combined chemo-radiotherapy

There are many reasons to believe that adding chemotherapy to radiotherapy is beneficial in the treatment of NPC; this malignancy has a high incidence of distant metastases which constitute the major cause of treatment failure and death. Local failure still constitutes another important cause of failure especially in advanced T stage despite improvement in outcome with modern radiotherapy (Figure 2-29). Some recurrent and metastatic disease showed good response to chemotherapy with occasional observation of long-term survivors. There was also good performance status and absence of co-morbidities in most patients. Many randomized trials have been conducted to explore the benefits of combined chemo-radiotherapy in nasopharyngeal carcinoma. Most studies employed cisplatin-based regimens and the main difference was the timing of chemotherapy in relation to radiotherapy: before (induction), during (concurrent), or after (adjuvant) radiotherapy.

Four randomized phase III studies comparing induc-

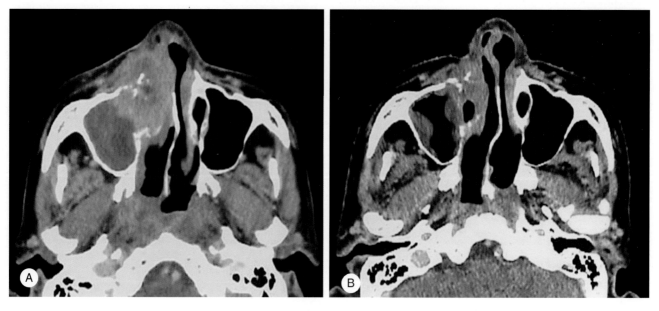

Figure 2-29

tion chemotherapy followed by radiotherapy versus radiotherapy alone in nasopharyngeal carcinoma have been reported.[52,53,54,55] None of these studies has demonstrated survival benefits after adding chemotherapy to radiotherapy. Two of these studies were recently updated and the data pooled for analysis, and although significant improvement in disease-free survival in the chemotherapy arm was observed, overall survival was not improved.[56] Only two adjuvant chemotherapy phase III studies have been reported, and both showed no survival benefits.[57,58] The adjuvant chemotherapy trials had limitations since non-platinum chemotherapy was used in one study and chemotherapy compliance was rather poor in the other study. These studies showed that induction chemotherapy alone has limited role in nasopharyngeal carcinoma, whereas the role of adjuvant chemotherapy remains undefined.

In recent years, concurrent chemoradiotherapy has emerged as the treatment of choice for loco-regionally advanced nasopharyngeal carcinoma, largely due to the positive findings of the Intergroup 0099 trial which was the first randomized trial to demonstrate survival benefit with the use of chemotherapy in nasopharyngeal carcinoma.[59] The Intergroup trial employed both concurrent and adjuvant chemotherapy in the study arm, and reported an absolute improvement of survival of 31% at 3

years. The Intergroup study however has a high proportion of patient with WHO type I histology and the relatively poor outcome in radiotherapy alone arm. Thus there were initially some concerns in extrapolating the findings of the Intergroup study to patient groups in the Asia context where the disease was en demic and the majority of patients have undifferentiated carcinoma, WHO type III histology. Subsequent randomized trials conducted in endemic regions have largely confirmed the benefits of concurrent chemo-radiotherapy in loco-regionally advanced nasopharyngeal carcinoma, although different regimens and schedule were being employed in these studies.[60,61,62,63] Interestingly, only one study employed the same chemotherapy regimens used in the Intergroup study, but preliminary report from that study showed no survival benefits.[64] Nevertheless, current evidence indicates that concurrent chemoradiotherapy has a major role in advanced stage nasopharyngeal carcinoma, but the optimal regimen and schedule remain to be defined. The design of most chemotherapy trials that employed both concurrent and adjuvant chemotherapy does not allow the role of adjuvant treatment to be separately defined, but one common observation in these trials was the low compliance rate of adjuvant chemotherapy especially when given after concurrent chemoradiotherapy. On the other hand, it may be easier to combine induction with concurrent chemotherapy with the added benefit of rapid tumor shrinkage prior to radiotherapy, and preliminary reports showed that excellent control can be achieved using this approach in advanced T stage tumors.[65]

Sequelae of therapy

Although radical treatment of nasopharyngeal carcinoma often yields good response and cure, there are many complications that can adversely affect the quality of life of patients. Xerostomia is almost universal after conventional radiotherapy and this lead to dry mouth, poor oral hygiene and dental caries.[66] Hearing impairment is common and is the combined results of direct radiation damage to hearing apparatus, persistent disturbance of Eustachian-tube function, and chemotherapy-induced ototoxicity.[67] Soft tissue fibrosis may lead to restriction of neck movement or mouth opening, often accompanied by discomfort.[68] Cranial nerve palsy is usually due to incomplete healing of damage caused by tumor; although cranial nerves especially the lower four nerves can also be damaged by radiation.[69] Dysphagia can occur as a result of cranial nerve palsy or pharyngeal stricture.[70] Hormonal insufficiency can develop due to damage to hypothalamic-pituitary axis or end organs such as thyroid gland.[71] Carotid artery stenosis can develop following neck irradiation and may result in cerebral ischemia.[72] The most serious form of sequelae is the damage to higher functions that lead to memory loss, cognitive dysfunction, and neuropsychological dysfunction,[73,74,75] which can occur with or without radiological evidence of temporal lobe necrosis (Figure 2–30). Risk factors for development of these late sequels include the use of large dose per fraction (hypofractionation), short inter-fraction time when multiple fractions per day was used, high cumulative dose, reirradiation especially after a short time interval, and use of chemo-radiotherapy. The advent of conformal radiotherapy such as IMRT has the potential of reducing late radiation sequelae by reducing the dose delivered to critical structures. For example, it is possible to prevent xerostomia by selectively sparing the parotid glands using 3-dimensional con-

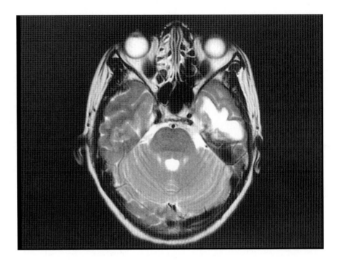

Figure 2–30

formal radiotherapy or IMRT （Figure 2–31).[53,76] Patients treated by conformal radiotherapy generally enjoyed a better quality-of-life with respect to global score, xerostomia, mouth opening, speech, senses, appetite loss, pain and feeling ill than those treated by conventional radiotherapy.[77]

Post therapeutic follow up and assessment

Clinical

It is a common practice to carry out endoscopic

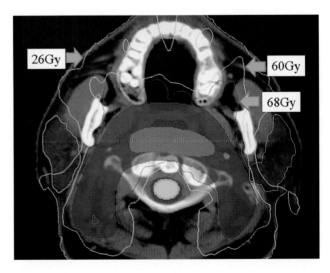

Figure 2–31

examination of the nasopharynx at 6 ~8 weeks and imaging at 10~12 weeks after completion of radiotherapy or chemoradiation. It is important to document any residual disease after the primary treatment modality as most of them are still amenable to salvage treatment. Timing of the follow up assessment is important: an assessment of response earlier than 6 weeks is not recommended due to the occasional presence of slow-regressing tumors, whereas any residual lesion detected after 10 weeks usually represents viable tumors and salvage treatment should be given (Figure 2-32).[78] After documentation of complete remission, regular clinical and imaging follow-up is recommended to detect loco-regional recurrences since those recurrences detected early are more amenable to salvage treatment. Regular examination of the nasopharynx by mirror and endoscopy should be performed as part of follow-up procedures every 3 to 4 months during the initial 3 to 5 years of follow-up. CT and/or MR of nasopharynx should also be performed at 6 months intervals. Detection of circulating cell-free EBV DNA may also be useful in alerting the clinician to search for any relapse of NPC, especially distant metastases.[79] Late recurrence of nasopharyngeal carcinoma is not uncommon which may actually represent second primary, hence long-term follow-up is necessary.[80]

Circulating EBV DNA

With the development of molecular biological techniques, circulating cell-free EBV DNA can be detected in most patients with nasopharyngeal carcinoma and the number of copies of EBV DNA can be measured by real time quantitative polymerase chain reaction. The quantity of EBV DNA is related to the stage of disease with high copies more commonly detected in advanced stage.[81] The quantity of EBV DNA measured before and after treatment is an important predictive factor of outcome. One study reported that for patients with post-treatment EBV DNA level reaching above 500 copies/ml had a higher chance of developing relapse and death.[82] Another study reported pre-treatment EBV DBA level to above 4,000 copies/ml in stage I ~ II patients was associated with a higher risk of distant failure.[83] These results suggested that pre- and post-therapy EBV DNA may provide important prognostic information. This allows clinicians to define a high risk patient group that warrants more aggressive treatment. EBV DNA may also serve as a tumor marker for monitoring of treatment response and follow-up, but it is less useful in detecting small local recurrence than distant metastases as up to one-third of patients with locoregional recurrence did not have elevated EBV DNA copies.[22]

Persistent or recurrent disease

The conventional treatment options for nasopharyngeal carcinoma is radiotherapy and in recent years, this malignancy was found to be chemoradiosensitive, thus in recent years, radiotherapy and chemotherapy has been employed as the primary treatment modality. Despite the improved therapeutic outcomes, there are, however, still some patients who developed persistent or recurrent carcinoma presenting as local or regional failure(Figure 2-33).

To attain a good salvage rate for these patients who developed failure in the nasopharynx or the neck, early detection and treatment is essential. The presence of residual or recurrent tumor in the neck nodes after chemotherapy and radiotherapy is notoriously difficult to confirm. Various imaging studies might suggest the presence of disease while fine needle aspiration cytology biopsy of the clinical evident cervical lymph nodes

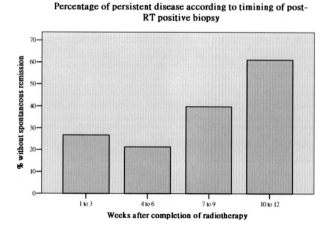

Figure 2-32

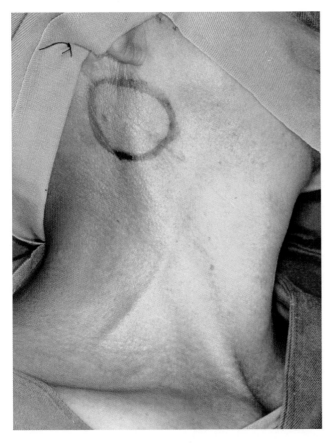

Figure 2–33

for nasopharyngeal carcinoma, the incidence of isolated failure in the neck lymph nodes was less than 5%.[88] The neck recurrence might present as persistent nodes following the chemoradiation or the reappearance of the cervical lymph node after complete resolution following the initial treatment. The lymph nodes when respond to the initial administration of chemoradiation takes roughly 3 months to become clinical negatively.

It is notoriously difficult to confirm the presence of malignant cells in these nodes after radiotherapy, and fine needle aspiration is frequently not helpful and sometimes the enlarged nodes may not harbor malignant cells.[85] If the presence of metastatic cancer can be confirmed in the cervical lymph nodes or there are other evidence that the lymph node harbors malignant cells, such as through features on imaging studies or PET scan or clinical progression of the lymph nodes then salvage therapy is indicated. There are a few forms of salvage therapeutic options.

When these persistent or recurrent lymph nodes were managed with another course of external radiotherapy, the overall 5-year survival rate of 19.7% has been reported.[89] Surgical salvage with radical neck dissection has achieved 5-year tumor local control rate of 66% in the neck and a 5-year actuarial survival of 37%.[90] The rationales of performing radical neck dissection for these patients with persistent or recurrent neck disease even when there was only a single clinical evident lymph node are three fold （Figure 2–34）. Step serial whole specimen section studies （Figure 2–35） on the specimens obtained from curative radical neck dissections have shown that there were three times more pathological nodes in the specimen than clinically evident, over 70% of the nodes exhibit extracapular spread to involve surrounding tissue （Figure 2–36） and around 30% of the nodes were lying close to the spinal accessory nerve（Figure 2–37）.[85]

In some patients on presentation the lymph nodes might be of significant size and decreased mobility clinically suggesting extracapsular spread （Figure 2–38）. The malignant cells extend outside the confines of the lymph nodes to involve surrounding neck structures such as the overlying neck skin（Figure 2–39）, muscle

can only detect malignant cells in 50% of the patients. This is because in some lymph nodes only clusters of tumor cells are present and the rest of the lymph node was filled by fibrotic tissue.[84] For residual or recurrent tumor in the nasopharynx, FDG-PET has been reported to be better than computed tomography in detecting these.[85] Their presence can usually be confirmed histologically with endoscopic examination of the nasopharynx and biopsy of the pathology. When the disease remains localized in the nasopharynx, salvage treatment should be given whenever possible. Patient survival after salvage treatment for extensive disease remains poor, but is still better than those who were managed conservatively.[86] Even for those patients who had locoregional tumor, salvage therapy should be considered for those selected patients who were able to tolerate the therapeutic measures.[87]

Disease in the neck

It has been reported that following chemoradiation

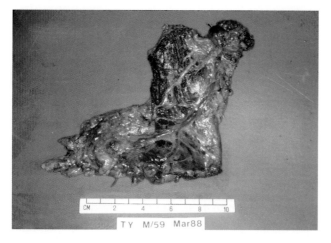

Figure 2-34

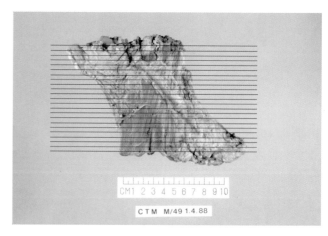

Figure 2-35

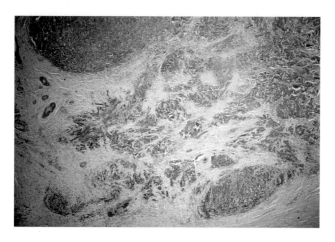

Figure 2-36

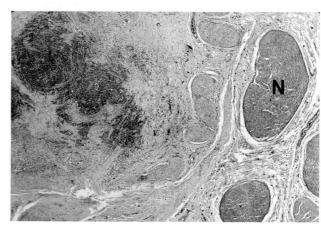

Figure 2-37

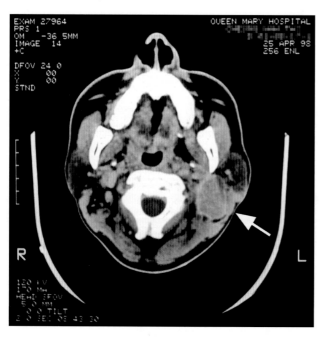

Figure 2-38

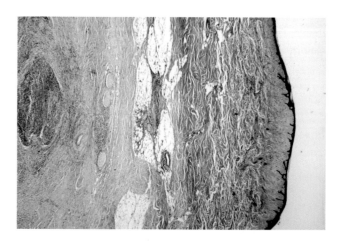

Figure 2-39

on the floor of the posterior triangle and even the carotid sheath. For these patients, then even after radical neck dissection, removing all macroscopic tumor, the resection margins were probably still close and there might well be microscopic residual diseases after the salvage surgery. Further after-loading brachytherapy delivered to the tumor bed following radical neck dissection has been shown to be useful. The nylon tubes for the brachytherapy source were placed on the tumor bed accurately at the time of the neck dissection (Figure 2–40). The overlying skin has to be removed as these were included in the initial radiation and would not tolerate the further radiation from the brachytherapy. The skin flap used to cover the tumor bed will bring in new blood supply to the irradiated tissue in the neck and increase the ability of neck tissue to tolerate this additional brachytherapy. The skin defect reconstruction can be carried out with a two stage procedure such as the deltopectoral flap or with a one stage pedicled flap, the pectoralis major myocutaneous flap (Figure 2–41) or the axillary flap. With this adjuvant therapy in the management of extensive neck diseases, a similar tumor control rate has been achieved to that when radical neck dissection alone was performed for less extensive neck disease.[91]

Disease in the nasopharynx

Reirradiation

Second course of external beam reirradiation of

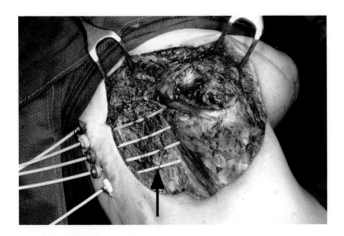

Figure 2–40

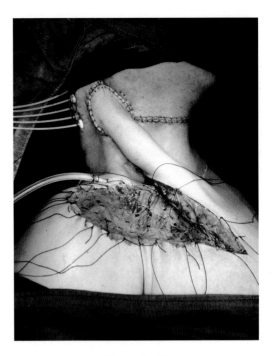

Figure 2–41

nasopharyngeal carcinoma with curative intent is often difficult due to the large numbers of important structures situated in the vicinity of target that was already irradiated to a high dose during the primary course of radiotherapy. Whenever possible, brachytherapy or stereotactic radiosurgery should be considered as the first option for reirradiation of nasopharynx. The reported five-year survival rates after external beam reirradiation using conventional technique ranged from 8% to 36%.[87,92,93] A high incidence of late complication, mostly neurological damage and soft tissue fibrosis, was commonly observed after external beam reirradiation. The use of 3-dimensional conformal radiotherapy and more recently intensity modulated radiotherapy (IMRT) has improved the outcome of patients receiving reirradiation. In one study using 3-dimensional conformal radiotherapy for retreatment of nasopharyngeal carcinoma, 5-year local control rate was 71% but the actuarial incidence of major late toxicities was still high with at least Grade 3 toxicities in 100% and Grade 4 in 49% at 5 years.[94] Several preliminary reports using IMRT for reirradiation of nasopharyngeal carcinoma also reported good short-term control with a relatively low incidence of severe late toxicities.[95,96]

Several important prognostic factors have been identified in patients receiving external reirradiation for recurrent NPC. Most series reported T stage, time to recurrence and reirradiation dose as significant prognostic factors for local control and/or survival. The most consistent prognostic factor being reported was recurrent T stage, and patients treated for advanced T stage had poor local control and survival after reirradiation. There appears to be an important relationship between reirradiation dose and treatment outcome with most series reported poor tumor control with a dose below 60 Gy.[93,97,98]

The application of chemotherapy and radiotherapy may also improve treatment outcome in locally recurrent nasopharyngeal carcinoma similar to the setting of newly diagnosed cases. One study employed induction chemotherapy to shrink the tumor volume followed by reirradiation using IMRT and reported 75% local control rate at 1 year.[99] Another study employed concurrent chemo-radiotherapy and reported 1-year progression-free rate of 42%.[100] In patients with advanced local recurrence in which treatment planning for reirradiation is difficult, induction rather than concurrent chemotherapy is preferred as the former may allow tumor shrinkage to take place and facilitate subsequent radiotherapy planning and whole target coverage.

Stereotactic radiosurgery

Stereotactic radiosurgery is the technique in which a small target is stereotactically localized and irradiated by multiple convergent beams using a large single dose of radiation （Figure 2–42）. The technique was originally developed for treatment of functional neurological disorder, but was later found to be useful for vascular malformations, benign intracranial/skull base neoplasm, and cerebral metastases. Stereotactic radiosurgery has also been used in nasopharyngeal carcinoma to deliver a boost dose after second course of radiotherapy or as a salvage treatment of local recurrence （Figure 2–43）. Stereotactic radiosurgery alone was reported to achieve a crude local control rate of 53% to 86% for locally recurrent nasopharyngeal carcinoma.[101,102] For recurrent disease confined to nasopharynx or adjacent soft tissues, the reported local control rate at 2 years was 72%.[103]

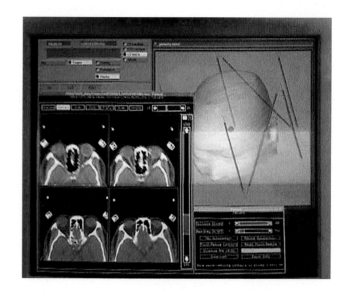

Figure 2–42

When stereotactic radiosurgery was administered as a boost dose after reirradiation, the 3-year control rate ranged from 52% to 58%.[94,104,105] The same technique may also be used to deliver multiple fractions of radiation and is termed stereotactic radiotherapy, and the control rates appeared to be similar to radiosurgery in the treatment of persistent disease. For recurrent disease, stereotactic radiotherapy appears to be superior with a 3-year local control rate of 75% as reported in one large series, probably due to the higher dose delivered.[106] Based on these results, there is strong evidence indicating that stereotactic irradiation, either single or multiple fractions, is an effective salvage treatment for local failures of nasopharyngeal carcinoma. There is however no data comparing the relative efficacy and complication of radiosurgery with other salvage treatments. In practice, selection of treatment modalities depends mainly on extent of disease and expertise available. For recurrent disease confined to nasopharynx or adjacent soft tissues, results of radiosurgery appear to be comparable to brachytherapy or surgery, and can be considered as a treatment option. The advent of intensity-modulated radiotherapy appears to improve the outcome of recurrent nasopharyngeal carcinoma, and reirradiation using modern technique is recommended for patients with extensive local recurrence while reserving radiosurgery as a boost treatment or for further recur-

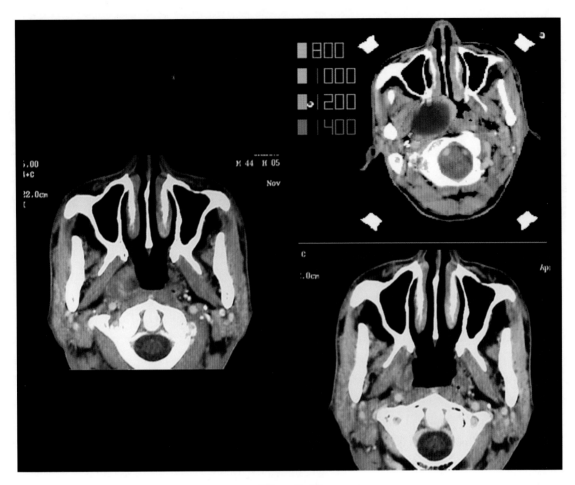

Figure 2-43

rence. Although most series reported a relative low risk of late complications following radiosurgery, massive hemorrhage remains the most severe form of complication with a potential fatal outcome.[107] Massive hemorrhage that developed after radiosurgery was usually due to radiation damage to the carotid artery as a result of using large fraction dose and high cumulative dose. To minimize the risk of hemorrhage, radiosurgery should only be used in the absence of direct tumor encasement of carotid artery, otherwise patient should be treated by fractionated radiotherapy using a small fraction dose.

Brachytherapy

The concept of application of brachytherapy is that with the application of the radiation source close to the tumour, the radiation dosage is highest at the site of the radiation source and decreases rapidly as the distances increases from the radiation source towards the periph-

ery. This enables a high dose of irradiation to be delivered to the residual or recurrent tumor in the nasopharynx while at the same time but the surrounding tissue only receives a much smaller dose. Brachytherapy radiation source also delivers radiation at a continuous low dose rate, which gives further radiobiological advantage over fractionated doses of external radiation.

Intracavitary brachytherapy has been used traditionally for nasopharyngeal carcinomas.[108] With this method, the radiation source is placed either in a tube or a mould and these devices are then inserted into the nasopharynx for therapy (Figure 2-44). Intracavitary brachytherapy have also been reported with success.[109,110] and considerable experience together with patient selection are the key issues for a favorable outcome. In view of the irregular contour of the nasopharynx and also the variation in dimension, location of the persistent or recurrent tumor, it is difficult to position the radia-

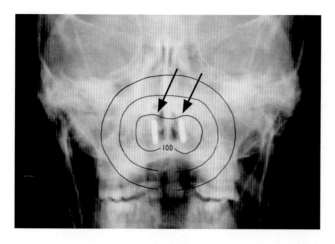

Figure 2-44

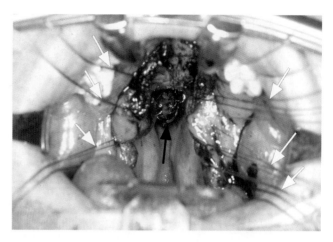

Figure 2-45

tion source accurately in the nasopharynx, in close proximity to the tumor to provide a tumoricidal dose. To circumvent this problem, radioactive interstitial implants have been used to treat small localized residual or recurrent tumor in the nasopharynx.

We have frequently employed radioactive gold grains (^{198}Au) as the radiation source for this purpose. Gold grains can be implanted into the tumor either transnasally under endoscopic guidance[111] or using the split-palate approach.[112] The latter approach gives the surgeon a direct view of the tumor, its location and its extent in the nasopharynx. This enables the implant of the gold grains permanently into the tumor with great precision using the introducer.

The procedure was carried out with the patient in supine position. A plastic plate with holes was placed behind his shoulder; this allows the insertion of the ends of the rods to hold the mouth gag in position. A Dingman's mouth gag was inserted and the oral cavity rinsed with antiseptic solution.

The soft palate was split in the midline to one side of the uvula and the mucoperiosteum over the hard palate was also lifted. The attachment of the soft palate to the posterior edge of the hard palate was detached from the hard palate and with retraction of the soft tissue; the tumor in the nasopharynx was exposed (Figure 2 -45). The surgeon insert ed the endoscope into the nasopharynx while the oncologist implanted the gold grains into the tumor under direct vision with the intro-

ducer (Figure 2 -46). The palatal wound was then closed in layers. During the closure, a thick lead shield was used to reduce the radiation dose to the body of the surgeon and his eyes were protected with a lead glass (Figure 2-47).

As the effectiveness range of delivery of radiation energy with brachytherapy is short, thus brachytherapy is effective only for shallow tumors localized in the nasopharynx, without bone invasion. The split palate im-

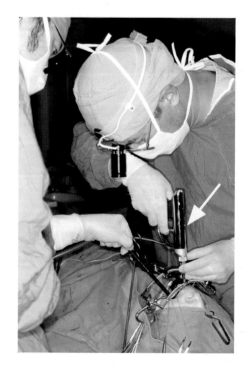

Figure 2-46

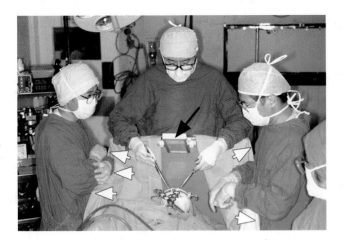

Figure 2-47

plantation of gold grains as a brachytherapy source this method has provided effective salvage with minimal morbidity (Figure 2-48).[113] There was also a difference in its effect on persistent or recurrent tumor in the nasopharynx. It is better with the former. Where gold grain implants were applied to treat persistent and recurrent tumors after radiotherapy, the 5-year local tumor control rates were 87% and 63% respectively, and the corresponding 5-year disease-free survival rates were 68% and 60% respectively.[114]

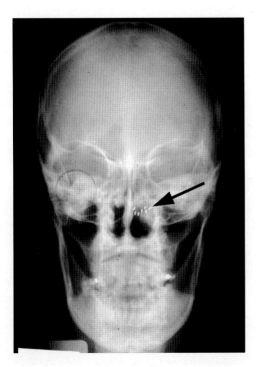

Figure 2-48

Nasopharyngectomy

When the patient presents with persistent or recurrent tumor in the nasopharynx which is too extensive for brachytherapy or which has extended to the paranasopharyngeal space then surgical salvage is the next possible option. Nasopharyngectomy has been shown to achieve salvage in selected patients with localized disease.

The nasopharynx is located in the centre of the head, and its adequate exposure to allow oncological extirpation of tumor in the region has been a technical challenge. A number of approaches have been described. These included the infratemporal approach from the lateral aspect,[115] transpalatal, transmaxillary and transcervical approaches from the inferior aspect, [116,117] and an antereolateral approach.[118] The overall mortalities associated with all these salvage surgical procedures have been low. As all these patients have undergone previous radical radiotherapy, thus meticulous tissue handling during surgery is essential for satisfactory healing.

The choice of the surgical approach to carry out the nasopharyngectomy depends on the location and extent of the tumor in the nasopharynx. For localized tumor in the lower part of the posterior wall of the nasopharynx, the transpalatal approach is usually adequate. The limitation of this approach is that the lateral extent of resection is limited. When the main tumor bulk is located in the paranasopharyngeal space, lying close or lateral to the internal carotid artery, then the lateral infratemporal fossa approach is applicable. The limitation of this approach is that a lot of structures have to be mobilized in order to get an adequate exposure. It is also not easy to control the tumor which has crossed the midline. The various other anterior and inferior approaches may give adequate visualization of the tumor but do not allow the resection of the tumor from all sides as in an oncological fashion. As most nasopharyngeal carcinoma is closely associated with the crura of the opening of the Eustachian tube, a curative oncological resection should always include these structures. Step serial sectioning of nasopharyngectomy specimen has shown that the persistent or recurrent nasopharyngeal carcinoma exhibited extensive submucosal extension and a wide resection of the nasopharynx is essential to affect a favorable outcome.[119]

In view of the fact that most of the residual and recurrent nasopharyngeal carcinoma in the nasopharynx affects the fossa of Rosenmüller and the crura of the Eustachian tube, we have employed the anterolateral approach or the maxillary swing approach as the route for surgical salvage. The procedure applied for salvage nasopharyngectomy was first reported in 1991.[118] The original facial incision described start with the Ferguson Longmire incision as for maxillectomy and this continued between the central incisor teeth onto the hard palate in the midline and then turned laterally along the attachment of the soft palate to the hard palate. The incision was over the groove where the maxillary tuberosity attaches to the pterygoid plates. The soft tissue over the anterior wall of the maxilla was lifted to expose a small portion of the bone for osteotomy (Figure 2–50). The osteotomy went through the anterior wall of the maxilla below the floor of the orbit and included the lower part of the zygomatic arch. The hard palate was divided in the midline and a curved osteotome was used to separate the maxillary tuberosity from the pterygoid plates. After the osteotomies, the maxilla dropped down but remained attached to the anterior cheek flap (Fig-

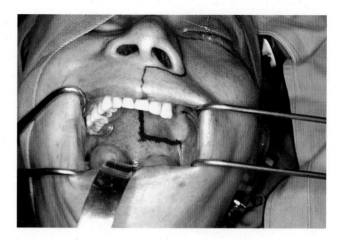

Figure 2–50

ure 2–49). The maxilla could be swung laterally as an osteocutaneous complex to expose the nasopharynx and the paranasopharyngeal space (Figure 2–51). With the widely exposed nasopharynx, persistent or recurrent tumor in the region could be removed en bloc (Figure 2–52).

Patient selection is essential for a satisfactory outcome. Surgical salvage in the form of nasopharyngectomy is only carried out when the tumor is localized in the nasopharynx without infiltration of the skull base and the internal carotid artery. As long as the residual or recurrent tumor can be removed adequately, i.e. when the surgical margins are negative, the long-term

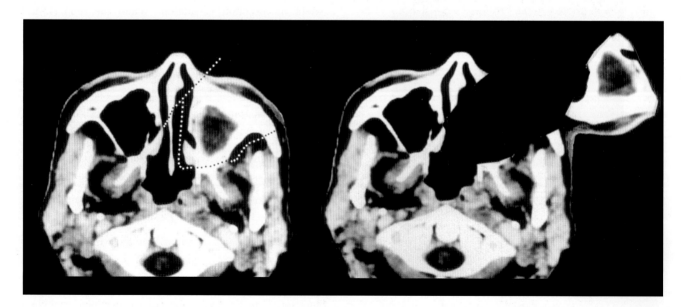

Figure 2–49

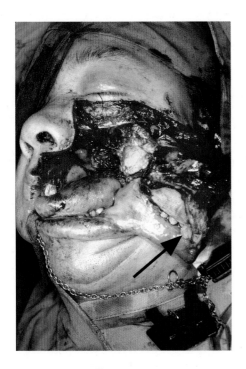

Figure 2-51

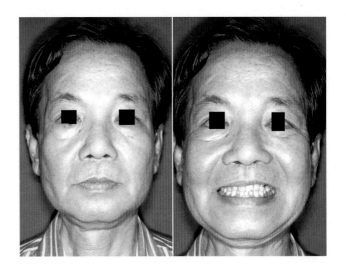

Figure 2-53

results including the functional aspect have been satisfactory (Figure 2-53). The 5-year actuarial control of tumors in the nasopharynx has been reported to be 65% and the 5-year disease-free survival rate was around 54%.[120,121] As all these patients had undergone radical radiotherapy, thus they developed associated morbidities such as trismus and occasionally palatal fistula. In recent years with the modification of the incision on the palate, avoiding the soft tissue incision to be in the same plane as the osteotomy over the hard palate, there was no more palatal fistula(Figures 2-54, 2-55).[122]

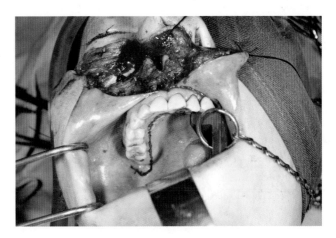

Figure 2-54

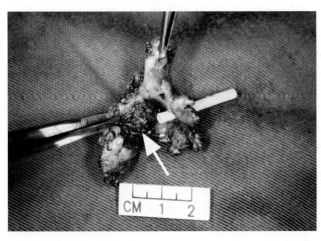

Figure 2-52

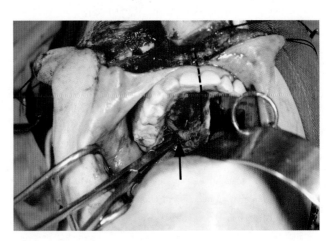

Figure 2-55

（William I Wei（韦霖）, Daniel T T Chua（蔡清淞））
Department of Surgery
University of Hong Kong Medical Centre
Queen Mary Hospital
Hong Kong SAR, China

Department of Clinical Oncology
University of Hong Kong Medical Centre
Queen Mary Hospital
Hong Kong SAR, China

References

1 Parkin DM, Whelan SL, Ferlay J, Raymond L, Young J （Eds） Cancer Incidence in Five Continents, Vol. VII International Agency for Research on Cancer, Publication No. 143, 1997; 814-815.

2 Buell P. The effect of migration on the risk of nasopharyngeal cancer among Chinese. Cancer Res 1974;34:1189-91.

3 Sham JS, Wei WI, Zong YS, et al. Detection of subclinical nasopharyngeal carcinoma by fibreoptic endoscopy and multiple biopsy. Lancet 1990; 335:371-4.

4 Prasad U. Cells of origin of nasopharyngeal carcinoma: an electron microscopical study. J Laryngol Otol 1974; 88:1087.

5 Shanmugaratnam K, Sobin LH. Histological typing of tumours of the upper respiratory tract and ear. Shanmugaratnam , Sobin LH, Eds. International Histological Classification of Tumours: No 19. Geneva: World Health Organization, 1991:32-33. Publisher Springer-Verlag.

6 Nicholls JM. Nasopharyngeal carcinoma:Classification and histological appearances. Adv Anat Path 1997; 4: 71 – 84.

7 Shanmugaratnam K, Sobin LH. Histological typing of tumors of upper respiratory tract and ear. In: Shanmugaratnam , Sobin LH, Eds.International Histological Classification of Tumours. 2nd ed. Geneva: World Health Organization, 1991:32-33.

8 Reddy SP, Raslan WF, Gooneratne S, Kathuria S, Marks JE. Prognostic significance of keratinization in nasopharygeal carcinoma. Am J Otolaryngol 1995; 16:103-8.

9 Marks JE, Philips JL, Menck HR. The National Cancer Data Base report on the relationship of race and national origin to the histology of nasopharyngeal carcinoma. Cancer 1998: 83: 582 -588.

10 Neel HBA prospective evaluation of patients with nasopharyngeal carcinoma: an overview. J Otolaryngol 1986; 92:142 -145.

11 Ozyar E, Atahan IL, Akyol FH, Gurkaynak M, Zorlu AF. Cranial nerve involvement in nasopharyngeal carcinoma: its prognostic role and response to radiotherapy. Radiat Med 1994; 12:65-8.

12 Sham JS, Poon YF, Wei WI, Choy D. Nasopharyngeal carcinoma in young patients. Cancer 1990; 65:2606-10.

13 Henle G, Henle W. Observations on childhood infections with the Epstein-Barr virus.J Infect Dis 1970; 121:303-10.

14 Klein G, Giovanella BC, Lindahl T, Fialkow PJ, Singh S, Stehlin JS. Direct evidence for the presence of Epstein-Barr virus DNA and nuclear antigen in malignant epithelial cells from patients with poorly differentiated carcinoma of the nasopharynx.Proc Natl Acad Sci 1974 ;71:4737-41.

15 Henle G, Henle W. Epstein-Barr virus-specific IgA serum antibodies as an outstanding feature of nasopharyngeal carcinoma.Int J Cancer. 1976 ;17:1-7.

16 Ho HC, Ng MH, Kwan HC, Chau JC.Epstein-Barr-virus-specific IgA and IgG serum antibodies in nasopharyngeal carcinoma. Br J Cancer. 1976 ;34:655-60.

17 Chien YC, Chen JY, Liu MY, et al.Serologic markers of Epstein-Barr virus infection and nasopharyngeal carcinoma in Taiwanese men. N Engl J Med 2001; 345:1877-82.

18 Mutiranura A, Pornthanakasem W, Theamboonlers A, et al. Epstein-Barr viral DNA in serum of patients with nasopharyngeal carcinoma. Clin Cancer Res 1998; 4:665 – 669,

19 Lo DYM, Leung SF, Chan LYS, et al. Kinetics of plasma Epstein-Barr virus DNA during radiation therapy for nasopharyngeal carcinoma. Cancer Res 2000; 60:2351 – 2355.

20 Wei WI, Yuen AP, Ng RW, Ho WK, Kwong DL, Sham JS. Quantitative Analysis of Plasma Cell-Free Epstein-Barr Virus DNA in Nasopharyngeal Carcinoma after Salvage Nasopharyngectomy. a prospective study. Head Neck 2004; 26:878-83.

21 Cellai E, Olmi P, Chiavacci A, et al. Computed tomography in nasopharyngeal carcinoma: Part II: Impact on survival. Int J Radiat Oncol Biol Phys 1990; 19:1177-82.

22 Emami B, Sethi A, Petruzzelli GJ. Influence of MRI on target volume delineation and IMRT planning in nasopharyngeal carcinoma. Int J Radiat Oncol Biol Phys 2003; 57:481-8.

23 Dillon WP, Mills CM, Kjos B, DeGroot J, Brant-Zawadzki M. Magnetic resonance imaging of the nasopharynx. Radiology 1984; 152:731-8.

24 Sham JS, Cheung YK, Choy D, Chan FL, Leong L. Nasopharyngeal carcinoma: CT evaluation of patterns of tumor spread. AJNR Am J Neuroradiol 1991;12:265-70.

25 Chong VF, Fan YF, Khoo JB. Nasopharyngeal carcinoma with intracranial spread: CT and MR characteristics. J Comput Assist Tomogr 1996; 20:563-9.

26 Chong VF, Fan YF. Detection of recurrent nasopharyngeal carcinoma: MR imaging versus CT. Radiology 1997; 202: 463-70.

27 Liu T, Xu W. Yan WL, Ye M, Bai YR, Huang GFDG-PET, CT, MRI for diagnosis of local residual or recurrent nasopharyngeal carcinoma, which one is the best? A systematic review. Radiother Oncol 2007; 85:327-335.

28 Wei WI, Sham JS, Zong YS, Choy D, Ng MH. The efficacy of fiberoptic endoscopic examination and biopsy in the detection of early nasopharyngeal carcinoma. Cancer. 1991; 67:3127-30.

29 Sobin LH, Wittekind (Eds)TNM Classification of Malignant Tumours, 5th edn. Wiley-Liss, New York, 1997; 25-30

30 Fleming ID, Cooper JS, Henson DE et al. (Eds) AJCC Cancer Staging Manual 5th Edition 1997; 33 - 35Publisher; Lippincott-Raven, Philadelphia, USA.

31 Ho JHC. An epidemiologic and clinical study of nasopharyngeal carcinoma. Int J Radiat Oncol Biol Phys 1978; 4:182-98.

32 Ho JH Stage Classification of nasopharyngeal carcinoma: a review. International Agency for Research on Cancer, Publication No. 20, 1978; 99-113.

33 Lee AW, Foo W, Law SC, et al. Staging of nasopharyngeal carcinoma: From Ho's to the new UICC system. Int J Cancer 1999; 84:179-187.

34 Cooper JS, Cohen R, Stevens RE. A comparision of staging systems for nasopharyngeal carcinoma. Cancer 1998; 83, 213-219.

35 Özyar E, Yildiz F, Akyol FH, Atahan II. Comparison of AJCC 1988 and 1997 classifications for nasopharyngeal carcinoma. Int J Radiat Oncol Biol Phys 1999; 44:1079-1087.

36 W.T. Moss, Therapeutic radiology (2nd ed.), CV Mosby, St Louis (1965) p. 142 - 180.

37 Lee AWM, Poon YF, Foo W, et al. Retrospective analysis of 5037 patients with nasopharyngeal carcinoma treated during 1976-1985: overall survival and patterns of failure. Int J Radiat Oncol Biol Phys 1992; 23: 261-70.

38 Lee AW, Sze WM, Au JS, et al. Treatment results for nasopharyngeal carcinoma in the modern era: the Hong Kong experience. Int J Radiat Oncol Biol Phys 2005; 61: 1107-16.

39 Lee AWM, Sham JS, Poon YF, Ho JH. Treatment of Stage I nasopharyngeal carcinoma: analysis of the patterns of relapse and the results of withholding elective neck irradiation. Int J Radiat Oncol Biol Phys 1989; 17: 1183-90.

40 Kwong DL, Sham JS, Chua DT, et al. The effect of interruptions and prolonged treatment time in radiotherapy for nasopharyngeal carcinoma. Int J Radiat Oncol Biol Phys 1997; 39: 703-10.

41 Wu PM, Chua DT, Sham JS, et al. Tumor control probability of nasopharyngeal carcinoma: a comparison of different mathematical models. Int J Radiat Oncol Biol Phys 1997; 37: 913-20.

42 Levendag PC, Lagerwarrd FJ, de Pan C, et al. High-dose, high-precision treatnent options for boosting cancer of the nasopharynx. Radiother Oncol 2002;63:67-74.

43 Teo PM, Leung SF, Fowler J, et al. Improved local control for early T-stage nasopharyngeal carcinoma: a tale of two hospitals. Radiother Oncol 2000;57:155-66.

44 Le QT, Tate D, Koong A, et al. Improved local control with stereotactic radiosurgical boost in patients with nasopharyngeal carcinoma. Int J Radiat Oncol Biol Phys 2003; 56:1046-54.

45 Teo PM, Leung SF, Chan AT, et al. Final report of a randomized trial on altered-fractionated radiotherapy in nasopharyngeal carcinoma prematurely terminated by significant increase in neurologic complications. Int J Radiat Oncol Biol Phys 2000 ;48:1311-22.

46 Lee AW, Sze wm, Yau TK, et al. Retrospective analysis on treating nasopharyngeal carcinoma with accelerated fractionation (6 farctions per week) in comparison with conventional fractionation (5 fractions per week): report on 3-year tumor control and normal tissue toxicity. Radiother Oncol 2001;58: 121-30.

47 Lee AW, Tung SY, Chan AT, et al. Preliminary results of a randomized study (NPC-9902 Trial) on therapeutic gain by concurrent chemotherapy and/or accelerated fractionation for locally advanced nasopharyngeal carcinoma. Int J Radiat Oncol Biol Phys 2006;66:142-151.

48 Hsiung CY, Yorke ED, Chui CS, et al. Intensity-modulated radiotherapy versus conventional three-dimensional conformal radiotherapy for boost or salvage treatment of nasopharyngeal carcinoma. Int J Radiat Oncol Biol Phys 2002;53:638-647.

49 Lee N, Xia P, Quivey JM, et al. Intensity-modulated radiotherapy in the treatment of nasopharyngeal carcinoma: an update of the UCSF experience. Int J Radiat Oncol Biol Phys 2002; 53:12-22.

50 Kam MK, Teo PM, Chau RM, et al. Treatment of nasopharyngeal carcinoma with intensity-modulated radiotherapy: the Hong Kong experience. Int J Radiat Oncol Biol Phys 2004;60: 1440-1450.

51 Kwong DL, Pow EH, Sham JS, et al. Intensity-modulated radiotherapy for early-stage nasopharyngeal carcinoma: a prosepective study on disease control and preservation of salivary function. Cancer 2004;101:1584-93.

52 International Nasopharynx Cancer Study Group: VUMCA I Trial: Preliminary results of a randomized trial comparing neoadjuvant chemotherapy (cisplatin, epirubicin, bleomycin) plus radiotherapy vs. radiotherapy alone in stage IV (?N2, M0) undifferentiated nasopharyngeal carcinoma: A positive effect on progression-free survival. Int J Radiat Oncol Biol Phys 1996;35:463-9.

53 Chua DTT, Sham JST, Choy D, et al: Preliminary report of the

Asian-Oceanian Clinical Oncology Association randomized trial comparing cisplatin and epirubicin followed by radiotherapy versus radiotherapy alone in the treatment of patients with locoregionally advanced nasopharyngeal carcinoma. Cancer 1998;83:2270-83.

54 Ma J, Mai H, Hong M, et al: Results of a prospective randomized trial comparing neoadjuvant chemotherapy plus radiotherapy with radiotherapy alone in patients with locoregionally advanced nasopharyngeal carcinoma. J Clin Oncol 2001;19: 1350-7.

55 Hareyama M, Sakata K, Shirato H, et al. A prospective, randomized trial comparing neoadjuvant chemotherapy with radiotherapy alone in patients with advanced nasopharyngeal carcinoma. Cancer 2002;94:2217-23.

56 Chua DT, Ma J, Sham JS. Long-term survival after cisplatin-based induction chemotherapy and radiotherapy for nasopharyngeal carcinoma: A pooled data analysis of two phase III trials. J Clin Oncol 2005;23:1118-1124.

57 Rossi A, Molinari R, Boracchi P, et al: Adjuvant chemotherapy with vincristine, cyclophosphamoide, and doxorubicin after radiotherapy in local-regional nasopharyngeal cancer: Results of a 4-year multicenter randomized study. J Clin Oncol 1988;6: 1401-10.

58 Chi KH, Chang YC, Guo WY, et al: A phase III study of adjuvant chemotherapy in advanced nasopharyngeal carcinoma patients. Int J Radiat Oncol Biol Phys 2002;52:1238-44.

59 Al-Sarraf M, LeBlanc M, Shanker Giri PG, et al: Chemoradiotherapy versus radiotherapy in patients with advanced nasopharyngeal cancer: Phase III randomized intergroup study 0099. J Clin Oncol 1998;16:1310-7.

60 Lin JC, Jan JS, Hsu CY, et al: Phase III study of concurrent chemoradiotherapy versus radiotherapy alone for advanced nasopharyngeal carcinoma: Positive effect on overall and progression-free survival. J Clin Oncol 2003;21:631-7.

61 Chan AT, Leung SF, Ngan RK, et al. Overall survival after concurrent cisplatin-radiotherapy compared with radiotherapy alone in locoregionally advanced nasopharyngeal carcinoma. J Natl Cancer Inst 2005;97:536-9.

62 Wee J, Tan EH, Tai BC, et al. Randomized trial of radiotherapy versus concurrent chemoradiotherapy followed by adjuvant chemotherapy in patients with American Joint Committee on Cancer/International Union Against Cancer Stage III and IV nasopharyngeal cancer of the endemic variety. J Clin Oncol 2005;23:6730-8.

63 Kwong DL, Sham JS, Au GK, et al. Concurrent and adjuvant chemotherapy for nasopharyngeal carcinoma: a factorial study. J Clin Oncol 2004;22:2643-53.

64 Lee AW, Lau WH, Tung SY, et al. Preliminary results of a randomized study on therapeutic gain by concurrent chemotherapy for regionally-advanced nasopharyngeal carcinoma: NPC-9901 trial by the Hong Kong Nasopharyngeal Cancer Study Group. J Clin Oncol 2005;23:6966-75.

65 Rischin D, Corry J, Smith J, et al: Excellent disease control and survival in patients with advanced nasopharyngeal cancer treated with chemoradiation. J Clin Oncol 2002;20:1845-52.

66 Pow EH, McMillan AS, Leung WK, Wong MC, Kwong DL. Salivary gland function and xerostomia in southern Chinese following radiotherapy for nasopharyngeal carcinoma. Clin Oral Investig 2003;7:230-4.

67 Ho WK, Wei WI, Kwong DL, et al. Long-term sensorineural hearing deficit following radiotherapy in patients suffering from nasopharyngeal carcinoma: a prospective study. Head Neck 1999;21:547-53.

68 Leung SF, Zheng Y, Choi CY, et al. Quantitative measurements of post-radiation neck fibrosis based on the Young modulus: description of a new method and clinical results. Cancer 2002;95:656-62.

69 Lin YS, Jen YM, Lin JC. Radiation-related cranial nerve palsy in patients with nasopharyngeal carcinoma. Cancer 2002;95: 404-9.

70 Chang YC, Chen SY, Lui LT, et al. Dysphagia in patients with nasopharyngeal cancer after radiation therapy: a videofluoroscopic swallowing study. Dysphagia 2003;18:135-43.

71 Fang FM, Chiu HC, Kuo WR, et al. Health-related quality of life for nasopharyngeal carcinoma patients with cancer-free survival after treatment. Int J Radiat Oncol Biol Phys 2002;53: 959-68.

72 Cheng SW, Ting AC, Lam LK, Wei WI. Carotid stenosis after radiotherapy for nasopharyngeal carcinoma. Arch Otolaryngol Head Neck Surg 2000;126:517-21.

73 Lam LC, Leung SF, Chan YL. Progress of memory function after radiation therapy in patients with nasopharyngeal carcinoma. J Neuropsychiatry Clin Neurosci 2003;15:90-7.

74 Cheung M, Chan AS, Law SC, Chan JH, Tse VK. Cognitive function of patients with nasopharyngeal carcinoma with and without temporal lobe radionecrosis. Arch Neurol 2000;57: 1347-52.

75 Lee PW, Hung BK, Woo EK, Tai PT, Choi DT. Effects of radiation therapy on neuropsychological functioning in patients with nasopharyngeal carcinoma. J Neurol Neurosurg Psychiatry 1989;52:488-92.

76 Jen YM, Shih R, Lin YS, et al. Parotid gland-sparing 3-dimensional conformal radiotherapy results in less severe dry mouth in nasopharyngeal cancer patients: a dosimetric and clinical comparison with conventional radiotherapy. Radiother Oncol 2005;75:204-9.

77 Fang FM, Tsai WL, Chen HC, et al. Intensity-modulated or conformal radiotherapy improves the quality of life of patients with nasopharyngeal carcinoma: comparisons of four radiotherapy techniques. Cancer 2007;109:313-321.

78 Kwong DL, Nicholls J, Wei WI, et al. The time course of histologic remission after treatment of patients with nasopharyngeal carcinoma. Cancer 1999;85:1446-53.

79 Hong RL, Lin CY, Ting LL, Ko JY, Hsu MM. Comparison of clinical and molecular surveillance in patients with advanced nasopharyngeal carcinoma after primary therapy: the potential role of quantitative analysis of circulating Epstein-Barr virus DNA. Cancer 2004;100:1429-37.

80 Lee AW, Foo W, Law SC, et al. Recurrent nasopharyngeal carcinoma: the puzzles of long latency. Int J Radiat Oncol Biol Phys 1999;44:149-56.

81 Lin JC, Wang WY, Chen KY, et al. Quantification of plasma Esptein-barr virus DNA in patients with advanced stage nasopharyngeal carcinoma. N Eng J Med 2004;350:2461-70.

82 Chan AT, Ma BB, Lo YM, et al. Phase II study of neoadjuvant carboplatin and paclitaxel followed by radiotherapy and concurrent cisplatin in patients with locoregionally advanced nasopharyngeal carcinoma: therapeutic monitoring with plasma Epstein-Barr virus DNA. J Clin Oncol. 2004;22:3053-60.

83 Leung SF, Chan AT, Zee B, et al. Pretherapy quantitative measurement of circulating Epstein-Barr virus DNA is predictive of posttherapy distant failure in patients with early-stage nasopharyngeal carcinoma of undifferentiated type. Cancer 2003;98:288-91.

84 Wei WI, Ho CM, Wong MP, Ng WF, Lau SK, Lam KH. Pathological basis of surgery in the management of postradiotherapy cervical metastasis in nasopharyngeal carcinoma. Arch Otolaryngol Head Neck Surg 1992;118:923-9.

85 Kao CH, Tsai SC, Wang JJ, Ho YJ, Yen RF, Ho ST. Comparing 18-fluoro-2-deoxyglucose positron emission tomography with a combination of technetium 99m tetrofosmin single photon emission computed tomography and computed tomography to detect recurrent or persistent nasopharyngeal carcinomas after radiotherapy. Cancer 2001; 92:434-9.

86 Chua DT, Sham JS, Kwong DL, Wei WI, Au GK, Choy D. Locally recurrent nasopharyngeal carcinoma: treatment results for patients with computed tomography assessment. Int J Radiat Oncol Biol Phys. 1998;41:379-86.

87 Chua DT, Wei WI, Sham JS, Cheng AC, Au G. Treatment outcome for synchronous locoregional failures of nasopharyngeal carcinoma. Head Neck 2003; 25:585-94.

88 Huang SC, Lui LT, Lynn TC. Nasopharyngeal cancer: study I-II. A review of 1206 patients treated with combined modalities. Int J Radiat Oncol Biol Phys 1985; 11:1789-93.

89 Sham JS, Choy D. Nasopharyngeal carcinoma: treatment of neck node recurrence by radiotherapy. Australas Radiol 1991; 35:370-3.

90 Wei WI, Lam KH, Ho CM, Sham JS, Lau SK. Efficacy of radical neck dissection for the control of cervical metastasis after radiotherapy for nasopharyngeal carcinoma. Am J Surg 1990; 160:439-42.

91 Wei WI, Ho WK, Cheng AC, et al. Management of extensive cervical nodal metastasis in nasopharyngeal carcinoma after radiotherapy: a clinicopathological study. Arch Otolaryngol Head Neck Surg 2001; 127:1457-62.

92 Öksüz Dç, Meral G, Uzel Ö, Çağatay P, Turkan S. Reirradiation for locally recurrent nasopharyngeal carcinoma: treatment results and prognostic factors. Int J Radiat Oncol Biol Phys 2004;60:388-94.

93 Chang JT, See LC, Liao CT, et al. Locally recurrent nasopharyngeal carcinoma. Radiother Oncol 2000;54:135-42.

94 Zheng XK, Ma J, Chen LH, Xia YF, Shi YS. Dosimetric and clinical results of three-dimensional conformal radiotherapy for locally recurrent nasopharyngeal carcinoma. Radiother Oncol 2005;75:197-203.

95 Lu TX, Mai WY, The BS, et al. Initial experience using intensity-modulated radiotherapy for recurrent nasopharyngeal carcinoma. Int J Radiat Oncol Biol Phys 2004;58:682-7.

96 Chua DT, Sham JS, Leung LT, Au GK. Reirradiation of nasopharyngeal carcinoma withintensity-modulated radiotherapy. Radiother Oncol 2005;77:290-4.

97 Wang CC. Re-irradiation of recurrent nasopharyngeal carcinoma. Treatment techniques and results. Int J Radiat Oncol Biol Phys 1987;13:953-6.

98 Lee AW, Foo W, Law SC, et al. Reirradiation for recurrent nasopharyngeal carcinoma: factors affecting the therapeutic ratio and ways for improvement. Int J Radiat Oncol Biol Phys 1997; 38:43-52.

99 Chua DT, Sham JS, Au GK. Induction chemotherapy with cisplatin and gemcitabine followed by reirradiation for locally recurrent nasopharyngeal carcinoma. Am J Clin Oncol 2005;28: 464-71.

100 Poon D, Yap SP, Wong ZW, et al. Concurrent chemoradiotherapy in locoregionally recurrent nasopharyngeal carcinoma. Int J Radiat Oncol Biol Phys 2004;59:1312-8.

101 Cmelak AJ, Cox RS, Adler JR, Fee WE Jr, Goffinet DR. Radiosurgery for skull base malignancies and nasopharyngeal carcinoma. Int J Radiat Oncol Biol Phys 1997;37:997-1003.

102 Chua DT, Sham JS, Hung KN, et al. Stereotactic radiosurgery as a salvage treatment for locally persistent and recurrent nasopharyngeal carcinoma. Head Neck 1999;21:620-6.

103 Chua DT, Sham JS, Kwong PW, Hung KN, Leung LH. Linear

accelerator-based stereotactic radiosurgery for limited, locally persistent, and recurrent nasopharyngeal carcinoma: efficacy and complications. Int J Radiat Oncol Biol Phys 2003 ;56: 177-83.

104 Chen HJ, Leung SW, Su CY. Linear accelerator based radiosurgery as a salvage treatment for skull base and intracranial invasion of recurrent nasopharyngeal carcinoma. Am J Clin Oncol 2001;24:255-8.

105 Pai P, Chuang C, Wei K, et al. Stereotactic radiosurgery for locally recurrent nasopharyngeal carcinoma. Head Neck 2002;24;748-53.

106 Wu SX, Chua DT, Deng ML, et al. Outcome of fractionated stereotactic radiotherapy for 90 patients with locally persistent and recurrent nasopharyngeal carcinoma. Int J Radiat Oncol Biol Phys 2007;69:761-769.

107 Xiao JP, Xu GZ, Miao YJ. Fractionated stereotactic radiosurgery for 50 patients with recurrent or residual nasopharyngeal carcinoma. Int J Radiat Oncol Biol Phys 2001;51: 164-70.

108 Wang CC, Busse J, Gitterman M. A simple afterloading applicator for intracavitary irradiation of carcinoma of the nasopharynx. Radiology 1975;115:737-8.

109 Leung TW, Tung SY, Wong VY, et al. High dose rate intracavitary brachytherapy in the treatment of nasopharyngeal carcinoma. Acta Oncol 1996; 35:43-7.

110 Law SC, Lam WK, Ng MF, Au SK, Mak WT, Lau WH. Reirradiation of nasopharyngeal carcinoma with intracavitary mold brachytherapy: an effective means of local salvage. Int J Radiat Oncol Biol Phys 2002; 54:1095-113.

111 Harrison LB, Weissberg JB. A technique for interstitial nasopharyngeal brachytherapy. Int J Radiat Oncol Biol Phys 1987;13:451-3.

112 Wei WI, Sham JS, Choy D, Ho CM, Lam KH. Split-palate approach for gold grain implantation in nasopharyngeal carcinoma. Arch Otolaryngol Head Neck Surg 1990;116:578-82.

113 Choy D, Sham JS, Wei WI, Ho CM, Wu PM. Transpalatal insertion of radioactive gold grain for the treatment of persistent and recurrent nasopharyngeal carcinoma. Int J Radiat Oncol Biol Phys 1993; 25:505-12.

114 Kwong DL, Wei WI, Cheng AC, et al. Long term results of radioactive gold grain implantation for the treatment of persistent and recurrent nasopharyngeal carcinoma. Cancer 2001; 91:1105-13.

115 Fisch U. The infratemporal fossa approach for nasopharyngeal tumors. Laryngoscope 1983; 93:36-44.

116 Fee WE Jr, Roberson JB Jr, Goffinet DR. Long-term survival after surgical resection for recurrent nasopharyngeal cancer after radiotherapy failure. Arch Otolaryngol Head Neck Surg 1991;117:1233-6.

117 Morton RP, Liavaag PG, McLean M, Freeman JL. Transcervico-mandibulo-palatal approach for surgical salvage of recurrent nasopharyngeal cancer. Head Neck 1996; 18:352-8.

118 Wei WI, Lam KH, Sham JS. New approach to the nasopharynx: the maxillary swing approach. Head Neck 1991; 13: 200-7

119 Wei WI Carcinoma of the nasopharynx Adv Otolaryngol Head Neck Surg 12:119 -132, 1998

120 Wei WI. Nasopharyngeal cancer: current status of management. Arch Otolaryngol Head Neck Surg 2001; 127

121 Wei WI Cancer of the nasopharynx: functional surgical salvage. World J Surg 2003; 27:844-8.:766-9.

122 Ng RW, Wei WI. Elimination of palatal fistula after the maxillary swing procedure. Head Neck 2005; 27:608-12.

CHAPTER 4

Surgery of the Anterior Skull Base

Introduction

Malignant tumours of the sinu-nasal tract are rather few and constitute about 1% of all malignancies in the body. The male to female ratio is approximately 2:1. Depending on the reports in the international literature the ratio white to black ranges from approximately 1:1 to 1:15. Clinical symtoms of tumour disease are identical to those caused by inflammatory sinus disease (obstruction, nasal discharge, epistaxis, pain). Cervical metastases are few but international reports estimate their frequency to 1%~26%. If occurring, lymph node metastases of the paranasal sinuses concern not only the cervical lymph nodes, but also the nodes lying anterior to the cervical spine and the retropharyngeal lymph nodes.

Malignant tumours of the sinu-nasal tract comprise mainly squamous cell carcinomas (over 90%) and ade-noidcarcinomas (4%~8%) but other cancer types may also occur (transitional cell carcinoma, adenoid cystic carcinoma, melanoma, olfactory neuroblastoma, undifferentiated carcinoma). When the tumour is restricted to one or several sinuses, treatment is less complicated. However, when tumour extension occurs into surrounding structures (outside the paranasal sinuses) e.g. the orbital region, retromaxillary area, pterygopalatine fossa, infratemporal region and anterior skull base, treatment becomes very difficult and the therapeutic outcome becomes less favorable.

Tumours extending into the anterior skull base

Tumours which have invaded the base of the skull present a surgical challenge. Until a few years ago this type of tumours was often regarded as a contraindication to surgery. The subcranial approach was originally described by Yuram Ravi in 1978. Malignant tumours of the skull base are rare. Therefore, no single centre treats enough patients to accumulate significant numbers of meaningful analysis of outcomes of the cranio-facial surgery.

Survival is correlated to (as independent predictors) histopathological type of tumour, intracranial extension, margins at the resection of the tumour and intraorbital extension of the tumour. In addition, patients at an age of 70 or older often have poorer prognosis. However, if technically possible to perform cranio-facial surgery it should be offered to the patient. Without surgery there is no survival.

Comprehensive imaging is necessary to define exactly the extent of the tumour, invasion of the base of the skull, the dura and the brain. The tumour is inoper-

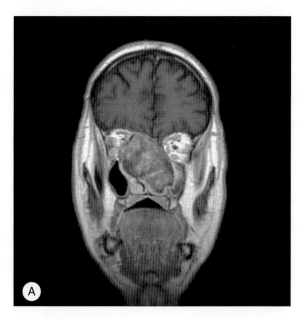
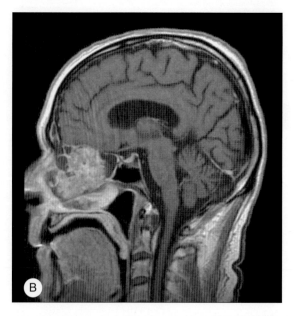

Figure 4-20　CT scan image of a resectable skull base cancer in coronal　(A) and sagittal　(B) planes. The tumour is restricted to the left maxillary sinus, the entire nose and the ethmoidal cells but leaves the sphenoidal sinus intact. There is no intracranial extension of the tumour but the dura is infiltrated by the tumour.

able if the carotid canals, the cavernous sinus, the optic chiasm, the nasopharynx, the sphenoid or the prevertebral space are invaded or if there is evidence of distant metastases. Tumours with limited invasion of the brain can often be resected (Figures 4-20 to 4-22).

Provided that the patient is in good condition, a combined procedure involving the head and neck surgeon and the neurosurgeon is indicated mainly for ma-lignant tumours of the ethmoid sinus, the frontal sinus, and the orbit invading the anterior cranial fossa. The combined procedure may also be indicated for histologically benign but clinically aggressive tumours such as mengingiomas, cordomas, osteomas and for intracranial extension of juvenile nasopharyngeal angiofibromas if they cannot be removed reliably via the classical access because of their extension. A 2~3 team approach is re-

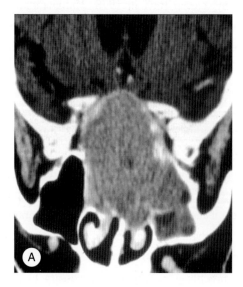
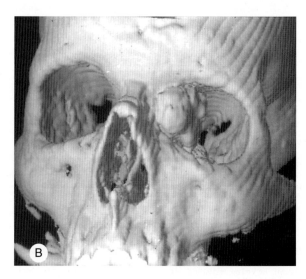

Figure 4-21　(A) CT scan imaging of an adenocarcinoma located in the midline　(left maxillary sinus, entire nose and ethmoidal labyrinth) protruding through the anterior skull base. (B) Three-dimensional model from the CT-scan revealing tumour extension also into the medial part of the left orbit.

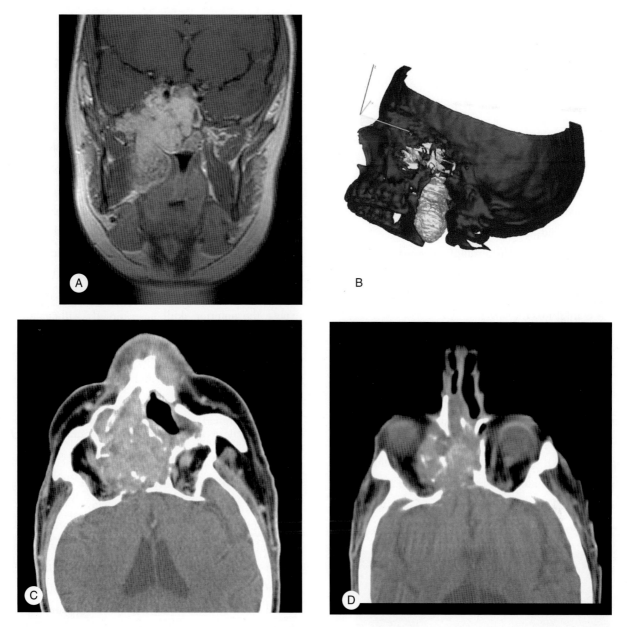

Figure 4–22　(A) Resectable adenocarcinoma extending through the skull base and into frontal brain. Extension is considerable laterally.　(B) CT-guided model of tumour localization　(yellow) within the facial skeleton.(C~D) The tumour erodes the bone which protects the brain. The tumour is also extending medially into the orbit.

quired　(head & neck surgeon, neurosurgeon and re-constructive/microvascular surgeon for free flaps when indicated). Although the intention is to remove the dis-eased area as one block this is not always possible.

Anterior skull base surgery can be divided in to three general categories

1. Surgery that approaches and reaches the skull base without any intracranial extension. An example is surgery of the parapharyngeal space.

2. Surgery that involves resection of a selected or of limited portions of the skull base. Examples are an-terior cranio-facial resection associated with frontal or maxillar sinus malignant disease and surgery of the pi-tuitary gland.

3. Surgery extending in to the middle cranial fossa and the areas surrounding the cavernous sinus.

When there is a possibility of involvement of the inter-nal carotid artery or proximity of the neoplasm to this vessel preoperative evaluation of cross-over blood flow is recommended.

Structures involved that can be resected in whole or in part

1. Cribriform plate and/or floor of the anterior cranial fossa,

2. Frontal sinus.

3. Ethmoid and antrum maxillae,

4. Anterior wall of the sphenoid sinus (not the entire sphenoid sinus),

5. Orbit and its contents,

6. Nasal cavity (for example, extensive malignant tumours extending to the cribriform plate), and,

7. Malignancies involving the anterior fossa or the middle cranial fossa.

Surgical technique

Several techniques are used for skin incisions at the craniofacial resection. The coronal flap is placed approximately in the middle of the skull or slightly behind the midline to allow a maximal length of the galeal flap (Figure 4 –23). The supraorbital, supratrochlear and temporal vessels are preserved within the base of the coronal flap. This is the preferred incision because it

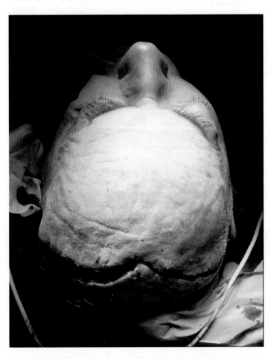

Figure 4-23 Skin incision on the skull for craniofacial resection.

facilitates a complete frontal craniotomy and presents excellent exposure. The periostium performs a separate flap based towards the face (Figures 4–24 to 4–25). Before craniotomy, the temporal muscle is pushed downwards. The lower border of the craniotomy leaves the superior margo intact (Figures 4–26 to 4–27). The superior margo is removed in a separate block (often bilaterally to give a perfect access to the anterior skull base) together with bone laterally (both sides are included) and in one piece (an osteotomy is performed also below the superior margo within the orbital cavity) including a osteotomy of the nasal bones very far down close to the cartilaginous portion of the external nose (Figures 4–28 to 4–29). In this way it is possible to expose the anterior skull base directly without any angulations from the frontal view. The bone flap from the osteotomy is later inserted back into its original position when the wound is closed and the bone flap is fastened with microplates.

The surgical approach of the anterior skull base through craniotomy efforts excellent exposure of the nasal cavity and the ethmoidal labyrinth (after further resection) of the maxillary sinuses from above (Figure 4–30A,B). The additional craniotomy (bone flap) (of margo superior and adjacent bone structures) will be returned to its original position at the reconstruction after the resection of the cancer. Resection of the medial wall of the orbit (with or without reconstruction of this medial wall at wound closure) can be performed to facilitate further extended surgical access to the areas to be resected in the paranasal sinuses.

The dura has to be freed from the cribriform plate with care taken to minimise tears in the dura. Dura leaks are unavoidable at this stage and must be recognized and closed meticulously. The crista galli is resected. The olfactory nerves are transected where they perforate the cribriform plate (Figure 4–30C). Careful haemostasis is necessary. The exposure extends along the planum sphenoidale posterior to the anterior clinoid process: care must be taken to avoid injury to the optic chiasm and the internal carotid arteries along the lateral walls of the sphenoid sinus as well as their branches. In principle, the entire area from the frontal sinus anteri-

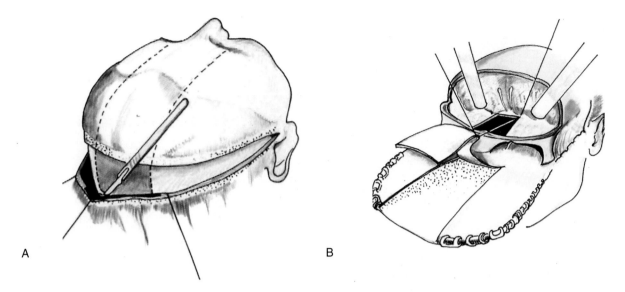

Figure 4-24　(A) Schematic drawing showing how the galeal　(periosteal) flap is mobilised with its base towards the face. (B) Schematic drawing illustrating how the galeal flap (in a double layer) is used to cover the defect (after resection) in the skull base.

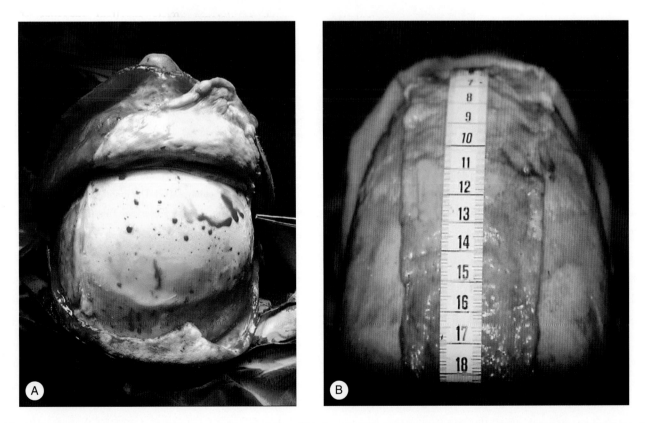

Figure 4-25　(A) Photo from mobilization of the galeal flap. (B) the galeal flap can be very long when initial mobilization is far behind on the skull. Picture taken at autopsy.

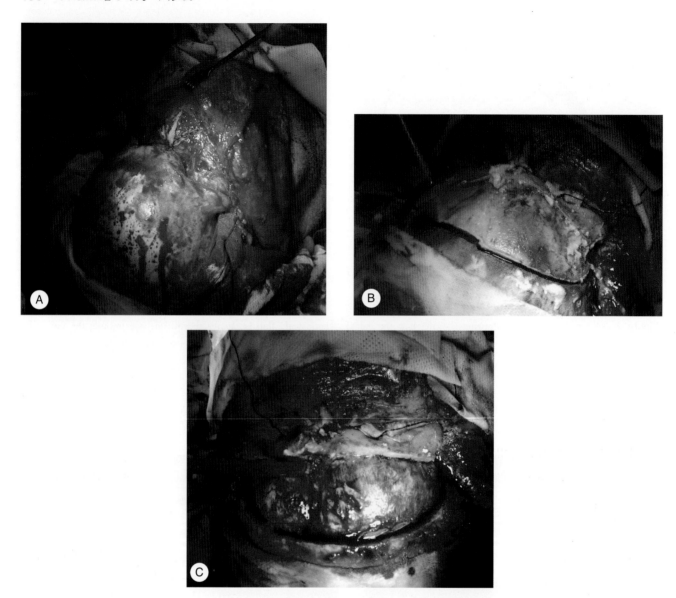

Figure 4-26   (A) Photo from preparation of the galeal flap when it is mobilized very ahead frontally and also laterally so that the base of the zygomatic arch becomes exposed and all soft tissue pushed frontally. (B) Wide craniotomy. (C) The craniotomy bone is removed and the dura becomes exposed. Please note that the bony part of the superior margo on both sides is preserved. This part will later be removed in one piece.

orly and posteriorly to the optic chiasm can be resected (Figure 4-31). Laterally, there is no limit for the resection of the tumour-invaded skull base.

The dura is removed if the floor of the skull base or the calvarium is invaded by tumour. Any dural defects are patched with temporalis fascia or fascia lata. Later, the galeal flap can be reflected inferiorly and posteriorly to form the new floor of the anterior cranial fossa (cranial to a supporting transplant if needed). If cancer disease extends through the cribriform plate then the diseased dura must be replaced. If the primary tu-

mour is located in the ethmoidal sinus or if there is significant involvement of the ethmoidal sinus up to the midline then a total bilateral ethmoidectomy must be performed. A total or partial maxillectomy is carried out depending on the site on the tumour, and if necessary, the orbit is exenterated. The tumour - which now has been isolated by the transcranial and transfacial approach - is removed through the facial incision (Figure 4-32). However, sometimes it is possible to remove the tumour through the defect (resected portion) in the anterior skull base without any facial incision. This is par-

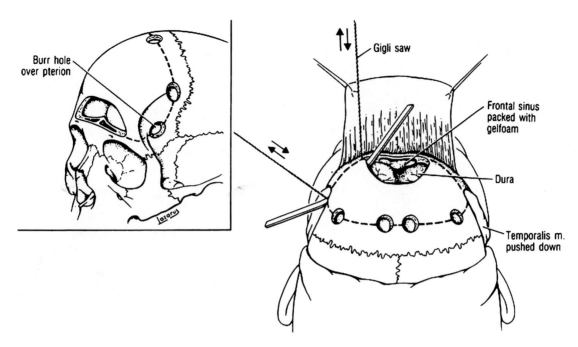

Figure 4–27　Schematic drawing showing the areas for preparation of the galeal flap and the craniotomy.

ticularly true for tumours involving mainly the ethmoidal or sphenoidal areas. Also tumours within the maxillary sinus （if the maxilla itself will not be resected）can be removed this way. If the cancer extends into the hard palate, a facial incision becomes necessary.

When the skull base resection is limited to the cribriform plate only, bone support is not needed. Resections of the anterior skull base larger than approximately 2 cm × 3 cm need to be replaced （between the dura and the cranium）by supporting material （bone, cartilage or synthetic materials）so that there will not be any extracranial （intranasal）herniation of dura/brain （Figures 4–33 to 4–34）. It is necessary to obtain a perfect closure towards the nasal cavity. Often a free （radial）vascular flap can be used （based on the temporal artery）as the first layer towards the nasal cavity/

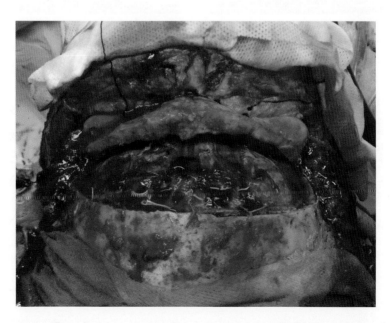

Figure 4–28　Photo from surgery. The soft tissue covering the margo superior on both sides including the bony part of the nose is pushed downwards.

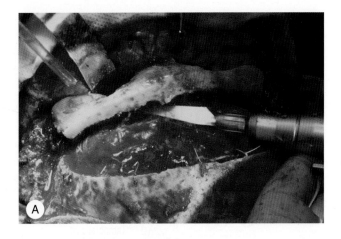

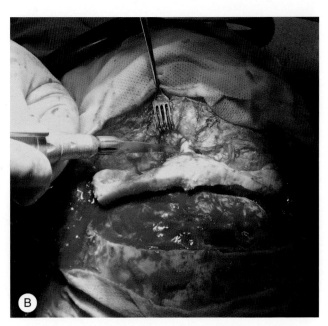

Figure 4 –29 Removal of the bone comprising the margo superior and bony nose so that the surgeon later can have a direct insight without angulation.

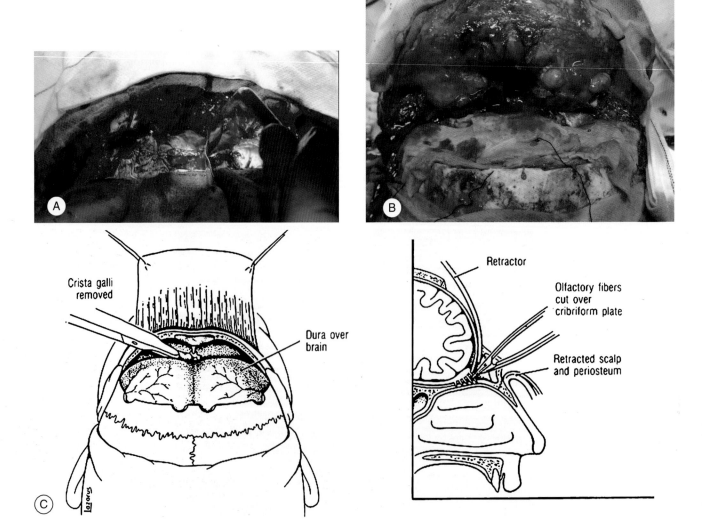

Figure 4–30 When the lower part of the osteotomy is too cranial there is still much bone ahead and caused problem with surgical access to the cribriform plate and the area of the skull base posterior towards the optic chiasm.

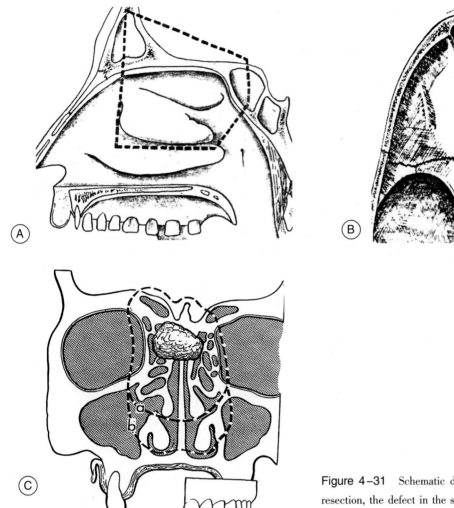

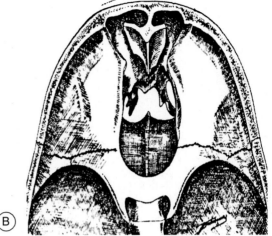

Figure 4-31 Schematic drawings showing the outlines of tumour resection, the defect in the skull baseand the maximal access posteriorly with this technique.

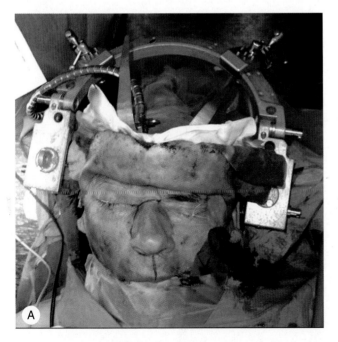

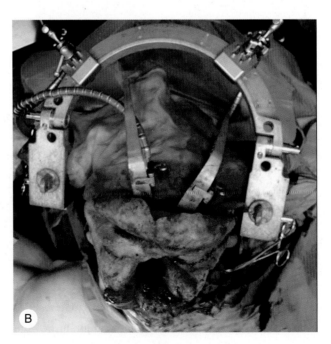

Figure 4-32 Photos from surgery showing the craniotomy approach and the midface approaches.

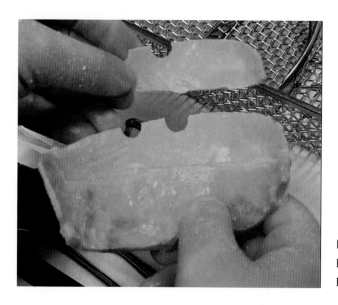

Figure 4-33 A suitable portion of bone from the craniotomy can be cut sagittally to provide bony support to the defect in the skull base.

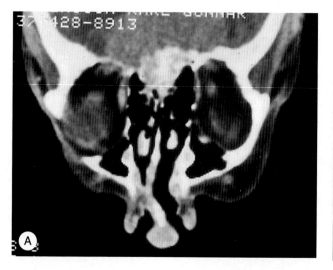

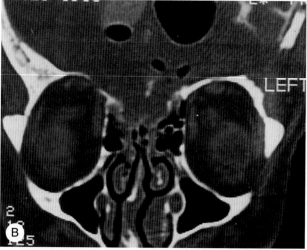

Figure 4-34

anterior skull base. The galeal flap is turned into form the floor of the anterior cranial fossa cranial to the free microvascular flap. Thus, the supporting material replacing the resected bone of the skull base becomes placed between the microvascular flap and the galeal flap. This galeal flap is necessary for the prevention of osteomyelitis because the free frontal bone flap would otherwise be exposed to the nasal cavity unless a free microvascular (radial) flap constitutes the primary layer for closure towards the nasal cavity. If a craniotomy is placed just above the eyebrow (for example to be able to resect the frontal sinuses en bloc with the glabella and a frontal process that forms the suture line) then the galeal flap can be based at the anterior, inferior edge of the scalp flap. The galeal flap is turned inferiorly for further support where the cribriform plate has been resected. The cranial bone is replaced in its previous position, fastened with microplates and the coronal flap is returned and sutured.

Important considerations

1. A careful pre-treatment evaluation is done on the extent of the disease with coronal and axial CT (primarily for bone involvement) and MRI (primarily

for soft tissue details) investigations. However, most important is a careful physical examination including the use of optical and nasal examination and nasopharyngoscopy.

2. The resected area is depending on the type and the extent of disease and has to be individualized.

3. The use of per-operative antibiotics that cross the blood-brain barrier as well as preoperative nose and throat culture with appropriate antibiotics is necessary.

4. A team approach with very experienced surgeons is required: head & neck surgeon, neurosurgeon and reconstructive/microsurgeon (for free flaps when indicated).

5. The ideal is to remove the intended disease area as one block (en bloc) and not in pieces. However, this is usually very difficult or almost impossible to obtain.

6. Ensure adequate resection with contiguous structure that may not be grossly involved by tumour (for example dura and bone).

7. Maintain meticulous control of all cerebral spinal fluid leaks and all bleedings.

8. Recognize complication and treat them immediately.

9. If preoperative chemotherapy or preoperative irradiation is used, the area to be resected must be outlined before these treatments. The resection must include the total (original) tumour volume and must not compromise the surgical resection.

10. Obtain a postoperative MRI for any evidence of pneumoencephalocele.

11. When the orbital area is resected, sufficient bone must be removed so that there is an adequate soft tissue cover over the remaining bone. The problem is that the soft tissue often retracts during the healing process and bone may be exposed.

Surgery of the Tongue, Floor of Mouth and Mandible

Resection of anterior tongue tumours

The transoral approach is the least morbid approach for patients and should be considered whenever dealing with an isolated small oral tongue or floor of mouth neoplasm. The advantage of lasers in head and neck surgery has greatly improved the effectiveness of transoral surgery. The limited tissue thermal injury caused by the laser beam produces minimal oedema and allows precise delineation of margins. Healing proceeds with little slough, infection, or scar formation with secondary contracture. Laser violation of the tumour bed does not spread tumour cells like the cold knife incision can. The lesion can either be cauterized or excised with a laser although an excision is generally preferred. Patient's discomfort is generally insignificant and tracheostomy is rarely needed. The goal of the operation is to have a block ablation of oral cancer with 1 cm~2 cm margin of healthy mucosa and deep tissues (Figure 4-61). If possible, the specimen is carefully mounted on a cork plate to facilitate evaluation of resection margins for the pathologists. Often frozen section analysis is performed during surgery to confirm that the margins are free of tumour and that the wound can be closed.

Resection of the mandible

Mandibular resection is necessary when bone or periostium is invaded by tumour but there are also numerous indications for segmental or marginal mandibulectomy even in the absence of such involve-

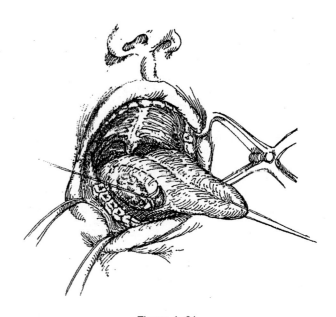

Figure 4-61

ment （Figure 4-62）. Periostial involvement is caused by direct extension of proximate tumours rather than by lymphatic spread. Thus, segmental mandibulectomy is not necessary in the treatment of oral cancer in order to avoid interrupting lymphatic pathways. Nevertheless, in numerous cases resection of a segment of the mandible is desirable to enhance resection margins, to facilitate exposure of the area to be resected or to permit tension-free primary closure.

Segmental resection, however, produces deformity, malocclusion and/or fixation of the tongue to the cheek if a primary closure has been employed. Therefore, reconstruction with a free vascular flap （including bone） is preferred. If a floor of mouth tumour does not involve the lingual nerve, Wartons duct or mylohyoid muscle then a marginal resection of the mandible can be combined with a transoral excision. In a non-irradiated patient the mandibular periostium provides resistance to tumour invasion. The periostium in a post-irradiated patient does not any longer possess the same resistance to tumour penetration.

The goal of the operation is to achieve an en bloc removal of the oral cancer with 1 cm （non-irradiated） or 2 cm （irradiated） margins of healthy mucosa or bone in continuity with the cervical lymphatics.

Anterior （superficial） floor of mouth resection

Using small dissection scissors the soft tissues are dissected from anterior to posterior. The deep margin of the resection in superficial cancers in this area is the sublingual gland. After the sublingual gland has been identified, dissection is performed deep （caudal） to the sublingual glands to provide sufficient deep margins. Wartons duct will be transected on both sides while dissecting the deep margin of resection. It is unnecessary to reconstruct the ducts. A skin graft can be used to cover the mucosal defect.

If marginal mandibulectomy is to be done the soft tissue incisions and the osteotomy are outlined with a marking pen. The initial incisions are made in the soft tissue and carried over the alveolar process down to the bone and then connected anteriorly. The mucoperiostium of the mandible is elevated inferiorly to make a precise osteotomy. If the alveolar process is not involved with the tumour but rather is a merging of the section around the tumour it is important to resect only the alveolar process and not go inferiorly into the body

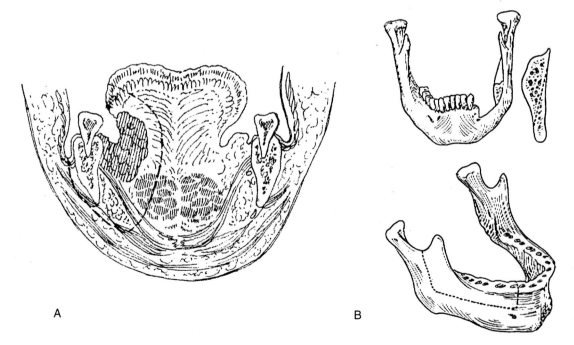

A　　　　　　　　　　　　　　　　　B

Figure 4-62　（A） Schematic drawing showing the extent of resection which is needed for a cancer in floor of mouth. （B） Schematic drawing illustrating the partial sagittal resection and total resection techniques of the mandible.

of the mandible. The vertical dimension of the mandible is quite substantial, but because it is still possible to fracture the bone, a rim of bone containing only alveolar process should be taken. A split thickness skin graft can be used to resurface the soft tissue and the residual mandibular bone. Skin grafts should not be used in patients who have been operated because of recurrent cancer of the floor of the mouth after irradiation therapy has failed. There is a risk that in such patients the skin graft fails and irradiated bone becomes exposed and can develop osteoradionecrosis. In such cases it is preferred to use a radial forearm free flap with microvascular anastomosis.

Excision of the entire floor of mouth (pull through approach)

The planned resection margins are outlined and dental extractions are performed as needed to provide for a clean excision. The margins are determined down to and through the mylohyoid muscle anteriorly, posteriorly and medially. When there are no diagnosed lymph nodes in the neck, only a functional or limited neck dissection is performed. However, palpable cervical lymph nodes require a full neck dissection. In either case a submandibular incision is required. The floor of mouth

lesion with attached mandibular fragment is pulled down into the neck in continuity with the contents of the submandibular triangle (Figures 4-63 to 4-65). The key for reconstruction of the transoral defect created with this technique is to rebuild a muscular support to the floor of the mouth. A number of techniques have been used: reapproximation of remaining mylohyoid muscle to the mandible (the simplest option), upward rotation of the hyoglossus muscle (requires the excision of digastric muscle), a superiorly based sternocleidomastoid muscle flap or, nowadays, a free microvascular graft which gives the most optimal result (Figures 4-66

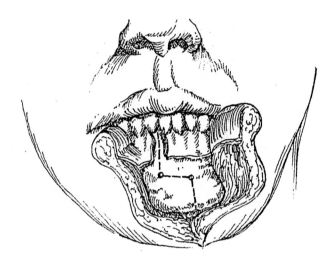

Figure 4-64

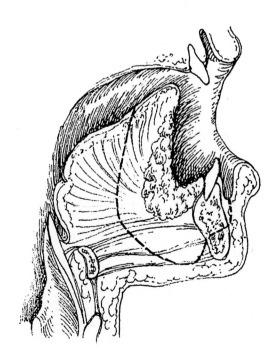

Figure 4-63

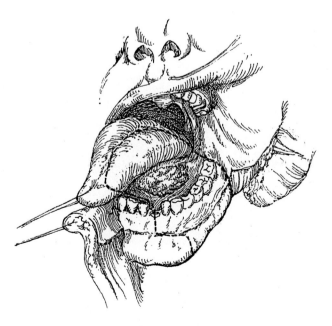

Figure 4-65

to 4-73).

The hypoglossal nerve passes in the floor of the submandible triangle and should be preserved if it is possible. The lingual artery will also be exposed with the upward rotation of the hyoglossus muscle.

If the tumour extends through the periosteum a segmental composite resection is required. A sagittal partial mandibulectomy (leaving a contunuity with a thin rim of the mandible) is rarely oncologically suit-

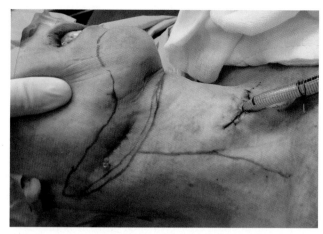

Figure 4-68　Recurrence of cancer in floor of mouth. The tumour has been previously operated and also given full dose irradiation. Resection of the floor of mouth is only one part of surgery which is combined with sub-total glossectomy, resection of the mandible and radical neck dissection.

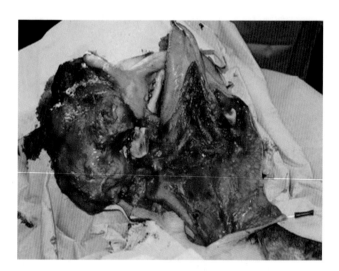

Figure 4-66　Resection of floor of mouth in total is only a part of larger surgery including a partial resection of the tongue and a total resection of the mandible combined with a radical neck dissection.

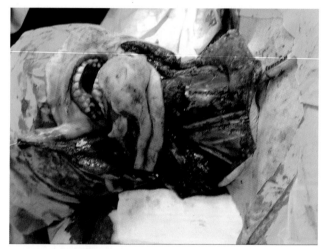

Figure 4-69　Surgery of the case shown in Figure 4-68.

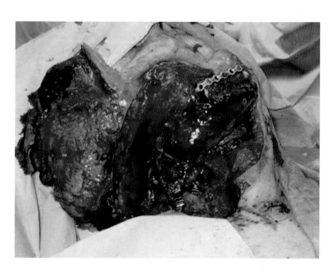

Figure 4-67　Reconstruction after surgery shown in Figure 4-66 (Dr Rafael Acosta).

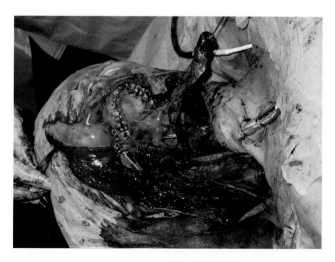

Figure 4-70　Surgery of the case shown in Figure 4-68.

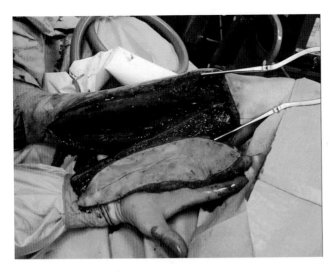

Figure 4-71　Reconstruction of mandible and floor of mouth using an osteocutaneous microvascular graft from fibula (Dr Rafael Acosta).

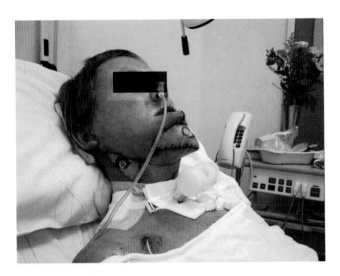

Figure 4-72　The patient shown in Figure 4-68 only 2 days after surgery.

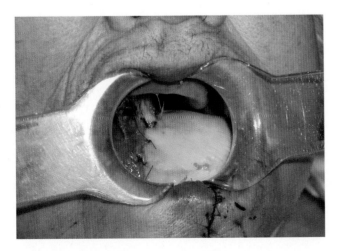

Figure 4-73　Reconstruction of the defect in floor of mouth after cancer resection with a radial microvascular graft (Dr Rafael Acosta).

able in a tumour with radiographic evidence of invasion of the body of the mandible. Thus, a segment of the mandible should be resected. The reconstruction of the mandible is to be carried out with an osteocutaneous flap reconstruction using microvascular anostomosis. Depending on the size of the bone fragment to be replaced, a radial osteocutaneous free flap, scapular osteocutaneous free flap or fibular osteocutaneous free flap may be selected. If microvascular surgeons are unavailable, plating of the bone and epithelial coverage with a pectoralis myocutaneous flap is an option.

Resection of base of tongue

Carcinoma of the base of the tongue has given rise to a marked difference of opinions regarding the optimal therapy for the primarily lesion. The metastatic neck disease is almost universally treated by radical neck dissection. The primary lesion may be treated by irradiation (often hyperfactionation), with or without chemotherapy, or by surgery or a combination of both. During recent years brachytherapy has been shown to be a very successful primary treatment option in many head and neck centers. Also treatment with proton irradiation has been successfully used. The surgery of the primary lesion can be performed in continuity or independently of the neck dissection.

All tumours of the base of the tongue, tonsillar fossa and lateral pharyngeal wall can be approached transorally but limitations do exist. The proximity of major vascularity in the parapharyngeal space makes a potential vessel damage and subsequent haemorrhage a difficult problem to manage. To achieve a better and safer overview of the surgical field a mandibular split is to be recommended (Figures 4-74). The mandibular split can either be performed frontally in the midline or laterally at the mandibular angle.

A midline osteotomy approach allows the retention of soft tissue attachments to the mandible and the wound generally heals very well. Often, however, a lateral osteotomy approach is preferred in radiation failure to avoid violating the bone healing because of a general poor wound healing due to the irradiation. Tumour margins should include 1 cm~2 cm of healthy mucosa. In-

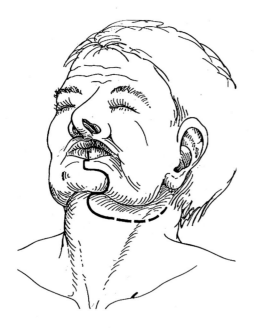

Figure 4-74 Schematic drawings showing the technique for the skin incision, exposure of the mandible and the midline split.

vasion of the medial pterygoid muscle requires careful dissection to obtain free deep margins. A composite resection of the ramus mandibulae and partial body should be performed whenever bone invasion is present or suspected.

The lateral approach to the oral pharynx can be accomplished through an extended horizontal upper neck incision. The incision starts at the mastoid, crosses the submandibular area around 3cm below the mandibular body and continues over the midline in to the opposite submentum. In this way a wider exposure is obtained. Through this incision the osteotomy can be moved to a more lateral position. Exposure with a later-

al osteotomy is comparable to that obtained with the midline osteotomy. The exact site of the lateral osteotomy depends on the dentition and tumour extent. It is generally between the second and third molars or at the level of the circum vallatae papillae or the mandibular angle. A stair-step cut is preferred to provide stable mandibular segments during healing. Advantages of the lateral osteotomy approach includes lower leap scar, no extraction of anterior teeth and better wound healing. The major disadvantage may be that obtaining adequate exposure is more difficult. It is often claimed that the lateral osteotomy approach should only be used by the experienced head and neck surgeon. The surgeon must be very careful with a lateral osteotomy so that he does not open directly into the cancer.

The surgeon must understand the importance of the base of the tongue in providing successful deglutition and in preventing aspiration. Oropharyngeal tumours may invade the tongue base so it can be necessary to resect an extensive part of the base of tongue including the sacrifice of both hypoglossal nerves. This would necessitate partial or even total laryngectomy for successful post operative rehabilitation.

Reconstructive options are numerous. Primary closure is definitely possible following mandibulectomy. Moderately sized tongue base defects can be closed with relativity limited functional or cosmetic sequele. If more than 1/3 of the tongue is resected, however, the morbidity with primary closure becomes unacceptable. Local flaps （tongue）, regional myocutaneous flaps and free microvascular flaps have been used.

CHAPTER 10
HEAD AND NECK RECONSTRUCTION

Background

Reconstruction: to rebuild, to restore to its original state, to improve upon [1]
(*derived from re + construere (Latin) : to build/heap up*).

The aim of head and neck reconstructive surgery is to restore both function and form resulting from a defect that has arisen by malignancy, trauma, congenital causes or other aetiology. As the origin of the word reconstruction suggests, the aim is to achieve results that match the original state.

Most head and neck reconstructive techniques have been developed in the management of head and neck malignancies and trauma. Major resection of tumour is a huge undertaking resulting in significant physical and functional defects and for the patient is often distressing, disabling, debilitating and disfiguring. A multidisciplinary team approach is essential including surgeons, oncologists, and allied health workers in fields such as speech pathology, dietetics, psychology and social work.

Goals in managing patients with head and neck pathology is not only for radical and curative excision of tumour and any evidence of locoregional spread, but also to rebuild and improve upon the defects, and restore function in order to provide optimal quality of life with minimum morbidity. In salvage surgery, patients are likely to have been previously heavily irradiated and the goal is to minimize disease burden and optimize quality of life. Pre-and post-operative oncological treatment such as radiotherapy and chemotherapy must also be considered and may affect timing of reconstruction (immediate, delayed or salvage surgery) and surgical approach.

Head and neck reconstruction should therefore be considered an extension of the surgical excision, rather than a separate process and must be included in the initial stages of pre-operative planning. These principles are also useful in the management of head and neck trauma.

Reconstructive techniques and selection

The practice of reconstructive surgery is said to have arisen out of need. Early techniques in plastic surgery such as those described in ancient Sanskrit text Susruta Samhita (800~1000BC) and those passed down as family secrets in the Indian Koomas caste of potters and brickmakers were rediscovered by the Western world in the 18th and 19th centuries, in particular in the development of nasal recontruction[2-4]. Since then, these techniques in reconstruction have been further refined and newer techniques have been pioneered especially in the past century, with the advent of microsurgery, and developed into an armamentarium described within the framework of the reconstructive ladder (Table10-1).

The idea of the ladder is to utilize the most simple and least invasive procedures positioned at the bottom rungs of the ladder to close a wound before progressing to more complex techniques which are associated with greater risk of morbidity up the ladder. At the top of the ladder is free flap reconstruction.

Although the reconstructive ladder is a useful construct, it is only a framework, and it may be more appropriate management for complex defects to bypass the lower rungs and proceed directly to the more complex procedures such as free tissue transfer. Likewise, it is important not to overlook the more simple techniques which in certain situations may be useful. Tailored reconstructive techniques and careful flap selection appropriate to each individual case is essential with foresight to avoid possible complications which may arise in the short and longer term. Furthermore, preoperative preparation of contingency plans and consideration of alternative options are imperative should the original procedure be unsuccessful or in the event of disease recurrence.

Skin grafts

Skin grafts can be used for defects that are unable to be closed primarily. They involve harvesting skin from a donor site, removing it from its blood supply and then laying this graft on a recipient graft bed.

Around the close of the 18th century, Baronio successfully carried out autogenous free skin grafts of sheep[4]. Full thickness skin grafts in humans were first successfully described by George Lawson in 1870 and Louis Ollier in 1872 in covering small surface defects, although this is often attributed to Wolfe, a Glaswegian ophthalmologist, who had published 5 years after Lawson. Ollier was also first to publish use of skin grafts of intermediate thickness[4].

Skin grafts are an option for small skin or mucosal defects on areas such as the scalp and nose and are also used in coverage of non-cutaneous free flaps as well as free flap donor sites, e.g. radial forearm, free fibular. They are classified as split-thickness (partial dermis) or full-thickness (entire dermis) depending on the amount of dermis included in the graft. Split skin grafts can be harvested with a dermatome, usually from the patient's thigh or buttock, and the donor site will generally reepithelialise within two weeks of the procedure. For greater surface area coverage, the split skin grafts can be meshed, but aesthetically may be unacceptable[5]. Full thickness grafts are harvested by excision with a scalpel, and generally have improved colour and texture compared with split skin grafts.

Skin grafts require a vascularised graft bed to adhere to in order to survive, and often will not survive in scarred, irradiated or infected sites. The stages a skin graft progresses through to be successful and "take" are by plasmatic imbibition (24~48 hours) of nutrients from the underlying graft bed, inosculation (lining up of recipient and donor capillaries) and capillary ingrowth.[5] Thinner grafts take more easily but are at greater risk of contracture. Skin grafts take less well intra-orally, but a quilting technique described by McGregor[6,7] may be useful for small intraoral defects which do not require post-operative radiotherapy.

Flaps

Flaps have their own blood supply and are useful in covering defects with poor vascularity, covering vital structures and reconstructing full thickness defects e.g. lips, ears, nose cheeks, eyelids.[8] In the case of more complex defects, free tissue transfer is often the first choice as it can bring highly vascularised and special-

Table 10-1 Reconstructive Ladder
Microvascular free tissue transfer
Distant flap
Regional flap
Local flap
Skin graft
Delayed primary closure
Primary closure
Healing by secondary intention

ized tissue for reconstruction of form and functional deficits.

Flaps have been described in a variety of ways based on their

- location (e.g. local, regional, distant, free tissue transfer)

- arterial supply or muscle origin. Perforator flaps, based on musculocutaneous perforator arteries, composed exclusively of skin and subcutaneous fat have been more recently developed.

- tissue composition, e.g. composite (made of more than one type of tissue, e.g. musculocutaneous, fasciocutaneous, osteocutaneous), chimeric (for more complex defects requiring extensive reconstruction, and usually composite; is a combination of different flaps each capable of independence with separate blood supply, but all from the same source vessel)[9].

Skin flaps

Skin flaps involve raising a tongue of skin from its underlying subcutaneous tissue and mobilising it to reconstruct a primary defect and inset it into the defect[7]. Often this transfer of tissue results in a secondary defect which requires primary closure or a skin graft. Skin flaps may either be local or distant.

The rediscovery of ancient plastic surgical techniques such as the "Indian method" of nasal reconstruction using a median forehead flap were publicized in 1794 in the *Madras Gazette in Bombay in Gentleman's Magazine* in London4. However, it was not until McGregor and Morgan[10] that the blood supply of flaps as random and axial pattern was understood, and an anatomical basis and reliable method for reconstruction with skin flaps could be utilized.

Random pattern flaps are limited in length: breadth ratio of approximately 1:1 because the vascular pattern of blood supply is random with no significant axial bias and are useful for covering smaller defects but are unable to reliably cover large defects.

Conversely, an axial pattern flap is supplied by a direct pedicle, has a pre-existing anatomically recognized vascular territory running along its long axis allowing the length of flap to be determined by the axial artery rather than being determined by the flap's breadth. An axial pattern flap, therefore, is more versatile and robust and useful for moderate to large defects.

Skin flaps may be selected as the aesthetic result may be superior to that of a skin graft. There are two types of local skin flaps, a) those that rotate about a pivot point (e.g. rotation, transposition and interpolation flaps), and b) advancement flaps (single pedicle advancement, Y-V advancement, and bipedcle advancement flaps)[5].

An example of regional skin flaps includes the nasolabial flap, based on the angular artery, for nose reconstruction or to cover soft tissue form defects on the anterior floor of mouth. For floor of mouth reconstruction it requires a 2-stage procedure. Other regional skin flaps used have included the forehead flap and deltopectoral flap.

Axial muscle and musculocutaneous flaps

Muscle and musculotaneous flaps are based on a reliable axial blood supply and grew in popularity for pedicled flap reconstruction of large soft tissue defects in the 1970s and 80s[11]. Mathes and Nahai classified muscle flaps according to five patterns of vascular anatomy, where a pedicle refers to an artery and its paired venae comitantes that enter the muscle between its origin and insertion[12]:

i) single vascular pedicle (e.g. tensor fascia lata)

ii) dominant vascular pedicle(s) and minor vascular pedicle(s) (e.g. gracilis)

iii) dominant pedicles (e.g. gluteus maximus)

iv) segmental vascular pedicles (e.g. sartorius)

v) dominant vascular pedicle and secondary segmental vascular pedicles (e.g. latissimus dorsi, pectoralis major).

Geddes et al. in 2003 summarized the advantages and disadvantages of musculocutaneous flaps as follows11. Advantageous characteristics include reliable vascular supply, large scope of reconstruction, and bulk for filling soft tissue deficits. Conversely, excess volume and bulkiness of a musculocutaneous flap may interfere with function and aesthetics of the area to be reconstructed, inaccurate reconstruction with significant donor site deficiency and loss in donor site function. Muscle "filleting" and "sectioning" have been developed to help decrease bulkiness but any denervated muscle in a musculocutaneous flap will consequently atrophy in an unpredictable way causing further uncertainty about volume of reconstruction and unpredictable result.

In head and neck reconstruction the more commonly used muscle and musculocutaneous flaps include the pectoralis major, and latissimus dorsi flaps. The pedicled pectoralis major flap, described by Ariyan[13] is a bulky flap that can be used to cover defects in the neck and oral cavity. Based on the thoracoacromial artery, it can also be raised with preservation of its clavicular head including its humeral attachment, thus preserving the anterior axillary fold. There have also been descriptions of the pectoralis major flap being harvested with ribs for mandibular reconstruction, but this has been discontinued and superseded by other flaps with improved resistance to radiotherapy. The latissimus dorsi flap as a pedicled flap has similar range of application to the pectoralis major flap, but the latissimus dorsi flap can be used as a free flap that will be discussed later.

Perforator flaps

Developed in the late 1980s, perforator flaps are composed of skin and underlying subcutaneous fat, based on the musculocutaneous perforator arteries[11]. They are based on the principle that the axial artery supplying the muscle branches before proceeding superficially sometimes piercing through the muscle to supply the overlying subcutaneous tissue and skin. By sparing the muscle there is decreased risk of donor site morbidity, and improved post-operative recovery.

The perforating vessels require microsurgical dissection from the muscle hence producing a cutaneous perforator flap which can then be pedicled or via free tissue transfer be used to cover the defect.

As mentioned previously, there are variety of ways to describe flaps which has can cause some confusion as to their classification and at the 5th International Perforator Course, there was discussion to standardize

the nomenclatures of perforator flaps, and in 2003 Geddes et al proposed way of classifying these[11].

Cutaneous perforator flaps are now commonly used in breast reconstruction, but in some centres are gaining popularity in head and neck reconstruction, in particular the DIEAP flap for situations such as tongue and floor of mouth reconstruction[14].

General rules of free flap reconstruction

Selection of reconstructive techniques depends on form defect and functional considerations. For head and neck reconstruction, microsurgical free flap reconstruction has become the gold standard[15].

Lutz and Wei have listed ideal characteristics for such flaps: versatility in design, adequate tissue volume, superior texture, availability of diverse tissue types on one pedicle, reinnervation potential, large and long pedicle with consistent anatomy, easy and safe flap dissection, feasibility of a two-team approach and negligible donor site morbidity.[15]

With the development of anastomotic techniques by individuals such as Alexis Carrel, who won a Nobel Prize in Medicine and Physiology in 1912 for triangulation of vessels, in the late 1880s and early 1900s, microvascular surgery became a possibility on the horizon. With the development of the surgical microscope and microsurgical instruments and sutures, this possibility has become a reality.

(Principles of aseptic technique, delicate handling of tissues and meticulous attention to detail. First successful head and neck reconstruction free flap described in 1959 with primary oesophageal reconstruction using free vascularised jejunum.)

Benefits of free tissue transfer in head and neck reconstruction include:

1. Free flap reconstruction can bring highly vascularised tissue to often a hostile territory as patients have often been irradiated extensively and are malnourished.

2. Enables mobilization of a large amount of tissue

3. Its plasticity, and enables to have multiple tissues on one pedicle, e.g. chimeric flaps.

4. Pre-operative planning in determining the flap and receptor vessels is possible with imaging such as CT angiogram and Doppler Ultrasound. Not just raising the flap but planning of receptor vessels.

Considerations particularly for the free flap reconstruction of the head and neck are as follows:

1. What is the area to be reconstructed?

2. What are the characteristics of this area?

3. What is the function of this area?

4. What are the receptor vessels available?

5. What are the donor defects available?

6. Requires watertight closure of oral cavity

7. Prevention of fistulae

Reconstructive flap options in head and neck reconstruction

There are a range of local, regional and distant flap options for head and neck reconstruction, with the choice of flap often made according to surgeon preference. The following examples reflect the primary author's more frequently selected flaps, chosen based on the location and constitution of recipient defect, the relative donor site morbidity and the ease of harvest and tissue transfer.

Loco-regional flaps

Loco-regional flaps offer the advantage of avoiding the technical difficulties and associated complications of microvascular surgery. While there are a range of useful regional flaps that can supply a range of composite tissues to the head and neck, these flaps are largely limited by their versatility compared to distant options, and by their donor site morbidity.

The pectoralis major muscle flap and/or the delto-pectoral flap, are flaps that are particularly useful for complex cases in which microvascular transplantation is not advisable. Such cases include those where regional vascular supply has been limited by radiotherapy or debridement, or in cases where systemic factors preclude the use of microvascular surgery (eg. palliative surgery, anaemia).

The pectoralis major flap

The pectoralis major flap is a flat muscle located on the anterior thoracic wall, originating as two heads from the clavicle, the upper seven costal cartilages and the aponeurosis of external oblique and inserting into the lateral lip of the intertubercular groove of the humerus. It can be harvested as a muscle flap or as a musculo-cutaneous flap.

Pectoralis major has a dominant pedicle through the pectoral branch of the thoracoacromial artery and vein, and minor pedicles through the pectoral branch of the lateral thoracic artery and vein, perforators of the internal mammary artery and vein and perforators of the intercostals artery and vein. Cutaneous perforators supply skin to the medial and inferior periareolar skin.

As a musculo-cutaneous flap, this flap has utility for both the neck (Figure 10-1), the face and intra-orally. The skin paddle is designed, and the cutaneous portion of the flap developed through these incisions (Figures 10-2, 10-3). A secondary incision is made inferior to the clavicle to identify the pedicle, and the flap delivered through this incision (Figures 10-4, 10-5). After dissection of the pedicle to obtain

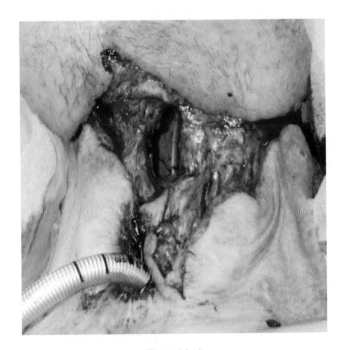

Figure10-1

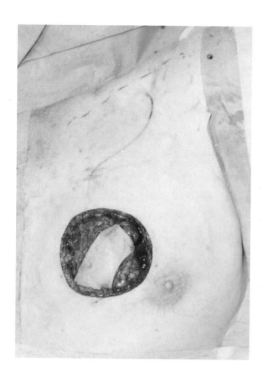

Figure10-2

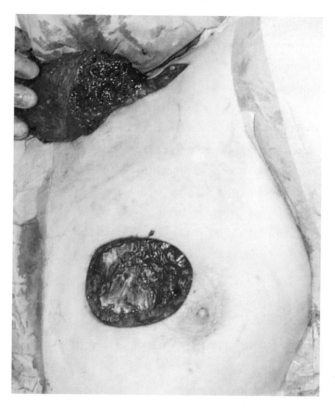

Figure10-4

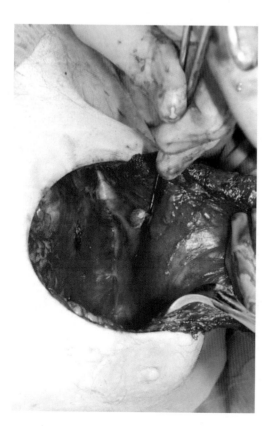

Figure10-3

maximal length for flap transposition, the flap is tunneled to the recipient site (Figure 10-6). Donor sites are closed primarily, and the flap inset with or without the use of skin grafting as needed for skin coverage (Figure 10-7).

In women, the skin island can be lowered to the inframammary fold or even lower than this (Figures 10-8,10-9).

The flap can also be raised with an osseous component, with the rib or sternum able to be included, by preserving the insertion of the muscle into the 5th or 6th rib.

Distant flaps for microvascular free tissue transfer

Radial forearm flap

Also known as the Chinese flap, Ruyao Song et al. in 1982 described the radial forearm free flap attributing its original design to Yang Guofan, Chen Baoqui

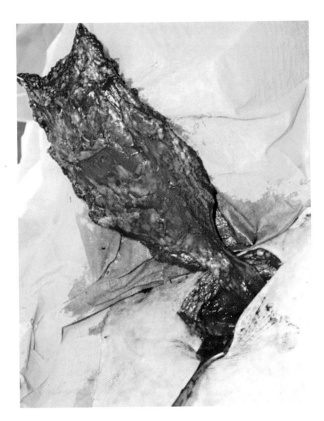

Figure10-5

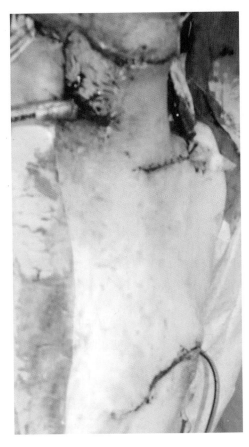

Figure10-7

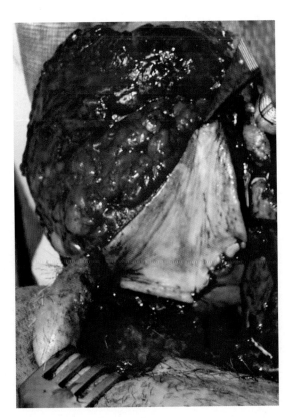

Figure10-6

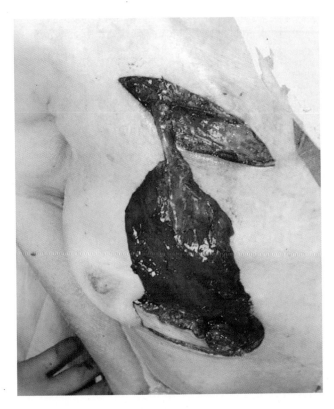

Figure10-8

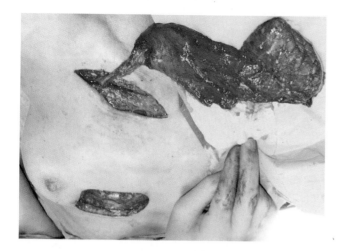

Figure10-9

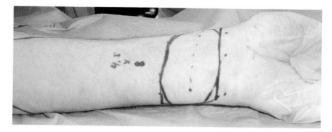

Figure10-11

and Gao Yuzhi based at Shenzhang Military General Hospital in 1978[16]. Song et al. described its use in the management of cases of severe burn contracture of the face and neck. In 1983 Soutar et al. published a case series utilizing this flap for intra-oral reconstruction[17]. The double venous outflow system of superficial veins-cephalic vein and venae commitantes almost guarantees less complications. The long pedicle is also beneficial allowing for more flexibility in adapting the flap and reaching distant receptor sites. The width of the stem is a great advantage because it will not interfere with tongue movements and adapt nicely to the intraoral defects.

It may be harvested with or withour radial bone

and Palmaris longus tendon. The donor defect may be closed directly with the use of ulnar based flaps or use of full or split thickness skin grafts.

This fasciocutaneous flap is based upon the radial vessels and is one of the most common flaps used in intraoral reconstruction (Figures 10–11 to 10–13). It has also been used as an osteocutaneous flap for mandibular reconstruction. Spontaneous reinnervation has been described with this flap. The donor site is closed with a split thickness or full thickness skin graft.

Sensation can be provided to this flap via the lateral antebrachial cutaneous nerve although spontaneous sensation can be seen.

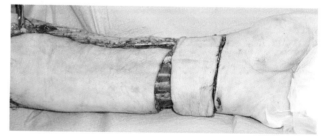

Figure10-12

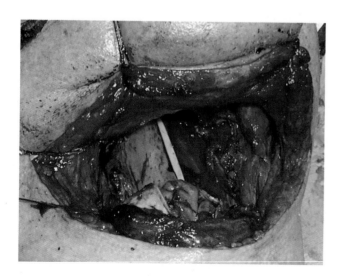

Figure10-10

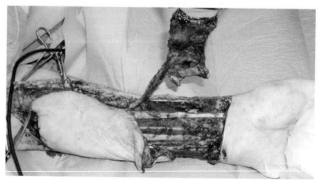

Figure10-13

A popular choice for head and neck reconstruction in the past, it has however been replaced by the anterolateral thigh flap due to donor site morbidity and need for grafting.

Anterolateral thigh

The anterolateral thigh flap was first described by Song et al. in 1984[18] and later popularised by Koshima. As a thin fasciocutaneous flap, this flap is frequently used as an alternative to the radial forearm flap, and in fact in many centres has become more popular than the radial forearm flap due to its low donor site morbidity, particularly with the ability for direct closure for defects up to 13 cm in length.

Despite variability in perforator anatomy[19], preoperative imaging with Doppler ultrasound or CTA can allow safe and reliable preoperative planning[20]. As demonstrated in Figures10 –14 to 10 –21, the flap is designed based on perforator anatomy, perforators are harvested

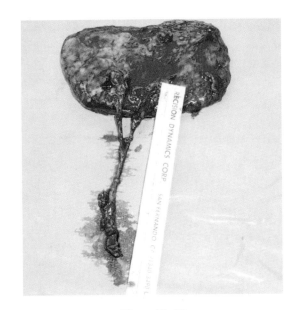

Figure10–16

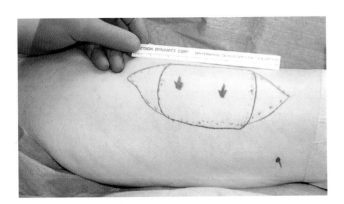

Figure10–14

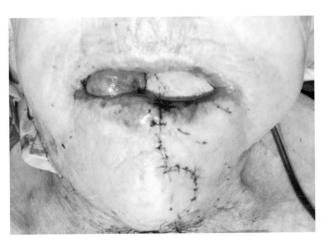

Figure10–17

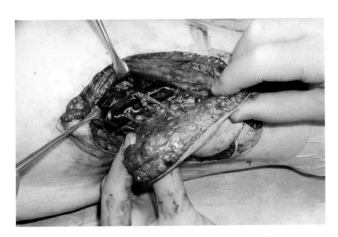

Figure10–15

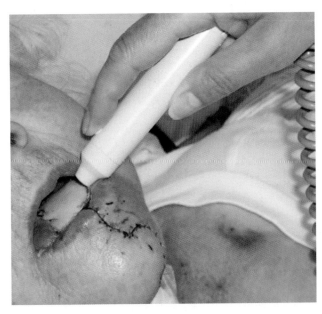

Figure10–18

according to their course as either musculocutaneous or septocutaneous perforators, and dissected to the source pedicle lying in the lateral intermuscular septum.

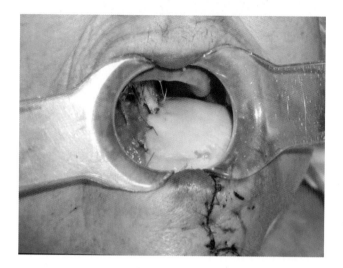

Figure10-19

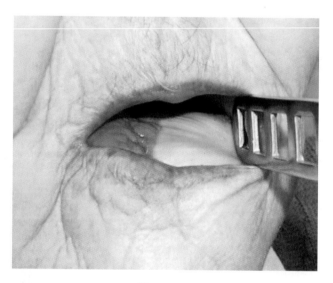

Figure10-20

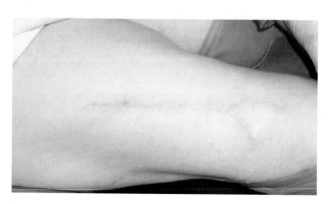

Figure10-21

The pedicle, the descending branch of the lateral circumflex femoral artery, is a reliable vessel and can be dissected with substantial pedicle length.

Fibular osteocutaneous flap

The fibular flap, as either a bone only, osteomuscular or osteocutaneous flap, is a particularly useful flap for mandibular reconstruction (Figures 10-22 to 10-28). The use of a cutaneous pedicle can be safely used, particularly with the use of preoperative imaging to map peroneal artery perforators[21,22].

The flap is based on the peroneal vessels, arising regionally from the tibioperoneal vessels given off 10cm below knee. The low donor site morbidity of the fibular resection has made this flap a workhorse for a range of mandibular defects, including segmental, hemimandibular or complete mandibular defects, with multiple osteotomies able to be performed.

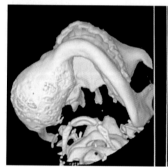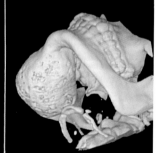

Figure10-22

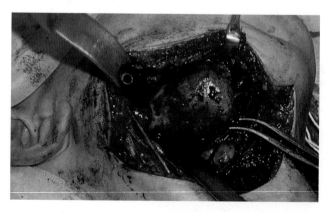

Figure10-23

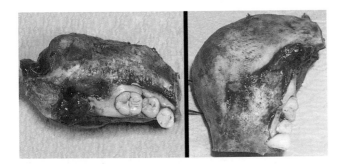

Figure10-24

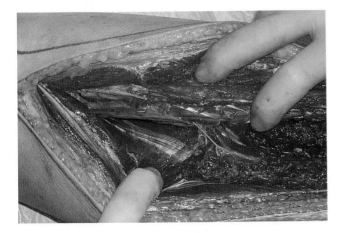

Figure10-25

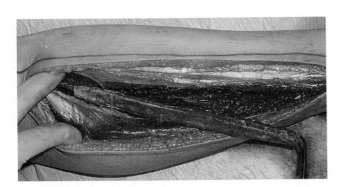

Figure10-26

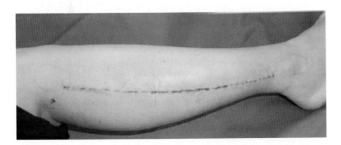

Figure10-27

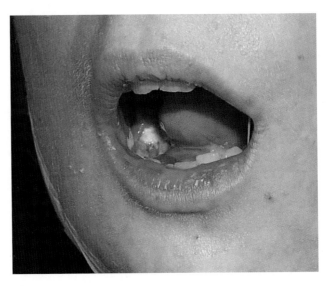

Figure10-28

Jejunal Flap

The jejunum is an intra-abdominal viscus, of which a substantial length can be harvested for use in free tissue transfer (Figures 10-29 to 10-31). Up to

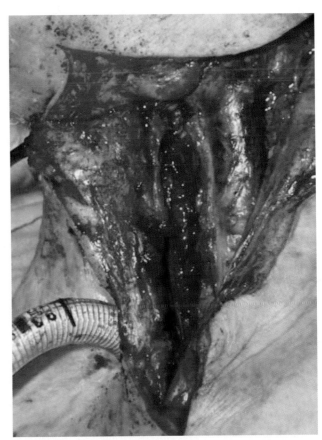

Figure10-29

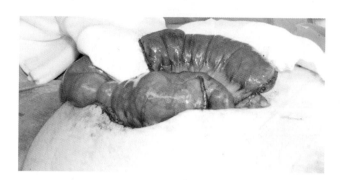

Figure10-30

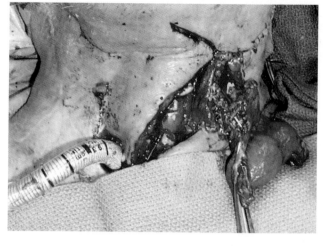

Figure10-31

25cm has been described as being based on a single vascular pedicle. Based on the jejunal artery, and regionally from the superior mesenteric artery, laparotomy or laparoscopy is required for its harvest, limiting its more frequent use. However as a tubed viscus, it is very popular for tubed defects, such as pharyngeal defects.

With a range of local and distant options, head and neck reconstruction can be safely and effectively achieved in any plastic surgical unit. With the increasing use of preoperative imaging with advanced imaging technologies, the use of intraoperative techniques such as microvascular staples and anastomotic couplers, and modern techniques for flap monitoring such as the implantable Doppler probe, the efficacy of flap based reconstructive options will continue to improve.

REFERENCES

1 Emanuel L. Latin for Lawyers (1st edn). Emanuel Publishing Corp: Larchmont, NY., 1999; 450.

2 Chari PS. Susruta and our heritage. Indian Journal of Plastic Surgery 2003;36(1): 4-13.

3 Sorta-Bilajac I, Muzur A. The nose between ethics and aesthetics: Sushruta's legacy. Otolaryngology- Head and Neck Surgery 2007;137(5): 707-710.

4 Ang GC. History of skin transplantation. Clinics in Dermatology 2005;23(4):320-324.

5 Thorne CH. Techniques and Principles in Plastic Surgery. In: Grabb and Smith's Plastic Surgery, Thorne CH, Beasley RW, Aston SJ, Bartlett SP, Gurtner GC, Spear SL (eds). Lippincott WIlliams & WIlkins, 2007.

6 McGregor IA. "Quilted" skin grafting in the mouth. British Journal of Plastic Surgery 1975;28(2): 100-102.

7 McGregor IA, McGregor FM. Cancer of the Face and Mouth. Churchill Livingstone: Edinburgh, 1986.

8 Yap LH, Butler CE. Principles of Microsurgery. In: Grabb and Smoth's Plastic Surgery, Thorne CH, Beasley RW, Aston SJ, Bartlett SP, Burtner GC, Spear SL (eds). Lippincott Williams & WIlkins, 2007.

9 Huang W-C, Chen H-C, Wei F-C, Cheng M-H, Schnur DP. Chimeric flap in clinical use. Cinics in Plastic Surgery 2003;30 (3): 457-467.

10 McGregor IA, Morgan G. Axial and random pattern flaps. British Journal of Plastic Surgery 1973;26(3): 202-213.

11 Geddes CR, Morris SF, Neligan PC. Perforator Flaps: Evolution, Classification, and Applications. Annals of Plastic Surgery 2003;50(1): 90-99.

12 Mathes SJ, Levine J. Muscle Flaps and their Blood Supply. In: Grabb and Smith's Plastic Surgery, Thorne CH, Beasley RW, Aston SJ, Bartlett SP, Gurtner GC, Spear SL (eds). Lippincott Williams & Wilkins, 2007.

13 Ariyan S. The Pectoralis Major Myocutaneous Flap: A versatile flap for Reconstruction in the Head and Neck. Plastic and Reconstructive Surgery 1979;63(1):73-81.

14 Beausang ES, McKay D, Brown DH, Irish JC, Gilbert R, Gullane PJ, Lipa JE, Neligan PC. Deep Inferior Epigastric Artery Perforator Flaps in Head and Neck Reconstruction. Annals of Plastic Surgery 2003;51(6): 561-563.

15 Lutz BS, Wei F-C. Microsurgical Workhorse Flaps in Head and Neck Reconstruction. Clinics in Plastic Surgery 2005;32: 421-430.

16 Song R, Gao Y, Song Y, Yu Y, Song Y. The Forearm Flap.

Clinics in Plastic Surgery 1982;9(1): 21-26.

17 Soutar DS, Scheker LR, Tanner NSB, McGregor IA. The radial forearm flap: A versatile method for intra-oral reconstruction. British Journal of Plastic Surgery 1983;36(1): 1-8.

18 Song YG, Chen GZ, Song YL. The free thigh flap: a new free flap concept based on the septocutaneous artery. British Journal of Plastic Surgery 1984;37(2):149-159.

19 Rozen WM, Ashton MW, Pan WR, Kiil BJ, McClure V, Grinsell D, Stella DL, Corlett RJ. Anatomical variations in the harvest of anterolateral thigh (ALT) flap perforators: a cadaveric and clinical study. Microsurgery 2009;29(1): 16-23.

20 Rozen WM, Ashton MW, Ferris S, White D, Stella DL, Phillips TJ, Taylor GI. Developments in perforator imaging for the anterolateral thigh flap: CT angiography and CT-guided stereotaxy. Microsurgery 2008;28(4): 227-232.

21 Ribuffo D, Atzeni M, Saba L, Guerra M, Mallarini G, Proto EB, Grinsell D, Ashton MW, Rozen WM. Clinical study of peroneal artery perforators with computed tomographic angiography: implications for fibular flap harvest. Surg Radiol Anat 2010;32(4): 329-334.

22 Rozen WM, Ashton MW, Stella DL, Phillips TJ, Taylor GI. Magnetic resonance angiography and computed tomographic angiography for free fibular flap transfer. J Reconstr Microsurg 2008;24(6): 457-458.